慢性病患者生命质量测评与应用

万崇华 李晓梅 杨 铮 张晓磬 著
郑学宝 丁元林 审

科学出版社
北京

内 容 简 介

本书是生命质量研究成果的集中反映，既是专著供研究人员阅读使用，又可作为教材供生命质量相关的专题授课选用。其中，总论部分对生命质量的概念、构成、发展趋势、常见测定量表、量表及量表体系开发方法、测评应用等进行了较系统的概括介绍。各论部分则针对肺结核、COPD、肺心病等 20 余种常见慢性病一一进行深入介绍。不但对常用测定特异量表及其应用现状进行介绍，而且着重介绍了 QLICD 量表的研制与测量学特征评价，并通过实例说明了生命质量评价的具体应用。重要的量表从开发情况、量表的结构、测量学特性、算分方法、应用情况等方面做详细介绍；一般量表仅以列表形式做简单介绍。每个量表均给出了重要的参考文献，便于查用。同时，采用多种方法结合制定 MCID，促进 QOL 得分的解释和推广应用于临床。此外，对 QLICD 尚未覆盖的 8 种常见慢性病的生命质量测定特异量表及其应用情况等也进行了介绍。附录中还给出了常用的量表，便于读者选用。

图书在版编目（CIP）数据

慢性病患者生命质量测评与应用 / 万崇华等著.—北京：科学出版社，2015.12
ISBN 978-7-03-047074-4

Ⅰ.①慢… Ⅱ.①万… Ⅲ.①慢性病–病人–生命–质量–研究 Ⅳ.
①R442.9

中国版本图书馆 CIP 数据核字（2016）第 014412 号

责任编辑：朱 华 / 责任校对：张怡君
责任印制：徐晓晨 / 封面设计：陈 敬

版权所有，违者必究。未经本社许可，数字图书馆不得使用

科学出版社 出版
北京东黄城根北街 16 号
邮政编码：100717
http://www.sciencep.com

北京厚诚则铭印刷科技有限公司 印刷
科学出版社发行 各地新华书店经销
*
2015 年 12 月第 一 版　开本：787×1092　1/16
2019 年 10 月第二次印刷　印张：32 1/2
字数：794 000
定价：198.00 元
（如有印装质量问题，我社负责调换）

本书获多项国家自然科学基金（30360092,30860248，71373058，81402771,81460519）、广东省科技计划（2013B021800074）及东莞市医疗卫生单位科技计划重点项目（2011105102008）等课题的资助！

课题参加者 （按姓氏笔画排序）
广东医学院：丁元林　万崇华　王丹丹　全　鹏　刘琼玲　杨　铮　禹玉兰
　　　　　　曾伟楠　褚成静　谭健烽　潘海燕
广东医学院附属医院：伍　俊　刘付贞　苏汝好　吴　斌　陈　敏　林志雄
　　　　　　林举达　洪杰斐　殷静雯　黄志文　谢　彤　黎东明
昆明医科大学：许传志　李晓梅　张晓磬　陈　莹　姜润生　常　巍
昆明医科大学第一附属医院：左　帆　白云凯　吕昭萍　李　红　李　武
　　　　　　李　娜　李红缨　杨玉萍　周曾芬　赵　虹
　　　　　　赵芝焕　段丽萍　翁　敏　常履华　潘家华
昆明医科大学第二附属医院：杨德林
同济大学医学院：赵旭东
云南省个旧市传染病院：向青青　李　松　黄苓缅
云南省疾病预防控制中心：许　琳　陈留萍
昆明市强制戒毒所：沈　杰　张玉祖
深圳市第二人民医院：谢小华　黎列娥
深圳市宝安区松岗人民医院：何均辉　罗灵敏　晏洁影　雷平光
东莞市第八人民医院：范雪金　黄新萍　梁红生
东莞市大朗医院：叶应春　吴钧俊

参与研究生(按年级排序)
杨瑞雪　高　丽　田建军　王国辉　罗　娜　蒋建明　王贯红　梁　维　孙凤琴
王超秀　张凤兰　张海娇　陈留萍　黄聿明　黄新萍　周甲东　万丹丹　张晴晴
于　磊　黎列娥　冯　丽　冼君定　宣　辉　陈铭扬　张传猛　柳　旭　阮景昊
许清安

作者介绍

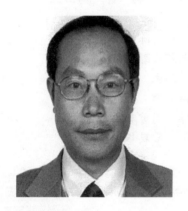

万崇华，男，1964年生，医学博士，医学/管理学双硕士，博士/博士后导师，1999年破格晋升教授。曾任昆明医学院公共卫生学院副院长、云南省中青年学术技术带头人和云南省高等学校教学科研带头人、云南省政协委员和民进云南省委员会常务委员。现任广东医学院生命质量与应用心理研究中心主任、人文与管理学院院长，心理学一级学科带头人。

国际生命质量研究会（ISOQOL）委员、世界华人生活质量研究学会(WACQOL)副会长，中国信息学会卫生统计教育专业委员会常委、广东省卫生经济学会卫生资源配置与绩效评价专委会副主任委员、广东省医学会行为与心身医学分会副主任委员。

主要从事流行病与卫生统计学、社会医学与卫生管理及心理学的教学科研工作。主持国家自然科学基金课题4项，国家973、科技支撑计划及基础专项子课题各1项，省部级课题多项。以第一作者或通讯作者发表论文200多篇（其中英文SCI刊物20多篇），主著（编）专著教材8部。主持"癌症患者生命质量测定量表体系"和"慢性病患者生命质量测定量表体系"的研制。获国家级教学成果二等奖1项，省教学成果一等奖和二等奖各1项，省科技进步奖三等奖3项，获国家版权证书9项。

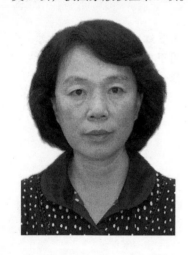

李晓梅，女，1962年生。1979~1984年就读于华西医科大学卫生系卫生专业，获医学学士学位。1998~2000年就读于泰国曼谷Mahidol大学社会科学与人文学院，获文学（健康社会学）硕士学位。现昆明医科大学公共卫生学院流行病学与卫生统计学系教授、副主任，长期从事卫生统计学与流行病学的教学及科研工作，参与人卫版、案例版等多部卫生统计学教材的编写工作，研究方向主要为卫生服务研究和生命质量研究，主持及参与多项国家自然科学基金项目及云南省自然科学基金项目，发表论文50余篇，获云南省科技进步奖三等奖2项，教学成果奖1项。

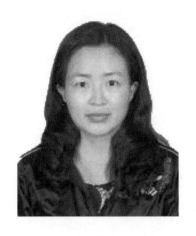

杨铮，女，汉族，1974年生，博士，教授，硕士生导师。目前在广东医学院流行病学与卫生统计学教研室从事教学与科研工作。主要研究方向是癌症和慢性病患者生命质量量表研制及其应用。目前主持国家自然科学基金青年基金项目1项和广东省医学科研基金项目1项。作为主要成员参与了多个国家自然科学基金面上项目。近5年以第一作者发表论文15篇（SCI收录6篇）。参编《预防医学》实习教材（科学出版社）和成人高等医学教育用教材《医学统计学》。参与了专著《癌症患者生命质量测定与应用》《生命质量测评在肿瘤临床中的应用》《健康测量》《卫生资源配置与区域卫生规划的理论与实践》等的撰写，累计完成章节字数10多万字。

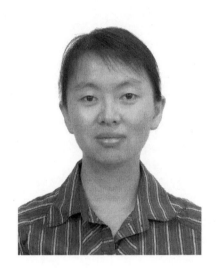

张晓磬，女，副教授，1976年生。2000年毕业于昆明医学院医疗医学专业，获医学学士学位，2010年获社会医学与卫生事业管理医学硕士。2000年留校工作，现任昆明医学院公共卫生学院卫生管理与卫生经济系主任。从事《卫生统计学》《卫生信息管理》《计算机及软件应用》《管理学原理》《管理心理学》等课程的教学。工作以来主持了云南省教育厅课题"昆明市城区糖尿病早死疾病负担趋势及地理分布模式研究"，参与了国家自然科学基金项目"慢性病患者生命质量测定量表体系的研究"（30360092）、"慢性病患者生命质量测定量表体系的进一步研究及应用"（30860248），云南省自然科学基金资助的课题"云南省常见癌症的生命质量测定量表研究"（99C0016G）等课题。

前　言

　　伴随着疾病谱的改变，威胁人类生存的主要疾病是难以治愈的癌症和心脑血管等慢性病。此外，随着经济和社会的发展，人口压力增大、工作生活竞争加剧，所谓的"现代社会病"和亚健康状态日益严重并受到了广泛的关注。另一方面，由于健康观和医学模式转变，人们对健康的要求不断提高，对健康的定义也从原有的身体的无疾病转变为身体、心理及社会适应均要求达到良好。新医学模式下强调的心理完好和社会适应性及"以患者为中心"的人本理念要求从患者角度提供疗效证据。传统的关注生命的保存与躯体功能改善的一些方法和评价指标体系面临严重挑战：①未能表达健康的全部内涵；②未能体现具有生物、心理和社会属性的人的整体性和全面性；③未体现以人为本的治"人"而非治"病"理念；④未能反映现代人更看重活得好而不是活得长的积极心态。鉴于此，人们纷纷将对生物学客观指标的关注转为对生命质量(quality of life)的关注，日益重视这具有整体性、综合性和体现以人为本的指标的研究。生命质量研究已经成为国际性研究热点，每年发表数千篇有关的论文。1994 年，成立了国际生命质量研究学会（ISOQOL）并每年召开一次专门的国际会议对有关问题进行探讨。2008 年成立了其下的亚洲华人分会（ISOQOL-ACC）并在此基础上于 2014 年成立世界华人生存质量研究学会（WACQOL）。生命质量的提高已经成为许多国家社会与政府工作的目标及医药卫生工作的主要目标，美国 FDA 也明确将生命质量作为抗癌新药评价的必须项目之一。我国也将生命质量纳入了全面建设小康社会与和谐社会的基本标尺，一些学者正在敦促制订新的临床疗效评价体系，以便把生命质量评价纳入其中。

　　在医药卫生领域，癌症与慢性病的生命质量测评成为生命质量研究的主流。生命质量测评被广泛用于药物和治疗方案评价选择、保健干预措施评价、预后及影响因素分析、卫生决策等方面。但中国的生命质量研究起步较晚，尤其医学领域非常缺乏适宜的测定量表，严重阻碍着生命质量测评工作的开展。为此，在国家自然科学基金（30360092，30860248，71373058，81402771，81460519）、广东省科技计划（2013B021800074）及东莞市医疗卫生单位科技计划重点项目（2011105102008）等课题的资助下，我们从 2003 年起开展了慢性病患者生命质量测定量表体系 QLICD(quality of life instruments for chronic diseases)的研制与应用。这些研究概括起来具有如下特色。

　　1. 与国际接轨，跻身国际先进行列并扣合"和谐社会"建设目标　　借鉴国际上常用的普适性量表及特异性量表，采取现代测量理论与经典测量理论结合、共性模块与特异性模块结合方式来系统研制中国的慢性病 QOL 量表体系，不但与国际流行趋势相衔接，而且与国际医学发展中强调"以人为本""以病人为中心"并日益重视患者主观感受体验相符合，与我国"和谐社会"发展目标一致。尤其是，经典与现代测量理论结合、共性模块与特异性模块结合方式系统研制量表体系尚未见报道，可望达到国际上先进或领先水平。

　　2. 系统性强,适用性广,能满足多方面需求　　力图系统地开发我国常见或严重的各种慢性病的 QOL 测定量表，以便形成一个完整的测定量表体系。既弥补零散开发各量表存在的互不连贯的弊端，又可满足不同病种的测评需求。研究完成后已经包括近 30 个最常见的慢性病（包括药物依赖）的 QOL 测定量表，涵盖了大部分的慢性病，形成了一个相对完善和全面的、新的疾病治疗或干预措施评价体系，基本上能满足临床上的测评需求。对于还没有特异量表的疾病，可以利用共性模块来进行测评，实际上覆盖了所有的慢性病。另一方面，由于整个体系的共性模块相同，用共性模块对各种疾病患者 QOL 的测定结果可以相互比较。如果能研制该体系的不同语言版本，还能进行国际间的跨文化研究和比较。因此，具有较广阔的临床应用前景。

3. 多种方法结合制订 MCID，促进 QOL 得分的解释和推广应用于临床 多种统计方法（典型相关分析、结构方程模型等）结合系统探讨各慢性病的 QOL 与临床和实验室指标的关系，并采用基于分布和基于锚定位相结合的方法来制订各慢性病的最小临床有意义差异 MCID，从而推动 QOL 能真正用于临床。

本书就是这些研究成果的集中反映，其中总论部分(1~3 章)对生命质量的概念、构成、发展趋势、常见测定量表、量表及量表体系开发方法、测评应用等进行了较系统的概括与介绍。各论部分(4~24 章)则针对肺结核、慢性阻塞性肺疾病(COPD)、肺源性心脏病等 20 余种常见慢性病，从常用生命质量测定特异量表及其应用现状进行了阐述，并着重介绍了 QLICD 量表的研制与测量学特征评价，最后通过实例说明了生命质量评价的应用。每种疾病均从研究现状入手，再到量表的研制情况，最后落脚到具体的应用状况，让读者从不同角度、由理论到实践地对各种疾病生命质量研究有较全面深入的认识。此外，对 QLICD 尚未研制完成的 8 种常见慢性病的生命质量测定特异量表及其应用情况等也进行了介绍。

本书介绍的量表大部分是在国内外学术期刊中发表的权威量表。重要的量表从开发情况、量表的结构、测量学特性、算分方法、应用情况等方面做详细介绍；一般量表仅以列表形式做简单介绍，但对每个量表均给出了重要的参考文献，便于读者进一步查阅。附录中还给出了常用的量表，便于读者选用。

全书分为 24 章，其中 1、3、8、10、12、13、20 章由万崇华撰写，2、6、9、17、21、23、24 章由李晓梅撰写，4、5、7、11、22 章由杨铮撰写，14、15、16、18、19 章由张晓磐撰写。

在课题研究和本书的撰写过程中，国内外很多生命质量研究领域的专家学者给予了大力的支持帮助，如方积乾、梁国辉、林露娟、方以德、黄韵婷、丁明丽、黄婉霞、刘凤斌、郝元涛、David Cella、Neil Aaronson、John Ware、Fabio Efficace、Gary Lyman、Dennis Revicki、Mona Martin、Benjamin Arnold、Karen West、Linda Dewolf 等。很多课题参与者和研究生付出了辛勤的努力，尤其张晴晴、万丹丹、于磊、宣辉、冼君定不仅参与课题研究，还参与了部分书稿工作。广东省医学会行为与心身医学分会耿庆山教授、杨云滨教授等同道提出了许多宝贵意见。广东医学院郑学宝教授和丁院林教授在百忙中审阅了全书。科学出版社领导与责任编辑精心策划和核对修改，确保本书如期完成。谨对他们无私的帮助和支持致以衷心的感谢！

尽管全体作者反复讨论修改，但限于水平和时间匆忙，书中难免存在不足之处，欢迎读者批评指正。

万崇华

2015 年 9 月于广东医学院

目 录

第1章 生命质量研究概况 ································ 1
1.1 生命质量研究的历史及现状 ················ 1
1.2 生命质量的概念与构成 ························ 4
1.3 生命质量的测评 ·································· 9
1.4 生命质量的应用 ································ 14
1.5 生命质量研究的发展趋势 ·················· 17
参考文献 ·· 17

第2章 慢性病患者生命质量研究概况 ·········· 20
2.1 慢性病患者生命质量量表研究 ·········· 20
2.2 慢性病患者生命质量测评的应用 ······ 35
2.3 国内慢性病患者生命质量研究现状 ·· 39
2.4 慢性病生命质量研究存在的问题 ······ 41
参考文献 ·· 42

第3章 慢性病患者生命质量测定量表体系研制 ···································· 45
3.1 量表及其研制方法 ···························· 45
3.2 量表体系及其研制方法 ···················· 46
3.3 FACIT系列中文版的研制 ················ 47
3.4 QLICD体系第一版的研制 ················ 49
3.5 QLICD体系第二版的研制 ················ 62
参考文献 ·· 66

第4章 肺结核的生命质量研究 ······················ 68
4.1 肺结核的生命质量研究现状 ·············· 68
4.2 肺结核生命质量测定量表QLICD-PT的研制 ······································ 71
4.3 肺结核生命质量测评的应用 ·············· 77
参考文献 ·· 79

第5章 慢性阻塞性肺病的生命质量研究 ········ 81
5.1 慢性阻塞性肺病的生命质量研究现状 ···· 82
5.2 慢性阻塞性肺疾病生命质量测定量表 QLICD-COPD的研制 ·············· 88
5.3 COPD生命质量测评的应用 ·············· 93
参考文献 ·· 96

第6章 慢性肺源性心脏病的生命质量研究 ···································· 98
6.1 肺心病的生命质量研究现状 ·············· 99
6.2 肺心病生命质量测定量表QLICD-CPHD的研制 ·························· 104
6.3 肺心病生命质量测定量表QLICD-CPHD的应用 ·························· 109
参考文献 ·· 112

第7章 支气管哮喘的生命质量研究 ·········· 115
7.1 哮喘的流行病学与临床特征 ············ 115
7.2 哮喘的生命质量研究现状 ················ 117
7.3 哮喘生命质量测定量表QLICD-BA的研制 ·································· 122
7.4 哮喘生命质量测评的应用 ················ 128
参考文献 ·· 131

第8章 消化性溃疡的生命质量研究 ············ 133
8.1 消化性溃疡的流行病学与临床特征 ·· 133
8.2 消化性溃疡的生命质量研究现状 ···· 134
8.3 消化性溃疡生命质量测定量表QLICD-PU的研制 ························ 137
8.4 消化性溃疡生命质量测评的应用 ···· 146
参考文献 ·· 149

第9章 慢性胃炎的生命质量研究 ·············· 151
9.1 慢性胃炎的生命质量研究现状 ········ 152
9.2 慢性胃炎生命质量测定量表QLICD-CG的研制 ·························· 155
9.3 慢性胃炎生命质量测定量表QLICD-CG的应用 ·························· 160
参考文献 ·· 163

第10章 肠易激综合征的生命质量研究 ······ 165
10.1 肠易激综合征的流行病学与临床特征 ································ 165
10.2 肠易激综合征的生命质量研究现状 ·· 166
10.3 肠易激综合征生命质量测定量表QLICD-IBS的研制 ······················ 172
10.4 肠易激综合征生命质量测评的应用 ·· 181
参考文献 ·· 183

第11章 慢性肝炎的生命质量研究 ············ 186
11.1 慢性肝炎的生命质量研究现状 ······ 186
11.2 慢性肝炎生命质量测定量表QLICD-CH的研制 ·························· 190
11.3 慢性肝炎生命质量测评的应用 ······ 199
参考文献 ·· 203

第12章 高血压的生命质量研究 ················ 205
12.1 高血压的流行病学与临床特征 ······ 205
12.2 高血压的生命质量研究现状 ·········· 208
12.3 高血压生命质量测定量表QLICD-HY的研制 ······························ 214
12.4 高血压生命质量测评的应用 ·········· 220
参考文献 ·· 223

第13章　冠心病的生命质量研究 ········ 225
13.1　冠心病的流行病学与临床特征 ······· 225
13.2　冠心病的生命质量研究现状 ············ 228
13.3　冠心病生命质量测定量表QLICD-CHD的研制 ··········· 237
13.4　冠心病生命质量测评的应用 ············ 245
参考文献 ············ 246

第14章　骨关节炎的生命质量研究 ········ 250
14.1　骨关节炎的生命质量研究现状 ········ 250
14.2　骨关节炎生命质量测定量表QLICD-OA的研制 ············ 255
14.3　骨关节炎生命质量测评的应用 ········ 259
参考文献 ············ 265

第15章　类风湿关节炎的生命质量研究 ········ 267
15.1　类风湿关节炎的生命质量研究现状 ········ 268
15.2　类风湿关节炎生命质量测定量表QLICD-RA的研制 ············ 273
15.3　类风湿关节炎患者生命质量测评的应用 ············ 281
参考文献 ············ 285

第16章　系统性红斑狼疮的生命质量研究 ········ 287
16.1　系统性红斑狼疮的生命质量研究现状 ········ 288
16.2　系统性红斑狼疮生命质量测定量表QLICD-SLE的研制 ············ 292
16.3　系统性红斑狼疮患者生命质量测评的应用 ············ 301
参考文献 ············ 305

第17章　糖尿病的生命质量研究 ········ 307
17.1　糖尿病的生命质量研究现状 ········ 308
17.2　糖尿病生命质量测定量表QLICD-DM的研制 ············ 319
17.3　糖尿病生命质量测定量表QLICD-DM的应用 ············ 324
参考文献 ············ 327

第18章　前列腺增生的生命质量研究 ········ 330
18.1　前列腺增生的生命质量研究现状 ········ 330
18.2　前列腺增生生命质量测定量表QLICD-BPH的研制 ············ 335
18.3　前列腺增生生命质量测评的应用 ········ 342
参考文献 ············ 344

第19章　慢性前列腺炎的生命质量研究 ········ 346
19.1　慢性前列腺炎的生命质量研究现状 ········ 346
19.2　慢性前列腺炎生命质量测定量表QLICD-CP的研制 ············ 348
19.3　慢性前列腺炎生命质量测评的应用 ········ 355
参考文献 ············ 357

第20章　慢性肾衰竭的生命质量研究 ······· 359
20.1　慢性肾衰竭的流行病学与临床特征 ······· 359
20.2　慢性肾衰竭的生命质量研究现状 ······· 360
20.3　慢性肾衰竭生命质量测定量表QLICD-CRF的研制 ············ 365
20.4　慢性肾衰竭生命质量测评的应用 ······· 373
参考文献 ············ 377

第21章　脑卒中的生命质量研究 ········ 379
21.1　脑卒中的生命质量研究现状 ········ 379
21.2　脑卒中生命质量测定量表QLICD-ST的研制 ············ 388
21.3　脑卒中生命质量测定量表QLICD-ST的应用 ············ 394
参考文献 ············ 397

第22章　HIV感染/AIDS的生命质量研究 ········ 400
22.1　HIV感染/AIDS的生命质量研究现状 ······· 400
22.2　HIV感染/AIDS生命质量测定量表QLICD-HIV的研制 ············ 410
22.3　HIV感染/AIDS生命质量测评的应用 ········ 416
参考文献 ············ 421

第23章　药物滥用的生命质量研究 ········ 424
23.1　药物滥用的生命质量研究现状 ········ 424
23.2　药物滥用生命质量测定量表QLICD-DA的研制 ············ 431
23.3　药物滥用生命质量测定量表QLICD-DA的应用 ············ 437
参考文献 ············ 441

第24章　其他常见慢性病的生命质量研究 ········ 444
24.1　银屑病的生命质量研究 ············ 444
24.2　骨质疏松症的生命质量研究 ············ 453
24.3　痛风的生命质量研究 ············ 459
24.4　癫痫的生命质量研究 ············ 462
24.5　精神分裂症的生命质量研究 ············ 470
24.6　抑郁症的生命质量研究 ············ 477
24.7　焦虑症的生命质量研究 ············ 480
24.8　炎症性肠病的生命质量研究 ············ 483
参考文献 ············ 489

附录1　健康状况调查问卷SF-36 ········· 499
附录2　世界卫生组织生存质量测定量表简表WHOQOL-BREF ············ 501
附录3　欧洲五维健康量表EQ-5D ········ 504
附录4　慢性病患者生命质量测定量表体系共性模块第一版QLICD-GM(V1.0) ············ 506
附录5　慢性病患者生命质量测定量表体系共性模块第二版QLICD-GM(V2.0) ············ 508

第1章 生命质量研究概况

1.1 生命质量研究的历史及现状

1.1.1 研究简史

生命质量是英文 quality of life（缩写为 QOL 或 QoL）的中文翻译，又有学者译为生存质量、生活质量、生命质素等。很难考证究竟何时第一次提出生命质量一词。一般认为，经济学家加尔布雷思（J.K. Galbraith）1958 年在其所著的《富裕社会》一书中首次正式提出这一概念。但有关这方面的实践和研究其实要早得多，可以说人们一直在自觉和不自觉地追寻生命质量的提高和生活水平的改善，20 世纪 30 年代已经有专门的生命质量专著问世。从很大程度上说，人类整个的发展史就是不断地适应自然、改造自然，同时也改善自我、完善自我，从而提高生命质量的历史。

作为一个专门的术语并引出一片广阔的研究领域可追溯于 20 世纪 20 年代，兴起于 50~60 年代，70 年代末期后在医学领域备受瞩目，并在 80 年代形成新的研究热潮，目前仍呈方兴未艾之势。

回顾生命质量研究的历史，大致可分为三个时期：20 世纪 20~50 年代的酝酿阶段，50~60 年代的兴起阶段，70 年代后的发展融合阶段。

1. 酝酿阶段 生命质量的研究可追溯到 20 世纪 20 年代的美国，最先是作为一个社会学指标来使用。当时经济复苏后的美国社会并未因经济的巨大增长而实现人们梦寐以求的生活安康、社会和谐，反而出现了世风日下、犯罪增加、社会动荡的局面。因此，人们要求建立除单纯经济指标外的其他社会指标，以便更全面地反映社会发展水平和人民生活好坏。在此背景下，开始了社会指标体系的研究。早在 1929 年，Ogburn 就对生活质量的研究表示了极大兴趣（Ogburn, 1929），在他领导下，胡佛研究中心 1933 年发表了两本《近期美国动向》专著，讨论和报告美国各个生活方面的动向。此后，这方面的研究日益增多，并逐渐发展成两大主流：社会指标研究和生活质量研究。

2. 兴起阶段 20 世纪 50~60 年代生活质量研究逐渐兴起。1957 年，Gurin 等（1960）对美国民众的精神健康和幸福感进行了全国抽样调查研究。1961 年，Ogburn 主持了全美的精神健康状况监测（Bradburn, 1969）发现良好适应状态（well-being）与两个独立状态（正向与负向情感，positive and negative feelings）有关。

1960 年后，生活质量研究在政治领域被承认，因而在美国各地蓬勃发展起来。很多学者开始了这方面的研究，并发表了相关的论著。如 Cantril（1965）进行了包括美国在内的 13 个国家关于生活满意度（life satisfaction）和良好感觉的比较研究。Campbell 等（1976）采用 Cantril 量表对美国生活总的满意度及 13 个具体方面的满意度进行了调查分析。

自 1966 年 Bauer 主编的《社会指标》（social indicators）论文集发表后，社会指标研究领域大致形成客观指标和主观生活两大流派。客观社会指标派，主要用一些社会及其环境的客观条件指标来反映社会发展水平，如人口数量、出生率、死亡率、收入与消费水平、受教育程度、就业率、卫生设施和应用程度等。其二是主观生活质量派，强调个人对社会及其环境的主观感受，比如对生活各个方面（家庭、工作、闲暇等）的感受。因此，生活质量的研究有三个主要方向（林南等，1985）：①生活感受有哪些方面比较重要（生活质量的结构）；②生活感受受哪些因素影响（生活质量的导因）；③生活感受对哪些意识行为有影响（生活质量的效果）。

3. 发展融合阶段 随着社会领域生活质量研究的鼎盛及医学本身的发展，1970年代末医学领域广泛开展了生命质量的研究工作，并逐渐形成一个研究热潮。至今，与社会领域的研究并驾齐驱，且已经相互融合。

实际上，医学界人士也一直在探讨生命质量测评问题。早在20世纪40年代末，Karnofsky（1948）就提出了著名的KPS量表。只是当时医学中尚以传染病较多，危害也较大，因而未引起足够重视。随着医学水平和人民生活水平的提高，威胁人类生存的主要疾病已经从传染病过渡到癌症和心脑血管等慢性病。对于慢性病和癌症很难用治愈率来评价治疗效果，生存率的作用也很有限，因此迫切需要综合的评价指标。

此外，随着医学模式向生物-心理-社会的转变，健康已不再是简单的没有疾病或虚弱状态，而是身体上、精神上和社会活动的完好状态。因此传统的仅关注生命的保存与局部躯体功能改善的一些方法和评价指标体系面临严重挑战：①未能表达健康的全部内涵；②未能体现具有生物、心理和社会属性的人的整体性和全面性；③未体现以人为本的治"人"而非治"病"理念；④未能反映现代人更看重活得好而不是活得长的积极心态。鉴于此，人们纷纷将对生物学客观指标的关注转为对生命质量的关注，日益重视这些具有整体性、综合性和体现以人为本的指标的研究。广大的医学工作者进行了生命质量测评的探讨，并提出了与健康有关的生命质量概念HRQOL（health-related quality of life）（Hays等，1993）。大体上说，1970年主要是引入和探索期，借用大量的一般人群评定量表来对患者的生命质量进行测定；1980年以后则转向特定的肿瘤与慢性病的测评，并研制出了大量的面向疾病的特异性测定量表。目前已经有很多量表应用于临床中，如癌症相关系列的量表。目前不仅开发了慢性病相关的系列生命质量量表，还开发了一些其他疾病的量表，如过敏性食物中毒、慢性皮肤病、儿童相关疾病（注意缺陷或多动障碍症、儿童哮喘）等疾病。

1.1.2 研究现状

无论社会学还是医学领域，目前的研究均已达到较高水平，应用甚广，几乎涉及人类生活的各个方面，发表的论文数也日益增长。据笔者查PUBMED标题中有"quality of life"一词的文章1966～1969年仅有3篇，1970～1979年有185篇（平均每年18.5篇），1980～1989年有916篇（平均每年91.6篇），1990年后每年均有200～900篇，2001年后每年均有1000多篇，到2010年后每年有3000多篇；标题或摘要或主题词中涉及生命质量的更多，有逐年明显增长的趋势（表1-1）。

表1-1 医学领域有关生命质量研究的文献分布*

年份（年）	标题中有QOL的篇数		标题/摘要/主题词中有QOL的篇数	
1966～1969	3	（0.01）	9	（0.00）
1970～1979	185	（0.39）	1381	（0.64）
1980～1989	916	（1.95）	6223	（2.89）
1990～1999	5830	（12.40）	27 512	（12.77）
2000～2005	9383	（19.95）	42 751	（19.84）
2006	2252	（4.79）	10 427	（4.84）
2007	2630	（5.59）	11 734	（5.45）
2008	2777	（5.90）	12 796	（5.94）
2009	2951	（6.27）	13 724	（6.37）

续表

年份（年）	标题中有 QOL 的篇数		标题/摘要/主题词中有 QOL 的篇数	
2010	3242	（6.89）	14 861	（6.90）
2011	3775	（8.03）	16 706	（7.75）
2012	4048	（8.61）	18 042	（8.37）
2013	4440	（9.44）	18 307	（8.50）
2014	4602	（9.78）	20 971	（9.73）
合计	47 034	（100.00）	215 444	（100.00）

*括号中的数字为各项数占所查总文献数的百分比

1994 年，经过 2 年多的酝酿和筹备，国际生存质量研究会 ISOQOL（International Society for Quality of Life Research）正式成立，每年召开一次国际学术会议对有关问题进行探讨，并发行了相应的生存质量研究通讯（quality of life newsletter）。1992 年，出版了专业杂志《生存质量研究》（Quality of Life Research）；2003 年，又一专业杂志《健康与生存质量结局》（Health and Quality of Life Outcomes）创刊。

1985 年美国 FDA 已经明确规定将生命质量作为抗癌新药评价的必须项目之一。由 20 多个国家和地区参加的欧洲癌症治疗研究组织 EORTC（European Organization for Research and Treatment of Cancer）也要求癌症疗效评价中必须包括 QOL，并创立了 QOL 研究组。毫无疑问，生命质量的提高是医药卫生的主要目标及社会与政府工作的目标。

我国医学界对生命质量领域的涉足始于 20 世纪 80 年代中期，开始主要是通过一些翻译的量表进行某些病种（如乳腺癌、肺癌等）的测定。随后，也开展了一些量表的研制与推广应用。早在 20 世纪 90 年代，罗健、孙燕等专门针对癌症患者开发了中国癌症患者化学生物治疗生活质量量表 QLQ-CCC（quality of life questionnaire for chinese cancer patients with chemobiotherapy），万崇华等开始系统地研制癌症患者生命质量测定量表体系 QLICP（quality of life instruments for cancer patients）。医学领域在此方面最早的研究专著《生命质量的测定与评价方法》（万崇华，1999）和《生存质量测定方法及应用》（方积乾等，2000）也相继问世。进入 21 世纪后，研究与应用日益增多，刘凤斌等开展了中医领域的生存质量量表开发，万崇华等系统地开发慢性病患者生命质量测定量表体系 QLICD（quality of life instruments for chronic diseases）。同时，也出版了一些专著，如《医学生存质量评估》（郑良成等 2005）、《癌症患者生命质量测定与应用》（万崇华等 2007）、《生命质量测评在肿瘤临床中的应用》（汤学良等 2009）。

2000 年，在广州举行了我国第一届全国生存质量研讨会。此后，2002 年在深圳，2004 年、2008 年和 2012 年在广州均举行了全国生存质量研讨会。尤其在 2008 年的大会上同时成立了国际生存质量研究会下的亚洲华人分会 ISOQOL-ACC（International Society for Quality of Life Research-Asian Chinese Chapter）并举行了第一届年会，同时确定每两年举行一次 ISOQOL-ACC 及全国的会议。2010 年 12 月在中国香港举行了 ISOQOL-ACC 第二届会议。2014 年 8 月在广州成立了世界华人生命质量研究学会 WACQOL（World Association for Chinese Quality of Life）并举办了第一届世界华人生存质量学会暨第六届全国生存质量学术交流会。这些学会的成立及其学术研讨会的举办极大地推动了我国生命质量研究的开展。

尽管如此，仍有大量的问题有待解决。概括起来，主要有四方面的问题。

1. 生命质量的概念和构成方面 生命质量的概念和构成已经有了很大的发展，但不同学科、不同人员视角不同，对其认识各异。因而争论不休，至今没有一个完全公认的定义。在我国，生命质量研究起步较晚，经过几十年的发展，人们对生命质量有了一定的了解，但是应用还不广，甚至其翻译还众说纷纭。

2. 生命质量的测定方面 生命质量的测定方法已探讨较多，比较成熟。但仍存在不少问题，比如量表制定中，条目如何筛选及如何评价筛选方法、反应尺度怎样确定、反应度的评价亟待解决、测定中的样本含量等。尤其是，尽管一些现代测量理论如项目反应理论（杨铮等，2012a，2012b）、概化理论（潘海燕等，2012a，2012b；李微等，2013；孟琼等，2013）已经用于量表研制，如何很好应用现代测量理论值得深入探讨。

3. 生命质量评价与解释方面 生命质量的评价仍是一个薄弱的环节，生命质量资料具有复杂性（多时点性、多终点性、主观性、隐含性等），一般的统计方法难以解决。其中纵向测评资料的分析方法更是鲜有报道或者难度较大，尤其是生命质量与数量（时间）结合的分析方法亟待研究，严重阻碍了纵向测评的开展。更重要的是生命质量得分的合理解释较为困难。越来越多的学者认识到仅根据治疗前后量表得分差异的假设检验 P 值来判断疗效是不科学的，只要样本例数足够大，P 值一般都会显示统计学意义，但是并不能说明有临床意义。因此，量表应用中的一个关键问题就是其得分要改变多少才具有临床意义。最小临床重要性差异 MCID（minimal clinical important difference）也称最小临床有意义差异或最小临床重要性变化 MCIC（minimal clinically important changes）或临床有意义变化 CMC（clinically meaningful changes）或临床显著性变化 CSC（clinically significant changes），指各种量表测量得分要改变多少才具有临床意义，是应用中急需解决的重要问题，已成为量表研制与应用研究的国际热点。

最小临床重要性差异 MCID 制定方法已经提出了基于得分分布的方法（distribution-based methods）和基于锚定位方法（anchor-based methods）（Sprangers，2002；Wyrwich，2005；de Vet HC，2007）并得到了一些应用，如 Puhan 等（2008）应用慢性呼吸疾病问卷（CRQ）评估了 COPD 患者的生命质量情况并计算其 MCID，结果显示 CRQ 情感、掌控领域分别是 1.41（95% CI 1.18~1.63）和 1.57（1.37~1.76）及其总分的是 1.68（1.48~1.87）和 1.60（1.38~1.82）。Stargardt 等（2009）在 2 型糖尿病重要差异研究中采用药物治疗满意度问卷 HFS-Ⅱ并评价临床显著差异，两种方法测定计算的 MCID 分别为 2.0~5.8 及 3.6~3.9。

目前，MCID 制定的方法尚未得到完全认可和统一，且不同疾病的"锚"及 MCID 如何确定需要具体研究。显然，研制出特定疾病 QOL 量表的 MCID，不仅便于推广 QOL 应用，也为临床上大量使用的量表制定 MCID 提供了方法依据。

4. 应用方面 在应用方面存在的主要问题是：①是否所有疾病和现象都需进行生命质量评定？②是否每种疾病都要制定专一的量表还是可制定一个共性量表外加一些特异条目？③在众多的已有的量表中如何选择性地应用？④如何根据研究目的进行很好的设计。

1.2 生命质量的概念与构成

1.2.1 生命质量的概念

迄今为止对生命质量的内涵尚存很多争议。主要表现在：①生命质量的本质是什么？是否可测？②生命质量包括哪些方面？尤其是否包括客观指标？

多年来，不少学者对此进行了探讨，但往往从自己的专业或角度出发，因而各有不同的理解及回答，从而导致了生命质量的多义性并呈现出不同的层次。

首先，一些学者根本否定生命质量的测评。这主要是一些社会学者和泛政治主义者。在他们看来生命质量的测评将不同人的质量分为高低，是对人人平等的社会价值观念的否定，因而是不道德的，也是不能被接受的。

其次，有些人认为生命质量是一个虚无缥缈的、不可捉摸的概念，给生命质量下什么定义似乎取决于完全的主观判断，因而生命质量是不可测的。甚至连在生命质量研究领域做出过显著成绩的 Aaronson 也发出这样的感叹"生命质量是个飘浮不定、难于捉摸的客观存在"（Aaronson，1989）。

值得庆幸的是，多数学者认为生命质量是可测的，而且很有必要进行测定。正因如此，大量的学者投入到生命质量的研究中，并提出了数以百计的生命质量概念。具体如下所述。

Andrews：良好的感觉（Andrews 等，1976）。

Cribb：对现时生活的满意程度（Cribb，1985）。

Holmes：生命质量意味着一种幸福，是在生活中体现真正的自我，摆脱虚伪，泰然处世的状态（Holmes，1960）。

Dubos：对自己每日生活活动有深切的满足感（Dubos，1976）。

Levi：对由个人或群体所感受到的躯体、心理、社会各方面的良好生活适应状态的一种综合测量，而测量结果是用幸福感、满意感或满足感来表示的（Levi 等，1987）。

Szalai：对生存满意的综合评价（Szalai，1980）。

Fayos：患者自我管理生活的能力（Fayos 等，1981）。

Cella：生命质量是患者对现在的功能状态与其预期或认为可到达的功能状态相比时产生的赞同感和满足感（Cella 等，1988）。

Shumaker：个体对生活和个人良好状态的总体满足感（Shumaker 等，1990）。

Schipper：患者对疾病与治疗产生的躯体、心理和社会反应的一种实用的、日常的功能描述（Schipper，1990）。

Hornquist：对特定生存需要（外界标准和个体感觉）的满意程度（Hornquist，1982）。

Calman：某一特定时点个体期望与其现时体验的差别或距离，这种差别可随时间而改变，并可为个人成长所修正。改进生命质量包括改进有缺陷的生存方面（如疼痛）及调整个体期望，使之与客观现实更为接近（Calman，1984）。

Fayers：指对自己相关事情的幸福感和满足感（Fayers 等，2007）。

WHO 生命质量研究组：不同文化和价值体系中的个体对与他们的目标、期望、标准及所关心的事情有关的生存状况的体验（Quality of Life is defined as individual's perceptions of their position in life in the context of the culture and value systems in which they live and in relation to their goals, expectations, standards and concerns）（WHO，1993）。

如此等等，不一而足。大有使人望而却步，或如坠云雾之感。实际上，尽管有众多的生命质量概念，但大体上可概括为两种情况，即社会经济领域生活质量及医学领域的健康相关生命质量。前者指一般人群生活条件好坏的综合评价，后者则主要指患者对其疾病及其治疗造成的身心功能和社会功能损害的一种主观体验。

从生命质量评价的主体意识上看则存在着认知和情感两个层次之争。在过去的研究中，很多人用生活的满意度来衡量生命质量，另一些人则用个人的幸福感来衡量。两者分别是在态度的认识层次和情感层次上进行探讨。究竟哪一个好，迄今仍无定论。一般认为，对于生活的满意程度反映了比较稳定和长久的态度意愿，而对生活的幸福感却仅仅反映一时的情绪（Campbell，1981）。为此，Schuessler 等（1985）认为用满意度来评价生命质量是比较合适的。笔者也持此看法，认为生命质量是一种主观评价和认识，这种评价显然与评价主体的生活经历、文化背景和价值体系等有关。实际上，上述的生命质量概念中也多采用满意度、满足感等表述。

值得注意的是在社会学及经济学领域中，目前仍有不少学者把生活质量作为客观的社会经济发展指标，而不是完全主观体验指标。如冯立天等（1992）将生活质量定义为一定经济发展阶段上人口生活条件的综合状况，即生活条件（生活环境、教育、供给、卫生保健、社会服务、文化娱乐、社会风尚、社会治安、社会福利等）的综合反映，他们进而通过一系列的客观指标如文化程度、平均预期寿命、婴儿死亡率、城乡居民收入等来说明中国人的生活质量。世界银行在1989年《世界发展报告》中将生活质量归纳为平均多少人有1名医生、平均每天摄取热量、通货膨胀率和人均能源消耗量4项指标；1998～1999年度的《世界发展报告》中用7个指标来评估世界各国的生活质量状况：人均私人消费增长、儿童营养不良状况、5岁以下儿童死亡率、出生时预期寿命、成人文盲率、城市人口、城市地区获得环卫服务人口。中国社会科学院"社会发展与社会指标"课题组将生活质量界定为居民消费、收入、劳保福利、文化支出、吃穿用住等16项客观指标。这些显然是沿袭了早期的生活质量概念，也就是按"社会指标"派的观点来研究生活质量（吴寒光，1991；朱庆芳，1992）。笔者认为，这种研究虽然具有历史根据，现在也还具有一定的现实意义，尤其是欠发达国家，但还是将生命质量界定为纯主观认识和体验为好，原因主要如下所述。

（1）生活质量已从社会指标派中分化出来，似专指对客观条件的主观评价和体验。作为客观的社会经济指标研究（有时可能包含一些主观的满意度评价）最好不要再称为生活质量，可称为诸如国民生活水准或生活水平等词，以免发生混淆和误解。即使要称为生活质量，也应加以一定的限制词，以示区别。

（2）客观的外部物质条件指标虽然对人的主观感觉有一定影响，但不存在必然的因果联系。有的人可能对住30平方米的住房感到相当满意，而有的人则可能相当不满意。工资收入等客观指标同样如此。

（3）长期以来，不少学者认为应包括客观指标的主要原因在于主观满意度与需求的满足程度有关，而需求的满足程度取决于客观的物质条件。温饱没有解决与温饱已经解决者的需求显然是不一样的，因此抛开物质条件谈生命质量是不适宜的。笔者认为将生命质量界定为主观体验指标，但同时把客观条件指标作为生命质量的影响因素来参与调查和分析，可以知道哪些客观条件对生命质量影响较大，有利于通过改变或控制这些客观条件来提高生命质量。这样，既有客观的物质条件指标，又有主观的生命质量结局，两者相辅相成，相得益彰，且有助于克服这方面的争议。因为这样做并没有抛开客观指标，相反，通过将客观指标作为协变量，可以在不同的因素分层上（如同是城市人、同是男性、同是经济收入差不多者等）来研究生命质量，从而既有可比性又有针对性。

（4）生命质量概念中如果同时包括主、客观指标，则两者如何融合（比如最简单的一个问题，两者各占多少比例）将会成为一个长期争议而难定论的问题。

在医学领域中认识也未完全统一，但以下几点是比较公认的（方积乾等，2000）：①生命质量是一个多维的概念，包括身体功能、心理功能、社会功能及与疾病或治疗有关的症状；②生命质量是主观的评价指标（主观体验），应由被测者自己评价；③生命质量有文化依赖性的，必须建立在一定的文化价值体系下。

显然，WHO的生命质量概念及测定方法较好地体现了这种认识，既说明生命质量是对生活各方面的主观体验，又界定于一定的文化背景和价值体系下。但如果完全按WHO的生命质量概念则很难在医学领域应用，尤其是在临床中应用，因为其内涵和内容均过于宽泛，虽然全面，但缺乏临床应用的敏感性和可操作性。鉴于此，笔者提出生命质量最好分层次进行研究和测定，从而提出生命质量的层次、动态与相对模型（万崇华，1999）。限于篇幅，这里不加论述地给出基本观点，并对相应的翻译问题提出意见。

首先，生命质量的概念是层次性的。低层强调的是维持生存，保持躯体完好，消除病痛及为维持生存所需的基本功能，主要面向患者。这曾经是医学的唯一目的，也是目前医学（尤其是临床医学）的主要目的之一。因此这个层次的研究可翻译为生存质量，其内涵可界定为患者对其疾病和相关的医学治疗所产生的在躯体、心理、社会地位和作用上的影响的主观认知和体验。第二层次不仅维持生存，而且强调生活丰富、心情舒畅和与社会和谐，即生活得好。这个层次的研究主要面向一般人群，是社会学和预防医学研究的主要内容之一，可翻译为生活质量，其内涵可界定为人类对其生活的自然、社会条件及其自身状况的主观评价和体验。第三层次不但强调前两者，而且还看重自身价值的实现和对社会的作用，可译为生命质量，其内涵可采用WHO的界定，同时强调对自身价值和自我实现的认知。

其次，这种层次性不是绝对的，而是相对和动态的。不论医学还是社会学，最终目的都是相同的，即全面提高人们的生命质量，两者的研究也必将融合进行。因此，如果要用一个统一的名词的话，最终还是将"Quality of Life"统一翻译为生命质量为好。尤其提出与健康相关的概念后更是如此，因为与健康相关生命质量即生命质量中侧重于医学的那一面，亦即生存质量。准此，则生存质量和生活质量都是生命质量中的一部分。根据不同的实际需求，可在不同层次上研究生命质量。

当然，翻译问题不是一个太大的问题，只要在概念及构成中包容了所有有关的内容，不论叫什么名字，本质都相同即可。但如能统一命名，则更方便应用，以免在同一名字下出现多种理解和含义的混乱局面。

另外，随着医学的发展，现代医学已很难与社会学相分离，尤其是预防医学与保健医学，其着眼点已不仅在于患者，而更在于正常人。因此上述层次划分的不足及相对性也是显而易见的。需知，分层和取不同的名只是为了研究的方便，融合才是最重要的。

生命质量的相对性与动态性还表现在人们的生命质量是与价值评价的参照系和时间紧密相关的，即时间依赖性（time-dependent）。就个体而言，在不同的发展阶段上生命质量不同，如儿童期、青年期、老年期等生命质量不同。这种不同是整个环境的改变及个体自身在身心和认知方面的发展造成的。处于不同时期的人往往有不同的价值评判标准，因而其主观感受很不相同。比如，年轻人多喜欢横向比较，其评判标准是同时期周围的人群和环境状况；而老年人则喜欢纵向比较，其评判标准是自己过去的经历。就群体而言，即使处于同一发展时期，不同的文化价值体系下的人，其主观评价也不相同，因此，生命质量也是文化依赖性的（culture-dependent）。

综上所述，尽管生命质量的概念仍未完全统一，但从其内涵看，经历了由"客观社会经济指标"到"主观体验指标"的转变。这不但反映了社会物质条件的发展（从生理需求过渡到精神需求），而且体现了人本主义精神。将生命质量界定为主观体验，既考虑到了一定的文化价值体系，又弘扬了个性。

1.2.2 生命质量的构成

对于生命质量的不同理解及认知，导致了生命质量构成的不同。这大体上分为三种情况。

（1）早期研究中，多局限于所谓"硬指标"范畴，如生存时间、人均收入、身体结构完整、受良好的教育、工作时间合理等客观指标。

Alexanda 认为，生命质量是物质的生命质量观，代表人们的物质要求。具体的指标是：在郊区有一套住宅，有便于交通的轿车，孩子能受到良好教育，有更多更好的家庭设施，有旅游的经费和养老金等。

在这方面比较典型的是：①物质生活质量指数 PQLI（the physical quality of life index），这是由美国海外发展委员会（ODC）提出的，由15岁以上人口识字率、婴儿死亡率和预期寿命三个客观指标综合构成；②人类发展指数 HDI（human development index），由联合国开发计划署（UNDP）在《1990年人类发展报告》中首次提出，它由3个客观指标（收入、教育、期望寿命）的简单算术平均数构成，其中收入由人均国内生产总值的购买力平价来测算，教育通过成人识字率（1/3 权重）和小学、中学、大学的综合入学率（2/3 权重）的加权平均数来衡量；③ASHA 指数，由美国社会卫生组织提出，由 6 个客观指标构成：就业率、成人识字率、期望寿命、人均国民生产总值增长率、人口出生率、婴儿死亡率。

（2）从 1960 年开始，生命质量的社会性在政治领域被接受。此时人们追求的是个体主观的幸福而不仅仅是生存的时间。必须获得评价对象主观上的感觉而不仅是用数量描述的收入或财产。其构成中以主观感觉指标为主，兼顾一些客观指标。

John 认为，人的生存状态的好坏取决于两个基本条件，一是作为主体的人的存在状态；二是维持人生存的环境条件。故生命质量包括人的健康状态（生理状态、功能状态、心理健康、社会幸福感）和社会环境状态（经济来源、家庭生活、工作状况）。

McSweeney 等（1980）认为生命质量的构成包括：①情绪功能，如精神症状的变化；②社会角色功能；③基本行为功能，如自我保健行为；④娱乐和享受。

Grogono 等（1971）将生命质量的构成分为 10 个部分：①工作；②娱乐；③躯体疾患；④心理疾患；⑤交往；⑥睡眠；⑦独立性；⑧饮食；⑨排泄；⑩性行为。

Najman 等（1981）强调测定生命质量的改变应包括客观的可察及改变及个体主观感觉的改变。

（3）1980 年中期后，生命质量的界定及测量更加精确和规范化，越来越趋向于仅测量主观感觉指标，尤其以美国为代表的美洲派更是如此。虽然也可涉及一些客观项目（如住房状况），但侧重于个体对住房状况的满意程度，而不是住房本身有多大、装备是否豪华等。

Ware（1987）认为癌症患者的生命质量应测量癌症本身及治疗所造成的生活等方面的改变，至少应包括身体、心理和社会三个方面。

Schipper 等（1985）指出生命质量的构成有四个主要方面：①身体功能；②心理状态；③会活动；④身体良好状况。

Bloom（1991）也认为生命质量测量至少应包括四个方面：①身体状态；②心理状态；③精神健康；④社会良好状态。

Aronson（1991）提出六个方面的构成：①疾病症状和治疗毒副作用；②功能状态；③对不幸的心理承受能力；④社交活动；⑤性行为和体形；⑥对医疗的满意程度。

Ferrell 等（1995）也提出了一个四维模式结构，即身体健康状况（包括各种生理功能活动有无限制、休息与睡眠是否正常等），心理健康情况（含智力、情绪、紧张刺激等），社会健康状况（含社会交往和社会活动、家庭关系、社会地位等）和精神健康状况（含对生命价值的认识、宗教信仰和精神文化等）。

WHO 的生命质量测定包括六个领域（domain）：①身体功能；②心理状况；③独立能力；④社会关系；⑤生活环境；⑥宗教信仰与精神寄托。每个领域下包含一些小方面，也称侧面（facet），共 24 个小方面（WHO，1993）。

总的说来，目前争议较大的是是否包括客观指标的问题，这源于对生命质量概念的不同认识。尤其在生活质量层次，不少学者认为应该包括反映物质生活条件的客观指标，因为个体的生存条件如收入、住房、生态环境等无不与每天的生活息息相关，无不影响着个体的健康与疾病的发生发展。Aloba 等（2013）指出现在普遍认为患者自己主观地衡量他们的生命质量是评价疗效的首选，因为患者主观评价比客观指标更能反映患者的真实感受，患者自己可接受的临床治疗和生活的满意度。笔者认为生命质量本身还是不包括客观的物质条件指标为好，但后者可作为影响因素来分析。原因是在相同的物质条件下的人，其感受可能大相径庭；反之，有相似生活感受的人，其物质条件很可能相去万里。其次，如果不包含于生命质量中，则很容易分析其对生命质量的影响作用，有利于通过改善这些条件来提高生命质量。

从上面的各构成观点看，以 Ferrell 和 WHO 的结构较全面，层次也比较分明。但由于全面性难免增加条目的长度，使得在临床上不一定实用。因此，临床测定量表常结合实际有所侧重，省去一些不太重要的小方面。亦即最好按上述的层次观点，分层次进行生命质量的测评，从而不同层次可以有不同的侧重点。但如果各研究者任意删减，并且都统称为生命质量，其研究结果就缺乏可比性。因此，目前的趋向是逐步形成统一界定的 QOL 各个方面，并发展一个代表不同人群共性的多维量表，同时附加一个较短的特异问卷来评定特定人群的生命质量，使得研究结果既有可比性又有针对性。这就是所谓"共性"与"特异性"结合研究模式。欧洲癌症研究治疗组织 EORTC（European Organization for Research and Treatment of Cancer）的 QLQ-C30 及其特异模块及美国结局、研究和教育中心 CORE（Center on Outcomes, Research and Education）研制的癌症治疗功能评价系统共性模块 FACT-G（functional assessment of cancer therapy-general module）及其特异模块的研制均采用这种方式（Aaronson 等，1994；Cella 等，1993）。笔者借鉴国外共性模块和特性模块结合的量表开发模式，系统、独立地开发了我国慢性病患者生命质量测定量表体系 QLICD（quality of life instruments for chronic disease），详见后面章节。

1.3　生命质量的测评

1.3.1　生命质量测定的基本理论

生命质量是一种主观体验，如同心理现象一样，它是可以测定的。人们很早就对心理测验进行深入研究，并发展了一套较为成熟的测验理论（Guilferd，1977；宋维真，1991；Fleiss，1999；王重鸣，2001）。这包括效度模型、信度理论、效用理论、量表理论、预测策略、测验设计、反映定势、心理物理测量、潜特征模型、条目分析等。

生命质量研究起步较晚，但由于其与心理现象的相似性，对它的研究则借鉴了心理测验的理论和方法。所以，生命质量测定量表的考察还称为心理学特性（psychometrics, psychometric properties）考察，就是因为其考核的信度、效度等指标均采用心理测验中的概念和方法。

在心理学研究中，古典测验理论及现代测验理论已被广泛应用，其中用得较多的有测验的条目分析、成绩测评量表和态度问卷设计等。生命质量研究兴起后，其理论和方法也被广泛地用于生命质量量表的设计、考评及应用。

本节拟对古典测验理论（classical test theory, CTT）、潜特质理论（latent trait theory）及项目反应理论（item response theory, IRT）和概化理论（generalization theory, GT）做简要介绍。

1. 古典测验理论　在心理测验理论中，古典测验理论 CTT 居于较重要的地位，其中，斯皮尔曼（Spearman）的分数模型是这种理论的典范，现在的一些测量信度和效度的方法均以此为基础。

模型的基本形式为：$X=T+e$ (1-1)

其中 X 为测量所得分数，T 为反映对象稳定特质的真分数，e 为随机因素造成的误差分数。

模型需满足以下假定。

（1）e 满足标准正态分布。

（2）$cov(T, e)=0$，即 T, e 相互独立。

（3）T, e 以简单的线形可加性结合。

模型的局限性如下所述。

（1）忽略了条目反映的模式。古典测验理论对整个测验的结果进行分析，忽视了不同条目的反映模式，难于区分相同测验分数所包括的不同性质的特征。

（2）测验分数的解释依赖于测验的具体条目组合和条目数量。即测验结果与具体测验有关，随测验条目的不同变化很大，使得不同测验结果难于直接比较。

（3）测验参数如信度、效度等特定于具体样本，随着样本的不同而不同。

（4）测量误差估计的不精确性和笼统性。

2. 潜特质理论　潜特质理论起源于 21 世纪早期，Thurstone、Guttman 等对此做出了贡献。该理论认为心理特质是潜特质，是不能够直接观察和测定的，测验的结果只能在一定程度上反映心理特质。

潜特质理论主要是通过对潜特质空间维度、局部独立性和条目特征曲线的定义及描述来说明测验结果与潜特质之间的关系。其中，条目特征曲线不受具体的样本影响，其参数具有"不变性"。

3. 项目反应理论　项目反应理论 IRT 是对潜特质理论的直接发展，它说明了个体某种反应类型的概率与个体某些特征之间的关系。

项目反应理论认为，被试对条目的反应与其潜在特质之间的关系可以用一条单调递增的函数表达，称为项目特征函数或项目特征曲线。因为特性水平是看不见的，所以项目反应理论属于一般的潜在特质模型。在所测特质维度、项目间关系、反应作答类型等明确以后，采用恰当的概率函数模型，可以估计被试水平和项目性能指标。

与古典测验理论相比较，IRT 主要特点如下所述。

（1）采用非线性的模型，建立了被试对项目的反应与潜在特质之间的非线性关系。

（2）测验指标与潜特征通过概率关系联系在一起。

（3）用数学函数来确定条目特征参数，独立于被试样本。

（4）IRT 同一条项目特征曲线所对应的项目参数是唯一的，每个项目可以对应一条项目特征曲线。

（5）测验信息函数的概念代替了 CTT 的信度理论，即通过条目信息函数来推断测验的信度。

（6）深入微观领域，将被试特质水平与被试在项目上的行为关联起来并将其参数化、模型化，可以精确估计测量误差。

（7）对被试潜在特质的估计不依赖特定的测验题目。

（8）对样本量要求过高，一般要大于 1000 例才能体现出来，运算也较复杂，方法较难掌握，测验的单维性目前只能根据经验进行检测。

4. 概化理论　概化理论 GT 是在经典测量理论基础上，通过引进实验设计和方差分析的技术而发展起来的，因此，经典测量理论的方法和实验设计与方差分析技术是概化理论重要理论来源。测量信度的概念在概化理论中被概化系数（generalizability coefficient）或可靠性指数（dependent index）所替代。

与经典测量理论比较，GT 有如下优缺点。

（1）概化理论利用方差分析技术，将变异分为多个部分，每个部分可以对应于特定的误差来源，便于测量误差的控制，方法简便易于掌握。

（2）在理论假设上，扬弃古典测验理论的"经典平行测验"，取代用"随机平行测验"假设，使分析问题的条件更容易满足。

（3）概化理论强调在具体情景中进行测量，推断更广泛的条件下可能得到的策略结果，以寻求最优化的测量设计，改进实际测量工作。

（4）概化理论与经典测验理论同属于随机抽样理论，概化理论并未改良经典测量理论的微观结构，也就是没有改良经典理论的项目参数系统。概化理论只是更多地从整个测验的宏观结构及其与外部测验条件的关系上做了深入的计量分析。因此，经典理论在其自身框架下的一些主要局限性依然存在。

（5）概化理论对各种误差来源的考察以方差分析为基础，通过方差分量的估计实现，但由于数据复杂性，方差效应估计值有时会出现负值。

总的来说，现代测量理论与经典测量理论具有其优缺点，现代测量理论是在经典测量理论不足基础上的进一步发展，应该将这两类测量理论的优点结合，综合用于生存质量研究领域。

1.3.2 生命质量的测定方法

按照测定目的和内容不同，生命质量的测定可有不同的方法。常见的有访谈法、观察法、主观报告法、症状定式检查法、标准化的量表评价方法。这些测定方法是在生命质量研究的发展过程中使用过的，测定的层次和侧重点不同，适用条件也不相同。目前，标准化量表测定是主流。

1. 访谈法 访谈法（interview）又称晤谈法，是指通过访员和受访人面对面地交谈来了解受访人的心理和行为的心理学基本研究方法。它可以深入了解受访人的心理特点、行为方式、健康状况、生活水平等，进而对其生命质量进行评价。

按照提问和回答的结构方式的不同，访谈法可分为结构型访谈和非结构型访谈，前者的特点是按定向的标准程序进行，通常是采用问卷或调查表；后者指没有定向标准化程序的自由交谈。在实际应用时可两者兼用。

访谈法的优点：①灵活。访谈可以按照研究需要向不同类型的人了解不同类型的材料。在访谈过程中，双方可以随时改变方式、变换话题，以便了解到一些量表无法反映的深层内容。②适用面广。可用于不同类型的人员，包括文盲、儿童、因病不能活动者。③深入。访谈过程中，访谈员可以观察被访者的动作、表情等非语言行为，以此鉴别回答内容的真伪，被访者的心理状态。

访谈法的主要缺点是：①主观性太强。访谈员的价值观、态度、谈话水平都会影响被访人的反应及对其做出的判断，造成访谈结果的偏差。②成本较高。访谈付出较多的时间、人力和物力。③缺乏隐秘性。面对面访谈，会使受访者感觉缺乏隐秘性而产生顾虑，尤其对一些敏感问题，往往会使受访者回避或者不做真实回答。④结果较难处理。访谈的结果是多种多样的，没有统一的答案，标准化程度低，难以做定量分析。

访谈法似乎与目前生命质量测定倾向于主观自我评价的趋势不同，因而似难有用武之地。事实却不是如此，目前生命质量概念应是多层次、多维度、多涵义的，即使界定为完全的主观体验，很多场合只靠量表评价是不够的，甚至难以完成（如评价农村人时有很多文盲存在，重病者不能自评等）。可以说，在量表测定中，当的确需要代理者（proxy）评价时，是可以采用访谈法进行评价的。当然，访谈法评出的生命质量与代理者评价的一样，存在不少问题。

2. 观察法 观察法（observation）是在自然条件下，研究者有目的、有计划地对受试者的行为言谈、表情等进行观察，从而了解他们的心理活动的一种研究方法。在生命质量测定时，研究者对特定个体的心理行为表现或活动、疾病症状及不良反应等进行观察，从而判断其综合的生命质量。

观察法多用于不能作答或不可能提供可靠回答的特殊患者的生命质量测评，如精神病患者、阿尔兹海默病（老年性痴呆）或去皮质状态（植物人）等。

3. 主观报告法 主观报告法是由受试者根据自己当前的健康状况和对生命质量的主观感受或理解，自己报告一个对其生命质量的评价，一般是分数或等级数。它是一种简单、一维的全局评价法。该法的优点是容易对个体不同阶段的生命质量进行对比分析，缺点是得到的生命质量的可靠性和综合性差，故一般不用或单独使用，而是作为其他方法的补充。

4. 症状定式检查法 症状定式检查（symptom checklist）法用于测定生命质量中的疾病症状和治疗的毒副作用。研究者把各种可能的症状或毒副作用列成表格，由评价者或患者逐一选择其选项。选项可根据程度分为不同项。

很多疾病的症状和毒副作用评价采用此法，如著名的鹿特丹症状定式检查（Rotterdam symptom checklist，RSCL）（Pelayo-Alvarez 等，2013）。

5. 标准化的量表评价法 标准化的量表法（standard testing）是目前测量生命质量最普遍的方法，即施测者采用具有较好信度、效度和反应度的正式标准化测定量表（rating scale）对被测者的生命质量进行综合评价。根据评价主体的不同可分为自评法和他评法两种。

该法的优点是客观性强，可比性好，程式标准化和易于操作。缺点是制订一份较好的、具有文化特色的测订量表较复杂。

1.3.3 生命质量的评价

对生命质量进行评价，就需要对生命质量资料进行分析处理，这建立在对生命质量资料了解的基础上。生命质量资料不同于一般资料，具有特殊性。结合 Fayers 等（2005）的分析，生命质量资料是不可直接观察的主观资料，生命质量的分析不同于一般客观指标的分析，开始时需进行很多的过渡性预处理，如量化记分、逆向指标的正向化等。生命质量包括多个领域，每个领域又分为多个维度和条目，因此生命质量资料是一种多指标多终点的资料。

1. 生命质量计分方法 前面已述及标准化量表测定是主流，要对量表测定的生命质量数据进行分析评价，首先要明确量表的计分方法及分析层次。

量表的计分方法包括四个层次，分别是条目、领域、亚领域或侧面及整个量表的计分方法，且有原始分（raw score）和转化分（prorated score，transformed score）之区别，因而其相应的分析上也有层次之别。

（1）条目的计分方法：当确定条目的形式及回答选项后，一般采用线性和等距与不等距等级记分法。对于线性记分法，一般给出一定长度（通常 0～10cm）的线段，并定出两端的选项，适用于一些反映心理感受和社会功能状态的条目。对于等距等级计分法，根据其回答的取值"1、2、3……"分别取为"1分，2分，3分……"即可，适用于测量客观功能状态和行为。对不等距等级计分法则应通过调查确定每个等级术语（程度副词）的定位情况（可用均数、众数等为其代表值），对中间一些等级的得分进行适当调整。如在 SF-36 中，条目 6"在过去 4 个星期里，您的身体健康或情绪不好在多大程度上影响了您与家人、朋友、邻居或集体的正常社交活动？"，答案"根本没有影响、很少有影响、有中度影响、有较大影响、有极大影响"分别评分"1、2、3、4、5"；而条目 7"在过去 4 个星期里，您有身体上的疼痛吗？"，可供选项"根本没有疼痛、有很轻微疼痛、有轻微疼痛、有中度疼痛、有严重疼痛、有很严重疼痛"分别评分"1.0、2.2、3.1、4.2、5.4、6.0"。

值得注意的是不管何种尺度，若是逆向条目（取值越大生命质量越差的条目），其得分要进行"正向"变换。变换公式如下：线性尺度：最大值–实际值；等级尺度：（最大值+1）–实际值。

（2）侧面、领域及总量表的计分方法：量表计分分为原始分和转化分（标准分），原始分是转化分（标准分）的基础。

1）原始分计算。由于用于测定生命质量的量表条目一般都较多，若分别对条目进行分析会增加处理难度，耗费大量的时间和精力，因此通常做法是进行降维处理，把多个变量综合为几个主要指标，即侧面、领域甚至总量表。常用的综合方法是直接累加和加权累加。

A. 直接累加法。量表中某些条目按照构成层次的所属关系代表生命质量的某个方面，将这些条目得分进行累加，从而得到侧面、领域甚至总量表的得分。

SF-36（中国版）（Li L 等，2003），Feeny 等（2002）的健康效用指数，Cella 等（1993）

的癌症治疗功能评价系统，WHOQOL-100 均采用此法。

B. 加权累加法。量表中的每一条目都赋予一个权重系数 ω_i，然后再进行加权累加。权重系数的确定可分为定量和定性两大类。在生命质量研究中，主要利用因子分析中产生的因子负荷来确定各领域与整个量表的相关关系，常用主成分法，即通过因子分析找出几个主要的综合变量（主成分），各条目在主成分上的因子载荷即作为权重（Mesbah 等，2002）。

其他确定权重的方法还有 Delphi 法（Brown 等，1987）、层次分析法（金新政等，2001）、决策分析中的一些方法，如标准赌博法（standard gamble）、时间权衡法（time trade-off）等（Feeny，2000）。

使用直接累加法计分时，可能会使量表缺乏辨别能力。由于它忽视了各条目的相对重要性，某些条目的较高得分会被较低的得分所拉平。直接累加法也有其优点，该法简单易行，因此在实际应用中，该法用得较多，尤其是在某些权重较难确定或者是否采用权重存在争议时。

加权累加法虽考虑了条目的相对重要性，但由于是否采用权重、权重的确定方法较难统一等争议限制了其应用（Cox 等，1992）。更有甚者，任意赋予权重，这往往导致结果的多样性，不利于同类资料间的相互比较。

当前，加权累加理论尚未成熟，在对量表计分时以直接累加法为好。在使用直接累加法对原始分进行分析时，各侧面、各领域的条目数量实际上起到了一定权重的作用。

2）转化分计算。有时为了消除条目多少的影响或者比较各维度得分，人们需要计算各领域甚至总量表的转化分（标准分）。计算转化分的方法较多，常用极差法计算，其计算公式为：

$$转化分 = \frac{原始分 - 理论最低分}{理论最高得分 - 理论最低得分} \times 100 \quad (1-2)$$

2. 分析评价层次 前已述及，量表的得分分为条目、侧面、领域和总量表得分四个层次，那么，生命质量资料的分析也应该从这四个层次进行。当然有的量表没有侧面层次或者不计算总分，其分析的层面就会减少。

（1）条目层次。对每个条目进行分析，信息量较大，但是当量表条目较多时，分析较为复杂，因此一般不使用或仅对某些重要条目进行分析。条目分析一般在条目数较少的临床测定中使用。

（2）侧面层次。以每个侧面的得分为变量进行分析。

（3）领域层次。以各领域的得分为变量进行分析。

（4）总量表层次。直接对总量表得分进行分析。

总的说来，条目分析过于繁杂，对总量表得分进行分析时只有一个变量，虽然简单易行，但往往不能发现不同方面的变化和差异，不能够深度挖掘资料信息，因此一般不单独使用。若对总量表得分分析，应辅以各领域的分析结果。相比之下，领域层次的分析既可得到各领域的情况又可得到各领域的相互关系及总的作用结果。

3. 生命质量资料的分析方法 前面述及生命质量资料具有时间依赖性，据此，其分析评价可概括为三大类：横向分析、纵向分析、生命质量与客观指标的结合分析。

（1）横向分析。又叫横切面分析，是应用中常见的情形，目的是比较某个时点不同特征组的生命质量。当对一次生命质量测定资料或虽在多个时点对生命质量测定，但分别分析各时点的生命质量资料时，人们称之为横切面生命质量测定资料分析。生命质量资料横向分析时常用的统计方法有单变量比较分析方法、多变量比较分析方法、关联及影响因素分析法（多重逐步回归分析、逐步判别分析、主成分回归分析、典型相关分析）等。

1）单变量比较分析方法：报告量表的各个条目、侧面、领域的均数、标准差，以及 t 检验、秩和检验的结果。

2）多变量比较分析方法：常用的多变量比较分析方法是 Hotelling T^2 检验和多元方差分析。

3）关联及影响因素分析法：前述的方法总的来说仅能对少数因素的两个或多个水平进行比较，如不同治疗组的比较、不同地区的比较等。但生命质量的影响因素往往很多，常需同时考虑多个因素的共同影响。一般用于分析关联及影响因素的统计方法如下所述。

A. 多重逐步回归分析：可将影响因素（如性别、年龄、文化程度、病情等）作为多个自变量，总的生命质量得分或者各方面的得分分别作为因变量进行逐步回归分析，从而筛选出对因变量影响较大的因素。

B. 逐步判别分析：若将个体按生命质量得分划分为不同的类型，则可采用逐步判别分析选出对这些类别的判定贡献较大的因素。

C. 主成分回归分析：生命质量的各个方面常常是相关的，所以可通过主成分分析将它们综合成主成分，再对主成分进行多重逐步回归分析。

D. 典型相关分析：将生命质量各个方面的得分作为一个变量集团，各影响因素作为另一个变量集团，利用典型相关探究两者的联系。

此外，用于生命质量资料的分析方法还有多维标度法、对应分析、结构方程模型等。

（2）纵向分析。生命质量具有时间依赖性，对同一个体的生命质量进行纵向的多次重复测定才真正体现生命质量测评的精髓。纵向测评主要运用在以下几种情况：①比较同一组人群不同时点的生命质量，揭示生命质量在时间上的变化；②比较两组或多组人群的生命质量在时间上的变化规律是否相同；③同时比较不同组间、不同时点的生命质量的变化情况。

在处理生命质量资料时，可根据资料特点及侧重点的不同，确定相应的分析评价方法。常用的分析方法是重复测量资料的方差分析、广义估计方程等。

（3）生命质量与客观指标的结合分析。生命质量由被测者主观感受，具有主观性，与客观指标结合分析可起到互补作用，使评价结果更加可靠，尤其是与生存时间的结合分析具有重要意义，如质量调整生存年 QALY。

4. 生命质量得分的解释 为了便于解释，一般要计算为 0~100 取值的标准化得分，这样得分的高低就有了一个相对的标准。当然，如果涉及比较，还需要有参照体系（类似常模），比如大样本人群的得分均值；涉及得分变化的临床意义还要有最小临床重要性差异 MCID。

1.4 生命质量的应用

生命质量测评目前已广泛应用于各领域，成为不可或缺的重要指标和评定工具。在医学领域 Cox（1992）提出了 4 个方面的应用：①人群健康状况的测量；②资源利用的效益评价；③临床疗法及干预措施的比较；④治疗方法的选择与决策。

根据不同目的，笔者将其概括为六个方面的应用，分述如下。

1.4.1 评定人群健康状况并探讨健康影响因素

当测评的目的在于了解具有不同特征（性别、文化程度、经济状况、甚至疾病）人群的综合健康状况，甚至作为一种综合的社会经济和医疗卫生指标，以便比较不同国家、地区、民族人民的生活质量和发展水平研究时，往往采用普适性的生命质量测定量表并进行横断面的调查。比如，1957 年，Gurin 等联合美国的几个大院校进行了一次全国抽样调查，主要研究美国民众的精神健康和幸福感。1976 年，Campbell 等采用 Cantril 量表对美国生活总的满意度及其 13 个具体方面的满意度进行了调查分析。在国内，林南等（1987）根据千户抽样调查资料研究了天津市市民的生活质量。王滨燕等（1989）对北京中年知识分子的健康和生活质量进行了综合分析评价。很多普适性量表如 GHQ、NHP、MHIQ、SF-36、WHOQOL 等都主要用于一般人群的生命质量评定。

有时，生命质量的评定仅限于某些特殊人群，以了解其健康状况及其影响因素。比如，老年人问题是一个特殊问题，Katz等（1983）对老年人的功能状况等进行了评定并引进积极健康寿命 ALE（active life expectancy）这一概念来反映考虑生命质量后的期望寿命。Pearlman（1987）专为测定老年人功能状况而建立了老人综合评价量表（COPE）。Longabaugh等（1994）对乙醇滥用者的生命质量进行了研究。万崇华等（1998）对吸毒者的生命质量及其影响因素进行了分析。万崇华等（2004）应用 WHOQOL 量表比较了四种少数民族的生命质量。许传志等（2009）用 WHOQOL-100 量表对云南少数民族生命质量的影响因素进行了分析，其中影响纳西族居民生命质量的因素较多，患关节炎、酗酒行为、经常熬夜、残疾、年龄5个因素会降低生命质量。Hermann（1996）使用 SF-36 比较了癫痫、糖尿病和多发性硬化症患者的生命质量，发现多发性硬化症患者在生理功能、生理角色、活力和社会功能方面得分都较其余两种疾病患者低，糖尿病患者的情感角色、心理健康得分较其余两病患者高，癫痫患者在总体健康方面的得分较高。Kilian等（2001）用 WHOQOL-BREF 测量并比较了一般人群及住院的7类患者的生命质量，发现躯体疾病对生理健康、心理健康和总体生命质量领域有较大的负面影响，而对社会关系没有影响，对环境领域的影响仅在关节炎和多发性硬化症等少数疾病中显现。

生命质量既已作为一个健康与生活水平的综合指标，而且已经或正在成为医学或社会发展的目标。因此对生命质量影响因素的探讨有利于找出防治重点，从而促进整体健康水平的提高。

1.4.2 药物和治疗方案的评价与选择

肿瘤与慢性病患者的生命质量测评是目前医学领域生命质量研究的主流，测评的目的，除了反映其综合健康状况外，更重要的是用于药物和临床治疗方案（治疗措施、手段、药物等）的评价与选择。即通过对这些疾病患者在不同疗法或措施中生命质量的测定与评价，为其治疗与康复措施的比较提供新的结局指标，从而以生命质量（或结合其他指标如生存时间）来综合评价与选择治疗方案。此时，往往采用特异性量表，一般应采用随机对照设计，并进行纵向测定（至少治疗前后各测定一次）。比如，许多学者对乳腺治疗方案用生命质量进行了评定，使得其治疗从全切除转向部分切除。Gelber等（1986）用生命质量与生存时间结合的方法综合分析了乳腺癌手术后是否进行辅助治疗及选何种治疗。Mcneil等（1981）对喉癌患者是采用手术还是放疗及要活得长还是要保持正常说话能力从生命质量角度进行了综合评定。Willians等（1983）通过对低位直肠癌患者直肠切除术后生命质量的考察，发现低位括约肌保留切除术的患者在饮食、性功能、情绪等方面均优于传统的经腹会阴切除术，从而说明这一方法优于传统方法。

有关这方面的应用还非常多，Sugarbaker（1982）的研究或许可以作为一个典型范例。在临床上，对于肢体肉瘤的治疗方法通常有两种：一是截肢，二是保留疗法并辅以大剂量的放射治疗。按传统观点，认为能不截肢则尽量不截。Sugarbaker 对两种疗法患者的生命质量评价研究发现总的生命质量无统计学差异，但截肢组在情绪行为、自我照顾、性行为等方面优于保留疗法。据此得出结论：从生命质量观点看，保留疗法并不优于截肢疗法；从减少复发的愿望出发，应考虑截肢。

除了治疗方案外，也可用于药物的疗效和毒副作用分析，有利于抗癌/慢性病药物的筛选。如意大利老年肺癌研究组以 QLQ-C30 和 QLQ-LC13 为测定工具，对 161 例采用 vinorelbine（一种半合成的长春花属生物碱）治疗的 70 岁以上的老年肺癌患者进行了分析，发现该药能改善其生存时间和生命质量。

1.4.3 临床预后及影响因素分析

预后（prognosis）指某种疾病的可能结局或后果，以及这些后果发生的可能性大小，是临床医师和患者都非常关心的问题。传统的预后分析往往采用疾病存活、复发、死亡等终点指标来衡量。没有用综合的定量指标来反映患者的症状、不良反应、心理功能和社会适应性。随着医学的进展，对肿瘤本质有了新的认识，活得好活得长的"带瘤生存""人瘤共存"成为新的医学目标，生物治疗、中医治疗等着重整体功能改善的疗法，难以用传统疗效标准评价。因此，生命质量这一具有整体性、综合性和体现以人为本的指标可作为预后指标纳入随访研究，并探讨相应的影响因素。如 Cole 等（1994）用参数模型分析了乳腺癌术后对生命质量与生存时间影响的预后因素，发现与术后的辅助疗法、肿瘤大小、年龄等有关。

生命质量本身也可以作为预后的影响因素（预测因子）。如 Coates 等（1997）的研究显示晚期癌症患者的生命质量是其生存时间的重要预后因素，QLQ-C30 量表中总生命质量条目（Q30）得分高的患者死亡风险是得分低的 87%（95%可信区间是 0.80～0.94）。

1.4.4 预防性干预及保健措施的效果评价

预防性干预及保健措施是面向社区一般人群的，随着预防医学和初级卫生保健的发展，对其措施的效果评价日益重视。对其效果进行综合评价可借生命质量这一高度概括的指标来进行。这与第一方面的应用非常相似，只是前者是作为状况指标，因此只需一次横断面测定即可，而且调查的例数宜多一些。而这里必需进行干预前后的生命质量对比才能进行评价，因此需进行至少两次的纵向测定。但两者也不是截然分开的。实际上，如果必要的话，可通过事先周密的设计而同时达到这两个目的。如 Brook 等（1984）通过生命质量来评价实行共同保险措施对成人健康状况的影响。Brovold（2013）比较了出院的老年慢性病患者进行高强度有氧锻炼（HIA）和家庭锻炼（HB）对生命质量的影响，发现 3 个月的锻炼之后，两组患者的生命质量及身体活动性均有改善，而体能测试中，HIA 组的改善大于 HB 组。认为体育锻炼能提高老年人的生命质量及体能，应该纳入治疗功能下降的措施当中。Smith 等（2013）评价了 136 名 50 岁以上的慢性病患者参与慢性病自我管理项目（CDSMP）后生命质量的变化情况，发现到 6 个月时患者的生命质量改善仍然持续，只是在不同种族间有差异。

1.4.5 卫生资源配置与利用的决策

卫生资源配置与利用决策分析的主要任务就是选择投资重点，合理分配与利用卫生资源并产生最大的收益。这在卫生经济学中有着重要的地位，通常用成本-效益或成本-效果分析来实现，其综合的效益指标常用预期寿命来衡量。随着生命质量研究的深入和广泛开展，人们越来越倾向于用"质量调整生存年（QALYs）"这一指标来综合反映投资的效益，因为 QALYs 综合考虑了生存时间与生命质量，克服了以往将健康人生存时间和患者生存时间同等看待的不足。于是，相同成本产生最大的 QALYs 或同一 QALYs 对应的最小成本就是医疗卫生决策的原则。

据此，Drummond 等（1987）用于资源分配中；Mosteller（1987）用于卫生立法和卫生政策的制定。

1.4.6 促进医患沟通和个体化治疗

生命质量是多维度、多条目的评定，可以在不同的层面（条目、侧面、领域、总量表）进行分析，从而得到更多的患者信息，有利于促进医患沟通和个体化治疗。如有的癌症患者心理承受能力很差，治疗中就要加强心理辅导、同伴教育等，增强其治疗信心和效果；有的患者疾病"标签"作用明显，难以适应社会，治疗中就要加强社会适应方面的训练。Welke 等（2003）研究了影响行冠脉搭桥术（CABG）患者生命质量改善的因素，结果体重/体表面积指数大于35 kg/m²、合并糖尿病或慢性阻塞性肺疾病（COPD）或外周血管疾病、术前躯体功能这些因素和术后躯体功能的改善呈负相关，术前的心理功能、合并 COPD 与术后心理功能的改善呈负相关，而年龄则和心理功能的改善呈正相关。这一结果为筛选适合行 CABG 治疗方法的患者提供了依据，也就是说，年龄较大、没有超重、没有合并糖尿病或慢性阻塞性肺疾病（COPD）或外周血管疾病、基线功能较好的冠心病患者适合行 CABG。

1.5 生命质量研究的发展趋势

生命质量研究目前可说如日中天，因而其发展的趋势和走向也颇令人关注。笔者认为将出现以下一些发展趋势。

（1）生命质量的内涵本身将纯化为全主观的"感受和体验"，不包含客观的物质指标将得到公认。但在生命质量研究上，客观的物质指标可作为生命质量的外部影响因素或伴随变量。这样，主观的生命质量与客观的物质指标相辅相成，相得益彰。

（2）随着患者报告结局 PRO 研究的逐渐兴起，医学领域的生命质量研究将与 PRO 研究长期"难舍难分"，或可最终区别清楚。

（3）核心模块（core module）与特异模块（specific module）的结合研究方式，即所谓"共性"与"特异性"的研究模式很可能发展成一大主流。

（4）生命质量的研究将向纵深发展，随着纵向测评资料分析方法的探索和解决，必将出现大量的纵向测定，从而真正体现生命质量测评的精髓。尤其是生命质量与生存时间的结合研究，不仅是一个技术问题，而且是体现"量"与"质"辩证思考的哲学问题，或可成为生命质量研究的一个重要发展方向。

（5）生命质量的研究将促进中西医的进一步交流与整合，为中西医结合打开一条新的通道。

（6）随着生命质量研究的深入及国际交流的广泛化，跨文化（cross-culture）的生命质量研究备受注目，很可能成为一个新的研究热点。

（7）生命质量临床意义的研究与解释。生命质量得分改变多少才具有临床意义，如何用生命质量得分进行临床诊断和预后分析等。

（8）鉴于经典测验理论 CTT（classical test theory）存在的不足，现代测验理论，如概化理论 GT（generalizability theory）、条目反应理论 IRT（item response theory）将越来越多地用于生命质量量表的研制与评价中。

（9）影响生命质量的因素不仅仅探讨一些社会环境因素，将探讨其物质基础（基因层面）甚至遗传与环境的交互作用。

（万崇华）

参 考 文 献

方积乾. 2000. 生存质量测定方法及应用. 北京：北京医科大学出版社
冯立天.1992. 中国人口生活质量研究.北京：北京经济学院出版社. 34-42
金新政，厉岩.2001.优序图和层次分析法在确定权重时的比较研究和应用.中国卫生统计，18（2）：119-120
李微，罗家洪，万崇华，等. 2013. 经典测量理论与概化理论结合评价卵巢癌患者生命质量测定量表中文版的信度研究. 中国全科医学，16（3A）：749-754
林南，王玲，潘允康. 等.1987. 生活质量的结构与指标——1985年天津千户户卷调查资料分析. 社会研究，3（6）：73-89

孟琼，杨铮 万崇华，等. 2013. 基于概化理论的胃癌生命质量测定量表 QLICP-GA 的信度分析. 肿瘤, 33（5）：428-433
潘海燕，丁元林，万崇华，等. 2012a. 概化理论在慢性病生命质量测定量表共性模块评价中的应用. 现代预防医学, 39（12）：2927-2931
潘海燕，丁元林，万崇华，等. 2012b. 慢性病患者生命质量测定量表的概化理论分析. 中国老年学杂志, 32（11）：2225-2226
宋维真. 1991. 心理测验. 北京：科学出版社. 1-21
万崇华，方积乾，沈杰，等.1998. 海洛因依赖者戒毒期生存质量的变化规律及影响因素分析. 中国公共卫生, 14（4）：244-246
万崇华，罗家洪，杨铮，等. 2007. 癌症患者生命质量测定与应用. 北京：科学出版社
万崇华，孟琼，杨铮，等. 2004. 云南省农村四种民族的生活状况及生存质量分析. 中国农村卫生事业管理, 24（6）：25-27
万崇华. 1999. 生命质量测定与评价方法. 昆明：云南大学出版社
王重鸣. 2001.心理学研究方法.第 2 版.北京：人民教育出版社. 125-215
吴寒光. 1991. 社会发展与社会指标. 北京：中国社会科学出版社. 160-167
许传志，董宇，万崇华，等.2009. 云南省玉龙县纳西族居民生命质量及影响因素分析. 昆明医学院学报, 30（8）：104-107
杨铮，戚艳波，万崇华，等. 2012a. 慢性病患者生命质量测定量表体系共性模块的项目反应理论分析. 中国公共卫生, 28（11）：1477-1480
杨铮，戚艳波，万崇华，等. 2012b. 慢性病患者生命质量测定量表体系共性模块项目反应理论的进一步分析. 中国全科医学., 15（8A）：2544-2547
朱庆芳，1992. 社会指标的应用. 北京：中国统计出版社. 93
Aaronson NK，et al. 1991. Quality of life research in oncology：past achievement and future priorities. Cancer, 67（3）：839-843
Aaronson NK. 1989. Quality of life assessment in clinical trials：methodological issues. Controlled Clinical Trials, 10（4）：195-208
Ahlsiö B，Britton M，Murray V，et al. 1984. Disablement and quality of life after stroke. Stroke, 15（5）：886-890
Andrews FM，Withey SB. 1976. Social indicators of well-being. New York：Plenum Press
Birren JE，et al. 1991. The concept and measurement of quality of life in the frail elderly. New York：Academic Press
Bloom JR. 1991. Quality of life after cancer：a policy perspective. Cancer, 67（3）：855-859
Brook RH，Ware JE Jr，et al. 1984. Effect of coinsurance on the health of adults. Santa Monica：The Rand Corporation
Brovold T，Skelton DA，Bergland A. 2013. Older adults recently discharged from the hospital：effect of aerobic interval exercise on health-related quality of life，physical fitness，and physical activity. J Am Geriatr Soc, 61（9）：1580-1585
Brown B. 1987. A method by used for the elicitation of opinions of expercn. The Rand Corporation, 9：3925-3942
Calman KC. 1984. Quality of life in cancer patients：an hypothesis. J Med Ethics, 10（3）：124-127
Campbell A. 1976. Subjective measures of well being. Am Psychol, 31（2）：117-124
Campbell A. 1981. The sense of well-being in American：recent pattern and trends. New York：McGraw-Hill
Cella DF，Cherin EA. 1988. Quality of life during and after cancer treatment. Compr Ther, 14（5）：69-75
Cella DF，Tulsky DS，Gray G. 1993. The functional assessment of cancer therapy scale· development and validation of the general measure. J Clin Oncol, 11（3）：570-579
Coates A，Porzsolt F，Osoba D. 1997. Quality of life in oncology practice：prognostic value of EORTC QLQ-C30 scores in patients with advanced malignancy, Eur J Cancer, 33（7）：1025-1030
Cole BF，Gelber RD，Anderson KM. 1994. Parametric approaches to quality-adjusted survival analysis. Biometrics, 50（3）：621
Cox DR，Fitzpatrick R，Fletcher AE,et al. 1992. Quality-of-life assessment：can we keep it simple? J R Statist Soc A, 155：353-393
Cribb A. 1985. Quality of life：a response to KC. Calman. J Med Ethics, 11（3）：142-145
de Vet HC，Ostelo RW，Terwee CB，et al. 2007. Minimally important change determined by a visual method integrating an anchor-based and a distribution-based approach. Qual Life Res, 16（1）：131-142
Dobos R. 1976. The state of health and the quality of life. West J Med, 125（1）：8-9
Drummond MF. 1987. Resource allocation decisions in health care：A role for quality of life assessments? J Chron Dis, 40（6）：605-616
Fayers P，Hays R. 2005. Assessing quality of life in clinical trials. 2nd ed. New York：Oxford University Press
Fayos JV，Beland F. 1981. An inquiry on the quality of life after curative treatment，head and neck oncology：controversies in cancer treatment. Boston：Boston Hall HG. 99-109
Feeny D，Furlong W，Torrance GW. 2002. Multi-attribute and single attribute utility functions for the health utilities index mark 3 system. Med Care, 40（2）：113-128
Feeny D. 2000. A utility approach to the assessment of health-related quality of life. Medcial Care, 38（9）：151-154
Ferrell BR，Dow KH，Grant M. 1995. Measurement of the quality of life in cancer survivors. Quality of life research, 4（6）：523-531
Fleiss JL. 1999. Reliability of measurement, the design and analysis of clinical experiments. Manhattan：John Wiley and Sons Press
Grogono AW，Woodgate DJ. 1971. Index for measuring health. Lancet, 2（7732）：1024-1026
Guilferd JP. 1977. Fundamental statistics in psychology and education. 6 edn. New York：Mcgraw-Hill College. 438-442
Hermann BP，Vickrey B，Hays RD，et al. 1996. A comparison of health-related quality of life in patients with epilepsy, diabetes and multiple sclerosis. Epilepsy Res, 25（2）：113-118
Holmes，OW. 1960. The professor at the breakfast tables. London：Rout-ledge & Son
Hornquist JO. 1982. The concept of quality of life . Scand J Soc Med, 10（2）：57-61

Kilian R, Matschinger H, Angermeyer MC. 2001. The impact of chronic illness on subjective quality of life: a comparison between general population and hospital inpatients with somatic and psychiatric diseases. Clinical Psychology & Psychotherapy, 8(3): 206-213

Levi L, Anderson L. 1987. Population, environment and quality of life. Royal Ministry for Foreign Affair

Li L, Wang H, Shen Y. 2003. Chinese SF-36 health survey: translation, culture adaptation, validation, and normalization. J Epidemiol Community Health, 57(4): 259-263

Marta Pelayo-Alvarez, Santiago Perez-Hoyos, d Yolanda Agra-Varela. 2013. Reliability and concurrent validity of the palliative outcome scale, the rotterdam symptom checklist, and the brief pain inventory. Journal of Palliative Medicine, 16(8): 867-874

McSweeney AJ, Heaton RK, Grant I, et al. 1980. Chronic obstructive pulmonary disease; socioemotional adjustment and life quality. Chest, 77(2 Suppl): 309-311

Mesbah M, Cole BF, Lee ML. 2002. Statistical methods for quality of life studies: design, measurements and analysis. US: springer, 63-85

Mosteller F. 1987. Implications of measures of quality of life for policy development. J Chron Dis, 40(6): 645-650

Najman JM, Levine S. 1981. Evaluating the impact of medical care and technologies on the quality of life: a review and critique. Soc Sci Med, 15(2-3): 107-115

Niemi ML, Laaksonen R, Kotila M, et al. 1988. Quality of life 4 years after stroke. Stroke, 19(9): 1101-1107

Puhan MA, Frey M, Büchi S, et al. 2008. The minimal important difference of the hospital anxiety and depression scale in patients with chronic obstructive pulmonary disease. Health and Quality of Life Outcomes, 6(6): 46

Schippae H, Levitt M. 1985. Measuring quality of life: risk and benefits. Cancer Treatment Reports, 69(10): 1115

Schipper H. 1990. Guidelines and caveats for quality of life measurement in clinical practice and research. Oncology, 4(5): 51-57

Schuessler K, Fisher GA. 1985. Quality of life research and sociology. Annual Review of Sociology, 21(1): 129-149

Schumaker SA, Anderson RT, Czajkowski SM. 1990. Psychological tests and scales. In quality of life assessment in clinical trials. (Spilker B ed). New York: Raven Press.95-113

Smith ML, Cho J, Salazar CI, et al. 2013. Changes in quality of life indicators among chronic disease self-management program participants: an examination by race and ethnicity. Ethn Dis, 23(2): 182-188

Sprangers MA, Moinpour CM, Moynihan TJ, et al. 2002. Assessing meaningful change in quality of life over time: a users' guide for clinicians. Mayo Clin Proc, 77(6): 561-571

Stargardt T, Gonder-Frederick L, Krobot KJ, et al. 2009. Fear of hypoglycaemia: defining a minimum clinically important difference in patients with type 2 diabetes. Health and Quality of Life Outcomes, 7(8): 91

Szalai A. 1980. The meaning of cooperative research on the quality of life. London: Sage

Ware JE Jr. 1987. Standards for validating health measures: definition and concept. J Chron Dis, 40(6): 473-480

Weinstein MC, Stason WB. 1977. Foundations of cost-effective analysis for health and medical practices. New England Journal of Medicine, 296(13): 716-721

Welke KF, Stevens JP, Schults WC, et al. 2003. Patient characteristics can predict improvement in functional health after elective coronary artery bypass grafting. Ann Thorac Surg, 75(6): 1849-1855

Wenger NK, Mattson ME, Furberg CD, et al. 1984. Assessment of quality of life in clinical trials of cardiovascular therapies. Am J Cardiol, 54(7): 908-913

WHO. 1993. The development of the WHO quality of life assessment instrument. Geneva

Wyrwich KW, Bullinger M, Aaronson N, et al. 2005. Estimating clinically significant differences in quality of life outcomes. Qual Life Res, 14(2): 285-295

第 2 章 慢性病患者生命质量研究概况

慢性病（chronic diseases，chronic illness）一般指慢性非传染性疾病，是一类起病隐匿，病程漫长，病情迁延不愈或反复发作加重，对患者、家庭及社会造成重大经济和生命危害的疾病。慢性病的范围十分广泛，常见的慢性病主要为慢性心脑血管疾病、慢性呼吸系统疾病、内分泌及代谢疾病、慢性骨关节疾病、慢性消化系统疾病、慢性泌尿生殖系统疾病、慢性神经精神疾病、慢性皮肤疾病、血液疾病、免疫系统疾病、先天性疾病、癌症等。慢性病的研究也包括结核病、获得性免疫缺陷综合征等慢性传染性疾病，因其既具有慢性病的特点，同时又具有传染性，较一般慢性病的危害更大。鉴于癌症比较特殊，单独进行研究，本节不含癌症。

伴随着生活水平的不断提高，人口老龄化日趋严重，慢性病的发生也呈现快速上升趋势。WHO 资料显示（2013），仅 2008 年，慢性非传染性疾病就导致了约 3600 万以上的死亡，占全球死亡总人数的 63%，其中 1400 万以上为 30~70 岁的过早死亡，占低到中等收入国家 86% 的疾病负担。WHO 预计，未来 15 年这些疾病将导致累计 7 万亿的经济损失，使数百万人陷入贫困。

我国的慢性病发病率及患病率也不断升高，防控形势日益严峻。每年有 800 万人死于非传染性疾病，其中 300 万人属于过早死亡，由恶性肿瘤及其他慢性病导致的死亡占总死亡的 85%，导致的疾病负担占总疾病负担的 70%（卫生部，2012）。除恶性肿瘤发病和死亡持续增长外，几种主要慢性病的患病率也呈持续增长的态势，如 1991 年我国 15 岁以上人群高血压患病率为 13.6%，2002 年则增长到 17.7%，10 年间增长了 31%，2013 年更达到 24%（中国疾控中心，2013），估计全国高血压患者已突破 3.3 亿，每 5 个成年人中至少有 1 人患高血压。糖尿病患病率从 1994 年的 2.51% 上升到 2007~2008 年的 9.7%，2010 年达到 11.6%，糖耐量异常超过 50%，糖尿病患者有近 1.2 亿。2011 年脑卒中的患病率为 1.88%，较 1986 年的 0.27% 相比，以每年 8.1% 的速度增加（健康报，2014）。2007 年全国 7 个地区 25 627 人群调查显示，慢性阻塞性肺疾病的患病率为 8.2%，农村（8.8%）高于城市（7.8%），男性高于女性（Zhong，2007）。

慢性病的病因比较复杂，为多病因导致，除生理、心理和社会因素的作用外，不良生活方式也是大多数慢性病的危险因素，如吸烟、不健康饮食、酗酒和身体运动不足等与最常见的慢性心脑血管疾病、癌症、慢性呼吸疾病及糖尿病等都相关密切。

由于慢性病具有病程长、不能治愈、反复发作而逐渐加重的特点，对患者的生理、心理功能及社会交往能力都可能产生较大的削弱，从而对患者的工作、生活有不同程度的影响，而传统的评价疾病严重程度的指标如患病率、病死率、死亡率、生存率等无法关注疾病对患者存活状态下功能的影响，用于评价治疗措施的指标，如好转率、有效率、缓解率等则没有全面关注患者的心理和社会功能的改善。因此，生命质量（quality of life）的测定，成为评价人群健康状况和治疗措施的指标，在慢性病领域得到日益重视，成为慢性病及肿瘤研究领域的热点之一。鉴于肿瘤患者生命质量研究的特殊性，本节涉及的慢性病不包括肿瘤。

2.1 慢性病患者生命质量量表研究

慢性病生命质量的测定主要通过量表实现，测定量表可以分为普适性量表和疾病特异性量表。普适性量表的开发不是针对特定的疾病，可用于不同疾病患者及正常人群生命质量或健康状况的研究；疾病特异性量表则针对特定的疾病或状况开发，可用于特定疾病患者生命质量测定及影响因素的研究，对干预的敏感性一般较普适性量表强，其对疾病特定领域的关注，为临床选择干预措施及改善患者预后提供了一定的依据，同时为临床干预的效果提供了新的评价指标。

2.1.1 慢性病患者生命质量普适性量表研究

用于测定慢性病患者生命质量的普适性量表较多，常用的有医学结局调查36简表（SF-36）、世界卫生组织生命质量测定量表（WHOQOL-100）或简表（WHOQOL-BREF）、诺丁汉健康调查问卷（NHP）、欧洲生存质量测定量表（EQ-5D）、健康质量指数（QWB）等。Coons等（2000）通过对7种普适性量表的比较性研究，认为每个量表开发的目的和适用范围不同，对研究者来说，主要依据研究的目的，还有测量对象的特征和环境，选择具有所需评价生命质量相关特性的量表。笔者把常用普适性量表的组成、结构与测量学评价列于表2-1，为读者选择适宜的生命质量测定量表提供参考。

表2-1 部分慢性病患者生命质量普适性量表

序号	量表	内容
1	量表名称	medical outcomes study short-form 36，SF-36
	（开发者，年代）	（Ware JE，1992）
	量表简介	36个条目8个领域：生理功能、生理角色、躯体疼痛、总体健康、活力、情感角色、心理健康、社会功能
		Cronbach's α：0.78～0.93；结构效度：主成分分析显示与两个维度的理论构想基本一致；区分效度：对4组不同严重程度的临床患者的区分度均较高；条目-领域相关性高
	文献来源	Ware JE, Sherbourne CD. 1992. The MOS 36-item short-form health survey (SF-36) Ⅰ. Conceptual Framework and Item Selection. Medical Care, 30 (6): 473-483
		McHorney CA, Ware JE, Raczek AE. The MOS 36-item short-form health survey (SF-36) Ⅱ. Psychmetric and Clinical Tests of Validity in Measuring Physical and Mental Health Constructs. Medical Care, 31 (3): 247-263
		McHorney CA, Ware JE, Rachel Lu JF, et al. 1994. The MOS 36-item short-form health survey (SF-36) Ⅲ. Teats of Data Quality, Scaling Assumptions, and Reliability Across Diverse Patient Groups. Medical Care, 32 (1): 40-66
2	量表名称	World Health Organization quality of life，WHOQOL-100
	（开发者，年代）	（WHOQOL Group，1994）
	量表简介	100个条目4个领域：生理、心理、社会关系和环境，每个领域包含6个方面，另外有一个方面测量总的生命质量及一般健康状况，共计25个方面，每个方面4个条目，5级Likert评分
		Cronbach's α：0.71～0.86；重测信度：0.68～0.95；实证性因子分析显示：总的CFI=0.975，其余均在0.9以上，理论结构的拟合较好；区分效度：t检验显示一般人群和患病人群的所有领域及方面的得分均有差异，两组相差在5%～18.5%
	文献来源	HOQOL Group. 1994. Development of the WHOQOL: rationale andcurrent status. Int J Mental Health, 23 (3): 24-56
		WHOQOL Group. 1998. The World health organization quality of life assessment (WHOQOL): development and general psychometric properties. Soc Sci Med, 46 (12): 1569-1585
3	量表名称	World Health Organization quality of life-BREF，WHOQOL-BREF
	（开发者，年代）	（WHOQOL Group，1998）
	量表简介	26个条目5个领域：生理、心理、独立性、社会关系、环境、精神，外加2个总体健康状况和生命质量条目
		Cronbach's α：0.66～0.84；实证性因子分析显示4个领域时的CFI>0.9；与WHOQOL-100相应领域的相关系数0.89～0.95；区分效度：一般人群与患病人群的所有领域都有差异
	文献来源	WHOQOL Group. 1998. Development of the world health organizationWHOQOL—BREF quality of life assessment. PsycholMed, 28: 551-558
4	量表名称	sickness impact profile，SIP
	（开发者，年代）	（Gilson BS，1975）

续表

序号	量表	内容
4	量表简介	136个条目12个领域：睡眠和休息、进食、工作、家务、娱乐与消遣、行走、灵活性、身体保健和运动、社会交往、警觉、情感、交流。两分类回答。可以自评（ID）、他评（I）或邮寄（MD）
		简表含68个条目6个领域：身体自主性、移动控制、心理自主性及交流、社会行为、情感稳定性、移动范围
		Cronbach's α：0.81~0.94；重测信度：0.87~0.97；校标效度：与自评功能失常0.69，与自评疾病状况0.63，与临床评价的功能失常0.50，与临床评价的疾病状况0.40，与NHIS指数0.55
	文献来源	Gilson BS, Gilson JS, Bergner M, et al. 1975. The sickness impact profile: development of an outcome measure of health care. Am J Public Health, 65（12）：1304-1310
		Bergner M, Bobbitt RA, Carter WB, et al. 1981. The sickness impact profile: development and final revision of a health status measure. Medical Care, 19（8）：787-805
		de Bruin AF, Diederiks JP, de Witte LP, et al.1994. The development of a short generic version of the sickness impact profile. J Clin Epidemiol, 47（4）：407-418
5	量表名称（开发者，年代）	Nottingham health profile, NHP（Martini CJ, 1976）
	量表简介	45个条目两个部分：第1部分38个条目6个领域，包括躯体移动、疼痛、睡眠、精力、情绪反应、社会关系；第2部分7个条目，评价健康问题对就业、家务、社会生活、性生活、家庭关系、兴趣爱好和假期的影响。两分类条目，每个条目权重不同
		重测信度：第1部分0.77~0.85，第2部分0.44~0.86；区分效度：不同健康状况人群得分有差异
	文献来源	Martini CJ, McDowell I. 1976. Health status: patient andphysician judgments. Health Serv Res, 11（4）：508-515
		McDowell I, Martini CJ. 1976. Problems and new directions in the evaluation of primary care. Int J Epidemiol, 5（3）：247-250
		Hunt SM, McKenna SP, Mcwen J, et al.1980. A quantitative approach to perceived health status: a validation study. Journal of Epidemiology and Community Health, 34（4）：281-286
		Hunt SM, McKenna SP, Williams J. 1981. Reliability of a population survey tool for measuring perceived health problems: a study in patients with osteoarthrosis. Journal of Epidemiology and Community Health, 35（4）：297-300
6	量表名称（开发者，年代）	health assessment questionnaire, HAQ（Fries JF, 1978）
	量表简介	20个条目8个领域：穿衣和修饰、起身、进食、行走、个人卫生、伸手拿东西、握紧事物、其他活动。另外，测量每个活动是否需要帮助或借助设备。3级评分。自评（问卷或电子触屏）或访谈（当面或电话）可选
		修订版MHAQ包含8个条目，评价困难程度、功能的满意度、6个月来功能的变化、认为需要帮助4个维度
		重测信度ICC：总分0.76，领域0.68~0.80；自评与访谈相关：0.68~0.88；触屏与纸质问卷ICC：0.99；效标效度：较好；反应度：敏感
	文献来源	Fries JF, Spitz PW, Young DY. 1982. The dimensions of health outcomes: the health assessment questionnaire, disability and pain scales. J Rheumatol, 9（5）：789-793
		Fries JF, Spitz P, Kraines RG, et al. 1980. Measurement of patientoutcome in arthritis. Arthritis Rheum, 23（2）：137-145
		Pincus T, Summey JA, Soraci SA Jr, et al.1983. Assessment of patient satisfaction in activities of daily living using amodified Stanford health assessment questionnaire. Arthritis Rheum, 26（1）：1346-1353
7	量表名称（开发者，年代）	quality of well-being index, QWB（Kaplan RM, 1979）

续表

序号	量表	内容
7	量表简介	4个领域：移动性、生理活动、社会活动（自我照顾、完成一般活动）、症状（19个慢性症状、25个急性症状和11个心理健康症状）。症状部分为两分类回答，其余为3～5个状况描述，受试者根据自身状况选择一个。得分为0.00～1.00
		重测信度：相关系数0.83～0.96，一致性系数0.82～0.97；效度：区分不同HIV感染者，与CD4及临床评价指标相关；效标效度：与SF-36相关系数0.167～0.690；反应度：有变化
	文献来源	Kaplan RM, Bush JW, Berry CC.1979. Health status index: category rating versus magnitude estimation for measuring level of well-being. Med Care, 17（5）: 501-525
		Kaplan RM, Ganiats TG, Sieber WJ, et al. 1998. The Quality of well-being scale: critical similarities and differences with SF-36. Int J Qual Health Care, 10（6）: 509-520
		Kaplan RM, Anderson JP, Patterson TL, et al. 1995. Validity of the quality of well-being scale for persons with human immunodeficiency virus infection. HNRC Group. HIV Neurobehavioral Research Center. Psychosom Med, 57（2）: 138-147
8	量表名称（开发者，年代）	European quality of life-5 dimensions health status index, EQ-5D（EuroQol Group, 1990）
	量表简介	两个部分：第1个部分为5个领域的描述，包括移动性、自我照顾、平常活动、疼痛/不适、焦虑/抑郁5个条目，3级评分。第2个部分为直观模拟标度尺（VAS），0～100的线性条目
		重测信度：ICC 0.70～0.85；结构效度与区分效度较好
	文献来源	EoruQol. 1990. A new facility for the measurement of health-related quality of life. The EuroQol Group. Health Policy, 16（3）: 199-208
		van Agt HM, Essink-Bot ML, Krabbe GJ, et al.1994. Test-retest reliability of health state valuations collected with the EuroQol questionnaire. Soc Sci Med, 39（11）: 1537-1544
		Nord E. 1991. EuroQol: health-related quality of life measurement. Valuations of health states by the general public in Norway. Health Policy, 18（1）: 25-36
9	量表名称（开发者，年代）	the 15 dimensions measure of health-related quality of life, 15D（Sintonen H, 1994）
	量表简介	15个领域：移动性、视力、听力、呼吸、睡眠、进食、讲话、排泄（大小便）、平常活动、脑功能、不适和症状、忧郁、悲伤、活力、性活动。每个领域含5个描述性条目
		重测信度：0.977；效标效度：与NHP相关0.22～0.44，与SF-20相关0.14～0.68，与EQ-5D相关0.13～0.65；SMR：0.4～1.1
	文献来源	Sintonen H. 1994. The 15D-measure of health-related quality of life. Reliability, validity, and sensitivity of its health state descriptive system. Working paper41. Melbourne: National Centre for Health Program Evaluation
		Sintonen H. 1995. The 15D-measure of health-related quality of life. Ⅱ. Feasibility, reliability and validity of its valuation system. Working paper 42. Melbourne: National Centre for Health Program Evaluation
		Sintonen H. 2001. The 15D instrument of health-related quality of life: properties andapplications. Ann Med, 33（5）: 328-336
10	量表名称（开发者，年代）	Dartmouth coop functional health assessment charts /world organization of national colleges, academies and academic association of general practitioners, COOP/WONCA（Nelson EC, 1987）
	量表简介	6个领域：身体健康、感觉、日常活动、社会活动、健康变化、总体健康状况。5级等级或描述性选项，受试者根据过去2周的自身状况选择答案
		重测信度：kappa系数0.42～0.63；患者的可接受性：完成率98.0%；临床有效性满意；因子分析：两个因子方差累计贡献率88.5%
	文献来源	Nelson EC, Wasson J, Kirk J, et al.1987. Assessment of function in rourine clinical practice: description of the COOP chart method and preliminary findings. J Chron Dis, 40（suppl.1）: 55S-63S
		Scholten JHG, Van Weel C.1992. Functional status assessment in family practice—The Dartmouth COOP Functional Health Assessment Charts/ WONCA. Lelystad: MediTekst
		Nelson EC, Landgraf RD, Hays RD, et al. 1990. The COOP function charts: a system tomeasure patient function in physicians' offices. In: LipkinM Jr, editor. Functional status measurement in primarycare. New York: Springer、97-131
		Westbury RC, Rogers TB, Briggs TE, et al.1997. A multinational study of the factorial structure and other characteristics of the Dartmouth COOP Functional Health Assessment Charts/WONCA. Family Practice, 14（6）: 478-485

续表

序号	量表	内容
11	量表名称	health utility index, HUI
	（开发者, 年代）	（HUI1: Torrance, 1982, HUI2 和 HUI3: Furlong, 1995）
	量表简介	HUI 有 3 个版本, 分别为 HUI Mark Ⅰ（HUI1）、HUI Mark Ⅱ（HUI2）和 HUI Mark Ⅲ（HUI3），HUI1 用于评价低出生体重婴儿, 目前已不再使用
		HUI2 有 7 个领域: 感觉、移动性、情感、认知、自我照顾、疼痛、生育力。每个领域有 3~5 个描述, 受试者根据自己的情况选择其中之一。得分从 –0.03~1.00, 负分表示健康状况比死亡还差
		HUI3 有 8 个领域: 视觉、听觉、说话、行走、灵活性、情感、认知、疼痛。每个领域包含 5~6 个状态的描述, 受试者根据自己的情况选择一个。得分从 –0.36~1.00
		Cronbach's α: HUI2 为 0.82, HUI3 为 0.83; 重测信度: HUI3 kappa 系数 0.48~0.94; 领域间相关: HUI3 为 0.02~0.35; 效标效度: 与 SIP 相关 HUI2 为 0.69, HUI3 为 0.72
	文献来源	Torrance GW, Boyle MH, Horwood SP.1982. Application of multi-attribute utility theory to measure social preferences for health states. Oper Res, 30（6）: 1043-1069
		Furlong W, Torrance GW, Feeny D. 1995. Properties of health utilities index: preliminaryevidence. Quality of Life Newsletter, 13/14: 3, 4, 10
		Feeny D, Furlong W, Boyle M, et al. 1995. Multi-attribute health status classificationsystems: Health Utilities Index. PharmacoEconomics, 7（6）: 490-502
		Furlong W, Feeny D, Torrance G, et al. 2001. The health utilities index（HUI®）systemfor assessing health-related quality of life in clinical studies, McMaster University Centre for health economics and policy analysis research working paper series
12	量表名称	functional assessment of chronic illness therapy-general, FACIT-G
	（开发者, 年代）	（Cella, 1993）
	量表简介	核心模块包含 27 个条目 4 个领域: 生理健康、社会/家庭健康、功能健康、情感健康。5 级 Likert 评分。Cronbach's α: 0.63~0.93; 重测信度: 0.82~0.92; 临床效度: 较好; 结构效度: 因子分析显示较好; 效标效度: 与 FLIC 和 POMS 的相关为 0.79 和 –0.65, 与兰德 36 相关为 0.21~0.73; 反应度: PWB、EWB、FWB 和总分治疗前后有变化, ES –0.5~0.6
	文献来源	Cella DF, Tulsky DS, Gray G, et al.1993. The functional assessment of cancer therapy scale: Development and validation of the general measure. J Clin Oncol, 11（3）: 570-579
		Webster K, Odom L, Peterman A, et al. 1999. The Functional Assessment of Chronic Illness Therapy（FACIT）measurementsystem: Validation of version 4 of the corequestionnaire. Qual Life Res, 8（7）: 604
13	量表名称	general health questionnaire, GHQ
	（开发者, 年代）	（Goldberg, 1970）
	量表简介	60 个条目 4 个领域: 抑郁/不幸、焦虑/心理失调、社会功能失调、疑病症
		GHQ-30: 30 个条目简表, 去掉生理症状条目, 包含心理状况、社会功能健康、应对能力
		GHQ-28: 28 个条目简表, 包含躯体症状、焦虑和失眠、社会功能失调、严重抑郁 4 个领域
		GHQ-20: 20 个条目简表, 包含心理健康的正性条目和负性条目
		GHQ-12: 12 个条目简表, 包含抑郁、社会功能失调 2 个领域
		所有条目均采用 4 级 Likert 评分。得分越高, 心理健康越差
		敏感度 95.8%, 特异度 87.8%; 与临床严重性评分的相关性: 0.45~0.63（社区）, 0.7~0.8（全科医疗）; 结构效度均经过因子分析确认
	文献来源	Goldberg DP, Blackwell B.1970. Psychiatric illness in general practice. A detailed study using a new method of case identification. Br Med J, 1（5707）: 439-443
		Benjamin S, Decalmer P, Haran D.1982. Community screening for mental illness: a validity study of the General Health Questionnaire.Br J Psychiatry, 140（40）: 174-180
		Goldberg DP, Rickels K, Downing R, et al.1976. A comparison of two psychiatric screening tests.Br J Psychiatry, 129（29）: 61-67
		Finlay-Jones RA, Murphy E.1979. Severity of psychiatric disorder and the 30-item general health questionnaire.Br J Psychiatry, 134（6）: 609-616
		Tennant C.1977. The general health questionnaire: a valid index of psychological impairment in Australian populations.Med J Aust, 2（12）: 392-394
14	量表名称	Lancashire quality of life profile, LQoLP
	（开发者, 年代）	（Oliver, 1991）

续表

序号	量表	内容
14	量表简介	105个条目9个领域：工作和教育、闲暇和参与、宗教、经济、生活状况、法律地位和安全、家庭关系、社会关系、健康。两分类回答 重测信度：0.67~0.92；Cronbach's α：0.62~0.92；结构效度：0.42~0.71；因子分析：6个因子方差贡献率58.6%
	文献来源	Oliver JP, Huxley PJ, Priebe S, et al. 1997. Measuring the quality of life of severely mentally ill people using the Lancashire quality of life profile. Soc Psychiatry Psychiatr Epidemiol, 32（2）：76-83 van Nieuwenhuizen C, Schene AH, Koeter MW, et al. 2001. The Lancashire quality of life profile: modification and psychometric evaluation. Soc Psychiatry Psychiatr Epidemiol, 36（1）：36-44
15	量表名称（开发者，年代）	pediatric quality of life inventory, PedsQL（Varni, 1999）
	量表简介	核心模块由23个条目组成，包含4个领域：生理、情感、社会、学校。测定对象为2~18岁儿童及青少年。有自评量表和家长量表。5级Likert评分 疾病特异模块：哮喘、风湿、糖尿病、癌症、心脏病等 Cronbach's α：总分0.88~0.90，生理0.80~0.88，心理社会0.83~0.86；区分效度：健康儿童、急性、慢性病儿童有差异；因子分析：与理论构想基本一致；敏感性：与心脏疾病严重程度相关；反应度：随治疗时间有变化
	文献来源	Varni JW, Seid M, Rode CA. 1999. The PedsQL: measurement model for the pediatric quality of life inventory. Med Care, 37（2）：126-139 Varni JW, Seid M, Kurtin PS. 2001. PedsQL 4.0: reliability and validity of the pediatric quality of life inventory version 4.0 generic core scales in healthy and patient populations. Med Care, 39（8）：800-812 Varni JW, Seid M, Knight TS, et al. 2002. The PedsQL 4.0 generic core scales: sensitivity, responsiveness, and impact on clinical decision-making. J Behav Med, 25（2）：175-193
16	量表名称（开发者，年代）	disabled children's quality-of-life measure, DISABKIDS（Petersen C, 2005）
	量表简介	核心模块含56个条目6个领域：情感、独立、躯体、社会包容、社会排斥、药物治疗 Cronbach's α：0.71~0.90；量表拟合度：90%~100%；判别效度：临床特征的区分优于其他普适性量表；一致性：自评及代理间一致性好
	文献来源	Petersen C, Schmidt S, Power M, et al. 2005. Development and pilot-testing of a health-related quality of life chronic generic module for children and adolescents with chronic health conditions: a European perspective. Qual Life Res, 14（4）：1065-1077 Schmidt S, Debensason D, Mühlan H, et al. 2006. The DISABKIDS generic quality of life instrument showed cross-cultural validity. J Clin Epidemiol, 59（6）：587-598
17	量表名称（开发者，年代）	multidimensional index of quality of life, MILQ（Avis NE, 1996）
	量表简介	35个条目9个领域：心理健康、躯体健康、躯体功能、认知功能、社会功能、亲密关系、生产力、经济地位、与卫生人员的关系 重测信度：0.63~0.84；Cronbach's α：0.76；效标效度：领域得分及总分与自评健康状况和心脏相关症状数量有高度相关
	文献来源	Avis NE, Smith KW, Hambleton RK, et al. 1996. Development of the multidimensional index of life quality. A quality of life measure for cardiovascular disease. Med Care, 34（11）：1102-1120
18	量表名称（开发者，年代）	the assessment of quality of life instrument, AQoL（Richardson J, 2004）
	量表简介	AQoL-8D包含35个条目8个领域：生理功能方面有独立生活、疼痛、感觉3个领域，心理社会方面有心理健康、幸福感、应对、关系、自我价值5个领域。使用VAS评分 重测信度：ICC 0.63~0.91（2周），0.69~0.89（4周）；Cronbach's α：0.51~0.96；内容效度及表面效度较好；效标效度：与SF-36领域相关性0.46~0.80
	文献来源	Richardson J, Day NA, Peacock S, et al. 2004. Measurement of the quality of life for economic evaluation and the assessment of quality of life (AQoL) mark 2 instrument. Aust Econ Rev, 37（1）：62-88 Richardson J, Iezzi A, Khan MA, et al. 2014. Validity and reliability of the assessment of quality of life (AQoL) -8D multi-attribute utility instrument. Patients,（7）：85-96
19	量表名称（开发者，年代）	生活质量问卷（quality of life inventory, QOLI）（李凌江，1995）

续表

序号	量表	内容
19	量表简介	64个条目4个领域：躯体功能、心理功能、社会功能、物质生活条件。5级Likert评分 重测信度：0.84～0.93；Cronbach's α：0.51～0.77；条目-领域相关系数：躯体功能0.62～0.66，心理功能0.58～0.65，社会功能0.41～0.57，物质生活0.38～0.52；因子分析：11个因子，累计方差贡献率67.7%；敏感性：性别、年龄、城乡、心身状态间得分有差异；效标效度：可接受范围
	文献来源	李凌江, 郝伟, 杨德森, 等. 1995. 社区人群生活质量研究——III生活质量问卷（QOLI）的编制. 中国心理卫生杂志, 9 (5): 227-231
20	量表名称（开发者, 年代）	自测健康评定量表（self-rated health measurement scale, SRHMS）（许军, 1999）
	量表简介	46个条目3个领域：生理健康、心理健康、社会健康。0～10的线性条目 修订版增加到48个条目，领域不变 重测信度：0.611～0.939；Cronbach's α：0.847～0.897；因子分析：9个因子累计方差贡献率61%；效标效度：与SF-36相关系数0.437～0.620；反应度：一般 修订版重测信度：0.605～0.980；Cronbach's α：0.85～0.93；分半信度：0.7399；结构效度：条目-维度相关，因子分析10个因子累计方差贡献率65.791%；效标效度：与SF-36相关系数0.526；反应度：较好
	文献来源	许军, 王斌会, 胡敏燕, 等. 2000. 自测健康评定量表的研制与考评. 中国行为医学科学, 9 (1): 65-68 许军, 胡敏燕, 王斌会, 等. 1999. 自测健康评定量表测试版的信度研究. 中国学术期刊文摘: 科技快报, 5 (10): 1319-1322 许军, 王斌会, 胡敏燕, 等. 1999. 自测健康评定量表测试版（SRHMS）的反应度研究. 中国学术期刊文摘: 科技快报, 5 (10): 1322-1324 许军, 王斌会, 胡敏燕, 等. 2000. 自测健康评定量表测试版的效度研究. 中国卫生统计, 17 (3): 141-145 许军, 谭剑, 王以彭, 等. 2003. 自测健康评定量表修订版（SRHMS V1.0）的考评. 中国心理卫生杂志, 17 (5): 301-305
21	量表名称（开发者, 年代）	老年人生活质量调查（于善林, 1996）
	量表简介	11个领域：健康状况、生活习惯、日常生活功能、家庭和睦、居住条件、经济收入、营养状况、心理卫生、社会交往、生活满意度、体能检查。描述型条目，良（3分）、中（2分）、差（1分）3级评分 未见特征评价报道
	文献来源	于善林, 杨超元, 何慧德. 1996. 老年人生活质量调查内容及评价标准建议（草案）. 中华老年医学杂志, 15 (5): 320
22	量表名称（开发者, 年代）	中华生存质量量表（赵利, 2004）
	量表简介	50个条目3个领域：形（包括气色、睡眠、精力、饮食、气候适应性5个方面）、神（包括精神状态、思维与眼神、语言表达3个方面）、情志（包括喜、怒、悲忧、惊恐4个方面）。5级Likert评分 重测信度：0.83～0.90；Cronbach's α：0.80～0.89；内容效度：条目-领域相关系数强；结构效度：实证性因子分析，拟合优度指数0.82～0.96；效标效度：WHOQOL-100的相应领域相关；区分效度：区分门诊、住院患者和健康人
	文献来源	赵利, 刘凤斌, 梁国辉, 等. 2004. 中华生存质量量表的理论结构模型研制探讨. 中国临床康复, 8 (16): 3132-3134 赵利, 刘凤斌, 梁国辉, 等. 2006. 中华生存质量量表的信度和效度. 中国临床康复, 10 (8): 1-3. 刘凤斌, 赵利, 郎建英, 等. 2007. 中华生存质量量表的研制. 中国组织工程研究与临床康复, 11 (52): 10492-10495, 10515
23	量表名称（开发者, 年代）	生活质量普适量表（QOL-35）（武阳丰, 2005）
	量表简介	35个条目6个领域：总体健康和生活质量、生理功能、独立生活能力、心理功能、社会功能、生活条件，和1个反应生活质量变化的条目 重测信度：ICC 0.68～0.94，Kappa 0.86～1.00；Cronbach's α：0.93；结构效度：因子分析前7个因子的累计方差贡献率66.5%；效标效度：与WHOQOL-100和SF-36的相关系数0.805和0.745；判别效度：慢性病患病率在总分间有差异

续表

序号	量表	内容
23	文献来源	武阳丰,谢高强,李莹,等.2005.国人生活质量普适性量表的编制与评价.中华流行病学杂志,26(10):751-756
24	量表名称（开发者,年代）	TDL生命质量测定表（汤旦林,1995）
	量表简介	16个条目5个领域：生理、心理、社会、尽职责的能力、自我健康意识。Likert5级评分条目未见测量学特性评价
	文献来源	汤旦林.1995.自测生命质量.中老年保健,(6):34-35 邓开叔,汤旦林,李小强.1997.中国行为医学科学,6(2):91-93

1. 简明健康状况调查问卷（the medical outcomes study short-form 36, SF-36）由美国医学结局研究组（Medical Outcomes Study, MOS）研制开发。该量表的研制始于20世纪80年代，兰德公司（RAND Corporation）资助了一个为期两年纵向的对不同医疗方式和患者结局进行的观察性研究，即医学结局研究（MOS），共有526个医疗保健提供者及他们服务的11 186名患者参与了研究，为让研究者及医生对参与研究患者的健康状况进行有效和准确的了解，以评价不同治疗措施的效果，同时为节约时间和费用，研究者开发了一系列测量患者功能和健康状况的量表群，有超过70个量表被开发出来，研究者发表了其中的12个（Steward, 1992），包括149个条目的长量表和不同长度的简表，如SF-20、SF-18等。Hays等（1995）随后提出了116个条目的核心量表（core measure）。其中6个领域20个条目的SF-20是较早在MOS中使用的量表（Steward, 1988），其在MOS研究样本中显示了较好的效度、信度和敏感性，量表只有20个条目，完成填写仅需几分钟，特别适用于大规模的人群调查。但SF-20在某些人群样本中显示出"地板效应"或"天花板效应"，影响了量表的效度，为改善其效度，扩大和改善SF-20测量的广度和深度，提高其测量的精度，研究组又研制出了SF-36（Ware, 1992）。

SF-36包含了8个领域：生理功能（physical functioning, PF, 10个条目）、生理健康问题导致的角色受限（role limitations due to physical health problems, RF, 4个条目）、情感问题导致的角色受限（role limitations due to emotional problems, RE, 3个条目）、社会功能（social functioning, SF, 2个条目）、疼痛（body pain, BP, 2个条目）、活力（vitality, VT, 4个条目）、心理健康（mental health, MH, 5个条目）和总体健康状况（general health, GH, 5个条目），此外还有1个条目测量过去1年健康状况的变化。其中RF和RE的条目回答为"是/否"选项，其余条目则采用3级到6级Likert评分。由于SF-36使用的开放性，使用者基于自己的考虑，对SF-36的条目回答和计分等进行了修订，形成了多个版本的SF-36，不同版本的SF-36包含的条目相同，但在条目的回答选项、条目归并和计分方法上略有差异。其中使用较多的是1988年的英国发展版（以下称英国版）和1992年的美国标准版（以下称美国版）。美国版的计分相对简单（RAND Corporation, 2009），为与其他版本区别，称为兰德版36条目健康调查（RAND 36-item health survey 1.0），得分为0~100分，得分越高表示生命质量越好。首先把条目得分转换为0~100分（表2-2），再计算各领域条目的平均分，即为该领域得分。两种版本的条目转换得分及计分方法见表2-2及表2-3。

表2-2 SF-36 英国版和美国版条目得分转换表

条目号*	原始得分	美国版转换得分	英国版转换得分
1, 2, 20, 22, 34, 36 1, 2, 6, 8, 10b, 10d	1	100	5
	2	75	4
	3	50	3
	4	25	2
	5	0	1
3, 4, 5, 6, 7, 8, 9, 10, 11, 12 3a, 3b, 3c, 3d, 3e, 3f, 3g, 3h, 3i, 3j	1	0	1
	2	50	2
	3	100	3

续表

条目号*	原始得分	美国版转换得分	英国版转换得分
13、14、15、16、17、18、19 4a、4b、4c、4d、5a、5b、5c	1 2	0 100	1 2
21、23、26、27、30 7、9a、9d、9f、9h	1 2 3 4 5 6	100 80 60 40 20 0	6 5 4 3 2 1
24、25、28、29、31 9b、9c、9f、9g、9i	1 2 3 4 5 6	0 20 40 60 80 100	1 2 3 4 5 6
32、33、35 9j、10a、10c	1 2 3 4 5	0 25 50 75 100	1 2 3 4 5

*条目号中上行为美国版条目号，下行为英国版条目号

表2-3　SF-36各领域计分方法

领域及代码	条目数	美国版计分方法 （各条目得分的平均值）	英国版	
			得分范围	计分方法
生理功能 PF	10	3、4、5、6、7、8、9、10、11、12	10~30	3a+3b+3c+3d+3e+3f+3g+3h+3i+3j
生理角色 RP	4	13、14、15、16	4~8	4a+4b+4c+4d
情感角色 RE	3	17、18、19	3~6	5a+5b+5c
社会功能 SF	2	20、32	2~11	6+9j
疼痛 BP	2	21、22	2~12	7+8
活力 VT	4	23、27、29、31	4~24	9a+9e+9g+9i
心理健康 MH	5	24、25、26、28、30	5~30	9b+9c+9d+9f+9h
总体健康 GH	5	1、33、34、35、36	5~25	1+10a+10b+10c+10d

英国版的得分一般也转换成0~100分的标准分，以便比较，计算公式为：

$$SS=(RS-min)\times 100/R \tag{2-1}$$

其中，SS为标准分，RS为领域原始分，min为领域得分最小值，R为领域得分的极差，即最大值与最小值的差。

为使结果分析简单化，或者以更为综合的得分进行人群健康状况的评价，Ware等（1994）提出把8个领域得分合并为2个方面的得分：生理方面综合（physical component summary，PCS）和心理方面综合（mental component summary，MCS），由于得分更为综合简单，一经提出即被广泛应用。PCS为PF、RP、BP、GH四个领域的加权综合，MCS为VT、RE、MH、SF四个领域的加权综合。

在SF-36之后，又有其他简表开发，包括前面提到的SF-20、SF-12、SF-8等，使MOS的测定量表得到进一步的完善。1996年，第2版SF-36（SF-36v2）修订，包括对文字进行了修改，使其更简短和明确；对问题和回答的布局进行了调整，使阅读和填写都更容易，同时减少了缺失的发生；将角色领域（PR和RE）的两分类回答修改为5级Likert回答，心理健康（MH）和活力（VT）领域的6级Likert回答也修改为5级，使整个量表的回答选项统一成相同的Likert5级评分。

SF-36被翻译为数十种语言，在世界各地的社区人群健康调查、社区干预性试验、临床试验中得到广泛应用，使用的文献有万余篇。由于研究者对SF-36的广泛肯定，其也常常被用于新量表开发的校标效度的评价标准。数量众多的研究产生了不同人群间的大量的常模及基准数

据，为比较不同人群的生命质量提供了基础数据。SF-36 多次被翻译为中文，在不同地区的华人中进行了广泛应用，国内也有较多的翻译形成的中文版 SF-36。

SF-36 被广泛应用于疾病负担研究及特定疾病患者与一般人群生命质量的比较，除对社区一般人群的调查可以提供"健康人群"常模数据外，也被用于某些特殊人群，如残疾人群、老年人群等的调查。应用最为广泛的还是临床研究，SF-36 被应用于超过 200 种疾病患者的生命质量研究，多数研究都显示其具有较好的信度及效度，能敏感地反映不同类型、不同严重程度、不同治疗措施、或不同治疗时间患者的生命质量变化。SF-36 的多维度特性，使评价临床效果具有更多的灵活性，如以功能受限（如关节疾病）及改善功能为主的临床治疗（如移植手术）中，生理领域（PF、RP、BP 等）的敏感性较高，而以心理功能影响为主（如抑郁）的疾病和治疗对心理领域（MH、RE、SF 等）的变化更敏感。

然而，SF-36 作为普适性量表，不可能对所有疾病都适合，在特定疾病的研究中，可能对生命质量的变化不敏感，此外，SF-36 缺乏一些生命质量的基本内容，如睡眠、性功能、家庭功能等，在以改善功能为主的干预中，SF-36 可能会出现"地板效应"或"天花板效应"，使其使用受到一定限制（Patel，2007）。SF-36 的普适特性决定了它不可能对所有的研究都适用，如果研究者在研究中关注的是患者生命质量某些特殊领域的变化，选择特异性量表是明智的。而对于不同人群间的比较，SF-36 的优势无法替代。SF-36 也可以作为总体健康状况的测量指标，结合其他特异性测量指标，对研究对象进行全面的评价。

2. 世界卫生组织生命质量评价量表（the World Health Organization quality of life assessment，WHOQOL） 由世界卫生组织（WHO）从 1991 年开始组织 15 个不同国家和地区的研究中心，历经 4 年的时间研制出的跨文化的普适性量表。第一阶段的工作，形成了 WHO 的生命质量概念，也是目前公认的生命质量概念，参与中心的专家按照生命质量的定义，提出了生命质量评价的可操作定义，即生命质量包含的领域，然后经过条目的收集、条目的筛选，从最初的 1800 个条目"全球条目池"中筛选出 29 个小方面包含 236 个条目的预试版量表。量表在 15 个中心 4800 名受试者中进行了测定，通过统计学分析，形成了 100 个条目 6 个领域 24 个小方面及 1 个综合小方面的 WHOQOL-100 量表。

WHOQOL-100 的领域和小方面为：生理功能领域（physical capacity），包含疼痛和不适（pain and discomfort）、精力与疲乏（energy and fatigue）、睡眠与休息（sleep and rest）3 个小方面；心理功能领域（psychological），包含积极感受（positive feelings），思考、学习、记忆和注意（thinking, learning, memory and concentration），自尊（self-esteem），身体形象和外貌（body image and appearance），消极感受（negative feelings）5 个小方面；独立性领域（level of independence），包含移动性（mobility）、日常生活的活动性（activities of daily living）、对药物或治疗的依赖（dependence on medication or treatment）、工作能力（work capacity）4 个小方面；社会关系领域（social relationships），包含个人关系（personal relationships）、社会支持（social support）、性活动（sexual activity）3 个小方面；环境领域（environment），包含身体安全和保障（physical safety and security）、家庭环境（home environment）、经济来源（financial resources）、医疗和社会照顾的可及性和质量（health and social care: accessibility and quality）、获得新信息和技能的机会（opportunities for acquiring new information and skills）、娱乐/休闲活动的参与和机会（participation in and opportunities for recreation/ leisure activities）、物理环境（污染/噪声/交通/气候）〔physical environment (pollution/ noise/ traffic/ climate)〕、交通工具（transport）8 个小方面；精神/宗教/个人信仰领域（spirituality/ religion/ personal beliefs）和总体生命质量及一般健康状况评价（overall quality of life and general health perceptions）。每个小方面由 4 个条目组成，分别测量该小方面的强度、频度、能力及评价。每个条目为 5 级 Liker 评分。WHOQOL-100 的计分方法见表 2-4。

表2-4　WHOQOL-100计分方法

领域及小方面	条目数	原始分*	可缺失条目数
疼痛（pain）	4	mean（f1.1, f1.2, f1.3, f1.4）×4	1
精力（energy）	4	mean（f2.1, 6-f2.2, f2.3, 6-f2.4）×4	1
睡眠（sleep）	4	mean（f3.1, 6-f3.2, f3.3, 6-f3.4）×4	1
生理领域（PHYS）	12	mean（24-pain, energy, sleep）	1
积极感受（pfeel）	4	mean（f4.1, f4.2, f4.3, f4.4）×4	1
思考（think）	4	mean（f5.1, f5.2, f5.3, f5.4）×4	1
自尊（esteem）	4	mean（f6.1, f6.2, f6.3, f6.4）×4	1
身体形象（body）	4	mean（f7.1, 6-f7.2, 6-f7.3, f7.4）×4	1
消极感受（neg）	4	mean（f8.1, f8.2, f8.3, f8.4）×4	1
心理领域（PSYCH）	20	mean（pfeel, think, esteem, body, 24-neg）	1
移动性（mobil）	4	mean（f9.1, f9.2, 6-f9.3, 6-f9.4）×4	1
日常活动（activ）	4	mean（f10.1, 6-f10.2, f10.3, 6-f10.4）×4	1
依赖药物（medic）	4	mean（f11.1, f11.2, f11.3, f11.4）×4	1
工作（work）	4	mean（f12.1, f12.2, f12.3, f12.4）×4	1
独立性领域（IND）	16	mean（mobil, activ, 24-medic, work）	1
个人关系（relat）	4	mean（6-f13.1, f13.2, f13.3, f13.4）×4	1
社会支持（Supp）	4	mean（f14.1, f14.2, f14.3, f14.4）×4	1
性活动（sexx）	4	mean（f15.1, f15.2, f15.3, 6-f15.4）×4	1
社会领域（SOCIA）	12	mean（relat, supp, sexx）	1
安全（safety）	4	mean（f16.1, f16.2, 6-f16.3, f16.4）×4	1
家庭（home）	4	mean（f17.1, f17.2, f17.3, f17.4）×4	1
经济（finan）	4	mean（f18.1, 6-f18.2, f18.3, 6-f18.4）×4	1
服务（servic）	4	mean（f19.1, f19.2, f19.3, f19.4）×4	1
信息（inform）	4	mean（f20.1, f20.2, f20.3, f20.4）×4	1
休闲（leisur）	4	mean（f21.1, f21.2, f21.3, f21.4）×4	1
物理环境（envir）	4	mean（f22.1, 6-f22.2, f22.3, f22.4）×4	1
交通（transp）	4	mean（f23.1, 6-f23.2, f23.3, 6-f23.4）×4	1
环境领域（ENVIR）	32	mean（safety, home, finan, servic, inform, leisur, envir, transp）	2
精神领域（SPIRIT）	4	mean（f24.1, f24.2, f24.3, f24.4）×4	1
总体健康（overll）	4	mean（G1, G2, G3, G4）×4	1

*mean 为每个条目或小方面的实际得分的平均值（不含缺失值）；
$fx.y$ 为第 x（1～24）个小方面的第 y（1～4）个条目

从表2-4获得的原始分，通过公式 SS=（RS－4）×（100/16）转换成0～100分的标准分，其中，SS 为标准分，RS 为原始分。

WHOQOL-100在开发及预试阶段就有约30种语言的版本产生，以后又有更多的不同语言的版本研制出来，中国大陆由中山医科大学的方积乾教授及其团队翻译形成中文版WHOQOL-100量表，经过测试具有较好的信度、效度，已在国内得到广泛应用。

完成 WHOQOL-100 量表需要大约 30min，在某些人群中可能需要更长的时间，这对量表的应用造成不利的影响，如在大规模的流行病学调查中，生命质量只是许多感兴趣的研究问题之一时，如果量表简短、使用方便且精确的话，研究者会更愿意使用。基于此，研究组在

WHOQOL-100 的基础上，研制出含 26 个条目的简表 WHOQOL-BREF。使用参与预试的 15 个中心及后来参与现场测试的 5 个中心的 WHOQOL-100 数据进行条目的筛选，从 WHOQOL-100 的 24 个小方面中，每个小方面挑选出 1 个最能代表该小方面的条目，加上 2 个总体生命质量和健康状况的条目组成 WHOQOL-BREF。26 个条目仍然包含 6 个领域，由于精神领域只有一个条目，总体生命质量和健康状况条目不参与量表的结构分析，所以，在进行结构效度等的分析时按照 4 个领域进行。每个领域的得分为该领域条目的平均分乘以 4（便于与 WHOQOL-100 领域得分进行直接比较），其中 Q3、Q4 和 Q26 为负性条目，其得分为（6–回答选项）。领域原始得分通过公式 SS=（RS–4）×（100/16）转换为 0~100 分的标准分。WHOQOL-BREF 领域原始分的计算见表 2-5。

表2-5　WHOQOL-BREF计分方法

领域	条目数	原始分	可缺失条目数
生理（PHYS）	7	mean（6–Q3, 6–Q4, Q10, Q15, Q16, Q17, Q18）×4	1
心理（PSYCH）	6	mean（Q5, Q6, Q7, Q11, Q19, 6–Q26）×4	1
社会（SOCIAL）	3	mean（Q20, Q21, Q22）×4	1
环境（ENVIR）	8	mean（Q8, Q9, Q12, Q13, Q14, Q23, Q24, Q25）×4	2

在 WHOQOL-100 的基础上，WHOQOL 研究组又采用同样的研制方法研制出多个用于特殊人群或疾病的模块，如用于 HIV/AIDS 的 WHOQOL-HIV（O'Connell，2003）模块，用于老年人的 WHOQOL-OLD（Power，2005）模块，用于疼痛的 WHOQOL-PAIN（Mason，2009）模块，用于失能人群的 WHOQOL-DIS（Power，2010）模块等，还将精神、宗教和个人信仰领域扩充为 WHOQOL-SRPB 模块（WHOQOL SRPB Group，2006），使 WHOQOL 量表的使用范围进一步扩大。WHOQOL 研究组还在不断地根据需要开发更多的、适用于不同人群的量表。

WHOQOL 量表在全世界的使用非常广泛，由于参与研究的人员来自于不同的文化背景，使量表具有较好的文化适应性。量表被广泛使用于一般人群或不同疾病的患者，被证实具有较好的信度和效度，但在某些疾病患者中的信度低于 SF-36（Najafi，2009）。在临床试验中 WHOQOL 量表也是较多使用的量表之一，由于量表的长度问题，WHOQOL-100 在临床研究中的应用比 WHOQOL-BREF 要少。WHOQOL 量表具有普适性量表的局限性，如对特殊疾病或特定领域的关注不够，使其在临床研究中的应用受到一定限制。研究者可以借鉴 WHOQOL 量表模块开发的模式，在 WHOQOL 量表的基础上，结合一些简短的特异性量表，对患者的生命质量进行全面的研究，同时可以对不同患者间的生命质量进行比较性研究。

3. **疾病影响量表**（sickness impact profile，SIP）　是美国华盛顿大学公共卫生与社区医学学院健康服务教研室的 Gilson 和 Bergner 博士等于 1972 年起，耗时 6 年研制出的用于测量与疾病有关的行为功能失调以评价卫生保健服务效果的健康状况测定量表。量表的条目来自于对患者、卫生保健人员、患者的照顾者及外表健康者，通过开放式的问卷要求被访者提出与疾病有关的行为变化，对收集到的超过 1000 份回答中，通过一系列的标准化处理，形成了 14 类共 312 个条目的初步量表，在门诊、家庭保健、住院和非患者等 5 类人群 246 人中进行了预实验，通过对数据的分析，形成了两个版本的 SIP，235 个条目的长量表和 146 个条目的短量表。量表于 1976 年再次在分层随机抽样的 696 名受试对象和 199 名配额抽样的受试对象中进行测试，最后形成含 12 个类别 136 个条目的最终版 SIP。

SIP 包含 12 个领域：睡眠和休息（sleep and rest，7 个条目）、进食（eating，9 个条目）、工作（work，9 个条目）、家务管理（home management，10 个条目）、娱乐与消遣（recreation and pastimes，8 个条目）、行走（ambulation，12 个条目）、灵活性（mobility，10 个条目）、身体保

健及运动（body care and movement，23个条目）、社会交往（social interaction，20个条目）、警觉行为（alertness behavior，10个条目）、情感行为（emotional behavior，9个条目）、交流（communication，9个条目），其中，行走、灵活性、身体保养及运动可以合并为生理功能领域，社会交往、交流、警觉行为和情感行为可以合并为社会心理功能领域。每个条目为两分类回答"同意/不同意"，各条目回答"同意"得分，"不同意"不得分，各条目的得分多少是按照事先给定的标准权重计算，各领域及总分为各领域或总量表的条目得分合计，除以该领域或总量表得分的最大值，再乘以100，领域及总量表得分范围在0～100分，得分越高，表示疾病的影响越大。

SIP被翻译为20多种语言，在世界各地广泛应用，虽然量表的条目较多，但测量的均为与日常生活活动有关的内容，且只需回答"是"或"否"，所以完成量表的时间不需要太长，一般在20～30min内可以完成。SIP可以根据调查对象的具体情况采用自填、访谈或邮寄方式进行测评。鉴于SIP的长度影响了量表的使用，研制者于1994年研制出了简表SIP-68，只有68个条目，简化到6个领域，使SIP的完成时间缩短到15～20min，计分也更为简化，使其应用也更为广泛。其他以SIP为基础研制的量表还有脑卒中量表（stoke-adapted 30-item version of the sickness impact profile，SA-SIP30）（van Straten，1997）、风湿性关节炎量表（SIP-RA）（Sullivan，1993）等，也在临床研究中得到应用。

SIP关注行为方面的功能紊乱，没有对生命质量进行全面的评价，但不影响它的使用。SIP被广泛应用于慢性病患者的研究中，如COPD、关节炎、脑卒中及其他失能人群，在评价患者心理社会功能方面作用明显，但SIP在发现患者功能变化方面的能力有限（MacKenzie，1986）。

4. 诺丁汉健康问卷（Nottingham health profile，NHP）是由英国诺丁汉大学（Nottingham University）医院和医学院社区健康教研室的Carlos J. Martinih和Ian McDowell医生负责的研究团队于1975年开始研制的用于评价初级卫生保健效果的普适性生命质量量表。量表的条目来自于对768名寻求医疗保健服务的不同状况患者的访谈所形成的2200个条目，在对条目进行归纳、筛选及措词的修改后，筛选出138个条目，通过在不同人群中进行的多次预实验，最终获得了包含82个条目的量表，涵盖了从社会关系到身体移动的12个日常生活领域，包括睡眠（sleeping）、进食（eating）、工作及家务（work, including housework）、身体移动（body movement）、穿衣和修饰（dressing, toileting）、行走（walking）、集中注意力的能力（ability to concentrate）、外出（going out）、心理反应（mental reactions）、社会交往（sociability）、家庭关系（family relationships）和业余活动（leisure activities）。1980年修订为6个领域38个条目：躯体活动（8个条目）、疼痛（8个条目）、睡眠（5个条目）、社会孤独感（5个条目）、情绪反应（9个条目）和精力（3个条目）。为评价健康问题对社会功能的影响，作者又在量表中增加了7个条目的第2部分，涵盖就业（paid employment）、家务（jobs around the home）、社会生活（social life）、性生活（sex life）、家庭关系（family relationships）、爱好/兴趣（hobbies/interests）、假期（holidays）。

由于第2部分的形式不同且不必硬性测定，故一般研究中只使用量表的第1部分。每个问题的回答包括"是"或"否"，如果陈述符合目前的情况并持续1周以上的，回答"是"。由于每个条目代表的问题的严重性不同，所以给予不同的权重，权重系数由Thurstone的配对比较法，通过1600次访谈获得，每个领域200次，通过拟合得到，每个条目回答"是"，则获得一个权重调整后的分值，领域得分为该领域回答"是"的条目得分之和除以全部条目均回答"是"的得分，得分范围在0～100分，得分越高，该领域受健康问题的影响越大。

NHP被广泛应用于临床研究，并被翻译为多种语言在世界各地使用。由于NHP测量患者的个人体验，容易被患者所接受，其完成及分数计算简单，也受到广大临床工作者的喜爱，是临床研究使用最多的量表之一。NHP可用于流行病学调查，以发现一般人群中潜在的卫生保健需要，但由于其测量的均为健康问题的负面影响，当在影响很轻或正常人群中使用时，可能会出现大比例的"地板"效应,在社区干预性研究中,这种情况的出现将无法比较干预前后的生命质量变化。由于 NHP 需要计算领域得分,即有 6 个得分需要分析,如果研究中还有众多的变量需要考虑,统计分析将比较困难。所以有学者建议不要把 NHP 应用于一般人群的流行病学调查(Carr-Hill,1989),此外,有学者发现 6 个领域的得分间存在协同变化的情况,建议在解释得分变化时应该谨慎(Jenkinson,1988)。

5. 欧洲生命质量量表(European quality of life index,EQ-5D) 是欧洲生命质量研究组(EuroQol Group)于 1990 年研制的普适性生命质量测定量表。最初的研究人员来自于英格兰、芬兰、荷兰、挪威、瑞典的 7 个中心,1995 年之后,研究人员则以个人名义参与研究组,目前研究组成员已有 70 余人,遍及欧洲、北美、亚洲、非洲、澳洲等地。EQ-5D 包括两个部分,第 1 部分为描述部分,包含 5 个条目:移动性、自我照顾、一般性活动、疼痛/不适、焦虑/抑郁。每个条目有 3 个回答选项(问卷称为 EQ-5D-3L):没有问题、有些问题、有严重问题,分别以 1~3 的数字表示,5 个条目的回答获得 5 个数字的代码,该代码通过加权转换为 0~1 的得分,在研究社区一般人群时,由于选择 3 的比例较少,也可以将 2~3 类合并为有问题,则每个条目就成为两分类问题(无/有)。EQ-5D 的第 2 部分是直观模拟标度尺(visual analogue scale,VAS),要求被调查者在 1 段 20 厘米长的垂直线上用一条水平线标注出自己目前的健康状况,线的两端分别代表"可想象的最好的健康状况"和"可想象的最差的健康状况"。VAS 得分从 0~100 分。

2005 年,为提高量表的敏感性,降低"天花板"效应,EQ-5D 的描述部分的 3 级答案增加为 5 级(问卷为 EQ-5D-5L):没有问题、有轻微问题、有中度问题、有严重问题、有非常严重(极度)的问题,分别以 1~5 的数字代表。VAS 部分则要求受试者在标度尺上用"X"标注出自己当天的健康状况,并且将数字填在表中给出的框里。研究组为方便 3 级问卷及 5 级问卷间结果的可比性,实施了"人行横道(crosswalk)"项目以实现两种问卷间的"穿越"。

EQ-5D 由国际性研究组开发,之后又有多个国家的研究人员参与,具有较好的文化适应性及测量学特征,填写简单,所以被广泛采用,有关 EQ-5D 的研究文献多达 4 千余篇,除最初开发的语言外,EQ-5D 还不断地被翻译为不同的语言,除了免费使用量表外,研究组还编制了数据库和计算得分的 SAS 和 SPSS 程序供使用者下载,使得量表的使用更为方便。需要更多信息,可登陆网址 www.euroqol.org/查看。

6. 慢性病治疗功能评价量表体系(functional assessment of chronic illness therapy,FACIT) 是美国西北大学(Northwestern University)的 David Cella 博士领衔的结局研究与教育中心(Center on Outcomes Research and Education,CORE)研制的生命质量量表群。该量表体系从 1987 年开始研制,采用共性模块加特异模块的方式,即一个可用于所有患者的共性模块,当用于特定疾病时,在此基础上增加该疾病的特异条目(即特异模块)形成该疾病的特异量表,该模式是目前量表开发系统化的常用方法,开发出的量表同时具有普适性量表及特异性量表的特性,既可以在不同人群中使用以比较其生命质量的差异,也可以用于特定疾病的临床研究,以了解疾病对患者生命质量的特定方面的影响,有利于临床治疗措施的选择及疗效的评价。首先研制出的是用于癌症患者测定的癌症治疗功能评价量表(functional assessment of cancer therapy,FACT)系列的核心量表,即共性模块 FACT-G。第 1 版 38 个条目的 FACT-G 于 1990 年研制完成,1993 年修订为 28 个条目的第 2 版,1995 年推出的第 3 版增加到 34 个条目,1997 年的第 4 版又删减为 27 个条目。第 4 版 FACT-G 于 1997 年扩展到其他慢性病的研究,并正式命名为慢性病治疗功能评价量表(functional assessment of chronic illness therapy,FACIT),FACT-G 也即成为 FACIT-G。FACIT-G 包含 27 个条目 4 个领域:生理健康(physical well-being,PWB,7 个条目,GP1-GP7)、社会/家庭健康(social/family well-being,SWB,7 个条目,GS1-GS7)、情绪健康(emotional well-being,EWB,6 个条目,GE1-GE6)和功能健康(functional well-being,FWB,7 个条目,GF1-GF7)。条目采用 5 级 Likert 评分,从一点也不=0 到非常=4。各领域及总分的计算方法见表 2-6。若有缺失值,则以该领域实际回答条目的得分均值代替。

表2-6 FACIT-G领域及总分计算方法

领域	条目数	得分范围	计分方法*
生理健康(PWB)	7	0~28	GP1+GP2+GP3+GP4+GP5+GP6+GP7
社会/家庭健康(SWB)	7	0~28	GS1+GS2+GS3+GS4+GS5+GS6+GS7
情感健康(EWB)	6	0~24	GE1+GE2+GE3+GE4+GE5+GE6
功能健康(FWB)	7	0~28	GF1+GF2+GF3+GF4+GF5+GF6+GF7
试验结果指数(TOI)**	14	0~56	PWB+FWB
量表总分(TOTAL)	27	0~108	PWB+SWB+EWB+FWB

*GP1-GP7、GE1、GE3-GE6 为逆向条目,得分为 4-回答选项;**在临床试验中,为简化计算,提高敏感性,可以将生理健康和功能健康领域得分相加得到试验结果指数(trial outcome index,TOI),用于评价临床干预结果

以上得分为原始分,也可以将其转化为 0~100 分的标准分(万崇华,2007),以便比较。原始分及标准分均为得分越高,生命质量越好。

FACIT 量表主要应用于癌症患者的生命质量测定,在慢性病领域的应用相对较少,目前已研制出的慢性病特异量表包括 HIV/AIDS 量表(FAHI)、多发性硬化症量表(FAMS)、帕金森病量表(FAPD)、风湿性关节炎量表(FARA)等。此外,FACIT 系统还开发了一系列的非癌症领域特异量表(non-cancer specific measures)、症状特异量表(symptom specific measures)及治疗特异量表(treatment specific measures),如乏力量表(FACIT-F)、精神量表(FACIT-SP)、治疗满意度量表(FACIT-TS)等,其中,FACIT-F 的应用较多。

借助于研究团队的多文化及多学科专家背景,以及世界各地不同国家协作者的参与,FACIT 已经有 50 多种语言的版本在世界各地广泛使用。FACIT 应用于几乎所有种类癌症的研究,部分慢性病患者的研究,其去掉与患病有关的条目(GP5、GS4、GS5、GE2、GE3、GF4)后,可以用于一般人群的生命质量测定(FACIT-GP),以比较患者与健康对照之间生命质量的差异,进一步了解疾病对生命质量的影响。

7. 生活质量问卷(quality of life inventory,QOLI) 是湖南医科大学精神卫生研究所李凌江博士及其团队于 1995 年研制的生命质量普适性量表,主要用于评价社区一般人群的生命质量。作者在文献复习的基础上,提出量表的条目池,通过 430 名社区居民的预试,形成 112 个条目的测试版量表,对 8550 名城乡社区居民的测试,最后形成 64 个条目的正式量表。量表包含了躯体功能(包括躯体运动与感官功能、性与食、睡眠与精力、躯体不适感与疾病 4 个方面)、心理功能(包括正负性情绪、认知、自尊、精神应激量 4 个方面)、社会功能(包括社会交往与社会支持、业余娱乐、职业功能、家庭功能 4 个方面)和物质生活条件(包括收入与消费、住房、生活环境、生活便利性 4 个方面)4 个领域。每个领域均包含主观和客观条目,采用 5 级 Likert 计分,主观条目从 1 分(极不满意)到 5 分(非常满意),客观条目从 1 分(极差)到 5 分(极佳),条目得分相加即得领域粗分,以公式计算标准分,最后根据公式(量表得分=25+5Z)计算各领域主、客观得分。得分越高,生命质量越好。

8. 慢性病患者生命质量测定量表体系之共性模块(quality of life instrument for chronic diseases-general module,QLICD-GM) 是万崇华等于 2003 年起研制的慢性病患者生命质量测定量表体系中的共性量表。该体系由一个共性模块(GM)和一系列疾病特异模块(SM)构成,共性模块测定慢性病患者共性部分,可以单独使用于不同的慢性病患者,具有普适性量表的特性,同时也可以结合特异模块应用于特定慢性病患者,具有特异性量表的作用。详见第 3 章。

9. 儿童和青少年生命质量测定普适性量表 儿童及青少年常见的慢性病如哮喘、糖尿病、

癫痫、慢性鼻炎等，不仅影响儿童及青少年的生长发育，对其学习和生活也有一定影响，从而影响到生命质量。由于儿童及青少年的特点，使用成人量表进行生命质量的测定存在一定问题，所以有一些专门用于儿童生命质量测定的量表被研制出来，包括普适性量表及疾病特异量表等。普适性量表有儿童健康问卷（child health questionnaire，CHQ）、儿科生命质量量表-共性核心模块（pediatric quality of life inventory-generic core scale，PedsQL-GC）、儿童健康和疾病量表（child health and illness profile，CHIP）、我的生命质量问卷（quality of my life questionnaire，QoML）、青少年生命质量量表（youth quality of life instrument，YQOL）、欧洲筛查和促进儿童及青少年健康相关生命质量量表（KIDSCREEN questionnaire）、欧洲失能儿童及青少年生命质量量表-慢性病共性量表（DISABKIDS chronic generic measure，DCGM）等。

2.1.2 慢性病患者生命质量特异性量表

以上介绍的普适性量表在慢性病患者生命质量的研究中被广泛应用，由于这些量表的开发不是针对某种特定的疾病，对疾病的关注不够，所以其临床的敏感性较差，且不能评价特定疾病或治疗措施对某些特殊领域的影响，因此，普适性量表一般多用于不同人群生命质量的比较，或者不能用特异性量表的情形，如不同疾病的疾病负担比较等。对特定疾病患者生命质量的研究，通常使用对该疾病重点关注的特异性量表。

不同的疾病有各种不同的特异性量表在世界各地开发和使用，在给临床生命质量研究提供有效测量工具的同时，也使临床工作者在选择评价工具和阅读有关文献时产生了一定的难度，众多的量表，其概念框架各异，导致结构不同、领域各异，条目更是千差万别，不同的测量方法、计分方法也给使用者造成一定的麻烦。本书后续章节将为读者介绍常见慢性病的特异性量表，供读者参考。

许多慢性病患者生活自理能力下降或完全丧失，需要家庭成员或其他人员的照顾，照顾者的生命质量不仅影响到其本身，还可能影响到其照顾的患者，所以，除了用于慢性病患者生命质量的测定量表，还有很多用于慢性病照顾者生命质量的测定量表在世界各地开发出来，以利于对照顾者采取必要的干预以提高其生命质量。除了前述的普适性量表外，照顾者的专用量表也有很多，如照顾者生命质量指数（caregiver quality of life index，CQLI）、家庭照顾者生命质量量表（quality of life family version，QOL Scale-FAMILY）、精神分裂患者照顾者生命质量问卷（schizophrenia caregiver quality of life questionnaire，S-CGQOL）及其他疾病照顾者生命质量测定量表等。

2.2 慢性病患者生命质量测评的应用

慢性病生命质量测定是生命质量研究的热点，每年都有大量的文章发表，除癌症之外，常见慢性病的研究也非常多，表2-7列出了PubMed中查阅的有关文献数量情况。

表2-7 PubMed查阅的常见慢性病生命质量研究文献（截止2014年7月）

慢性病名称	标题中有QOL与疾病名称的文章数	标题/摘要中有QOL和疾病名称的文章数
高血压（hypertension）	275	3416
冠心病（coronary heart disease）	66	703
脑卒中（stroke）	432	2799
糖尿病（diabetes）	733	5991
慢性阻塞性肺疾病（COPD）	236	2601
关节炎（arthritis）	415	2659

续表

慢性病名称	标题中有QOL与疾病名称的文章数	标题/摘要中有QOL和疾病名称的文章数
肾衰竭（renal Failure）	45	991
前列腺炎（prostatitis）	12	252
系统性红斑狼疮（systemic lupus erythematosus）	129	427
银屑病（psoriasis）	231	1036
精神分裂症（schizophrenia）	446	1843
消化性溃疡（peptic ulcer）	14	100
获得性免疫缺陷综合征（HIV/AIDS）	137	661
慢性肝炎（chronic hepatitis）	92	436
肺结核（tuberculosis）	12	49
癌症（cancer）	5349	27 353

从表2-7的几种常见慢性病的研究文献数量可以看出，慢性病是癌症之外的生命质量研究热点，从研究内容来看，慢性病生命质量的研究主要集中在慢性病患者生命质量评价及影响因素分析、干预措施对慢性病患者生命质量的影响、生命质量变化的临床意义研究等方面。

2.2.1 慢性病患者生命质量评价及影响因素分析

由于慢性病病程长、反复发作并逐渐发展的特点，对患者的生理功能、心理功能及社会适应性都造成了一定的影响，从而对患者生命质量产生不同程度的削弱，但不同疾病的影响不尽相同，对慢性病患者生命质量的评价及影响因素分析，有助于了解疾病对患者的哪些方面影响较大，为患者采用个性化的治疗措施提供依据。如Arne（2009）等比较了COPD、骨关节炎及糖尿病患者的生命质量，发现COPD和关节炎患者生命质量较糖尿病患者更低，COPD患者中焦虑或抑郁更为常见，而关节炎患者移动性问题较普遍。Hermann（1996）使用SF-36比较了癫痫、糖尿病和多发性硬化症患者的生命质量，发现多发性硬化症患者在生理功能、生理角色、活力和社会功能方面得分都较其余两种疾病患者低，糖尿病患者的情感角色、心理健康得分较其余两病患者高，癫痫患者在总体健康方面的得分较高。Kilian等（2001）用WHOQOL-BREF测量并比较了一般人群及住院的7类患者的生命质量，发现躯体疾病对生理健康、心理健康和总体生命质量领域有较大的负面影响，而对社会关系没有影响，对环境领域的影响仅在关节炎和多发性硬化症等少数疾病中显现；精神分裂症则对生命质量的所有领域都有负面影响；研究结果还显示，躯体疾病对生命质量的影响主要基于疾病对日常功能的影响，而不是疾病病死率方面的严重性；而精神分裂症患者的广泛影响可能与社会的负面反应及经济贫困有关。Alonso等（2004）对8个国家的成年人群中慢性病患者的生命质量进行了分析，发现缺血性心脏病患者对生理领域的影响值得注意，糖尿病则对一般健康状况有影响，关节炎对疼痛领域影响较大；对生理健康总分影响较大的是关节炎、慢性阻塞性肺疾病及充血性心力衰竭，高血压和过敏症对生命质量的影响不大，不同慢性病对心理总分的影响差异不大；不同国家慢性病对患者生命质量的影响相似，认为可以用生命质量评价全球疾病负担。Lima等（2009）对1958名60岁及以上的老年人进行的调查发现，所有慢性病对生命质量都有影响，特别是抑郁/焦虑、骨质疏松和脑卒中的得分较低；患慢性病的种类越多，生命质量得分越低；受影响最大的领域是身体疼痛、一般健康和活力领域。Poole等（2010）调查关节炎和糖尿病妇女的生命质量时发现，关节炎组比糖尿病合并关节炎患者的疼痛、关节活动、上肢力量及活动受限更为严重，各组过去和现在的生命质量相似，但糖尿病合并关节炎患者的生命质量有所下降。

慢性病患者生命质量的影响因素是多方面的，如 Manocchia（2001）对抑郁症、充血性心力衰竭、糖尿病、高血压、哮喘、关节炎、背部疾病等慢性病患者进行了生命质量与睡眠问题等的关系研究，发现睡眠问题对生命质量各个领域均有明显影响。Mielck（2014）采用 EQ-5D 对慢性病患者生命质量的影响因素进行了分析，发现受教育程度低的患者生命质量较差，女性患者病种间无差异而男性则存在明显差异。Artacho（2014）研究了老年慢性病患者的生命质量及其与营养状况的关系，发现性别、社会人口学特征、功能能力、营养状况及慢性病类型与生命质量有关。Kepka（2013）对出院的慢性病患者进行了乐观主义特质、焦虑特质与生命质量的关系，结果显示患者 SF-36 的所有领域得分随焦虑水平的下降而降低，随乐观水平的增加而增加，两者在社会功能领域有交互作用。Feldman（2012）探索了不同的初级卫生保健（PHC）组织形式与慢性病患者生命质量的关系，发现社区模式的 PHC 患者的生命质量与其他类型的 PHC 组织没有差异。Cardin（2012）分析女性慢性病患者生命质量与抑郁的关系时，发现 SF-36 的躯体疼痛领域与 SCL-90-R 的抑郁因子有负相关关系，认为治疗抑郁症状能改善患者的生命质量。Joseph 等（2007）研究到公立慢性病诊所就诊的慢性病患者对保健服务的满意度及生命质量的关系时，在控制了年龄、性别和慢性病种类的影响后，各满意度评价都与 SF-12 的生理及心理得分有关。Mielck 等（2013）的调查显示，文化程度低者 EQ-5D 有问题的比例（46.3%）高于文化程度高者（25.0%），VAS 均值（75.3）则低于文化程度高者（83.6），认为低地位群体的疾病负担更重。

2.2.2 干预措施对患者生命质量的影响

药物及临床治疗对患者的临床症状有效改善的同时，对生命质量也有一定的改善，不同慢性病对生命质量的影响不同，治疗后的改善也不尽相同。如 Franzén-Dahlin 等（2010）用 NHP 比较了心力衰竭和脑卒中失语患者治疗后 6 个月的生命质量，两组患者的疾病严重程度都有改善，但生命质量仍然处于较低水平，心力衰竭患者的睡眠和精力领域受影响更大，而失语患者的精力领域得分较低。

Brovold（2013）比较了出院的老年慢性病患者进行高强度有氧锻炼（HIA）和家庭锻炼（HB）对生命质量的影响，发现 3 个月的锻炼之后，两组患者的生命质量及身体活动性均有改善，而体能测试中，HIA 组的改善大于 HB 组。认为体育锻炼能提高老年人的生命质量及体能，应该纳入治疗功能下降的措施当中。Canaway（2013）比较糖尿病及（或）心血管疾病患者使用补充疗法或替代疗法（CAM）对其生命质量的影响，发现使用 CAM 的患者报告的生命质量比没有使用的患者好，并且对疾病的认识及行为变化更为积极，认为 CAM 可作为慢性病预防和管理的补充，应该考虑将其整合到主流卫生服务中。Békési 等（2011）采用 Kidscreen-52 评价了治疗性娱乐野营项目对儿童及青少年慢性病患者生命质量的影响，发现自我感觉领域有所改善，但 ES 较小；自主性随时间下降；27.8%的孩子至少有一个领域有临床意义的改善；认为该项目对儿童和青少年慢性病患者有积极的影响。

慢性病管理对患者的生命质量也可能产生一定的影响。如 Forjuoh 等（2014）在评价慢性病自我管理项目的效果中发现，接受了 12 个月的由项目开发的自我行为干预措施的糖尿病患者，其糖化血红蛋白、生命质量及其他指标与接受日常保健的对照组没有差异，项目的效果需要进一步验证。Smith 等（2013）评价了 136 名 50 岁以上的慢性病患者参与慢性病自我管理项目（CDSMP）后生命质量的变化情况，发现到 6 个月时患者的生命质量改善仍然持续，只是在不同种族间有差异。

2.2.3 生命质量变化的临床意义研究

生命质量变化在临床研究中的意义越来越受到重视，仅仅有统计学差异已经不能作为治疗有效的证据，但生命质量的变化要达到多少才能算有临床意义？目前具有临床意义的差异可以用最小重要性差异（minimal important difference，MID）或最小临床重要性差异（minimal clinical important difference，MCID）来表示（以下均用 MID 表示）。Guyatt（2002）定义 MID 为"smallest difference in score in the domain of interest that patients perceive as important, either beneficial or harmful, and which would lead the clinician to consider a change in the patient's management"（患者认为重要的领域得分的最小差异，可以是有益或有害的变化，并且会让临床医生考虑对患者的管理进行调整），即 MID 是对患者和临床医生都有意义的最小生命质量得分的差值。

确定 MID 的方法有以分布为基础的方法（distribution-based method）和以锚为基础的方法（anchor-based method）（Lydick 等，1993）。以分布为基础的方法基于量表测定数据的统计学指标确定 MID，如效应大小（effect size，ES）、测量的标准误（standard error of measurement，SEM）、半数标准差（a half of standard deviation）、反应度指数（responsiveness index）、可靠变化指数（reliable change index）等。

以锚为基础的方法类似于效标效度的评价，即把生命质量的变化与一个量表以外的事件、评价或状况（称作锚）相结合或联系起来。选择的锚可以是客观的，如患者的生理指标等，也可以是主观的，如患者对健康状况的总体评价等级。最常用的锚是患者对特定领域变化的总体评价（global rating of change，GRC），如在慢性呼吸道疾病的研究中，以询问患者呼吸困难的情况作为锚，首先询问呼吸困难是变差、不变、还是变好了，然后再要求回答好转或恶化的患者以 7 个等级评价好转或恶化的程度，最小变化等级的生命质量累计变化均值即 MID。

以分布为基础的方法不需要寻找合适的"锚"作为标准，减少了产生偏倚的可能性，其存在的问题是，在估计 MID 时假定两组的标准差相差不大，因此可以选择实验组或对照组任意一组的标准差，而当数据来源于不同人群时，即研究对象非同质时，这一假定则不一定成立，就可能形成虚假的结果；此外，MID 的表达可能使临床医生或患者无法理解，如常用的 MID 标准中，0.2 个标准差表示小的差异，0.5 个标准差表示中等差异，0.8 个标准差表示大的差异（Cohen，1988），对临床医生和患者来讲，无法产生直观的共鸣。Johnston（2010）建议采用 MID 单位，以解决该方法的统计学及结果解释两方面的问题。

以锚为基础的方法容易实施、易于被临床医生及患者直观地理解，所以在 MID 的估计中被普遍使用，如 Thwin 等（2013）使用临床总体印象评分（CGI）为锚确定精神分裂症患者治疗 6 个月时的 MCID，QWB 为 0.17，Lenert 效用得分为 0.15，QOLS 为 1.13，PANSS 为 20.2。Parker 等（2013）采用北美脊椎学会（NASS）患者满意度量表为锚，计算了接受颈椎前椎间盘切除及融合术的颈椎神经根病患者的 MCID，作者采用了四种计算方法：平均改变、最小可发现改变（MDC）、改变的差值和 ROC 曲线，发现每种方法计算的结果不尽相同，认为 MDC 对该研究对象更合适，其临界值高于无应答者的 95%可信区间并且最接近应答者的平均改变。Swiqris 等（2010）采用临床指标 FVC、DLCO、呼吸困难等作为锚，计算了特发性肺纤维化患者生命质量的 MID。

以锚为基础的方法重点在寻找合适的"锚"，以客观指标为锚较少产生偏倚，但许多研究表明，患者生命质量的变化较多数客观指标敏感，即在锚发生变化时，生命质量的变化可能已经失去了意义。而采用主观指标作为"锚"时，与生命质量一样，患者的回答会受许多因素的影响。研究表明，最常使用的锚 GRC 也存在相关性不合理的问题，即与基线 QOL 的相关性较低，甚至接近零的情况，表明患者在进行 GRC 评价时，已经忘记了基线时的 QOL 状况（Norman 等，1997）。此外，"地板"或"天花板"效应会影响 MID 的估计，如患者状况改善时估计 MID，则达到"天花板"的数据将被剔除，相反，如果患者情况恶化时估计 MID，在"地板"上的患者数据也要剔除，所以，量表的"地板"和"天花板"效应也应该最小（小于 15%）（McHorney 等，1995）。

国外有学者对不同疾病患者生命质量的 MID 进行了探讨，如 Cella 等（2002）对非小细胞肺癌患者用 FACT-L 测定的临床意义的变化（clinically meaningful change, CMC）进行了讨论。Redelmeier 等（1996）用患者对自己记忆力的评价作为锚，使用慢性呼吸问卷（chronic respiratory questionnaire）对 COPD 患者进行了 MID 估计，并比较了使用患者间差异和患者内变化两种方法估计的 MID，两种方法的结果相似。Landorf 等（2010）采用 1~7 的 7 个等级的 GRC 作为锚，估计了 VAS 和足健康状况问卷（foot health status questionnaire, FHSQ）在脚跟疼痛患者中的 MID。Yost 等（2005）对 FACIT 量表使用中的 MID 估计进行了总结和应用。

MID 可用于随机临床试验中样本含量的估计，不过 MID 的确定对样本含量的影响较大，如 van Walraven 等（1999）的研究发现，采用不同的研究对象、MID 的计算方法等计算出的样本含量从 116~3015 不等。

与 MID 类似的术语还有最小临床重要性差异（minimal clinically important difference, MCID）、最小可察觉差异（minimal detectable difference）等，还有一些名称相似但意义差异较大的术语，如最小可察觉变化（minimal detectable change）等，研究者在使用时应该特别注意。

2.3 国内慢性病患者生命质量研究现状

我国的生命质量研究始于 20 世纪 80 年代中期，到 90 年代末呈现急剧增长的态势，与国外生命质量研究类似，研究热点也集中在癌症及其他慢性病领域，表 2-8 是查阅中国生物医学文献数据库（CBM）得到的有关生命质量研究文献的情况。

表2-8　CBM查阅的常见慢性病生命质量研究文献数量（截至2014年6月）

慢性病名称	标题中有 QOL*与疾病名称的文章数	摘要中有 QOL 和疾病名称的文章数
高血压	571	6667
冠心病（心绞痛、心肌梗死）	469	4517
脑卒中（脑血管意外、脑出血、脑梗死）	684	9864
糖尿病	783	9379
慢性阻塞性肺疾病（慢阻肺、COPD）	597	3424
慢性肺源性心脏病（肺心病）	28	438
关节炎	160	1800
肾衰竭（尿毒症）	75	1313
前列腺炎、前列腺增生	102	2434
系统性红斑狼疮	62	214
银屑病（牛皮癣）	63	225
精神分裂症（schizophrenia）	634	1426
消化性溃疡（胃溃疡、十二指肠溃疡）	28	347
获得性免疫缺陷综合征（HIV/AIDS）	188	1040
慢性肝炎（chronic hepatitis）	7	60
肺结核（tuberculosis）	78	510
癌症（cancer）	3336	30058

*QOL 包括"生命质量"、"生活质量"或"生存质量"

国内慢性病患者生命质量的研究主要集中在生命质量测定量表的开发、患者生命质量评价及其影响因素分析、干预措施对患者生命质量的影响等方面。孙春玲等（2003）研究表明，我国生命质量的研究遍布全国，在肿瘤、慢性病等方面形成了若干研究热点，但同时也看到研究主要集中在应用层面，理论层面的研究略显不足。

2.3.1 慢性病患者生命质量量表的研制

国内的量表研制包括两个方面，一是引进、翻译国外常用量表，使其在临床研究中得以应用，目前翻译、研制的中文版量表涉及多种慢性病，量表的种类也非常多，成为国内生命质量研究的主要测量工具。

除了翻译、引进国外著名量表外，国内学者也研制了自己的生命质量评价量表，其中前面提到的普适性量表QOLI已得到广泛应用，此外国内学者在特异性量表方面也做了大量工作。如万崇华等（1998）研制的吸毒生命质量测定量表 QOL-DA 成为研究吸毒人员生命质量的主要测定量表。国内学者研制的常见慢性病患者生命质量量表详见以下各章，部分本节没有涉及的慢性病患者特异量表见表2-9。

表2-9　国内学者编制的部分生命质量特异量表

序号	量表名称	文献来源
1	先天性外中耳畸形患者生活质量量表	任媛媛，赵守琴.2010.先天性外中耳畸形患者生活质量量表的编制与检验.中华耳鼻咽喉头颈外科杂志，45（8）：623-627
2	斑秃中医生活质量量表	朱明芳，任群，谭清文，等.2010.建立斑秃中医生活质量量表的初步研究.湖南中医药大学学报，30（9）：149-151
3	病毒性心肌炎患者生活质量量表	郭晓辰，张军平，朱亚萍，等.2012.病毒性心肌炎患者生活质量量表的信度与效度研究.中华中医杂志，27（4）：857-861
4	晚期血吸虫病患者生活质量量表	王浩，徐明星，杨燕，等.2012.晚期血吸虫病患者专用生活质量量表的编制与评价.公共卫生与预防医学，23（5）：30-34
5	慢性化脓性中耳炎生活质量量表（CSOM-QOL）	孙颖慧，赵荣祥.2012.慢性化脓性中耳炎生活质量量表研究.浙江中西医结合杂志，22（2）：149-151
6	乳腺增生病患者生活质量量表	樊英怡，裴晓华，武红莉，等.2013.乳腺增生病患者生活质量量表条目的筛选.中医学报，28（11）：1709-1713
7	眼内填充术后强迫体位患者生活质量量表	章莉莉，王惠琴，董佩芳，等.2013.眼内填充术后强迫体位患者生活质量量表的研制.护理与康复，12（2）：105-109
8	湿疹患者生活质量量表	朱武，李湘辉，蔡太生，等.2009.湿疹患者生活质量量表的编制和考评.中华行为医学与脑科学杂志，18（10）：949-951
9	胆石症手术患者生活质量量表	彭六保，谭重庆，陈千农，等.2007.胆石症手术患者生活质量量表的信度与效度分析.中国临床心理学杂志，15（3）：244-245
10	少年儿童慢性鼻窦炎患者生活质量量表	马晶影，周兵.2006.少年儿童慢性鼻窦炎患者生活质量量表的编制和检验.中国耳鼻咽喉头颈外科，13（12）：821-826
11	双眼先天性白内障儿童生活质量量表	陈伟蓉，叶荷花，邓大明.2007.双眼先天性白内障儿童生活质量量表的制订及评价.中华眼科杂志，43（3）：239-244
12	阻塞性睡眠呼吸暂停低通气综合征生命质量评估表	金晓燕，蔡映云，严瑾，等.2006.阻塞性睡眠呼吸暂停低通气综合征生命质量评估表的制定和检验.中华全科医师杂志，5（3）：150-153
13	强直性脊柱炎患者生存质量测定量表	刘晓玲，邓建，刘凤斌，等.2005.强直性脊柱炎患者生存质量测定量表的制定.广州中医药大学学报，22（4）：315-319

2.3.2 慢性病患者生命质量评价及影响因素分析

任晓晖等（2001）采用SF-36量表对城乡社区438名慢性病患者进行的生命质量测定结果显示，多数慢性病患者的生命质量不同领域得分低于一般人群，以GH受影响最多，RE受影响最少；影响生命质量较大的疾病为精神疾病、传染病、寄生虫病、血液及造血器官疾病等。刘波（2010）对110例慢性咳嗽患者进行了生命质量及影响因素的研究，结果显示患者生命质量受咳嗽相关的症状、治疗、情绪、社会关系等诸多因素的影响,生理功能、心理功能、社会功能领域受影响最大。李淑杏等(2013)采用 SF-36 对 1000 名城市老年人进行了生命质量测定,结果显示慢性病患者的生命质量各领域均较无慢性病者低,脑血管疾病和肿瘤患者的生命质量较其他慢性病患者低。何碧秀等(2002)应用老年人生活质量调查表对 150 名住院的老年慢性病患者的生命质量研究显示,78%的患者生命质量下降,影响生命质量的主要因素为经济收入水平、心理健康、年龄和躯体健康状况。关念红等(2002)测定了 54 名老年慢性病患者的生命质量和日常活动能力,发现老年慢性心身疾病患者的生命质量及日常活动能力均低于其他患者或健康老年人,日常生活能力中的洗澡与生命质量有关。姜宝法等(2003)采用相同的调查表对 691 名社区老年慢性病患者进行的生命质量调查发现,躯体健康状况方面受影响最大,年龄、医疗付费方式、婚姻状况和受教育程度及慢性病种类对生命质量有影响。

2.3.3 干预措施对慢性病患者生命质量的影响研究

李凌江等(2003)采用 WHOQOL-100 对 460 例慢性病患者在治疗前及治疗后 1 年及其 418 名照顾者进行了生命质量的测定,结果显示几乎所有慢性病患者的生命质量都较正常对照差,同时其照顾者的生命质量也受到严重影响;不同慢性病患者及其照顾者在生命质量的多个领域间存在差异;治疗前后患者的生命质量出现两极分化的情况,与治疗结果或病情变化有明显的关系,有效组的生命质量有所改善,而无效组则有所下降。余波杰(2012)采用 SF-36 对社区家庭访视护理的老年慢性病患者进行了生命质量的比较,结果显示实验组生命质量明显提高,在除社会功能领域外的其他领域得分均优于对照组。

2.4 慢性病生命质量研究存在的问题

2.4.1 量表研究中存在的问题

生命质量的测定依赖于测定量表,由于对生命质量概念的理解各不相同,致使不同学者研制的量表千差万别,既有数量众多的普适性量表,对特定疾病还存在大量的特异性量表,给临床生命质量研究者选择合适的测定量表造成了一定的困难。Astrid 等(1992)提出了选择量表应该注意的问题,首先需要对量表有大致的了解,如量表的类型(普适性、疾病特异性、领域特异性或条目特异性)、填表方式(自填或访谈),特别要注意量表是否有较好的测量学特性(效度、信度、反应度等);其次要考虑的是选择普适性量表还是特异性量表,普适性量表一般是多领域的综合性量表,可以了解患者的多方面情况,但反应度通常不如特异性量表,如果要在不同疾病间进行比较,普适性量表是明智的选择。特异性量表一般简短,反应度较好,但可能缺少某些可能被影响的领域,并且无法与其他疾病的结果进行比较。所以,如果情况允许,一般建议在研究中同时使用普适性量表和特异性量表,有时也可以增加一些特定领域的量表,如症状评定测定量表(Kellner 等,1973)、心理健康指数(Dupuy 等,1984)、焦虑量表、抑郁量表等,选择具有共性模块加特异模块的量表如 FACIT、QLICD 等可以减少患者的填写负担,而同时具有普适性和特异性量表的功能。最后,要考虑文化背景的影响,目前国内使用的量表绝大多数是引进翻译国外的,在使用前需要了解量表的翻译过程是否遵循标准化程序进行(一些常用量表的网站会提供相关信息)、中文版量表的测量学特性(效度、信度)是否经过证实、量表的使用范围是否与将要进行的研究相吻合。总之,由于研制的目的、理论构想、方法、文化的不同,量表具有不同的特性,研究者在选择量表时,除了考虑量表的测量学特征(是否有较好的信度、效度、反应度等)外,对量表的开发过程也要有大致的了解,以便判断量表的最初研究对象和目的是否符合自己的研究。

在量表研究领域应该进一步规范和统一生命质量的概念及测定内容，以及量表研制的标准化程序；通过跨文化研究方法研制适用于不同文化背景的普适性及特异性量表；以共性模块为基础研制生命质量量表群，为生命质量在不同疾病、不同人群中的比较奠定基础。

2.4.2 自填与代理问题

生命质量的定义决定了其测量需由本人完成，但有时患者本人及临床特点决定了其无法自己完成，如低龄儿童、文盲、失去读写能力等，只能由医务人员或患者亲属及陪同人员完成，自填与代理完成的生命质量间的一致性问题一直存在争议，也一直有学者在进行探索。Sneeuw等（2002）对1991~2000年的23个研究进行了分析，发现患者与代理者间的一致性在中度及以上，生理领域的中位相关在0.60~0.70，心理领域则只有0.5左右，小样本（低于50）研究的一致性较低；代理者通常比患者本人评价的问题更多，但差异不大；认为代理者完成的患者生命质量基本上是准确的，但要注意代理者评价的信度和效度，以及代理者评价的信息偏倚与排除某些患者产生的选择性偏倚的平衡。Theunissen等（1998）调查了1105名8~11岁儿童自己及其父母对其生命质量的评价，结果双方的相关系数为0.44~0.61，ICC 0.39~0.62；双方在某些领域的评价存在差异；影响一致性的因素包括生命质量得分大小、性别、年龄、暂时性疾病和正在看病。

2.4.3 生命质量测定结果的解释

鉴于MID研究仍然处于探索阶段，不同学者采用的方法和标准各不相同，加之量表选择的五花八门，致使MID的结果千差万别，给应用者选择MID造成极大的难度。如何使MID的估计更合理、规范，更符合临床实际及需要，使生命质量的测定对临床研究和实践发挥更大的作用，是生命质量研究者需要考虑的问题。

大量生命质量影响因素的研究表明，慢性病患者的生命质量受人口学特征、疾病特征、治疗、就医环境、满意度、经济地位等多种因素的影响，因此，在临床研究中，不能简单地把患者生命质量的变化完全归因于疾病本身或完全归功于治疗或干预的作用。要研究疾病或治疗对生命质量的影响，需要在设计、资料收集、资料分析等多个环节对混杂因素进行控制，否则在下结论时应该慎重。

2.4.4 其他

以上讨论的慢性病患者生命质量主要集中在传统的领域，如生理、心理、社会功能等，而慢性病对患者及家庭的影响是长期而持续的，对患者的长远生活也可能产生一定的影响，进而影响到患者的生命质量。在慢性病生命质量测定中，是否可以增加一些对患者可能产生长期影响的内容。如Bhatti等（2011）探索了慢性病对患者主要生活变化决定（major life changing decisions，MLCDs）的影响，发现受慢性病影响的重要的生活决定包括：是否要孩子、婚姻满意度与离婚、社会生活、工作、假日、旅行、受教育、生活方式改变、提前退休等，而对患者生命质量的测定一般仅限于最近一段时间，而慢性病对患者的长期影响通常不在生命质量测定范围，作者建议在测定慢性病对患者影响时增加长期影响领域如MLCDs。

（李晓梅）

参 考 文 献

何碧秀，李雪兵，余国龙. 2002. 150名老年慢性病患者的生活质量评估. 中国医师杂志，4（4）：393-395

健康报新闻中心.2013. 我国脑卒中患病率以每年 8.1%速度递增. http：//www.jkb.com.cn/news/ industry News/2014/0519/341602.html

姜宝法，徐涛，孙玉卫，等.2003. 老年慢性患者生活质量现状及其影响因素. 中国心理卫生杂志，17（12）：813

李凌江，杨德森，周亮，等.2003. 世界卫生组织生活质量问卷在慢性疾病患者及家庭照料者中的应用. 中华精神科杂志，36（3）：148-152

李淑杏，陈长香，赵雅宁，等.2013. 城市常见慢性病老年人生存质量调查. 现代预防医学，40（18）：3435-3437

刘波.2010. 慢性咳嗽患者生活质量初步研究及临床价值的探讨. 临床医药实践，19（5B）：618-619

任晓晖，刘朝杰，李宁秀，等. 2001. 用SF-36量表评价慢性病患者的生命质量. 华西医大学报，32（2）：250-253

关念红，张晋碚，易炆琼，等.2002. 老年慢性病患者生活质量指数与日常活动能力的相关性研究. 中国慢性病预防与控制，10（3）：117-119

孙春玲，赖伏虎，黄巧娱.2003. 生存质量的文献计量学分析. 医学信息，16（5）：236-237

万崇华，方积乾，张玉祖，等.1998. 药物成瘾者生存质量测定量表的制定方法. 中国公共卫生，14（1）：59-60

卫生部，等.2012.中国慢性病防治工作规划（2012—2015年）.http：//www.nhfpc.gov.cn/jkj/s5878/ 201205/ 167d45ff9ec7492bb9a4e2a5d283e72c.shtml

余波杰.2012. 社区家庭访视护理对老年慢性病人生活质量的影响研究. 当代医学，18（14）：125-126

中国疾控中心.2013. 我国15岁及以上人群高血压患病率24%. http：//www.chinacdc.cn/mtdx/mxfcrxjbxx/201310/ t20131010_88952.htm

Alonso J，Ferrer M，Gandek B，et al. 2004. Health-related quality of life associated with chronic conditions in eight countries：results from the international quality of life assessment（IQOLA）project. Quality of Life Research，13（2）：283-298

Arne M，Janson C，Janson S，et al. 2009. Physical activity and quality of life in subjects with chronic disease：chronic obstructive pulmonary disease compared with rheumatoid arthritis and diabetes mellitus.Scand J Prim Health Care，27（3）：141-147

Artacho R，Lujano C，Sanchez-Vico AB，et al. 2014. Nutritional status in chronically-ill elderly patients. Is it related toquality of life?J Nutr Health Aging，18（2）：192-197

Békési A1，Török S，Kökönyei G，et al. 2011. Health-related quality of life changes of children and adolescents withchronic disease after participation in therapeutic recreation camping program.Health Qual Life Outcomes，9（7）；9：43

Bhatti Z，Salek MS，Finlay AY. 2011. Chronic diseases influence major life changing decisions：a new domain in quality of life research. J R Soc Med，104（6）：241-250

Brovold T，Skelton DA，Bergland A. 2013. Older adults recently discharged from the hospital：effect of aerobic interval exercise on health-related quality of life，physical fitness，and physical activity.J Am Geriatr Soc，61（9）：1580-1585

Canaway R，Manderson L. 2013. Quality of life，perceptions of health and illness，and complementary therapy use among people with type 2 diabetes and cardiovascular disease.J Altern Complement Med，19（11）：882-890

Cardin F，Ambrosio F，Amodio P，et al. 2012.Quality of life and depression in a cohort of female patients with chronic disease.BMC Surg，12（22）：2112

Carr-Hill RA，Kind P. 1989. The Nottingham health profile. Soc Sci Med，28（8）：885

Cella D，Eton DT，Fairclough DL，et al. 2002. What is a clinically meaningful change on the functional assessment of cancer therapy-lung（FACT-L）questionnaire? Results from eastern cooperative oncology group（ECOG）study 5592.J Clin Epidemiol，55（3）：285-295

Cohen J. 1988. Statistical power analysis for the behavioral sciences.2rd. Hillsdale，NJ：Lawrence Erlbaum Associates. 25

Coons SJ，Rao S，Dorothy L，et al. 2000.A comparative review of generic quality-of-life instrument.Pharmacoeconomics，17（1）：13-35

Dupuy HJ. 1984. The psychological general well-being（PGWB）index. In：WengerNK，Mattson ME，Furberg CD，et al, eds. Assessment of quality of life inclinical trials ofcardiovascular therapy. New York：Le Jacq. 170-183

Feldman DE，Lévesque JF，Lemieux V，et al. 2012.Primary healthcare organization and quality-of-life outcomes for persons with chronic disease.Healthc Policy，7（3）：59-72

Forjuoh SN，Ory MG，Jiang L，et al. 2014. Impact of chronic disease self-management programs on type 2 diabetes management in primary care.World J Diabetes，5（3）：407-414

Franzén-Dahlin A，Karlsson MR，Mejhert M，et al. 2010.Quality of life in chronic disease：a comparison between patients with heart failure and patients with aphasia after stroke.J Clin Nurs，19（13-14）：1855-1860

Hays RD，Sherbourne CD，Mazel RM.1995. User's manual for the medical outcomes study（MOS）core measures of health-related quality of life. RAND

Hermann BP，Vickrey B，Hays RD，et al. 1996. A comparison of health-related quality of life in patients with epilepsy，diabetes and multiple sclerosis.Epilepsy Res，25（2）：113-118

Jenkinson C，Fitzpatrick R，Argyle M.1988. The Nottingham health profile：an analysis of its sensitivity in differentiating illness groups. Soc Sci Med，27（12）：1411-1414

Johnston BC，Thorlund K，Schünemann HJ，et al. 2010. Improving the interpretation of quality of life evidence in meta-analyses：the application of minimal important difference units.Health Qual Life Outcomes，8（1）：116

Joseph C，Nichols S. 2007. Patient satisfaction and quality of life among persons attending chronic disease clinics in South Trinidad，West Indies.West Indian Med J，56（2）：108-114

Kellner R，Sheffield BF.1973. A self-rating scale of distress. Psychol Med，3（1）：88-100

Kepka S, Baumann C, Anota A, et al. 2013. The relationship between traits optimism and anxiety and health-related quality of life in patients hospitalized for chronic diseases: data from the SATISQOL study.Health Qual Life Outcomes, 11（1）: 134

Kilian R, Matschinger H, Angermeyer MC. 2001. The impact of chronic illness on subjective quality of life: a comparison between general population and hospital inpatients with somatic and psychiatric diseases. Clinical Psychology & Psychotherapy, 8（3）: 206-213

Landorf KB, Radford JA, Hudson S. 2010. Minimal important difference（MID）of two commonly used outcome measures for foot problems.J Foot Ankle Res, 3（1）: 7

Lima MG, Barros MB, César CL, et al. 2009.Impact of chronic disease on quality of life among the elderly in the state of São Paulo, Brazil: a population-based study. Rev Panam Salud Publica, 25（4）: 314-321

MacKenzie CR, Charlson ME, DiGioia D, et al. 1986. Can the sickness impact profile measure change? An example of scale assessment.J Chronic Dis, 39（6）: 429-438

Manocchia M, Keller S, Ware JE. 2001. Sleep problems, health-related quality of life, work functioning and health care utilization among the chronically ill. Quality of Life Research, 10（4）: 331-345

McHorney C, Tarlov A. 1995. Individual-patient monitoring inclinical practice: are available health status surveys adequate?Qual Life Res, 4（4）: 293-307

Mielck A, Reitmeir P, Vogelmann M, et al. 2013. Impact of educational level on health-related quality of life（HRQL）: results from Germany based on the EuroQol 5D（EQ-5D）.Eur J Public Health, 23（1）: 45-49

Mielck A, Vogelmann M, Leidl R. 2014. Health-related quality of life and socioeconomic status: inequalities among adults with a chronic disease.Health Qual Life Outcomes, 12（1）: 58

Najafi M, Sheikhvatan M, Montazeri A, et al. 2009. Reliability of World Health Organization's quality of life-BREF versus short form 36 health survey questionnaire for assessment of quality of life in patients with coronary artery disease.Journal of Cardiovascular Medicine, 10（4）: 316-321

Norman G, Stratford P, Regehr G. 1997.Methodological problemsin the retrospective computation of responsiveness tochange: The lessons of Cronbach. J Clin Epidemiol, 50（8）: 869-879

O'Connell K, Skevington S, Saxena S, et al. 2003. Preliminary development of the World Health Organsiation's Quality of Life HIV instrument（WHOQOL-HIV）: analysis of the pilot version. Soc Sci Med, 57（7）: 1259-1275

Parker SL, Godil SS, Shau DN, et al. 2013.Assessment of the minimum clinically important difference in pain, disability, and quality of life after anterior cervical discectomy and fusion: clinical article.J Neurosurg Spine, 18（2）: 154-160

Patel AA, Donegan D, Albert T. 2007. The 36-item short form. J Am Acad Orthop Surg, 15（2）: 126-134

Poole JL1, Cordova JS, Sibbitt WL Jr, et al. 2010.Quality of life in American Indian women with arthritis or diabetes.Am J Occup Ther, 64（3）: 496-505.

RAND Coporation.2009. http: //www.rand.org/health/surveys_tools/mos/mos_core_36item.html

Redelmeier DA, Guyatt GH, Goldstein RS, 1996. Assessing the minimal important difference in symptoms: a comparison of two techniques.J Clin Epidemiol, 49（11）: 1215-1219

Smith ML, Cho J, Salazar CI, et al. 2013. Changes in quality of life indicators among chronic disease self-management program participants: an examination by race and ethnicity.Ethn Dis, 23（2）: 182-188

Steward AL, Hays RD, Ware JE.1988. The MOS short-form general health survey: reliability and validity in a patient population. Medical Care, 26（7）: 724-735

Sullivan M, Ahlmen M, Bjelle A, et al. 1993. Health status assessment in rheumatoid arthritis. Ⅱ. Evaluation of a modified shorter sickness impact profile. J Rheumatol, 20（9）: 1500-1507

Swigris JJ, Brown KK, Behr J, et al. 2010. The SF-36 and SGRQ: validity and first look at minimum importantdifferences in IPF.Respir Med, 104（2）: 296-304

Theunissen NC, Vogels TG, Koopman HM, et al. 1998. The proxy problem: child report versus parent report in health-related quality of life research. Qual Life Res, 7（5）: 387-397

Thwin SS, Hermes E, Lew R, et al. 2013.Assessment of the minimum clinically important difference in quality of life in schizophrenia measured by the quality of well-being scale and disease-specific measures.Psychiatry Res, 209（3）: 291-296

Van Straten A, de Haan RJ, Limburg M, et al. 1997.A stroke-adapted 30-item version of the sickness impact profile to assess quality of life（SA-SIP30）.Stroke, 28（11）: 2155-2161

Van Walraven C, Mahon JL, Moher D, et al. 1999.Surveying physicians to determine the minimal important difference: implications for sample-size calculation.J Clin Epidemiol, 52（8）: 717-723

Ware JE, Kosinski M, Keller S.1994. SF-36 physical and mental health summary scales: a user's manual. MA: The Health Institute, New EnglandMedical Center

WHOQOL SRPB Group. 2006. A cross-cultural study of spirituality, religion, and personal beliefs as components of quality of life. Soc Sci Med, 62（6）1486-1497

World Health Organization. 2013. Global action plan for prevention and control of noncommunicable diseases. 2013-2020

Zhong N, Wang C, Yao W, et al.2007. Prevalence of chronicobstructive pulmonary disease in China: a large, population-basedsurvey. Am J Respir Crit Care Med, 176: 753-760

第3章 慢性病患者生命质量测定量表体系研制

要对慢性病患者的生命质量进行测定，就需要有针对不同疾病的生命质量测定特异量表。鉴于生命质量具有强烈的文化依赖性，尽管国外已开发出大量的测定量表，但国外的量表很多方面不适合中国文化，如国外对宗教信仰、个人隐私、性生活等都远较国人重视，而对国人比较看重的饮食文化、（纵向）家庭亲情和工作稳定等则不那么看重。因此，必须研制出具有中国文化特色的、适合中国国情的测定量表。

如果每一种疾病都开发一个测定量表，不仅浪费了大量的研究工作，而且开发出来的量表没有系统性和连贯性，也无法反映各种患者之间共同的属性。因此，采取"体系式"研制成为一种很好的选择。

本章从量表的基本知识入手，着重介绍慢性病患者生命质量测定量表体系的研制方法。

3.1 量表及其研制方法

3.1.1 量表的概念

关于量表一词，使用上有些混乱，有的称为测定工具（instrument），有的称为问卷（questionnaire），有的称为调查表（survey table）等。笔者认为这些称谓范围均较广。生命质量测定所用的表格是经过精心设计、经过条目分析和反应尺度定位等一系列过程选择条目，并按一定格式编排形成的。其每个条目的选项均在一定的反映尺度上表述出来，因而可按事先确定的标准记分来量化处理。因此，还是称为测定量表（scale）为好。"Scale"一词在英文中尚有"尺度"的意思，正好体现了量表的主要特点。

此外，有些人将仅测量生命质量某一部分的表格也称为量表。比如，测量躯体功能部分的称为躯体功能量表，测量共性部分的称为共性量表等。笔者认为，在不至于引起混淆的情况下也未尝不可，但为明确起见，还是将仅测部分者称为模块为好，如共性模块等。

3.1.2 量表的构成

根据测定的对象和目的不同，生命质量测定量表的构成略异，但一般均含下面的一些基本元素和层次。

1. 条目（item） 条目是量表的最基本构成元素，是不能再分割的最小构成单位。所有备选的有关条目的集合称为条目池（item pool 或 item bank）。一个量表的好坏在很大程度上取决于条目的选择。根据条目的性质和形式可分为不同的条目，其中主要有线性条目和等级条目。前者回答在有一定刻度（如0~10）的线段上划记选择，其选择项为整个线段；后者回答在等距离的一些程度语词（选择项）间选择。如很差、差、中等、好、很好。这由 Likert 于 1932 年所创立，故常称为 Likert 法，形式有3点法、5点法和7点法，但以5点法最为常用。

2. 侧面（facet） 侧面也称小方面，由若干反映同一特征的条目构成。如反映负性情感的一些条目（抑郁、焦虑、绝望等）构成负性情感侧面。

3. 领域（domain） 也称为方面或子量表，指生命质量中一个较大的功能部分，由若干相关的相对密切的侧面构成，如心理功能领域、社会功能领域等。

4. 总量表（overall scale） 由若干领域构成的一个完整的量表。以往的分析，常在总量表的层次上进行，即计算量表总分，但现在趋于分析各领域、侧面甚至条目得分，是否计算量表总分视不同量表定，如 FACT 系列量表中计算总分，但 QLQ 系列量表中不计算总分。

3.1.3 量表的研制方法

总的说来，量表开发主要有两种途径（详见 3.3 和 3.4 节），一是利用已有量表研制中文版本的量表。即根据已有的语言版本，按照一套严格的量表翻译程序形成新的所需语言版本（如中文版本）。其方法步骤主要包括翻译及回译（translation and back-translation）、文化调适（culture adaptation）和等价性考察。其中等价性考察一般从概念等价性（conceptual equivalence）、语义等价性（semantic equivalence）、技术等价性（technical equivalence）和标量等价性（scalar/metric equivalence）四个方面进行评价。由于历史的原因，已经出现了大量的英文量表，有些还非常著名，应用较广，因此利用国外量表来制订相应中国版本的量表不失为一捷径。目前国内应用中的大量量表就是采取这种方式开发的，如 SF-36 中文版、WHOQOL-100 中文版等。

另一个途径就是直接独立地开发量表，即根据量表开发的一套程序和方法，独立地研制自己国家或文化的量表。其方法步骤主要包括：明确研究对象及目的、设立研究工作组、测定概念的定义及分解、提出量表条目形成条目池、确定条目的形式及回答选项、指标分析及筛选、预调查及量表考评、修改完善。

3.2 量表体系及其研制方法

3.2.1 量表体系的概念

前面介绍了量表研制中的两种主要方法或途径，据此可一一开发出不同疾病的特异性测定量表。但如果均这样开发量表，则存在以下主要问题。

（1）量表研究者各自为政，导致同一病种出现多个量表，如报道的关节炎测定量表就达 17 个之多，使应用量表的学者在众多的量表面前束手无措，无所适从，严重阻碍了该领域相关研究的进一步开展。

（2）对每一种疾病都开发独立的测定量表，不仅浪费了大量的研究工作，而且开发出来的量表没有系统性和连贯性，也无法反映各种患者之间共同的生命质量变化情况。此外，由于疾病数以万计，每种疾病都单独开发一个量表势必出现大量的量表，造成研究和应用上的极大麻烦，既不现实，也无必要。

鉴于同一类疾病（如癌症）常具有很多共同的地方，其间的各个具体病种则具有自己的特殊性。因此，目前的一个量表开发趋势就是对具有共同属性的一大类人群或疾病开发一个共性量表或共性模块，再针对具体的人群或病种制订一个较短的特异性模块。这样，只需制订一个共性模块，外加不同疾病的简短模块即可构成针对性较强的特异性量表，具有事半功倍之效。欧洲癌症研究治疗组织 EORTC（European Organization for Research and Treatment of Cancer）开发的 QLQ 量表系列和美国结局、研究与教育中心 CORE（Center on Outcomes, Research and Education）开发的癌症治疗功能评价系统 FACT（functional assessment of cancer therapy）量表系列均采用这种开发方法。

这种为了某方面的测定目的，而按照共同的理念和方法开发的具有内部连贯性的一系列量表的集合称为生命质量测定量表体系。显然，量表体系这个概念是相对的，可大可小。比如，所有消化系统疾病的量表可以构成一个体系,所有慢性病的量表也可以构成一个体系。本节主要指用于慢性病(不含癌症)患者的生命质量测定的量表体系。

3.2.2 量表体系的研制方法

鉴于量表体系的关联性,首先要研制具有共同属性的一大类人群或疾病均能使用的共性量表或共性模块,再针对具体的人群或病种制订一个较短的特异性模块,这样一一开发下去就可构成一个测定量表体系。欧洲癌症研究治疗组织 EORTC 开发的 QLQ 量表系列和美国结局研究与教育中心 CORE 开发的 FACT 量表系列及笔者研制的 QLICD 量表系列均采用这种开发方法。

美国 CORE 研制出的 FACT 是由一个测量癌症患者生命质量共性部分的共性模块(FACT-G)和一些特定癌症的子量表(特异模块)构成的量表群。第四版的 FACT-G 由 27 个条目构成,包括躯体状况(7 条)、社会/家庭状况(7 条)、情感状况(6 条)和功能状况(7 条)四个部分。特定癌症的量表由共性模块加各自的特异模块(称为附加关注)构成,如乳腺癌患者的生命质量测定量表 FACT-B 就是由 FACT-G 和 9 个针对乳腺癌的特异条目构成,肺癌的特异量表 FACT-L 由 FACT-G 和 13 个针对肺癌的特异条目构成。为了可推广应用于慢性病或患病状态,CORE 在 FACT 系列的基础上增加了一些针对某些慢性病和症状的特异模块(如 HIV 感染、帕金森病),并将 FACT 改名为慢性病治疗功能评价系统(functional assessment of chronic illness therapy,FACIT)。

尽管国外已开发出大量的测定量表,但生命质量的测定深深扎根于本民族的文化土壤中的,带有明显的文化烙印,国外的量表不能翻译过来就直接使用,必须尽快地建立我国自己的生命质量评价量表体系,开发出具有中国文化特色的、适合中国国情的慢性病测定量表体系。为此,笔者在借鉴慢性病现有量表的基础上,以共性模块与特异性模块结合的方式,系统、独立地开发我国慢性病患者生命质量测定量表体系(quality of life instruments for chronic diseases,QLICD)。主要以呼吸、消化和心血管三个系统的主要或常见的 7~10 种慢性非传染性疾病为对象,以共性和特异性模块结合的方式研究其生命质量测定量表,开发出包括呼吸系统疾病(慢性支气管炎、哮喘、肺心病等)、消化系统疾病(慢性胃炎、消化性溃疡、肠易激综合征)和心血管疾病(高血压、冠心病等)等常见或严重的慢性非传染性疾病的测定量表。随后再完成其他系统疾病的生命质量测定量表,以便形成一个完整的量表体系。具体研制技术路线见图 3-1。

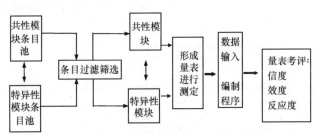

图 3-1 慢性病患者生命质量测定量表体系 QLICD 研制方法

量表体系开发的关键是共性模块的开发。只要有了共性模块,采用类似的方式可开发出各病种的特异模块,从而构成一个特异量表。多个特异量表就构成了一个量表体系。

3.3 FACIT 系列中文版的研制

为了推广 FACIT 的使用,美国的 CORE 主持研制了很多语言版本的 FACIT,本节简要介绍 FACIT 系列中文版的研制方法。

3.3.1 研制的方法步骤

1. 翻译及回译（translation and back-translation） 形成一个翻译小组来负责翻译及回译。小组中有熟练掌握中西两种语言的中国人和外国人。步骤是：翻译组将量表翻译成中文，然后让回译组（未看过原版量表）将中文翻译为英文。研究者与原版进行比较，找出差距较大的地方，然后对中译本进行适当修改，再进行回译并与原本比较，如此反复直到回译本尽可能接近原本。

2. 文化调适（culture adaptation） 对某些条目进行适当的修订使之适合中国文化的特殊性，这称为文化调适。比如，对性生活条目的委婉问法等。该过程通常采用小范围（15例）的访谈和（或）预调查来完成。

3. 量表考察 汉化的量表除进行一般的信度、效度和反应度等的考察外，还要对以下四个等价性进行察：①概念等价性（conceptual equivalence），指所测概念在不同文化背景下等同；②语义等价性（semantic equivalence），指评价的具体条目反应的内容在内涵和外延上的等价；③技术等价性（technical equivalence），指测量的方式、具体实施过程及语言的等价；④标量等价性（scalar/metric equivalence），指修订的量表与原量表具有可比的信度、效度和反应度。

量表的考察与评价是一个长期的过程，一般通过预调查、正式调查、应用等多个阶段来进行不断的评价。

整个研制过程可图示如下（图 3-2）。

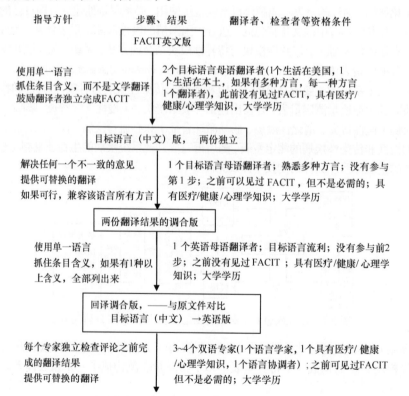

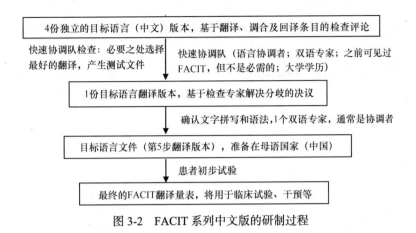

图 3-2 FACIT 系列中文版的研制过程

3.3.2 量表的考评

按照上述方法，可——得到 FACIT 系列的各个量表的中文版，实际应用后即可进行效果考察。其考评的方法与 QLICD 各个量表的考评一致，这里从略。

3.4 QLICD 体系第一版的研制

前已述及，在慢性病方面已有美国的 FACIT 系列量表。尽管可以按照严格的翻译程序制定西方量表的中文版本，但是由于中西方文化存在差异，而生命质量又有较强的文化依赖性，由于原量表的"先天不足"，其中文版也很难完全反映中国文化和特色，很有必要开发适合中国人群的量表体系。

为此，笔者在 2003～2008 年研制了第一版本的中国慢性病患者生命质量测定量表体系 QLICD（V1.0）（quality of life instruments for chronic diseases）。该体系是由一个测量慢性病患者生命质量共性部分的一般量表（也称共性模块，generic module）QLICD-GM 和一些特定慢性疾病的特异条目（特异模块，specific module）构成的量表群。如高血压量表 QLICD-HY（quality of life instruments for chronic disease- hypertension）就是由 QLICD-GM 加上由 17 个针对高血压患者的特异条目组成的高血压特异模块构成，专门用于高血压患者的生命质量测定。

其中，QLICD-GM 在整个体系中起着关键作用，各种慢性病的生命质量测定均需使用，既可以与各特异模块结合使用，也可以单独使用测定各种慢性病生命质量的共性部分。为此，经过量表构造（scale construction）、条目生成（item generation）、条目删减（item reduction）和量表评价（psychometric evaluation）等多个过程，首先研制出了含 30 个条目的第一版 QLICD-GM（V1.0）。同时开发出了高血压、冠心病、慢性胃炎、消化性溃疡、肠易激综合征、慢性阻塞性肺病、肺源性心脏病和支气管哮喘 8 个特异模块，初步形成了第一版本的慢性病患者生命质量测定量表体系（万崇华，2005，2007；杨瑞雪，2007a，2007b，2008；杨铮，2007；王国辉，2009；高丽，2008，2009，2010；田建军，2010），在此基础上，2007～2009 年又开发了糖尿病量表（罗娜，2012）。其构成及其测量学特性详见表 3-1～表 3-4（万崇华，2009）。

可见，除了个别量表的个别方面外，该体系中已经开发的 9 个量表均具有较好的测量学特性，而且覆盖了最常见的疾病，可用于慢性病的治疗或干预措施评价，基本上能满足临床上的测评需求。对于还没有特异量表的疾病，可以利用共性模块 QLICD-GM（类似于普适性的 SF-36，但更适合于慢性病患者）来进行测评。

表3-1　慢性病患者生命质量测定量表体系QLICD（V1.0）各量表的构成情况

量表名称	量表代码	条目数	侧面数*	侧面组成*
慢性病患者生命质量测定量表体系共性模块	QLICD-GM	30	10	独立性、食欲睡眠、躯体症状、认知、焦虑、抑郁、自我意识、社会支持、社会影响、性活动
慢性病患者生命质量测定量表体系之高血压量表	QLICD - HY	47	13	症状、药物作用、心理生活影响
慢性病患者生命质量测定量表体系之冠心病量表	QLICD - CHD	46	13	症状、药物作用、心理生活影响
慢性病患者生命质量测定量表体系之慢性胃炎量表	QLICD-CG	44	15	上腹不适、反酸、恶心、烧心感、心理生活影响
慢性病患者生命质量测定量表体系之消化性溃疡量表	QLICD-PU	44	16	上腹疼痛、反酸流涎、嗳气、腹胀、大便情况、心理生活影响
慢性病患者生命质量测定量表体系之肠易激综合征量表	QLICD-IBS	45	13	腹部胀痛、大便情况、心理生活影响
慢性病患者生命质量测定量表体系慢性阻塞性肺疾病量表	QLICD- COPD	45	14	咳嗽、咳痰、肺功能不全、氧疗和社会心理影响
慢性病患者生命质量测定量表体系之肺源性心脏病量表	QLICD-CPHD	51	16	咳嗽咳痰、肺功能不全、心力衰竭、肺性脑病、经常吸氧、担心感染
慢性病患者生命质量测定量表体系之支气管哮喘量表	QLICD-BA	47	14	哮喘症状、活动受限、气雾剂治疗、特殊心理
慢性病患者生命质量测定量表体系之糖尿病量表	QLICD-DM	48	14	特异症状、并发症症状、疾病相关心理、治疗相关心理

*各疾病特异量表还包括共性模块中的 10 个侧面

表3-2　慢性病患者生命质量测定量表体系QLICD（V1.0）各量表信度比较

量表代码	内部一致性（克朗巴赫系数 α）				重测信度（重测相关系数 r）			
	各领域该系数范围	共性模块	特异模块	整个量表	各领域该系数范围	共性模块	特异模块	整个量表
QLICD-GM	0.37～0.88	0.91	□	0.91	0.76～0.84	0.77	□	0.77
QLICD - HY	0.66～0.88	0.87	0.79	0.90	0.80～0.91	0.89	0.75	0.86
QLICD - CHD	0.64～0.91	0.88	0.80	0.91	0.87～0.90	0.91	0.74	0.88
QLICD-CG	0.68～0.89	0.82	0.80	0.89	0.95～0.99	0.98	0.97	0.98
QLICD-PU	0.63～0.82	0.85	0.61	0.85	0.78～0.94	0.90	0.85	0.93
QLICD-IBS	0.57～0.91	0.90	0.79	0.92	0.98～0.99	0.99	0.99	0.99
QLICD - COPD	0.55～0.86	0.86	0.87	0.92	0.75～0.87	0.84	0.84	0.86
QLICD-CPHD	0.75～0.90	0.90	0.89	0.93	0.92～0.98	0.97	0.98	0.98
QLICD-BA	0.69～0.97	0.96	0.69	0.90	0.54～0.94	0.72	0.54	0.82
QLICD-DM	0.75～0.90				0.75～0.90			

表3-3　慢性病患者生命质量测定量表体系QLICD（V1.0）各量表效度比较

量表代码	结构效度（共性模块）			结构效度（特异模块）			效标效度	
	主成分数	累计方差贡献率（%）	条目与相应主成分的载荷系数范围	主成分数	累计方差贡献率（%）	条目与相应主成分的载荷系数范围	同领域相关系数范围	异领域相关系数范围
QLICD-GM	16	80. 50	0.57～0.92	□	□	□	0.40～0.67	0.28～0.43
QLICD - HY	8	64.21	0.51～0.82	4	49.75	0.51～0.86	0.31～0.64	0.23～0.40
QLICD - CHD	7	66.28	0.61～0.83	4	55.17	0.64～0.85	0.27～0.62	0.25～0.38
QLICD-CG	9	67.97	0.61～0.87	4	56.11	0.60～0.87	0.45～0.65	0.12～0.45

续表

量表代码	结构效度（共性模块）			结构效度（特异模块）			效标效度	
	主成分数	累计方差贡献率（%）	条目与相应主成分的载荷系数范围	主成分数	累计方差贡献率（%）	条目与相应主成分的载荷系数范围	同领域相关系数范围	异领域相关系数范围
QLICD-PU	8	63.90	0.61~0.89	4	52.59	0.69~0.84	0.23~0.70	0.18~0.39
QLICD-IBS	8	68.34	0.62~0.85	4	56.04	0.61~0.80	0.47~0.64	0.13~0.54
QLICD-COPD	10	80.70	0.62~0.92	5	76.50	0.65~0.86	0.44~0.57	0.05~0.45
QLICD-CPHD	□	□	□	6	79.60	0.48~0.89	0.56~0.58	0.06~0.48
QLICD-BA	7	71.32	0.53~0.87	3	70.12	0.55~0.82	0.51~0.85	0.20~0.49
QLICD-DM	□	□	□	4	66.00	0.43~0.83	0.50~0.66	0.26~0.59

□未分析

表3-4 慢性病患者生命质量测定量表体系QLICD（V1.0）各量表反应度比较

	量表代码	躯体功能	心理功能	社会功能	特异模块	共性模块	总量表
治疗前后比较统计学差异	QLICD-GM	√	√	×	□	√	√
	QLICD-HY	√	√	×	√	√	√
	QLICD-CHD	√	√	×	√	√	√
	QLICD-CG	√	√	√	√	√	√
	QLICD-PU	√	√	√	√	√	√
	QLICD-IBS	√	√	√	√	√	√
	QLICD-COPD	√	×	×	√	√	√
	QLICD-CPHD	√	√	×	√	√	√
	QLICD-BA	√	√	√	√	√	√
	QLICD-DM	√	√	√	√	√	√
SRM	QLICD-GM	0.68	0.58	0.03	—	0.70	0.70
	QLICD-HY	0.52	0.28	0.07	0.62	0.34	0.56
	QLICD-CHD	0.40	0.31	0.01	0.70	0.32	0.54
	QLICD-CG	1.15	1.00	0.78	1.79	1.25	1.62
	QLICD-PU	0.80	0.76	0.39	1.21	0.86	1.10
	QLICD-IBS	0.91	0.79	0.89	1.12	0.99	1.13
	QLICD-COPD	0.32	0.13	0.00	0.45	0.18	0.32
	QLICD-CPHD	0.41	0.28	0.19	0.54	0.36	0.51
	QLICD-BA	1.39	0.97	0.61	1.54	1.31	1.58
	QLICD-DM	0.69	0.70	0.34	0.99	—	1.09

√有统计学意义（$P<0.05$）；×无统计学意义（$P>0.05$）

整个体系中的量表均为自评式量表，要求被测者有一定的文化程度，而且在单独、安静的环境下填写量表。如果是治疗方法、药物效果评价等应用性研究，一般应采用随机对照设计，并进行纵向测定（至少治疗前后各测定一次）。得到患者同意后，调查者进行解释说明并将量表发给患者填写。等待患者完成量表后收回并仔细查看有无漏项，如有漏项，提醒被试者及时补齐，若仍拒绝填写则作为缺省值并力图问清和记录原因。使用者可以根据自己的需要设计一个封面，包含由患者自己填写的年龄、性别、职业、文化程度、家庭经济情况等和由医生或调查者填写的患者的临床类型、临床分期、所采用的治疗方法等基本情况。

研制者希望该量表体系对中国的生命质量研究有一定的推动作用，量表免费提供给国内的研究者使用，只要与研制者签订一份使用协议，就可以获得量表及使用方法。研究者还开发了用于评价量表信度、效度、反应度的 SPSS 计算机程序，可以帮助使用者进行数据分析工作。

下面主要报道共性模块的研制，其特异模块的研制与此类似（参见后续各章）。

3.4.1 QLICD-GM（V1.0）的研制

根据量表开发的一套程序和方法，研制我国的慢性病患者生命质量测定量表体系共性模块（万崇华，2005，2007；潘海燕，2012a，2012b），具体方法及步骤如下。

1. 明确研究对象及目的 该研究目的是研制慢性病生命质量测定量表体系的共性模块，因而其研究对象为到综合性医院就诊并确诊的具备一定读写能力的慢性病患者。

2. 设立研究工作组 由于整个研究项目的过程与目的是研制与考评慢性病生命质量测定量表体系，因而研究工作组由议题小组和核心小组（nominal group and focus group）两部分组成。议题小组 16 人，主要负责条目提出，其构成为临床医生 5 人（含循环系统 1 人，消化系统 3 人，呼吸系统 1 人）、生命质量研究学者 4 人、统计学者 2 人、精神心理学方面 2 人、社会学方面的专家 2 人、流行病学学者 1 人。核心小组 10 人（与议题小组有重叠），主要负责组织条目提出、研讨和筛选，其构成为临床医生 3 人（上述三个系统各 1 人），生命质量研究学者 2 人，统计学者 2 人，精神心理学、社会学、流行病学方面各 1 人。

共性模块研制中，召开了 2 次议题小组专门会议和 4 次核心小组会议，反复讨论，不断修改完善量表。

3. 测定概念的定义与分解 核心小组根据 WHO（1993 年）生命质量的概念及其构成，并参考 Ferrell（1995）、Bonomi（2000）及 Aaronson 等（1991）对健康相关生命质量（health related quality of life）的理解来确定生命质量共性模块应包括的内容与构成部分。WHO 的生命质量概念包括六大方面：①身体功能；②心理状况；③独立能力；④社会关系；⑤生活环境；⑥宗教信仰与精神寄托。Ferrell（1995）认为包括四维结构：①身体健康状况（含各种生理功能活动有无限制、休息与睡眠是否正常等）；②心理健康状况（含智力、情绪、紧张刺激等）；③社会健康状况（含社会交往和社会活动、家庭关系、社会地位等）；④精神健康状况（含对生命价值的认识、宗教信仰和精神文化等）。Bonomi 认为 HRQoL 评价不仅包括特定症状或现象的发生或承受特定症状或现象的能力，而且包括对该领域的关心和满意度。Aaronson 认为应该包括六个方面：①疾病症状和治疗毒副作用；②功能状态；③心理对不幸的承受能力；④社交活动；⑤性行为和体形；⑥对医疗的满意程度。

考虑到针对疾病及临床应用，笔者提出的生命质量理论框架包括躯体功能（包括独立性、睡眠、食欲、精力）、心理功能（包括认知、情绪、自我意识、应对方式）、社会功能（包括工作、家庭、业余活动、人际关系、社会支持、经济状况）和特异模块（疾病症状与治疗不良反应等）四个维度（领域），其中共性模块含前三个领域。

4. 提出量表条目池并进行定性定量精简 议题小组成员根据上述内容，通过复习文献、阅读和心理学、社会学、慢性病相关的书籍和借鉴一些成熟的普适性量表，分别独立地围绕上述领域和侧面提出对慢性病患者生命质量较为重要的备选条目，综合 73 条不重复的条目形成条目池。召开小组会议对这些条目进行逐条目征求意见和认真讨论，删除了一些意义相对不太重要、修改了难以理解或表述不恰当的条目，形成含 46 个条目的正式条目池，并编制为调查与访谈表（含重要性评分、条目建议及补充等内容）对不同慢性病患者、医生、护士各 10 人进行问卷调查与访谈，以进一步了解量表条目语气是否委婉、表述有无歧义或不易理解、有无补充等。

调查讨论中发现临床医疗专家条目挑选强调偏重于临床症状、身体功能/一般状况和药物不良反应等方面,而患者和社会科学学者强调从患者自身角度作为出发点考虑条目的挑选。当意见不统一时,研究者以患者的评价结果为基础,并更注重感知的健康状态对患者自我实现潜力的影响及对该领域的关心和满意度为原则挑选条目。结合调查访谈中收回的 86 份问卷的分析,删去了得分<65 分的条目及相关较高的条目中选择比较有代表性的条目,最后形成各方公认的 38 个条目的初步共性模块(表 3-5)。

5. 预调查及条目筛选 条目的评价及筛选需通过实际测定一些慢性病患者的生命质量进行。为此,选定昆明医科大学第一附属医院作为调查点,在医院抽取调查三个系统 8 种疾病 201 人,其中门诊 106 人,住院 95 人,其中 88 人两次测定全部完成。调查者以医生的身份出现,做简单的解释和说明后将上述形成的初步量表发给患者填写,等待其完成后收回并检查有无漏项。

采用以下四种条目筛选方法进行筛选:① 变异度法:计算各条目标准差(各条目量纲相同,直接用标准差反映变异度)并删除小于 1.1 者。② 相关系数法:计算各条目与其维度得分的相关系数,删除相关系数低于 0.5 的条目。③ 因子分析法:删除在各因子上载荷系数小于 0.5 的条目。④ 系统聚类分析法:删除每类中平均 r^2 最小的一个条目。

结果发现变异度法、Pearson 相关系数法、因子分析法及聚类分析法分别选出 31、26、32 和 32 个条目(表 3-5)。根据以上 4 种条目筛选方法,至少 3 种方法选出者为必选条目。综合四种方法保留 30 个条目,删除的条目是 7、18、23、24、26、31、33、37。然后经过核心小组再次讨论,临床专家认为条目 7 对慢性患者生命质量的影响比较明显,应该予以保留,心理学者认为条目 26 是患者自我意识较为重要和常见的方面应予以保留,社会学者和生命质量研究学者认为条目 33 对患者社会功能影响较大,暂时保留。另外,认为条目 4、5 可适当合并为 1 条,如果某些疾病需要细化程度时可以放到疾病特异模块中,条目 10 的表述可进一步完善一些。最后经统计学分析并结合专家意见保留 32 个条目。对选出的 32 个条目重新排序形成含 3 个领域、32 个条目的正式共性模块(测试版),其中,躯体功能维度(PH)10 条,心理功能维度(PS)12 条,社会功能维度(SO)10 条。

表3-5 慢性病生命质量测定量表体系共性模块各条目的筛选结果

编号	条目简述	变异度法	相关系数法	因子分析法	聚类分析法	入选
1	料理日常生活的能力	1.19*	0.605*	0.714*	0.282	*
2	在屋内走动情况	1.00	0.665*	0.762*	0.327*	*
3	走 800 米的情况	1.24*	0.751*	0.856*	0.477*	*
4	爬一层楼梯的情况	1.02	0.695*	0.899*	0.472*	*
5	爬两层以上楼梯的情况	1.29*	0.755*	0.847*	0.463*	*
6	慢跑的能力	1.43*	0.289	0.789*	单独	*
7	依赖医药程度	1.36*	0.414	0.702*	0.031	
8	对做日常生活能力的满意程度	1.23*	0.666*	0.352	0.077*	*
9	胃口情况	1.26*	0.471	0.717*	0.063*	*
10	睡眠情况	1.29*	0.376	0.576*	0.051*	*
11	疾病对性生活的影响	1.51*	0.476	0.792*	单独	*
12	容易疲乏	1.23*	0.551*	0.766*	0.076*	*
13	疼痛或不适	1.25*	0.339	0.763*	0.064*	*
14	疾病对脑力活动的影响	1.17*	0.601*	0.595*	0.138*	*
15	感到精神痛苦	1.18*	0.720*	0.613*	0.202*	*

续表

编号	条目简述	变异度法	相关系数法	因子分析法	聚类分析法	入选
16	孤独无助	1.03	0.677*	0.639*	0.199*	*
17	悲观失望	1.11*	0.760*	0.655*	0.226*	*
18	生活过得有意义	1.24*	0.334	0.554*	0.031	
19	对疾病的担忧	1.2*	0.655*	0.742*	0.183*	*
20	烦躁或容易发脾气	1.17*	0.574*	0.607*	0.134*	*
21	紧张焦虑	1.16*	0.692*	0.834*	0.218*	*
22	对药物不良反应的担心	1.12*	0.530*	0.600*	0.127*	
23	战胜疾病的信心	1.26*	0.463	0.729*	0.087	
24	自感是家庭的负担	0.98	0.623*	0.400	0.135*	
25	因患病而自卑	0.89	0.678*	0.699*	0.183*	*
26	把事情向好的方面想	1.12*	0.409	0.564*	0.123	
27	自我压抑情绪	1.15*	0.545*	0.613*	0.121*	*
28	乐观地看待自己的疾病	1.14*	0.514*	0.698*	0.132*	
29	疾病或治疗对工作或做事的影响	1.36*	0.602*	0.410	0.071*	*
30	承担相应家庭角色的能力	1.21*	0.534*	0.731*	0.063*	
31	因患病对家人关怀照顾减少	1.24*	0.432	0.485	0.081	
32	和家人的关系	0.92	0.520*	0.647*	0.139*	*
33	疾病对业余活动的影响	1.49*	0.434	0.472	0.046*	
34	家庭在物质上的帮助和支持	1.21*	0.625*	0.757*	0.153*	*
35	家庭在情感上的帮助和支持	1.12*	0.612*	0.845*	0.181*	
36	亲戚朋友的关心和支持	1.29*	0.567*	0.787*	0.181*	
37	医疗技术对疾病的帮助	1.06	0.414	0.635*	0.140*	
38	治疗造成经济问题对生活的影响	1.31*	0.541*	0.357	0.059*	*

*统计方法入选

6. 正式测试及条目再筛选 对含 32 个条目的 QLICD-GM（测试版）通过 7 种慢性病 607 例的生命质量测定对量表进行了评价（万崇华，2005，2007），其中慢性阻塞性肺病 33 例、慢性肺源性心脏病 32 例、消化性溃疡 109 例、慢性胃炎 117 例、肠易激综合征 102 例、高血压 117 例、冠心病 97 例；年龄最大者 92 岁，最小者 16 岁，平均年龄 53 岁，中位年龄为 55 岁。为了考察重测信度，对其中 311 例患者在入院的第二天进行了重测；为了考察反应度，对其中 368 例患者在治疗后即将出院时再次进行测定。结果发现：各领域及总量表的重测信度均在 0.75 以上，分半信度为 0.89，除社会功能外各领域内部一致性信度 α 均在 0.75 以上；各条目与其领域的相关系数较大而与其他领域的相关系数相对较小，因子分析和条目-领域相关性分析显示量表的结构效度与理论构想基本一致，但需要进行调整；方差分析显示，7 种疾病患者治疗前得分没有差异，而治疗后得分则有统计学差异，即不同疾病治疗后对生命质量的改善不完全一样，量表具有一定的判别效度；以 SF-36 相似领域为效标的相关系数为躯体功能 0.67、心理功能 0.59、社会功能 0.42、总体健康状况 0.53；除社会功能领域外，其余领域和总量表均发现治疗前后得分变化有统计学意义，以标准化反应均数（standardized response mean，SRM）作为效应指标，显示除社会功能外，量表各领域及总分呈现中等偏好的反应度（表 3-6）。同时，也发现其结构效度不是非常好，可以进一步进行细化和精简。

表3-6 QLICD-GM（V1.0）测试版的平均得分与测量学特性

领域	治疗前得分 $\bar{x} \pm s$	Crobach's α 系数	重测相关系数	SRM
生理功能	61.92±17.94	0.78	0.84	0.68
心理功能	72.69±17.93	0.88	0.76	0.58
社会功能	59.05±11.60	0.37	0.80	0.03
总量表	65.08±13.06	—	0.77	0.70

在进行多种统计分析并结合最初的理论构想和核心小组讨论的基础上，笔者进一步将其精简为30个条目（删去了PH2，并将SO5与SO7合并为一条），结构上也做了少许调整，将躯体功能领域的PH8（患病或治疗影响您的性生活）及心理功能领域的PS12（能够积极乐观地看待自己的疾病）归入了社会功能领域，从而最终形成含3个领域10个侧面30个条目的QLICD-GM（V1.0）正式版本。其中，生理功能领域（physical domain, PH）含8个条目（新编码为PH1～PH8），3个侧面：独立性（IND）、食欲睡眠（AAS）、躯体症状（PHS）；心理功能领域（psychological domain, PS）含11个条目（新编码为PS1～PS11），4个侧面：认知（REC）、焦虑（ANX）、抑郁（DEP）、自我意识（SEC）；社会功能领域（social domain, SO）含11个条目（新编码为SO1～SO11），3个侧面：社会支持（SSS）、社会影响（SOE）和性活动（SEF）。

7. 较大范围的测试与评价 QLICD-GM（V1.0）正式版本与SF-36量表同时使用，对多种慢性病进行测试和评价，先后进行了620例和1024例的两次评价，进一步确认了量表的结构和特性（万崇华，2005，2007；潘海燕，2012a，2012b）。考评的具体内容与方法详见表3-7，其结果详见3.4.3部分。

表3-7 QLICD-GM量表考评的内容、指标和方法

考评方面	考评指标	考评方法
信度	重测信度	第一次测定和第二次测定领域分和总分配对 t 检验/等效检验、两次领域间得分和总分得分间的相关
	分半信度	总量表或领域内的条目按奇偶顺序分为两半，计算两部分的相关系数
	内部一致性	各领域的克朗巴赫（α）系数
效度	内容效度	根据经验分析
	结构效度	条目–领域相关性、探索性和实证性因子分析（结构方程模型）
	效标效度	SF-36为效标
反应度		治疗前后各领域/侧面分和总分配对 t 检验（同时辅以反应度指标SRM）

其中，标准化反应均数 SRM（standardized response mean）：为治疗前后差值（治疗前–治疗后）均数与差值的标准差的比值：$SRM = \dfrac{\bar{d}}{S_d}$。$\bar{d}$ 为前后差值的均数，S_d 为前后差值的标准差。

整个条目筛选及量表形成过程如图3-3所示。

启动会议（两组均参与）
↓核心小组讲解测定概念的定义与分解，议题小组准备备选条目
备选条目池（73条目）
↓议题小组会议逐条讨论（核心小组列席）
初选条目池（46条目）
↓86份条目重要性评分问卷资料统计分析，核心小组讨论
初步量表（38条目）
↓预调查（201例）及统计分析、核心小组讨论
正式量表（QLICD-GM V1.0测试版），（3个领域，32条目）
↓进一步大范围测试评价、修改完善
正式量表（QLICD-GM V1.0），（3个领域，30条目）

图3-3 整个条目筛选及量表形成过程

3.4.2 QLICD-GM（V1.0）的计分

1. 条目计分 由于 QLICD-GM（V1.0）采取五点等距评分法，依次计为 1、2、3、4、5 分。在量表中有正负性条目之分，正向条目得分越高代表生命质量越好，逆向条目得分越高代表生命质量越差。对正向条目而言，无需进行转换，原始得分即为条目得分，对逆向条目，需对其进行"正向变换"，即用 6 减去原始得分得到条目得分。

用公式表达为：正向条目得分=（0+回答选项数码）；逆向条目得分=（6−回答选项数码）。

QLICD-GM（V1.0）中正向条目有 PH1、PH6、PH7、SO2、SO4、SO5、SO7、SO8、SO10，其余均为逆向条目。

2. 领域、侧面及总量表计分 首先分别计算各领域、侧面、总量表的原始分（raw score，RS），同一领域/侧面的各个条目得分之和构成该领域/侧面的原始分，五个领域得分之和构成了总量表的原始分。

为了便于相互比较，需要将原始分转化为标准得分（standard score，SS），采用的是极差化方法，即 $SS=(RS-min)\times 100/R$。

其中 SS 为标准化分，RS 为原始分，min 为该领域/侧面/总量表得分的最小值，R 为其得分极差，即最大值减去其最小值（R=max−min）。详见表 3-8。

表3-8 QLICD-GM（V1.0）各个领域及其所属侧面的计分方法

领域/侧面	代码	条目数	min	max	RS	SS
生理功能	PHD	8	8	40	IND+AAS+PHS	(RS−8)×100/32
独立性	IND	3	3	15	PH1+PH3+PH4	(RS−3)×100/12
食欲睡眠	AAS	2	2	10	PH6+PH7	(RS−2)×100/8
躯体症状	PHS	3	3	15	PH2+PH5+PH8	(RS−3)×100/12
心理功能	PSD	11	11	55	COG+ANX+DEP+SEC	(RS−11)×100/44
认知	COG	2	2	10	PS1+PS2	(RS−2)×100/8
焦虑	ANX	3	3	15	PS5+PS6+PS7	(RS−3)×100/12
抑郁	DEP	3	3	15	PS3+PS4+PS11	(RS−3)×100/12
自我意识	SEC	3	3	15	PS8+PS9+PS10	(RS−3)×100/12
社会功能	SOD	11	11	55	SSS+SOE+SEF	(RS−11)×100/44
社会支持	SSS	6	6	30	SO2+SO4+SO5+SO7+SO8+SO10	(RS−6)×100/24
社会影响	SOE	4	4	20	SO1+SO3+SO6+SO9	(RS−4)×100/16
性活动	SEF	1	1	5	SO11	(RS−1)×100/4
总量表	CGD	30	30	150	PHD+PSD+SOD	(RS−30)×100/120

实际应用中，如果不需要进一步的深入分析，可以只计算领域得分或量表总分。

3.4.3 QLICD-GM（V1.0）的考评

第一次对该量表的评价共调查了来自于 7 种疾病的 620 例慢性病患者，其中慢性阻塞性肺病 43 例、慢性肺源性心脏病 35 例、消化性溃疡 109 例、慢性胃炎 117 例、肠易激综合征 102 例、高血压 117 例、冠心病 97 例；男性 379 例，女性 241 例；年龄最大者 92 岁，最小者 16 岁，平均年龄 53.4±16.8 岁，中位年龄为 55.0 岁。

第二次对该量表的评价共调查了来自于 8 种疾病的 1024 例慢性病患者，其中高血压 155 例、冠心病 133 例、慢性胃炎 124 例、消化性溃疡 120 例、肠易激综合征 99 例、慢性阻塞性肺病 114 例、慢性肺源性心脏病 120 例、糖尿病 159 例；男性 619 例，女性 405 例；小学 229 例，中学（含中专）509 例，大专以上 263 例；年龄最大者 92 岁，最小者 16 岁，平均年龄 56.7±16.0 岁。

第二次评价除了应用传统的经典测量理论外，重点是采用现代测量理论（项目反应理论、概化理论）来指导量表的评价，结果参见相关文献（潘海燕，2012a，2012b；杨铮，2012a，2012b）。这里以第一次的评价来介绍。

1. 内容效度 该研究在文献复习、学习心理学、社会学等相关知识的基础上，结合我国的实际情况，经过 4 轮讨论和实测，采用 4 种指标筛选方法，从 73 个与生命质量有关的条目中筛选出 30 个条目组成慢性患者生命质量测定量表体系共性模块（QLICD-GM）。该共性模块按照世界卫生组织的健康定义和生命质量的定义及构成设计，覆盖了生命质量的躯体功能、心理和社会功能三个方面，比较全面地反映了生命质量的内涵，层次清晰且语言通俗易懂、内容明确、容易理解和回答。研究制过程遵循了严格的决策程序，按照程序化决策方式，对量表条目的提出、讨论和筛选进行深入反复的论证，对患者进行访谈等，保证了量表的内容效度。

2. 结构效度 最初设想的共性模块理论结构涵盖以下领域和侧面：躯体功能（独立性、饮食和睡眠、疼痛、性功能、精力）、心理功能（情绪、认知、意志、自信）、社会功能（角色、支持、娱乐）。根据最初的理论领域划分，结合再次筛选后的共性模块 30 个条目的探索性因子分析结果和核心小组讨论，提出最终的量表 QLICD-GM（V1.0）结构的理论模型为：量表包括躯体功能、心理功能、社会功能三个领域，其中躯体功能领域包括独立性、食欲睡眠、躯体症状三个侧面，心理功能领域包括认知、焦虑、抑郁、自我意识四个侧面，社会功能领域包括社会支持、社会影响和性功能三个侧面。相关分析和结构方程模型分析均支持了这个理论结构，说明结构效度较好（表 3-9，表 3-10）。

相关分析结果（表 3-9）显示，各条目与其所属领域的相关系数（r）大部分在 0.4 以上（除 SO8 与 SO11 为 0.38 外），尤其与各自侧面的相关均很大，各条目与其所属领域/侧面的相关系数明显大于与其他领域/侧面的相关系数。

表3-9 QLICD-GM（V1.0）各条目与领域及侧面的得分相关系数（$n=620$）

item	IND	AAS	PHS	PHD	COG	ANX	DEP	SEC	PSD	SSS	SOE	SEF	SOD
PH1	**0.76**	0.23	0.26	**0.60**	0.19	0.05	0.06	0.07	0.11	0.23	0.24	0.08	0.32
PH3	**0.91**	0.19	0.44	**0.75**	0.29	0.15	0.15	0.15	0.21	0.11	0.33	0.15	0.30
PH4	**0.89**	0.21	0.48	**0.76**	0.33	0.19	0.20	0.22	0.28	0.10	0.34	0.17	0.30
PH6	0.22	**0.82**	0.26	**0.50**	0.17	0.11	0.09	0.09	0.13	0.22	0.13	0.11	0.26
PH7	0.18	**0.83**	0.32	**0.51**	0.18	0.22	0.16	0.10	0.20	0.15	0.13	0.02	0.19
PH2	0.40	0.28	**0.79**	**0.65**	0.42	0.38	0.28	0.22	0.39	0.02	0.32	0.25	0.25
PH5	0.41	0.23	**0.76**	**0.63**	0.35	0.27	0.25	0.22	0.32	0.03	0.30	0.16	0.23
PH8	0.22	0.30	**0.74**	**0.54**	0.42	0.43	0.17	0.17	0.39	0.11	0.23	0.08	0.23
PS1	0.29	0.17	0.39	0.39	**0.86**	0.41	0.38	0.37	0.58	0.08	0.48	0.17	0.38
PS2	0.27	0.20	0.50	0.43	**0.88**	0.58	0.55	0.44	**0.72**	0.09	0.48	0.16	0.38
PS5	0.16	0.15	0.38	0.30	0.49	**0.84**	0.57	0.49	**0.74**	0.09	0.40	0.17	0.33
PS6	0.11	0.19	0.40	0.30	0.47	**0.84**	0.51	0.42	**0.70**	0.09	0.33	0.10	0.28

续表

item	IND	AAS	PHS	PHD	COG	ANX	DEP	SEC	PSD	SSS	SOE	SEF	SOD
PS7	0.11	0.17	0.39	0.29	0.49	**0.87**	0.57	0.51	**0.75**	0.06	0.37	0.10	0.28
PS3	0.14	0.13	0.29	0.25	0.47	0.49	**0.85**	0.49	**0.70**	0.17	0.37	0.09	0.36
PS4	0.21	0.15	0.34	0.31	0.47	0.63	**0.87**	0.57	**0.78**	0.19	0.40	0.10	0.39
PS11	0.06	0.12	0.25	0.18	0.40	0.51	**0.78**	0.61	**0.71**	0.08	0.37	0.14	0.31
PS8	0.01	0.02	0.10	0.05	0.24	0.35	0.37	**0.70**	**0.50**	0.06	0.24	0.03	0.19
PS9	0.23	0.12	0.25	0.27	0.37	0.38	0.52	**0.79**	**0.62**	0.15	0.45	0.10	0.40
PS10	0.17	0.12	0.27	0.25	0.46	0.57	0.66	**0.81**	**0.76**	0.17	0.47	0.15	0.43
SO2	0.30	0.23	0.11	0.29	0.07	0.03	0.07	0.08	0.07	**0.59**	0.06	0.03	**0.47**
SO4	0.05	0.13	0.00	0.07	0.04	0.05	0.16	0.12	0.12	**0.75**	0.02	0.12	**0.55**
SO5	0.02	0.07	0.10	0.01	0.02	0.00	0.11	0.06	0.05	**0.72**	0.08	0.03	**0.48**
SO7	0.16	0.19	0.16	0.22	0.19	0.20	0.16	0.21	0.23	**0.61**	0.12	0.10	**0.53**
SO8	0.02	0.13	0.01	0.03	0.01	0.04	0.05	0.01	0.04	**0.58**	0.04	0.03	**0.38**
SO10	0.12	0.08	0.05	0.11	0.08	0.04	0.14	0.15	0.12	**0.67**	0.06	0.00	**0.51**
SO1	0.31	0.14	0.31	0.35	0.44	0.32	0.34	0.37	0.43	0.02	**0.81**	0.17	**0.50**
SO3	0.29	0.15	0.31	0.34	0.41	0.32	0.35	0.38	0.43	0.09	**0.69**	0.12	**0.50**
SO6	0.30	0.15	0.28	0.34	0.38	0.32	0.29	0.31	0.39	0.04	**0.75**	0.28	**0.47**
SO9	0.13	0.02	0.19	0.16	0.38	0.28	0.35	0.42	0.42	0.05	**0.65**	0.09	**0.44**
SO11	0.16	0.08	0.21	0.20	0.19	0.15	0.13	0.12	0.18	0.06	0.23	**1.00**	0.38

根据理论模型，应用 LISREL 8.54 结构方程模型分析软件对共性模块进行结构方程模型分析，其拟合优度统计量为：整个结构模型的 χ^2 = 1266.10（$P < 0.0001$），自由度 df=393，近似误差均方根（root mean square error of approximation, RMSEA）= 0.0606，90%的可信区间 RMSEA 90% CI=（0.0569；0.0643），非范拟合指数（non-normed fit index, NNFI）= 0.941，相对拟合指数（comparative fit index, CFI）= 0.947，标准化残差均方根 SRMR = 0.0693，模型信息指数 AIC = 1410.1，CAIC = 1799.397。其条目-侧面-领域的结构及路径系数见表3-10，结构模型见图3-4。

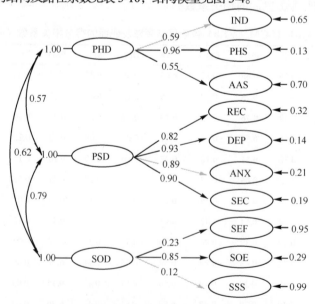

Chi-Square=1266.10, df=393, P=0.00000, RMSEA=0.061

图3-4　共性模块 QLICD-GM（V1.0）结构图

注：图中数据为标准化数据

由此可见，整个模型拟合较好，CFI 和 NNFI 都在 0.90 以上，RMSEA 和 SRMR 均在 0.06 左右，各路径系数在 0.40～0.91。三个领域的 CFI 指数均接近或超过 0.95，各领域结构拟合均较好。

表3-10　QLICD-GM（V1.0）理论结构及其结构方程模型分析结果（n=614）

领域	侧面	条目/路径系数				CFI	Cronbach's α
躯体功能（PHD）	独立性（IND）	PH1/0.53	PH3/0.91	PH4/0.90		0.966	0.777
	食欲睡眠（AAS）	PH6/0.56	PH7/0.64				
	躯体症状（PHS）	PH2/0.7	PH5/0.6	PH8/0.58			
心理功能（PSD）	认知 COG	PS1/0.62	PS2/0.84			0.978	0.892
	焦虑 ANX	PS5/0.77	PS6/0.72	PS7/0.81			
	抑郁 DEP	PS3/0.73	PS4/0.83	PS11/0.66			
	自我意识 SEC	PS8/0.46	PS9/0.63	PS10/0.84			
社会功能（SOD）	社会支持（SSS）	SO2/0.40　SO8/0.45	SO4/0.79　SO10/0.59	SO5/0.68	SO7/0.44	0.946	0.611
	社会影响（SOE）	SO1/0.76	SO3/0.61	SO6/0.68	SO9/0.46		
	性活动（SEF）	SO11/1.00					

3. 效标效度　因为无金标准存在，暂以 SF-36 量表测试结果为效标进行相关分析，结果见表 3-11。QLICD-GM 生理功能、心理功能和社会功能三个领域与 SF-36 量表的躯体功能（physical function）、心理健康（mental health）和社会功能（social function）三个领域的相关系数分别为 0.67、0.58、0.40。就量表总分而言，鉴于 SF-36 量表不计算总分，以其总体健康状况（general health）得分来计算与 QLICD-GM 总分的相关，得相关系数为 0.51。各相关系数经检验均具有统计学意义（$P<0.01$）。

表3-11　QLICD-GM（V1.0）与SF-36各领域间的相关系数（r）

	PF	RP	BP	GH	VT	SF	RE	MH
躯体功能	**0.67**	0.39	0.41	0.43	0.48	0.36	0.35	0.28
心理功能	0.27	0.29	0.33	0.39	0.43	0.43	0.34	**0.58**
社会功能	0.35	0.32	0.29	0.39	0.39	**0.40**	0.28	0.40
总量表	0.52	0.42	0.43	**0.51**	0.55	0.51	0.41	0.55

注：PF 躯体功能，RP 躯体角色，BP 肌体疼痛，GH 一般健康状况，VT 生命力，SF 社会功能，RE 情感角色，MH 心理健康

4. 内部一致性信度　用第一次测定的数据分别计算各个领域的内部一致性信度（克朗巴赫系数 α），结果见表 3-12。可见，从领域层面看，除了社会功能领域内部一致性信度稍小外（r=0.66），其余领域的克朗巴赫系数均较大。

表3-12　QLICD-GM（V1.0）量表信度分析结果

领域/侧面	克朗巴赫系数（α）	重测相关系数（r）
躯体功能（PHD）	0.77	0.85
独立性（IND）	0.82	0.92
食欲睡眠（AAS）	0.52	0.73
躯体症状（PHS）	0.64	0.77
心理功能（PSD）	0.89	0.76
认知（COG）	0.69	0.76

续表

领域/侧面	克朗巴赫系数（α）	重测相关系数（r）
焦虑（ANX）	0.81	0.72
抑郁（DEP）	0.78	0.81
自我意识（SEC）	0.65	0.71
社会功能（SOD）	0.65	0.80
社会支持（SSS）	0.72	0.79
社会影响（SOE）	0.70	0.82
性活动（SEF）	□	0.84
总量表	0.88	0.78

5. 重测信度 用第一二次测定结果计算重测信度（相关系数 r），结果见表 3-12。可以看出，各领域两次测定的重测相关系数均较大，最低的是心理功能领域 0.76；从侧面看也较大，最低的是自我意识 0.71。

6. 反应度 在领域及总量表层面，治疗前后各领域及总分差异均有统计学意义，且 SRM 均在 0.5 以上（社会功能为 0.26）。鉴于社会功能一般在住院期间难以改变或变化不大，可以认为量表能够较为敏感地反应患者住院期间生命质量的变化，具有较好的反应度。

在侧面层面，除了社会影响和性活动外，其余侧面治疗前后差异均有统计学意义，SMR 在 0.17～0.62。详见表 3-13。

表3-13　QLICD-GM（V1.0）反应度的评价结果

领域/侧面	治疗前		治疗后		差值		t	P	SRM
	均数	标准差	均数	标准差	均数	标准差			
生理功能	56.82	19.97	66.80	17.94	−9.98	15.57	−12.60	0.000	0.64
独立功能	66.06	29.15	73.96	25.69	−7.90	20.59	−7.54	0.000	0.38
食欲睡眠	43.30	25.77	53.95	23.42	−10.65	22.87	−9.15	0.000	0.47
躯体症状	56.58	23.41	68.20	19.26	−11.61	19.07	−11.97	0.000	0.61
心理功能	74.11	18.47	81.77	15.98	−7.65	14.22	−10.57	0.000	0.54
认知	65.09	25.49	75.71	22.40	−10.62	21.82	−9.56	0.000	0.49
焦虑	66.95	23.94	80.48	20.07	−13.54	21.91	−12.14	0.000	0.62
抑郁	80.63	21.21	85.73	17.07	−5.09	15.53	−6.44	0.000	0.33
自我意识	80.76	20.09	83.12	17.86	−2.35	14.21	−3.25	0.001	0.17
社会功能	65.03	14.33	67.63	14.13	−2.60	10.03	−5.10	0.000	0.26
社会支持	67.67	19.13	72.57	17.17	−4.90	12.80	−7.52	0.000	0.38
社会影响	61.46	23.21	60.85	23.02	0.62	15.57	0.78	0.438	0.04
性活动	63.47	31.16	65.16	30.53	−1.68	21.71	−1.52	0.128	0.08
总量表	66.17	13.69	72.59	13.46	−6.42	10.36	−12.18	0.000	0.62

3.4.4　几点讨论

1. 关于研制策略 生命质量是一个主观性较强的概念，主要通过研究对象的主观感受及自身评价来测评。一个生命质量的量表研制及考评是一个漫长的过程。该研究的量表编制策略是：以 WHO 对于生命质量的定义为基础，参考国外已有量表的开发经验，采用共性模块与特异模块结合的方式，根据量表开发的一套程序和方法来研制适合我国文化的慢性病患者生命质量测定量表。在量表的研制过程中，笔者参考了公认并应用较为广泛的普适性量表，广泛听取专家和患者的意见，形成了可用于各种慢性病患者的共性模块条目池，保证了量表条目的有效性与全面性。所采用的共性模块和特异模块结合的方式是国际上比较流行的量表开发方式，既可以仅用共性模块实现对各种疾病生命质量的比较，又可以增加特异模块实现对具体疾病的深入分析，保证了量表的针对性和可比性。

2. 关于效度 效度主要通过内容效度、结构效度和效标关联效度三个方面来评价。内容效度一般采取定性评价。结构效度指研究者所构想的量表理论结构与调查（或实验）结果或已经建立的其他结构之间的符合程度。结构效度的分析方法，除了传统的相关分析、因子分析外，也可以采用多特征-多方法（multitrait-multimethod，M-M）矩阵法和结构方程模型分析。尤其是结构方程模型具有综合分析和显示多个变量（包括显变量和隐变量）多层次复杂关系的明显优点（侯杰泰，2004；黄芳铭，2005），因而被广泛用于生命质量测定和教育心理测定的效度分析中。本节先根据理论知识和因子分析等的结果对量表的结构进行精简与调整，从而提出理论模型，最后用结构方程模型进行验证。结果表明经过精简调整后的共性模块既符合理论构想，也支持调查数据的模型拟合，说明量表的结构较为合理。

效标关联效度是说明量表得分与某种外部准则（效标）间的关联程度，用测量得分与效度准则之间的相关系数表示。本节用SF-36量表的测定结果作为效标，鉴于这量表包括很多领域，因此可以通过任意领域间的相关分析来说明聚合效度（convergent validity）和离散效度（divergent validity）。实际上，也可以采用Campbell和Fiske所提出的多特征-多方法（multitrait-multimethod，M-M）矩阵法来分析聚合效度和离散效度。换言之，在两个量表的相关分析中，既可以说明效标效度，也可以说明结构效度。

3. 关于信度 信度大小用信度系数来衡量，目前评价信度的方法较多，有重测信度、等同信度、分半信度、内部一致性信度等。该次调查主要采用重测信度和内部一致性信度（α系数）来评价。其中重测信度除用两次测定间的积矩相关系数外，可辅以配对t检验和等效检验，这样不仅能反映出变化趋势的一致性，而且能反映出两次测定结果间的"接近程度"。一般说来，首先要保证二次间的均数相同（等效），然后再看信度系数的大小，否则就违背了"重测"的本质涵义。需要说明的是，即便t检验发现有统计学意义的差异，也不能认为两次测定间不一致，因为这种假设检验方法是检验严格相等的（差异为0），只要样本含量大（生命质量测定中一般样本含量均较大），一点点差异均会检出有统计学意义。此时，最好用等效检验结果来判断。

至于信度大小的判断，还没有完全公认的标准，一般认为，α至少0.70，重测r应该在0.80以上（Van der Steeg，2004）。

内部一致性除社会功能领域α系数较低外，躯体功能和心理功能领域的比较理想。社会功能领域α系数低可能有两个原因：一是该领域包括的内容较多，如社会支持、社会参与、社会角色、家庭亲情等，因此全部合在一起就显得"不太一致"了。二是可能与性生活归属社会功能及个别条目表述不易理解有关。性生活的质量不仅受社会功能的影响，还受躯体功能、心理功能等因素的影响，目前归属社会功能领域只是说明与该领域相关较大，但是由于它的多因性必然对社会功能领域的内部一致性产生一定影响。另外，一些调查对象对条目中的"家庭角色"一词难以把握可能也会影响。在提出条目的时候就考虑到了这个问题，但家庭角色是社会学方面的一个重要概念，在定义的可操作性方面进行探索时难以找到与之等价的表述。在今后的研究工作中需要进一步完善。

4. 关于反应度 反应度是临床测定工具（量表）的重要特性。其概念、定义及相应的测定方法还有很多争议，Terwee等（2003）综述了25种定义和31种衡量方法。总的说来，它是指测定工具能够反应出所测定的特质在时间上（纵向的）变化的能力。在临床生命质量评价中，主要是指探查治疗前后生命质量得分变化的能力。根据是否采用一个具体的外部评价标准可以分为内部反应度（internal responsiveness）和外部反应度（external responsiveness）。前者没有采用外部标准，而是根据专业知识、经验等（内隐地）认为在一定措施和时间后（如治疗后）已经有了一定的效果，好的量表应该能反应出这种变化。后者采用了一种具体的（外部的）评定方法（如肿瘤大小的变化、生理指标的改变）作为比较的标准。两种反应度的评价方法不完全一致，本节主要介绍内部反应度的评价。外部反应度除了可以用本节的一些指标和方法外，更重要的还要反映与外部标准的关联和比较，因此可用相关、回归等方法来分析。如 Meenan 等（1984）用风湿性关节炎功能量表的得分变化与关节柔韧性和抓握强度的变化的相关分析来评价量表的反应度；Deyo 等（1986）提出了一种接受者操作特征（receiver operating characteristic, ROC）曲线法，可同时考虑量表的灵敏度和特异度，并以此为基础得到 ROC 曲线，曲线下的面积即为反应度的综合评价指标。

内部反应度的评价习惯上采用配对 t 检验（或秩和检验等），治疗前后有统计学意义（$P<0.05$ 或 $P<0.01$）就认为有好的反应度。严格来讲，这是不对的，因为配对 t 检验是对治疗前后差异为 0（完全相等）的检验，随着样本含量的增加总是能得出阳性结果。当样本含量较大时一点点差异就能得出统计学显著性，但这并不能说明量表灵敏。更不能用 t 和 P 的大小来说明反应度的好坏。为了克服此问题，除了用传统的假设检验外，还应该给出具体的反应度衡量指标。本节推荐使用 SRM 指标，结合其计算公式不难理解其含义，但还没有公认的判断标准。一般认为，SRM 的绝对值在 0.2 左右则反应度较低，0.5 左右反应度适中，0.8 及以上反应度较好（Terwee，2003）。

5. 关于 QLICD 体系的特点 综上所述，QLICD 体系具有以下突出特点：①共性模块与特异性模块相结合；②量表的共性模块相同，具有系统性，可以比较不同疾病的生命质量；③特异模块体现差异性，包括疾病特有的症状、疾病治疗药物的不良反应及疾病对患者心理、生活的影响，只适用于某一种或某一类疾病；④考虑了中国人特有的文化，如中国人注重吃、睡等一般生命活动，中国人受传统文化道家的影响，注重修生养性，以及中医方面关心人的便（大便、小便）等；⑤具有结构明确、层次清晰（条目→侧面→领域→总量表），可在不同层面分析的优点，既可以做粗放的分析（领域和总量表），也可以做深入精细的分析（侧面）。

3.5 QLICD 体系第二版的研制

尽管 QLICD 体系有很多突出的特点，但第一版的 QLICD 研制完成后在进一步的测试和应用中也发现了一些问题，主要如下所述。

（1）量表结构尚不完全合理，一些侧面和条目有待完善（增补之前未包含但却重要的条目或删除实际意义不太大的条目），如有的条目似乎归属心理、社会功能均可，尤其特异模块的侧面划分还有待改进。一些条目个别词语、句子理解有歧义，一些条目不被接受或者重复其他条目测量的内容等。

（2）体系的开发及研究工作主要还是建立在经典测量理论（CCT）上。虽然 CTT 有很多优点，但也存在一些明显的不足，诸如统计量的样本依赖性、误差含糊和信度估计的不精确性、能力与难度量尺的不一致性等。

（3）第一版未研究各量表的临床最小有意义差异 MCID，因此对得分的解释比较抽象和困难。

为此，在国家自然科学基金等课题的资助下，笔者从 2008 年开始系统地研制 QLICD 第二版。目前包括一个可以用于各种慢性病的共性模块 QLICD-GM（V2.0）及在此基础上形成的 19 种慢性病的特异测定量表已经完成，分别是高血压 QLICD-HY（V2.0）、冠心病 QLICD-CHD

（V2.0）、慢性胃炎 QLICD-CG（V2.0）、消化性溃疡 QLICD-PU（V2.0）、慢性阻塞性肺病 QLICD-COPD（V2.0）、慢性肺源性心脏病 QLICD-CPHD（V2.0）、支气管哮喘 QLICD-BA（V2.0）、糖尿病 QLICD-DM（V2.0）、关节炎 QLICD-AR（V2.0）、类风湿关节炎 QLICD-RA（V2.0）、系统性红斑狼疮 QLICD-SLE（V2.0）、脑卒中 QLICD-ST（V2.0）、慢性肝炎 QLICD-CH（V2.0）、肺结核 QLICD-PT（V2.0）、前列腺炎 QLICD-CP（V2.0）、前列腺增生 QLICD-BPH（V2.0）、慢性肾衰竭 QLICD-CRF（V2.0）、药物成瘾 QLICD-DA（V2.0）、获得性免疫缺陷综合征/HIV 感染者 QLICD-HIV（V2.0）。还有精神分裂症、抑郁症等 6 个特异测定量表已经完成了多个阶段，进入了最后的测试评价中，其次还有肠易激综合征、肾病综合征、痛风、炎症性肠病等的特异量表正在规划研制中。详见表 3-14。

表 3-14　慢性病生命质量测定量表体系第二版 QLICD（V2.0）各量表研究现状

	疾病名称	疾病英文名称	量表名称	条目数	状态
00	共性模块	general module	QLICD-GM	28	#
01	高血压	hypertension	QLICD-HY	41（13）	#
02	冠心病	coronary heart disease	QLICD-CHD	42（14）	#
03	慢性胃炎	chronic gastritis	QLICD-CG	39（11）	#
04	消化性溃疡	peptic ulcer	QLICD-PU	41（13）	#
05	肠易激综合征	irritable bowel syndrome	QLICD-IBS	□	*
06	慢性阻塞性肺病	chronic obstructive pulmonary diseases	QLICD-COPD	37（9）	#
07	慢性肺源性心脏病	chronic pulmonary heart diseases	QLICD-CPHD	44（16）	#
08	支气管哮喘	bronchia asthma	QLICD-BA	44（16）	#
9	糖尿病	diabetes mellitus	QLICD-DM	42（14）	#
10	骨关节炎	osteoarthritis	QLICD-OA	43（15）	#
11	类风湿关节炎	rheumatoid arthritis	QLICD-RA	43（15）	#
12	系统性红斑狼疮	systemic lupus erythematous	QLICD-SLE	47（19）	#
13	脑卒中	stroke	QLICD-ST	43（15）	#
14	前列腺增生	benign prostatic hyperplasia	QLICD-BPH	44（16）	#
15	慢性前列腺炎	chronic prostatitis	QLICD-CP	44（16）	#
16	慢性肾衰竭	chronic renal failure	QLICD-CRF	38（10）	#
17	肾病综合征	mephrotic syndrome	QLICD-NS	□	*
18	慢性肝炎	chronic hepatitis	QLICD-CH	46（18）	#
19	肺结核	pulmonary tuberculosis	QLICD-PT	40（12）	#
20	HIV/AIDS	human immunodeficiency virus	QLICD-HIV	43（15）	#
21	药物成瘾	drug addiction	QLICD-DA	44（16）	#
22	精神分裂症	schizophrenia	QLICD-SC	□	※
23	抑郁症	depression	QLICD-DE	□	※
24	焦虑症	anxiety disorder	QLICD-AD	□	※
25	癫痫	epilepsy	QLICD-EP	□	*
26	骨质疏松	osteoporosis	QLICD-OS	□	※
27	银屑病	psoriasis	QLICD-PS	□	※
28	痛风	gout	QLICD-GO	□	*
29	炎症性肠病	inflammatory bowel disease	QLICD-IBD	□	*
30	网络成瘾	internet addiction	QLICD-IA	□	*

#已经研制完成；※正在测试中；*正在进行研制中，括号中的数据为特异模块条目数

QLICD 第二版的研制评价方法与第一版基本相同，这里仅仅说明不同之处（以共性模块为例）。

3.5.1 QLICD-GM（V2.0）的构成

QLICD-GM（V2.0）是在第一版的基础上研制，为了考虑理论结构的层次清晰，首先经过多轮专家讨论提出了理论框架。此外，为了考虑全面性，结构中进一步细化到了子侧面层次（图3-5）。其测试版的条目也相对较多（36个条目），其中生理与心理功能各13个条目，社会功能10个条目（表3-15）。

表3-15　慢性病生命质量测定量表体系共性模块QLICD-GM（V2.0测试版）条目

领域	侧面	子侧面	代码	条目	原代码	性质
生理功能	基本生理功能	食欲	TGPH1	您胃口好吗？	PH6	+
		睡眠	TGPH2	您睡眠好吗？	PH7	+
		性	TGPH3	生病或治疗影响您的性功能了吗？	SO11	+
		便	TGPH4	您的大便正常吗？		+
			TGPH5	您的小便正常吗？		+
	活动能力	独立性（自理能力/药物依赖）	TGPH6	您能料理自己的日常生活吗？（如吃饭、穿衣、洗漱、上厕所）	PH1	+
			TGPH7	您需要药物维持日常活动吗？	PH5	−
		移动性	TGPH8	您能独立行走吗？	PH3	+
			TGPH9	您上下楼梯困难吗？	PH4	−
		角色受限	TGPH10	您能劳动吗？（如做家务、上班或务农等）	SO1	+
	精力	疲乏	GPH11	您感到容易疲乏吗？	PH2	−
		精力	GPH12	您感到精力充沛吗？		+
	感觉	疼痛/不适	GPH13	您有疼痛或其他不舒服的感觉吗？	PH8	−
心理功能	心理过程	认知	TGPS1	您做事情时能集中注意力吗？	PS1	+
			TGPS2	疾病使您的记忆力下降了吗？	PS1	−
		情绪	TGPS3	您觉得生活有乐趣吗？		+
			TGPS4	您感到烦躁或易发脾气吗？	PS6	−
			TGPS5	您担心被家人视为家庭负担吗？	PS9	−
			TGPS6	您担心自己的健康状况变糟吗？	PS7	−
			TGPS7	您感到情绪低落或忧伤吗？	PS5	−
			TGPS8	您感到悲观失望吗？	PS4	−
			TGPS9	您对自己的疾病感到恐惧吗？		−
		意志	TGPS10	您对战胜疾病有信心吗？		+
			TGPS11	您能够积极乐观地看待自己的疾病吗？	SO7	+
	个性心理	性格	TGPS12	疾病使您的脾气变坏了吗？	PS2	−
		能力	TGPS13	疾病对您的工作能力有影响吗？		−
社会功能	人际交往	社会接触	TGSO1	您能像生病前一样与别人来往吗？	SO6	+
		社会亲密关系	TGSO2	您和家人的关系好吗？	SO4	+
			TGSO3	您和朋友的关系好吗？		+

领域	侧面	子侧面	代码	条目	原代码	性质
社会功能	社会支持	对支持的感知度	TGSO4	您能得到家庭的关心或支持吗?	SO5	+
			TGSO5	您能得到家人以外的其他人的关心或支持吗?	SO10	+
		对支持的利用度	TGSO6	遇到困难时,您会寻找他人的帮助吗?		+
	社会角色	工作角色	TGSO7	生病及治疗影响您工作或劳动中的地位或作用了吗?	SO1	−
		家庭角色	TGSO8	您能承担相应的家庭角色吗(如父母、子女、夫妻)?	SO2	+
	社会保障	医疗保障	TGSO9	您的医疗费用有保障吗?		+
		经济状况	TGSO10	患病及治疗造成您家庭经济困难了吗?	SO9	−

经过测试数据的分析筛选及多轮核心小组讨论,形成了含有 10 个侧面(认知、情绪、意志上升为侧面),29 个条目(16+,13−)的正式版 QLICD-GM(V2.0)。删除了 7 个条目:TGPH7,TGPH9,TGPH12,TGPS10,TGPS13,TGSO6,TGSO9。经过 2 年的试用,2015 年进一步修订为含有 9 个侧面,28 个条目(15+,13−)的正式版 QLICD-GM(V2.0),删除了小便条目,同时把意志与个性侧面合并。其中生理功能 9 个条目、心理功能 11 个条目、社会功能 8 个条目。

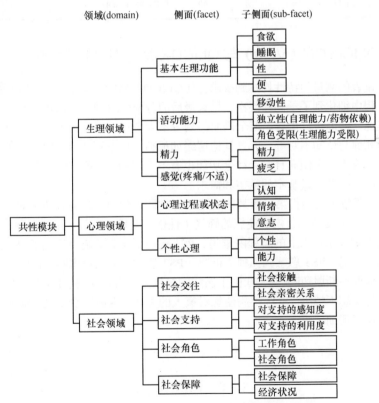

图 3-5 QLICD-GM(V2.0)测试版的理论结构

3.5.2 QLICD-GM(V2.0)的计分

QLICD-GM(V2.0)的计分见表 3-16,其余与第一版相同。QLICD-GM(V2.0)中正向条

目有 GPH1、GPH2、GPH4、GPH6、GPH7、GPH8；GPS1、GPS3、GPS10；GSO1、GSO2、GSO3、GSO4、GSO5、GSO8。其余均为逆向条目。

表3-16 QLICD-GM（V2.0）各个领域及其所属侧面的计分方法

领域/侧面	代码	条目数	min	max	RS	SS
生理功能	PHD	9	9	45	BPF+IND+EAD	（RS-9）×100/36
基本生理功能	BPF	4	4	20	GPH1+GPH2+GPH3+GPH4	（RS-4）×100/16
独立性	IND	3	3	15	GPH6+GPH7+GPH8	（RS-3）×100/12
精力不适	EAD	2	2	10	GPH5+GPH9	（RS-2）×100/8
心理功能	PSD	11	11	55	COG+EMO+WIP	（RS-11）×100/44
认知	COG	2	2	10	GPS1+GPS2	（RS-2）×100/8
情绪	EMO	7	7	35	GPS3+GPS4+GPS5+GPS6+GPS7+GPS8+GPS9	（RS-7）×100/28
意志与个性	WIP	2	2	10	GPS10+ GPS11	（RS-2）×100/8
社会功能	SOD	8	8	40	INC+SSS+SOR	（RS-8）×100/32
人际交往	INC	3	3	15	GSO1+GSO2+GSO3	（RS-3）×100/12
社会支持	SSS	3	3	15	GSO4+GSO5+GSO6	（RS-3）×100/12
社会角色	SOR	2	2	10	GSO7+GSO8	（RS-2）×100/8
总量表	CGD	28	28	140	PHD+PSD+SOD	（RS-28）×100/112

3.5.3 QLICD-GM（V2.0）与 QLICD-GM（V1.0）的比较

首先两个量表的测量学特性均达到要求。但 QLICD-GM（V2.0）的理论结构更加明晰合理，而且在研制过程中细化到了子侧面层次，尽管最后的分析中只到侧面即可。如第一版中心理功能的认知、焦虑、抑郁、自我意识四个侧面的划分不太合理，因为焦虑、抑郁都属于情绪，这两种情绪作为侧面与认知不对等，而且其他情绪如孤独、自卑等会给人感觉漏了。同样，性功能单独一个条目作为一个侧面且归入社会功能也有不少问题。在第二版中归入了基本生理侧面纳入生理功能中，强调了最基本的欲望和需求。

其次，第二版量表已经将第一版某些表述不好的词语和句子理解有歧义的进行了修改。增加了 9 个条目，如大便情况、疾病使您的脾气（性格）变坏了吗等。同时删除了原来的 10 个条目：PH3 您走 800 米及以上的路程困难吗、PS1 疾病影响您的脑力活动了吗、PS2 疾病使您在精神上感到痛苦吗、PS3 您感到孤独无助吗、PS7 您感到紧张焦虑吗、PS8 您可能会因担心药物的不良反应而中断服药吗、PS10 由于疾病的缘故您觉得自卑吗、PS11 您会将情绪压在心底不表现出来但又忘不掉吗、SO3 疾病使您对家人的关怀和照顾减少了吗、SO8 您认为您接受的医疗诊治对疾病帮助大吗。

（万崇华）

参 考 文 献

高丽，万崇华，段丽萍，等.2010.消化性溃疡患者生命质量测定量表研制及考评. 中国公共卫生，26（2）：168-170
高丽，万崇华，李红缨，等.2009.慢性病生命质量量表体系中慢性胃炎量表测评. 中国公共卫生，25（1）：32-34
高丽，万崇华，周曾芬，等.2008.慢性病生命质量量表中慢性胃炎量表研制. 中国公共卫生，24（12）：1447-1449
侯杰泰，温忠麟，成子鹃.2004.结构方程模型及其应用. 北京：教育科学出版社.12-24，154-168
黄芳铭.2005. 结构方程模式-理论与应用. 北京：中国税务出版社.1-30，141-172
罗娜，李红，万崇华，等. 2012. 糖尿病患者生命质量量表研制及评价. 中国公共卫生，28（5）：588-590
潘海燕，杨铮，万崇华，等. 2012a. 慢性病患者生命质量测定量表共性模块的二次评价研究. 中国全科医学，15（4A）：1101-1107

潘海燕，万崇华，杨铮，等.2012b.慢性病患者生命质量测定量表共性模块的难度与区分度再次评价.现代预防医学，39（9）：2129-2135

田建军，周曾芬，万崇华，等.2010.肠易激综合征患者生命质量测定量表研制及评价.中国公共卫生，26（2）：172-173

万崇华，高丽，李晓梅，等.2005.慢性病患者生命质量测定量表体系共性模块研制方法（一）：条目筛选及共性模块的形成.中国心理卫生，19（11）：723-726

万崇华，杨铮，杨玉萍，等.2007.慢性病患者生命质量测定量表体系共性模块的考评.中国行为医学科学，16（6）：559-561.

万崇华，张晓磬，李晓梅，等.2009. 慢性病患者生命质量测定量表体系QLICD各量表的测量学特性分析. 昆明医学院学报：2009院庆特刊，30（8）：40-45

万崇华.1999.生命质量测定与评价方法.昆明：云南大学出版社.6-9，44-45，3-7，12-29，101-104.

王国辉，李晓梅，万崇华，等.2009.肺源性心脏病患者生命质量量表研制及评价.中国公共卫生，25（10）：1224-1226

杨瑞雪，潘家华，万崇华，等.2007a.慢性病患者生命质量测定量表体系之冠心病量表的研制与信度考评.中国全科医学，10（21）：1785-1787，1794

杨瑞雪，潘家华，万崇华，等.2007b.慢性病患者生命质量测定量表体系之冠心病量表的效度与反应度分析.中国全科医学，10（21）：1788-1791

杨瑞雪，潘家华，万崇华，等.2008.高血压患者生命质量量表研制及评价.中国公共卫生，24（3）：266-269

杨铮，李晓梅，万崇华，等.2007.慢性阻塞性肺病患者生命质量测定量表QLICD-COPD的研制与考评.中国全科医学，10（13）：1080-1083

杨铮，戚艳波，万崇华，等.2012b.慢性病患者生命质量测定量表体系共性模块项目反应理论的进一步分析.中国全科医学，15（8A）：2544-2547.

杨铮，戚艳波，万崇华，等. 2012a.慢性病患者生命质量测定量表体系共性模块的项目反应理论分析.中国公共卫生，28（11）：1477-1480.

Aaronson NK, Cull A, Kaasa S, et al. 1994. The European organization for research and treatment of cancer (EORTC) modular approach to quality of life assessment in oncology. Int. J. Ment. Health, 23（2）：75-96

Aaronson NK, Meyerowitz BE, Bard Morton, et al. 1991. Quality of life research in oncology: past achievement and future priorities. Cancer, 67（3）：839-843

Allison PJ, Locker D, Feine JS. 1999. Quality of life: a dynamic construct. Soc Sci Med, 45（2）：221-230

Bonomi AE, Patrick DL, Bushnell DM, et al. 2000. Quality of life measurement: will we ever besatisfied? J Clin Epidemiol, 53（1）：19-23.

Browne MW, Cudeck R. 1992. Alternative ways of assessing model fit. In: Testing structural equation models. Bollen KA and Long JS, eds.CA: Sage. 136-162.

Cella DF, Tulsky DS, Gray G, et al. 1993. The functional assessment of cancer therapy scale: development and validation of the general measure. Journal of Clinical Oncology, 11（3）：570-579

Daltroy LH, Larson MG, Eaton HM, et al. 1999. Discrepancies between self-reported and observed physical function in the elderly: the influence of response shift and other factors. Soc Sci. Med, 48（48）：1549-1561

Deyo RA, Centor RM. 1986. Assessing the responsiveness of functional scales to clinical change: an analogy to diagnostic test performance. J Chron Dis, 39（11）：897-906

Dolan P. 1996. The effect of experience of illness on health state valuations. J Clin Epidemiol, 49（5）：551-564

Ferrell BR, Dow KH, Grant M. 1995. Measurement of the quality of life in cancer survivors. Quality of life research, 4（6）：523-531

Guyatt G, Walter S, Norman G. 1987. Measuring change over time: assessing the usefulness of evaluative instruments. J Chron Dis, 40（2）：171-178

Hu LT, Bentler P. 1999. Cutoff criteria for fit indexes in covariance structure analysis: conventional criteria versus new alternatives. Struct Equ Modeling, 6（1）：1-55.

Husted JA, Cook RJ, Farewell VT, et al. 2000. Methods for assessing responsiveness: a critical review and recommendations. Journal of Clinical Epidemiology, 53（5）：459-468

Kazis Le, Anderson JJ, et al. 1989. Effects sizes for interpreting changes in health status. Med Care, 27: S178-S189

Liang MH, Larson MG, Cullen KE, et al. 1987. Comparative measurement efficiency and sensitivity of five health status instruments for arthritis research. Arthritis and Rheumatism, 28（7）：742-747

Meenan RF, Anderson JJ, Kazis LE, et al. 1984. Outcome assessment in clinical trials: evidence for the sensitivity of a health status measure. Arth Rheum, 27（12）；1344-1372

Terwee CB, Dekker FW, Wiersinga WM, et al. 2003. On assessing responsiveness of health-related quality of life instruments: guidelines for instrument evaluation. Quality of Life Research, 12（4）：349-362

Van der Steeg AFW, De Vries J, Roukema JA. 2004. Quality of life and health status in breast carcinoma. EJSO, 30（10）：1051-1057

第4章 肺结核的生命质量研究

肺结核（pulmonary tuberculosis，PTB）是由结核分枝杆菌引发的肺部感染性疾病，是严重威胁人类健康的疾病。肺结核的传染源主要是排菌的肺结核患者，通过呼吸道传播。世界卫生组织统计表明，全世界每年发生结核病800万~1000万。每年约有300万人死于结核病，是造成死亡人数最多的单一传染病。1993年WHO宣布"全球结核病紧急状态"，认为结核病已成为全世界重要的公共卫生问题。

结核病被列为我国重大传染病之一，是严重危害人民群众健康的呼吸道传染病。据WHO《2008年全球结核病控制报告》估计，2006年我国结核病发病人数为131万，占全球的14.3%，位居全球第二位，是全球22个结核病高负担国家之一，同时也是全球27个耐多药结核病流行严重的国家之一（卫生部疾病控制司，2009）。2001~2010年，全国共发现和治疗肺结核患者828万例，其中，传染性肺结核患者450万例。

各型肺结核的临床表现不尽相同，但有共同之处。一是呼吸系统症状：咳嗽咳痰、咯血、胸痛和呼吸困难；二是全身症状：发热为最常见症状，多为长期午后潮热，即下午或傍晚开始升高，翌晨降至正常。部分患者有倦怠乏力、盗汗、食欲减退和体重减轻等。结核病化学治疗原则是早期、规律、全程、适量、联合。整个治疗方案分强化和巩固两个阶段。常用抗结核病药物分为杀菌剂和抑菌剂。杀菌剂的不良反应一般表现为药物性肝炎、周围神经炎、高尿酸血症、食欲缺乏、关节痛、恶心、耳毒性前庭功能损害和肾毒性等；抑菌剂的不良反应主要是视神经炎。结核病不仅对患者躯体健康造成伤害，同时会严重影响其心理健康。目前，肺结核的防治还处于单纯的药物治疗阶段，测定肺结核患者的生命质量有助于全面评价其生命活动的特征及医疗措施的效果，已经成为肺结核防治急需解决的问题和必然的发展趋势。

4.1 肺结核的生命质量研究现状

肺结核作为一种慢性呼吸道疾病，病程较长，患者均有不同程度的功能丧失（王云南，1998）。结核病不仅对患者躯体健康造成伤害，同时会影响其心理健康。结核病患者在备受疾病折磨的同时，还要承受家庭的冷落、社会的歧视及经济负担带来的心理压力（曲鹏，2005）。且社会对肺结核患者的歧视造成的心理压力、长期抗结核药物治疗带来的药物不良反应和经济压力，以及社会功能的下降等因素，均可使肺结核患者的生活质量降低（纪青，2006；Marra，2004）。因此，不少学者开展了肺结核生命质量研究，涌现了一些研究肺结核生命质量的文献。据笔者查PubMed，截止2014年12月标题中有"Quality of Life"和"Tuberculosis"两词的文章有43篇。全文中涉及此两词的文章更多且呈逐渐增长趋势，如1983~1993年有29篇，1993~2003年有138篇，2003~2013年有336篇。我国也有一些有关肺结核生命质量的报道，据笔者查CNKI中国期刊全文数据库，截止2014年12月标题中有"肺结核"和"生命质量"或"生存质量"或"生活质量"的有98条。

随着健康观和医学模式向生物-心理-社会的模式转变，医学的目的与健康的概念不再单纯是提高患者的生存率和生存时间，而是同时要提高生命质量。肺结核作为一种慢性呼吸道疾病，病程较长，患病后康复期较长，患者均有不同程度的功能丧失，如何提高其生存质量具有非常重要的意义。

4.1.1 肺结核生命质量测定内容及影响因素研究

生命质量（quality of life，QOL），又称为生活质量、生存质量，WHO 将生命质量（QOL）界定为不同的文化和价值体系中的个体对与他们生活目标、期望、标准，以及所关心事情的有关生活状态的体验，包括个体生理、心理、社会功能及物质状态 4 个方面。Marra 等（2004）认为结核病健康生存质量量表的编制应包含四个领域：第一，"结核病诊断"，包括症状、疾病分型和诊疗方案、心理影响；第二，"结核病药物治疗因素"，包括不良反应、督导治疗和治疗依从性；第三，患者的"社会支持和社会功能"；第四，"结核病患者的健康行为"，包括行为的改善和结核病健康知识；梁国添等（2011）认为肺结核患者生存质量测评量表，除了要涵盖躯体生理功能、精神心理功能、社会环境功能等领域和方面，还要包含肺结核特异性的方面：肺结核诊断、传染性疾病造成的影响、药物治疗状况、社会支持与社会功能、健康知识与行为变化等。

吕嘉春（2001）研究显示：病灶大小、外周血白细胞、并发症、GPT 和病程是影响患者生存质量的主要因素，病灶越大、外周血白细胞增多、有并发症、GPT 升高、病程越长者生存质量就越低，同时还发现保持血红蛋白或红细胞正常、享受公费医疗对生存质量可能有促进作用，而病灶大小与病程和病情有关，患者生存质量与病灶大小、病程有关，实际上反映出生存质量与病情轻重的关系；梁珏等（2005）认为肺结核生命质量影响因素有：疾病传染性、经济状况改变、治疗相关因素、社会地位和角色功能的影响、患者的性格、人生观和信仰等；刘秀慧（2008）研究结果显示：影响患者 QOL 的因素为年龄、性别、文化程度、经济水平、痰涂片结果、并发症等。总的趋势是随着年龄的增长，生存质量得分逐渐下降。而随着年龄的增长，心理功能领域得分逐渐升高女性患者在生理功能领域、心理功能领域及总评分的生存质量比男性差，导致此种情况的原因可能是女性对疾病的心理承受能力比较差的缘故。随着文化程度的增加生存质量也逐渐提高，但是到大专以上学历的结核病患者生存质量却下降；Duyan B 等（2005）、Mekasha T 等（2009）和 Amare Deribew 等（2009）的研究均得出缺乏社会支持、较低的教育程度和经济收入及消极的家庭支持都会使肺结核患者生存质量降低。

4.1.2 肺结核的生命质量测定量表研制

生存质量是指人类个体在生理、心理精神和社会等方面的主观感觉和满意程度，与生存数量指标（发病率、死亡率等）相比，它更着重于生命活动的具体内涵，且更加敏感。测定疾病患者的生存质量有助于全面评价其生命活动的特征及医疗措施的效果。自 Elkinton 提出将 QOL 的概念引入医学领域以来，生存质量测定及其应用目前在国内外都已引起了广泛重视（Elkinton，1996）。除了 SF-36、焦虑自评量表 SAS、卜诺丁汉健康量表（NH）等普适性量表可用于肺结核患者生命质量的测定外，不同的学者还研制了一些肺结核患者生命质量测定的特异性量表（表 4-1）。

1. Dhingra 等（2003）研制的肺结核特异量表——DR-12　由 12 个条目组成，其中 7 个条目涵盖了肺结核的症状（咳嗽、痰多、发热、呼吸困难、胸痛、食欲缺乏、体重减轻），其余 5 个条目涵盖了社会、心理适应能力（情绪症状/抑郁、对家务活的兴趣、体育锻炼、社交活动）。要证明 DR-12 是一个符合心理测量学标准，且有效可行的肺结核特异性量表，需要更多的应用和适当方法论证支撑。

2. 杨本付等（2008a）研制的结核病患者生存质量测评工具（QLI-TB VI.0）　是专门用于测量和评价国内结核病患者生存质量的特异性量表。由 30 个条目的普适性模块（共性模块）和 12 个条目的特异性模块（特异模块）组成，它结合我国文化的特点，形成一个新的结核病治疗或干预措施评价体系，为治疗方案的筛选、预防干预措施的效果评价及卫生资源投入的效益分析提供了专用工具。

3. 温文沛等 "肺结核病人健康行为量表" 温文沛等（2005）初步编制与评价了"肺结核病人健康行为量表"，该量表按躯体症状、心理焦虑、防痨认识、社会支持四大模块编制。第一个因子是躯体症状，条目6条；第二个因子是心理焦虑，条目9条；第三个因子是防痨认识，条目12条；第四个因子是社会支持，条目12条，全量表共39条目。但因子设计与条目组织尚欠周全，量表信度检验具有部分稳定性，效度有待提高，量表分类变量（影响因素）的设计筛选等有待改进。

4. 刘丽红等结核病患者生存质量测定量表（现场试验版） 刘丽红等（2008）及梁国添等（2011）使用核心讨论组方法研究肺结核患者生命质量的构成领域及方面，并研制了"结核病患者生存质量测定量表（现场试验版）"。该量表包含8个方面。这8个方面组成4个领域：生理功能、心理功能、社会功能及健康教育。"生理功能"包括一般的生理情况和疾病（肺结核）的生理症状2个方面。"心理功能"包括由于结核病造成的消极心理、治疗相关心理及被歧视感3个方面。"社会功能"包括治疗经济（治疗疾病的经济影响）、社会支持与环境2个方面。"健康教育"由对病情的了解情况、获取结核病知识途径两个因素组成。该量表包含40个条目，均为正向条目，采用5级等级式评分方式，研究结果表明肺结核病患者生存质量测定量表具有良好的信度、效度和反应度。

5. 慢性病患者生命质量测定量表体系之肺结核量表 QLICD-PT（V2.0） 是慢性病患者生命质量测定量表体系（quality of life instruments for chronic diseases, QLICD）中的肺结核（pulmonary tuberculosis, PT）量表，由共性模块（general module, GM）及一个包含12个条目的肺结核特异模块构成。详见4.2节（表4-1）。

表4-1 肺结核生命质量测定特异量表

序号	量表名称（开发者，年代）	量表简介 构成	量表简介 特性评价	文献来源
1	DR-12（肺结核特异量表）（Dhingra VK, 2003）	由12个条目组成，7个条目涵盖了肺结核的症状（咳嗽、痰多、发热、呼吸困难、胸痛、食欲缺乏、体重减轻）；5个条目涵盖了社会、心理适应能力（情绪症状/抑郁、对家务活的兴趣、体育锻炼、社交活动）	需要更多的应用和适当方法论证DR-12是一个符合心理测量学标准的测量工具	Dhingra VK, Rajpal S.2003.Health related quality of life（HRQL）scoring in tuberculosis. Indian J, Tuberc, 50（4）: 99-104. Dhingra VK, Rajpal S.2005.Health related quality of life（HRQL）scoring（DR-12 score）in tuberculosis-additional evaluative tool under DOTS. J Commun Dis, 37（4）: 261-268
2	结核病患者生存质量测定量表（quality of life instrument for tubereulosis disease, QLI-TB）（杨本付，2008）	该量表包含4个领域（躯体功能、心理功能、社会功能、症状及不良反应等），42个条目。其中共性模块QUTB-GM含有30个条目，症状及不良反应12个条目构成了特异模块QLITB-SM	各领域两次测定的重测相关系数均在0.85以上；四个领域的分半信度在0.750~0.938，总量表分半信度为0.886；QLI-TB各个领域的总分的Cronbach's α 系数在0.848~0.923，总量表为0.923	杨本付, 宋红梅, 庄斌, 等.2008a.结核病患者生存质量的测量与评价.中国热带医学,（9）: 1495-1497. 刘秀惠, 杨本付, 庄斌, 等.2007b.结核病患者生存质量及其影响因素的定性研究.热带医学杂志, 7（12）: 1224-1226. 刘秀惠.2008.结核病患者生存质量测定量表的研制及应用.济南: 山东大学
3	肺结核患者健康行为量表（温文沛，2005）	量表包含四个领域，39个条目。躯体症状，6个条目；心理焦虑，9个条目；防痨认识，12个条目；社会支持，12个条目		温文沛, 郝元涛, 徐骑, 等.2005.肺结核病人健康行为量表初步编制与评价.广州医药, 36（4）: 67-69

续表

序号	量表名称（开发者，年代）	量表简介 构成	量表简介 特性评价	文献来源
4	结核病患者生存质量测定量表试用版（刘丽红，2008）（梁国添，2011）	8个方面组成4个领域，包括：生理功能、心理功能、社会功能及健康教育	具有良好的信度、效度和反应度	刘丽红，郝元涛，黎明，等.2008.使用核心讨论组方法研究肺结核病人生存质量的构成领域和方面.现代预防医学，35（11）：2088-2091 梁国添，郝元涛.2011.肺结核病患者生存质量测定量表的反应度研究.中国卫生统计，28（1）：47-49

4.2 肺结核生命质量测定量表 QLICD-PT 的研制

QLICD-PT 是慢性病患者生命质量测定量表体系 QLICD 中的肺结核 PT 量表。第二版 QLICD-PT（V2.0）由 28 个条目的共性模块 QLICD-GM（2.0）及一个包含 12 个条目的肺结核特异模块构成。其中 QLICD-GM 的确定过程及评价结果详见第 3 章，本节主要对 QLICD-PT（V2.0）的特异模块研制进行介绍。

4.2.1 QLICD-PT（V2.0）的研制过程

采用议题小组和核心小组的程序化决策方式，通过定性访谈和定量调查分析相结合的方法对条目进行初步筛选、评价和修改形成初步量表，随机抽取 30 名肺结核患者和 19 名医务工作者进行问卷调查，采用变异系数法、相关分析、因子分析、医生重要性评分及患者重要性评分法对结果进行分析，并结合专家讨论意见最后保留 12 个条目（表 4-2），包含症状、不良反应和心理等侧面。

表4-2 肺结核患者生命质量测定量表特异模块条目筛选结果

条目简述	变异系数法	相关分析法	因子分析法	医生重要性评分	患者重要性评分	入选
1 咳嗽	0.47*	0.65*	0.64*	86.84*	78.50*	*
2 咳痰	0.42*	0.42*	−0.50	85.79*	78.00*	*
3 胸闷	0.36*	0.42*	0.56	80.00*	76.00*	*
4 胸痛	0.61*	0.40*	0.79*	80.53*	72.63*	*
5 咯血	0.18	0.43*	0.71*	88.95*	70.33*	*
6 呼吸困难	0.47*	0.54*	0.74*	83.68*	76.00*	*
7 发热	0.64*	0.40*	0.78*	78.68	72.00*	*
8 盗汗	0.54*	0.30	0.90*	76.32	72.00*	
9 体重变化	0.25	−0.14	−0.87	76.05	69.67	*
10 关节痛	0.28	−0.11	−0.53	73.16	66.67	
11 黄疸	0.31*	0.25	0.78*	73.68	67.33	
12 恶心呕吐	0.35*	0.52*	0.64*	75.79	70.50*	*
13 担心传染他人	0.47*	0.54*	0.90*	86.32*	80.50*	*
14 怕别人知道	0.62*	0.65*	0.75*	86.32*	71.17*	*

*为入选；8、9 两个条目为专家组讨论保留

4.2.2 QLICD-PT（V2.0）的计分方法

条目计分：QLICD-PT（V2.0）采取五点等距评分法，依次计为1、2、3、4、5分。在量表中有正负性条目之分，正向条目得分越高代表生命质量越好，逆向条目得分越高代表生命质量越差。QLICD-PT（V2.0）中正向条目有GPH1、GPH2、GPH4、GPH6、GPH7、GPH8；GPS1、GPS3、GPS10；GSO1、GSO2、GSO3、GSO4、GSO5、GSO8。其余均为逆向条目。

对正向条目而言，无需进行转换，原始得分即为条目得分，对逆向条目，需对其进行"正向变换"，即用6减去原始得分得到条目得分。

领域、侧面及总量表计分：分别计算各领域/侧面/总量表的原始分RS，同一领域/侧面的各个条目得分之和构成该领域/侧面的原始分。为了便于相互比较，将原始分转化为标准得分SS，采用的是极差化方法。量表的构成及得分计分方法见表4-3。

表4-3　QLICD-PT（V2.0）各个领域及其所属侧面的计分方法

领域/侧面	代码	条目数	min	max	RS	SS
生理功能	PHD	9	9	45	BPF+IND+EAD	（RS-9）×100/36
基本生理功能	BPF	4	4	20	GPH1+GPH2+GPH3+GPH4	（RS-4）×100/16
独立性	IND	3	3	15	GPH6+GPH7+GPH8	（RS-3）×100/12
精力不适	EAD	2	2	10	GPH5+GPH9	（RS-2）×100/8
心理功能	PSD	11	11	55	COG+EMO+WIP	（RS-11）×100/44
认知	COG	2	2	10	GPS1+GPS2	（RS-2）×100/8
情绪	EMO	7	7	35	GPS3+GPS4+GPS5+GPS6+GPS7+GPS8+GPS9	（RS-7）×100/28
意志与个性	WIP	2	2	10	GPS10+GPS11	（RS-2）×100/8
社会功能	SOD	8	8	40	INC+SSS+SOR	（RS-8）×100/32
人际交往	INC	3	3	15	GSO1+GSO2+GSO3	（RS-3）×100/12
社会支持	SSS	3	3	15	GSO4+GSO5+GSO6	（RS-3）×100/12
社会角色	SOR	2	2	10	GSO7+GSO8	（RS-2）×100/8
共性模块	CGD	28	28	140	PHD+PSD+SOD	（RS-28）×100/112
特异模块	SPD	12	12	60	RES+COS+DSE+SPM	（RS-12）×100/48
呼吸道症状	RES	6	6	30	PT1+PT2+PT3+PT4+PT5+PT6	（RS-6）×100/24
全身症状	COS	3	3	15	PT7+PT8+PT12	（RS-3）×100/12
药物副作用	DSE	1	1	5	PT9	（RS-1）×100/4
特殊心理	SPM	2	2	10	PT10+PT11	（RS-2）×100/8
总量表	TOT	40	40	200	PHD+PSD+SOD+SPD	（RS-40）×100/160

4.2.3 QLICP-PT（V2.0）的考评

肺结核患者在治疗前和治疗2个月末完成调查的各有200例和184例，调查对象中男性136例，女性64例，职业以农民为主。患者年龄在15~79岁，平均39.22±16.51岁。

为了考察重测信度，对200例患者在入院的第二天进行了重测。

1. 内容效度　该量表的整个研制过程由多个领域的专家及相关人员参与选题和讨论，所提出的条目涵盖了世界卫生组织提出的关于健康和生命质量的内涵及肺结核特异临床症状和心理特征，并且开发过程严格按照程序化方式进行条目筛选，因此可以认为具有较好的内容效度。

2. 结构效度

（1）条目-维度相关性：从条目与领域的相关性分析结果可知：生理功能领域、心理功能领域、社会功能领域及特异模块与所属领域内条目的相关系数明显高于与其他领域内条目的相关系数（表4-4）。

表4-4 QLICP-PT条目与领域得分的相关性（n=200）

条目	生理功能	心理功能	社会功能	特异模块
GPH1	**0.58**	0.34	0.31	0.30
GPH2	**0.51**	0.27	0.30	0.22
GPH3	**0.45**	0.34	0.25	0.22
GPH4	**0.51**	0.28	0.33	0.15
GPH5	**0.58**	0.44	0.38	0.40
GPH6	**0.71**	0.38	0.50	0.23
GPH7	**0.73**	0.39	0.47	0.36
GPH8	**0.70**	0.40	0.48	0.19
GPH9	**0.59**	0.53	0.32	0.42
GPS1	0.58	**0.53**	0.50	0.35
GPS2	0.53	**0.63**	0.40	0.33
GPS3	0.24	**0.24**	0.21	0.02
GPS4	0.20	**0.54**	0.14	0.27
GPS5	0.38	**0.62**	0.34	0.33
GPS6	0.30	**0.61**	0.23	0.44
GPS7	0.38	**0.73**	0.41	0.40
GPS8	0.42	**0.76**	0.39	0.43
GPS9	0.29	**0.65**	0.39	0.30
GPS10	0.40	**0.49**	0.55	0.25
GPS11	0.32	**0.67**	0.31	0.27
GSO1	0.44	0.41	**0.70**	0.32
GSO2	0.34	0.22	**0.52**	0.09
GSO3	0.33	0.25	**0.52**	0.12
GSO4	0.34	0.27	**0.59**	0.08
GSO5	0.32	0.27	**0.67**	0.17
GSO6	0.31	0.37	**0.48**	0.33
GSO7	0.37	0.53	**0.55**	0.41
GSO8	0.46	0.36	**0.68**	0.17
PT1	0.21	0.20	0.10	**0.61**
PT2	0.19	0.17	0.01	**0.64**
PT3	0.36	0.40	0.21	**0.77**
PT4	0.25	0.35	0.20	**0.68**
PT5	0.17	0.21	0.19	**0.45**
PT6	0.44	0.39	0.30	**0.61**
PT7	0.42	0.38	0.41	**0.63**
PT8	0.25	0.29	0.27	**0.60**
PT9	0.29	0.39	0.31	**0.55**
PT10	0.13	0.26	0.17	**0.52**
PT11	0.16	0.35	0.27	**0.43**
PT12	0.29	0.24	0.25	**0.37**

（2）因子分析：肺结核患者生命质量测定量表特异条目池数据经 Bartlett 球性检验结果显示各变量间具有相关性，KMO 统计量为 0.75，说明数据可以用因子分析来做统计分析，然后经主成分提取公因子，并经方差最大旋转，提取四个主成分，累计方差贡献率为 65.68%，理论模型中肺结核特异模块有 4 个侧面（呼吸道症状、全身症状、药物不良反应、特殊心理），因此根据统计方法提出的主成分与临床专家预先提出的理论结构基本上是吻合的，可以认为特异模块结构效度较好（表 4-5）。

表4-5　特异模块经方差最大旋转后条目的因子载荷系数（n=200）

条目	主成分（方差贡献率%）			
	1（34.09）	2（11.60）	3（10.70）	4（9.29）
PT1			0.90	
PT2			0.87	
PT3	0.74			
PT4	0.72			
PT5	0.64			
PT6	0.77			
PT7		0.83		
PT8		0.81		
PT9	0.55			
PT10				0.76
PT11				0.85
PT12		0.53		

（3）聚类分析：聚类分析的冰柱图与树型图显示的聚类结果与临床专家预先提出的理论结构基本上是吻合的（图 4-1）。

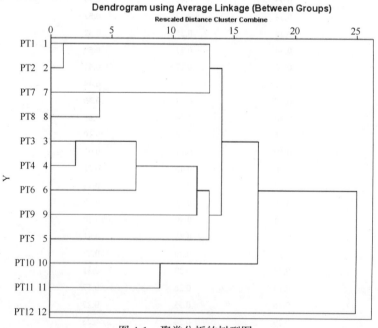

图 4-1　聚类分析的树型图

3. 效标效度 因为没有金标准，以英国发展版 SF-36 量表作为校标，分别计算 QLICD-PT（V2.0）各个领域得分与 SF-36 的相关性。结果显示，两个量表相应领域间的相关系数大于与其他领域间的相关，有较好的效度。但 QLICD-PT（V2.0）的特异模块与 SF-36 的 8 个领域的相关系数均相对较低。原因可能是 SF-36 是普适性量表，是基于普通人群开发的量表，未包含疾病特异性的内容（表4-6）。

表4-6　QLICD-PT（V2.0）各领域与SF-36领域间的相关系数（n=200）

SF-36	QLICD-PT					
	PHD	PSD	SOD	SPD	CGD	TOT
躯体功能（PF）	0.54	0.29	0.35	0.31	0.45	0.45
躯体角色（RP）	0.43	0.28	0.32	0.27	0.40	0.40
身体疼痛（BP）	0.48	0.44	0.39	0.45	0.51	0.55
一般健康状况（GH）	0.42	0.34	0.41	0.28	0.45	0.44
生命力（VT）	0.51	0.49	0.42	0.28	0.56	0.52
社会功能（SF）	0.49	0.50	0.47	0.41	0.57	0.58
情绪角色（RE）	0.37	0.30	0.26	0.27	0.36	0.37
心理健康（MH）	0.35	0.50	0.44	0.24	0.50	0.47

注：PHD、PSD、SOD、SPD、CGD、TOT 为 QLICD-PT 的生理功能、心理功能、社会功能、特异模块、共性模块和总量表

4. 信度分析 量表的信度通过计算各领域及各侧面的内部一致性系数 $α$、分半信度及重测相关系数 r 来反映。用第一次测定的数据分别计算各个领域的内部一致性信度（克朗巴赫系数 $α$）和分半信度，用第一二次测定结果计算重测信度（相关系数 r），结果见表4-7。目前，对于信度系数并没有公认的标准，Hays 等（1993）认为相关系数达到 0.7 以上就有比较好的信度。从领域层面看，该量表各领域及总量表的克朗巴赫 $α$ 系数均大于 0.7；各领域分半信度均大于 0.6，总量表的分半信度为 0.82；除了特异模块的重测相关系数分别为 0.76 以外，其余均在 0.82 以上，说明 QLICD-PT 信度较好。

表4-7　QLICD-PT（V2.0）信度评价结果

领域/侧面	内部一致性信度 $α$ 系数	分半信度	重测相关系数 r
生理功能（PHD）	0.78	0.61	0.84
基本生理功能（BPF）	0.61	0.52	0.70
独立性（IND）	0.83	0.75	0.88
精力与不适（EAD）	0.51	0.51	0.73
心理功能（PSD）	0.81	0.78	0.82
认知（COG）	0.55	0.55	0.80
情绪（EMO）	0.74	0.71	0.79
意志与个性（WIP）	0.77	0.77	0.79
社会功能（SOD）	0.72	0.65	0.84
人际交往（INC）	0.61	0.57	0.79
社会支持（SSS）	0.42	0.12	0.80
社会角色（SOR）	0.30	0.30	0.80
共性模块（CGD）	0.82	0.66	0.76

续表

领域/侧面	内部一致性信度 α系数	分半信度	重测相关系数 r
特异模块（SPD）	0.80	0.72	0.75
呼吸道症状（RES）	0.66	0.32	0.63
全身症状（COS）	0.66	0.66	0.67
药物不良反应（DSE）	—	—	0.75
特殊心理（SPM）	0.89	0.83	0.85
总量表（TOT）	0.90	0.82	0.85

—不能或不宜计算

5. 反应度 该研究的量表反应度评价方法是对患者在治疗前和治疗 2 个月末两次测定的数据进行分析，主要是对各领域、侧面、总分进行配对 t 检验，同时计算标准反应均数（SRM），见表 4-8。SRM 为治疗前后差值（治疗前得分-治疗后得分）均数与差值标准差的比值。一般认为，SRM 的绝对值在 0.2 左右反应度较低，0.5 左右反应度适中，0.8 以上反应度较好（Husted，2000）。结果显示，治疗前和治疗 2 个月末的生理功能、心理功能、社会功能、共性模块、特异模块、总量表得分差值均有统计学意义（$P<0.05$）。从领域下属的侧面分析来看，除意志与个性外，其余侧面治疗前后的得分差值均有统计学意义。从 SRM 来看，生理功能领域、总量表及特异模块显示了适中到较好的反应度；心理功能和社会功能领域的反应度未达到理想状态，可能是由于慢性病对这两方面的长期影响，难以在治疗期间得到有效改善。

表4-8　QLICD-PT（V2.0）反应度评价结果

领域及其侧面	治疗前 均数	治疗前 标准差	治疗2个月末 均数	治疗2个月末 标准差	差值 均数	差值 标准差	配对t检验 t	配对t检验 P	SRM
生理功能（PHD）	68.17	13.88	73.84	13.75	-5.67	13.90	-5.39	<0.001	0.41
基本生理功能（BPF）	58.54	13.37	63.64	15.33	-5.11	16.19	-4.17	<0.001	0.32
独立性（IND）	84.43	22.12	89.24	20.41	-4.81	18.40	-3.46	0.001	0.26
精力与不适（EAD）	63.07	19.91	71.14	20.35	-8.07	23.56	-4.53	<0.001	0.34
心理功能（PSD）	67.77	14.33	70.75	14.87	-2.99	15.30	-2.58	0.011	0.20
认知（COG）	71.00	19.56	74.64	19.39	-3.64	20.33	-2.37	0.019	0.18
情绪（EMO）	65.41	15.95	68.20	15.59	-2.80	17.22	-2.15	0.033	0.16
意志与个性（WIP）	72.79	18.51	75.79	19.52	-3.00	21.61	-1.84	0.068	0.14
社会功能（SOD）	72.16	14.55	75.82	14.75	-3.66	14.31	-3.38	0.001	0.26
人际交往（INC）	73.67	16.64	76.67	16.30	-3.00	17.87	-2.22	0.028	0.17
社会支持（SSS）	71.81	16.75	75.67	17.59	-3.86	16.95	-3.01	0.003	0.23
社会角色（SOR）	70.43	22.40	74.79	19.81	-4.36	20.76	-2.78	0.006	0.21
共性模块（CGD）	69.15	12.26	73.19	12.54	-4.04	12.14	-4.40	<0.001	0.33
特异模块（SPD）	66.50	15.12	77.83	14.49	-11.33	15.85	-9.46	<0.001	0.72
呼吸道症状（RES）	65.24	20.07	81.83	19.18	-16.60	20.09	-10.93	<0.001	0.83
全身症状（COS）	70.29	16.68	74.76	12.77	-4.48	18.61	-3.18	0.002	0.24
药物不良反应（DSE）	82.14	24.10	87.43	21.59	-5.29	27.41	-2.55	0.012	0.19
特殊心理（SPM）	56.79	26.56	65.64	24.91	-8.86	26.09	-4.49	<0.001	0.34
总量表（TOT）	68.36	11.51	74.59	11.19	-6.23	10.93	-7.54	<0.001	0.57

4.2.4 QLICD-PT（V2.0）得分解释与临床意义研究

目前量表得分解释与临床意义的研究（MCID 的制定）常用的有两种方法，即以锚为基础的方法和以分布为基础的方法。详情见相关文献（陈留萍，2012）。

1. 以锚为基础的方法制定 MCID 以锚为基础的方法包括应用横断面锚和纵向锚两种，该研究是应用纵向锚进行研究，纵向锚需要观察测量的变化情况。以 SF-36 中的 ql 条目"总体来讲，您的健康状况"为主观锚，该条目的回答选项为：1 非常好、2 很好、3 好、4 一般、5 差，筛选出患者治疗前和完成疗程时完成的两次调查表 SF-36 中的 ql 条目的回答选项相差一个等级的患者进行分析，例如，患者治疗前选择"一般"、完成疗程时选择则是"好"，则纳入分析。计算筛选出来的患者两次 QLICD-PT（V2.0）量表各领域得分的差值，若差值为正态分布资料，则计算差值的均数为 MCID，若差值为偏态分布，则以中位数为 MCID。以 SF-36 中选项为等级资料的条目 ql（总体来讲，您的健康状况：1.非常好、2.很好、3.好、4. 一般、5.差）为主观锚，选出治疗前和完成疗程时两次调查中该条目的选项相差一个等级的 47 例患者进行分析，计算这 47 例患者 QLICD-PT（V2.0）各领域得分（标准分）差值的中位数，其为最小临床显著差异分。其中生理功能（PHD）的小临床显著差异分为 12.82；心理功能（PSD）的为 16.14；社会功能（SOD）的为 15.61；共性模块（CGD）的为 15.88；特异模块（SPD）的为 13.64；总量表（TOT）的为 16.79。

2. 以分布为基础的方法制定 MCID 以分布为基础的方法制定 MCID 相关指标用效应大小（ES），为治疗前后差值（治疗前–治疗后）均数与治疗前标准差的比值。ES 为该研究 168 例患者的效应大小，实际上是一个反应度的指标。参照 Gerry 等（2004）的方法，分别计算 ES 等于 0.2、0.5、0.8 时的得分差值，取 ES=0.5 时为最小临床显著差异（$MCID=ES_{0.5} \times SD_{治疗前}$），结果生理功能（PHD）的小临床显著差异分为 8.50；心理功能（PSD）的为 7.38；社会功能（SOD）的为 10.40；共性模块（CGD）的为 10.34；特异模块（SPD）的为 10.52；总量表（TOT）的为 17.17。

综上所述，肺结核患者生命质量测定量表 QLICD-PT（V2.0）具有较好的信度、效度及反应度，可以用于中国肺结核患者生命质量的评价，也可用于临床治疗方案筛选及临床疗效评价。MCID 的制订方便了得分的解释和量表的推广应用。

4.3 肺结核生命质量测评的应用

同其他疾病一样，肺结核患者的生命质量测评有着广泛的应用。如 Chamla 等（2003）应用 SF-36 量表对中国武汉 102 名结核病患者进行健康调查，研究发现在治疗前，SF-36 量表得分与年龄、白细胞数和症状数相关，而在治疗末 SF-36 量表得分则与性别和血红蛋白相关。贫血和结核病症状能够反映结核病或其并发症的严重程度，白细胞数是反映感染过程的范围指征。这些都反映了结核病对患者躯体健康的影响，因此这些因素与 SF-36 量表得分尤其是躯体维度得分下降之间的关联性是意料之中的事。结核病患者治疗前的 SF-36 量表得分比对照组低，但随着治疗过程而增加，躯体维度比心理维度更易受到影响。年龄、性别、贫血、白细胞数和症状数为 SF-36 量表得分的影响因素。

杨付本（2008a）采用 SF-36 及 QLI-TB V1.0（杨付本，2008b），对 248 例结核病患者（病例组）和 248 例健康对照者（对照组）进行生存质量测量，结果显示两组被调查者在躯体健康（PF）、躯体角色功能（RP）、心理健康（MH）、情绪角色功能（RE）、社会功能（SF）、精力（V）、躯体疼痛（BP）及总体健康（GH）8 个维度的评分差异比较均有统计学意义（$P <$

0.105）。两组被调查者在躯体功能（PH）、心理功能（PS）、社会功能（SO）、治疗（SM）4 个维度的评分及总评分比较差异均有统计学意义（$P < 0.105$）。此研究表明济宁市结核病患者生存质量普遍低下，在治疗的同时不但要关注其躯体康复，还必须提高他们的生存质量。

此外，Atif 等（2014）、Dujaili 等（2015）用于肺结核不同治疗方法的效果评价，Masumoto 等（2014）用于肺结核生命质量的影响因素分析。

本节以 QLICD-PT（V2.0）量表测定的肺结核患者生命质量得分，分析不同性别、民族、婚姻状况、不同治疗时间的生命质量，并对生命质量的影响因素进行分析。

4.3.1 肺结核患者生命质量的影响因素分析

本节利用筛选出来具有显著性意义的职业、文化程度、医疗保障形式及年龄 4 个因素经多因素逐步回归分析（表 4-9），得到回归方程：$Y=134.97+4.65X_1+3.64X_2$。

结果（表 4-10）表明：文化程度和职业与肺结核患者生命质量得分呈正相关。文化程度越高生命质量越高，文化水平高，自我保健意识强，有利降低负性情感，保持生理和心理的健康。工人及干部的生命质量高于农民的生命质量。因此，发展当地经济，提高教育文化水平，对提高肺结核患者生存质量具有重要意义。

表4-9 各变量量化情况

因素	性质	量化
年龄	定量	周岁
职业	定性	1=农民，2=其他
文化程度	定性	1=小学，2=初中，3=高中及中专，4=大专及以上
医疗保障形式	定性	1=自费，2=社会医保，3=合作医疗

表4-10 肺结核生命质量影响因素多重线性回归分析筛选结果

因素	回归系数	标准误	标准化偏回归系数	t	p
常数项	134.97	3.44		39.28	<0.001
文化程度	4.65	1.53	0.23	3.04	0.003
职业	3.64	1.65	0.17	2.21	0.029

4.3.2 不同特征肺结核患者生命质量得分的比较

分别对不同性别、民族、婚姻状况、不同治疗时间肺结核患者生命质量得分进行重复测量资料的方差分析（表 4-11~表 4-13），结果显示：随着治疗时间的推移，不同性别、民族、婚姻状况肺结核患者生命质量得分逐渐上升，说明治疗不仅可以改善患者的临床症状，还能改善患者的生理功能、心理功能和社会功能，并能提高患者的生命质量。在治疗 2 个月末以前肺结核患者生命质量得分上升最明显，随着治疗时间的推移，生命质量得分的上升幅度逐渐减缓。

表4-11 不同性别不同治疗时间肺结核患者生命质量得分重复测量方差分析

	自由度	离均差平方和	F	P
治疗时间	1.90	6008.27	40.11	<0.001
性别	1	991.82	1.27	0.262
治疗时间×性别	1.90	11.16	0.07	0.920
残差（治疗时间）	314.84	149.81		
残差（性别）	166	783.36		

表4-12 不同民族不同治疗时间肺结核患者生命质量得分重复测量方差分析

	自由度	离均差平方和	F	P
治疗时间	1.90	5931.94	39.60	<0.001
民族	1	1157.51	1.48	0.226
治疗时间×民族	1.90	13.23	0.09	0.907
残差（治疗时间）	314.81	149.81		
残差（民族）	166	782.37		

表4-13 不同婚姻状况不同治疗时间肺结核患者生命质量得分重复测量方差分析

	自由度	离均差平方和	F	P
治疗时间	1.890	6691.14	44.94	<0.001
婚姻	1	4817.36	6.34	0.013
治疗时间×婚姻	1.890	140.35	0.94	0.387
残差（治疗时间）	315.11	148.90		
残差（婚姻）	166	760.32		

（杨 铮）

参 考 文 献

陈留萍.2012.慢性病患者生命质量测定量表体系之肺结核患者生命质量测定量表 QLICD-PT 研制与应用.昆明：昆明医科大学

程剑.2006.初发肺结核患者身心状态对生活质量的影响.中国基层医药,13（6）：1012-1013

段琼红,Chamla D,聂绍发,等.2004.SF-36用于肺结核的信度、效度及敏感性评价.中国公共卫生,20（5）：537-539

傅根莲,盛春卿,李艳娟.2006.影响肺结核患者生活满意度的相关因素分析.上海护理,6（1）：13-15

何朝阳,张博然,李梅华.2004.SF-36量表在肺结核病人中使用的信度和效度.中国公共卫生,20（3）：282-283

纪青,孙月吉,刘启贵,等.2006.心理状态、社会功能与肺结核患者的生活质量.中国临床康复,10（2）：21-24

李鲁,王红妹,沈毅.2002.SF-36健康调查量表中文版的研制及其性能测试.中华预防医学杂志,36（2）：109-113

梁国添,郝元涛.2011.肺结核病患者生存质量测定量表的反应度研究.中国卫生统计,28（1）：47-49

梁珏,高翠南,刘玉美,等.2005.肺结核病人生活质量影响因素的分析和护理干预.齐鲁护理杂志,11（1）：6-7

刘丽红,郝元涛,黎明,等.2008.使用核心讨论组方法研究肺结核病人生存质量的构成领域和方面.现代预防医学,35（11）：2088-2091

刘秀惠,杨本付,庄斌,等.2007b.结核病患者生存质量及其影响因素的定性研究.热带医学杂志,7（12）：1224-1226

刘秀惠,杨本付.2007a.结核病患者生存质量研究现状.中国热带医学,7（11）：6212-8212

刘秀惠.2008.结核病患者生存质量测定量表的研制及应用.济南：山东大学

吕嘉春,黎银燕,王云南,等.2001.肺结核患者生存质量影响因素研究.中国行为医学科学,10（2）：91-93

曲鹏,尚彦萍,李悦,等.2005.结核病患者的恐惧及歧视结核患者现象调查.中国公共卫生,21（11）：1380

万崇华,高丽,李晓梅,等.2005.慢性病患者生命质量测定量表体系共性模块研制方法（一）：条目筛选及共性模块的形成.中国心理卫生,19（11）：723-726

万崇华.1999.生命质量测定与评价方法.昆明：云南大学出版社.2-5,13-14

王秀华.2007.复治肺结核患者生存质量及其影响因素的研究.北京：中国协和医科大学

王云南,吕嘉春,卢烽,等.1998.肺结核患者生存质量测量与评价.中华结核和呼吸杂志,21（12）：720-723

王云南,吕嘉春.1998.肺结核患者生存质量测量与评价.中华结核和呼吸杂志,12（21）：720-723

温文沛,郝元涛,徐骑,等.2005.肺结核病人健康行为量表初步编制与评价.广州医药,36（4）：67-69

杨本付,刘秀惠,宗生,等.2008b.结核病患者生存质量测定量表的研制与考评.中国行为医学科学,17（8）：750-753

杨本付,宋红梅,庄斌,等.2008a.结核病患者生存质量的测量与评价.中国热带医学,（9）：1495-1497

袁保东,王卫华,段琼红,等.2006.耐多药肺结核患者生命质量的评价.中国防痨杂志,28（3）：139-142

Atif M, Sulaiman SA, Shafie AA, et al. 2014. Impact of tuberculosis treatment on health-related quality of life of pulmonary tuberculosis patients: a follow-up study. Health Qual Life Outcomes, 12（3）：19

Betty Chang, Albert W, Nadia N, et al. 2004. Quality of life in tuberculosis: a review of the English language literature. Kluwer Academic Publishers, 13（10）：1633-1642

Chamla D. 2003. 中国武汉抗结核治疗中病人健康相关生命质量的评估.国际结核病与肺部疾病杂志：中文版,22：35-40

Dhingra VK, Rajpal S.2003. Health related quality of life (HRQL) scoring in tuberculosis. Indian J, Tuberc, 50 (4): 99-104

Dhingra VK, Rajpal S.2005. Health related quality of life (HRQL) scoring (DR-12 score) in tuberculosis-additional evaluative tool under DOTS. J Commun Dis, 37 (4): 261-268

Dion MJ, Tousignant P, Bourbeau J, et al. 2004. Feasibility and reliability of health-related quality of life measurements among tuberculosis patient.Qual Life Res, 13 (3): 653-665

Division of Mental Health.1995. Field trial WHOQOL-100: the 100 questions with response scales.

Dujaili JA, Sulaiman SA, Hassali MA, et al. 2015. Health-related quality of life as a predictor of tuberculosis treatment outcomes in Iraq. Int J Infect Dis, 31: 4-8

Elkinton JR.1996. Medicine and the quality of life. Ann Intern Med, 64 (3): 711-714

Gerry F, Funk M, Lucy H, et al. 2004. Clinical significance of health status assessment measures in head and neck cancer: what do quality-of-life scores mean? American Medical Association, 130 (7): 825-829

Hays RD, Anderson R, Revicki D.1993. Psychometric considerations in evaluating health-related quality of life measures. Quality of life, 2 (6): 441-449

Husted JA, Cook RJ, Farewell VT, et al.2000. Methods for assessing responsiveness: a critical review and recommendations .J Clin Epidemiol, 53 (5): 459-468

Marra CA, Marra F, Cox VC, et al. 2004. Factors influencing quality of life in patients with active tuberculosis.Health Qual Life Outcomes, 2 (6): 58

Masumoto S, Yamamoto T, Ohkado A, et al. 2014. Factors associated with health-related quality of life among pulmonary tuberculosis patients in Manila, the Philippines. Qual Life Re, 23 (5): 1523-1533

Na Guo, Fawziah Marra, Carlo A Marrra.2009. Measuring health-related quality of life in tuberculosis: a systematic review. Health and Quality of Life Outcomes, 7 (2): 14

Nadia NH, Albert WW, Betty C, et al. 2004. Quality of life in tuberculosis: patient and provider perspectives.Kluwer Academic Publishers, 13 (3): 639-652

Thumboo J, Fong KY, Chan Sp, et al.2002. The equivalence of English and Chinese SF-36 versions in bilingual Singapore Chinese. Qua Life Res, 11 (5): 495-503

Ware JE Jr. 2000.SF-36 health survey up date. Spine, 25 (24): 3130-3139

WHO.1993.The development of the WHO quality of life assessment instrument

Xinhua SR, Benjamin A, Lin Zhou, et al. 1998.Translation and psychometric evaluation of a Chinese version of the SF-36 health survey in the United States. J Clin Epidemiol, 51 (11): 1129-1138

第5章 慢性阻塞性肺病的生命质量研究

慢性阻塞性肺病（chronic obstructive pulmonary disease，COPD）是以气流受阻为特征，可进一步发展为肺源性心脏病和呼吸衰竭的常见慢性疾病，与肺脏对吸入烟草烟雾等有害气体或颗粒的异常炎症反应有关。COPD主要累及肺脏，但也可引起全身（或称肺外）的不良效应。

COPD患病率和病死率呈上升趋势。全世界约有2.7亿COPD患者，发达国家患病率为5%~15%（卫生部统计信息中心，2006）。在1997年对45岁以上人口的普查中，德国COPD患者有270万，英国有300万人，西班牙有150万人，意大利有260万人，法国有260万人（Stang等，2000）。近年来，亚太呼吸协会的调查显示在11个亚洲国家COPD患病率约为6.2%，我国40岁以上人群中，COPD患病率约为8.2%，其中男性为12.4%，高于女性5.1%；农村8.8%高于城市7.8%（Zhong等，2007）。我国已进入老龄社会，到2015年60岁以上人口将超过2亿，约占总人口的14%，而我国50岁以上的人群COPD患病率高达15%。2004年实施的全球疾病负担研究显示，每年约300万人死于COPD，其中180万死亡病例出现于中等收入国家。至2007年，COPD死亡率位于心血管疾病、脑血管疾病和急性呼吸道感染性疾病之后，成为全球第4大死亡原因，死因顺位从1990年的12位上升至第5位。在美国，至2009年COPD已超过卒中，成为致死人数第三多的疾病，仅次于心脏病和肿瘤；2010年其死亡率为6.31/万人。在亚太地区，COPD死亡率呈现"男高女低"，男性为6.4~9.2/万人，而女性为2.1~3.5/万人。COPD是我国城市居民的第四大死亡原因，而在农村则为首要死亡原因（卫生部统计信息中心，2007）。1991~2003年，尽管COPD死亡率有轻度下降趋势，但总体下降不明显。中国大陆地区COPD死亡率显著高于中国香港及澳大利亚，提示对这种疾病的控制情况不尽人意。COPD给中国带来巨大的社会经济负担，这方面的资料非常有限，但一项统计结果表明，根据2002~2004年50例COPD患者资料计算的人均住院花费达4640元，显著高于1998~1999年COPD患者的人均住院花费1820元。

COPD的主要症状有慢性咳嗽、咳痰、气短或呼吸困难、喘息、体重下降、食欲减退及精神抑郁和（或）焦虑等。该病的诊断主要是根据发病危险因素、临床症状、体征及肺功能检查等综合分析确定，不完全可逆的气流受限是COPD诊断的必备条件。在吸入支气管舒张剂后，如果一秒钟用力呼气容积占用力肺活量的百分比（$FEV_1/FVC\%$）<70%，则表明存在不完全可逆的气流受阻。少数患者并无咳嗽、咳痰、明显气促等症状，仅在肺功能检查时发现FEV_1/FVC<70%，在排除其他疾病后，亦可诊断为COPD。

根据FEV_1/FVC、$FEV_1\%$预计值和临床表现，可对COPD的严重程度做出临床严重度分级（表5-1）。

表5-1 COPD的临床严重程度分级

分级	临床特征
I级（轻度）	FEV_1/FVC<70%
	$FEV_1 \geq 80\%$预计值
	伴或不伴有慢性症状（咳嗽，咳痰）
II级（中度）	FEV_1/FVC<70%
	$50\% \leq FEV_1 < 80\%$预计值
	常伴有慢性症状（咳嗽，咳痰，活动后呼吸困难）

分级	临床特征
Ⅲ级（重度）	$FEV_1/FVC<70\%$
	$30\%\leq FEV_1<50\%$ 预计值
	多伴有慢性症状（咳嗽，咳痰，呼吸困难），反复出现急性加重
Ⅳ级（极重度）	$FEV_1/FVC<70\%$
	$FEV_1<30\%$ 预计值或 $FEV_1<50\%$ 预计值
	伴慢性呼吸衰竭，可合并肺源性心脏病及右心功能不全或衰竭

COPD 的病程分为稳定期和急性加重期，稳定期患者的治疗方案为教育和劝导患者戒烟，长期氧疗及支气管扩张剂、祛痰药、糖皮质激素的使用；而对于急性加重期患者，需要住院治疗及加用抗生素治疗。支气管舒张剂是控制 COPD 症状的重要治疗药物，主要包括 β_2-受体激动剂和抗胆碱能药。β_2-受体激动剂剂量过大可引起心悸、头晕、手指震颤等不良反应。抗胆碱药的使用会引起头痛、乏力、恶心、感觉异常、胸痛等全身功能失调及胃肠道和呼吸系统功能紊乱。

5.1 慢性阻塞性肺病的生命质量研究现状

COPD 的生命质量研究无论国内外均非常多，涌现出很多研究文献（Wu, 2014；Ágh, 2015；周甲东, 2011）。据笔者查 PubMed，截至 2014 年 12 月标题中有"Quality of Life"和"Chronic obstructive pulmonary disease"或"COPD"两词的文章有 479 篇。查 CNKI 中国期刊全文数据库，截至 2014 年 12 月标题中有"慢性阻塞性肺病"或"COPD"和"生命质量"或"生存质量"或"生活质量"的有 364 条。

5.1.1 COPD 生命质量测定的内容及影响因素

国内外常用于 COPD 患者的 QOL 测评量表内容主要包括：①一般健康状况：通常由数个部分构成，反映躯体症状、功能状态、情绪及社会联系等维度。②疾病特异性模块：该种量表可测量单一症状，如呼吸困难，亦能测量 COPD 的一系列症状，如呼吸困难、咳嗽、咳痰及可以影响生活的内容，如运动耐量和情绪。

影响 COPD 患者生命质量的因素很多，年龄、性别、职业、疾病严重程度、营养状况、不良情绪、合并其他疾病、经济、文化程度、社会支持及医疗费用支付方式等。有一些报道认为增长的年龄对 COPD 患者生活质量是一个保护因素（Mesweeny 等, 1982）。关念红等（1998）对广州地区高校离退休老人家庭特征的研究结果表明，老年女性一般较男性的生活质量低。Prigatana（1984）报道，生活质量与第 1s 用力呼气容积占预计值的百分比有显著相关性。方宗君等（1996）采用自行设计的生活质量量表调查 56 例男性 COPD 患者，发现体重、上臂中点臂围与生活质量的日常生活能力、社会活动等方面有关。Prigatano（1984）采用 PIMS 测量发现，抑郁和焦虑与健康相关生活质量有很好的相关性，由于病情、病理和所处环境不同，患者的心理症状也有差异，但 COPD 患者伴有心理损害的结论在大多数文献中是一致的。王秋月等（2005）采用圣乔治呼吸问卷对 76 例稳定期 COPD 患者生活质量评定及影响因素分析中纳入伴发病这一因素，结果显示并不是显著相关。颜美琼（2000）对 73 例门诊 COPD 患者应用个人资源量表和改良的生活质量指数量表进行调查，发现大部分患者社会支持处于中等水平，社会支持和生活质量的总分及各因子间均显著相关。

COPD 由于疾病长期迁延不愈，不仅影响患者躯体功能，而且引起心理情绪障碍和社会角色改变。因此仅用生物学指标不能全面反映 COPD 患者的健康水平，而需要通过包含生理功能、心理功能和社会功能等内容的生存质量（QOL）评估才能综合判断患者的健康状态。

5.1.2 COPD 生命质量量表研究

对 COPD 患者的 QOL 评定，主要通过量表测评方式来实施。国外用于评价 COPD 患者生命质量的特异量表主要有：圣乔治呼吸问卷（St George's respiratory questionnaire，SGRQ）、慢性呼吸疾病量表（chronic respiratory disease questionnaire，CRQ）、呼吸道疾病量表（the airways questionnaire20，AQ20）、肺功能状况和呼吸困难问卷（pulmonary functional status and dyspnea questionnaire，PFSDQ）、西雅图阻塞性肺病问卷（Seattle obstructive lung disease questionnaire，SOLQ）、呼吸障碍问卷（breathing problem questionnaire，BPQ）等，详见表 5-2。

表5-2 COPD患者生命质量测定常用特异性量表

量表	研制情况	特点	举例（文献）
慢性呼吸系统疾病问卷（CRQ）	1987 年由 Guyatt 提出	有 20 项，涉及呼吸困难、疲劳、对疾病控制感和情绪障碍，其中呼吸困难部分是"个体化"的，由患者决定 5 个引起最严重呼吸困难的活动	Aaron SD 等对 66 名 COPD 急性加重期患者治疗 10 天的研究中得出，对于短期治疗有效的患者，生命质量量表 CRQ 的四个维度均有中度以上的改善
圣乔治呼吸问卷（SGRQ）	1991 年由 Jones 提出，2000 年美国 Barr JT 重新修订	有 76 项分三部分：症状、活动和对日常生活的影响。由患者独立完成，10min 左右完成。美国版本的 SGRQ 包括 50 项	Katsura H 用 SGRQ 量表得出 6MWDK 与 COPD 患者 QOL 显著相关。Jones PW, Quirk FH, Baveystock CM. 1991. The St George's respiratory questionnaire. Respir Med, 85（suppl 2）：25-31, 33-37
肺功能状况和呼吸困难问卷（PFSDQ）	1994 年由 Lareau 制订	自评量表，包括 164 个问题，分 2 个大的部分，分别测量患者呼吸困难程度及与 79 项日常活动有关的功能改变，评分从 0 分到 10 分。日常活动进一步分为自我照顾、移动、吃饭、家庭管理、社交、娱乐子量表。修订版本（PFSDQ-M）缩减为 40 个条目，分为三个方面，分别测量患者经历的变化（CA）、呼吸困难程度（DA）和疲倦（FA）	Lareau SC, Carrieri-Kohlman V, Janson-Bjerklie S, et al.1994. Development and testing of the pulmonary functional status and dyspnea questionnaire（PFSDQ）. Heart-Lung, 23（3）：242-250. Lareau SC, Meek PM, Roos PJ. 1998.Development and testing of the modified version of the pulmonary functional status and dyspnea questionnaire（PFSDQ-M）. Heart-Lung, 27(3)：159-168
SOLDQ	1997 年由 Tu 开发	包括四个部分：躯体功能、情绪功能、生活技能和治疗满意情况，以总结者近 4 周的情况，仅包括 29 个问题，10min 内完成评估	Fan VS 试验中有 3282 名 COPD 患者完成 SOLDQ，随访一年后，结果表明 SOLDQ 可以准确预测 COPD 患者的住院率和病死率
呼吸道疾病量表（AQ20/30）	1999 年由 Hajiro 学者确定	简短版由 20 项非选择题组成，仅需 2min，患者独立完成。长的版本含有 30 个条目。与已广泛应用的 SGRQ 比较，AQ20 具相近的效度、信度和反应度	Alemayehu B, Aubert RE, Feifer RA. 2002. Comparative analysis of two quality-of-life instruments for patients with chronic obstructive pulmonary disease. Value in Health, 5（5）：437-442
西雅图阻塞性肺病问卷（SOLQ）	1997 年由 Tu 研制	29 个条目，含四个方面：生理功能、情感功能、克服挫折的能力及治疗满意度。四个方面内部一致性信度分别为 0.93、0.79、0.82、0.90，重测信度（ICC）分别为 0.87、0.79、0.70、0.64	Tu SP, McDonell MB, Spertus JA, et al. 1997. A new self-administered questionnnaire to monitor health-related quality of life in patients with COPD. Chest, L12（3）：614-622
呼吸障碍问卷（BPQ）	1994 年由 Hyland ME 研制	最初专用于慢性支气管炎患者。分 2 个部分 33 个问题。在此基础上的简略版本针对肺康复治疗的患者，仅含 10 个问题，对康复治疗前后的变化十分敏感	Hyland ME, Bott J, Singh S, et al.1994. Domains, constructs, and the development of the breathing problems questionnaire. Qual Life Res, 3（4）：245-256
COPD 生活质量评估表	1997 年由蔡映云编制	由 35 个项目组成，含日常生活能力、社会活动、抑郁症状和焦虑症状 4 个因子	金静等对 100 例缓解期 COPD 患者进行综合干预，通过该量表的测评，患者的生活处理能力、社会活动能力和抑郁、焦虑、绝望等不良心理状况均有明显改善

续表

量表	研制情况	特点	举例（文献）
慢性病患者生命质量测定量表体系之慢性阻塞性肺病量表（QLICD-COPD）	2007年由杨铮开发	包含45个条目，由30个条目的慢性病共性模块（QLICD-GM）和15个条目的慢性阻塞性肺病特异模块组成，4个领域14个侧面，其中特异模块含4个侧面：咳嗽、咳痰、肺功能不全、氧疗和社会心理影响	杨铮，李晓梅，万崇华，等. 2007. 慢性阻塞性肺病患者生命质量测定量表的研制与考评. 中国全科医学，10（13）：1080-1083

其中，一些重要的量表概要介绍如下。

1. 慢性呼吸疾病量表 CRQ 由 Guyatt 等（1987）制订，是第一个被用于评价 COPD 患者生命质量的量表，有他评版本（CRQ-IL）及自评版本（CRQ-SR）。自评版本的 CRQ 包括 20 个条目，分为呼吸困难（5 个条目）、疲劳（4 个条目）、情感功能（7 个条目）、对疾病控制感（4 个条目）。每个问题分为 7 个等级，得分范围 1～7 分，采用 7 分级评分法（1=最大障碍，7=无障碍），其各个领域得分为所含条目得分相加，量表总分为所有条目得分相加，得分越高生活质量越好。

CRQ 重测信度为 0.73，其各领域的 α 系数分别为 0.82、0.85、0.90、0.76、0.93。这个量表对治疗效果敏感，一定水平的改变就有明显的测试反应。不足之处是量表对呼吸困难记分有个体差异。Chu-Lin 等对 CRQ 量表进行了发展，依据回顾性模型原理，研制出简短慢性呼吸系统疾病量表（short-form chronic respiratory disease questionnaire，SF-CRQ），简化为 8 项，仍然涉及原来的四个方面，但呼吸困难用标准的"平步行走"和"睡眠"两项来测量。SF-CRQ 在评估 COPD 加重期短期生命质量改变具有较好的信度、效度和反应度。

Puhan 等（2004）应用 CRQ 自评量表和他评量表对来自瑞士、德国和奥地利的 124 例 COPD 患者进行了生命质量调查，其主要评价结果摘录于此（表 5-3～表 5-6）。

（1）量表的内部一致性：量表的 Crohnbach's α 系数范围为 0.73～0.89。在 CRQ-IA 中，除了一个条目其他条目与其维度得分的相关性均在 0.32 以上，第 9 个条目的相关性为 –0.03，如果将该条目剔除，内部一致性系数将明显提高。在 CRQ-SA 中，将第 9 个条目剔除后，其相关性在 0.71～0.92。见表 5-3。

表5-3　CRQ自评和他评量表的Crohnbach's α系数（内部一致性）

维度	CRQ-IA（n=33）	CRQ-SA（n=38）
呼吸困难	0.73	0.78
疲劳	0.81	0.83
情感功能	0.77	0.89
对疾病控制感	0.76	0.86

（2）重测信度：CRQ-IA 量表的重测系数较高，同时 CRQ-SA 量表的系数均在 0.7 以上，见表 5-4。

表5-4　CRQ自评和他评量表的重测信度

维度	CRQ-IA	CRQ-SA
个体化呼吸困难	0.81	0.86
标准化呼吸困难	0.92	0.78
疲劳	0.95	0.79
情感功能	0.92	0.82
对疾病控制感	0.92	0.80

（3）效度评价：另外应用 SF-36 和 feeling thermometer（FT）评价患者的生命质量，在治疗开始和结束时测量 6min 步行试验（6MWB）评价运动耐力，以及采用修订的 Brog 表评价呼吸困难感的程度。自评量表、呼吸困难个性化问题的相关系数分别比他评量表、呼吸困难标准问题高；CRQ-SA 的呼吸困难领域与 FT、SF-36 心理健康和活力的相关性高于 CRQ-IA。见表 5-5 和表 5-6。

表5-5　呼吸困难领域的横断面效度

量表及其维度	CRQ-IA 呼吸困难领域		CRQ-SA 呼吸困难领域	
	个性化	标准化	个性化	标准化
FT	0.04	0.12§	0.09*	0.58*
SF-36 一般健康状况	0.03	0.18	0.28	0.35
躯体功能	0.42	0.54	0.34*	0.68*
心理健康	0.04	0.20§	0.35	0.54§
活力	0.17*§	0.59*	0.60§	0.50
6min 行走试验	0.25	0.30	0.10	0.28
Brog 表	−0.17	−0.03	−0.28	−0.34

*呼吸困难问题个性化与标准化之间的 r 有统计学意义；§CRQ-IA 与 CRQ-SA 的领域之间有统计学差异

注：表中数据为 Person 相关系数；$r>0.28$，$P<0.05$；

表5-6　疲劳、情感和控制感的结构效度

量表与维度	CRQ-IA			CRQ-SA		
	疲劳	情感	控制感	疲劳	情感	控制感
FT	0.10	0.08	0.17	0.16	0.19	0.30
SF-36 一般健康状况	0.46	0.28	0.36	0.18	0.12	0.38
躯体功能	0.45	−0.07	0.30	0.21	−0.15	0.39
心理健康	0.53	0.72	0.62	0.63	0.69	0.42
活力	0.72	0.63	0.67	0.66	0.50	0.49
6min 行走试验	0.35§	0.24	0.30	0.00§	−0.04	0.00
Brog 表	−0.16	−0.11	−0.11	−0.11	−0.18	−0.31

注：表中数据为 Person 相关系数；$r>0.28$，$P<0.05$

2. 圣乔治呼吸问卷 SGRQ　由 Jones 等（2009）制订，用于 COPD 及哮喘等呼吸系统疾病患者生命质量测定的自评量表，由 50 个条目组成，分为 3 部分，第一部分：症状，主要针对患者咳嗽的频率、痰量、喘鸣、呼吸困难等症状，有 8 个问题；第二部分：活动能力，关注哪些活动可以引起呼吸困难或因呼吸问题的影响而不能从事某些活动，有 16 个问题；第三部分：疾病影响，包括工作情况、患者对疾病的自控力、是否需要就诊及治疗的不良反应等，有 26 个问题。

SGRQ 的选项得分范围为 2~5 分，计算方法采用加权平均方法，即每一个问题根据以往的调查研究、经验和统计学处理得出不同的权重（weights），对生活影响越严重，权重越高，分值越大，三个部分分别得出其分值，量表总得分为所有条目经过加权后得分相加得到的分值，反应了总体健康状况。经过处理得出最后分值，波动范围是 0~100 分，分值越低代表患者的生命质量越好。SGRQ 的各领域 $α$ 系数分别为 0.76、0.96、0.97、0.94。

3. 肺功能状况和呼吸困难问卷 PFSDQ　包括 164 个问题，分两部分，分别测量患者呼吸困难程度及与 79 项日常活动有关的功能改变，评分从 0 到 10 分。日常活动进一步分为自我照顾、移动、吃饭、家庭管理、社交、娱乐子量表。PFSDQ 两个部分的内部一致性信度均为 0.91，各子量表在 0.88~0.94。内容效度与结构效度也得到了证实（Lareau 等，1994）。修订版本（PFSDQ-M）缩减为 40 个条目，分为三个部分，分别测量患者经历的变化（CA）、呼吸困难程度（DA）和疲倦（FA）。PFSDQ-M 三个部分的内部一致性信度分别 0.93、0.95、0.95，重测信度分别为 0.70、0.83、0.79。内容效度与结构效度也得到了证实（Lareau 等，1998）。

4. 呼吸道疾病量表 AQ20　在 St. George 呼吸疾病量表基础上简化修改而成的一个新型、简便的呼吸系统疾病专用的健康相关生活质量量表。与传统的 SGRQ 量表相比，该量表使用更方便、更容易操作，而且与 SGRQ 具有相当的信度和效度。AQ20 由 20 项是非选择题组成，仅需 2min，由患者独立完成，总分 20 分，得分越高，表明患者生活质量越差。但该量表有显著的"天花板"效应，应用时应注意这一缺陷（Hajiro，1999）。

该量表已经有中文版。中英文翻译的回答一致性检验 KAPPA 系数均值为 0.869 3。我国任建萍等将量表用于社区干预评价中，认为该量表非常适合我国 COPD 患者的生活质量评价。

5. 慢性病患者生命质量测定量表体系之慢性阻塞性肺病量表（quality of life instruments for chronic diseases-chronic obstructive pulmonary disease，QLICD-COPD）　是万崇华等（2005）开发的我国慢性病患者生命质量测定量表体系中针对慢性阻塞性肺病的量表。该量表具有一般慢性疾病的共性模块和慢性阻塞性肺病特异模块。QLICD-COPD 量表内部一致性为 0.92，重测信度 r 为 0.86，具有较好的反应度和临床可行性，可以作为我国 COPD 患者生命质量的测评工具（杨铮等，2007）。2008~2010 年研制了该量表的第 2 版本，详见 5.2 节。

此外，还有很多普适性量表也常用于 COPD 的生命质量测定，表 5-7 列举了一些常用的普适性量表。

表5-7　常用于COPD生命质量测定的普适性量表

量表	研制情况	特点	举例
GHQ	20世纪60~70年代由英国Berwick等开发	最初的量表从 140 个条目中选出 60 个构成。随后开发出 30、28、20 和 12 个条目的不同简化版。主要含四个方面：焦虑/失眠，严重压抑，社会功能障碍和躯体症状	Aghanwa HS 用 GHQ 对 COPD 患者精神心理进行了测评，指出 COPD 患者中 16.7%的人感到抑郁，10% 感到焦虑，3.3% 精神混乱
NHP	1970 年 McEwen 在英国诺丁汉市建立	共 45 个条目，分两部分：（1）38 条目的个人体验（睡眠、身体活动、精力、疾病、情绪反应和社会孤独感）；（2）7 个条目的日常生活活动（职业、家务、社会生活、家庭生活、性活动、嗜好和休假）	Deborah 临床试验证明作为一般健康量表的 NHP 可以反映 COPD 患者的生理病理状况，并强调了临床治疗前后用健康量表来评估疾病的重要性
SIP	1975年由 Marilyn Bergner 开发	共分为 12 个方面，136 个问题，包括活动能力、自立能力、社会交往、情绪行为、警觉行为、饮食、工作、睡眠和休息、家务管理、文娱活动等，测定身体、心理、社会健康状况、健康受损程度、健康的自我意识等。由患者独立完成，需 20~30min	Engstrom CP 用 SIP 和疾病特异性量表 SGRQ 研究影响 COPD 患者 QOL 的因素，研究发现与呼吸困难、情绪和运动耐量评估比较，肺功能与生命质量的相关性小，提示肺功能对生命质量的影响是有限的。并指出仅用疾病特异性量表对 COPD 患者 QOL 进行测评是不够的
QWB	1976 年 Kaplan 建立	有 50 项，分三个维度，包括移动、生理活动和社会活动三方面，需访问者参与完成	Wurtemberger G 在其综述中讲到一般健康量表中 SIP、NHP 和 QWB 量表最常用于 COPD 患者。但作者在查询文献时，近五年关于 QWB 运用于 COPD 患者的文献报道较少，可能由于其操作较复杂有关
SF-36	1990~1992 年美国医学结局研究组开发	包含躯体功能、躯体角色、肌体疼痛、总的健康状况、活力、社会功能、情绪角色和心理卫生 8 个领域。由患者独立完成	Sant'Anna CA 用 SF-36 量表评估长期氧疗对于 COPD 患者生命质量的影响，有较好的反应度。指出呼吸困难与 QOL 量表的各维度显著相关，呼吸困难的严重性是对 COPD 患者生命质量各部分预测的一个重要指标

5.1.3 COPD 生命质量测定的应用

1. 衡量病情轻重 Hajiro 等（1998）用 SGRQ 和 SF-36，依据美国科协会（ATS）定义 COPD 分期，研究 194 例 COPD 患者的生命质量，发现除了 ATS Ⅱ 期与 ATS Ⅲ 期以外，不同程度气促或不同分期的 COPD 患者生命质量均有显著差别。因此，COPD 除了根据一秒钟用力呼气容积的 ATS 分期，用特有的生命质量量表对 COPD 分级也是可行的。沈宁等（2010）研究显示，SGRQ 与肺功能检测中的深吸气量占预计值百分比的相关性最好。国内杨帆等（2010）采用 SGRQ 评分，得出 BODE 指数（B 为体质量指数，O 为气流阻塞，D 为呼吸困难，E 为运动能力）与标准分级相比，能更好地评价不同严重程度 COPD 患者病情与生活质量的相关性。亦有研究表明（Reardon，2006），较低的生命质量是住院率和病死率强有力的预测因子。

2. 评价药物或治疗方案效果 Appleton 等（2002）的研究表明，沙美特罗能显著改善 COPD 患者治疗 16 周后用 SGRQ 测量的生命质量，但不能改善 SF-36 测量的生命质量，两者测量结果不同也提示疾病特异生命质量量表较一般健康量表反应度更高。Tonnel 等（2011）应用 SGRQ 问卷，评价沙美特罗/替卡松吸入剂（50/500μg）对 COPD 患者的生命质量影响，采用每次 50/500μg，每天 2 次，经过 6～12 周的疗效观察，COPD 患者的生命质量得到明显的提高。Hidem（2007）应用 SGRQ 问卷评分对吸入长效支气管扩张剂的效果进行了评价，结论是吸入长效支气管扩张剂可以提高 COPD 合并肺癌切除患者的生存质量。Hamacher 等（2002）应用 SF-36 量表探讨了肺减容术 2 年后对健康相关生活质量的影响，结果显示患者的生活质量在身体功能和社会功能方面均有提高。国内此方面的应用也非常多，如张平等（2011）探讨了健脾化痰方加温灸中脘治疗轻中度稳定期肺脾气虚型 COPD 患者的疗效及生存质量评价，陶建峰等（2014）开展了中西医结合疗法对 COPD 稳定期患者肺功能及生活质量影响的临床观察，郭洁等（2013）探讨了温肾化痰配方颗粒对 COPD 稳定期患者肺功能与生活质量的影响。

3. 评价辅助治疗的效果 大量研究表明，肺部康复能改善 COPD 患者生命质量。Mador 等（2011）发现，呼吸肌耐力训练，能改善呼吸肌和运动能力、健康相关生活质量、呼吸困难。邓星奇等（2001）运用蔡映云等开发的生命质量量表观察长期家庭氧疗对慢性阻塞性肺病伴低氧症患者生命质量的影响。Engstrom 等（2001）也对长期家庭氧疗的效果进行了研究，发现 1 年后的社会活动分、抑郁分及焦虑分和日常生活分较治疗前均明显改善，对照组 1 年后的社会活动分、焦虑分较治疗前下降，而日常生活分及抑郁分则无明显变化。Clini 等（2002）把 90 例重症 COPD 患者随机分为无创正压通气联合长期氧疗和单独长期氧疗两组，使用意大利版 SGRQ 评价患者生命质量，发现经过 2 年的观察，按圣乔治呼吸问卷评分判断，均有好转（4% 和 5%），表明无创正压通气具有一个明确的长远利益。

4. 探讨生命质量的影响因素 曹振英等（2005）研究了慢性阻塞性肺病（COPD）急性加重患者的生活质量和潜在危险因素的发生率及其影响，多变量分析显示慢性黏液高分泌症、男性、抑郁、前 1 年多次入院和治疗依从性差与症状域值低下独立显著相关；前 1 年多次入院、抑郁、严重气促和 72 岁以上老年与活动域值低下独立显著相关；抑郁、前 1 年多次入院、严重气促、病程长和重度吸烟与影响域值低下独立显著相关；抑郁、前 1 年多次入院、严重气促和病程长与总体数值低下独立显著相关（$P<0.05$）。赵虹等（2010）报道了 COPD 患者生命质量及其与临床客观指标的关系研究概况。周甲东等（2012）研究了慢性阻塞性肺病急性加重期（AECOPD）患者的生存质量、客观指标及其相互间的关系，结果显示两组患者治疗前的生存质量得分及第一秒用力呼气容积占预计值百分比（$FEV_1\%pre$）、动脉血氧分压（PaO_2）、C-反应蛋白水平（CRP）比较均差异无显著性（$P>0.05$）；治疗后，与对照组相比，实验组患者的生存质量得分及 $FEV_1\%pre$、PaO_2、CRP 均显著性改善（$P<0.05$）；且实验组

生存质量评分与 $FEV_1\%pre$、PaO_2 有显著相关性。由此说明 AECOPD 患者吸入噻托溴铵后改善了生存质量、$FEV_1\%pre$、PaO_2、CRP（$P<0.05$）；患者生存质量得分与客观指标 $FEV_1\%pre$ 和 PaO_2 成正相关。

此外，还有很多研究探讨呼吸康复训练、运动训练、太极拳、护理干预等康复或辅助措施对 COPD 生命质量的作用（张建华，2004；李钰燕，2006；张立华，2011；符岸秋，2012）。

5.2 慢性阻塞性肺疾病生命质量测定量表 QLICD-COPD 的研制

QLICD-COPD 是慢性病测定量表体系（QLICD）中的 COPD 测定量表，由于采取共性模块与特异模块相结合的方式，因此首先必须研制适合于各种慢性病患者的共性模块，然后再研制专门针对 COPD 患者的特异模块。两个模块的研制方法基本相似，均采用程序化的决策方式进行，主要步骤为：明确研究对象及目的、设立研究工作组、测定概念的定义及分解、提出量表条目形成条目池、确定条目的形式及回答选项、指标分析及筛选、预调查及量表考评、修改完善。通过以上过程，产生了包含 45 个条目（共性模块 30 条、特异模块 15 条）的 COPD 患者生命质量测定量表正式版 QLICD-COPD（V1.0）。该量表共性模块包括躯体功能、心理功能和社会功能 3 个领域（domains）10 个小方面（facets），特异模块包括咳嗽、咳痰、肺功能不全、氧疗和社会心理影响 4 个小方面。

QLICD-COPD（V1.0）在临床应用中发现一些不足之处，因此从 2008 年开始研制第 2 版量表，QLICD-COPD（V2.0）的特异性模块将条目缩减到 9 个，共性模块有 28 个条目。这里按第 2 版本进行报道，研制过程从略。

5.2.1 QLICD-COPD（V2.0）的计分方法

该量表包括 4 个领域 37 个条目，采用 5 级评分法，即：一点也不（1）、有一点（2）、有些（3）、相当（4）、非常（5）。在评分时正向条目（即等级越高生命质量越好的条目）直接计 1~5 分，逆向条目则反向计分，即填写第一个等级者计 5 分、填写第二个等级者计 4 分，依次类推。将各个领域所包括的条目得分相加即可得到该领域的得分，各领域的得分相加得到总量表的得分。为使各领域得分能相互比较，进一步采用极差化方法将粗分化为在 0~100 为取值的标准化得分。详见表 5-8。

表5-8 QLICD-COPD（V2.0）各个领域及其所属侧面的计分方法

领域/侧面	代码	条目数	min	max	RS	SS
生理功能	PHD	9	9	45	BPF+IND+EAD	（RS−9）×100/36
基本生理功能	BPF	4	4	20	GPH1+GPH2+GPH3+GPH4	（RS−4）×100/16
独立性	IND	3	3	15	GPH6+GPH7+GPH8	（RS−3）×100/12
精力不适	EAD	2	2	10	GPH5+GPH9	（RS−2）×100/8
心理功能	PSD	11	11	55	COG+EMO+WIP	（RS−11）×100/44
认知	COG	2	2	10	GPS1+GPS2	（RS−2）×100/8
情绪	EMO	7	7	35	GPS3+GPS4+GPS5+GPS6+GPS7+GPS8+GPS9	（RS−7）×100/28
意志与个性	WIP	2	2	10	GPS10+GPS11	（RS−2）×100/8
社会功能	SOD	8	8	40	INC+SSS+SOR	（RS−8）×100/32

续表

领域/侧面	代码	条目数	min	max	RS	SS
人际交往	INC	3	3	15	GSO1+GSO2+GSO3	（RS-3）×100/12
社会支持	SSS	3	3	15	GSO4+GSO5+GSO6	（RS-3）×100/12
社会角色	SOR	2	2	10	GSO7+GSO8	（RS-2）×100/8
共性模块	CGD	28	28	140	PHD+PSD+SOD	（RS-28）×100/112
特异模块	SPD	9	9	45	CAP+SHB+PUE+ILS	（RS-9）×100/36
咳嗽咳痰	CAP	4	4	20	COPD1+COPD2+COPD3+COPD4	（RS-4）×100/16
呼吸困难	SHB	3	3	15	COPD5+COPD6+COPD7	（RS-3）×100/12
肺性脑病	PUE	1	1	5	COPD8	（RS-1）×100/4
特殊心理对生活的影响	ILS	1	1	5	COPD9	（RS-1）×100/4
总量表	TOT	37	37	185	PHD+PSD+SOD+SPD	（RS-37）×100/148

5.2.2 QLICD-COPD（V2.0）的考评

应用 QLICD-COPD（V2.0）和 SF-36 两个量表调查了 124 例 COPD 患者，年龄 51～87 岁，平均 69.19±7.99 岁。男性占 80.6%，女性占 19.4%。汉族占绝大多数（94.4%），家庭经济状况以居中为多（68.5%），职业以工人最多，文化程度中初中占的比例最大（41.9%），其次为小学（36.3%）。为了对量表进行信度、效度及反应度考评，对患者在入院第 1 天、入院第 2～3 天及出院前进行生命质量调查。

1. 内容效度 该量表的整个研制过程包括各方面人员，由他们参与选题和讨论，所提出的条目涵盖了世界卫生组织（WHO）提出的关于健康和生命质量的内涵及 COPD 患者相对特异的问题，并按程式化的方式反复筛选、修改完善，使量表正式条目简短易行，语言通俗易懂、内容明确、所有患者对每个条目均容易理解和回答。因此可认为具有较好的内容效度。

2. 结构效度

（1）维度相关性：统计学资料分析结果显示，各条目得分与其所在领域得分之间的相关性较大于与其他领域之间的相关性低，见表 5-9。

表5-9 QLICD-COPD（V2.0）各个条目与各个领域间的相关系数

编号	条目简述	躯体功能	心理功能	社会功能	特异模块	总量表
GPH1	胃口好吗？	0.29	0.13	0.14	0.08	0.04
GPH2	睡眠好吗？	0.36	0.05	0.13	0.25	0.20
GPH3	影响性功能吗？	0.15	0.06	0.19	0.02	0.11
GPH4	大便正常吗？	0.34	0.20	0.15	0.17	0.22
GPH5	疼痛或不舒服感？	0.45	0.31	0.18	0.32	0.45
GPH6	能料理日常生活吗？	0.61	0.10	0.16	0.35	0.41
GPH7	能劳动吗？	0.65	0.23	0.18	0.32	0.47
GPH8	能独立行走吗？	0.68	0.29	0.16	0.38	0.53
GPH9	容易疲乏吗？	0.48	0.13	0.13	0.20	0.31
GPS1	能集中注意力吗？	0.30	0.45	0.36	0.24	0.47
GPS2	记忆力下降了吗？	0.11	0.39	0.14	0.23	0.33
GPS3	生活有乐趣吗？	0.11	0.53	0.18	0.22	0.40
GPS4	烦躁或易怒吗？	0.25	0.53	0.02	0.20	0.39

续表

编号	条目简述	躯体功能	心理功能	社会功能	特异模块	总量表
GPS5	被视为家庭负担吗？	0.02	0.47	0.24	0.21	0.36
GPS6	担心健康变糟吗？	0.28	0.68	0.45	0.34	0.63
GPS7	情绪低落或忧伤吗？	0.16	0.71	0.21	0.37	0.56
GPS8	悲观失望吗？	0.13	0.62	0.19	0.29	0.47
GPS9	对疾病恐惧吗？	0.11	0.72	0.25	0.24	0.51
GPS10	积极乐观看疾病吗？	0.30	0.45	0.36	0.05	0.40
GPS11	脾气（性格）变坏吗？	0.12	0.57	0.02	0.30	0.40
GSO1	像以前与别人来往吗？	0.32	0.09	0.35	0.08	0.26
GSO2	与家人关系好吗？	0.01	0.14	0.62	0.01	0.22
GSO3	与朋友关系好吗？	0.09	0.11	0.60	0.06	0.19
GSO4	家庭关心支持吗？	0.14	0.12	0.52	0.05	0.12
GSO5	他人关心支持吗？	0.06	0.11	0.67	0.01	0.24
GSO6	家庭经济困难吗？	0.13	0.49	0.40	0.26	0.46
GSO7	影响地位了吗？	0.06	0.24	0.25	0.12	0.23
GSO8	承担家庭角色吗？	0.16	0.04	0.35	0.05	0.10
COPD1	咳嗽吗？	0.17	0.05	0.03	0.44	0.26
COPD2	早起床时咳嗽多吗？	0.27	0.34	0.18	0.64	0.54
COPD3	痰稠吗？	0.30	0.26	0.09	0.70	0.52
COPD4	痰多吗？	0.31	0.25	0.01	0.70	0.49
COPD5	静息时气短气促吗？	0.32	0.23	0.08	0.60	0.47
COPD6	爬坡或劳动时气短气促吗？	0.21	0.36	0.04	0.45	0.41
COPD7	胸闷吗？	0.31	0.44	0.16	0.71	0.62
COPD8	睡眠倒错吗？	0.17	0.14	0.08	0.58	0.37
COPD9	不敢减少衣服或外出吗？	0.40	0.31	0.14	0.57	0.53

（2）因子分析：共性模块、COPD 特异模块数据 Bartlett 球性检验结果均达显著，提示适合进行因子分析。分别经主成分法提取公因子并经方差最大旋转后，共性模块提取 10 个主成分，累计贡献率达 67.50%，见表 5-10。特异模块提取 5 个主成分，累计贡献率达 78.82%，见表 5-11。

可以看出，共性模块的第一、第二主成分主要与心理功能的条目关系密切，分别反映情绪、个性小方面；第四、第六、第七主成分与躯体功能的条目关系密切，分别反映其中的独立性、基本生理功能小方面；第三、第九、第十主成分与社会功能的条目关系密切，分别反映社会支持、人际交往和社会角色小方面。

总的看来，量表的结构与整个体系共性模块的理论结构基本吻合，但仍有不少差异，可能是因为仅用 COPD 来考察共性模块例数太少，而且太单一，导致结果不太稳定。

表5-10　QLICD-GM（V2.0）各主成分与其条目的因子载荷（小于0.6者未显示）

条目	主成分及方差贡献（%）									
	P1（10.23）	P2（9.14）	P3（8.28）	P4（7.61）	P5（6.89）	P6（5.48）	P7（5.35）	P8（5.07）	P9（4.82）	P10（4.63）
GPH2						0.841				
GPH4						0.740				
GPH5						0.719				

续表

条目	主成分及方差贡献（%）									
	P1 (10.23)	P2 (9.14)	P3 (8.28)	P4 (7.61)	P5 (6.89)	P6 (5.48)	P7 (5.35)	P8 (5.07)	P9 (4.82)	P10 (4.63)
GPH6				0.785						
GPH8				0.828						
GPH9					0.759					
GPS2								0.717		
GPS3		0.698								
GPS4	0.684									
GPS5		0.769								
GPS6		0.631								
GPS7	0.718									
GPS8	0.691									
GPS9	0.614									
GPS11	0.775									
GSO1				0.747						
GOS2			0.768							
GSO3			0.856							
GSO4									0.753	
GSO5			0.653							
GSO7								0.851		
GSO8									0.601	

特异模块的第一、第四主成分反映咳嗽和咳痰小方面，第二主成分反映呼吸困难小方面，第三主成分反映特殊心理对生活影响小方面，第五主成分反映肺性脑病小方面。条目与理论结构较吻合。

表5-11　QLICD-COPD（V2.0）特异模块各主成分与其条目的因子载荷（小于0.6者未显示）

条目	主成分及方差贡献（%）				
	P1	P2	P3	P4	P5
COPD1				0.890	
COPD2	0.813				
COPD3	0.780				
COPD6		0.901			
COPD8					0.950
COPD9			0.851		

3. 效标效度　因为没有金标准，权且以 SF-36 量表作为效标。SF-36 不计算总分，分别做相应领域间的得分相关分析，见表 5-12。总的说来两个量表相同和相似领域间的相关大于不相同和不相似领域间的相关，如 QLICD-COPD 的生理功能与 SF-36 的生命力 VT 间的相关为 0.53，大于与其他领域的相关；QLICD-COPD 的心理功能 PSD 与 SF-36 的一般健康状况 GH 间的相关分别为 0.54 和 0.42，大于其他领域间的相关。QLICD-COPD 的特异模块 SPD 与 SF-36 的一般健康状况 GH 身体疾病 BP 及生命力 VT 的相关，大于与其他领域间的相关性。这在一定程度上也说明了聚合效度（convergent validity）和离散效度（divergent validity），说明效标效度较好。

表5-12　QLICD-COPD（V2.0）各领域及其侧面与SF-36各领域的相关系数

领域及其侧面	PF	RP	BP	GH	VT	SF	RE	MH
生理功能（PHD）	0.46	0.38	0.50	0.38	0.53	0.31	0.24	0.26
基本生理功能（BPF）	0.14	0.09	0.13	0.04	0.01	0.09	0.00	0.03
独立性（IND）	0.49	0.41	0.53	0.38	0.56	0.31	0.34	0.35
精力与不适（EAD）	0.22	0.20	0.26	0.30	0.44	0.19	0.06	0.14
心理功能（PSD）	0.27	0.24	0.31	0.54	0.36	0.33	0.21	0.42
认知（COG）	0.10	0.07	0.18	0.44	0.33	0.39	0.17	0.18
情绪（EMO）	0.25	0.25	0.29	0.51	0.31	0.24	0.22	0.39
意志与个性（WIP）	0.28	0.16	0.23	0.30	0.27	0.31	0.04	0.36
社会功能（SOD）	0.00	0.15	0.18	0.41	0.32	0.27	0.28	0.36
人际交往（INC）	0.08	0.08	0.19	0.27	0.36	0.16	0.36	0.26
社会支持（SSS）	0.01	0.09	0.09	0.35	0.20	0.18	0.17	0.32
社会角色（SOR）	0.09	0.17	0.10	0.19	0.07	0.23	0.02	0.14
特异模块（SPD）	0.30	0.25	0.45	0.52	0.41	0.16	0.24	0.10
咳嗽咳痰（CAV）	0.21	0.17	0.32	0.41	0.30	0.08	0.20	0.05
呼吸困难（SHB）	0.27	0.20	0.45	0.43	0.40	0.23	0.21	0.10
肺性脑病（PUE）	0.13	0.09	0.31	0.27	0.13	0.05	0.04	0.13
特殊心理对生活的影响（ILS）	0.29	0.34	0.15	0.36	0.30	0.04	0.17	0.06

4. 信度分析　用第一次测定的数据分别计算各个领域的内部一致性信度（克朗巴赫系数 α）。躯体功能 PHD、心理功能 PSD、社会功能 SOD、特异模块 SPD 的克朗巴赫系数 α 分别为 0.75、0.78、0.45、0.78。说明量表的信度较好。

5. 反应度分析　分别计算 COPD 患者治疗前后共性模块各领域得分、特异模块得分、量表总分的均值，进行配对 t 检验及 SMR 分析，结果见表 5-13。量表的反应度是指量表是否能够探查出患者因治疗等原因其生命质量在纵向时间上的变化。从领域层面看，除心理功能和社会功能领域外，该量表其余领域及总量表得分均存在统计学差异，SMR 也显示了较好的反应度。患者入院后，医务人员主要是针对疾病的症状进行治疗，所以在住院期间得到改善的主要是疾病相关的一些症状及躯体功能。心理功能领域未发现差异的原因可能是由于研究对象均是慢性病患者，所患疾病不能治愈，心理长期受到疾病影响。社会功能领域无差异可能是因为患者年龄较大，加上疾病的原因，很少参加老年人的活动，甚至很少外出，从而影响患者的人际交往和社会支持，因此在住院期间这一相对较短的时间内是难以得到改善的，也可能是调查的例数还不够多而未发现有统计学意义的差异。从上述结果可以认为量表能够较为敏感地反映患者住院期间生命质量的变化，具有较好的反应度。

表5-13　QLICD-COPD（V2.0）治疗前后测定得分均值的比较

领域及其侧面	治疗前		治疗后		差值		配对 t 检验		SRM
	均数	标准差	均数	标准差	均数	标准差	t	P	
躯体功能（PHD）	44.71	9.28	53.00	10.37	−8.29	9.57	−9.64	0.000	0.87
基本生理功能（BPF）	39.87	8.68	50.71	10.76	−10.84	11.88	−10.16	0.000	0.91
独立性（IND）	48.59	18.18	53.02	16.51	−4.44	13.21	−3.74	0.000	0.34
精力与不适（EAD）	48.59	17.33	57.56	17.08	−8.97	16.22	−6.16	0.000	0.55
心理功能（PSD）	60.94	11.18	62.23	10.66	−1.28	7.73	−1.85	0.067	0.17
认知（COG）	50.71	12.88	56.05	14.65	−5.34	15.39	−3.87	0.000	0.35

续表

领域及其侧面	治疗前		治疗后		差值		配对 t 检验		SRM
	均数	标准差	均数	标准差	均数	标准差	t	P	
情绪（EMO）	62.85	13.17	63.74	12.06	−0.89	8.99	−1.11	0.271	0.10
意志与个性（WIP）	64.52	14.11	63.10	14.06	1.41	13.36	1.18	0.242	0.11
社会功能（SOD）	68.80	8.84	67.74	10.28	1.06	7.20	1.64	0.104	0.15
人际交往（INC）	75.67	11.38	74.80	13.79	0.87	10.72	0.91	0.366	0.08
社会支持（SSS）	72.78	13.94	70.97	13.71	1.81	10.92	1.85	0.067	0.17
社会角色（SOR）	52.52	12.85	52.32	14.81	0.20	14.61	0.15	0.878	0.01
共性模块（CGD）	57.97	7.34	60.84	8.36	−2.87	6.18	−5.17	0.000	0.46
特异模块（SPD）	50.40	12.98	64.45	13.20	−14.05	13.23	−11.82	0.000	1.06
咳嗽咳痰（CAV）	50.86	16.44	69.41	16.88	−18.55	17.84	−11.58	0.000	1.04
呼吸困难（SHB）	47.31	16.10	60.75	15.61	−13.44	15.75	−9.50	0.000	0.85
肺性脑病（PUE）	63.71	23.50	66.94	20.30	−3.23	22.76	−1.58	0.117	0.14
特殊心理对生活的影响（ILS）	44.56	19.54	53.23	20.40	−8.67	15.30	−6.31	0.000	0.57
总量表（TOT）	56.13	7.65	61.72	8.51	−5.59	6.86	−9.06	0.000	0.81

此外，绝大多数患者首次调查能在 30 min 之内将两套量表完成，完成该研究量表所需的时间一般在 15~20 min。问卷的回收率为 100%，其中问卷的完成率为 96.7%。在调查过程中，患者在回答条目时几乎没有阻力。因此可认为量表的可接受性较好。此外在得到临床医务人员的支持后，该研究以低成本完成了资料的收集工作，因此量表测定在临床上可行性也较好。

综上所述，QLICD-COPD（V2.0）生命质量测定量表具有较好的信度、效度及反应度，能作为我国 COPD 患者生命质量的测评工具。通过对 COPD 患者生命质量的测评，可为临床疗效评价、治疗方案的筛选及卫生资源投入的效益分析等提供综合依据和工具。

5.2.3 QLICD-COPD（V2.0）与 QLICD-COPD（V1.0）比较

首先，从测量学特性上看，两者均达到要求。杨铮等（2007）应用 QLICD-COPD（V1.0）对 86 例 COPD 患者进行生命质量调查病对量表考评，结果表明，量表的内部一致性信度 α 为 0.93，重测信度 r 为 0.94，分半信度为 0.84；各领域内部一致性信度 α 及重测信度 r 大多在 0.6 以上；各条目与其所在领域的相关均大于与其他领域的相关，相关系数 r 大多在 0.5 以上；该量表在入院治疗后基本上能够反映出生存质量的变化；绝大多数患者能在 15~20min 完成测定。

QLICD-COPD（V2.0）与 QLICD-COPD（V1.0）的区别体现在共性模块与特异模块两方面。共性模块的区别见第三章，这里主要讨论两者间的特异模块。QLICD-COPD（V2.0）的特异模块有 9 个条目，分为咳嗽咳痰（4 个条目）、呼吸困难（3 个条目）、肺性脑病（1 个条目）、特殊心理对生活的影响（1 个条目）4 个小方面。QLICD-COPD（V1.0）的特异模块有 15 个条目，包含咳嗽和咳痰、肺功能不全程度、氧疗及外出受限 4 个小方面。相比于第 1 版，第 2 版量表结构更加合理、清晰，问题简洁。

5.3 COPD 生命质量测评的应用

COPD 生命质量测定主要用于衡量疾病的严重程度、评价治疗疗效及其他辅助治疗的效果，为评价疾病预后、选择治疗方法和辅助治疗的选择提供依据。本节以 SF-36 量表和 QLICD-COPD 量表测定的 COPD 患者生命质量为准，分析不同的治疗方法的生命质量，并对生命质量的影响因素进行分析。

5.3.1 不同治疗方法比较

目前 COPD 患者治疗分为缓解期和急性加重期的治疗，该次调查结果中，所有患者的疾病分期为急性加重，其治疗方法主要有抗炎、支气管扩张、祛痰、氧疗及混合治疗，调查结果将治疗分为抗炎、抗炎+M 胆碱受体拮抗剂。将第一次测定的结果作为协变量，治疗后的测定结果为分析变量，采用协方差分析法对不同治疗方法的生命质量得分（各领域分及总分）进行比较，结果见表 5-14 和表 5-15。可以看出，按照第一次测定（刚入院）时的平均水平进行调整后的修正均数，QLICD-COPD 量表中，各领域分及总分均有统计学意义的差异；而在 SF-36中，除了生理功能、生理角色、社会功能外，其他领域得分、躯体综合总分和心理综合总分均有统计学差异，说明该治疗方法对患者生命质量有影响，进行抗炎+M 胆碱受体拮抗剂治疗的患者生命质量较好，而单纯抗炎治疗的患者生命质量较差。副交感神经系统在调节气道的平滑肌张力、黏液分泌等方面有着重要的作用，而气道痉挛、黏液过度分泌又是 COPD 的重要病理特征之一；M-受体能与支配气道的副交感神经节后神经元的递质（乙酰胆碱）结合，使支气管平滑肌收缩，M-受体拮抗剂可有气道止痉解挛的作用、清除气道黏液的作用，缓解患者症状、延缓疾病的发展，从而达到提高患者的生命质量。

表5-14 SF-36测定的不同治疗方法生命质量比较的协方差分析

领域	抗炎+M 受体拮抗剂		抗炎		组间比较		协变量检验	
	均数	标准误	修正均数	修正均数	F	P	F	P
PF	54.92	1.70	54.03	1.70	0.602	0.439	62.950	0.000
RP	23.77	3.82	25.81	3.69	0.348	0.556	18.577	0.000
BP	71.92	1.70	60.98	1.70	18.436	0.000	82.518	0.000
GH	45.16	1.09	41.05	1.09	11.211	0.001	125.099	0.000
VT	59.68	1.00	55.97	1.00	10.550	0.002	137.854	0.000
SF	55.73	1.86	56.27	1.85	0.844	0.360	49.788	0.000
RE	62.90	2.66	44.62	2.66	15.624	0.000	126.668	0.000
MH	71.87	1.01	60.77	1.00	36.192	0.000	101.275	0.000
PSC	85.02	1.74	79.33	1.73	9.711	0.002	109.220	0.000
MSC	64.57	0.77	57.53	0.77	34.041	0.000	165.283	0.000

注：PF 躯体功能，RP 躯体角色，BP 肌体疼痛，GH 一般健康状况，VT 生命力，SF 社会功能，RE 情感角色，MH 心理健康，PSC 躯体综合总分，MSC 心理综合总分

表5-15 QLICD-COPD（V2.0）测定的肺癌不同治疗方法生命质量比较的协方差分析

领域	抗炎+M 受体拮抗剂		其他方法		组间比较		协变量检验	
	修正均数	标准误	修正均数	标准误	F	P	F	P
生理功能	57.98	0.92	49.00	0.92	54.33	0.000	68.01	0.000
心理功能	64.92	0.83	59.53	0.83	22.18	0.000	186.04	0.000
社会功能	71.07	0.85	64.42	0.85	17.57	0.000	132.76	0.000
附加关注	69.09	1.37	59.81	1.37	19.63	0.000	40.73	0.000
总量表	65.38	0.69	57.85	0.69	54.32	0.000	109.75	0.000

5.3.2 影响因素分析

分别用刚入院时 QLICP-COPD（V2.0）量表测定的 COPD 患者生命质量各领域分及总量表得分为因变量，用可能影响患者生命质量的一般人口学资料和临床客观指标（总蛋白、白细胞数、血气分析、肺功能）为自变量，采用多元逐步回归分析来筛选生命质量的相关因素，其中属性或等级因素的量化方法见表 5-16，分析结果见表 5-17。结果显示，FEV_1/FVC、年龄、性别、家庭经济、FEV_1 5 个因素对 COPD 患者生命质量有影响。FEV_1/FVC 对量表总分、心理功能、特异模块有影响，并且呈负相关关系。年龄与量表总分、生理功能和特异模块有关，年龄越大生命质量得分越低。性别对量表总分和心理功能领域有影响，女性生命质量比男性高。家庭经济对量表总分和社会功能领域有影响，家庭经济状况好，患者生命质量得分就高。FEV_1 与生理功能领域有关，两者呈负相关关系，FEV_1 值越高生命质量得分越差。

表5-16 可能影响COPD生命质量的因素的量化方法

因素	量化方法
性别	1=男，2=女
民族	1=汉族，2=汉族
职业	1=工人，2=其他
文化程度	1=小学，2=初中，3=高中或中专，4=大专，5=本科及以上
婚姻	1=已婚，2=其他
医疗形式	1=城镇医保，2=非城镇医保
家庭经济	1=差，2=中，3=好
遗传史	1=无，2=有

表5-17 多元回归分析选出的COPD生命质量各领域得分及总分的影响因素

领域	影响因素	回归系数 b	b 的标准误	标准回归系数	t	P
生理功能	常数项	68.813	8.141		8.453	<0.001
	年龄	−0.218	0.096	−0.203	−2.286	0.024
	FEV_1	−7.382	3.347	−0.196	−2.206	0.029
心理功能	常数项	72.631	9.728		7.466	<0.001
	性别	7.125	2.538	0.253	2.807	0.006
	FEV_1/FVC	−0.392	0.192	−0.184	−2.044	0.043
社会功能	常数项	62.087	2.928		21.203	<0.001
	家庭经济	3.291	1.394	0.210	2.362	0.020
特异模块	常数项	98.953	16.596		5.963	<0.001
	年龄	−0.325	0.146	−0.200	−2.229	0.028
	FEV_1/FVC	−0.500	0.222	−0.204	−2.273	0.025
总量表	常数项	78.643	9.478		8.297	<0.001
	性别	3.065	1.678	0.163	1.826	0.070
	年龄	−0.215	0.083	−0.229	−2.591	0.011
	家庭经济	2.490	1.156	0.187	2.154	0.033
	FEV_1/FVC	−0.322	0.129	−0.226	−2.488	0.014

此外，为了分析治疗前后生命质量变化的影响因素，还分别利用第一次测定与第三次测定

各领域分及总量表得分的差值为因变量，用上述的一些因素（还增加了治疗方法）为自变量，采用多元逐步回归分析来筛选生命质量变化的影响因素，结果见表5-18。可以看出，治疗方法对各领域和量表总分治疗前后得分变化均有影响，且呈负相关，即抗炎+M 受体阻断剂治疗后患者的生命质量得分变化较大。年龄对量表总分、生理功能和心理功能得分变化有影响，年龄较大者经治疗后生命质量得分变化较大。婚姻状况、家庭经济、医疗形式分别对生理功能、社会功能、特异模块治疗前后生命质量得分变化有影响。

表5-18　多元回归分析选出的COPD生命质量各领域得分及总分变化的影响因素

领域	影响因素	回归系数 b	b 的标准误	标准回归系数	t	P
生理功能	常数项	15.414	6.523		2.363	0.020
	治疗方法	−9.841	1.382	−0.528	−7.121	<0.001
	婚姻状况	−5.121	1.789	−0.218	−2.862	0.005
	年龄	0.203	0.089	0.173	2.276	0.025
心理功能	常数项	−2.925	6.304		−0.485	0.629
	治疗方法	−5.539	1.286	−0.359	−4.308	<0.001
	年龄	0.182	0.081	0.187	2.249	0.026
社会功能	常数项	5.631	1.953		2.883	0.005
	家庭经济	−4.504	1.232	−0.351	−3.655	<0.001
特异模块	常数项	36.266	5.987		6.058	<0.001
	治疗方法	−8.843	2.288	−0.335	−3.865	<0.001
	医疗形式	−3.360	1.605	−0.181	−2.094	0.038
总量表	常数项	4.309	4.887		0.882	0.380
	治疗方法	−6.992	1.041	−0.510	−6.714	<0.001
	年龄	0.172	0.065	2.00	2.637	0.009

（杨　铮）

参 考 文 献

曹振英，Tan Wan Cheng，Ng Tze Pin. 2005. 影响慢性阻塞性肺病急性加重患者生活质量的危险因素. 上海第二医科大学学报，25（7）：722-726
邓星奇，王树云.2001. 长期家庭氧疗对慢性阻塞性肺疾病患者生命质量的影响.中国康复医学杂志，16（2）：85-87
方宗君，蔡映云，蒋浩明，等.1996. SGRQ 问卷对慢性阻塞性肺疾病患者生命质量的评估研究.中国行为医学科学，5（1）：16-17
方宗君，蔡映云，王丽华，等.2001. 慢性阻塞性肺疾病患者生存质量测评表及应用.现代康复，5（4）：7-13
符岸秋，叶学嫦. 2012. 护理干预对慢性阻塞性肺疾病患者生活质量及预后的影响. 中国医药导刊，（4）：706-707
关念红，易欢琼，唐济湘，等.1998. 广州地区高校离退休老人家宠特征的研究.中国行为医学科学，7（3）：185-187
郭洁，武蕾，田振峰，等. 2013. 温肾化痰配方颗粒对 COPD 稳定期患者肺功能与生活质量的影响. 南京中医药大学学报，（6）：596-598
李钰燕，李斌，李云. 运动训练对慢性阻塞性肺疾病患者健康相关生活质量的影响. 现代医院，2006，（4）：17-19
任建萍，阎正明，张玉润，等.2002. AQ20 问卷在肺阻肺社区干预评价中的应用.卫生软科学，16（3）：19-20
沈宁，姚婉贞，刘政，等.2010. 慢性阻塞性肺疾病患者深吸气量与生命质量的关系. 中华结核和呼吸杂志，33（2）：261-238
陶建峰，唐斌擎，方泓，等. 2014. 中西医结合疗法对 COPD 稳定期患者肺功能及生活质量影响的临床观察. 上海中医药杂志，（5）：53-55
万崇华，高丽，李晓梅，等.2005. 慢性病患者生命质量测定量表体系共性模块研制方法（一）：条目筛选及共性模块的形成. 中国心理卫生，19（11）：723-726
王秋月，许惟元，程青，等.2005. 慢性阻塞性肺疾病患者生活质量影响因素分析.中国现代医学杂志，15（4）：493-496
卫生部统计信息中心.2006 中国卫生事业发展情况统计公报 [EB/OL]. http：//www. chinacdc. cn/n272442/n272530/n274625/17481.html.2007-05-09/2008-08-01
颜美琼. 2000. COPD 患者社会支持与生活质量的研究.中国临床医学，7（2）：237-238
杨帆，霍建民.2010. COPD 患者病情严重程度与生活质量的相关性研究.中国呼吸与危重监护杂志，9（5）：471-475

杨铮，李晓梅，万崇华，等.2007. 慢性阻塞性肺病患者生命质量测定量表的研制与考评.中国全科医学，10（13）：1080-1083

张建华，刘惠俐，富丽芳. 呼吸康复训练对老年慢性阻塞性肺部疾病病人生活质量的影响. 中华护理杂志，2004，39（7）：27-29

张立华，吴建军，王志程. 2012. 二十四式太极拳结合呼吸康复训练对COPD患者肺功能及生活质量的影响. 上海中医药大学学报，（4）：53-56

张平，余小萍，刘泉，等. 2011. 健脾化痰方加温灸中脘治疗轻中度稳定期肺脾气虚型COPD患者的疗效及生存质量评价. 上海中医药大学学报，（4）：51-54

赵虹，赵芝焕，万崇华. COPD患者生命质量及其与临床客观指标的关系研究概况. 中国实用医药，2010，5（29）：236-237

周甲东，赵芝焕，万崇华，等. 2012. 慢性阻塞性肺疾病急性加重期患者的生存质量、客观指标及其关系的研究. 实用医学杂志，28（20）：3362-3364

周甲东，赵芝焕. 2011. 慢性阻塞性肺疾病患者的生命质量量表研究及应用. 医学综述，17（21）：3273-3275

Ágh T, Dömötör P, Bártfai Z, et al. 2015. Relationship between medication adherence and health-related quality of life in subjects with COPD: a systematic review. Respir Care, 60（2）：297-303

Appleton S, Poole P, Smith B, et al.2002. Long-acting beta2-agonists for chronic obstructive pulmonary disease patients with poorly reversible airflow limitation. Cochrane Database Syst Rev, （3）：CD001104

Clini C, Sturani A. 2002. The Italian multicentre study on noninvasive ventilation in chronic obstructive pulmonary disease patients. Eur Respir J, 20（6）：529-538

Engstrom CP, Persson LO, Larsson S, et al. 2001. Health-related quality of 1ife in COPD. why both disease specific and generic measures should be used. Eur Respir J, 18（1）：69-76

Guyatt CH, Berman LB, Townsen DM, et al. 1987. A measure of quality of life for clinical trials in chronic lung disease. Thorax, 42（10）：773-778

Hajiro T, Nishimura K, Jones PW, et al. 1999. A novel short and simple questionnaire to measure health-related quality of life in patients with chronic obstructive pulmonary disease. AM J Respir Crit Care Med, 159（6）：1874-1878

Hajiro T, Nishimura K, Tsukino M, et al. 1998. Analysis of clinical methods used to evaluate dyspnea in patients with chronic obstructive pulmonary disease. Am J Respir Crit Care Med, 158（10）：1185-1189

Hamacher J, Thurnheer H, Weder W, et al.2002. Improved quality of life after lung volume reduction surgery.Eur Respir J, 19（1）：54-60

Hidem I, Suzuki YS, Takahiro N, et al. 2007. Efficacy of Long acting bronchodilator inhalation on postoperative pulmonary function and quality of life in lung cancer patients with chronic obstructive pulmonary disease: preliminary results of a randomizes control study.Chest, 132（4）：655-656

Jones P, Harding G.2009.Development and first validation of the COPD assessment test. Eur Respir J, 34（3）：648-654

Lareau SC, Carrieri-Kohlman V, Janson-Bjerklie S, et al. 1994.Development and testing of the pulmonary functional status and dyspnea questionnaire (PFSDQ). Heart-Lung, 23（3）：242-250

Lareau SC, Meek PM, Roos PJ. 1998. Development and testing of the modified version of the pulmonary functional status and dyspnea questionnaire (PFSDQ-M). Heart-Lung, 27（3）：159-168

Mesweeney AJ, Grant I, Heaton RK, et al.1982. Life quality of patients with chronic obstructive pulmonary disease. Arch Intern Med, 142（3）：473-487

Mesweeney AJ, Heaton RK, Grant I, et al.1980. Chronic obstructive pulmonary-disease; Socioemotional adjustment and life quality.Chest, 77（2 Sup 2pl）：309-311

Prigatano GP, Wrigh EC, Levn D.1984. Quality of life and its predictors in patients with mild hypoxemia and chronic obstructive pulmonary disease. Arch Intern Med, 144（8）：1613-1619

Puhan MA, Behnke M, Frey M, et al.2004. Self-administration and interviewer- administration of the German chronic tespiratory questionnaire: instrument development and assessment of validity and reliability in two randomised studies. Health and Quality of Life Outcomes, 2（1）：1-9

Reardon JZ, Lareau SC, ZuWallack R.2006. Functional status and quality of life in chronic obstructive pulmonary disease.Am J Med, 119（10 Suppl 1）：32-37

Stang P, Lydick E, Silberman C.2000.The prevalence of COPD: using smoking rates to estimate disease frequency in the general population. Chest, 117（5）：354-359

Tonnel AB, Tillie-Leblond I, Attali V, et al. 2011. Predictive factors for evaluation of response to fluticasone propionate/salmeterol combination in severe COPD. Respir Med, 105（2）：250-258

Wu W, Liu X, Wang L, et al. 2014. Effects of Tai Chi on exercise capacity and health-related quality of life in patients with chronic obstructive pulmonary disease: a systematic review and meta-analysis. Int J Chron Obstruct Pulmon Dis, 9：1253-1263

Zhong N, Wang C, Yao W, et al.2007. Prevalence of chronic obstructive pulmonary disease in China: a large, population-based survey. Am J Respir Crit Care Med, 2007, 176（8）：753-760

第6章　慢性肺源性心脏病的生命质量研究

慢性肺源性心脏病（chronic pulmonary heart disease，或 cor pulmonale，以下简称肺心病）是指肺组织、肺血管或胸廓的慢性病变尤其肺组织结构和功能异常，导致肺血管阻力增加，逐渐引起肺动脉高压，进而造成右心室肥厚、扩张，最后发生右心功能不全的一类心脏病。通常由慢性阻塞性肺病或其他肺部疾病发展而来，在每年死于慢性呼吸系统疾病的人群中占据主导地位，也是造成每年数百万人伤残的罪魁祸首。肺心病的患病年龄多在40岁以上，寒冷、高原、农村地区的患病率相对较高。我国的肺心病患病率在0.4%~0.5%，40岁以上人口患病率为1.72%（朱红等，2007），15岁以上人口的患病率为7.2‰，估计患者数超过500万（程显声等，1997）。

肺心病患者占住院心脏病患者的38.5%~55%，多数地区占第3、4位。病程进展缓慢，可分为代偿和失代偿两个阶段。功能代偿期，患者通常有慢性咳嗽、咳痰或哮喘病史，逐步出现乏力和呼吸困难等症状，活动后或阴冷季节加重。失代偿期则出现心、肺功能衰竭的症状，呼吸衰竭主要由严重缺氧及二氧化碳潴留所引起，表现为气短、胸闷、心悸、食欲低下和疲乏无力，并伴有发绀。严重时可出现头胀、头痛、多汗及神经系统症状，如失眠、白天嗜睡、幻觉、神志恍惚等肺性脑病前驱症状，进一步发展可出现精神错乱、抽搐或震颤、神智淡漠、嗜睡等，严重时可导致昏迷或死亡。心力衰竭主要为右心衰竭的症状，表现为咳嗽、气短、心悸、下肢浮肿，加重时可出现呼吸困难、少尿、上腹部胀痛及食欲缺乏、恶心、呕吐等，心率增快、发绀、周身浮肿也加重，严重者可发生休克。

由于心、肺病变还可导致身体其他器官或系统的损害，胃肠道黏膜可出现糜烂、坏死、溃疡等导致呕血、便血；弥漫性血管内凝血可出现皮肤黏膜出血和其他部位出血；肾功能障碍可致原有的少尿、浮肿症状加剧；酸碱失衡可导致口渴、尿少、神经和消化症状；肾上腺皮质功能减退可致面颊色素沉着。

由于绝大多数肺心病是慢性支气管炎、支气管哮喘等疾病的后果，因此防治原发疾病是避免肺心病发生的根本措施。对肺心病患者的治疗，则应针对缓解期和急性期分别加以处理。急性期常常伴有呼吸道感染，是发生呼吸衰竭的常见诱因，因此需要积极控制，目前主张联合使用抗生素控制感染，除全身用药外，还可以局部雾化吸入或气管内滴注，长期抗生素治疗要防止真菌感染，必要时给予抗真菌治疗。抗感染的同时要改善呼吸功能，抢救呼吸衰竭，包括缓解支气管痉挛、清除痰液、畅通呼吸道、给氧、应用呼吸兴奋剂等。对心力衰竭的控制可采用吸氧、改善呼吸功能、控制感染等，严重者可使用利尿剂。激素在控制呼吸衰竭和心力衰竭中有一定的作用。急性期的肺心病患者除了抗感染、改善呼吸功能、控制心力衰竭外，还要对出现的并发症进行及时的治疗，常见的并发症有酸碱平衡失调和电解质紊乱、心律失常、消化道出血、休克、弥漫性血管内凝血等。

对缓解期肺心病患者的治疗以减缓肺心病发展为主要目的，包括改善呼吸功能的康复锻炼、呼吸道症状的对症治疗和提高机体免疫力。

肺心病具有病程长、复发率高、损害不易逆转等特点，对患者的身心所产生的影响很难用单一的指标进行评价，而传统的用于评价治疗效果的指标如有效率、生存率等，也由于较低的敏感性而在使用中受到较大的限制。随着健康相关生命质量在临床的应用，这一综合性指标很快受到研究者的关注并成为临床研究的热点。

6.1 肺心病的生命质量研究现状

由于肺心病一般由 COPD 发展而来，所以国外大量的研究是有关 COPD 的研究，只有少数文章涉及肺心病，截至 2015 年 7 月底，在 PubMed 上标题或摘要包含"quality of life"和"cor pulmonale"的文献仅有 33 篇，同时有"quality of life"和"right heart failure"的文献有 73 篇，没有查到有"quality of life"和"chronic pulmonary heart disease"。而对于可能导致肺心病的 COPD 已在第 5 章有详细讨论，这里就不再赘述。由于肺心病在中国的流行情况较为严重，且在住院患者中占据较大的比重，所以研究肺心病患者生命质量的中文文献较多，在 CNKI 中以主题中含有"肺心病"和"生命质量""生活质量"或"生存质量"进行检索，分别得到的文献为 38 条、409 条和 92 条。虽然一些文献并没有实际测定患者的生命质量，但可以看出肺心病患者的生命质量在国内是一个研究热点。

6.1.1 肺心病患者生命质量量表研究

1. 普适性量表 用于慢性肺心病的普适性量表包括诺丁汉健康调查表（NHP）、简明健康状况调查问卷（SF-36）、澳大利亚生命质量问卷（AQoL）、欧洲生存质量测定量表（EQ-5D）、健康质量指数（QWB）、世界卫生组织生命质量量表（WHOQOL-100）或简表（WHOQOL-BRAF）等。详见第 2 章介绍。

2. 特异性量表 国内外尚无慢性肺心病的特异性量表，常用的特异性量表主要是肺心病原发疾病或并发症量表，包括呼吸系统疾病量表、肺动脉高压量表和心力衰竭量表等，结构及特性见表 6-1。

表6-1 肺心病患者生命质量测定常用特异量表

序号	量表	内容
1	量表名称 （开发者，年代）	明尼苏达心力衰竭问卷（the Minnesota living with heart failure questionnaire, MLHF） （Rectory TS, 1984）
	量表简介	用于慢性心力衰竭患者，由 21 个条目组成，采用 0~5 分 Likert 6 级尺度，量表还可分为生理维度（8 个条目）、情感维度（5 个条目）和社会经济维度（8 个条目）
		量表的重测信度在 0.87~0.93；内部一致性系数 α 在 0.92~0.95；效标效度 0.52~0.75；测量标准误（SEM）估计值 5.8~8.6
	文献来源	Rector TS, Francis GS, Cohn JN.1997. Patients' self-assessment of their congestive heart failure. Part 1: Patient perceived dysfunction and its poor correlation with maximal exercise tests. Heart Failure, 192-196. Rector TS, Kubo SH, Cohn JN. Patients' self-assessment of their congestive heart failure. Part 2: Content, reliability and validity of a new measure, the Minnesota Living with Heart Failure questionnaire. Heart Failure, 198-209. Rector TS. 2005.A conceptual model of the quality of life in relation to heart failure. J Cardiac Failure, 11（3）: 173-176
2	量表名称 （开发者，年代）	慢性呼吸疾病问卷（chronic respiratory disease questionnaire, CRQ） （Guyatt G, 1988）
	量表简介	详见第 5 章
3	量表名称 （开发者，年代）	圣乔治呼吸疾病量表（the St George's respiratory questionnaire, SGRQ） （Jones PW, 1991）
	量表简介	详见第 5 章
4	量表名称 （开发者，年代）	剑桥肺动脉高压结局回顾（Cambridge pulmonary hypertension outcome review, CAMPHOR）， （McKenna SP, 2006）

续表

序号	量表	内容
4	量表简介	用于肺动脉高压患者,由65个条目组成,包括症状量表(25个条目,包含精力、呼吸困难、情绪3个方面)、功能量表(15个条目)和生命质量量表(25个条目)。症状和生命质量量表采用"是/否"两分类回答,计1或0分,功能量表采用3点(自己做无困难/自己做有可能/自己不能做),计0、1和2分
		量表的内部一致性 α:0.76~0.94,重测信度:0.85~0.92;与 Rasch 模型拟合较好;与 NHP、EQ-5D 等的效标效度 0.58~0.84;区分效度较好
	文献来源	McKenna SP, Doughty N, Meads DM, et al.2006, The Cambridge pulmonary hypertension outcome review(CAMPHOR):a measure of health-related quality of life and quality of life for patients with pulmonary hypertension. Quality of Life Research,15(1):103-115
5	量表名称(开发者,年代)	airways questionnaire 20, AQ20(Quirk FH, 1994)
	量表简介	用于气道阻塞性疾病,20个条目,分两类答案,回答"是"计1分,"否"(或"不可用")不计分。分数低则生命质量较好
		与 SGRQ、AQLQ 相关性较好。与 SF-12、FEV1 等相关性较好。有较好的反应度
	文献来源	Quirk FH, Jones PW. 1994. Repeatability of two new short airways questionnaires. Thorax.,11:1075
		Barley EA, Quirk FH, Jones PW. 1998. Asthma health status measurement in clinical practice: validity of a new short and simple instrument. Respiratory Medicine, 92(10):1207-1214
		Hubert Chen, Mark D, Patricia P, et al.Measuring disease-sepecific quality of life in obstructive airway disease:validation of a modified version of the airways questionnaire 20. 129(6):1644-1652
		Toru O, Koichi N, Mitsuhiro T, et al.2002. Comparison of the responsiveness of different disease-specific fealth status measures in patients with asthma. Chest, 122(4):1228-1233
6	量表名称(开发者,年代)	慢性阻塞性肺疾病生存质量测评表(方宗君,1993)
	量表简介	详见第5章

6.1.2 肺心病生命质量测定的应用

1. 肺心病患者生命质量的研究现状 肺心病患者生命质量测定的研究主要集中在国内,而生命质量常用国外量表进行测定,多为普适性量表和慢性呼吸系统疾病量表及心力衰竭量表等。近年来,也有使用国内研究者开发的呼吸系统疾病量表等进行生命质量测定的研究。主要在以下几方面。

(1)肺心病患者生命质量测定及影响因素分析:刘亚梅等(2005)采用WHOQOL简表对肺心病患者生命质量及社会支持进行了探讨,结果社会支持与生命质量各领域均呈正相关关系。张润等(2010)也用WHOQOL-BREF对肺心病患者的生命质量进行了调查,结果肺心病患者的生命质量较对照组(健康正常人)有明显的下降。胡蕊等(2013)采用WOHQOL-100对肺心病患者生命质量及心理健康状况进行了分析,结果患者的生命质量各领域得分均较对照组明显下降,患者的年龄、性别和经济状况对生命质量有影响。

(2)干预措施对肺心病患者生命质量的影响:对肺心病患者的治疗措施包括药物、护理、心理、中医中药等,多数研究结果均显示干预对患者的生命质量有所提高。如黄裕成等(2011)采用SF-36量表评价益气补肾化痰祛痰对缓解期COPD合并肺心病患者的疗效,实验组治疗前后各维度均有改善,而对照组均无变化;两组治疗后比较,除身体疼痛领域外均为实验组优于对照组。李中琴(2010)采用SF-36评价护理干预对肺心病患者生命质量的影响,认为护理干预可以提高肺心病患者的生命质量。陈晓兰等(2006)采用SF-36量表对肺心病患者生命质量进行测定,评价心理干预对患者的影响,结果除生理功能外,其余各领域心理干预组均优于对照组。余湘文等（2012）在用高浓度负离子氧治疗肺心病的疗效观察中，96例肺心病患者在常规治疗的基础上，实验组采用高浓度负离子氧治疗，对照组持续低流量吸氧，以SGRQ测量患者的生命质量，实验组和对照组治疗前后生命质量得分均有所下降，但组间比较无统计学差异。王晓培等采用改编的CRQ量表对肺心病患者生命质量进行测定，评价缩唇-膈式呼吸操对肺心病患者的康复疗效，锻炼3个月后生命质量有明显改善。Santana等（2013）用慢性呼吸疾病问卷（CRQ）评价了艾杨格瑜伽（Iyengar yoga）对慢性呼吸道疾病患者生命质量的影响，经过12周每两周2h的课程，患者医院焦虑和抑郁量表（HADS）、CRQ的疲乏领域有变化，同时健康效用指数（HUI）的移动、疼痛、情绪和总分发生了有临床意义的变化。

中医中药对肺心病患者的临床症状有明显的改善作用，因此在一定程度上可以提高患者的生命质量。如谢利等（2007）在中药熏洗结合西药治疗肺心病水肿的研究中，实验组在对照组西药常规治疗的基础上加用中药熏洗双足12天，水肿消退和症候疗效都较对照组优，MLHF显示两组治疗前后生命质量均有改善，但实验组改善优于对照组。徐小娟（2012）在中西医结合治疗COPD合并肺心病的研究中，实验组在对照组西药常规治疗的基础上，加用益气补肾及祛痰活血的中药口服治疗，实验组总有效率、呼吸系统症状改善情况均较对照组为优，SGRQ测定的患者生命质量显示，实验组各维度得分及总分改善均较对照组优。吴蔚等（2012）在补肺活血化痰中药对稳定期肺心病患者的治疗研究中，观察用改良的SGRQ测定的患者生命质量的变化，发现实验组和对照组治疗后生命质量都有所改善，但实验组改善更明显，特别是在日常生活能力、抑郁及焦虑心理、总分等方面变化明显。

国内学者方宗君等于1993年研制了慢性阻塞性肺疾病QOL测评表，成为在国内使用较多的本土量表，如方宗君等（1997）应用该量表对COPD合并肺心病患者的生命质量进行了评价，结果合并肺心病的COPD患者除焦虑领域外，其余3个领域及总分均较不合并肺心病的COPD患者高。陈晓红等（2001）在呼吸训练与长期家庭氧疗对COPD合并肺心病患者生命质量影响的研究中，实验组13例患者实施家庭康复计划，包括呼吸训练、戒烟、营养支持、心理辅导、药物治疗和长期氧疗等，采用该量表在实施前、实施1年、2年对患者及另外15例未采取家庭康复计划的患者进行生命质量的测定，结果实验组实施1年，5个领域中的3个有所改善，对照组没有改善、实施2年，5个领域均有改善，对照组仅有3个领域有所改善。张风琴（2009）、蔺大明（2011）、安国花等（2012）、王笑蓉（2013）、张真成等（2009）均采用该量表对肺心病患者采用不同的护理干预后生命质量的变化进行了分析，结果均显示护理干预可以提高肺心病患者的生命质量。

2. 肺动脉高压患者生命质量的测定及其应用　前已述及，国内外肺心病生命质量的研究有较大不同，国外主要集中在其原发疾病，特别是COPD的研究，已在第5章详细讨论，本节则从肺动脉高压方面加以讨论。

在肺动脉高压患者生命质量测定研究中，研究者采用的量表不尽相同，有的采用普适性量表，有的采用特异性量表，Chua等（2006）比较了MLHF、SF-36和AQoL三个量表测定肺动脉高压患者生命质量的结果，MLHF和SF-36量表与患者的功能测定结果（6min行走距离和纽约心脏协会功能分级）相关良好，而AQoL的相关性稍差；生命质量与右心导管测定的血流动力学指标都没有相关性；线性混合模型分析结果，MLHF与SF-36总分及各维度得分与患者功能指标变化率之间有相关性，而AQoL没有显示相关性。认为MLHF和SF-36量表可用于肺动脉高压患者管理、治疗和研究中生命质量的测定。

（1）肺动脉高压患者生命质量测定及影响因素：SF-36是应用最多的普适性量表，其他普适性量表包括诺丁汉健康调查表（NHP）、欧洲生命质量测定量表（EQ-5D）等。如Halank（2013）等采用SF-36量表测定了63例肺动脉高压患者的生命质量，同时与患者的心肺锻炼能力、血流动力学、WHO功能等级进行比较发现，患者的锻炼能力、WHO功能等级、氧疗、右心力衰竭症状、左动脉压、心律紊乱都与生命质量有关，提示这些指标对肺动脉高压患者的生命质量有重要作用。Matrua 等采用 SF-36 和 CAMPHOR 对 149 名肺动脉高压患者的生命质量及其影响因素进行了调查，结果，总体健康、生理功能、生理角色、活力等维度较低，患者的功能级别、教育水平、氧疗、诊断年限及钙通道阻断剂治疗与生命质量有关。Roman 等（2013）使用 SF-36 和 EQ-5D 对 139 名肺动脉高压和 17 名慢性血栓性肺动脉高压患者的生命质量进行了调查，结果，两类患者的生命质量都有下降，SF-36 量表的生理功能和 EQ-5D 量表与患者的功能级别相关，功能级别为Ⅰ、Ⅱ、Ⅲ级患者 EQ-5D 的视觉模拟尺度（VAS）得分分别为 73.5±18.4、62.9±20.7 和 51.3±16.0（$P<0.0001$），功能级别每增加一级，SF-36 生理功能得分损失 4.0 分，而 EQ-5D 的 VAS 损失 9.5 分；8 名死亡或接受肺移植的患者的生命质量较其他患者差。提示生命质量的测量可帮助预后的预测及提供更多的患者信息。White 等（2006）对 46 名肺动脉高压患者的认知、情绪和生命质量进行了测定，结果患者的生命质量较正常人有明显的下降，认知障碍、焦虑、抑郁等与不同的领域有相关性。Cícero 等（2012）利用 SF-36 对肺动脉高压患者生命质量和锻炼能力间的关系进行了研究，在对患者进行了超过 1 年的观察后发现，患者的锻炼能力基本稳定，生命质量也保持稳定，两者间不存在紧密的关系。Shafazand（2004）等采用 NHP 测量了 53 名肺动脉高压患者的生命质量，与人口常模相比，患者的身体活动性、情感反应、疼痛、活力、睡眠、社会孤立等多个维度都出现中到重度的损害，疾病对患者产生了降低他们生命质量的功能和情感方面的实质性限制。

肺动脉高压生命质量的特异量表只有一个，剑桥肺动脉高压结局回顾（Cambridge pulmonary hypotension outcome review, CAMPHOR），是英国 Galen 研究的 McKenna 等 2006 年开发的肺动脉高压患者生命质量特异量表，近年来应用逐渐增多。如 Batal 等（2011）对 40 名肺动脉高压患者的睡眠质量与生命质量等指标间的关系进行了研究，患者的睡眠质量与 CAMPHOR 症状得分、活动性得分和生命质量得分均有关，同时与抑郁、呼吸困难等指标也有关，提示改善患者的睡眠质量可以提高其生命质量。Swetz 等（2012）应用线性条目和 CAMPHOR 对肺动脉高压患者生命质量进行了网上调查，结果患者在总的生命质量、疲乏、生理健康、社会活动性、情感良好和疼痛方面都有不同程度的不足。

其他特异量表包括心力衰竭特异量表明尼苏达心力衰竭问卷 MLHF 和呼吸系统特异量表圣乔治呼吸问卷 SGRQ 等。如 Cenedese 等（2006）采用 MLHF 对 48 名肺动脉高压患者的生命质量及其影响因素进行了研究，结果 MLHF 得分与多个临床和血流动力学参数存在相关性，并且是唯一的不良结局预测指标。Zlupko 等（2008）采用 MLHF-PH 对 93 名肺动脉高压患者进行了生命质量的测量，结果患者生理、心理领域和总分均呈现严重的损害，硬皮病、WHO 功能级别高、疲乏、虚弱、上腹不适及近期使用依前列醇（epoprostenol）的患者生命质量较差，除右心房压力外，血流动力学指标与生命质量得分没有相关性。

呼吸系统特异量表也是常用的特异量表。Taichman 等（2005）利用 SF-36 和 SGRQ 对 155 名肺动脉高压患者的生命质量进行研究，与常模相比，患者在 SF-36 的所有领域都明显下降，在 SGRQ 的所有领域也显示相似的结果，患者的疾病类型、WHO 功能级别、有工作、明显的症状、治疗措施、锻炼能力等对生命质量的不同领域有影响。

（2）治疗措施对肺动脉高压患者生命质量的影响研究：治疗措施对患者生命质量的研究可为临床治疗措施的评价及选择提供依据。对肺动脉高压患者的治疗措施包括药物治疗、有氧锻炼和呼吸训练等。如 Mereles 等（2006）将 30 名肺动脉高压患者随机分为两组，实验组采用锻炼和呼吸训练，对照组没有处理，两组在研究期间的用药不变，以 SF-36 测量患者的生命质量，15 周的研究结果显示，实验组的生命质量得分有所改善，其他指标包括 6 分钟行走距离、WHO 功能级别、最大耗氧量等指标也有改善。Grünig 等（2012）采用 SF-36 量表对结缔组织疾病相关的肺动脉高压患者进行锻炼训练对患者生命质量影响的研究，经过 15 周的锻炼训练，SF-36

量表的生理功能、总体健康、社会功能、心理健康和活力领域较基线时有明显改善；同时也可能提高了患者的工作能力、预后和生存率。Chan 等（2013）研究实施有氧锻炼训练对肺动脉高压患者心肺功能和生命质量的影响，将患者随机分为对照组（仅给予 10 周的健康教育）和健康教育/锻炼结合组，锻炼内容包括 24～30 个单元的踏步机行走，每个单元 30～45min，心率在保留范围的 70%～80%。实验组在 SF-36 的 8 个维度中有 6 个、CAMPHOR 的 6 个维度均有明显改善，同时，6min 行走距离、锻炼不耐受时间、最高工作率也有明显改善，而对照组没有观察到结局变量的改善。

在治疗药物的疗效评价方面，Pepke-Zaba 等（2009）在他达拉非（tadalafil）对肺动脉高压患者生命质量影响的研究中，以 SF-36 和 EQ-5D 测量患者的生命质量，他达拉非 40mg 组在 SF-36 的 6 个领域和 EQ-5D 得分的改善超过安慰剂组，同时在 6min 行走距离的改善也优于安慰剂组，而未发现生命质量与 6min 行走距离间有明确的关系。Wong 等（2007）在西地那非（sildenafil）改善肺动脉高压患者生命质量和功能状况的研究中，19 名患者口服西地那非超过 3 个月，兰德 SF-36 生理功能、社会功能和总体健康领域有明显改善。Pepke-Zaba 等（2009）在西地那非改善肺动脉高压患者生命质量的研究中，将 278 名患者随机分为 4 组，分别给予安慰剂、西地那非 20mg、40mg、80mg 一天三次口服治疗 24 周，与安慰剂对照组相比，各治疗组 SF-36 的生理功能、总体健康及活力领域及 EQ-5D 的目前健康状况和效用指数在 12 周就显示出明显改善，一直维持到 24 周，且生命质量的改善与西地那非的剂量无关。Lewis 等（2007）将 24 名收缩性心力衰竭和肺动脉高压患者随机分为两组，实验组采用西地那非 25～50mg 一天三次口服治疗 12 周，对照组采用安慰剂治疗，结果实验组生命质量有明显改善，MLHF 得分较对照组下降 14 分（$P=0.01$）。

波生坦（bosentan）作为特异性内皮素受体，常用于降低肺动脉高压患者肺血管阻力，改善肺血管病变和右心室肥大，大多数研究都表明波生坦有改善肺动脉高压患者生命质量的作用。如 Keogh 等（2007）在波生坦改善和保持肺动脉高压患者生命质量的研究中发现，177 名患者经过 3 个月的波生坦治疗后，SF-36 量表的生理功能、生理角色、活力、社会功能、心理健康及情绪角色等领域有明显的改善；AQOL 在 WHO 功能Ⅲ级的患者也有明显改善。Denton 等（2008）在波生坦对与结缔组织疾病相关的肺动脉高压患者生命质量、存活率、安全性及耐受性的长期效果研究中发现，患者在使用波生坦 48 周后，SF-36 及 HAQ 测定的生命质量的下降小于最小临床显著差异（MCID），而自评的健康转变条目呈现改善的趋势。Strange 等（2008）在波生坦治疗肺动脉高压患者的研究中显示，波生坦治疗 3 个月和 6 个月时，患者的 6min 行走距离和 SF-36 的各领域都有改善，两者间呈现较弱的相关性。Souza 等（2007）在司他生坦（sitaxsentan）对肺动脉高压患者生命质量影响的研究中，23 名患者经过 16 周的治疗，SF-36 的生理功能领域有明显改善，而心理功能领域虽有改善但无统计学意义。Ulrich 等（2007）在波生坦治疗肺动脉高压患者的研究中，15 名患者经过 6 个月的波生坦治疗，MLHF 的总分从 48±14 下降到 35±17，生理和情绪得分也分别从 25±5 和 11±6 下降到 17±7 和 6±5，生命质量有了明显改善，同时对患者的肺血液动力学指标和锻炼能力都有改善。

前列腺素作为外周血管扩张剂，可降低肺血管阻力，从而缓解肺动脉高压，提高患者的生命质量。如 Chen 等（2013）在吸入曲前列尼尔（treprostinil）对肺动脉高压患者生命质量及治疗满意度的研究中，患者从吸入伊洛前列素（iloprost）转为吸入曲前列尼尔，治疗满意度有了明显改善，满意度得分变化与 CAMPHOR 测量的生命质量改善有关。

6.1.3　肺心病生命质量测定存在的问题

肺心病患者生命质量研究的文献数量较多，但多以 COPD 的特异量表进行测量，虽然肺心病多从 COPD 发展而来，但肺心病患者的临床表现及治疗、预后等与 COPD 患者还是有一定的差异，其生命质量的影响也明显不同，所以开发肺心病专用的生命质量测定量表势在必行。从国内对肺心病患者生命质量的研究中发现，设计合理的临床治疗性研究较少，其结论的合理性和可靠性值得商榷。

6.2 肺心病生命质量测定量表 QLICD-CPHD 的研制

QLICD-CPHD 是慢性病患者生命质量测定量表体系（quality of life instruments for chronic diseases，QLICD）中的慢性肺源性心脏病（chronic pulmonary heart diseases，CPHD）量表，由共性模块（general module，GM）及慢性肺源性心脏病特异模块构成。课题组先后研制了第一版和第二版两个量表。

6.2.1 量表研制的方法、步骤

QLICD-CPHD 的研制方法沿用慢性病患者生命质量测定量表体系的共性模块加特异模块的方法，共性模块的研制详见第 3 章，本节介绍特异模块的研制。

1. 备选条目池的形成 研究者通过回顾肺心病生命质量相关文献，分析现有的应用于肺心病的量表，同时，对肺心病患者、相关科室的医生及护理人员进行访谈，从肺心病及其并发症的症状、治疗药物的不良反应、肺心病患者特殊的心理和社会特征等方面，提出了包括 28 个条目的肺心病患者生命质量特异模块的条目池。

2. 条目初筛选 采用专题小组讨论的方式，对条目池中的条目进行初步的筛选，从量表的结构、特异模块应该包含的侧面、备选条目是否涵盖了所有的侧面、条目间是否有重叠、条目表述是否合适、调查对象是否会产生歧义等方面进行了讨论，在 28 个条目中筛选出 22 个条目组成了初步的特异模块，涵盖了咳嗽咳痰、肺功能不全、心力衰竭、肺性脑病、经常吸氧和担心感染六个侧面。

3. 预调查及条目再筛选 以上述形成的初步量表对 32 名肺心病患者进行了生命质量的预调查，目的除对条目进行再次筛选外，还要求被调查的患者对条目的合理性、重要性、表述是否恰当等进行评价。调查结果通过计算各条目得分的变异度（标准差）、条目-领域相关系数两种方法对条目进行筛选。组织议题小组成员再次对条目筛选结果进行讨论，结合临床专家意见及统计学结果，最终形成 21 个条目的肺心病量表测试版。

4. 量表测试版形成 QLICD-CPHD（V1.0）测试版由 53 个条目组成，其中包含 32 个条目的共性模块和 21 个条目的特异模块。特异模块由六个侧面组成，包括咳嗽咳痰（CAP，6 个条目）、肺功能不全（DFL，8 个条目）、心力衰竭（HEF，4 个条目）、肺性脑病（PUE，1 个条目）、经常吸氧（OXT，1 个条目）和担心感染（EML，1 个条目）。

5. 条目再筛选，量表正式版形成 通过对 121 例肺心病患者的调查，对 QLICD-CPHD（V1.0）测试版的条目进行了测量学方面的评价，同时对条目进行进一步的筛选，以形成正式量表。统计学筛选的方法包括变异系数法、相关系数法、因子分析法和聚类分析法，筛选标准如下。

（1）变异系数法：计算各条目得分的标准差，保留标准差≥1.1 的条目。

（2）相关系数法：计算条目-领域相关系数，保留相关系数≥0.3 的条目。

（3）因子分析法：以特异模块的 21 个条目得分进行探索性因子分析，提取特征根>1 的因子，并做方差最大旋转，保留因子载荷≥0.5 的条目。

（4）聚类分析法：采用系统聚类对特异模块的条目进行聚类分析，保留平均 r^2≥0.1 的条目。

四种统计学方法筛选结果见表6-2。

表6-2 QLICD-CPHD（V1.0）测试版特异模块条目再筛选结果

条目编号	条目简述	变异度法（标准差）	相关系数法（相关系数）	因子分析法（因子载荷）	聚类分析（平均r^2）	入选
CPHD1	咳嗽	1.134*	0.371*	0.561*	0.132*	√
CPHD2	早晨咳嗽多	1.173*	0.387*	0.803*	0.071	√
CPHD3	阵咳	1.261*	0.423*	0.795*	0.134*	√
CPHD4	咳黄色痰	1.207*	0.376*	0.747*	0.126*	√
CPHD5	咳白色痰	1.217*	0.467*	0.663*	0.172*	√
CPHD6	痰多	1.173*	0.391*	0.807*	0.163*	√
CPHD7	静息时气短	1.209*	0.394*	0.735*	0.124*	√
CPHD8	活动时有气短	1.186*	0.396*	0.579*	0.063	√
CPHD9	劳动时有气短	1.183*	0.514*	0.727*	0.167*	√
CPHD10	心慌	1.303*	0.587*	0.811*	0.167*	√
CPHD11	乏力	1.239*	0.491*	0.707*	0.047	√
CPHD12	气促加重	1.203*	0.340*	0.743*	0.177*	√
CPHD13	耐力下降	1.067	0.388*	0.831*	0.177*	√
CPHD14	胸闷	1.297*	0.382*	0.664*	0.015	√
CPHD15	上腹胀痛	1.315*	0.181	0.649*	0.017	
CPHD16	尿量减少	1.302*	0.314*	0.707*	0.053	√
CPHD17	嘴唇指端发紫	1.368*	0.484*	0.356	0.167*	√
CPHD18	睡眠倒错	1.325*	0.653*	0.643	0.223*	√
CPHD19	下肢浮肿	1.178*	0.531*	0.667	0.164*	√
CPHD20	经常吸氧	1.017*	0.476*	0.354	单独一项	√
CPHD21	担心感染	1.213*	0.479*	0.344	0.178*	√

*表示该法入选；√表示最终入选

通过四种统计学方法的筛选，结合临床专家的意见，最终形成20个条目的肺心病特异模块，与30个条目的共性模块一起形成QLICD-CPHD（V1.0）正式版。

正式版量表QLICD-CPHD（V1.0）于2007年完成研制，并获得国家版权证。之后研究组又在第一版的基础上，对量表的结构进行深入分析，调整了条目中部分表述，使其更容易为患者所理解，精简了部分条目，删除了仅在少数患者中出现的非特异性症状条目，形成了16个条目的特异模块，与28个条目的共性模块组成QLICD-CPHD（V2.0）测试版。本节对QLICD-CPHD（V2.0）测试版进行测量学特征的分析，并与V1.0版进行比较。

6.2.2 QLICD-CPHD 的测量学特征

QLICD-CPHD第二版量表QLICD-CPHD（V2.0）测试版以140例肺心病患者的测定结果进行测量学方面的评价。评价的患者均为住院确诊为肺心病的患者，在征得患者同意后，由患者本人分别在入院第一天、第二天和出院前各填写一次量表，对阅读及作答有困难的患者，调查员可予以协助。回收量表时即进行检查，发现漏项则提醒患者补答，若患者拒绝回答，则问清原因，做好记录。主要从量表的效度、信度和反应度方面进行评价。

1. 量表的效度

（1）内容效度：该量表按照 WHO 提出的关于健康和生命质量的内涵及慢性肺源性心脏病相对特异的问题提出条目，整个研制过程由临床医生、护士、患者、生命质量研究人员等各方面人员参与，并按严格程序筛选，保证了其较好的内容效度。

（2）结构效度：以条目-维度相关性和因子分析结果表示。

1）条目-维度相关性：除 CPHD16 外，所有特异条目与其领域的相关性均明显大于与其他领域的相关性。见表 6-3。

表6-3　QLICD-CPHD（V2.0）测试版特异模块条目与各领域得分的相关系数

条目	生理功能领域	心理功能领域	社会功能领域	特异模块领域
CPHD1	0.264	0.255	0.144	0.664
CPHD2	0.308	0.407	0.162	0.689
CPHD3	0.184	0.349	0.176	0.566
CPHD4	0.179	0.276	0.133	0.657
CPHD5	0.374	0.371	0.193	0.745
CPHD6	0.348	0.220	0.208	0.631
CPHD7	0.329	0.315	0.191	0.668
CPHD8	0.462	0.344	0.260	0.675
CPHD9	0.421	0.379	0.248	0.651
CPHD10	0.176	0.221	0.054	0.648
CPHD11	0.172	0.243	0.081	0.502
CPHD12	0.360	0.173	0.167	0.430
CPHD13	0.289	0.132	0.149	0.456
CPHD14	0.165	0.193	0.035	0.434
CPHD15	0.321	0.209	0.140	0.494
CPHD16	−0.041	0.098	0.088	−0.086

2）探索性因子分析：QLICD-CPHD（V2.0）测试版量表特异模块的理论结构如表 6-4 所示，分为 5 个侧面。

表6-4　QLICD-CPHD（V2.0）测试版特异模块理论结构

侧面	条目
咳嗽咳痰（CAP）	CPHD1　CPHD2　CPHD3　CPHD4
肺功能不全（DFL）	CPHD5　CPHD6　CPHD7　CPHD8　CPHD9　CPHD10
心力衰竭（HEF）	CPHD11　CPHD13　CPHD15
肺性脑病（PUE）	CPHD14
吸氧（OXT）	CPHD16
特殊心理影响（ILS）	CPHD12

对量表特异模块进行探索性因子分析显示，KMO 统计量为 0.815，Bartlett 检验结果，$\chi^2=1179.985$，$P<0.0005$。提取前 5 个主成分，方差累积贡献率为 72.739%。其中，第一主成分主要涵盖了肺功能不全的有关条目，方差贡献率为 35.535%；第二主成分涵盖了咳嗽咳痰的有关症状，方差贡献率为 12.882%；第三四主成分方差累计贡献率为 18.532%，主要涵盖心力衰竭侧面，第五主成分方差贡献率 5.789%，涵盖吸氧侧面，方差最大旋转后的因子载荷见表 6-5。

表6-5 QLICD-CPHD（V2.0）测试版探索性因子分析结果

条目	主成分（方差贡献率%）				
	1（35.535）	2（12.882）	3（9.379）	4（9.153）	5（5.789）
CPHD1		0.820			
CPHD2		0.788			
CPHD3		0.736			
CPHD4		0.859			
CPHD5			0.554		
CPHD6	0.721				
CPHD7	0.860				
CPHD8	0.905				
CPHD9	0.877				
CPHD10			0.660		
CPHD11			0.851		
CPHD12					
CPHD13				0.789	
CPHD14			0.527		
CPHD15				0.775	
CPHD16					−0.869

注：表中仅显示因子载荷0.5以上的条目

（3）效标效度：以SF-36为校标，计算QLICD-CPHD（V2.0）测试版各领域与SF-36各领域的相关系数，结果见表6-6。

表6-6 QLICD-CPHD（V2.0）测试版与SF-36各领域间的相关系数

QLICD-CPHD 领域	SF-36领域							
	躯体功能	躯体角色	身体疼痛	总健康	生命力	社会功能	情绪角色	心理健康
躯体功能（PHD）	0.469	0.284	0.542	0.121	0.561	0.517	0.285	0.419
心理功能（PSD）	0.221	0.212	0.480	−0.087	0.292	0.260	0.269	0.573
社会功能（SOD）	0.200	0.122	0.289	−0.049	0.240	0.235	0.164	0.452
特异模块（SPD）	0.442	0.279	0.568	0.077	0.275	0.321	0.232	0.177

关于QLICD-CPHD（V2.0）测试版的效度：QLICD-CPHD（V1.0）显示出了较好的效度（王国辉等，2007），QLICD-CPHD（V2.0）测试版条目-领域相关性分析显示，各条目与其所在领域的相关系数大于与其他领域的相关系数；探索性因子分析显示与量表特异模块理论构想基本相符，可以认为该量表有较好的结构效度。与V1.0相比，结构效度更好，但仍然有部分条目存在一些交叉的情况，没有完全按照理论构想落在相应的主成分内，可能是由于症状间的相互联系，同时也不能不考虑样本例数对结果的影响。该量表以SF-36为效标，结果提示QLICD-CPHD（V2.0）测试版量表的效标效度也较好。

2. 量表的信度 用肺心病患者入院时测定的数据分别计算各个领域及总量表的内部一致性信度（克朗巴赫α系数）及分半信度，结果见表6-7。

表6-7　QLICD-CPHD（V2.0）测试版各领域及侧面的信度

领域/侧面	例数	条目数	α系数	分半信度
PHD	140	9	0.737	0.488
BPF	140	4	0.642	0.729
IND	140	3	0.858	0.881
EAD	140	2	0.453	0.453
PSD	140	11	0.866	0.773
COG	140	2	0.158	0.158
EMO	140	7	0.841	0.739
SOD	140	8	0.797	0.802
INC	140	3	0.604	0.656
SSS	140	3	0.677	0.400
SOR	140	2	0.366	0.366
SPD	140	16	0.841	0.744
CAP	140	4	0.861	0.815
LDF	140	6	0.879	0.894
HEF	140	3	0.472	0.521
TOT	140	44	0.916	0.817

关于QLICD-CPHD（V2.0）测试版的信度：V1.0版量表的重测信度均在0.932以上，故V2.0测试版未进行重测信度的评价。从表6-7可以看出，QLICD-CPHD（V2.0）测试版各领域及总量表Cronbach's α系数在0.737~0.916，较第一版（0.673~0.893）有所提高，分半系数在0.488~0.815，较第一版（0.712~0.828）下降，可能是条目数减少的影响。以上分析结果显示QLICD-CPHD（V2.0）测试版量表的信度良好。

3. 量表的反应度　分别计算肺心病患者第一次和第三次测定（治疗前后）量表各领域及特异模块各侧面、量表总分的均值，并进行配对t检验，计算标准化反应均数（standardized response mean，SRM），结果见表6-8。

表6-8　QLICD-CPHD（V2.0）测试版第一次和第三次测定得分均值的比较及SRM

领域/侧面	第一次测量		第三次测量		配对t检验		SRM
	均数	标准差	均数	标准差	t	P	
PHD	45.84	13.53	55.00	12.53	−9.580	0.000	−0.81
BPF	47.89	13.15	58.11	11.58	−9.247	0.000	−0.78
IND	45.06	27.34	51.43	26.56	−4.688	0.000	−0.40
EAD	41.88	19.60	52.59	19.69	−5.840	0.000	−0.49
PSD	51.93	17.05	59.53	16.12	−6.886	0.000	−0.58
COG	48.30	17.69	54.29	18.29	−3.928	0.000	−0.33
EMO	52.50	19.00	60.89	17.93	−6.795	0.000	−0.57
WIL	50.71	25.96	56.61	25.02	−3.791	0.000	−0.32
PER	56.43	26.88	63.39	23.69	−3.516	0.001	−0.30
SOD	59.20	16.54	62.99	15.49	−4.371	0.000	−0.37
INC	60.48	17.06	64.88	17.13	−4.155	0.000	−0.35
SSS	60.42	21.28	64.52	19.90	−3.589	0.000	−0.30
SOR	55.45	21.43	57.86	19.40	−1.632	0.105	−0.14

续表

领域/侧面	第一次测量		第三次测量		配对 t 检验		SRM
	均数	标准差	均数	标准差	t	P	
SPD	43.36	13.85	58.97	16.62	−12.245	0.000	−1.03
CAP	40.18	21.77	57.41	21.93	−10.726	0.000	−0.91
LDF	32.59	18.80	47.86	21.59	−9.197	0.000	−0.78
HEF	56.85	18.79	69.17	19.32	−7.527	0.000	−0.64
PUE	64.29	24.75	74.11	23.31	−4.934	0.000	−0.42
OXT	54.82	27.63	90.89	19.02	−13.256	0.000	−1.12
ILS	47.86	27.40	54.29	25.79	−3.409	0.001	−0.29
TOT	48.82	11.80	58.94	12.35	−11.788	0.000	−1.00

量表的反应度是指量表是否能够探查出患者因治疗等原因其生命质量在纵向时间上的变化，这应该和量表的区分度（即量表是否能够区分不同群体或特质）区别开来。反应度是量表应用研究中最重要的指标，直接关系到治疗方案的评价和选择。该研究中，考评量表的反应度通过入院和出院两个时点患者生命质量各领域及总分的比较来反映。所建立研究假设为：一般来说，患者能得以出院，其健康状况比入院时要有所改善，因而量表能够测量出患者两个时点的生命质量不同。反应度统计分析结果显示，除个别侧面外，肺心病量表各领域、侧面及总分均有差异。尤其是特异模块和总分的 t 较大。进一步的反应度测量指标标化反应均数 SRM 的分析表明，总量表和特异模块 SRM 绝对值达到 1.0 以上，反应度较好。这也与实际情况相符：患者入院后经过针对性的治疗后，直接改善的状况主要体现在疾病特异领域，特别是主要症状的改善明显。从上述结果可以认为量表能够较为敏感地反映患者住院期间生命质量的变化，具有较好的反应度。

4. 量表的其他测量学特征　对患者的依从性、量表完成时间等方面进行了分析。绝大多数患者能认真完成调查表，而且大多能在 15min 内完成，问卷回收率与合格率均为 100%，可认为该量表具有较好的可行性和可接受性。

6.3　肺心病生命质量测定量表 QLICD-CPHD 的应用

6.3.1　QLICD-CPHD 的使用方法

1. 患者的选择　该量表适用于肺心病患者的生命质量测定，所以使用对象是确诊的肺心病患者。由于该量表为自填式量表，要求患者自己完成量表的填写过程，所以，选择的患者要有一定的阅读书写能力。患者需要在单独、安静的环境下填写量表，填写时除调查者外，最好没有家属、医生或其他人员在场，以免影响患者的判断或填写。

2. 量表的测量方法　该量表除可用于肺心病患者生命质量测评外，也可用于不同治疗方法、不同治疗药物等干预措施的效果评价等应用性研究，设计时应遵循临床实验设计的原则，采用随机有对照组的设计方法，并且在不同时间多次测定（至少在治疗前后各测定一次）。

调查者进行调查目的和意义的解释说明并得到患者同意后将量表发给患者填写。等待患者完成量表后收回并仔细查看有无漏项，如有漏项，提醒被试者及时补齐，若仍拒绝填写则作为缺省值并力图问清和记录原因。

同时，使用者可以根据自己的需要设计其他的调查项目，如可以包含患者的年龄、性别、职业、文化程度、家庭经济情况等和（或）患者的临床类型、临床分期、临床检查化验结果、所采用的治疗方法等基本情况。

3. 量表的结构及计分规则

（1）量表的结构：QLICD-CPHD（V2.0）由 28 个条目的共性模块 QLICD-GM 和包含 16 个条目的慢性肺源性心脏病特异模块构成，QLICD-GM 由躯体功能（9 个条目）、心理功能（11 个条目）和社会功能（8 个条目）三个领域组成。特异模块由咳嗽咳痰、肺功能不全、心力衰竭 3 个侧面及特殊心理对生活的影响、肺性脑病、长期氧疗 3 个单独条目组成。

（2）计分方法：QLICD-CPHD 量表的条目均采用五级 Likert 评分法，正向条目（即等级越高生命质量越好的条目）直接计 1～5 分，逆向条目（即得分越高生命质量越差）则反向计分，即用 6 减去原始得分得到该条目得分。

QLICD-CPHD（V2.0）中正向条目有 GPH1、GPH2、GPH4、GPH6、GPH7、GPH8；GPS1、GPS3、GPS10；GSO1、GSO2、GSO3、GSO4、GSO5、GSO8；CPHD16，其余均为逆向条目。

根据条目得分分别计算各侧面、领域、总量表的原始分 RS，同一领域/侧面的各个条目得分之和构成该领域/侧面的原始分，4 个领域得分之和构成了总量表的原始分。为便于各领域得分的相互比较，采用极差化方法将原始分转化为标准得分 SS。详见表 6-9。

表 6-9　QLICD-CPHD（V2.0）各领域及所属侧面的计分方法

领域/侧面	代码	条目数	min	max	RS	SS
生理功能	PHD	9	9	45	BPF+IND+EAD	(RS−10)×100/36
基本生理功能	BPF	4	4	20	GPH1+GPH2+GPH3+GPH4	(RS−5)×100/16
独立性	IND	3	3	15	GPH6+GPH7+GPH8	(RS−3)×100/12
精力不适	EAD	2	2	10	GPH5+GPH9	(RS−2)×100/8
心理功能	PSD	11	11	55	COG+EMO+WIL+PER	(RS−11)×100/44
认知	COG	2	2	10	GPS1+GPS2	(RS−2)×100/8
情绪	EMO	7	7	35	GPS3+GPS4+…+GPS8+GPS9	(RS−7)×100/28
意志与个性	WIP	2	2	10	GPS10+GPS11	(RS−2)×100/8
社会功能	SOD	8	8	40	INC+SSS+SOR	(RS−8)×100/32
人际交往	INC	3	3	15	GSO1+GSO2+GSO3	(RS−3)×100/12
社会支持	SSS	3	3	15	GSO4+GSO5+GSO6	(RS−3)×100/12
社会角色	SOR	2	2	10	GSO7+GSO8	(RS−2)×100/8
特异模块	SPD	16	16	90	CAP+LDF+HEF+PUE+OXT+ILS	(RS−16)×100/64
咳嗽咳痰	CAP	4	4	20	CPHD1+CPHD2+CPHD3+CPHD4	(RS−4)×100/16
肺功能不全	LDF	6	6	30	CPHD5+CPHD6+…+CPHD9+CPHD10	(RS−6)×100/24
心力衰竭	HEF	3	3	15	CPHD11+CPHD13+CPHD15	(RS−3)×100/12
肺性脑病	PUE	1	1	5	CPHD14	(RS−1)×100/4
吸氧	OXT	1	1	5	CPHD16	(RS−1)×100/4
特殊心理对生活的影响	ILS	1	1	5	CPHD12	(RS−1)×100/4
共性模块	CGD	28	28	140	PHD+PSD+SOD	(RS−28)×100/112
总量表	TOT	44	44	220	PHD+PSD+SOD+SPD	(RS−44)×100/176

6.3.2　QLICD-CPHD 量表的应用

1. 肺心病患者生命质量影响因素的分析　罗娜等（2009）利用 QLICD-CPHD 对肺心病患

者生命质量的影响因素进行了分析,结果显示,患者的年龄、职业、经济状况等因素对生命质量得分有一定影响。

2. 肺心病患者生命质量与临床客观指标的关系研究 李娜等(2012)利用 QLICD-CPHD 对肺心病患者生命质量与临床客观指标之间的关系进行了分析。研究发现,肺心病患者的 19 项临床客观指标与生命质量得分相关,肺功能指标对躯体功能、心理功能、社会功能和特异模块及总量表得分有不同程度的影响;按 COPD 分级标准将受试患者的肺功能分为 3 级(Ⅳ级病情危重未纳入),不同级别肺功能患者的生命质量得分存在差异。

3. 肺心病患者生命质量最小临床显著性差异研究 李娜等(2012)利用 QLICD-CPHD 对慢性肺心病患者生命质量临床最小显著性差异(minimal clinically important difference,MCID)进行了探讨。采用以锚为基础的方法,用患者第一秒用力呼气容积(forced expiratory volume in 1 second,FEV_1)测定结果作为锚,即按照 FEV_1 水平将受试患者的肺功能分为 3 级,Ⅰ级为 $FEV_1 \geq 80\%$,Ⅱ级为 $80\% > FEV_1 \geq 50\%$,Ⅲ级为 $50\% > FEV_1 \geq 30\%$($FEV_1 < 30\%$ 为Ⅳ级,因病情危重未纳入),不同级别肺功能患者的生命质量得分存在差异,以肺功能级别变化为基础计算生命质量各领域得分的变化值作为 MCID,得出躯体功能、心理功能、社会功能领域及特异模块的 MCID 分别为 5.25、2.91、3.27、7.62 和 10.85。

4. 不同治疗措施对患者生命质量的影响 该次调查的肺心病患者在常规治疗之下,采用了不同的药物进行呼吸功能改善的治疗,这里用 A、B 疗法代替治疗药物的名称。由于分别在治疗前后测定了患者的生命质量,因此采用重复测量资料的方差分析进行比较,结果见表 6-10。

表6-10 不同治疗措施肺心病患者生命质量比较($\bar{x} \pm s$)

领域	A疗法(82例)		B疗法(58例)		方差分析					
	治疗前	治疗后	治疗前	治疗后	治疗前后		治疗方案		交互作用	
					F	P	F	P	F	P
生理功能	48.69±14.51	53.23±10.91	41.81±14.01	57.50±9.67	141.376	0.000	0.417	0.519	42.914	0.000
心理功能	54.52±17.76	57.72±17.69	48.28±15.40	62.07±13.32	68.202	0.000	0.132	0.717	26.381	0.000
社会功能	59.45±17.95	61.09±16.91	58.84±14.45	65.68±12.90	24.537	0.000	0.580	0.447	9.237	0.003
特异模块	44.36±13.65	54.94±16.23	41.95±14.12	64.68±15.57	195.481	0.000	2.608	0.109	26.054	0.000
总量表	50.49±12.57	56.33±13.25	46.47±10.27	62.62±9.94	211.652	0.000	0.362	0.548	46.477	0.000

以上重复测量资料的方差分析中,球对称性 Mauchly 检验的 P 均小于 0.05,故采用 Greenhouse-Geisser 校正,结果显示量表各领域治疗前后有差异,得分均有提高,即生命质量各领域均有改善,而不同治疗方案间没有差异,交互作用有差异。

5. 治疗效果的影响因素分析 以治疗前后生命质量各领域及总分的差值作为疗效评价指标,采用多重线性回归分析影响疗效的因素,备选的影响因素包括患者的人口社会经济特征、肝肾功能、血常规、血气分析检测及肺功能测定等数据,采用逐步回归进行变量筛选,各领域治疗前后得分差值受不同因素的影响,表 6-11 列出了治疗前后总分差值的影响因素分析结果。分析结果提示,在用生命质量得分作为干预措施效果评价指标的研究中,需要考虑除干预以外的可能影响生命质量的因素,以正确评价干预的效果。

表6-11 肺心病患者治疗前后生命质量总分改变值的影响因素分析

因素	偏回归系数 b	b 的标准误	标化偏回归系数	t	P
(Constant)	−162.271	0.728		−222.822	0.000
V1VC	0.765	0.003	0.812	294.316	0.000
治疗方法	3.279	0.080	0.157	41.015	0.000
pH	14.536	0.047	0.843	312.493	0.000
AST/ALT	3.788	0.025	0.551	154.005	0.000
平均血红蛋白浓度（g/L）	0.120	0.003	0.160	42.924	0.000
酮体	−8.252	0.080	−0.194	−102.720	0.000
单核细胞百分率（%）	−1.226	0.009	−0.538	−133.894	0.000
体重	−0.230	0.002	−0.271	−108.822	0.000
收缩压	0.123	0.002	0.219	55.918	0.000
天门冬氨酸氨基转移酶（IU/L）	0.215	0.001	0.377	213.355	0.000
嗜酸粒细胞百分比（%）	1.521	0.012	0.441	127.042	0.000
血清肌酐（μmol/L）	−0.051	0.001	−0.153	−60.341	0.000
中性粒细胞群绝对值（10^9/L）	2.890	0.056	1.087	51.415	0.000
临床类型	−2.843	0.038	−0.151	−75.121	0.000
尿白细胞	0.499	0.016	0.103	30.683	0.000
白细胞数（10^9/L）	−2.126	0.052	−0.823	−41.244	0.000
合并症	−2.550	0.044	−0.104	−58.080	0.000
空腹血糖（mmol/L）	−0.151	0.003	−0.066	−47.721	0.000
尿素（mmol/L）	−0.153	0.010	−0.049	−15.916	0.000
血细胞比容（%）	0.057	0.002	0.060	29.617	0.000
红细胞分布宽度	0.135	0.010	0.031	14.032	0.000
血小板比容（%）	−0.018	0.001	−0.034	−15.011	0.000
HCO_3STD	−0.100	0.009	−0.047	−11.707	0.000
碱性磷酸酶（IU/L）	0.004	0.001	0.014	5.824	0.000
平均血红蛋白量（pg）	0.096	0.031	0.022	3.138	0.008

（李晓梅）

参 考 文 献

安国花，刘长福.2012. 护理干预对肺心病患者生活质量的影响. 齐鲁护理杂志，18（19）：21-22
陈晓红，周志芬.2001. 呼吸训练与长期家庭氧疗对慢性阻塞性肺疾病合并肺心病患者生存质量改善观察. 现代康复，5（10）：105
陈晓兰，陈娟，霍素芬，等.2006. 心理干预对肺心病患者抑郁情绪的影响. 中国行为医学科学，15（10）：895-896
程显声，李景周，张珍祥，等.1997. 慢性阻塞性肺疾病、肺心病人群防治的初步结果. 中华流行病学杂志，18（5）：282-285
方宗君，蔡映云.1997. 慢性阻塞性肺疾病合并肺心病患者生命质量评价. 健康心理学，5（4）：235-236
胡蕊，王志峰，王冉，等. 2013. 慢性肺源性心脏病患者心理健康状况的调查及生活质量影响因素的分析. 河北医药，35（9）：1393-1394
黄裕成，欧阳北江生，王喜琴，等.2011. 益气补肾化痰祛痰法对缓解期慢阻肺并肺心病患者生存质量的影响. 临床研究，6（1）：40-41
李娜，赵芝焕，万崇华.2012. 慢性肺心病患者生命质量与临床客观指标的关系. 吉林大学学报：医学版，38（3）：580-585
李中琴. 2010. 慢性肺心病患者生活质量的护理干预. 临床和实验医学杂志，9（24）：1856-1857
蔺大明.2011. 护理干预对老年肺心病患者睡眠和生活质量的影响. 护理实践与研究，8（18）：28-29
刘亚梅，赵英凯.2005. 慢性肺源性心脏病患者生活质量与社会支持探讨. 吉林医学，26（9）：927
罗娜，万崇华，王国辉，等.2009. 慢性肺源性心脏病患者生命质量的影响因素分析. 昆明医学院学报，30（4）：62-65
王晓培，王斌，王金英，等.2002. 缩唇-膈式呼吸操对缓解肺心病患者的康复疗效. 中国临床康复，6（1）：42-43

王笑蓉. 2013. 慢性肺源性心脏病患者的社区护理分析. 求医问药, 11（2）: 662-663

吴蔚, 汪伟, 王彬, 等. 2012. 补肺活血化痰中药对慢性肺源性心脏病稳定期患者生活质量的影响. 环球中医药, 5（1）: 16-18

谢利, 刁本恕, 曾朝荣, 等. 2007. 中药熏洗协同西药治疗慢性肺心病阳虚水泛证水肿. 四川中医, 25（8）: 49-51

徐小娟. 2012. 中西医结合治疗COPD合并慢性肺心病50例. 中国实验方剂学杂志, 18（18）: 284-286

余湘文, 叶慧玲, 陈广原, 等. 2012. 高浓度负离子氧治疗肺心病的疗效观察. 广州医药, 43（4）: 10-12

张风琴. 2009. 护理干预提高缓解期老年肺心病者生活质量的分析. 青海医药杂志, 39（8）: 54-55

张润, 周春联, 刘守蓉. 2010. 社会支持能提高肺心病患者生存质量. 医学信息, 23（8）: 2576-2577

张真成, 晏连. 2009. 社区护理干预对缓解期慢性肺心病患者生活质量的影响. 护理实践与研究, 6（16）: 18-20

朱红, 姚婉贞, 沈宁, 等. 2007. 北京市农村地区慢性肺源性心脏病流行病学调查结果及分析. 中国呼吸与危重监护杂志, 6（6）: 419-423

Batal O, Khatib OF, Bair N, et al. 2011. Sleep quality, depression, and quality of life in patients with pulmonary hypertension. Lung, 189（2）: 141-149

Cenedese E, Speich R, Dorschner L, et al. 2006. Measurement of quality of life in pulmonary hypertension and its significance. The European Respiratory Journal, 28（4）: 808-815

Chan L, Chin LM, Kennedy M, et al. 2013. Benefits of intensive treadmill exercise training on cardiorespiratory function and quality of life in patients with pulmonary hypertension. Chest, 143（2）: 333-343

Chen H, Rosenzweig EB, Gotzkowsky SK, et al. 2013. Treatment satisfaction is associated with improved quality of life in patients treated with inhaled treprostinil for pulmonary arterial hypertension. Health Qual Life Outcomes, 11（4）: 1-8

Chua R, Keogh AM, Byth K, et al. 2006. Comparison and validation of three measures of quality of life in patients with pulmonary hypertension. Internal Medicine Journal, 36（11）: 705-710

Cícero C, Franchi SM, Barreto AC, et al. 2012. Lack of tight association between quality of life and exercise capacity in pulmonary arterial hypertension. Arq Bras Cardiol, 99（4）: 876-885

Denton CP, Pope JE, Peter HH, et al. 2008. Long-term effects of bosentan on quality of life, survival, safety and tolerability in pulmonary arterial hypertension related to connective tissue diseases. Annals of the Rheumatic Diseases, 67（9）: 1222-1228

Grünig E, Maier F, Ehlken N, et al, 2012. Exercise training in pulmonary arterial hypertension associated with connective tissue diseases. Arthritis Research and Therapy, 14（3）: R148

Halank M, Einsle F, Lehman S, et al. 2013. Exercise capacity affects quality of life in patients with pulmonary hypertension. Lung.191（4）: 337-343

Keogh AM, McNeil KD, Wlodarczyk J, et al. 2007. Quality of life in pulmonary arterial hypertension: improvement and maintenance with bosentan. The Journal of Heart and Lung Transplant, 26（2）: 181-187

Lewis GD, Shah R, Shahzad K, et al. 2007. Sildenafil improves exercise capacity and quality of life in patients with systolic heart failure and secondary pulmonary hypertension. Circulation, 116（14）: 1555-1562

Matura LA, McDonough A, Carroll DL. 2012. Health-related quality of life and psychological states in patients with pulmonary arterial hypertension. Journal of Cardiovascular Nursing, 29（2）: 178-184

McKenna SP, Doughty N, Meads DM, et al. 2006. The Cambridge pulmonary hypertension outcome review(CAMPHOR): a measure of health-related quality of life and quality of life for patients with pulmonary hypertension. Quality of Life Research, 15（1）: 103-115

Mereles D, Ehlken N, Kreuscher S, et al. 2006. Exercise and respiratory training improve exercise capacity and quality of life in patients with severe chronic pulmonary hypertension. Circulation, 114（14）: 1482-1489

Pepke-Zaba J, Beardsworth A, Chan M, et al. 2009. Tadalafil therapy and health-related quality of life in pulmonary arterial hypertension. Current Medical Research and Opinion, 25（10）: 2479-2485

Pepke-Zaba J, Gilbert C, Collings L, et al. 2008. Sildenafil improves health-related quality of life in patients with pulmonary arterial hypertension. Chest, 133（1）: 183-189

Roman A, Barbera JA, Castillo MJ, et al. 2013. Health-related quality of life in a national cohort of patients with pulmonary arterial hypertension or chronic thromboembolic pulmonary hypertension. Archivos de Bronconeumologia, 49（5）: 181-188

Shafazand S, Goldstein MK, Doyle RL, et al. 2004. Health-related quality of life in patients with pulmonary arterial hypertension. Chest, 126（5）: 1452-1459

Souza R, Martins BC, Jardim C, et al. 2007. Effect of sitaxsentan treatment on quality of life in pulmonary arterial hypertension. International Journal of Clinical Practice, 61（1）: 153-156

Strange G, Keogh AM, Williams TJ, et al. 2008. Bosentan therapy in patients with pulmonary arterial hypertension: the relationship between improvements in 6 minute walk distance and quality of life. Respirology, 13（5）: 674-682

Swetz KM, Shanafelt TD, Drozdowicz LB, et al. 2012. Symptom burden, quality of life, and attitudes toward palliative care in patients with pulmonary arterial hypertension: results from a cross-sectional patient survey. The Journal of Heart and Lung Transplant, 31（10）: 1102-1108

Taichman DB, Shin J, Hud L, et al. 2005. Health-related quality of life in patients with pulmonary arterial hypertension. Respiratory Research, 6: 92

Ulrich S, Speich R, Domenighetti G, et al. 2007. Bosentan therapy for chronic thromboembolic pulmonary hypertension. A national open label study assessing the effect of Bosentan on haemodynamics, exercise capacity, quality of life, safety and tolerability in patients with chronic thromboembolic pulmonary hypertension(BOCTEPH-Study). Swiss Medical Weekly, 137(41-42): 573-580

White J, Hopkins RO, Glissmeyer EW, et al. 2006. Cognitive, emotional, and quality of life outcomes in patients with pulmonary arterial hypertension. Respiratory Research, 7(1): 366

Wong RC, Koh GM, Choong PH, et al. 2007. Oral sildenafil therapy improves health-related quality of life and functional status in pulmonary arterial hypertension. International Journal of Cardiology, 119(3): 400-402

Zlupko M, Harhay MO, Gallop R, et al. 2008. Evaluation of disease-specific health-related quality of life in patients with pulmonary arterial hypertension. Respiratory Medicine, 102(10): 1431-1438

第7章 支气管哮喘的生命质量研究

支气管哮喘（bronchial asthma）简称哮喘，是由多种细胞包括气道的炎性细胞和结构细胞（如嗜酸粒细胞、肥大细胞、T 淋巴细胞、中性粒细胞、平滑肌细胞、气道上皮细胞等）及细胞组分（cellular elements）参与的气道慢性炎症性疾病。这种慢性炎症导致气道高反应性，通常出现广泛多变的可逆性气流受限，并引起反复发作性的喘息、气急、胸闷或咳嗽等症状，常在夜间和（或）清晨发作、加剧，多数患者可自行缓解或经治疗缓解（中华医学会呼吸病学分会哮喘学组，2008）。

7.1 哮喘的流行病学与临床特征

7.1.1 流行病学特征

哮喘是常见的慢性呼吸道疾病之一，全球哮喘的患病率为 1%~18%，估计全世界有 3 亿哮喘病患者（Masoli 等，2004）。尽管近年对哮喘的基础研究已进入分子和细胞水平，对哮喘的防治也有了一系列规范性、指导性的文件，但近年其发病率在世界各地都在上升（Miedinger D，2006；Chhabra SK，2005）。全世界人群发病率最高达 12%，最低 0.3%，年总死亡率在 0.9%~5%（Tomic Spirić V，2004）。美国哮喘患病率近年来上升较快，每 10 年儿童哮喘患病率上升 50%，但各地区相差较大，以移民区和穷人区为高（Akinbami 等，2006）。根据 ISAAC（the International Study of Asthma and Allergies in Childhood）调查显示，儿童哮喘患病率最高的前三位国家是澳大利亚、新西兰和英国，其患病率都在 10%以上，其次为北美洲、中美洲和南美洲的一些国家，最低的是一些东欧国家及印度尼西亚、希腊、中国、印度和埃塞俄比亚。1990 年，我国儿科哮喘协作组对 27 个省市 0~14 岁儿童进行调查，显示我国儿童哮喘的患病率为 0.09%~2.60%，平均 0.91%。2000 年再次调查结果为 0.12%~3.34%，平均 1.54%，较 10 年前平均上升了 64.84%，其中上海为 3.34%，排在全国首位，而西藏拉萨最低，2 次调查均以华东地区发病率最高（全国儿科哮喘协作组，2004）。上海医学会儿科分会呼吸学组于 2000 年调查资料显示上海市 0~14 岁儿童哮喘的患病率为 4.52%，较 10 年前上升 152.51%，黄浦区高达 7.93%，说明上海市的儿童哮喘患病率及增长速度均远高于全国平均水平。一般认为儿童患病率高于青壮年，老年人群的患病率有增高的趋势。成人男女患病率大致相同，发达国家高于发展中国家，城市高于农村。约 40%的患者有家族史（海医学会儿科分会呼吸学组，2002）。

全球哮喘病死率为 1/10 万~20/10 万，全世界约 25 万/年哮喘患者死亡，其中年轻人占很大的比例。WHO 估计，全球由于哮喘导致的调整伤残生命年（disability-adjusted life years, DALYs）数量估计达到 1500 万/年，约占全球总疾病负担的 1%。由哮喘所带来的经济负担无论从直接医疗费用（住院和药品使用）还是间接的非医疗费用（包括误工及非正常死亡）都相当大。WHO 报道，在全世界范围计算，哮喘相关的经济花费比结核病和获得性免疫缺陷综合征的总数还高。此外，预测到 2025 年还将会出现 1 亿例新的哮喘病患者，哮喘病将带给各国政府、家庭及患者十分沉重的负担。

7.1.2 临床特征

1. 临床症状 哮喘的临床症状主要是发作性伴有哮鸣音的呼气性呼吸困难或发作性胸闷和咳嗽。严重者被迫采取坐位或呈端坐呼吸,干咳或咳大量白色泡沫痰,甚至出现发绀等,有时咳嗽可为唯一的症状(咳嗽变异型哮喘)。哮喘症状可在数分钟内发作,经数小时至数天,用支气管舒张药或自行缓解。某些患者在缓解数小时后可再次发作。在夜间及凌晨发作和加重常是哮喘的特征之一。有些青少年,其哮喘症状表现为运动时出现胸闷、咳嗽和呼吸困难(运动性哮喘)。

哮喘患者有的常年发病,X线片呈现肺气肿、肺部感染,血常规大多数白细胞增高,肺功能检查异常。严重患者端坐呼吸、行动困难、活动受限、生活不能自理,需住院治疗。患者有的非常悲观,常因哮喘发作心情烦躁,影响睡眠,甚至有想自杀的念头。儿童患者学习成绩受影响,活动能力下降,发育可能迟缓。有人统计1/3哮喘患者发病在学龄期,哮喘发作成为学生缺课的最主要的慢性病。哮喘患者有的造成心理上的创伤,对儿童影响尤大,可产生孤僻、自卑、内向等精神状态,亦有部分哮喘患儿性格暴躁、不合作。

2. 疾病分期 根据临床表现哮喘可分为急性发作期(acute exacerbation)、慢性持续期(chronic persistent)和临床缓解期(clinical remission)。急性发作期是指气促、咳嗽、胸闷等症状突然发生或症状加重,常有呼吸困难,以呼吸气流量降低为其特征,常因接触变应原等刺激物或治疗不当所致;慢性持续期是指每周均有不同频度和(或)不同程度地出现症状(喘息、气急、胸闷、咳嗽等);临床缓解期系指经过治疗或未经治疗症状、体征消失,肺功能恢复到急性发作前水平,并维持3个月以上。

3. 治疗 哮喘目前尚无特效的治疗方法,但长期规范化治疗可使哮喘症状能得到控制,减少复发乃至不发作,长期使用最少量或不用药物能使患者活动不受限制,并能与正常人一样生活、工作和学习。治疗哮喘药物主要分为两类,具体如下所述。

(1)缓解哮喘发作:此类药物主要作用为舒张支气管,故也称支气管舒张药。

1)β_2肾上腺素受体激动剂(简称β_2激动剂):常用的短效β受体激动剂有沙丁胺醇(salbutamol)、特布他林(terbutaline)和非诺特罗(fenoterol),作用时间为4~6h。长效β_2受体激动剂有福莫特罗(formoterol)、沙美特罗(salmaterol)及丙卡特罗(procaterol)。长效β_2激动剂尚具有一定的抗气道炎症,增强黏液-纤毛运输功能的作用。不主张长效β_2受体激动剂单独使用,须与吸入激素联合应用。沙丁胺醇或特布他林为雾化吸入治疗,有心悸、骨骼肌震颤等不良反应。β_2激动剂的缓释型及控制型制剂疗效维持时间较长,用于防治反复发作性哮喘和夜间哮喘。注射用药,用于严重哮喘。一般每次用量为沙丁胺醇0.5mg,滴速2~4μg/min,易引起心悸,只在其他疗法无效时使用。

2)抗胆碱药:吸入抗胆碱药如异丙托溴胺(ipratropine bromide),适用于夜间哮喘及多痰的患者。近年发展的选择性M_1、M_3-受体拮抗剂如泰乌托品(噻托溴铵tiotropium bromide)作用更强,持续时间更久(可达24h)、不良反应更少。

3)茶碱类:是目前治疗哮喘的有效药物。茶碱与糖皮质激素合用具有协同作用。口服给药:包括氨茶碱和控(缓)释茶碱,后者且因其昼夜血药浓度平稳,不良反应较少,可用于控制夜间哮喘,用于轻-中度哮喘。静脉给药主要应用于重、危症哮喘。茶碱的主要不良反应为胃肠道症状(恶心、呕吐),心血管症状(心动过速、心律失常、血压下降)及尿多,偶可兴奋呼吸中枢,严重者可引起抽搐乃至死亡。最好在用药中监测血浆氨茶碱浓度,其安全有效浓度为6~15μg/ml。发热、妊娠、小儿或老年,患有肝、心、肾功能障碍及甲状腺功能亢进者尤须慎用。合用西咪替丁(甲氰咪胍)、喹诺酮类、大环内酯类药物等可影响茶碱代谢而使其排泄减慢，应减少用药量。

（2）控制或预防哮喘发作：此类药物主要治疗哮喘的气道炎症，亦称抗炎药。

1）糖皮质激素：吸入治疗是目前推荐长期抗炎治疗哮喘的最常用方法。常用吸入药物有倍氯米松（beclomethasone，BDP）、布地奈德（budesonide）、氟替卡松（fluticasone）、莫米松（momethasone）等。吸入治疗药物全身性不良反应少，少数患者可引起口咽念珠菌感染、声音嘶哑或呼吸道不适，吸药后用清水漱口可减轻局部反应和胃肠吸收。长期使用较大剂量（>1000μg/d）者应注意预防全身性不良反应，如肾上腺皮质功能抑制、骨质疏松等。为减少吸入大剂量糖皮质激素的不良反应，可与长效 $β_2$ 受体激动剂、控释茶碱或白三烯受体拮抗剂联合使用。口服剂：有泼尼松（强的松）、泼尼松龙（强的松龙）。用于吸入糖皮质激素无效或需要短期加强的患者。起始 30～60mg/d，症状缓解后逐渐减量至≤10mg/d。然后停用，或改用吸入剂。静脉用药：重度或严重哮喘发作时应及早应用琥珀酸氢化可的松或甲泼尼龙（甲基强的松龙，80～160mg/d）。地塞米松因在体内半衰期较长，不良反应较多，宜慎用，一般 10～30mg/d。症状缓解后逐渐减量，然后改口服和吸入制剂维持。

2）LT 调节剂：可以作为轻度哮喘的一种控制药物的选择。常用半胱氨酸 LT 受体拮抗剂，如孟鲁司特（montelukast）或扎鲁司特（zafirlukast），不良反应通常较轻微，主要是胃肠道症状，少数有皮疹、血管性水肿、转氨酶升高，停药后可恢复正常。

3）其他药物：酮替酚（ketotifen）和新一代组胺 H_1 受体拮抗剂阿司咪唑、曲尼斯特、氯雷他定在轻症哮喘和季节性哮喘有一定效果，也可与 $β_2$ 受体激动剂联合用药。

7.2 哮喘的生命质量研究现状

哮喘严重影响患者的生命质量，哮喘控制的重要目标是让患者的肺功能尽可能保持在正常水平，达到所能达到的最好的生命质量，传统指标对患者虽重要，但不能全面反映哮喘对患者生活各方面的影响，而生命质量是对患者躯体、心理和社会适应的综合全面评价。哮喘相关生命质量的研究对哮喘临床科研与医疗质量的评价颇为重要。国内外学者已对哮喘生命质量量表进行了较为广泛和深入的研究，涌现大量的研究文献（Wilson SR，2012；Roncada C，2013；Apfelbacher C，2014；张海娇，2010），其主要内容为一些量表的研制与测评及影响哮喘患者生命质量的因素、不同药物和治疗措施对哮喘患者生命质量的影响、生命质量与临床症状体征及肺功能检查结果等客观指标的相关性。据笔者查 PubMed，截至 2014 年 12 月标题中有"Quality of Life"和"asthma"两词的文章有 631 篇。查 CNKI 中国期刊全文数据库，截至 2014 年 12 月标题中有"支气管哮喘"和"生命质量"或"生存质量"或"生活质量"的有 112 条。马慧等（2006）对中国哮喘患者生活质量研究 15 年（1991-01/2005-12）的文献进行了分析，结果发现：①共计 55 篇文献，其中论著 43 篇，综述 11 篇，专家论坛 1 篇。②应用国人哮喘生命质量量表 36 次，国外哮喘生活质量量表 15 次，国外非特异性量表 11 次，国内非特异性的量表 4 次。③研究治疗措施对生活质量的影响 15 篇，哮喘患者的教育管理对生活质量的影响 12 篇，制定、评价或比较哮喘生活质量量表的 13 篇，其他 3 篇。结论是：①自 1991 年以来，国内研究哮喘生活质量的文献较多，显示出临床医生已经顺应医学模式的转变，开始重视患者心理、情感、社会功能的状态。②大多数文献都应用了哮喘专用的量表。

7.2.1 哮喘生命质量测定量表研究情况

生命质量测定最重要的一个环节就是研究适宜的生命质量测定量表。不少学者在此方面进行了探讨，开发了许多测定量表。这里择其有代表性者介绍如下。

1. 哮喘生活质量问卷 AQLQ（asthma quality of life questionnaire） AQLQ 普通版由 Juniper 等（1991）创立，由 32 项组成，分 4 个维度：症状（12 项）、活动受限（11 项）、情感功能（5 项）及环境刺激（4 项）。活动受限中，列出 5 项针对每个患者的"个性化问题"，这样避免了年龄、性别、文化、气候等影响。每个项目设有 7 个备选项，项目得分介于 1~7 分（1 最大损害，7 没有损害）。AQLQ 分析用"维度的均分"与"生命质量总分"表示，分值高说明患者的生命质量好。AQLQ 应用于所有无固定气道阻塞的成人哮喘，需 5~15min 完成，用于近 2 周来的评估，多项研究证明其具有良好的测量特性，能作为评估和鉴别的工具。是评价其他量表的金标准，可用于职业性哮喘。目前 AQLQ 已在多个国家（德国、印度、塞尔维亚等）应用并证明了其测量性质。AQLQ 同样适用于难治性重症哮喘。

2. AQLQ 标准版（AQLQ-S） 是由 Juniper（2006）设计的 5 种一般活动（剧烈运动、温和运动、工作相关运动、社会活动及睡眠）来代替 AQLQ 中 5 项个体化活动，量表的信度、可靠性、反应度和校标效度与 AQLQ 相差无几。对个体患者评估选普通版，有更好的内容效度，且可克服文化、气候、种族不同的影响；横向比较疾病的负担、长期的临床研究（当患者活动经常改变时）时，标准版更好。Juniper 等对 AQLQ 标准版本稍做改造形成了同时适用于 12 岁以上青少年和成人的 AQLQ12+量表，该量表在这两类人群中测量特性非常相似。

AQLQ-S 量表可由患者自评或调查人员访谈完成，用于成人哮喘患者的临床试验。有 32 个问题，分为 4 个领域，即活力限制（11 个条目）、症状（12 个条目）、情感功能（5 个条目）和环境刺激（4 个条目）。在这个问卷中，每个问题的分值相同（1~7 分；1 分为完全受限，7 分为完全不受限）。各维度的评分以各维度的均值表示。总评分以所有问题的均值来计算。

Tan 等（2004）应用 AQLQ-S 和哮喘控制问卷（ACQ）调查 119 例成人哮喘患者的生命质量，其平均年龄 41.09±14.41 岁；中国人比例为 54.6%，马来西亚人占 10%，印第安人占 29.4%；女性 53.8%，男性 46.2%；社会经济水平，有工作占 56.3%，上学的占 16%，无工作的占 27.7%。119 人完成第一次量表填写，其中 57 例患者在 6 个月后完成第二次量表。所有量表填写时间需要 3~15min，平均为 6.25±2.23min。

（1）内部一致性信度评价：四个维度均有较高的一致性，Cronbach's α 系数：总量表为 0.97，活力限制为 0.89，症状 0.95，情感为 0.88，环境刺激为 0.80。见表 7-1。

表7-1 AQLQ-S的Cronbach's α系数和ICCs

AQLQ-S	Cronbach's α（95% CI）N=119[a]	ICC（95% CI）N=28[b]
总量表	0.97（0.96~0.98）	0.97（0.94~0.99）
症状	0.95（0.94~0.96）	0.95（0.89~0.98）
环境刺激	0.80（0.74~0.86）	0.88（0.74~0.94）
情感	0.88（0.85~0.91）	0.94（0.88~0.97）
活力受限	0.89（0.86~0.92）	0.94（0.88~0.97）

注：a 为所有研究对象；b 为参与两个研究的稳定患者

（2）反应度评价：总量表的反应度指数（responsiveness index，RI）为 1.25，亚量表的波动于 1.06~1.60，并且不稳定与稳定患者得分之间差异均有统计学意义（$P<0.05$）。见表 7-2。

表7-2　AQLQ-S在稳定和不稳定哮喘患者连续随访中的得分改变

AQLQ-S	临床状态改变的患者	情况稳定的患者	不稳定和稳定患者得分差异	RI
总量表	0.47（1.17）*	−0.03（0.35）	<0.0001	1.25
症状	0.63（1.44）*	−0.14（0.54）	<0.0001	1.06
环境刺激	0.22（1.12）	−0.03（0.90）	<0.05	1.60
情感	0.62（1.40）*	0.18（0.66）	<0.0001	1.26
活力受限	0.32（1.09）	−0.003（0.46）	<0.0001	1.32

*$P<0.05$

（3）结构效度：表7-3显示横断面和队列结构效度（同时效度和预测效度）。AQLQ-S的总量表和各亚量表得分与ACQ得分及哮喘严重程度的其他指标之间有很强的相关性（$P<0.001$）。AQLQ-S量表总分和亚量表得分改变与哮喘患者肺功能改变、哮喘控制问卷得分改变有较好的队列相关性。

表7-3　AQLQ-S量表横断面和队列结构效度（同时效度和预测效度）

	AQLQ-S				
	总量表	活力	症状	情感	环境刺激
横断面效度 $n=119$					
ACQ量表					
哮喘控制总分	−0.74*	−0.67*	−0.75*	−0.59*	−0.56*
肺功能					
FEV_1%预测值	0.37*	0.40*	0.30*	0.37*	0.29*
PEFR%预测值	0.38*	0.43*	0.32*	0.36*	0.33*
哮喘严重程度指标					
过去1年住院次数	−0.30*	−0.26*	−0.32*	−0.29*	0.21**
哮喘发病年龄	−0.17（ns）	−0.25*	−0.06（ns）	−0.19**	−0.18（ns）
哮喘药物的数量	−0.26*	−0.32*	−0.22**	−0.31*	−0.14（ns）
	Δ总量表	Δ活力	Δ症状	Δ情感	Δ环境刺激
队列效度 $n=57$					
肺功能					
ΔFEV_1%预测值	0.86*	0.59*	0.76*	0.82*	0.70*
ΔPEFR%预测值	0.83	0.69*	0.70*	0.78*	0.70*
ACQ量表					
Δ哮喘控制得分	−0.81*	−0.59*	−0.77*	−0.76*	−0.64*

注：表中值为Spearmen's ρ（rho）相关系数；Δ（改变值）定义为基线值与随访值之差；*$P<0.05$；** $P<0.01$

3. AQLQ微型版本（Mini AQLQ）　由Juniper在AQLQ基础上推出，将32个问题压缩到15个，以迎合大量临床研究及长期监控的需要，因为此时效率比测量的精确度更重要，其虽有良好的测量性质，但均不及AQLQ强。研究表明（Ehrs PO，2006；Schatz M，2008）其可用于大规模临床试验及对患者基础护理、照顾质量的监测。结合其评分和前一段时间哮喘急诊历史可以识别具有急性发作高危因素的患者，Mini AQLQ评分小于4.7和前一段时间急诊历史均独立地和下一年因急性发作门诊就诊及入院治疗次数相关。

4. Marks哮喘生活质量问卷（Marks asthma quality of life questionnaire，AQLQ-Marks）　由Marks创立于澳洲，适用于成人，自我完成，需时5min，多对4周前的哮喘进行评估。由20

项组成，有很好的内容效度，分为 4 个维度：气促和身体限制、情绪障碍、社会限制及对健康的担忧，评分采取 5 分制 Liker 标度回答（0～4 分，依次表示完全不受影响、轻微、中度、严重、非常严重）。量表总分数及维度分通过项目的简单相加获得，总分也可转换成 0～10 分，高分代表更大损害。多项研究表明其有很好的可靠性及内部一致性，量表总分的改变与哮喘严重性（症状评分的改变、呼吸道高反应性的改变、与峰流速变异的改变）相关。AQLQ-Marks 已在多个国家得到验证，但其应用仍不如其他问卷广泛（Katz 等，1999）。

为制订个体化的临床决策，Adams 等（2000）进一步将 AQLQ-Marks 修改为 22 项的 MAQLQ-M（the modified AQLQ-Marks），7 分 Liker 制评分。该量表有极好的测量属性，用于不同级别的所有患者。初次评分高的患者住院危险度与急诊的危险度均大大下降。此量表是评估哮喘生命质量一个极好的工具。

5. 哮喘控制问卷 ACQ（asthma control questionnaire） 哮喘治疗的基本目标是最适度的哮喘控制，为此 Juniper 等建立了用于成人的哮喘控制问卷。ACQ 为一 7 项的量表，5 项评分最高的症状（憋醒、憋醒时症状、活动受限、气急、喘息）、β 激动剂的应用和呼吸道管径（以 FEV_1 占预计值百分数表示）。每项以 7 分制计分（0～6 分，0 分即控制好，6 分即控制差），总分以 7 项平均值表示。ACQ 对哮喘控制中的变化反应灵敏、可靠性高、有较好的横向及纵向效度，能用于哮喘控制的评价和鉴别，与 AQLQ 有很好的相关性。该量表由于需要监测肺功能而限制了它的应用，有时无条件获得呼吸道管径和 β 激动剂的应用数值。但研究表明 ACQ 和它的 3 个简短版本（仅有 5 项症状、5 项症状和呼吸道管径、5 项症状和 β 激动剂应用）具相似的测量性质，它的 3 个简短版本可用于大规模临床试验（Juniper 等，2004）。

6. 哮喘生活问卷 LWAQ（living with asthma questionnaire） 由 Hyland（2004）创立，主要测量哮喘发作间期患者的主观感受，包括功能限制和压抑，但不包括哮喘症状，协助建立个体化的患者管理及为临床研究提供预后测量。为自我完成或采取提问方式的问卷，需时 15～20min，共 68 个问题，覆盖 11 个方面的哮喘经历（社会活动或体闲、体育活动、假期、睡眠、工作、寒冷、发生次数、对他人的影响、药物应用、性生活、烦躁不安状态及态度），均来自哮喘患者集体讨论并经过标准心理学测试。第一部分结构有 49 个条目，是关于患者对于疾病带来的功能限制的了解；第二部分结构有 19 个条目，关于患者对于这些限制带来痛苦程度的评价。每个问题只有 3 个选项，得分从 1 分（非真实的我）到 3 分（完全不真实的我），全部叠加得到总分。哮喘的生活问卷运用广泛，测量性质被多项研究证实。

Gonçalves RS 等（2013）应用 LWAQ 葡萄牙版和 SF-36 量表对 61 例哮喘患者进行生命质量调查及测量学特性评价，72 个小时后其中 31 例患者填写第二次量表。患者平均年龄为 35.0±15.8 岁，其中女性 31 例（50.8%）；完成高中及以上教育的 36 例（59.0%）。LWAQ 量表在总量表、结构（除了关注的事物）和各领域（除了睡眠和对他人的影响）具有较高的 Cronbach's α 系数，除了对他人影响这一领域 α 系数为 0.47 外，其余领域信度系数均在 0.6 以上；内部一致性分析总量表的 ICC 为 0.97，其余结构及领域均在 0.85 以上。LWAQ 量表的运动、假期、睡眠、工作、烦躁不安状态及态度 5 个领域与 SF-36 量表的一般健康状况的相关性大于与 SF-36 量表的其他领域。LWAQ 量表的寒冷、药物与 SF-36 量表的躯体角色的相关性较大。

7. 青少年哮喘生命质量量表 AAQOL（adolescent asthma quality of life questionnaire） 该量表由 Rutishauser（2001）年开发，有 32 个条目，分 6 个领域：症状、医疗、躯体活动、情绪、社会影响和正性效应。主要用于 12～17 岁的青少年哮喘者。6 个领域及总量表的内部一致性信度分别为 0.85、0.78、0.85、0.90、0.76、0.70、0.93，6 个领域的重测信度（ICC）在 0.76～0.85，总量表的重测信度是 0.90。

8. 哮喘症状调查表 ASC（asthma symptom checklist） 该量表共 36 项内容，目的是测量哮喘发作时患者 5 个方面的主观症状。患者被要求在 5 个级别的调查表中对自己症状发作的频率定级，约需 5min 完成。包括对恐惧和易激惹两种情绪状态的认知、对过度换气/低碳酸血症和呼吸道痉挛两种躯体症状的认知、对乏力症状的认知（Hyland 等，1991）。

9. 哮喘控制测试 ACT（asthma control test） ACT 仅通过回答有关哮喘症状和生命质量 5 个问题（气短、患者对哮喘控制的评价、缓解药物的使用、对工作或上学的影响、夜间哮喘症状）的评分进行综合判定，不需要患者检查肺功能。研究表明具有其良好的测量性质且比 ACQ 简单，ACT 不仅用于临床研究，还可以在临床工作中评估患者的哮喘控制水平，通过长期连续监测维持哮喘控制，尤其适合在基层医疗机构推广，作为肺功能的补充，既适用于医生，也适用于患者自我评估哮喘控制（患者可以在家庭或医院，就诊前或就诊期间完成哮喘控制水平的自我评估）。

10. 成人哮喘生命质量评分表 李凡等（1995）在 AQLQ 基础上结合我国国情，制订了适合我国哮喘患者生命质量评定的量表——"成人哮喘生存质量评分表"。该表由 5 个因子组成，包括活动受限、哮喘症状、心理状况、对刺激原的反应和对自我健康的关心，能较全面反映哮喘患者生活质量的变化，具有较好的信度、效度和反应度。

此外，还有一些专门用于儿童哮喘的生命质量测定量表（张映芬，2012；彭艳芬，2010），如 PedsQL-TM（the pediatric quality of life inventory measurement models），Juniper 制订专门的哮喘儿童生命质量评价量表（pediatric asthma QLQ）。

7.2.2 应用及影响因素研究情况

1. 药物或治疗方案疗效的评价与选择 在提高哮喘患者的生存质量方面，国外的研究结果显示长效 β_2 受体激动剂优于短效 β_2 受体激动剂。如福莫特罗对生存质量的提高作用优于特布他林（Ståhl 等，2003）；吸入沙美特罗的患者其生存质量明显高于吸入沙丁胺醇的患者（Mölken 等，1995）；长效 β_2 受体激动剂与激素联合应用比单纯加大激素用量对哮喘患者生存质量有更好的改善作用。多项研究证实，激素本身对哮喘患者的生存质量存在一定的负面影响（Bonala 等，2003；Goldstein 等，1989）。虽然大剂量使用糖皮质激素能够提高患者肺功能和生存质量中的躯体状况，但对患者的精神健康有不利的影响（van Schayck 等，1995）。丙酸倍氯米松能够减轻哮喘症状，提高肺功能，但不能提高哮喘患者的总体健康状况。

也有研究者用于新药试验及疗效的评价中，如 Wenzel 等（1998）在 salmeterol xinafoate 临床研究中发现，吸入 salmeterol 42mg 每天 2 次，治疗 12 周，轻、中度的哮喘患者临床症状、肺功能明显改善，生存质量总分和 4 个因子都得到明显的提高，生存质量的 4 个因子包括活动受限、哮喘症状、心理功能状态、对环境刺激原的反应也得到明显改善（$P \leq 0.038$）。Corren 等（1997）在药物 loratadine 合并 pseudoepheddrine 治疗哮喘的安全性和有效性时发现，loratadine 5mg 及 pseudoepheddrine-drine 120mg 每天 2 次治疗轻度哮喘患者 6 周，患者的临床症状、肺功能明显提高，其生存质量也得到显著改善。Malmstrom 等（1999）在一项随机对照研究中分析口服 montelukast 对慢性哮喘治疗效果时发现，经过 12 周的治疗，montelukast 组与安慰剂组相比，在哮喘夜间症状和发作次数减少，哮喘控制时间增加，生存质量和肺功能改善。

Pont 等（2004）根据 1997 年美国国立卫生研究院（National Institutes of Health，NIH）制定的哮喘治疗规范，比较了接受正规治疗与非正规治疗的哮喘患者其生存质量的差别。结果显示，未按此标准正规治疗的哮喘患者其生存质量较低。Bateman 等（2002）研究亦表明，哮喘的控制程度与生存质量密切相关，按照 NIH 标准进行治疗对哮喘患者能产生有益的作用。

国内邓星奇等（2002）探讨了白三烯受体拮抗剂——扎鲁司特对成人哮喘患者生存质量和气道炎症的作用，结果显示口服扎鲁司特4周后生存质量各因子分及总均分均有显著改善。林士军等（2012）探讨了激素不同吸入方法对CARAS患者临床症状及生存质量的影响，结果表明口吸组、联合组比鼻吸组治疗后ACT、QOL评分及肺功能指标明显提高，且联合组在ACT、QOL评分优于口吸组（$P<0.05$）。郝一鸣等（2011）对中西医结合治疗支气管哮喘（简称哮喘）患者临床疗效与生活质量进行评价，结果表明儿童治疗组治疗后3个月、6个月、1年、2年4个时间段的生活质量显著优于对照组，说明中西医结合治疗哮喘可显著改善患者临床疗效及肺功能，同时在改善患者生活质量状况上具有一定优势。

2. 辅助治疗或干预措施的评价与选择　李大雨等（2005）使用成人哮喘生存质量评分表（AQLQ）跟踪调查探讨心理干预对哮喘患者生存质量的影响，结果表明研究组与对照组在入院时生存质量差异无统计学意义，出院后3个月的生存质量比较差异具有统计学意义，说明在常规治疗的同时辅以心理干预，能够有效提高哮喘患者的生存质量。高国贞等（2012）通过比较成人哮喘生命质量问卷（AQLQ）和哮喘控制测试（ACT）评价干预前和干预6个月时患者的生活质量和哮喘控制情况探讨了延续护理干预措施对哮喘患者生活质量和哮喘控制的影响，结果说明干预6个月时，干预组的生活质量和哮喘控制情况优于对照组，差异有统计学意义（$P<0.05$）。母双等（2006）等评估了三位一体支气管哮喘（简称哮喘）教育管理模式对患者病情控制水平和哮喘生命质量的影响，结果表明两组病情的良好控制率分别为61%（34例）和10%（3例），教育组优于对照组（$P<0.01$）；两组哮喘患者生命质量总评分分别为（155±12）分、（132±24）分，教育组亦优于对照组（$P<0.01$）。孙宏伟等（2009）选用生活质量问卷、医用应对问卷及社会支持评定量表对治疗前后的生活质量状况、应对策略及社会支持水平进行测量，探讨应对策略及社会支持在心理干预对哮喘患者生活质量提高中的作用，多元逐步回归分析的结果显示：屈服的降低和对社会支持利用度的提高能够显著预测哮喘患者生活质量的提高。

3. 分析哮喘患者生命质量的影响因素　影响哮喘患者生存质量的因素比较多，主要因素有年龄、性别、种族、文化程度、气道反应性、哮喘发作程度和治疗措施、收入、吸烟等（李凡等，2000；Erickson等，2002；Eisner等，2002）。此外，还受患者心理因素如自我安慰、对疾病治愈的期望值等的影响（Mancuso等，2001）。近年来的研究发现，对哮喘患者的教育是影响哮喘患者生存质量的重要因素。哮喘患者的教育包括对哮喘病的认识、如何恰当应用哮喘药物和药物吸入技术、哮喘病情恶化的识别和处理及哮喘日记的应用等。经过适当的哮喘知识培训，哮喘患者的生存质量得到明显提高。表现为氨茶碱用量减少，急诊及住院次数减少，吸入糖皮质激素用量减少，对治疗的依从性增加，活动受限状况改善，患者对哮喘的治疗更为乐观等。哮喘伴发的抑郁状态对哮喘患者生存质量的影响也是近年来研究的热点。抑郁是哮喘的严重并发症，可影响患者的生存质量及预后（Nishimura等，2004）。具有喘息、夜间因哮喘症状而觉醒、晨起哮喘等症状的患者，其抑郁的发生率明显增高，生存质量较低。

7.3　哮喘生命质量测定量表QLICD-BA的研制

QLICD-BA是慢性病患者生命质量测定量表体系中的支气管哮喘量表（quality of life instruments for chronic diseases-bronchia asthma），目前的最新版本是第二版，由28个条目的共性模块QLICD-GM（V2.0）及一个包含16个条目的支气管哮喘特异模块构成，整个量表44个条目。本节按QLICD-BA（V2.0）进行介绍。

7.3.1 QLICD-BA（V2.0）的研制过程

特异模块量表的研制，由议题小组成员根据专业知识、个人经验及借鉴现有的普适性和特异量表等提出哮喘相关的条目，形成特异模块的备选条目池。采用专题小组讨论的办法，对哮喘特异模块的条目池进行修改和初筛，并且严格按照程序化方式进行反复筛选、修改完善，使量表正式条目简短易行，语言通俗易懂，内容明确，所有患者对每个条目均容易理解和回答，形成含有18个条目的初步特异模块。

应用初步特异模块调查分析后，采用以下方法对条目进行筛选：①变异系数法：计算各条目变异系数并删除小于0.3者。②相关系数法：计算各条目与其维度得分的相关系数，删除相关系数低于0.6的条目。③因子分析法：按特征根大于1的原则提取公因子，并经方差最大旋转，删除在各因子上载荷系数小于0.6的条目及在两个或两个以上公因子载荷相近的条目。综合以上3个方面的结果和专家讨论最终保留了16个条目（表7-4），分为四个侧面：症状8条，特殊心理影响3条，活动受限4条，气雾剂治疗1条。

表7-4 哮喘特异模块再筛选结果

编号	条目简介	变异系数法	相关系数法	因子分析法	最终入选
TBA1	发作性气短、呼吸困难	0.45*	0.73*	0.81*	√
TBA2	咳嗽	0.35*	0.77*	0.70*	√
TBA3	咳痰	0.34*	0.69*	0.70*	√
TBA4	胸闷	0.38*	0.77*	0.68*	√
TBA5	心慌	0.28	0.71*	0.64*	
TBA6	呼气费力	0.37*	0.76*	0.87*	√
TBA7	窒息或濒死感觉	0.26	0.71*	0.55	√
TBA8	喉头发紧	0.24	0.68*	0.69*	√
TBA9	哮喘发作夜间惊醒	0.39*	0.63*	0.66*	√
TBA10	闲聊时受限	0.25	0.56	0.84*	√
TBA11	散步受限	0.31*	0.73*	0.74*	√
TBA12	上楼或爬坡时受限	0.41*	0.74*	0.63*	√
TBA13	运动受限	0.43*	0.71*	0.64*	√
TBA14	担心哮喘而远离某个环境	0.43*	0.60*	0.68*	√
TBA15	使用气雾剂难为情	0.33*	0.30	0.72*	√
TBA16	担心气雾剂依赖性	0.43*	0.29	0.84*	√
TBA17	坚持规范使用气雾剂	0.36*	0.06	0.06	√

*表示该种方法入选；√表示最终入选

7.3.2 QLICD-BA（V2.0）计分方法

该量表包括4个领域44个条目，采用5级评分法，即一点也不"（1）"、有一点"（2）"、有些"（3）"、相当"（4）"、非常"（5）"。在评分时正向条目（即等级越高生命质量越好的条目）直接计1～5分，逆向条目则反向计分，即填写第一个等级者计5分、填写第二个等级者计4分，依次类推。将各个领域所包括的条目得分相加即可得到该领域的得分，各领域的得分相加得到总量表的得分。为使各领域得分能相互比较，进一步采用极差化方法将粗分化为在0～100分内取值的标准化得分。详见表7-5。

表7-5 QLICD-BA（V2.0）各个领域及其所属侧面的计分方法

领域/侧面	代码	条目数	min	max	RS	SS
生理功能	PHD	9	9	45	BPF+IND+EAD	（RS−9）×100/36
基本生理功能	BPF	4	4	20	GPH1+GPH2+GPH3+GPH4	（RS−4）×100/16
独立性	IND	3	3	15	GPH6+GPH7+GPH8	（RS−3）×100/12
精力不适	EAD	2	2	10	GPH5+GPH9	（RS−2）×100/8
心理功能	PSD	11	11	55	COG+EMO+WIP	（RS−11）×100/44
认知	COG	2	2	10	GPS1+GPS2	（RS−2）×100/8
情绪	EMO	7	7	35	GPS3+GPS4+GPS5+GPS6+GPS7+GPS8+GPS9	（RS−7）×100/28
意志与个性	WIP	2	2	10	GPS10+GPS11	（RS−2）×100/8
社会功能	SOD	8	8	40	INC+SSS+SOR	（RS−8）×100/32
人际交往	INC	3	3	15	GSO1+GSO2+GSO3	（RS−3）×100/12
社会支持	SSS	3	3	15	GSO4+GSO5+GSO6	（RS−3）×100/12
社会角色	SOR	2	2	10	GSO7+GSO8	（RS−2）×100/8
共性模块	CGD	28	28	140	PHD+PSD+SOD	（RS−28）×100/112
特异模块	SPD	16	16	80	ASS+LOA+TOA+SPM	（RS−16）×100/64
哮喘症状	ASS	8	8	40	BA1+BA2+BA3+BA4+BA6+BA7+BA8+BA9	（RS−8）×100/32
活动受限	LOA	4	4	20	BA10+BA11+BA12+BA13	（RS−4）×100/16
气雾剂治疗	TOA	1	1	5	BA5	（RS−1）×100/4
特殊心理	SPM	3	3	15	BA14+BA15+BA16	（RS−3）×100/12
总量表	TOT	44	44	220	PHD+PSD+SOD+SPD	（RS−44）×100/176

7.3.3 QLICD-BA（V2.0）的考评

为评价量表的特性，应用 QLICD-BA（V2.0）和 SF-36 量表在入院时、入院第 2~3 天及出院前进行生命质量调查。

共调查了 100 例哮喘患者，年龄 25~84 岁，平均年龄为（49.04±15.36）岁；男 43 人，女 57 人；职业构成：工人 24 人、农民 28 人、教师 21 人、干部 14 人、个体 6 人、其他职业 7 人；文化水平以初中为主，有 31 人，其次为高中 28 人，大专 16 人，本科及以上 16 人，小学 9 人。

1. 内部一致性 用第一次测定的数据分别计算各个领域的内部一致性信度（克朗巴赫 α 系数），结果见表 7-6。各领域及总量表克朗巴赫 α 系数均在 0.8 以上。

2. 重测信度 用第一二次测定结果计算重测信度，结果见表 7-6。可以看出，量表各领域及其侧面的重测相关系数均大于 0.9，说明 QLICD-BA（V2.0）的重测信度较好。

表7-6 QLICD-BA（V2.0）各领域及其侧面的信度分析结果

领域及其侧面	Cronbach's α 系数	重测相关系数
躯体功能（PHD）	0.883	0.992
基本生理功能（BPF）	0.721	0.978
独立性（IND）	0.888	0.995
精力与不适（EAD）	0.728	0.965
心理功能（PSD）	0.928	0.994
认知（COG）	0.700	0.988

续表

领域及其侧面	Cronbach's α 系数	重测相关系数
情绪（EMO）	0.892	0.993
意志与个性（WIP）	0.978	0.957
社会功能（SOD）	0.831	0.988
人际交往（INC）	0.681	0.965
社会支持（SSS）	0.566	0.964
社会角色（SOR）	0.527	0.956
特异模块（SPD）	0.882	0.991
哮喘症状（ASS）	0.885	0.980
活动受限（LOA）	0.896	0.981
气雾剂治疗（TOA）	0.576	0.849
特殊心理（SPM）	0.954	0.986
总量表（TOT）	0.960	0.996

3. 内容效度 QLICD-BA（V2.0）是根据WHO关于生存质量的定义、哮喘患者特异症状及特殊心理等，按照总量表、领域、小方面、条目的层次结构，层层提出和筛选条目，保证了较强的覆盖面，使量表有较好的内容效度。

4. 结构效度 相关分析结果显示各条目得分与其所在领域得分之间的相关性大于与其他领域之间的相关性较大且 r 值多在0.6以上。

共性模块QLICD-BA（V2.0）因子分析结果显示，按特征根大于1的标准来提取则可取出10个主成分，累积方差贡献达到82.73%。经方差最大旋转后的因子载荷系数见表7-7。可见，第一五主成分主要反映心理功能，第二七主成分主要反映躯体功能，第四八十主成分主要反映共性症状和不良反应，第三六主成分主要反映社会功能。提取的10个主成分基本上反映了共性模块的9个小方面，探索性因子分析结果与理论构想基本吻合。

表7-7 QLICD-BA（V2.0）共性模块各主成分与其条目的因子载荷（小于0.6者未显示）

条目	主成分及方差贡献（%）									
	P1 15.35	P2 14.86	P3 11.12	P4 7.69	P5 7.56	P6 7.02	P7 6.11	P8 4.59	P9 4.34	P10 4.10
GPH3										0.940
GPH4							0.808			
GPH5							0.654			
GPH6		0.797								
GPH7		0.794								
GPH8		0.785								
GPS2	0.779									
GPS3								0.755		
GPS4	0.793									
GPS5				0.741						
GPS6						0.631				
GPS7	0.710									
GPS8	0.682									
GPS9					0.618					

续表

条目	主成分及方差贡献（%）									
	P1 15.35	P2 14.86	P3 11.12	P4 7.69	P5 7.56	P6 7.02	P7 6.11	P8 4.59	P9 4.34	P10 4.10
GPS11	0.763									
GSO1		0.615								
GSO2						0.890				
GSO3						0.874				
GSO4				0.756						
GSO5				0.795						
GSO6					0.890					
GSO8				0.730						

特异模块 QLICD-BA（V2.0）因子分析结果显示，按特征根大于 1 的标准来提取则可取出 5 个主成分，累积方差贡献达到 76.71%。经方差最大旋转后的因子载荷系数见表 7-8，结果表明第一主成分主要反应哮喘症状和气雾剂治疗小方面；第二主成分主要反应哮喘症状和活动受限小方面；第三主成分与 BA7（0.710）和 BA8（0.759）关系密切，主要反应哮喘症状；第四主成分与 BA15（0.777）和 BA16（0.797）关系密切，主要反应患者的特殊心理；第五主成分与 BA5（−0.853）关系密切，反应气雾剂治疗。说明调查分析结果和理论构想吻合。

表7-8　QLICD-BA（V2.0）特异模块各主成分与其条目的因子载荷（小于0.6者未显示）

QLICD-BA（V2.0）条目	主成分及方差贡献（%）				
	P1 26.03	P2 19.81	P3 11.03	P4 10.26	P5 9.58
BA1	0.841				
BA2		0.761			
BA3		0.815			
BA4	0.674				
BA5					−0.853
BA6	0.861				
BA7			0.710		
BA8			0.759		
BA9	0.624				
BA10		0.791			
BA11		0.711			
BA12	0.653				
BA13	0.642				
BA14	0.684				
BA15				0.777	
BA16				0.797	

5. 校标效度　因为无金标准存在，以 SF-36 相应领域间测定结果为标准。QLICD-BA（V2.0）4 个领域与 SF-36 量表的 8 个领域间的相关系数见表 7-9。各相关系数经检验均具有统计学意义（$P<0.01$），QLICD-BA（V2.0）的生理功能与 SF-36 的躯体功能领域的相关性（$r=0.710$）大于与其他领域的相关性，此外，心理功能、社会功能及特异模块与 SF-36 相应领域间相关性也大于与其他领域间的相关性，显示了较好的校标效度。

表7-9 QLICD-BA（V2.0）与SF-36各领域间的相关系数（$n=100$）

QLICD-BA 领域	SF-36 领域									
	PF	RP	BP	GH	VT	SF	RE	MH	PSC	MSC
PHD	0.710	0.489	0.221	0.548	0.660	0.648	0.335	0.668	0.696	0.689
PSD	0.638	0.556	0.271	0.675	0.755	0.710	0.441	0.849	0.702	0.832
SOD	0.522	0.410	0.199	0.423	0.555	0.558	0.261	0.666	0.535	0.606
SPD	0.620	0.499	0.235	0.576	0.574	0.527	0.320	0.594	0.652	0.624

注：PF 躯体功能，RP 躯体角色，BP 肌体疼痛，GH 一般健康状况，VT 生命力，SF 社会功能，RE 情感角色，MH 心理健康，PSC 躯体综合总分，MSC 心理综合总分；PHD 躯体疼痛，PSD 心理功能，SOD 社会功能，SPD 特异模块

6. 反应度 对第一三次测定结果进行配对 t 检验及标准化反应均数 SRM 的计算分析，结果见表 7-10。可以看出，各领域及总量表得分均显示治疗前后差异有统计学意义。从小方面看，只有社会角色侧面治疗前后得分差异无统计学意义，可能此方面在住院期间较短的时间内难以得到改善。从 SRM 的结果来看，除社会功能领域为适中的反应度外，其余领域及总量表均显示了较好的反应度。

表7-10 QLICD-BA（V2.0）反应度的评价结果

领域及其侧面	治疗前		治疗后		差值		配对 t 检验		SRM
	均数	标准差	均数	标准差	均数	标准差	t	P	
躯体功能（PHD）	51.86	18.53	70.86	12.76	−19.00	12.76	−14.89	<0.001	1.49
基本生理功能（BPF）	46.00	15.06	64.88	11.84	−18.88	12.08	−15.62	<0.001	1.56
独立性（IND）	64.17	26.84	80.00	19.17	−15.83	18.29	−8.66	<0.001	0.87
精力与不适（EAD）	45.13	24.42	69.13	17.08	−24.00	19.76	−12.15	<0.001	1.21
心理功能（PSD）	52.66	21.98	61.52	18.82	−8.86	10.64	−8.33	<0.001	0.83
认知（COG）	53.88	25.29	58.75	24.33	−4.88	11.77	−4.14	<0.001	0.41
情绪（EMO）	51.82	22.73	61.57	19.12	−9.75	12.10	−8.06	<0.001	0.81
意志与个性（WIP）	54.38	24.32	64.13	19.99	−9.75	15.03	−6.49	<0.001	0.65
社会功能（SOD）	63.78	16.46	68.03	14.49	−4.25	7.65	−5.56	0.001	0.56
人际交往（INC）	66.58	18.14	71.08	15.28	−4.50	11.63	−3.87	<0.001	0.39
社会支持（SSS）	63.83	17.42	65.67	16.34	−1.83	10.16	−1.80	<0.001	0.18
社会角色（SOR）	59.50	21.98	67.00	19.59	−7.50	11.92	−6.29	0.074	0.63
共性模块（CGD）	55.58	17.76	66.38	13.83	−10.80	8.68	−12.45	<0.001	1.24
特异模块（SPD）	50.73	15.87	77.41	12.14	−26.67	17.12	−15.58	<0.001	1.56
哮喘症状（ASS）	50.28	18.97	82.81	14.22	−32.53	20.98	−15.50	<0.001	1.55
活动受限（LOA）	53.56	23.20	76.50	19.59	−22.94	23.25	−9.87	<0.001	0.99
气雾剂治疗（TOA）	41.00	23.44	73.00	22.66	−32.00	27.54	−11.62	<0.001	1.16
特殊心理（SPM）	51.42	21.71	65.67	19.11	−14.25	18.13	−7.86	<0.001	0.79
总量表（TOT）	53.82	16.03	70.39	10.88	−16.57	10.47	−15.84	<0.001	1.58

综上所述，QLICD-BA（V2.0）具有较好的信度、效度和反应度，考虑了中国的文化背景及哮喘特有的症状、特殊心理及功能影响，可用作我国支气管哮喘患者生命质量的测评工具。此外，分析时可以在不同层面进行，从而既可以进行概括性的分析（领域、总量表层面），也可以进行深入细致的分析（小方面层面），便于揭示生命质量的具体变化情况。

7.4 哮喘生命质量测评的应用

哮喘生命质量测定主要应用于治疗方法的筛选、疾病预后影响因素分析及判断疾病的严重程度等,本节以 SF-36 量表和 QLICD-BA(V2.0)量表测定的哮喘患者生命质量得分,分析不同治疗方法患者的生命质量,并对生命质量的影响因素进行分析。

7.4.1 不同治疗比较

目前用于治疗支气管哮喘的药物主要分为两类:缓解哮喘发作的药物(β_2肾上腺素受体激动剂、抗胆碱药和茶碱类)和控制或预防哮喘发作的药物(糖皮质激素)。该研究将治疗方法分为两种,即平喘药+茶碱类+雾化激素和平喘药+茶碱类+雾化激素+全身激素。将第一次测定的结果作为协变量,治疗后的测定结果为分析变量,采用协方差分析法对不同治疗方法的生命质量得分(各领域分及总分)进行比较,结果见表 7-11 和表 7-12。可以看出,按照第一次测定(刚入院)时的平均水平进行调整后的修正均数,QLICD-BA(V2.0)量表中,两种治疗方法的各领域及量表总分得分之间差异均无统计学意义,SF-36 量表中,除了躯体功能、躯体角色和情感角色外,其他领域未发现统计学意义的差异。原因可能有三个:①两种疗法的生命质量无本质差异;②例数太少;③观察时间太短。因此,目前还不能认为两种疗法的生命质量不同或相同,需进一步观察分析。

表7-11 SF-36测定的不同治疗方法哮喘患者生命质量比较的协方差分析

领域	平喘药+茶碱类+雾化激素		平喘药+茶碱类+雾化激素+全身激素		F	P
	修正均数	标准误	修正均数	标准误		
PF	80.325	1.968	66.945	2.490	4.533	0.036
RP	35.981	3.351	9.517	4.500	11.179	0.001
BP	80.257	1.527	78.475	1.990	3.408	0.068
GH	44.046	1.200	40.396	1.585	0.217	0.643
VT	55.826	0.977	53.507	1.266	0.050	0.823
SF	58.339	1.646	54.792	2.134	0.037	0.847
RE	52.408	4.646	23.451	6.671	94.675	<0.001
MH	60.671	0.839	60.529	1.062	0.024	0.878
PCS	68.423	1.234	58.186	1.656	0.683	0.410
MCS	54.064	0.888	51.540	1.163	2.018	0.159

注:PF 躯体功能,RP 躯体角色,BP 肌体疼痛,GH 一般健康状况,VT 生命力,SF 社会功能,RE 情感角色,MH 心理健康,PSC 躯体综合总分,MSC 心理综合总分

表7-12 QLICD-BA(V2.0)测定的不同治疗方法哮喘患者生命质量比较的协方差分析

领域	平喘药+茶碱类+雾化激素		平喘药+茶碱类+雾化激素+全身激素		F	P
	修正均数	标准误	修正均数	标准误		
生理功能	72.409	1.019	67.103	1.279	0.186	0.667
心理功能	62.698	1.175	59.585	1.482	0.120	0.730
社会功能	69.178	0.855	66.239	1.070	0.378	0.540
共性模块	67.774	0.800	64.065	1.005	1.204	0.275
特异模块	81.399	1.393	71.402	1.755	1.870	0.175
总量表	72.249	0.816	66.630	1.026	1.380	0.711

7.4.2 生命质量影响因素分析

分别以刚入院时 QLICD-BA（V2.0）量表测定的生命质量各领域及量表总分为因变量，以可能影响患者生命质量的一般人口学资料及临床客观指标（总蛋白、血常规、血气分析、肺功能、胸部 X 线片）为自变量，应用多元逐步回归分析筛选哮喘患者生命质量的影响因素，其中定性或等级因素的量化方法见表 7-13，分析结果见表 7-14。结果表明年龄、医疗形式、文化程度、家族史、过敏史、PCO_2（CO_2 分压）、合并症、总蛋白、C 反应蛋白和 FEV_1 10 个因素对生命质量有影响。其中年龄对生理功能、心理功能、特异模块和量表总分均有影响，且呈负相关，年龄越大，生命质量越差；C 反应蛋白和 PCO_2 对量表总分有影响，血清 C 反应蛋白（CRP）是一种常见的炎症因子，CRP 升高反映机体及气道存在炎症反应，且急性加重期 CRP 值高于缓解期，CRP 值越高炎症越严重，患者的生命质量越差；哮喘患者发作时气道痉挛，加上小气道的痰栓堵塞，导致气道闭塞，不能维持有效的通气，导致 PO_2 下降及 PCO_2 升高，引起呼吸困难、胸闷等不适，从而使患者的生命质量下降。医疗形式、PCO_2 和是否有合并症对生理功能领域生命质量有影响，年龄、PCO_2、合并症与生命质量得分呈负相关关系，即有合并症的患者生命质量得分较低，医疗形式与之呈正相关关系。年龄、FEV_1 与心理功能有关，均与生命质量得分呈负相关关系，FEV_1 值越大，生命质量得分越低。文化程度、家族史、总蛋白对社会功能领域有影响，文化程度、总蛋白与生命质量得分呈正相关关系，文化程度越高生命质量得分也越高，总蛋白反应一个人的营养状况，总蛋白含量高，个体营养状况良好，对患者健康的恢复起着积极作用，从而提高患者的生命质量；家族史与生命质量得分呈负相关关系，即有家族史的患者生命质量得分较低，可能与患者心理压力较大，担心传给自己的后代有关。过敏史与特异模块有关，呈负相关，有过敏史的患者生命质量得分较低。

表7-13　可能影响哮喘生命质量的定性或等级资料量化方法

因素	量化方法
性别	1=男，2=女
婚姻状况	1=已婚，2=其他
民族	1=汉族，2=其他
文化程度	1=小学，2=初中，3=高中或大专，4=大专，5=本科及以上
职业	1=农民或工人，2=其他
经济状况	1=差，2=中，3=好
医疗形式	1=自费，2=半自费，3=公费
家族史	1=无，2=有
合并症或并发症	1=无，2=有
过敏史	1=无，2=有

表7-14　多元回归分析选出的哮喘生命质量各领域得分及总分的影响因素

领域	影响因素	回归系数 b	b 的标准误	标准回归系数	t	P
生理功能	常数项	80.021	11.214		7.136	<0.001
	年龄	−0.355	0.120	−0.310	−2.960	0.004
	医疗形式	7.310	2.876	0.241	2.541	0.013
	PCO_2	−0.431	0.185	−0.214	−2.334	0.022
	合并症	−9.424	4.715	−0.209	−1.999	0.049
心理功能	常数项	96.344	11.511		8.370	<0.001

续表

领域	影响因素	回归系数 b	b 的标准误	标准回归系数	t	P
心理功能	年龄	−0.641	0.150	−0.443	−4.272	<0.001
	FEV1	−6.702	3.339	−0.208	−2.007	0.048
社会功能	常数项	28.112	17.553		1.602	0.113
	文化程度	3.630	1.323	0.265	2.744	0.007
	家族史	−9.330	3.782	−0.244	−2.467	0.015
	总蛋白	0.552	0.263	0.208	2.099	0.039
特异模块	常数项	77.230	6.224		12.409	<0.001
	年龄	−0.325	0.098	−0.313	−3.326	0.001
	过敏史	−8.219	3.186	−0.244	−2.579	0.011
总量表	常数项	89.042	8.595		10.360	<0.001
	年龄	−0.424	0.097	−0.408	−4.362	<0.001
	C反应蛋白	−0.075	0.031	−0.231	−2.450	0.016
	PCO_2	−0.399	0.170	−0.218	−2.347	0.021

此外，为了分析治疗前后生命质量变化的影响因素，分别以 QLICD-BA（V2.0）治疗前后测定结果之差的各领域和量表总分为因变量，以上述的因素（加上治疗方法）为自变量，应用多元逐步回归筛选生命质量变化可能的影响因素。筛选结果见表 7-15。可以看出，PCO_2 与治疗前后生理功能、心理功能、特异模块及量表总分生命质量得分变化有关，并且它们之间呈正相关，说明 PCO_2 较大时生命质量得分变化较大。FEV_1 与特异模块和量表总分得分变化有关，FEV_1 较大时生命质量得分变化较大。白细胞对治疗前后生理功能、心理功能得分变化有影响，且呈负相关关系，说明白细胞不高时生命质量得分变化较大。C反应蛋白、总蛋白分别对生理功能、社会功能领域得分变化也有影响。

表7-15 多元回归分析选出的生命质量各领域得分及总分变化的影响因素

领域	影响因素	回归系数 b	b 的标准误	标准回归系数	t	P
生理功能	常数项	−6.575	9.127		−0.720	0.473
	PCO_2	0.490	0.126	0.358	3.879	<0.001
	白细胞	−0.929	0.383	−0.225	−2.422	0.017
	C反应蛋白	−0.427	0.022	−0.194	−2.098	0.039
	比值%	0.150	0.074	0.188	2.025	0.046
心理功能	常数项	5.115	5.549		0.922	0.359
	白细胞	−1.067	0.351	−0.293	−3.042	0.003
	PCO_2	0.289	0.116	0.240	2.487	0.015
社会功能	常数项	32.295	8.511		3.794	<0.001
	总蛋白	−0.360	0.121	−0.292	−2.979	0.004
	治疗方法	−3.068	1.527	−0.197	−2.009	0.047
特异模块	常数项	−2.014	9.288		−0.218	0.828
	PCO_2	0.472	0.195	0.238	2.418	0.018
	FEV_1	5.099	2.466	0.203	2.068	0.041
总量表	常数项	−3.837	5.140		−0.711	0.479
	PCO_2	0.344	0.114	0.291	3.017	0.003
	FEV_1	3.261	1.443	0.218	2.260	0.041

注：比值%为1s用力呼气容积（FEV_1）/FEV_1预计值（%）

（杨 铮）

参 考 文 献

邓星奇, 廖晓寰, 周亚刚, 等. 2002. 白三烯受体拮抗剂对哮喘患者生存质量和气道炎症的作用. 中国临床康复, (17): 2528-2529
高国贞, 王丽姿, 李桂芬, 等. 2012. 社区延续护理干预对哮喘患者生活质量和哮喘控制的影响. 中国医药导报, (34): 127-129
郝一鸣, 王忆勤, 洪毓键, 等. 2011. 中西医结合治疗100例哮喘患者的临床疗效与生活质量评价. 中华中医药杂志, (11): 2748-2751
黄旭斌, 谢灿茂. 2006. St George's 呼吸疾病问卷评价支气管哮喘患者生活质量的价值. 中华结核和呼吸杂志, 29(5): 350-351
李大雨, 宋旭红. 2005. 心理干预对支气管哮喘患者生存质量的影响. 中国药物与临床, (12): 904-905
李凡, 蔡映云, 王蓓玲. 1995. 成人哮喘病人生命质量询问表制定与初步应用分析. 中国行为医学科学, 4(4): 193-195
李凡, 唐世和, 蔡映云, 等. 1997. 成人哮喘生命质量量表的评价. 中国行为医学科学, 6(2): 98-100
林士军, 王桂杰, 刘玉春, 等. 2012. 激素不同吸入方法对过敏性鼻炎-哮喘综合症患者临床症状及生存质量的影响. 临床肺科杂志, 17(2): 201-203
马慧, 蔡映云. 2006. 中国哮喘患者生活质量研究: 15年文献分析. 中国临床康复, 10(36): 152-153
母双, 何权瀛, 余兵, 等. 2006. 三位一体支气管哮喘教育管理模式对病情控制水平和生命质量的影响. 中华结核和呼吸杂志, (11): 731-734
彭艳芬, 程茜. 2010. 中文版儿童生命质量哮喘特异性量表的信度和效度评价. 中国当代儿科杂志, 12(12): 943-946
全国儿科哮喘协作组. 2004. 2000年与1990年儿童支气管哮喘患病率的调查比较. 中华结核和呼吸杂志, 27(2): 112-116
上海医学会儿科分会呼吸学组. 2002. 上海市0～14岁儿童支气管哮喘患病情况调查. 临床儿科杂志, 20(3): 144-146
孙宏伟, 王建平, 王艳郁, 等. 2009. 应对策略和社会支持对提高哮喘患者生活质量的作用. 心理与行为研究, 7(4): 247-252
王荣, 柴文戍. 2014. 哮喘控制测试量表与生存质量量表在支气管哮喘评估中的作用. 辽宁医学院学报, (4): 19-20, 27
徐凯峰, 雒晓春, 陈燕, 等. 2003. Juniper 哮喘生命质量问卷在中国哮喘患者中的初步应用. 中华内科杂志, 42(11): 11-14
张海娇, 古艳云, 赵芝焕, 等. 2012. 支气管哮喘患者生命质量量表研制中条目的再筛选. 中国全科医学, 7: 741-743
张海娇, 赵芝焕, 万崇华, 等. 2011. 慢性病患者生命质量测定量表体系之支气管哮喘量表的考评. 中国全科医学, 14(25): 2871-2874
张海娇, 赵芝焕. 2011. 支气管哮喘生命质量量表. 医学综述, 16(23): 3599-3602
张映芬, 冯丽芬, 陈若青, 等. 2010. 儿童生存质量量表 PedsQL™3.0 哮喘模块中文版父母报告的信度效度分析. 中山大学学报: 医学科学版, 31(5): 710-714, 722
中华医学会呼吸病学分会哮喘学组. 2008. 支气管哮喘防治指南 (支气管哮喘的定义、诊断、治疗和管理方案). 中华哮喘杂志, 2(1): 3-13
Adams RJ, Ruffin RE, Smith BJ. 2000. Validity of a modified version of the marks asthma quality of life questionnaire. J Asthma, 2000, 37(2): l31-143
Akinbami L. 2006. The state of childhood asthma, United States, 1980-2005. Adv Data, 12(381): 1-24
Apfelbacher C, Paudyal P, Bülbül A, et al. 2014. Measurement properties of asthma-specific quality-of-life measures: protocol for a systematic review. Syst Rev, 3(1): 83
Bateman ED, Frith L F, Braunstein GL. 2002. Achieving guideline-based asthma control: does the patient benefit? Eur Respir J, 20(3): 588-595
Bonala SB, Pina D, Silver man BA, et al. Asthma severity, psychiatric morbidity, and quality of life: correlation with inhaled corticosteroid dose. J Asthma, 40(6): 691-699
Chhabra SK, Kaushik S. 2005. Validation of the asthma quality of life questionnaire (AQLQ-UK English version) in Indian asthmatic subjects. Indian J Chest Dis Allied Sci, 47(3): 167-173
Corren J, Harres AG, Aaronson D, et al. 1997. Efficacy and safety of loratadine plus pseudoephedrine in patients with seasonal allergic rhinitis and mild asthma. J Allergy Clin Immunol, 100(6Pt1): 781-788
Ehrs PO, Nokela M, Ställberg B, et al. 2006. Brief questionnaires for patient-reported outcomes in asthma: validation and usefulness in a primary care setting. Chest, 129(4): 925-932
Eisner MD, Yelin EH, Katz PP, et al. 2002. Exposure to indoor combustion and adult asthma out comes: environmental tobacco smoke, gas stoves, and woodsmoke. Thorax, 57(11): 973-978
Erickson SR, Christian RD Jr, Kirking DM, et al. 2002. Relationship between patient and disease characteristics, and health-related quality of life in adults with asthma. Respir Med, 96(6): 450-460
Goldstein ET, Preskorn SH. 1989. Mania triggered by a steroid nasal spray in a patient with stable bipolar disorde r. Am J Psychiatry, 146(8): 1076-1077
Gonçalves RS, Cavalheiro LM, Gil JN, et al. 2013. Cross-cultural adaptation and validation of the portuguese version of the living with asthma questionnaire. Rev Port Pneumol, 19(4): 157-162
Haave E, Hyland ME. 2004. Norwegian versions of the living with asthma questionnaire (LWAQ) and asthma bother profile (ABP), validation and comparison of two asthma groups. Scand J Psychol, 45(2): 163-167
Hyland ME, Finnis S, Irvine SH. 1991. A scale for assessing quality of life in adult asthma sufferers. J Psychosom Res, 35(1): 99-110

Juniper EF, Bousquet J, Abetz L, et al.2006. Identifying 'well-controlled' and 'hot well-controlled 'asthma using the asthma control questionnaire. Respir Med, 100（4）：616-621

Juniper EF, Guyatt GH, Epstein RS, et al.1991. Evaluation of impairment of health-related quality of life in asthma：development of a questionnaire for use in clinical trials. Respir Med, 85（suppl B）：13-16

Juniper EF, Svensson K, Mörk AC, et al. 2004. Measuring health-related quality of life in adults during an acute asthma exacerbation.Chest, 125（1）：93-97

Katz PP, Eisner MD, Henke J, et al.1999. The marks asthma quality of life questionnaire：further validation and examination of responsiveness to change. J Clin Epidemiol, 52（7）：667-675

Malmstrom K, Rodriguez Gomes G, Guerra J, et al.1999. Oral montelukast, inhaled beclomethasone, and placebo for chrone asthma.A randomized controlled trial. Ann Intern Med, 130（6）：489-495

Mancuso CA, Rincon M, McCulloch CE, et al.2001. Self-efficacy, depressive symptoms, and patients' expect- ations predict outcomes in asthma. Med Care, 39（12）：1326-1338

Masoli M, Fabian D, Holt S, et al.2004. The global burden of asthma：Executive summary of the GINA Dissemination Committee report. Allergy, 59（5）：469-478

Miedinger D, Chhajed PN, Stolz D, et al. 2006. Reliability and validity of a German asthma quality of life questionnaire. Swiss Med Wkly, 136（5-6）：89-95

Nathan RA.Sorkness CA.Kosinski M.et al. 2004. Development of the asthma control test：a survey for assessing asthma control. J Allergy Clin Immunol, 113（1）：59-65

Nishimura K, Hajiro T, Oga T, et al.2004. Health-related quality of life in stable asthma：what are remaining quality of life problems in patients with well-controlled asthma? J Asthma, 41（1）：57-65

Pont L G, van der Molen T, Denig P, et al. 2004. Relationship between guideline treatment and health- related quality of life in asthma. Eur Respir J, 23（5）：718-722

Roncada C, Mattiello R, Pitrez PM, et al. 2013. Specific instruments to assess quality of life in children and adolescents with asthma. J Pediatr（Rio J）. 89（3）：217-225

Rutishauser C, Sawyer SM, Bond L, et al. 2001. Development and validation of the adolescent asthma quality of life questionnaire （AAQOL）. Eur Respir J, 17（1）：52-58

Ruttenvan Mölken MP, Custers F, van Doorslaer EK, et al.1995. Comparison of performance of four instruments in evaluating the effects of salmeterol on asthma quality of life. Eur Respir J, 58（6）：888-898

Sanjuas C, Alonso J, Prieto L, et al. 2002. Health-related quality of life in asthma：a comparison between the St George's respiratory questionnaire and the asthma quality of life questionnaire. Qual Life Res, 11（8）：729-738

Schatz M, Mosen DM, Kosinski M, et al. 2007. Validity of the asthma control test completed at home. Am J Manag Care, 13（12）：661-667

Schatz M, Zeiger RS, Mosen D, et al. 2008. Asthma-specific quality of life and subsequent asthma emergency hospital care. Am J Manag Care, 14（4）：206-211

Ståhl E, Postma DS, Svensson K, et al. 2003. Formoterol used as needed improves health-related quality of life in asthmatic patients uncontrolled with inhaled corticoste-roids . Respir Med, 97（9）：1061-1066

Tan WC, Tan JW, Wee EW, et al. 2004. Validation of the English version of the asthma quality of life questionnaire in a multiethnic Asian population. Qual Life Re, 13（2）：551-556

Tomic Spirić V, Bogić M, Janković S, et al. 2004. Assessment of the asthma quality of life questionnaire(AQLQ): Serbian translation. Croat Med J, 45（2）：188-194

van Schayck CP, Dompeling E, Rutten MP, et al.1995. The influence of an inhaled steroid on quality of life in patients with asthma or COPD.Chest, 107（5）：1199-1205

Wenzel SE, Lumry W, Manning M, et al.1998. Efficacy, safety, and effects on quality of life of salmeterol versus albuterol in patients with mild to moderate persistent asthma. Ann Allergy Asthma Immunol, 80（6）：463-470

Wilson SR, Rand CS, Cabana MD, et al. 2012. Asthma outcomes：quality of life. J Allergy Clin Immunol, 129（3 Suppl）：88-123

第8章 消化性溃疡的生命质量研究

消化性溃疡（peptic ulcer，PU）主要指发生于胃和十二指肠的慢性溃疡，是一多发病、常见病。溃疡的形成与胃酸和胃蛋白酶的消化作用有关，故称消化性溃疡。近年研究发现溃疡的形成与幽门螺旋杆菌（Hp）的存在有关。胃溃疡病（GU）和十二指肠溃疡病（DU）在病因和发病机制方面有明显的区别，并非同一种疾病，但因两者的流行病学、临床表现和药物治疗反应有相似之处，所以习惯上还是把它们归并在一起。

8.1 消化性溃疡的流行病学与临床特征

8.1.1 流行病学特征

消化性溃疡为全球性多发病，发病率为10%，十二指肠溃疡较胃溃疡多见，以青壮年多发，男多于女，儿童亦可发病，老年患者所占比例亦逐年有所增加。胃溃疡患者的平均年龄高于十二指肠溃疡患者约10年。我国消化性溃疡有由南向北逐渐升高的地理趋势，这种差异可能和南北的饮食结构的差别、气候等因素有关。1977~1986年和1984~1993年调查显示PU的检出率为19.95%和16.04%，而由成虹等（2007）进行的第三次PU流行病学调查显示：共收集调查表3182份，PU检出率为13.83%，DU：GU为2.82：1，PU检出率以40~60岁患者中检出率（41.2%）最高，GU比DU者平均年龄大6.4岁。我国中国人民解放军总医院胃镜室资料：胃溃疡平均发病年龄为45±12岁，十二指肠溃疡为38±7岁；广西、湖南、广东等地报道，消化性溃疡病例80%左右在20~50岁组；浙江省报道GU的发病高峰在40~49岁，DU在30~39岁，与河南省相近；而青藏高原地区的溃疡病在21~30岁即形成高峰期，发病年龄较内地平原地区提前，DU男女之比为12.22：1，明显高于其他地区。同时，分析血型对PU的患病影响，不同血型构成比之间有显著性差异（$P=0.006$），其中以O型血患病最多。吸烟在一定程度上影响PU的患病情况。张红霞等（2007）于2001年3月~2006年3月对在此期间住院的PU患者进行了调查分析，认为PU的发病具有一定的季节性，春秋季高发，尤以秋季最多。同时研究了PU的患病情况与职业之间的关系，工人和司机的发病率居多，占45.4%，可能与他们平时的饮食不规律、过度劳累有关。

随着人们对PU发病认识的加深，很多地区PU的发病率已有下降趋势（白文元，2010；陆再英，2010），如Nervi等在意大利的两个城市（Padova和Parma）分别进行了PU的流行病学调查，结果显示，两个城市PU发病率分别从12.7%和15.6%下降至6.3%（$P<0.001$）和12%（$P<0.001$）；Sonnenberg等对欧洲及欧洲以外的国家和地区的PU死亡率进行了回顾性研究，研究显示，随着时间的迁移，PU死亡率均呈现下降的趋势。

8.1.2 临床特征

胃镜是确诊消化性溃疡首选的检查方法。内镜下溃疡分为活动期（A）、愈合期（H）和瘢痕期（S）三个病期，其中每个病期又分为1和2两个阶段。消化性溃疡以慢性、规律性上腹部疼痛为其临床特点，疼痛是肠胃病情活动的标志，也是发作期的标志。慢性、周期性、节律性中上腹部疼痛，胃溃疡常在剑突下或偏左，进餐后 1~2h 发作，持续 1~2h 胃排空后缓解；十二指肠溃疡多在剑突下偏右，多于空腹时发生，进食后缓解。发作与季节有关。疼痛性质可呈钝痛、灼痛或饥饿样痛。特殊类型溃疡如幽门管、球后、胃底贲门区、巨大溃疡及多发性溃疡、复合性溃疡或有并发症时，腹痛可不典型，可有剧烈腹痛或夜间痛。同时，还常伴有反酸、嗳气、流涎、恶心、呕吐等症状。患者可有失眠等神经症的表现，疼痛较剧而影响进食者可有消瘦及贫血。张红霞等（2007）研究结果显示：GU 的好复发部位为胃角＞胃窦＞幽门管＞胃体＞贲门及胃底，DU 的好复发部位为球前壁＞球后壁＞球下臂＞降部＞球上臂。具体胃溃疡和十二指肠溃疡临床特征比较见表 8-1。

表8-1 胃溃疡和十二指肠溃疡临床特征比较

	胃溃疡（GU）	十二指肠溃疡（DU）
疼痛性质	烧灼、痉挛感（较轻）	钝痛、灼痛、胀痛、剧烈（较重）
疼痛发作时间	进食 30~60min、餐后痛、饱腹痛、疼痛减少发生于夜晚	进食后 1~3h、午夜痛（午夜至凌晨 3 点常被痛醒）、空腹痛、饥饿痛
持续时间	1~2h	饭后 2~4h，到下次进餐后缓解
一般规律	进食→疼痛→缓解	疼痛→进食→缓解
疼痛部位	剑突下正中或偏左（胃窦、胃小弯）	上腹正中或稍偏右（十二指肠球部）
溃疡大小	<2.5cm	<1.0cm
年龄	较大，比 DU 晚 10 年	青壮年
发病率	少见	多见
发病季节	秋冬、冬春	秋冬、冬春

消化性溃疡治疗的目的是消除病因、缓解症状、愈合溃疡、防止复发和防治并发症。针对病因的治疗如根除幽门螺旋杆菌，有可能彻底治愈溃疡病，是近年来消化性溃疡的一大进展。治疗消化性溃疡的药物可分为抑制胃酸分泌的药物和保护胃黏膜的药物两个类，主要起缓解症状和促进溃疡愈合的作用，常与根除幽门螺杆菌治疗配合使用。主要的并发症有出血、穿孔、幽门梗阻和癌病。

8.2 消化性溃疡的生命质量研究现状

近 30 年来，涌现出一些研究消化性溃疡生命质量的文献（宋黎君等，1998；高丽，2008）。据笔者查 PUBMED，截止 2014 年 12 月标题中有"Quality of Life"和"peptic ulcer"两词的文章有 15 篇。我国也有不少有关消化性溃疡生命质量的报道。据笔者查 CNKI 中国期刊全文数据库，截止 2014 年 12 月标题中有"消化性溃疡"和"生命质量"或"生存质量"或"生活质量"的有 30 篇。我国的报道很多是一些综述或介绍类文章，缺乏系统深入的量表开发和应用研究。

8.2.1 量表研制现状

生命质量测定量表最重要的一个环节就是研究适宜的生命质量测定量表。不少学者在此方面进行了探讨，开发了许多测定量表（表 8-2），这里择其有代表性者进行介绍。

1. 十二指肠溃疡患者生活质量量表（QLDUP） 该量表以健康调查问卷（MOS SF-36）为核心，补充了 PGWB 中的焦虑方面及 13 个溃疡特异症状构成，含 54 个条目，分 15 个领域（包括即身体与社会功能、躯体和心理角色、心理健康、健康状况变化、家庭等）。每一方面得分通过转换使其值在 0~100 分范围内，得分越高生活质量越好（Martin，1994）。内部一致性大于 0.70，复测信度为 0.73。

2. 消化疾病生活质量指数（GIQLI） 消化疾病生活质量指数（GIQLI）包括生存质量测评和19项与消化系统疾病相关的调查项目。GIQLI包括生理功能状态、症状学、社会活动、日常生活能力和精神状态5个方面，共36项，每项计0～4分，总分为144分，正常人群GIQLI评分为121.5～125.8分。条目总体调查过去2周内影响患者生活质量的疾病症状发作频率，专用于测定消化系统疾病患者的生存质量，有良好的效度、信度和敏感度（Troidl，1997）。

3. 胃肠症状等级指标（GSRS） 起初为访问调查表，现改为自评表形式。包括15个常见的胃肠道症状，分为胃功能失调、消化不良、肠功能紊乱3个方面。每个条目分7个等级记分，低分表示症状出现少或轻，高分表示症状出现频繁或严重。GSRS更贴近于表述胃肠道症状，特别是反流、消化不良和一些来自于下消化道的症状。该量表适合于消化性溃疡患者一般胃肠道症状测定（Svedlund，1988）。

4. 消化性溃疡疾病量表（PUDQ） 共有17个条目，涉及临床症状、心理变化和社会适应能力3个方面，量表中有6个条目与溃疡疾病有关，心理变化方面有7个条目，社会适应能力有4个条目。每一条目以7个等级记分，得分越高表示生活质量越好（korman，1993）。

5. 尼平消化不良指数（NDI） 尼平消化不良指数（nepean dyspepsia index，NDI）包括五个方面：紧张、日常生活的影响、饮食、认知/自控力和工作/学习，共42个条目。症状和生存质量得分均能将消化不良与健康相区分。新建Nepean消化不良指数的简短版量表是测定消化系统HRQL较好的工具，它提供了消化不良症状量度标准和评价消化不良特异HRQL的重要权重，其反应度得到确认。生活质量包括25个条目，四个领域，即干扰（13个条目），知道/控制（7个条目），吃/喝的（3个条目），睡眠/扰乱（两个条目）。总得分在0～99分，得分越高，生活质量越差（Talley，1999）。

6. 消化性溃疡患者生命质量测定量表（QLICD-PU，V1.0） 这是由高丽等（2010）开发的具有中国文化特色的消化性溃疡患者生命质量测定量表体系——消化性溃疡量表（quality of life instrument chronic disease-peptic ulcer，QLICD-PU）。QLICD-PU（V1.0）由30个条目的共性模块QLICD-GM和13个条目的消化性溃疡特异模块构成，详见第8.3节。

除了上述量表外，还有许多量表用于评价消化性溃疡的患者，如溃疡、食管炎主观症状量表（UESS）和胃食管反流疾病健康相关生命质量量表（QOLRAD）等，具体见表8-2。

同时，还有一些非特异性的一般量表常用于测定消化性溃疡，如Zung抑郁自评量表（SDS）、焦虑自评量表（SAS）和简明健康调查量表（SF-36）。消化性溃疡患者具有较强的抑郁、焦虑的负性情感，用Zung抑郁自评量表（SDS）、焦虑自评量表（SAS）进行心理方面的测定。SDS、SAS共有20项，每个项目进行1～4级评分，主要统计指标为总分，把各条目得分相加为原始分，原始分乘以1.25，四舍五入取整数，即得到标准分。抑郁、焦虑分界值为50分，将得分≥50分作为判断抑郁、焦虑阳性症状的标准。分数越高提示抑郁、焦虑倾向越明显。SF-36经常被用于详细说明胃肠疾病/功能紊乱患者与一般人群（对照）HRQL的不同，如Richards等（1997）的研究说明家庭肠外营养的患者的HRQL比对照人群低。

表8-2 其他常见的慢性消化性溃疡患者生命质量测定特异量表

序号	量表	内容
1	量表名称 （开发者，年代）	消化性疾病生命质量量表（quality of life in peptic disease questionnaire，QPD） （Bamfi F，1994）
	量表简介	共32个条目，包括胃及十二指肠溃疡、食管炎、功能性消化不良，分3个领域：疼痛引起的焦虑、社会制约和可感知症状，还包括疼痛强度和自我尊重条目。具有良好的信度、效度
	文献来源	Bamfi F, et al. 1999. Measuring quality of life in dyspeptic patients: development and validation of a new specific health status questionna Am J Gastroenterol, 94（3）: 730-738

续表

序号	量表	内容
2	量表名称（开发者，年代）	消化不良健康相关满意量表（satisfaction with dyspepsia related health scale, SODA）（Kuykendall, 1999）
	量表简介	包括14个条目，分4个领域，即一般症状的严重程度、疼痛强度、疼痛使能力丧失程度和对消化不良相关健康的满意度。Cronbach's α 系数为 0.74～0.93
	文献来源	Kuykendall DH, et al.1999. J Clin Epidemiol, 52: 381-392
3	量表名称	溃疡、食管炎主观症状量表（ulcer esophagitis subject symptom, UESS）
	量表简介	量表共10个条目，分4个领域，即腹部不适、肠功能紊乱、反流性症状和睡眠障碍。以100mm直线标尺记录症状严重程度，得分越高表示症状越严重、频繁，该量表用于测定消化性溃疡特异症状
	文献来源	宋黎君，等.1998.国外医学社会医学分册，15（2）：59-62 Dimennas E, et al.1993.Scand J Gastroenterol, 28: 681-687
4	量表名称	胃食管反流及消化不良的生命质量表（quality of life in reflux and dyspepsia, QOLRAD）
	量表简介	量表含25个条目，分为不良情绪，睡眠障碍、活力、饮食困难和躯体及社会功能5个领域。每一个问题采用7级评分，得分越高表示健康相关生活质量越好。分量表得分和量表总分的内部一致性信度很高，同时展示了良好的构造，收敛和区分效度
	文献来源	Wiklund IK, Fullerton S, Junghard O a, et al. 2000. Interpretability and meaningfulness of quality of life changes in patients with heartburn. Annual Meeting at Digestive Disease Week, the American Gastroenterological Association（AGA）San Diego, California.
5	量表名称	上消化道疾病生存质量患者自评（patient assessment of upper gastrointestinal disorders quality of life, PAGIQOL）
	量表简介	共30个条目，包括五个方面：日常活动、衣着、饮食/口味、人际关系和心理良好。在消化不良、胃食管反流或胃麻痹患者生存质量测量方面，具有良好的效度和信度
	文献来源	De la Loge C.2004.Cross-cultural development and validation of a patient Self-administered questionnaire to assess quality of life in upper gastrointestinal disorders the PAGI-QOL. Quality of life researeh: an international journal of quality of life aspects of treatment. Care And Rehabilitation, 13（10）: 1751-1762
6	量表名称	溃疡性结肠炎和Crohn病健康状态量表（ulcerative colitis and Crohn's disease health status scales, UC/CD HSS）
	量表简介	量表为自评式，用以测定肠炎患者症状及严重程度、心理压力、心理社会功能和卫生保健利用。包括2个指数，即腹泻指数和其他消化系统疾病症状指数
	文献来源	Drossman DA, et al.1992. J Clin Gastroenterol, 15: 104～11.

8.2.2 应用及影响因素研究情况

1. 健康状况评估 Hallerback（1993）对535例PU患者于内镜检查前进行问卷调查，发现PU患者生活质量很差，其平均得分远低于一般人群，甚至低于行冠状动脉搭桥术后发生心力衰竭的患者。Korman（1993）对50例未经治疗的十二指肠溃疡（DU）患者，就溃疡症状、情绪和社会功能等方面问题进行问卷调查，发现溃疡患者几乎在上述的所有问题上得分都很低，反映出溃疡病对患者生活质量影响很大。

Glise等（1995）观察了392例DU患者生活质量变化情况，发现经过2～8周有效治疗，患者生活质量迅速改善，其得分由治疗前低于一般人群而迅速上升，至溃疡愈合后14天得分已高于一般人群。溃疡愈合后6个月、1年其得分又恢复到一般人群水平。

聂勇战等（2000）在对44例胃溃疡（GU）和74例DU患者生活质量研究中（McMaster问卷）发现，正规临床治疗可明显提高PU患者的QOL分值，但临床治愈并不能完全纠正部分患者原有的心理状态可疑紊乱，年轻患者的职业特征表现出一定的规律性（学生、个体户和战士较多发）。

2. 药效与干预措施评价 Korman（1993）将一组已至少连续服用 H_2 受体结抗剂 3 个月的 DU 患者的 QOL 与未治疗组进行对比分析，发现治疗组明显优于未治疗组。法国 177 个研究中心联合对 581 例 DU 患者随机分为两组，持续服药组每天服用 nizatidine 150 mg 共 2 年，非持续服药组则于溃疡愈合后停药，以后只在症状复发时间歇用药，结果显示两组 QOL 都较治疗前明显改善，在随后的所有随访时段里持续服药组的 QOL 评分，均高于非持续服药组，尤其在健康感觉、角色功能、疼痛、焦虑、饮食等方面（Rampal，1994）。Wilhelmsen 等（1994）对一组 HP 阳性的复发性 DU 患者进行铋剂、四环素与灭滴灵三联治疗，结果 HP 清除率达 96%，治疗后一年测定患者 QOL 明显高于治疗前，尤其在性关系和心理障碍方面。

全小玲等（2012）探讨了结构式心理干预对消化性溃疡患者焦虑和抑郁情绪及生命质量的影响，结果发现经入院 1 个月治疗与心理干预后，与对照组相比，结构式心理干预后的 SDS、SAS 评分显著降低（$P<0.05$），SF-36 评分明显升高，其中以生理功能、生理职能、总体健康、社会功能、精神健康等维度得分升高最为显著（$P<0.05$），说明结构式心理干预可有效地减轻消化性溃疡患者焦虑和抑郁情绪，改善其生命质量。潘先玲（2014）探讨了循证护理在老年消化性溃疡中的应用效果，说明循证护理使护理工作更具有针对性，能够提高老年消化性溃疡的治疗依从性，改善生活质量。陈影霞等（2014）观察并探讨了综合护理干预对消化性溃疡患者生活质量的影响，方法是选取 2010 年 1 月至 2012 年 8 月收治的 80 例消化性溃疡患者作为研究对象，分为对照组和观察组各 40 例，对照组患者采用常规治疗及护理，观察组患者在对照组护理基础上进行综合护理干预，比较两组患者的临床疗效及生活质量评分，发现对消化性溃疡患者临床采用综合护理干预，可明显提高患者的临床疗效及生活质量。

3. 成本效益分析 Peter 等（2001）对 PU 和类似溃疡性消化不良成年患者的慢性抗酸质量效用进行研究，计算调查的消化不良和 PU 的成本-效用比。结果显示每获得一个 QALY 的溃疡处理成本-效用比值范围为 3100～12 500 美元，而未调查的消化不良的估计控制范围是 26 800～59 400 美元/ QALY。及早对 PU 或未调查的消化不良患者进行 HP 根除是有成本-效益的。

4. 健康教育与社会支持 于春香（2013）探讨了健康教育在消化性溃疡患者中的应用效果，结果观察组患者在出院时、出院后 1 个月、出院后 2 个月的生活质量评分均显著高于对照组（$P<0.05$），结论是健康教育帮助消化性溃疡患者建立健康的生活方式，有利于提高生活质量，降低复发率。汪晓燕等（2008）将消化性患者分为溃疡组和对照组，通过 SDS 和 SAS 评价患者的情绪问题，研究显示溃疡组 SDS、SAS 均显著高于对照组（$P<0.001$），说明该组消化性溃疡患者也存在较为严重的心理问题，情绪问题尤为突出。因此在临床治疗和护理中及时评估患者的情绪状态，进行心理干预，必要时制订消化性溃疡患者心理治疗和健康教育路径，引发患者的积极情绪，减轻心理障碍，增强其适应能力，对改善患者的预后有积极作用。

5. 影响因素 关于生命质量影响因素，万崇华等（2008）的研究结果表明躯体功能主要受年龄影响，年龄大者躯体功能低。心理功能主要受性别、疾病和经济状况影响，男性高于女性，经济好者高于差者，消化性溃疡患者高于慢性胃炎患者。社会功能主要受经济状况与婚姻状况影响，经济好者高于差者，未婚（离异等）高于已婚在婚者。对总生命质量的影响主要是性别和经济状况，同样是男性高于女性，经济好者高于差者。此外，笔者也分析了治疗前后生命质量变化（改善）的影响因素，结果表明躯体功能的变化与年龄有关，其他领域和总分的变化与疾病有关。

8.3 消化性溃疡生命质量测定量表 QLICD-PU 的研制

QLICD-PU 是笔者开发的具有中国文化特色的慢性病生命质量测定量表体系中的消化性溃疡量表，第一版本于 2006 年研制完成并得到了一些应用。目前正在研制和测试第二版本量表。

这里主要按 QLICD-PU（V1.0）进行介绍。

8.3.1 QLICD-PU（V1.0）的研制过程

前已述及，万崇华等开发了慢性病患者生命质量量表体系共性模块 QLICD-GM（V1.0），包括躯体功能、心理功能和社会功能三个领域 30 个条目，其中躯体功能有 8 个条目，包括独立性、食欲/睡眠、躯体症状，心理功能有 11 个条目，包括认知、焦虑、抑郁和自我意识，社会功能有 11 个条目，包括社会支持、社会影响和性行为。

消化性溃疡特异性模块的研制与共性模块研制程序基本一致，主要步骤如下所述。

（1）由课题组在访谈患者、医护人员的基础上，回顾分析文献，从疾病症状、药物不良反应和消化性溃疡心理社会特点 3 方面提出含 29 个条目供筛选的条目池。

（2）由课题核心小组对消化性溃疡特异模块备选条目先后进行 3 轮逐条讨论。

（3）选择消化性溃疡患者 29 例，对消化性溃疡量表特异模块进行小范围预调查，应用变异系数法和相关分析法对条目进行筛选，形成消化性溃疡患者生命质量测量量表测试版。

（4）采用和共性模块条目筛选相同的方法，随机选取昆明医科大学第一附属医院 2004 年 10 月～2007 年 7 月该院收治的消化性溃疡住院患者 120 例，使用测试版进行生命质量测评，对特异模块条目进行再筛选，最终保留 14 个条目（其中 PU4 根据专家讨论保留），见表 8-3。

表8-3 消化性溃疡特异模块条目再筛选结果

条目编号	条目简述	变异度法标准差	相关系数法（相关系数）	因子分析法（因子载荷）	聚类分析（平均 R^2）	入选
PU1	上腹疼痛	1.148*	0.523*	0.779*	0.142*	√
PU2	上腹饥饿感	1.088*	0.566*	0.673*	0.089*	√
PU3	夜间腹痛	1.320*	0.600*	0.649/0.476	0.136*	√
PU4	饭后腹疼减轻	0.989	0.270*	0.751*	0.034	√
PU5	反酸	1.145*	0.379*	0.712*	0.045*	√
PU6	嗳气	1.086*	0.338*	0.703*	0.037*	√
PU7	腹胀	1.208*	0.573*	0.474	0.053*	√
PU8	流涎	0.945	0.406*	0.738*	0.036	√
PU9	大便通畅程度	1.220*	0.193*	0.498*	0.024	√
PU10	胃镜检查的烦恼	1.348*	0.286*	0.941*	单独一类	√
PU11	食物/饮品禁忌苦恼	0.932	0.291*	0.700*	0.111*	√
PU12	定时进餐的困扰	0.909	0.351*	0.660*	0.132*	√
PU13	对溃疡并发症担心	1.314*	0.511*	0.645*	0.087*	√
PU14	经常服药的烦恼	1.219*	0.543*	0.763*	0.169*	√

*表示按该法入选；√表示根据统计分析最终入选

根据理论构想进一步将特异模块分为六个侧面（亚领域）：上腹疼痛（upper abdomen pain，UAP）、反酸流涎（acid regurgitation and salivation，ARS）、嗳气（hiccup，HIC）、腹胀（flatulence，FLA）、大便情况（stool status，STT）和心理生活影响（effect of mental and life，EML）。

特异模块与慢性病生命质量量表共性模块结合形成含 44 个条目的消化性溃疡患者生命质量测定量表正式版 QLICD-PU（V1.0）。

8.3.2 QLICD-PU（V1.0）的计分

条目计分：由于 QLICD-PU（V1.0）采取五点等距评分法，依次计为 1、2、3、4、5 分。在量表中有正负性条目之分，正向条目得分越高代表生命质量越好，逆向条目得分越高代表生命质量越差。对正向条目而言，无需进行转换，原始得分即为条目得分，对逆向条目，需对其进行"正向变换"，即用 6 减去原始得分得到条目得分。

QLICD-PU（V1.0）中正向条目有 PH1、PH6、PH7、SO2、SO4、SO5、SO7、SO8、SO10、PU4、PU9，其余均为逆向条目。

领域、侧面及总量表计分：首先分别计算各领域、侧面、总量表的原始分（raw score，RS），同一领域/侧面的各个条目得分之和构成该领域/侧面的原始分，五个领域得分之和构成了总量表的原始分。

为了便于相互比较，需要将原始分转化为标准得分（standard score，SS），采用的是极差化方法。即 $SS=(RS-min)\times 100/R$。其中 SS 为标准化分，RS 为原始分，min 为该领域/侧面/总量表得分的最小值，R 为其得分极差，即最大值减去其最小值（$R=max-min$）。详见表 8-4。

表8-4　QLICD-PU（V1.0）各个领域及其所属侧面的计分方法

领域/侧面	代码	条目数	min	max	RS	SS
生理功能	PHD	8	8	40	IND+AAS+PHS	（RS-8）×100/32
独立性	IND	3	3	15	PH1+PH3+PH4	（RS-3）×100/12
食欲睡眠	AAS	2	2	10	PH6+PH7	（RS-2）×100/8
躯体症状	PHS	3	3	15	PH5+PH2+PH8	（RS-3）×100/12
心理功能	PSD	11	11	55	COG+ANX+DEP+SEC	（RS-11）×100/44
认知	COG	2	2	10	PS1+PS2	（RS-2）×100/8
焦虑	ANX	3	3	15	PS5+PS6+PS7	（RS-3）×100/12
抑郁	DEP	3	3	15	PS3+PS4+PS11	（RS-3）×100/12
自我意识	SEC	3	3	15	PS8+PS9+PS10	（RS-3）×100/12
社会功能	SOD	11	11	55	SSS+SOE+SEF	（RS-11）×100/44
社会支持	SSS	6	6	30	SO2+SO4+SO5+SO7+SO8+SO10	（RS-6）×100/24
社会影响	SOE	4	4	20	SO1+SO3+SO6+SO9	（RS-4）×100/16
性活动	SEF	1	1	5	SO11	（RS-1）×100/4
特异模块	SPD	14	14	70	UAP+ARS+HIC+FLA+STT+EML	（RS-14）×100/56
上腹疼痛	UAP	4	4	20	PU1+PU2+PU3+PU4	（RS-4）×100/16
反酸流涎	ARS	2	2	10	PU5+PU8	（RS-2）×100/8
嗳气	HIC	1	1	5	PU6	（RS-1）×100/4
腹胀	FLA	1	1	5	PU7	（RS-1）×100/4
大便情况	STT	1	1	5	PU9	（RS-1）×100/4
心理生活影响	EML	5	5	25	PU10+PU11+PU12+PU13+PU14	（RS-5）×100/20
总量表	TOT	44	44	220	PHD+PSD+SOD+SPD	（RS-44）×100/176

8.3.3 QLICD-PU（V1.0）的考评

量表考评根据现场自评式调查数据进行。以昆明医科大学第一附属医院消化内科为调查点，对 2004 年 12 月到 2007 年 7 月入院的部分消化性溃疡患者进行正式调查，要求患者有一定的读写能力。研究者对调查目的做简单解释说明、征得患者同意后，将量表发给患者，由患者根据自己的实际情况独立选答。每例调查对象在入院时填写一次量表。为了计算重测信度，抽取部分患者在入院后的第 2 天进行第二次测定。为了计算反应度，对患者在出院时再各填一次。每次测定时同时使用 QLICD-PU（V1.0）和 SF-36 两个量表。

对量表的信度、效度和反应度进行评价。信度用内部一致性系数 α、重测相关系数 r 来反映；效度从内容效度、结构效度和效标效度三个方面评价，反应度用治疗前后得分均数比较并计算治疗前后量表得分变化的百分比及标准化反应均数（standardized response mean，SMR）值。所用统计学方法有统计描述、相关分析、配对 t 检验、因子分析等。

1. 被调查者基本情况 该研究共调查了 120 名消化性溃疡患者，男性 82 例（68.3%），女性 38 例（31.7%）；年龄 16～79 岁，中位年龄 46.69 岁，已婚 87.5%，汉族 86.7%，自评家庭经济状况居中者 59.2%；职业分布中工人 38.3%，干部 15.0%；文化程度分布中初中最多 26.7%，高中/中专 25.0%，本科及以上 20.8%；医疗保障形式中城镇职工医疗保险 60.8%，自费 34.2%，具体见表 8-5。

表8-5 消化性溃疡患者基本情况

		例数	百分比（%）
性别	男	82	68.3
	女	38	31.7
婚姻	已婚	105	87.5
	未婚	12	10.0
	其他	3	2.5
民族	汉族	104	86.7
	彝族	6	5.0
	白族	3	2.5
	回族	3	2.5
	其他	4	3.3
文化程度	小学	21	17.5
	初中	32	26.7
	高中或中专	30	25.0
	大专	12	10.0
	本科及以上	25	20.8
职业	工人	46	38.3
	农民	14	11.7
	教师	14	11.7
	干部	18	15.0
	个体	6	5.0
	其他	22	18.3
经济状况	差	35	29.2
	中	71	59.2
	好	14	11.7
医疗形式	自费	41	34.2
	城镇职工医保	73	60.8
	商业保险	4	3.3

续表

		例数	百分比（%）
医疗形式	合作医疗	2	1.7
临床分期	活动期	117	97.5
	愈合期	1	0.8
	瘢痕期	2	1.7
治疗方法	抑酸保护胃黏膜抗炎	70	58.3
	抑酸保护胃黏膜抗炎杀灭Hp	39	32.5
	抑酸保护胃黏膜抗炎促进胃肠动力	10	8.3
	抑酸保护胃黏膜抗炎促进胃肠动力杀灭Hp	1	0.8

2. 内容效度 由于量表的整个研制过程均是在慢性病生命质量测定量表体系研究的大课题框架下进行的，由各方面人员参加选题和讨论，所提出的条目涵盖了WHO提出的关于健康和生命质量的内涵及消化性溃疡患者相对特异的问题，并按程式化的方式反复筛选与修改，因此可认为具有较好的内容效度。

3. 结构效度 从条目-维度相关性和因子分析两方面来评价。

从条目-维度相关性来说，总体上量表各条目和本领域分的相关系数较大，大部分均在0.40以上，且明显大于各条目和其他领域的相关系数（表8-6）。躯体领域、心理领域、社会领域、特异模块与总分的相关系数分别为0.63、0.86、0.73和0.76。

表8-6 消化性溃疡量表QLICD-PU（V1.0）各条目与领域的得分相关系数

	躯体领域	心理领域	社会领域	特异模块
PH1	0.752	0.259	0.299	−0.013
PH3	0.778	0.191	0.213	0.005
PH4	0.773	0.312	0.292	0.001
PH5	0.707	0.354	0.300	0.139
PH6	0.466	0.073	0.160	0.082
PH7	0.610	0.300	0.119	0.119
PH9	0.675	0.343	0.208	0.235
PH10	0.539	0.263	0.187	0.456
PS1	0.505	0.387	0.411	0.130
PS2	0.384	0.650	0.355	0.275
PS3	0.136	0.670	0.422	0.126
PS4	0.198	0.729	0.301	0.248
PS5	0.369	0.688	0.218	0.384
PS6	0.180	0.549	0.166	0.271
PS7	0.243	0.659	0.128	0.307
PS8	−0.125	0.312	0.126	0.073
PS9	0.314	0.478	0.357	0.132
PS10	0.115	0.712	0.378	0.271
PS11	0.102	0.669	0.225	0.306
PS12	0.225	0.315	0.587	0.162
PH8	0.110	0.184	0.268	0.062
SO1	0.292	0.397	0.528	0.150

续表

	躯体领域	心理领域	社会领域	特异模块
SO2	0.238	0.133	0.319	−0.101
SO3	0.312	0.353	0.474	0.207
SO4	−0.044	0.051	0.490	−0.121
SO6	0.173	0.394	0.371	0.085
SO8	0.122	0.061	0.422	0.070
SO9	0.120	0.334	0.461	0.232
SO10	0.121	0.010	0.473	−0.001
SO57	−0.048	0.047	0.544	−0.042
PU1	0.241	0.097	−0.001	0.543
PU2	0.074	0.207	0.036	0.533
PU3	0.141	0.150	−0.050	0.558
PU5	0.038	0.132	−0.020	0.406
PU6	0.135	0.036	−0.099	0.389
PU7	0.022	0.045	0.045	0.556
PU8	0.054	0.177	0.112	0.427
PU9	0.308	0.204	0.276	0.209
PU10	0.141	0.124	0.026	0.317
PU11	−0.082	0.182	0.125	0.320
PU12	−0.174	0.158	0.063	0.342
PU13	0.043	0.421	0.220	0.500
PU14	−0.018	0.271	0.109	0.531

从因子分析方面看，量表共性模块和特异模块的数据 Bartlett 球性检验结果均达显著，提示适合进行因子分析。分别经主成分法提取公因子（按特征根大于 1 的原则）并经方差最大旋转，共性模块得到 8 个主成分，累计贡献率达 63.90%。具体解释为：第一主成分主要涵盖了心理功能领域的抑郁、焦虑和自我意识 6 个条目（括号内为载荷系数）：PS3（0.63）、PS4（0.78）、PS5（0.73）、PS6（0.61）、PS7（0.73）、PS10（0.63），方差贡献率共为 21.2%；第四主成分中 PS9（0.70）主要反映了自我意识侧面，第六主成分中 PS1（0.69）反映了认知侧面；第二主成分 3 个条目：PH1（0.75）、PH3（0.89）、PH4（0.85）主要为躯体功能领域中独立性侧面，方差贡献率共为 10.2%，第五主成分 PH6（0.70）、PH7（0.61）反映了食欲睡眠侧面；第三主成分 3 个条目 SO4（0.86）、SO5（0.82）、SO7（0.64）和第八主成分 SO10（0.66）涵盖了社会功能领域中社会支持侧面，第四主成分中 SO9（0.74）和第六主成分中 SO3（0.65）反映了社会影响侧面，第七主成分为性活动侧面 SO11（0.68）。

消化性溃疡特异模块抽取了 4 个主成分，累计贡献率达 53.59%，涵盖了消化性溃疡症状、特殊心理功能影响等不同侧面，详见表 8-7。

表8-7 消化性溃疡量表QLICD-PU（V1.0）特异模块主成分与各条目的因子载荷系数

条目	内容简述	主成分（方差贡献%）			
		1（20.686）	2（15.397）	3（9.521）	4（7.988）
PU14	经常服药的烦恼	0.778			
PU12	定时进餐的困扰	0.699			
PU11	食物/饮品禁忌的苦恼	0.687			

续表

条目	内容简述	主成分（方差贡献%）			
		1（20.686）	2（15.397）	3（9.521）	4（7.988）
PU13	对溃疡并发症的担心	0.566			
PU1	上腹疼痛		0.873		
PU3	夜间腹痛		0.831		
PU2	上腹饥饿感		0.538		
PU7	腹胀		0.420		
PU6	嗳气		0.396		
PU8	流涎			0.713	
PU5	反酸			0.702	
PU10	胃镜检查的烦恼			0.373	−0.681
PU9	大便通畅程度				0.613

4. 效标效度 因为没有金标准，权且以 SF-36 量表英国发展版各领域得分作为效标，分别计算消化性溃疡量表共性模块各领域、特异模块及量表总分和 SF-36 相应领域间的相关系数，相关系数集中在 0.3～0.6，各相关系数经检验均具有统计学意义（$P<0.01$）。具体结果见表 8-8。

表8-8 消化性溃疡量表QLICD-PU（V1.0）与SF-36各领域得分的相关系数

领域	躯体功能	躯体角色	情感角色	肌体疼痛	总健康	生命力	社会功能	心理健康	躯体综合组分	心理综合组分
生理功能	0.70	0.31	0.28	0.39	0.33	0.19	0.19	0.18	0.66	0.31
心理功能	0.32	0.24	0.27	0.49	0.32	0.30	0.35	0.51	0.47	0.51
社会功能	0.34	0.18	0.24	0.50	0.30	0.23	0.18	0.43	0.48	0.41
特异模块	0.18	0.24	0.39	0.30	0.15	0.23	0.31	0.19	0.36	0.26
总量表	0.54	0.34	0.40	0.58	0.38	0.33	0.36	0.45	0.68	0.52

5. 内部一致性信度 用第一次测定的数据分别计算各个领域的内部一致性，从各领域层面看，除特异模块的内部一致性信度稍差外（$\alpha=0.610$），其余共性模块及总量表的克朗巴赫系数均较大。具体结果见表 8-9。

表8-9 QLICD-PU（V1.0）量表的内部一致性信度和重测信度

领域/侧面（代码）	Cronbach's α 系数	分半信度	重测信度
生理功能（PHD）	0.81	0.85	0.92
独立性（IND）	0.85	—	0.92
食欲睡眠（AAS）	0.47	—	0.74
躯体症状（PHS）	0.63	—	0.83
心理功能（PSD）	0.82	0.89	0.94
认知（COG）	0.51	—	0.86
焦虑（ANX）	0.72	—	0.89
抑郁（DEP）	0.76	—	0.94
自我意识（SEC）	0.46	—	0.93
社会功能（SOD）	0.63	0.68	0.78
社会支持（SSS）	0.75	—	0.84

续表

领域/侧面（代码）	Cronbach's α 系数	分半信度	重测信度
社会影响（SOE）	0.67	—	0.77
性活动（SEF）	—	—	0.86
特异模块（PUD）	0.61	0.80	0.85
上腹疼痛（UAP）	0.41	—	0.83
反酸流涎（ARS）	0.40	—	0.86
嗳气（HIC）	—	—	0.88
腹胀（FLA）	—	—	0.87
大便情况（STT）	—	—	0.83
心理生活影响（EML）	0.55	—	0.75
总量表（TOT）	0.89	0.73	0.93

注：性活动和嗳气、腹胀、大便情况为单独条目，不计算 α；—代表各侧面条目较少，没有计算分半信度

6. 重测信度 用第一二次测定结果计算重测信度（相关系数 r）并对两次的得分均数进行比较，结果见表 8-9 和表 8-10。从表 8-10 可以看出，各领域和总量表两次测定的得分均值间差异均无统计学意义（$P>0.05$），说明两次测定间"同质"，可以计算重测信度。从表 8-9 可以看出，第一、第二次测定的结果表明各领域两次测定的重测相关系数均较大，最低 0.78 说明 QLICP-IBS（V1.0）的重测信度较好。

表8-10 QLICD-PU（V1.0）第一、第二次测定得分均值的比较

领域	入院第 1 天		入院第 2~3 天		差值		t	P
	均数	标准差	均数	标准差	均数	标准差		
生理功能（PHD）	56.54	21.88	58.72	22.94	−2.18	9.28	−1.710	0.093
心理功能（PSD）	77.91	15.03	78.77	15.20	−0.85	5.24	−1.191	0.239
社会功能（SOD）	65.69	13.12	66.33	13.19	−0.64	8.81	−0.531	0.598
特异模块（SPD）	65.36	11.83	64.08	11.94	1.28	6.42	1.451	0.153
总量表（TOT）	66.98	10.49	67.34	10.85	−0.36	4.05	−0.654	0.516

7. 反应度 对第一、三次测定（治疗前后）结果进行配对 t 检验，结果见表 8-11。可以看出，各领域及量表得分显示治疗前后差异有统计学意义，但是在社会功能领域的社会影响和性活动、特异量表中的大便情况没有统计学差异，尤其在特异模块领域中的得分差值较大。各领域的标准化反应均数 SRM 分别为：躯体功能 0.80，心理功能 0.76，社会功能 0.39，特异模块 1.21，共性模块 0.86，总量表 1.10。除了社会功能为适中外，其他均非常好。

表8-11 QLICD-PU（V1.0）测定患者住院治疗前后生命质量得分的变化（$\bar{x}\pm s$）

领域/侧面	治疗前	治疗后	差值	SRM	t	P
躯体功能（PHD）	58.24±20.92	72.79±14.04	−14.55±18.21	0.80	−8.072	0.001
独立性（IND）	70.75±29.29	83.50±17.39	−12.75±24.65	0.52	−5.223	0.001
食欲睡眠（AAS）	40.07±26.35	56.74±22.02	−16.67±24.46	0.68	−6.882	0.001
躯体症状（PHS）	57.84±23.48	72.79±15.51	−14.95±22.72	0.66	−6.646	0.001
心理功能（PSD）	78.21±15.28	87.46±12.20	−9.25±12.23	0.76	−7.636	0.001
认知（COG）	68.75±22.92	83.46±16.70	−14.71±23.89	0.62	−6.218	0.001
焦虑（ANX）	71.81±22.50	89.13±15.19	−17.32±20.77	0.83	−8.422	0.001

续表

领域/侧面	治疗前	治疗后	差值	SRM	t	P
抑郁（DEP）	84.23±19.37	88.73±13.86	-4.49±14.58	0.31	-3.112	0.002
自我意识（SEC）	84.89±16.02	87.17±13.20	-2.29±11.13	0.21	-2.075	0.041
社会功能（SOD）	66.51±14.69	70.97±12.94	-4.46±11.50	0.39	-3.912	0.001
社会支持（SSS）	67.28±20.82	75.94±15.37	-8.66±14.33	0.60	-6.102	0.001
社会影响（SOE）	65.87±23.35	64.71±22.09	1.16±18.82	0.06	0.625	0.533
性活动（SEF）	64.46±31.35	66.18±29.15	-1.72±21.76	0.08	-0.796	0.428
特异模块（SPD）	63.29±11.81	76.72±11.25	-13.43±11.08	1.21	-12.244	0.001
上腹疼痛（UAP）	51.29±18.10	68.50±12.06	-17.22±19.26	0.89	-9.030	0.001
反酸流涎（ARS）	80.39±21.07	93.38±14.15	-12.99±21.54	0.60	-6.091	0.001
嗳气（HIC）	69.61±29.36	86.76±19.81	-17.16±26.32	0.65	-6.583	0.001
腹胀（FLA）	58.58±30.57	81.86±22.01	-23.28±28.85	0.81	-8.151	0.001
大便情况（STT）	49.51±29.85	53.19±25.53	-3.68±27.79	0.13	-1.336	0.185
心理生活影响（EML）	68.48±17.59	78.28±17.36	-9.80±13.42	0.73	-7.377	0.001
总共性模块（CGD）	68.59±12.92	77.50±10.74	-8.91±10.37	0.86	-8.676	0.001
总量表（TOT）	66.91±10.92	77.25±10.02	-10.34±9.42	1.10	-11.092	0.001

8.3.4 几点讨论

1. 关于效度 从以上量表的条目-领域相关分析和因子分析可以看到，该量表结构效度较好，特异模块、共性模块因子分析结构均与理论构想基本一致。由表8-8知QLICD-PU的躯体功能领域与效标相关系数0.7大于与其他领域的相关，并与躯体综合组分相关系数较大0.66；心理功能领域与心理健康和心理综合组分相关较大，均为0.51；社会功能领域与效标肌体疼痛和躯体综合组分相关大于与效标社会功能的相关，可能与该次调查样本全部是住院患者，对体现家庭角色及关心和照顾家人等社会功能的条目评价有一定的难度有关；特异模块与效标各领域的相关比较分散，可能与其无相应的效标有关。这些结果也说明了量表的聚合效度和离散效度/判别效度较好。由此可见，总的说来量表效标效度较好。

2. 关于信度 由表8-9知，QLICD-PU躯体功能、心理功能和总量表的内部一致性均较高，Cronbach's α系数均大于0.8，社会功能和特异模块的内部一致性系数稍低，但仍大于0.6。侧面中食欲睡眠、自我意识、上腹疼痛内部一致性系数小于0.5。食欲睡眠可能与条目较少，且两个条目各自代表一个症状有关；自我意识可能与部分患者不太注意药物的不良反应，与自感为家庭负担和自卑感的原因有所不同有关；上腹疼痛可能与消化性溃疡分两种，且胃溃疡和消化性溃疡腹痛规律基本不同有关。总量表及各领域2次测定结果间重测相关系数r均较大（大部分大于0.80），配对t检验各领域均无统计学意义（$P>0.05$）。由内部一致性系数和重测信度配对t检验结果可知量表信度较好。

3. 关于反应度 由表8-11知，患者住院治疗前后生命质量得分配对t检验量表各领域及总量表均有统计学意义（$P<0.05$），仅社会影响、性活动和大便情况三个侧面$P>.05$，这与社会功能领域在住院期间难以改变有关；大便情况变化条目主要针对溃疡出血患者大便潜血改变情况，统计结果无统计学意义可能与调查对象中溃疡出血患者构成比例有关。相应的以上三个侧面标准化反应均数也较低（$SRM<0.2$）。在领域及总量表层面，除社会功能领域$SRM<0.5$，其余均大于0.7，特异模块最大为1.21，其次为总量表1.10。一般认为SMR的绝对值在

0.2左右则反应度较低，0.5左右则反应度适中，0.8及以上反应度较好。可见该量表反应度较好，能够较为敏感地反应患者住院期间生命质量的变化。这和实际情况是相符的：医护人员就患者的入院原因进行针对性的治疗后，直接改善的状况主要体现在疾病特异领域、躯体功能、心理功能等。

4. 问题及进展 QLICD-PU（V1.0）研制完成及应用后，无论共性模块还是特异模块都发现了一些问题，为此笔者已开始了第二版本QLICD-PU（V2.0）的研究。QLICD-PU（V2.0）之间存在一定的异同点。在共性模块领域中，第一版共有30个条目，其中生理功能领域8个条目，心理功能和社会功能有11个条目，第二版中有28个条目，生理功能领域9个条目，心理功能领域11个条目，社会功能领域有8个条目，有些条目在第一版中存在，但在第二版中被删除，详见第3章。同样，在消化性溃疡特异模块也进行了相应的修改和完善，增加和删除了一些条目，如条目"您流涎（流口水）吗？"，临床专家认为此症状不常见，决定删除此条目，在第二版中增加了4个条目，分别为："吃饭后您上腹的疼痛或不舒服感会加重吗？""您有呕血或黑便吗？""您感到厌食吗？""您有便秘吗？"，这四个条目能反映患者的一些症状。具体见表8-12。

目前，QLICD-PU（V2.0）已经完成了较大规模的现场测试，正在进行分析评价中。

表8-12　QLICD-PU（V2.0）新增的条目

编号	代码	条目
1	GPH10	您能劳动吗？（如做家务、上班或务农等）
2	GSO3	您和朋友的关系好吗？
3	TPU13	吃饭后您上腹的疼痛或不舒服感会加重吗？
4	TPU14	您有呕血或黑便吗？
5	TPU15	您感到厌食吗？
6	TPU16	您有便秘吗？

8.4　消化性溃疡生命质量测评的应用

前面已经谈到，生命质量测定主要用于治疗方案选择、预后和影响因素分析等。本节以SF-36量表和QLICD-PU（V1.0）量表测定的消化性溃疡患者生命质量为准，分析不同的治疗方法的生命质量，并对生命质量的影响因素进行分析。

8.4.1　不同治疗方法比较

目前消化性溃疡的治疗方法主要有：①抑酸+保护胃黏膜+抗炎；②抑酸+保护胃黏膜+抗炎+杀灭Hp；③抑酸+保护胃黏膜+抗炎+促进胃肠动力等。由于调查的第一种治疗方法即常规治疗的例数较多，其他例数不太多，这里将常规治疗外的其他方法合并为一类进行分析。将第一次测定的结果作为协变量，治疗后的测定结果为分析变量，采用协方差分析法对不同治疗方法的生命质量得分（各领域分及总分）进行比较，结果见表8-13和表8-14。其中，各个分析模型中的协变量检验均有统计学意义（$P<0.05$），协变量和分组变量的交互效应均无统计学意义（$P>0.05$），说明资料均适合做协方差分析。结果可以看出，按照第一次测定（刚入院）时的平均水平进行调整后的修正正数，两个量表中多数领域得分和总分均未发现统计学意义的差异，只有QLICD-PU中心理功能和社会功能领域及SF-36心理健康总测量得分差异有统计学意义（$P<0.05$）。原因可能有三个：①两种疗法的生命质量无本质差异；②例数太少，因为

资料常规治疗患者仅有 70 例,其他疗法 50 例;③观察时间太短。因此,目前还不能认为两种疗法的生命质量不同或相同,需进一步观察分析。

表8-13　QLICD-PU（V1.0）测定的不同治疗方法生命质量比较

领域	常规治疗		其他治疗方法		t	P
	修正均数	标准误	修正均数	标准误		
生理功能	73.426	1.580	71.961	1.837	0.359	0.551
心理功能	87.459	1.264	87.450	1.452	0.000	0.996
社会功能	70.818	1.291	71.163	1.482	0.031	0.861
特异模块	77.443	1.252	75.756	1.437	0.784	0.378
总量表	77.637	1.064	76.741	1.222	0.305	0.582

表8-14　SF-36测定的不同治疗方法生命质量比较

领域	常规治疗		其他治疗方法		t	P
	修正均数	标准误	修正均数	标准误		
躯体功能	84.142	1.923	83.138	2.176	0.116	0.734
躯体角色	20.630	3.985	29.994	4.497	2.422	0.123
肌体疼痛	51.894	2.275	53.000	2.589	0.103	0.749
一般健康状况	55.849	1.556	55.244	1.786	0.065	0.799
生命力	61.115	1.539	63.845	1.788	1.339	0.250
社会功能	74.760	1.639	77.463	1.884	1.163	0.283
情感角色	38.309	4.500	53.402	5.158	4.613	0.034
心理健康	75.681	1.282	71.057	1.474	5.572	0.020
躯体综合组分	63.436	1.289	62.705	1.416	0.145	0.704
心理综合组分	68.624	1.071	68.764	1.234	0.007	0.932

8.4.2　不同溃疡类型比较

该次调查中登记了患者溃疡类型的资料,包括胃溃疡、十二指肠溃疡和复合型溃疡三种类型。同时也将入院时量表的测定结果作为协变量（基线）,治疗后的测定结果为分析变量,采用协方差分析法对不同溃疡类型患者的生命质量得分（各领域分及总分）进行比较,结果见表 8-15 和表 8-16。可以看出,按照第一次测定（刚入院）时的平均水平进行调整后的修正均数,无论哪个量表,无论各领域分还是总分均未发现统计学意义的差异。原因可能与溃疡本身有关,而不在于哪种溃疡类型,无论哪种溃疡,患者的主要症状都是一致的,进而出现溃疡类型并不受一些因素的影响。

表8-15　QLICD-PU（V1.0）测定的不同治疗方法PU患者生命质量比较

领域	胃溃疡		十二指肠溃疡		复合溃疡		F	P
	修正均数	标准误	修正均数	标准误	修正均数	标准误		
生理功能	70.236	2.860	73.806	1.430	70.561	3.509	0.844	0.433
心理功能	85.760	2.242	87.114	1.121	92.049	2.749	1.729	0.183
社会功能	72.235	2.322	70.714	1.161	70.584	2.843	0.182	0.834
特异模块	76.030	2.260	76.540	1.130	78.801	2.769	0.342	0.711
总量表	76.577	1.916	77.164	0.958	78.778	2.347	0.278	0.758

表8-16 SF-36测定的不同治疗方法PU患者生命质量比较

领域	胃溃疡		十二指肠溃疡		复合溃疡		F	P
	修正均数	标准误	修正均数	标准误	修正均数	标准误		
躯体功能	84.380	3.356	84.646	1.691	77.163	4.069	1.468	0.236
躯体角色	19.356	7.119	26.228	3.610	24.217	8.718	0.372	0.690
肌体疼痛	48.760	3.983	51.762	2.006	61.437	4.883	2.181	0.118
一般健康状况	59.000	2.810	55.653	1.380	50.084	3.375	2.046	0.135
生命力	60.938	2.810	62.170	1.407	64.920	3.412	0.419	0.659
社会功能	79.278	2.897	76.746	2.059	75.217	5.267	0.168	0.845
情感角色	74.208	4.125	76.746	2.059	75.217	5.267	0.168	0.845
心理健康	69.570	2.327	74.442	1.163	75.324	2.852	1.940	0.149
躯体综合组分	63.504	2.237	63.423	1.148	60.726	2.705	0.442	0.644
心理综合组分	66.847	1.897	68.754	0.954	71.241	2.425	1.032	0.360

8.4.3 生命质量影响因素分析

分别用刚入院时 QLICD-PU（V1.0）量表测定的患者生命质量各领域分及总量表得分为因变量（用 SF-36 测定的与此类似，从略），用可能影响生命质量的一些因素（如性别、年龄、职业等）为自变量，采用多元逐步回归分析来筛选影响生命质量的相关因素，进入方程水准定位 0.05，剔除方程的标准是 0.10，其中属性或等级因素的量化方法见表 8-17。分析结果见表 8-18。

可以看出，年龄和家庭经济对生命质量有影响。年龄与躯体功能之间呈负相关关系，说明随着年龄增加，躯体功能得分越低，与实际情况相符。家庭经济对社会功能领域和总量表得分均有影响，且呈正相关关系，随着经济变好，这两个领域得分越高，生命质量越好。

表8-17 可能影响PU患者生命质量因素的量化方法

因素	量化方法	因素	量化方法
性别	1=男；2=女	婚姻	1=已婚；2=其他
年龄	1=19 岁以下；2=20～29 岁；3=30～39 岁 4=40～49 岁；5=50～59 岁；6=60 岁以上	文化程度	1=小学及以下；2=中学/中专 3=大专以上
职业	1=工人；2=其他	家庭经济	1=差；2=好；3=很好
民族	1=汉族；2=其他	医疗形式	1=自费；2=半公费；3=公费

表8-18 多元回归分析选出的PU患者生命质量各领域得分及总分的影响因素

领域	影响因素	回归系数 b	b 的标准误	标准回归系数	t	P
生理功能	常数项	75.990	6.124		12.408	0.000
	年龄	−4.374	1.389	−0.278	−3.149	0.002
社会功能	常数项	55.709	3.923		14.200	0.000
	家庭经济	6.087	2.037	0.265	2.998	0.003
总量表	常数项	60.639	3.030		20.013	0.000
	家庭经济	3.671	1.573	0.210	2.333	0.021

此外，为了分析治疗前后生命质量变化的影响因素，还分别利用治疗前后测定各领域得分及总量表得分的差值为因变量，用上述的一些因素（还增加了治疗方法和临床分期）为自变量，

采用多元逐步回归分析法（后退法）来筛选生命质量变化的影响因素，结果见表8-19。可以看出，治疗前后躯体功能得分的变化与年龄有关，并且两者存在正相关关系。婚姻情况与社会功能和量表总分的变化呈正相关关系。职业也影响治疗前后社会功能领域得分的变化，两者存在负相关关系。

表8-19　多元回归分析选出的PU患者生命质量各领域得分及总分变化的影响因素

领域	影响因素	回归系数 b	b 的标准误	标准回归系数	t	P
生理功能	常数项	5.652	5.591		1.011	0.315
	年龄	2.167	1.290	0.166	1.680	0.096
心理功能	常数项	−9.515	5.532		−1.720	0.089
	婚姻状况	6.275	3.273	0.186	1.917	0.058
	职业	−4.208	2.436	−0.168	−1.727	0.087
总量表	常数项	−15.466	3.021		−5.120	0.000
	婚姻状况	4.543	2.551	0.175	1.781	0.078

（万崇华）

参 考 文 献

白文元，周超，郭东梅.2010.消化性溃疡的临床流行病学. 医学与哲学，31（5）：11-12，30
陈影霞，蔡荣超. 2014. 综合护理干预对消化性溃疡患者生活质量的影响. 现代医药卫生，30（6）：910-911
成虹，胡伏莲，袁申元，等.2007.北京地区消化性溃疡流行病学分析.世界华人消化杂志，15（33）：3518-3523
樊慧贤.2004.53 例消化性溃疡患者心理调查分析.中国健康心理学杂志，12（4）：273-274
高丽，万崇华，段丽萍，等. 2010. 消化性溃疡患者生命质量测定量表研制及考评. 中国公共卫生，26（2）：168-170
胡国清，黄琼峰，黄镇南，等.2009.临床研究中最小临床意义变化值确定方法.中南大学学报，34（11）：1058-1061
李益农，徐肇敏，林三仁，等.1989.消化性溃疡的某些流行病学特点北京地区 22060 例胃镜分析.临床消化病杂志，1（3）：122-124
陆星华，于中麟，汪鸿志，等.1996.溃疡病的流行病学研究.北京地区 358644 例胃镜分析.中华消化杂志，16（3）：152-154
陆再英，钟南山. 2010. 内科学. 北京：人民卫生出版社. 387-395
聂勇战，金兰，李新华，等.2000.消化性溃疡患者生活质量及心理状态分析.第四军医大学学报，21（2）：152-155
潘先玲. 2014. 循证护理对老年消化性溃疡患者治疗依从性及生活质量的影响. 实用临床医药杂志，（12）：28-30
全小玲，陈芳. 2012. 结构式心理干预对消化性溃疡患者焦虑、抑郁及生命质量的影响. 当代护士（下旬刊），（4）：127-129
沈渔村.2002.精神病学.第 4 版北京：北京医科大学出版社. 499
宋黎君，方积乾. 1998. 消化性溃疡病人生活质量研究. 国外医学社会医学分册，15（2）：59-62
万崇华，周曾芬，段丽萍，等.　2008. 慢性胃病患者生命质量 QLICD-GM 量表测定. 中国公共卫生，24（12）：1451-1453
万崇华. 1999. 生命质量的测定与评价方法. 云南：云南大学出版社出版. 71-73
汪晓燕，刘一鸣，唐敏，等.2008.消化性溃疡患者负性情绪的调查分析.现代护理，14（3）：289-290
夏荣.2004.腹腔镜与开腹胆总管探查术后患者肠道功能恢复的对比研究.中国内镜杂志，10（8）：67-68
于春香. 2014. 健康教育对消化性溃疡出血患者生活质量及复发率的影响. 中国保健营养周刊，23（4）：2093
张红霞.2007.消化性溃疡复发因素的流行病学调查.中国民康医学，19（11）：938，979
周岱山.1982.上消化道纤维内镜临床应用. 上海：上海科技出版社. 6
Bamfi F，Olivieri A，Arpinelli F，et al. 1999. Measuring quality of life in dyspeptic patients. Development and validation of a new specific health status questionnaire . Am J Gastroenterol，94（3）：730-738
Chassany O，Marquis P，Scherrer B，et al. 1999. Validation of a specific quality of life questionnaire for functional digestive disorders. Gut，44（4）：527-533
De la Loge C. 2004. Cross-cultural development and validation of a patient self-administered questionnaire to assess quality of life in upper gastrointestinal disorders the PAGI-QOL. Quality of life researeh：an international journal of quality of life aspects of treatment，care and rehabilitation. Qual Life Res，13（10）：1751-1762
Dimenas E，Carlsson G，Glise H，et al. 1996. Relevance of norm values as part of the documentation of quality of life instruments for use in upper gastrointestinal disease. Scand J Gastroenterol Suppl，221（221）：8-13
Dimenäs E，Glise H，Hallerbäck B，et al. 1993. Quality of life in patients with upper gastrointestinal symptoms. An improved evaluation of treatment regimens? Scand J Gastroenterol，28（8）：681-687
Dimenäs E，Glise H，Hallerbäck B，et al. 1995. Well-being and gastrointestinal symptoms among patients referred to endoscopy owing

to suspected duodenal ulcer. Scand J Gastroenterol, 30 (11): 1046-1052

Dupuy HJ. 1984. The psychological general wellbeing (PGWB) index. in: Wernger NK, eds、Assessment of quality of life in clinical trials of cardiovascular therapies. New York: Le Jaq Publishing Inc. 170-183

Glise H, Hallerback B, Johansson B. 1995. Quality of Life assessments in the evaluation of gastroesophageal reflux and peptic ulcer disease before, during and after treatment. Scand J Gastroenterol, 30 (supple 208): 133-135

Hallerback B. 1993. Assessment of Quality of Life among patients with suspected duodenal ulcer. Scand J Gastroenterol, 28 (supple 199): 32-33

Korman MG. 1993. Quality of Life in duodenal ulcer. Scand J Gastroenterol, 28 (supple 199): 28-31

Martin C, Marquis P, Bonfils S. 1994. A quality of life questionnaire' adapted to duodenal ulcer therapeutic trials. Scand J Gastroenterol Suppl, 29 (206): 40-43

Peter W, Groeneveld MD, Tracy A, et al. 2001. Quality of life measurement clarifies the cost-effectiveness of Helicobacter pylori eradication in peptic ulcer disease and uninvestigated dyspepsia. Am J Gastroenterol, 96 (2): 338-346

Rampal P, Martin C, Marquis P, et al. 1994. A quality of life study in five hundred and eighty-one duodenal ulcer patients. Maintenance versus intermittent treatment with nizatidine. Scand J Gastroenterol Suppl, (206): 44-51

Richards DM, Irving MH. 1997. Assessing the quality of life of patients with intestinal failure on home parenteral nutrition. Gut, 40 (2): 218-222

Shaw MJ, Talley NJ, Adlis S, et al. 1998. Development of a digestive health status instrument: test of scaling assumptions, structure and reliability in a primary care population. Aliment Pharmacol Ther, 12 (11): 1067-1078

Svedlund J, Sjödin I, Dotevall G. 1988. GSRS—a clinical rating scale for gastrointestinal symptoms in patients with irritable bowel syndrome and peptic ulcer disease. Dig Dis Sci, 33 (2): 129-134

Talley NJ, Verlinden M, Jones M. 1999. Validity of a new quality of life scale for functional dyspepsia: a United States multicenter trial of the nepean dyspepsia index. Am J Gastroenterol, 94 (9): 2390-2397

Troidl H, Weckder AS, McKneally MF, et al.1997. How to choose a relevant endpoints//Troidl H. Surgical research. 3rd ed. New York: Springer. 303-320

Wiklund IK, Junghard O, Grace E, et al. 1998. Quality of life in reflux and dyspepsia patients. Psychometric documentation of a new disease-specific questionnaire (QOLRAD). Eur J Surg Suppl, 164 (583): 41-49

Wilhelmsen I, Berstad A. 1994. Quality of life and relapse of duodenal ulcer before and after eradication of Helicobacter pylori. Scand J Gastroenterol, 29 (10): 874-879

第9章 慢性胃炎的生命质量研究

慢性胃炎（chronic gastritis）是指不同病因引起的胃黏膜的慢性炎症导致腺体减少的萎缩性病变。慢性胃炎是由多种因素长期存在，导致胃黏膜损害反复发生，最终形成的慢性病变。主要发病因素包括幽门螺旋杆菌（Hp）感染、遗传、年龄增大、吸烟、饮酒、刺激性或过冷过热的食物、药物、重金属接触、放射性接触、胃肠道疾病（十二指肠液反流、胆汁反流、胃潴留）、全身性疾病（缺铁性贫血）、免疫因素及其他微生物感染等。慢性胃炎可合并发生胃溃疡或十二指肠溃疡，此外，慢性胃炎患者发生胃癌的危险性有所增加。

慢性胃炎为常见的慢性消化系统疾病，患病率各地有较大差异，为22%~98.1%，且随年龄增长患病率逐渐升高，60岁以上老年人患病率在50%以上（Melanie，2006）。由于多数患者无任何症状或仅表现为消化不良等症状，所以，慢性胃炎的诊断主要依赖内镜检查和胃黏膜活检组织学检查，因此难以在健康人群中进行筛查，这就导致了患病率的确切数据难以获得。在接受胃镜检查的患者中，慢性胃炎约占90%以上。绝大多数慢性胃炎与Hp感染有关，估计慢性胃炎的患病率高于或略高于当地人群的Hp感染率（中华医学会消化病学分会，2013）。我国的Hp感染率虽有较大的地区差异，但总体处于较高水平。1990~2002年全国21个省份52个地区的血清流行病学调查显示，Hp感染率在34.52%~80.55%，多数地区感染率在50%左右（王凯娟，2003）。中华医学会消化病分会幽门螺旋杆菌学组于2001~2004年在全国19个省市的39个中心进行的2万6千余人的大规模Hp流行病学调查显示，成人Hp感染率为40.5%~90%，平均59%（张万岱，2010）。Hp感染率随年龄的增加而增大，我国老年人群的Hp感染率达到80%以上。因此可以看出，我国人口的慢性胃炎患病率应该处于较高水平。

慢性胃炎的组织学变化有5种，分别为Hp、慢性炎症、活动性、萎缩和肠化，每一种又分为4级，即无、轻度、中度和重度，分级为无即正常。内镜下将慢性胃炎分为非萎缩性（浅表性）胃炎和萎缩性胃炎两类，根据病变部位可分为胃窦炎、胃体炎、全胃炎胃窦为主或全胃炎胃体为主（中华医学会消化病学分会，2007）。

慢性胃炎最常见的症状是上腹疼痛，常因进食冷、硬、辛辣或刺激性食物引起腹痛或加重腹痛。其他常见的症状有上腹饱胀、嗳气、反酸、恶心、呕吐、食欲缺乏、乏力等，有的患者会因胃黏膜糜烂出血而导致呕血、黑便等。许多患者患病后可表现为无任何症状，或者仅出现腹痛等非特异性症状。慢性胃炎与症状间相关性不强，症状及其严重程度与内镜所见和组织学分级无明显相关性，组织学改善者症状并不能消除。即临床疗效与患者的主观感觉之间可能存在一定的差异。

慢性胃炎的治疗主要是缓解症状和改善胃黏膜炎症，防止疾病的进一步发展。治疗一般是针对病因而展开的个性化治疗，如有明显异常的Hp相关性慢性胃炎或有胃癌家族史、常规治疗疗效差、伴有十二指肠炎的患者进行幽门螺旋杆菌根除治疗（中华医学会消化病学分会，2004），有消化不良症状的Hp阳性慢性胃炎患者也均行根除治疗；上腹饱胀、恶心或呕吐、胆汁反流等可使用促动力药，胃黏膜损伤、胆汁反流应用胃黏膜保护剂；有胃黏膜糜烂、反酸和上腹痛症状明显者可选择抗酸剂、H_2受体拮抗剂、质子泵抑酸剂（PPI）等；有进食相关的腹胀、纳差等消化不良症状可用帮助消化的消化酶制剂缓解症状；有明显抑郁、焦虑等精神因素的患者可进行心理治疗，必要时可选择抗抑郁药或抗焦虑药治疗。

中医中药对慢性胃炎的治疗历史悠久，虽方法各异，但都取得了令人满意的疗效，无论是单纯中医中药还是中西医结合治疗，效果都较单纯西医治疗效果好。中医中药独特的个性化治疗措施也与慢性胃炎的治疗原则不谋而合。

除了药物治疗外，慢性胃炎患者还要注意日常饮食及卫生习惯的改善，生活要有规律，定时定量用餐，切忌暴饮暴食，远离烟酒、浓茶和咖啡与刺激性食物，保持心情舒畅，缓解精神压力等，是预防及缓解慢性胃炎的重要手段。

慢性浅表性胃炎若治疗及时和恰当可逆转为正常，否则可能演变为慢性萎缩性胃炎，萎缩性胃炎中有少数可能演变为胃癌。因此萎缩性胃炎尤其是伴有肠化或异型增生者应定期进行内镜和病理随访。

由于慢性胃炎病史较长，容易反复发作，难以根治，没有特异的症状及体征，有的治疗难以取得满意的效果，患病对患者的生理、心理及日常生活等方面都有较大的影响，对慢性胃炎患者生命质量的测定日益得到重视和应用。

9.1 慢性胃炎的生命质量研究现状

慢性胃炎是常见疾病，但国外对慢性胃炎患者生命质量的研究确很少，截止2015年7月，在PubMed中以标题中含有"gastritis"和标题及摘要中含有"quality of life"搜索，仅找到19篇文献，原因可能是慢性胃炎的治疗效果有更为客观的指标，如内镜和病理检查、Hp抗体检测、胃泌素、胃蛋白酶等。国内慢性胃炎生命质量的研究相对较多，在CNKI中以标题中含有"慢性胃炎"、"生命质量"、"生活质量"或"生存质量"搜索，找到文献100余条，主要集中在中医中药的研究。一般使用国外引进的量表，多数使用普适性量表SF-36等，没有国内研究者研制慢性胃炎患者生命质量特异量表。

9.1.1 慢性胃炎生命质量测定量表研究

1. 普适性量表 用于慢性胃炎的普适性量表包括诺丁汉健康调查表（NHP）、简明健康状况调查问卷（SF-36）及其简化版、欧洲生命质量量表 EQ-5D、世界卫生组织生命质量问卷 WHOQOL-100及简表等。详见第2章介绍。

2. 特异性量表 慢性胃炎的特异量表较少，主要使用胃肠道疾病的特异性量表，常用的特异量表结构及特性见表9-1。

表9-1 慢性胃炎患者生命质量测定常用特异量表

编号		量表内容
1	量表名称 （开发者，年代）	胃肠生命质量指数（gastrointestinal quality of life index, GIQLI）（Eypasch E. 1995）
	量表简介	参见第8章
2	量表名称	胃肠症状评估量表（gastrointestinal symptom rating scale, GSRS）
	量表简介	参见第8章
3	量表名称 （开发者，年代）	Izumo量表（Izumo scale） （Furuta, 2009）
	量表简介	与VAS的相关系数 0.581~0.753；Cronbach's α 0.616~0.805；组内相关系数 0.755~0.887
	文献来源	Furuta K, Ishihara S, Sato S, et al. 2009. Development and verification of the Izumo Scale, new questionnaire for quality of life assessment of patients with gastrointestinal symptoms. Nihon Shokakibyo Gakkai Zasshi, 106（10）：1478-1487

9.1.2 慢性胃炎生命质量测评应用现状

1. 慢性胃炎的生命质量及其影响因素研究 慢性胃炎患者生命质量有所下降，特别是胃肠道症状对生命质量的影响较大，如 Dimenäs 等（1996）采用心理一般健康问卷（PGWB）和胃肠症状评估量表（GSRS）对 900 名胃食管反流疾病患者和 4624 名随机选择的正常人群进行了生命质量的测定和比较，发现正常人和患者的生命质量和症状得分不同，但年龄和性别间的差异极为相似，女性的生命质量得分及症状得分均高于男性，年轻人及 60～70 岁的老年人报告的生命质量最高。Bovenschen 等（2004）使用 EQ-5D 对 873 名接受内镜检查的有胃肠症状患者进行了生命质量测定，同时采用线性视觉模拟尺度（VAS）对患者的胃肠道症状进行了评分测定，结果显示，有不同胃肠道症状的患者其 VAS 生命质量的得分不尽相同；症状的严重程度越高、症状的数量越多、上消化道症状（特别是上腹部疼痛、饱胀和呕吐）导致生命质量的下降；EQ-5D 中的疼痛/不适、平常的日常生活、焦虑和抑郁、移动性及自理能力领域受到的影响较多，上消化道症状患者较下消化道症状患者报告的影响更多。林江等（2006）采用 SF-36 量表对 245 例慢性胃炎患者的生命质量进行了测定，对生命质量的影响因素及与中医辨证分型的关系进行了探讨，发现生命质量与临床症状、性别和年龄有关，不同中医辨证分型的患者生命质量也有差异，虚证型患者的生命质量低于实证患者。张碧娟等（2000）以自行设计的生命质量问卷对 134 例慢性胃炎及消化性溃疡患者和 142 例对照进行了生命质量测定，结果病例和对照间负性的心理因素、精神健康状况、个性特征和生活事件等存在差异，在治疗中应予以考虑。

2. 干预措施对慢性胃炎生命质量的影响 治疗措施对慢性胃炎患者症状改善的同时，对生命质量的改善也是明显的，如 Kinoshita 等（2012）用 Izumo 量表研究 10 311 名临床诊断的慢性有症状胃炎患者使用法莫替丁（famotidine）每天 20mg 治疗 4 周对患者生命质量的影响，同时测定了患者的相关症状改善情况，结果在 8460 名完成实验的患者中，患者的上腹部症状和生命质量都得到了改善。王凤琴（2011）在帕罗西汀治疗 Hp 阴性慢性胃炎的临床研究中，采用 WHOQOL-100 在治疗前后对患者的生命质量进行了测定，结果联合帕罗西汀组疗效优于对照组，且患者的 HAMA（汉密尔顿焦虑量表）、HAMD（汉密尔顿抑郁量表）和生命质量的心理领域较对照组有所改善，认为改善患者的抑郁情绪可以提高治疗的效果。白瑞军等（2008）在舌下腺刺激术治疗慢性胃炎的临床研究中，采用 SF-36 量表测定患者治疗前后的生命质量，治疗后 15 天，治疗组 5 个维度和对照组 3 个维度较治疗前提高，治疗后半年，治疗组的 7 个维度继续改善，而对照组的 3 个领域又下降到治疗前水平，认为该方法治疗慢性胃炎，具有较好的近期、远期疗效。罗金燕等（2005）以感觉、睡眠、精力、日常活动、饮食和性生活 6 个方面表示的生活质量评价多潘立酮治疗慢性胃炎的疗效，治疗后两组生活质量各方面均有所改善，但组间比较无差异。吴秀玲（2013）以精神状况、饮食习惯、戒烟戒酒等组成的生活质量综合评定问卷评价综合护理干预对慢性胃炎患者生活质量的影响，结果显示观察组患者的生活质量优于对照组，认为综合护理干预有效改善了患者的精神状况、不良的饮食习惯，使患者的生活质量得到了明显的改善。

慢性胃炎与 Hp 感染有关，故慢性胃炎的治疗很多以根除 Hp 感染为主，对患者的生命质量有一定的改善。如 Blum 等（1998）在对 348 名非溃疡性消化不良伴有 Hp 感染的患者使用奥美拉唑（omeprazole）加克拉霉素（clarithromycin）和阿莫西林（amoxicillin）与单独使用奥美拉唑（对照组）治疗 1 年后的效果观察中，使用相同问卷（PGWB 和 GSRS）对患者的生命质量进行了治疗前、治疗后、治疗后 6 个月、治疗后 12 个月四次测量，结果两组患者治疗后生命质量均有所改善，对照组 PGWB 在各时点得分均略高于实验组，但无统计学意义，GSRS 两组间均无统计学差异；认为根除 Hp 可能起到预防或治疗溃疡的作用，但对非溃疡性消化不良患者的治疗不一定起主要作用。

Velanovich（1997）采用 GSRS 对经过幽门螺杆菌治疗至少 2 年后的 19 名上消化道疾病患者进行了生命质量的测定，在有症状但无 Hp 感染、有症状有 Hp 感染且已根除、有症状有 Hp 感染但没有根除三组患者中，症状得分的中位数均未超过 1.5，且各组间无统计学差异。Froehlich 等（2001）在 144 名非溃疡性消化不良的 Hp 感染患者根除 Hp 作用的双盲随机安慰剂对照实验中，实验组采用兰索拉唑（15mg，每天 2 次）加阿莫西林（1g，每天 2 次）和克拉霉素（500mg，每天 2 次）治疗，对照组为兰索拉唑加安慰剂，以 SF-12 测量患者的健康状况，结果显示对非溃疡性消化不良的 Hp 感染患者进行根除 Hp 治疗没有真正的益处，Hp 不是这类患者的主要致病或治疗目标。另一个 170 名患者的同类研究（Nicholas 等，1999）则使用 SF-36 测量患者的生命质量，同时使用 GSRS 测量患者的消化不良症状，结果实验组与安慰剂组在有效率、症状得分、生命质量等方面均无较大差异，生命质量除治疗后 12 个月在生理健康（安慰剂组高于实验组）和情感健康（实验组高于安慰剂组）两个领域有差异外，其余时间及领域均无差异，根除 Hp 治疗后 12 个月并没有减轻患者的症状，改善其生命质量。

综合干预措施对患者生命质量的影响也有一些报道，如谢冬玉（2013）在综合护理干预对慢性胃炎及消化道溃疡患者生命质量影响的研究中，以 SF-36 测量患者干预前后的生命质量得分，结果显示两组患者的生命质量均有所改善，而干预组的较对照组改善更多。苏国兵等（2011）在小儿慢性胃炎护理的效果评价中，采用 WHOQOL 简表对患儿家长的生命质量进行了测定，结果采用以家庭为中心的护理措施不仅提高了治疗的效果，减少了住院天数，家长的生活质量得分及满意率均高于对照组。刘玉凤等（2013）采用相同方法对慢性胃炎患儿的生活质量进行了评价，取得相似结果。陆忠红等（2012）利用 NHP 对慢性胃炎患者生命质量进行测定，用于评价综合护理干预对慢性胃炎及消化性溃疡患者的临床疗效，发现观察组四个维度得分均高于对照组，认为综合护理干预能明显提高患者的生活质量与临床疗效，值得临床推广。李莉（2013）、杨艳（2012）也分别采用 NHP 和 SF-36 评价了不同的综合护理干预措施在慢性胃炎患者治疗中的作用，取得了相似的结果。吕艳萍（2013）采用 NHP 评价个性化健康教育对慢性胃炎患者生命质量的影响，结果研究组的各维度得分均较对照组高，患者的满意度及疗效也好于对照组。

中医中药治疗慢性胃炎已有悠久的历史，其在治疗方面的辨证论治、满意的效果、无不良反应等独特的优势和潜力，为慢性胃炎的治疗提供了广阔的前景。众多的中医中药治疗慢性胃炎的报道显示，中医中药不仅显示出比西医治疗更好的疗效，对患者生命质量的改善也十分明显。如王彦（2013）采用 SF-36 量表对 92 例 Hp 阳性慢性胃炎患者中药治疗的疗效评价，加入中药治疗的患者其生命质量的改善维度比单独使用西药明显增多。李连勇（2013）在中医治疗慢性胃炎的临床研究中，采用 SF-36 量表观察患者生命质量的变化，结果两组患者的生命质量均有改善，以生理健康和精神健康领域改善明显。叶振昊（2012）在用香砂六君子汤治疗慢性浅表性胃炎的临床研究中，观察患者治疗前后 SF-36 的变化情况，结果治疗组各领域均有改善，而对照组只在 4 个领域及生理、心理两个方面有改善。温蕊瑜（2013）在对不同主诉的 60 例慢性胃炎患者的治疗中发现，SF-36 的总体生活质量、生理功能、躯体疼痛、精神健康领域在治疗后改善明显，而生理职能未见改善。田海林（2012）在俞募配穴埋线法治疗慢性胃炎的疗效观察中，以 SF-36 测定患者的生命质量，治疗 3 个月后观察组的 3 个维度（PF、RP、RE）得分均高于对照组，认为俞募配穴埋线法治疗慢性胃炎疗效确切，患者认可度高，可有效提高患者的生活质量，具有临床应用价值。丁衍文（2008）以健康评分、心理评分和活动影响评分表示患者的生活质量，评价加味四逆散治疗 39 例慢性胃炎的疗效，结果治疗组在治疗后及治疗半年后都较对照组好，且治疗组在治疗后半年，3 个方面的得分还较治疗后进一步改善。

3. 其他研究 为测量疾病对患者的影响，王倩等（2000）对慢性胃炎等疾病的健康效用值进行了研究，利用 SF-36 量表得分，通过公式转换为 0～1 的健康效用值，可以用于表示患者在特定时期的健康效用值。

鉴于国内对慢性胃炎患者生命质量研究的日益增多，而国内外都没有有效和适宜的特异性量表，慢性胃炎特异性量表的开发势在必行。

9.2 慢性胃炎生命质量测定量表 QLICD-CG 的研制

QLICD-CG 是慢性病患者生命质量测定量表体系 QLICD（quality of life instruments for chronic diseases）中的慢性胃炎 CG（chronic gastritis）量表，课题组先后研制了两个版本。其中 QLICD-CG（V1.0）包括 4 个领域 15 个侧面 44 个条目；QLICD-CG（V2.0）包括 4 个领域 12 个侧面 39 个条目。本章介绍第一版 QLICD-CG（V1.0），第二版正在测试中。

9.2.1 量表研制的方法、步骤

QLICD-CG 的研制方法沿用慢性病患者生命质量测定量表体系的共性模块加特异模块的方法，共性模块的研制详见第 3 章，本节介绍特异模块的研制。

1. 备选条目池的形成 研究者通过回顾慢性胃炎生命质量相关文献，分析现有的应用于慢性胃炎的量表，同时，通过对慢性胃炎患者、相关科室的医生及护理人员进行访谈，从慢性胃炎的症状、治疗药物的不良反应、特殊的心理和社会特征等方面，提出了包括 27 个条目的慢性胃炎患者生命质量特异模块的条目池。

2. 条目初筛选 采用专题小组讨论的方式，对特异模块条目池中的条目进行初步的筛选和修改，从量表的结构、特异模块应该包含的侧面、备选条目是否涵盖了所有的侧面、条目间是否有重叠、条目表述是否合适、调查对象是否会产生歧义等方面进行了讨论，在 27 个条目中剔除了少见并发症的条目，药物的不良反应因不具特异性也剔除，合并具有相同或相似意义的条目，增加情绪表达方面的条目，共筛选出 18 个条目组成了初步的特异模块，涵盖上腹不适、反酸、恶心、烧心感、对心理及生活的影响 5 个方面。

3. 预调查及条目再筛选 以上述形成的初步量表对 32 名慢性胃炎患者进行了预调查，其中门诊患者 18 人，住院患者 14 人。目的除对条目进行再次筛选外，还要求被调查的患者对条目的合理性、重要性、表述是否恰当等进行评价。调查结果通过计算各条目得分的变异度（标准差）、条目-领域相关系数两种方法对条目进行筛选。组织议题小组成员再次对条目筛选结果进行讨论，结合临床专家意见及统计学结果，最终形成 15 个条目的慢性胃炎量表测试版。

4. 量表测试版形成 QLICD-CG（V1.0）测试版由 47 个条目组成，其中包含 32 个条目的共性模块和 15 个条目的特异模块。特异模块由五个侧面组成，包括腹痛（1 个条目）、饱胀（3 个条目）、其他上消化道症状（4 个条目）、体重变化（1 个条目）和心理影响（6 个条目）。

5. 条目再筛选，量表正式版形成 通过对 124 例慢性胃炎患者的调查，对 QLICD-CG（V1.0）测试版的条目进行了测量学方面的评价，同时对条目进行进一步的筛选，以形成正式量表。统计学筛选的方法包括变异系数法、相关系数法、因子分析法和聚类分析法，筛选标准如下：

（1）变异系数法：计算各条目得分的标准差，保留标准差≥1.1 的条目。

（2）相关系数法：计算条目-领域相关系数，保留相关系数≥0.3 的条目。

（3）因子分析法：以特异模块的 21 个条目得分进行探索性因子分析，提取特征根>1 的因子，并做方差最大旋转，保留因子载荷≥0.5 的条目。

（4）聚类分析法：采用系统聚类对特异模块的条目进行聚类分析，保留平均 r^2≥0.1 的条目。

通过四种统计学方法的筛选，结合临床专家的意见，最终形成 14 个条目的慢性胃炎特异模块，与 30 个条目的共性模块一起形成 QLICD-CG（V1.0）正式版。

9.2.2 QLICD-CG（V1.0）的测量学特征

QLICD-CG（V1.0）以 124 名慢性胃炎患者的测定结果对量表的测量学特征进行了评价。评价的患者均为住院确诊为慢性胃炎的患者，在征得患者同意后，由患者本人分别在入院第一天、第二天和出院前各填写一次量表，对阅读及作答有困难的患者，调查员可予以协助。回收量表时即进行检查，发现漏项则提醒患者补答，若患者拒绝回答，则问清原因，做好记录。主要从量表的效度、信度和反应度方面进行评价。

1. 量表的效度

（1）内容效度：该量表按照 WHO 提出的关于健康和生命质量的内涵及慢性胃炎相对特异的问题提出条目，整个研制过程由临床医生、护士、患者、生命质量研究人员等各方面人员参与，并按严格程序筛选，保证了其较好的内容效度。

（2）结构效度：包括条目-维度相关性及因子分析。

1）条目-维度相关性：大多数特异条目得分与其所在领域得分的相关性较强，而与其他领域得分的相关性较弱。见表 9-2。

表9-2　QLICD-CG（V1.0）特异模块各条目与领域得分的相关系数

条目	躯体领域	心理领域	社会领域	特异模块
CG1	0.040	−0.023	0.082	0.102
CG2	0.005	0.102	0.176	0.100
CG3	0.125	0.060	0.056	0.244
CG4	0.167	0.231	0.127	0.296
CG5	0.064	0.228	0.118	0.232
CG6	0.011	0.045	−0.015	0.210
CG7	0.155	0.215	0.257	0.249
CG8	0.104	0.074	0.122	0.090
CG9	0.049	0.378	0.211	0.464
CG10	0.024	0.152	0.194	0.148
CG11	0.047	0.258	0.078	0.510
CG12	0.009	0.373	0.217	0.612
CG13	−0.020	0.311	0.224	0.543
CG14	−0.048	0.181	−0.007	0.429

2）探索性因子分析：QLICD-CG（V1.0）量表特异模块的理论结构如表 9-3 所示，分为 5 个侧面。

表9-3　QLICD-CG（V1.0）特异模块理论结构

侧面	条目
上腹不适（UUA）	CG1　CG2　CG3　CG4　CG5
反酸（ACR）	CG6
恶心（NAU）	CG7
烧心感（HEB）	CG8
心理生活影响（EML）	CG9　CG10　CG11　CG12　CG13　CG14

对量表特异模块进行探索性因子分析显示，KMO 统计量为 0.660，Bartlett 检验结果，

χ^2=406.533,P<0.000 5。提取 5 个主成分,方差累积贡献率为 63.12%。其中,第一主成分主要涵盖心理生活影响侧面的 5 个条目,方差贡献率为 17.974%;第二四主成分主要涵盖上腹不适的 4 个条目,累积方差贡献率为 24.642%;第三主成分涵盖反酸及恶心条目,方差贡献率为 10.801%;第 5 主成分主要涵盖烧心条目,方差贡献率为 9.702%,见表 9-4。

表9-4 QLICD-CG（V1.0）特异模块探索性因子分析结果

条目	主成分（方差贡献率%）				
	1（17.974）	2（13.948）	3（10.801）	4（10.694）	5（9.702）
CG1				0.610	
CG2				0.804	
CG3		0.912			
CG4		0.779			
CG5					0.523
CG6			0.807		
CG7			0.835		
CG8					0.686
CG9	0.559				0.575
CG10				0.583	
CG11	0.737				
CG12	0.755				
CG13	0.723				
CG14	0.674				

注：表中仅列出大于 0.5 的因子载荷

（3）效标效度：以 SF-36 为校标,计算 QLICD-CG（V1.0）各领域与 SF-36 各领域的相关系数,结果见表 9-5。两量表相关领域的相关系数较大。

表9-5 QLICD-CG（V1.0）与SF-36各领域间的相关系数

SF-36 领域	QLICD-CG 领域			
	躯体功能 PHD	心理功能 PSD	社会功能 SOD	特异模块 SPD
躯体功能	0.654	0.325	0.374	0.120
躯体角色	0.369	0.294	0.325	0.202
身体疼痛	0.514	0.295	0.369	0.241
总健康	0.467	0.378	0.304	0.319
生命力	0.600	0.524	0.450	0.406
社会功能	0.311	0.504	0.448	0.194
情绪角色	0310	0.482	0.361	0.331
心理健康	0.382	0.653	0.517	0.453
躯体综合组分	0.724	0.430	0.462	0.253
心理综合组分	0.555	0.652	0.534	0.450

（4）关于 QLICD-CG（V1.0）的效度：QLICD-CG（V1.0）显示出了较好的效度,条目-领域相关性分析显示,特异模块中多数条目与其所在领域的相关系数大于与其他领域的相关系数；探索性因子分析显示与量表特异模块理论构想基本相符,可以认为该量表有较好的结构效度。部分条目有一些交叉,没有完全按照理论构想落在相应的主成分内,可能是由于症状间的

相互联系，同时也不能不考虑样本例数对结果的影响。该量表以 SF-36 为效标，结果提示 QLICD-CG（V1.0）量表的效标效度也较好。

2. 量表的信度

（1）内部一致性信度及分半信度：用慢性胃炎患者入院时测定的数据分别计算各个领域及总量表的内部一致性信度（克朗巴赫 α 系数）及分半信度，结果见表 9-6。

表9-6　QLICD-CG（V1.0）各领域信度系数（n=124）

领域/侧面	例数	条目数	α 系数	分半信度
PHD	124	8	0.784	0.750
IND	124	3	0.753	0.786
AAS	124	2	0.500	0.501
PHS	124	3	0.657	0.667
PSD	124	11	0.878	0.863
REC	124	2	0.641	0.651
ANX	124	3	0.825	0.859
DEP	124	3	0.734	0.653
SEC	124	3	0.595	0.726
SOD	124	11	0.686	0.651
SSS	124	6	0.711	0.671
SOE	124	4	0.685	0.719
SPD	124	14	0.728	0.548
UUA	124	5	0.668	0.666
EML	124	6	0.714	0.726
TOT	124	44	0.891	0.783

（2）重测信度：用慢性胃炎患者第一二次测定结果计算量表的重测信度，同时进行配对 t 检验，结果见表 9-7。

表9-7　QLICD-CG（V1.0）第一二次测定得分均值的比较及相关分析（n=41）

领域/侧面	第一次测量		第二次测量		配对检验		相关	
	均数	标准差	均数	标准差	t	P	r	P
PHD	57.16	19.25	57.85	18.91	−0.789	0.435	0.958	0.000
IND	76.63	23.59	76.42	23.27	0.255	0.800	0.976	0.000
AAS	35.98	21.50	38.11	20.91	−1.361	0.181	0.888	0.000
PHS	51.83	23.75	52.44	21.35	−0.393	0.696	0.909	0.000
PSD	69.90	21.20	69.46	20.48	0.955	0.345	0.990	0.000
REC	61.28	25.28	59.76	23.30	0.961	0.342	0.916	0.000
ANX	57.93	30.62	56.10	29.46	1.853	0.071	0.976	0.000
DEP	77.03	24.85	77.64	24.26	−0.771	0.445	0.979	0.000
SEC	80.49	19.69	81.10	19.90	−0.771	0.445	0.967	0.000
SOD	62.97	12.06	63.52	10.67	−1.348	0.185	0.955	0.000
SSS	61.79	16.22	61.89	14.03	−2.245	0.030	0.957	0.000
SOE	62.50	19.57	72.56	18.42	0.892	0.378	0.975	0.000
SEF	71.95	28.06	60.19	24.88	−0.443	0.660	0.952	0.000

续表

领域/侧面	第一次测量		第二次测量		配对检验		相关	
	均数	标准差	均数	标准差	t	P	r	P
SPD	60.80	12.66	49.88	12.70	1.311	0.197	0.972	0.000
UUA	49.76	19.75	78.66	19.76	−0.138	0.891	0.959	0.000
ACR	78.05	27.50	69.51	27.13	−1.000	0.323	0.990	0.000
NAU	67.07	32.81	61.59	32.36	−1.668	0.103	0.959	0.000
HEB	62.80	36.28	63.92	36.70	1.432	0.160	0.989	0.000
EML	65.75	17.12	62.97	16.39	2.463	0.018	0.961	0.000
TOT	62.96	12.49	57.85	12.41	−0.035	0.972	0.980	0.000

（3）关于QLICD-CG（V1.0）的信度：QLICD-CG（V1.0）的重测信度各领域及侧面均在0.888以上，多数在0.95以上，内部一致性α系数在0.500~0.891，大多在0.7以上，分半系数在0.548~0.783，大多在0.6以上。信度系数均在可接受范围，显示QLICD-CG（V1.0）量表的信度尚可。

3. 量表的反应度　分别计算慢性胃炎患者第一次和第三次测定（治疗前后）量表各领域及特异模块各侧面、量表总分的均值，并进行配对t检验，同时计算了标准化反应均数（standardized response mean，SRM），以反应量表的反应度，结果见表9-8。

表9-8　QLICD-CG（V1.0）治疗前后两测定得分均值的比较及SRM（n=104）

领域/侧面	治疗前		治疗后		配对t检验		SRM
	均数	标准差	均数	标准差	t	P	
PHD	61.18	18.34	76.20	13.07	−11.708	0.000	1.15
IND	80.85	23.19	90.30	15.32	−6.483	0.000	0.64
AAS	40.02	23.97	56.97	19.07	−7.502	0.000	0.74
PHS	55.61	22.50	74.92	16.40	−11.176	0.000	1.10
PSD	70.10	20.47	84.13	14.83	−10.167	0.000	1.00
REC	62.02	27.15	81.25	17.93	−8.689	0.000	0.85
ANX	60.34	26.59	86.14	17.75	−11.394	0.000	1.12
DEP	76.52	23.19	85.34	18.27	−5.888	0.000	0.58
SEC	78.85	22.21	82.85	17.98	−3.450	0.001	0.34
SOD	66.76	14.77	73.65	13.81	−7.904	0.000	0.78
SSS	66.43	16.74	76.64	14.52	−8.789	0.000	0.86
SOE	65.69	23.09	68.45	21.78	−2.585	0.011	0.25
SEF	73.08	26.92	76.44	23.32	−1.894	0.061	0.19
SPD	59.51	14.94	80.27	10.04	−18.280	0.000	1.79
UUA	50.34	19.65	82.12	12.14	−17.495	0.000	1.72
ACR	74.28	28.40	95.19	12.11	−8.247	0.000	0.81
NAU	71.88	30.71	94.47	16.32	−7.562	0.000	0.74
HEB	60.82	32.07	86.54	17.74	−8.785	0.000	0.86
EML	62.42	21.32	72.84	17.02	−8.693	0.000	0.85
TOT	64.28	12.90	78.84	10.60	−16.499	0.000	1.25

量表的反应度是指量表是否能够探查出患者因治疗等原因其生命质量在纵向时间上的变

化,该研究中,考评量表的反应度通过入院和出院两个时点患者生命质量各领域及总分的比较来反映。所建立研究假设为:一般来说,患者能得以出院,其健康状况比入院时要有所改善,因而量表能够测量出患者两个时点的生命质量不同。反应度统计分析得到的如表9-8显示,慢性胃炎量表各领域及总分均有差异。尤其是特异模块和总分的 t 值较大。进一步的反应度测量指标标化反应均数 SRM 的分析表明,除社会功能领域在 0.8 以下,其余领域和总量表均在 1.0 以上,反应度较高。这也与实际情况相符:患者入院后经过针对性的治疗后,直接改善的状况主要体现在疾病特异领域,主要是胃部不适症状的改善,生理功能的改善则可使患者的情绪好转,心理功能领域也得到相应改善,而社会功能不可能在短时间内有明显的变化。从上述结果可以认为量表能够较为敏感地反应患者住院期间生命质量的变化,具有较好的反应度。

4. 量表的其他特征 对患者的依从性、量表完成时间等方面进行了分析。绝大多数患者能认真完成调查表,而且大多能在 15min 内完成,问卷回收率与合格率均为 100%,可认为该量表具有较好的可行性和可接受性。

9.3 慢性胃炎生命质量测定量表 QLICD-CG 的应用

9.3.1 QLICD-CG(V1.0)的使用方法

1. 患者的选择 该量表适用于慢性胃炎患者的生命质量测定,所以使用对象是确诊的慢性胃炎患者。由于该量表为自填式量表,要求患者自己完成量表的填写过程,所以,选择的患者要有一定的阅读书写能力。患者需要在单独、安静的环境下填写量表,填写时除调查者外,最好没有家属、医生或其他人员在场,以免影响患者的判断或填写。

2. 量表的使用方法 同前面的量表,从略。

3. 量表的结构及计分规则

(1)量表的结构:QLICD-CG(V1.0)由 30 个条目的共性模块 QLICD-GM 和包含 14 个条目的慢性胃炎特异模块构成,QLICD-GM 由躯体功能(8 个条目)、心理功能(11 个条目)和社会功能(11 个条目)三个领域组成。特异模块由上腹不适、对心理生活的影响 2 个侧面及反酸、恶心、烧心感 3 个单独条目组成。

(2)计分方法:QLICD-CG 量表的条目均采用五级 Likert 评分法,正向条目(即等级越高生命质量越好的条目)直接计 1~5 分,逆向条目(即得分越高生命质量越差)则反向计分,即用 6 减去原始得分得到该条目得分。

QLICD-CG(V1.0)中正向条目有 PH1、PH6、PH7、SO2、SO4、SO5、SO7、SO8、SO10,其余均为逆向条目。

根据条目得分分别计算各侧面、领域、总量表的原始分(raw score,RS),同一领域/侧面的各个条目得分之和构成该领域/侧面的原始分,4 个领域得分之和构成了总量表的原始分。为便于各领域得分的相互比较,采用极差化方法将粗分转化为标准分。详见表9-9。

表9-9 QLICD-CG(V1.0)各个领域及其所属侧面的计分方法

领域/侧面	代码	条目数	min	max	RS	SS
生理功能	PHD	8	8	40	IND+AAS+PHS	(RS-8)×100/32
独立性	IND	3	3	15	PH1+PH3+PH4	(RS-3)×100/12
食欲睡眠	AAS	2	2	10	PH6+PH7	(RS-2)×100/8
躯体症状	PHS	3	3	15	PH5+PH2+PH8	(RS-3)×100/12

续表

领域及侧面	代码	条目数	min	max	RS	SS
心理功能	PSD	11	11	55	COG+ANX+DEP+SEC	（RS-11）×100/44
认知	COG	2	2	10	PS1+PS2	（RS-2）×100/8
焦虑	ANX	3	3	15	PS5+PS6+PS7	（RS-3）×100/12
抑郁	DEP	3	3	15	PS3+PS4+PS11	（RS-3）×100/12
自我意识	SEC	3	3	15	PS8+PS9+PS10	（RS-3）×100/12
社会功能	SOD	11	11	55	SSS+SOE+SEF	（RS-11）×100/44
社会支持	SSS	6	6	30	SO2+SO4+SO5+SO7+SO8+SO10	（RS-6）×100/24
社会影响	SOE	4	4	20	SO1+SO3+SO6+SO9	（RS-4）×100/16
性活动	SEF	1	1	5	SO11	（RS-1）×100/4
特异模块	SPD	14	14	70	UUA+ACR+NAU+HEB+EML	（RS-14）×100/56
上腹不适	UUA	5	5	25	CG1+CG2+CG3+CG4+CG5	（RS-5）×100/20
反酸	ACR	1	1	5	CG6	（RS-1）×100/4
恶心	NAU	1	1	5	CG7	（RS-1）×100/4
烧心感	HEB	1	1	5	CG8	（RS-1）×100/4
心理生活影响	EML	6	6	30	CG9+CG10+…+CG14	（RS-6）×100/24
总量表	TOT	44	44	220	PHD+PSD+SOD+SPD	（RS-44）×100/176

9.3.2 QLICD-CG（V1.0）量表的应用

慢性胃炎患者生命质量测定可用于对患者生命质量进行评价并且对其影响因素进行分析，也可以对不同病型、不同分期、不同治疗方法等进行生命质量变化的分析。本节仅以124例慢性胃炎患者的生命质量测定结果，对生命质量测定的应用进行分析。

1. 不同临床类型慢性胃炎患者生命质量比较 该次调查的124例慢性胃炎患者中，慢性浅表性胃炎65例、慢性浅表性伴糜烂性胃炎17例、平坦糜烂性胃炎32例、其他10例。对不同类型患者第一次测定的生命质量得分进行单向方差分析，结果见表9-10。除心理功能领域及少数几个侧面外，生命质量得分在不同类型慢性胃炎患者中没有统计学差异。

表9-10 QLICD-CG（V1.0）测定的不同类型慢性胃炎患者生命质量比较

领域/侧面	浅表性		浅表性伴糜烂性		平坦糜烂性		其他		F	P
	均数	标准差	均数	标准差	均数	标准差	均数	标准差		
生理功能	63.37	16.73	55.51	18.77	61.13	18.06	54.06	19.43	1.464	0.228
独立性	82.31	18.19	80.39	28.86	79.95	25.56	77.50	23.26	0.185	0.907
食欲睡眠	41.54	23.40	33.09	21.17	39.45	21.79	28.75	32.30	1.246	0.296
躯体症状	58.97	21.31	45.59	19.35	56.77	23.13	47.50	22.24	2.242	0.087
心理功能	70.59	18.82	68.98	20.84	75.00	18.61	51.36	23.72	3.799	0.012
认知	65.77	24.13	53.68	33.00	67.19	23.49	43.75	21.45	3.282	0.023
焦虑	59.49	26.63	62.25	24.49	67.45	25.08	40.00	26.29	2.906	0.038
抑郁	76.67	23.39	75.98	23.18	82.81	17.06	48.33	32.11	5.922	0.001
自我意识	78.85	19.99	78.92	20.86	79.95	21.36	70.83	33.85	0.467	0.706
社会功能	68.46	14.40	62.43	14.26	66.76	14.34	65.00	12.36	0.880	0.453
社会支持	68.85	16.93	59.56	16.05	64.84	20.30	66.67	14.96	1.356	0.260
社会影响	65.48	23.47	65.81	21.21	67.97	22.10	62.50	21.25	0.171	0.916

续表

领域/侧面	浅表性		浅表性伴糜烂性		平坦糜烂性		其他		F	P
	均数	标准差	均数	标准差	均数	标准差	均数	标准差		
性活动	78.08	22.32	66.18	30.54	73.44	26.13	65.00	35.75	1.478	0.224
特异模块	59.62	14.25	60.92	12.63	59.82	17.55	56.07	11.30	0.237	0.870
上腹不适	49.62	21.27	54.12	15.02	51.25	20.36	49.00	17.29	0.260	0.854
反酸	78.85	25.09	77.94	26.34	68.75	27.68	52.50	38.10	3.308	0.023
恶心	68.08	32.33	73.53	25.72	66.41	36.26	77.50	29.93	0.424	0.736
烧心感	60.00	33.31	64.71	30.69	53.91	34.26	65.00	29.34	0.547	0.651
心理生活影响	63.27	20.40	61.03	21.34	65.36	21.57	57.50	18.40	0.430	0.732
总量表	65.25	12.65	62.33	10.78	65.59	12.24	56.76	13.62	1.621	0.188

2. 生命质量影响因素分析 以第一次测定的生命质量得分为因变量,以可能影响生命质量的因素为自变量,采用多重逐步回归来筛选影响生命质量的因素,自变量的量化见表9-11。

表9-11 慢性胃炎患者生命质量影响因素的量化方法

变量	量化	变量	量化
性别	1=男,2=女	职业干部	1=干部,2=其他
年龄	实际年龄(岁)	医疗形式	1=自费,2=医保
民族	1=汉族,2=其他民族	经济状况	1=差,2=中,3=好
婚姻	1=未婚,2=已婚	文化程度	1=小学,2=初中,3=高中或中专,4=大专,5=本科及以上
职业工人	1=工人,2=其他		
职业农民	1=农民,2=其他		

影响慢性胃炎患者生命质量的因素有年龄、经济状况、性别、医疗形式等,女性患者的生命质量较男性低,患者年龄越大生命质量越差,已婚患者的生命质量比未婚的差,经济状况好的患者生命质量也好,有医保的患者生命质量优于自费患者。对总分及各领域的影响因素不尽相同,分析结果详见表 9-12。

表9-12 慢性胃炎患者生命质量影响因素的多重逐步回归分析结果

领域	影响因素	偏回归系数	标准误	标化偏回归系数	t	P
生理功能	常数	62.049	7.095		8.745	0.000
	年龄	−0.343	0.095	−0.302	−3.594	0.000
	经济状况	7.331	2.758	0.223	2.658	0.009
心理功能	常数	65.638	7.893		8.316	0.000
	经济状况	10.314	3.168	0.276	3.255	0.001
	性别	−10.041	3.399	−0.251	−2.955	0.004
社会功能	常数	73.201	7.613		9.615	0.000
	婚姻	−9.975	3.195	−0.264	−3.122	0.002
	经济状况	6.320	2.235	0.240	2.827	0.005
特异模块	常数	48.781	4.346		11.225	0.000
	医疗形式	6.786	2.613	0.229	2.597	0.011
总分	常数	58.734	4.874		12.050	0.000
	经济状况	7.296	1.957	0.315	3.729	0.000
	性别	−5.479	2.099	−0.220	−2.610	0.010

3. 不同治疗方法患者的生命质量比较 该组患者入院后采用了抑酸、保护胃黏膜、抗炎、杀灭 Hp、促进胃肠动力、吸附胆汁、抗焦虑、抑郁等治疗，由于患者的情况不同，该次研究不是以治疗性研究为主，因此治疗方案呈现多种形式，考虑到病例数的多少，将患者分为 4 种不同的治疗，进行治疗方法对生命质量影响的分析。患者在入院及出院时各测定一次生命质量，故采用重复测量资料的方差分析，由于球对称性 Mauchly 检验的 P 均小于 0.05，采用 Greenhouse-Geisser 校正，各领域及总量表得分在治疗前后均有差异，而不同治疗方案间没有差异，交互作用也没有统计学差异。结果详见表 9-13。也可以使用治疗前后得分的差值进行单向方差分析，结果与重复测量方差分析的结果一致，此处略。

表9-13 不同治疗方法慢性胃炎患者生命质量的比较

治疗方案	生理功能		心理功能		社会功能		特异模块		总量表	
	均数	标准差	均数	标准差	均数	标准差	均数	标准差	均数	标准差
方案 1										
治疗前	63.38	18.33	70.07	20.40	66.51	13.90	59.37	15.22	64.56	13.18
治疗后	79.54	11.46	85.16	14.93	73.80	14.36	81.13	10.69	80.02	10.90
方案 2										
治疗前	60.20	16.50	77.15	14.38	70.45	15.00	61.37	13.62	67.37	8.84
治疗后	73.52	13.72	86.36	9.37	73.80	13.28	80.73	6.43	79.10	8.03
方案 3										
治疗前	62.50	14.40	71.29	19.90	67.82	14.08	61.28	12.67	65.64	11.97
治疗后	74.84	12.26	83.37	16.39	74.28	10.77	79.51	8.02	78.32	10.07
方案 4										
治疗前	51.68	24.29	58.21	25.54	60.84	18.37	54.81	18.89	56.60	16.16
治疗后	68.51	16.16	77.80	18.14	71.85	17.35	77.20	14.03	74.43	13.14
方差分析										
治疗前后										
F	98.660		80.210		51.362		244.981		208.355	
P	0.000		0.000		0.000		0.000		0.000	
治疗方案										
F	2.352		1.672		2.053		0.606		1.687	
P	0.077		0.178		0.111		0.613		0.175	
交互作用										
F	0.582		1.905		0.494		0.600		1.593	
P	0.628		0.134		0.687		0.616		0.196	

（李晓梅）

参 考 文 献

白瑞军, 夏春雷, 胡金宽, 等. 2008. 应用舌下腺刺激术治疗慢性胃炎临床研究. 中国医药导刊, 10（4）：500-502
丁衍文. 2008. 加味四逆散治疗慢性胃炎的研究. 北京：北京中医药大学
李莉. 2013. 综合护理干预对慢性胃炎及消化性溃疡患者生活质量的影响. 中国实用医药, 8（21）：214-215
李连勇. 2013. 基于病证结合思想运用健脾调气法治疗慢性胃炎的临床研究. 福州：福建中医药大学
林江, 张利君, 郑舜华, 等. 2006. 慢性胃炎患者生活质量影响因素及其与中医辨证分型的关系. 上海中医药杂志, 40（8）：4-5
刘玉凤, 肖秋英, 谭林芳. 2013. 诊疗护理常规整合在慢性胃炎患儿中的应用. 齐鲁护理杂志, 19（6）：85-86
陆忠红, 仇训华, 黄丽儿. 2012. 综合护理干预对慢性胃炎及消化性溃疡患者生活质量的影响. 齐鲁护理杂志, 18（13）：83-84

吕艳萍. 2013. 个性化健康教育对慢性胃炎患者生活质量影响研究. 内蒙古医学杂志，45（1）：126
罗金燕，王学勤，朱有玲，等. 2005. 多潘立酮治疗慢性胃炎疗效临床研究. 临床消化病杂志，17（2）：78-81
苏国兵，李凤辉，易利纯，等. 2011. 以家庭为中心的护理在小儿慢性胃炎中的应用效果.当代护士，（11）专科版：56-58
田海林. 2012. 俞募配穴埋线法治疗 78 例慢性胃炎临床分析. 时珍国医国药，23（8）：2075-2076
王凤琴. 2011. 帕罗西汀治疗幽门螺杆菌阴性慢性胃炎临床疗效观察. 实用临床医药杂志，15（11）：109-110，115
王凯娟，王润田. 2003. 中国幽门螺杆菌感染流行病学 Meta 分析. 中华流行病学杂志，24（6）：443-446
王倩，林果为，徐三荣. 2000. 慢性胃炎、消化性溃疡和胃癌的健康效用值的测定. 中华消化杂志，20（4）：273-274
王彦. 2013. Hp 相关性慢性胃炎证素研究及中医治疗的疗效评价研究. 北京：北京中医药大学
温蕊瑜. 2013. 异病同治对慢性胃炎中“胃痛”、“痞满”的临床研究. 福州：福建中医药大学
吴秀玲. 2013. 综合护理干预对慢性胃炎患者生活质量的影响. 河南职工医学院学报，25（3）：314-315
谢冬玉. 2013. 综合护理干预对慢性胃炎及消化性溃疡患者生活质量的影响效果观察. 中国医药指南，11（5）：430-431
杨艳. 2012. 综合护理干预对慢性胃炎患者的影响分析. 中国卫生产业，9（5）：34
叶振昊. 2012. 香砂六君子汤治疗脾胃气虚型慢性浅表性胃炎的临床及实验研究. 广州：广州中医药大学
张碧娟，张瑛，陈少贤. 2013. 慢性胃炎及消化性溃疡病人的生命质量分析与保健建议. 中国初级卫生保健，14（10）：51-53
张万岱，胡伏莲，萧树东，等. 2010. 中国自然人群幽门螺杆菌感染的流行病学调查. 现代消化及介入诊疗，15（5）：265-270
中华医学会消化病学分会. 2004. 幽门螺杆菌共识意见. 中华消化杂志，（24）：126-127
中华医学会消化病学分会. 2007. 中国慢性胃炎共识意见. 现代消化及介入治疗，12（1）：55-62
中华医学会消化病学分会. 2013. 中国慢性胃炎共识意见. 现代消化及介入治疗，18（2）：119-128
Batal O，Khatib OF，Bair N，et al. 2011. Sleep quality，depression，and quality of life in patients with pulmonary hypertension. Lung，189（2）：141-149
Blum AL，Talley NJ，O'Moráin C，et al. 1998. Lack of effect of treating Helicobacter pylori infection in patients with nonulcer dyspepsia. Omeprazole plus clarithromycin and amoxicillin effect one year after treatment（OCAY）Study Group. The New England Journal of Medicine，339（26）：1875-1881
Bovenschen HJ，Laheij RJ，Tan AC，et al. 2004. Health-related quality of life of patients with gastrointestinal symptoms. Alimentary Pharmacology & Therapeutics，20（3）：311-319
Dimenäs E，Carlsson G，Glise H，et al. 1996. Relevance of norm values as part of the documentation of quality of life instruments for use in upper gastrointestinal disease. Scandinavian Journal of Gastroenterology. Supplement，221：8-13
Froehlich F，Gonvers JJ，Wietlisbach V，et al. 2001. Helicobacter pylori eradication treatment does not benefit patients with nonulcer dyspepsia. The American Journal of Gastroenterology，96（8）：2329-2336
Furuta K，Ishihara S，Sato S，et al. 2009. Development and verification of the izumo scale，new questionnaire for quality of life assessment of patients with gastrointestinal symptoms. Nihon Shokakibyo Gakkai Zasshi，106（10）：1478-1487
Kinoshita Y，Chiba T. 2012. Therapeutic effects of famotidine on chronic symptomatic gastritis：subgroup analysis from FUTURE study. Journal of Gastroenterology，47（4）：377-386
Melanie NW，Hermann B. 2006. Prevalence of chronic atrophic gastritis in different parts of the world. Cancer Epidemiol Biomarkers Prev，15（6）：1083-1094
Nicholas JT，Nimish V，E. David Ballard，et al. 1999. Absence of benefit of eradicating helicobacter pylori in patients with nonulcer dyspepsia. The New England Journal of Medicine，341：1106-1111
Velanovich V. 1997. Long-term quality of life outcome after treatment for Helicobacter pylori gastric infection. American Surgeon，63（6）：551-554

第 10 章 肠易激综合征的生命质量研究

肠易激综合征（irritable bowel syndrome，IBS）是指一组包括腹痛、腹胀、排便习惯和大便性状异常，而缺乏特异性形态学、生化改变的综合征。经检查排除可引起这些症状的器质性疾病，是最常见的一种功能性肠道疾病。肠易激综合征被国际专家组定义为一种慢性或反复发作的胃肠功能紊乱性疾病，无可以解释其各种胃肠道综合征的特异性形态学及生化改变。受累的器官包括食管、胃、胆道、大小肠和直肠、肛门，但其主要靶器官为肠道。

10.1 肠易激综合征的流行病学与临床特征

10.1.1 流行病学特征

IBS 流行病学研究虽已有许多报道，但尚未形成共识。患病率存在地区、种族差异，总的趋势为发达国家高于发展中国家，城市高于农村。IBS 患者发病有季节性，表现为季节性升高，全年均有发病，高发季节在春季。IBS 患病率相当高，流行病学研究显示欧美国家在自然人群中 10%～22%有 IBS 症状，多数患者并未因其症状而就诊（Thompson，2000）。亚洲国家约 10%的人群有此病的症状，我国最近小范围的临床流行病学调查亦约为此数，但就诊者仅为 1/4。患者以 20～40 岁的青壮年居多，除印度报道男性发病较高外，全球大多数地区的报道均为女性多见（约为 1：2）。IBS 患者占消化科求诊人数的 25%～50%。症状扰人，患者顾虑重重，四处求医，花费巨大。美国每年因此病耗资约 80 亿美元，给家庭和社会造成了沉重的经济负担，大量占用了有限的卫生医药资源。

Thompson 等（1999）研究显示：肠易激综合征很普遍，成年人中有 15%的人患有此病，同时经济代价也很大，直接和间接支出每年耗资超过 8 亿元。IBS 发病率欧美等经济发达地区较高，达 8%～23%，亚非等经济发展地区相对较低，为 5%～10%。Talley（2006）研究了老年人群中 IBS 患病率情况，显示随年龄增加 IBS 患病率有增加的趋势，年龄在 65～74 岁人群患病率为 8%，85 岁以上人群患病率则为 12%左右。Reshetnikov 等（2001）对 18 岁以下人群 IBS 的调查表明 IBS 症状在以社区为基础的青少年中相当常见，根据罗马 II 诊断标准，14%的高中生和 6%的初中生具有 IBS 症状。Hyams 等（1996）研究显示：年轻人，特别是女性，IBS 的风险最高。在女性发病率至少高出男性两倍，症状随着年龄增加而下降。

在普通人群进行问卷调查，我国北京和广州的报道分别为 7.3%和 5.6%，患者以中青年居多，50 岁以后首次发病少见，男女发病比例约为 1：2，IBS 症状与年龄无关，无论城市或郊区，出现 IBS 症状的人群在年龄分布上无差别（熊理守等，2004；潘国宗等 2000）。李定国等（2005）对我国黑龙江省与上海市 5403 名中小学生进行了调查，IBS 患病率为 13.25%，姚敏等（2007）研究显示南方城市 16 727 名城市中小学生 IBS 患病率为 19.58%。

10.1.2 临床特征

IBS 特征性表现是疼痛或不适，排便习惯改变和腹胀，是一种以腹痛或腹部不适伴随排便习惯改变为特征的功能性肠病。IBS 起病隐匿，症状反复发作或慢性迁延，病程可长达数年至数十年。但全身健康状况却不受影响，精神、饮食等因素常诱使症状复发或加重，最主要的临床表现是腹痛与排便习惯和粪便性状的改变。患者一般每日 3～5 次的腹泻，少数严重发作期可达数十次，部分患者出现排便困难，粪便干结、量少，呈羊粪状或细杆状，表面可附黏液。

IBS 治疗主要是积极寻找并去除促发因素和对症治疗，强调综合治疗和个体化的治疗原则。要建议患者养成良好的生活习惯，饮食上避免诱发症状的食物。具体食物因人而异，一般要避免产气的食物如乳制品、大豆等，高纤食物有助于改善便秘。腹痛作为 IBS 的主要症状，而抗胆碱药物可作为缓解腹痛的短期对症治疗，匹维溴铵为选择性作用于胃肠道平滑肌的钙拮抗药。洛哌丁胺或地芬诺酯止泻效果好，适用于腹泻症状较重者，但不宜长期使用吸附止泻药如蒙脱石、药用炭等。对便秘型患者酌情使用泻药，宜使用作用温和的轻泻药以减少不良反应和药物依赖性。症状严重而顽固，经一般治疗和药物治疗无效者，应考虑心理行为治疗，包括心理治疗、认知治疗、催眠治疗和生物反馈法等。

10.2 肠易激综合征的生命质量研究现状

IBS 虽然不威胁生命，但由于其慢性及反复性，给患者带来严重影响。许多研究均显示与器质性疾病、其他功能性疾病患者相比，IBS 患者的生活质量更差，几乎生活的各方面都受到影响（Whitehead，1996）。重视这部分患者的社会性和心理状况，将健康测量由物质到精神、由客观到主观进行转变，从多维角度反映个体或群体的健康状况，是顺应新的医学模式下评价健康的发展要求。

最近 30 年来，涌现出很多研究肠易激综合征生命质量的文献（EL-SERAG，2002；EL-SERAG，2003；陈明显，2011）。据笔者查 PubMed，截止 2014 年 12 月标题中有 "Quality of Life" 和 "irritable bowel syndrome" 两词的文章有 124 篇。我国也有不少有关肠易激综合征生命质量的报道，据笔者查 CNKI 中国期刊全文数据库，截止 2014 年 12 月标题中有 "肠易激综合征" 和 "生命质量" 或 "生存质量" 或 "生活质量" 的有 101 篇。我国的报道多是一些综述或应用性文章，缺乏系统深入的量表开发和应用研究。

10.2.1 量表研制现状

生命质量测定量表最重要的一个环节就是研究适宜的生命质量测定量表。不少学者在此方面进行了探讨，开发了许多测定量表。这里择其有代表性者进行介绍。

1. 肠易激综合征生命质量量表（IBSQOL） Hahn 等（1997a）创立肠易激综合征生命质量量表（IBSQOL），30 个条目，10 个领域：情绪、精神健康、健康信仰、睡眠、精力、躯体功能、饮食、社会角色、自然角色及性别关系。采用 6 级评分，条目的形式："在过去 4 周里肠易激综合征经常让你感到……?（总是～从来没有）"各项总积分越高，表示健康状况越佳。具有较好的信度、效度。Cronbach's α 系数为 0.66～0.93。

Hahn 等（1997b）通过 IBSQOL 和 SF-36 测定发现，患者感知的疾病严重程度与 HRQL 相关，但是与胃肠疾病或心理症状及传统的卫生资源利用指标（标准）不相关。说明患者可能对可感知的疾病严重程度的重视超过对传统临床症状的重视程度。进一步的工作需要测定 IBSQOL 的反应度，以确定它在纵向临床评估和处理试验中的有用性。

2. 肠易激综合征-生命质量测量量表（IBS-QOL） 肠易激综合征-生命质量测量量表（irritable bowel syndrome-quality of life measure，IBS-QOL）由 Patrick 等（1998）研制发展的，包括疾病频率及讨厌的症状、良好的功能状态和可感知的肠易激综合征特异的生命质量。量表包括的 34 个条目（描述过去 30 天内的状况）是通过查阅综述文献及对临床肠易激综合征患者访谈产生的。归为烦躁不安（8个条目）、活动干扰（7个条目）、身体意向（4个条目）、健康忧虑（3个条目）、饮食限制（3个条目）、社交反应（4个条目）、性障碍（2个条目）和社会关系（3个条目）8个维度。每个条目的选项内容一致，采用5级评分，分别是：1完全没有；2有点；3中等；4偏重；5很重。每一方面得分通过公式转换使其值在0~100范围内，理论上得分越高生活质量越好。转换分数=（原始分数-最低可能分数）÷可能分数范围×100。Cronbach's α系数为0.95。量表对病情程度判别良好，但对腹泻为主、混合型、便秘为主的IBS患者没有判别力。

3. 肠易激综合征量表（irritable bowel syndrome questionnaire，IBSQ） IBSQ是由Wong等（1998）为测定肠易激综合征患者HRQL在时间上的变化时发展的。IBSQ的条目是优先通过对经历过多种主要疾病症状的患者及临床患者的访谈中得来的。最终量表包括26个条目4个领域：肠症状、疲乏、活动受限、不良情绪。功能不良由最差到最轻通过7个点的尺度反应（所有时间~没有时间；严重问题~没有问题）。4个领域和各个条目的分数都是从1（最差）到7（功能最好）。可自评或由访谈者完成，预调查中，患者发现量表问题清楚、容易完成。该量表被认为适合用于临床试验结果测定，但是还没有出版的实验数据可利用。基于量表相似的计分系统，Wong等估计在1~7分的区域中增加0.5分的刻度，将提供更细微的临床重要变化。

4. 功能性消化紊乱生命质量量表（functional digestive disorder quality of life questionnaire，FDDQL） FDDOL由Chassany等（1999）为测定肠易激综合征和功能性消化不良患者HRQL而发展的单一的、特异疾病量表。量表包括43个条目8个领域：日常活动、忧虑、饮食、睡眠、不适、疾病处理、疾病控制及压力。量表已经应用于临床药物随机对照试验，其信度、效度和可接受程度在国际配对研究中得到验证，Cronbach's α系数为0.94。同时证明其英语、法语和德语的版本也可应用。

研究发现量表分数和腹痛严重程度相关性很弱，提示目前的临床标准没有充分反映消化性功能紊乱患者的HRQL的损害。

5. 消化健康状态量表（DHSI） 消化健康状态量表DHSI（digestive health status instrument）量表联合了罗马标准（消化不良和肠易激综合征）和曼宁标准（肠易激综合征），含34个条目，涉及患者过去4周经历的疾病症状。包括IBS-腹泻、IBS-便秘、反流和疼痛4个领域。其结构和心理测量性质良好（Shaw，1998）。

6. 老年人肠道症状问卷（EBSQ） 老年人肠道症状问卷（EBSQ）（O'Keefe，1995）评估65岁或以上患者的IBS症状、功能状态和健康状况。57项有效问卷包含33个问题，涉及患者在过去的一年内的胃肠道症状、一般健康状况调查的医疗结局简表及其他有关医疗保健问题。EBSQ已成功地用于评估IBS的患病率，同时区别有结肠和没有结肠症状患者中关于功能状态和求医行为。有结肠症状者比没有结肠症状的患者有较差的整体运作能力。

7. 功能性肠道疾病严重指数（FBDSI） 功能性肠道疾病严重指数（FBDSI）用于评定FBD严重程度。该量表由43个条目组成，选项采用5级Likert等级，描述八个方面：日常活动、焦虑、饮食、睡眠、不适、应对、疾病控制和压力。最初的法文版量表被翻译为英语和德语。量表草案评价包括重测信度，包括两个临床试验和在法国、德国和英国的横截面研究。

8. 慢性病患者生命质量测定量表体系之肠易激综合征量表（QLICD-IBS） 这是由万崇华等负责开发的具有中国文化特色的慢性病患者生命质量测定量表体系中的肠易激综合征量表QLICD-IBS（quality of life instrument chronic disease-irritable bowel syndrome），第一版由30个条目的共性模块QLICD-GM和15个条目的肠易激综合征特异模块构成（田建军，2010），详见第10.3节。

除了上述量表外，还有许多量表用于评价肠易激综合征的患者，如胃肠道生活质量指数

（GIOLI）和肠炎病人评定量表（RFIPC）等，具体见表10-1。

表10-1 其他肠易激综合征患者生命质量测定特异量表

序号	量表	内容
1	量表名称（开发者，年代）	胃肠道生活质量指数（gastro intestinal quality of life index，GIOLI）（Ernst Eypasch，1995）
	量表简介	包括生理、情绪、社会和症状4个维度36个条目。具有良好的信度、效度
	文献来源	Eypasch E, Williams JI, Wood-Dauphinee S, et al. 1995. gastrointestinal quality of life index: development, validation and application of a new instrument. British Journal of Surgery, 82（2）: 216-222
2	量表名称	克利夫兰门诊肠炎疾病量表（cleveland clinic IBD scale，CC IBD Scale），（Farmer et al, 1992）
	量表简介	量表通过直接访谈完成，含47个条目，分4个领域：功能的或经济的，社会的或消遣娱乐的、总体生命、医疗症状。其中45个条目用1~5的线性尺度表示，2个条目用描述性语言回答。与SIP对Crohn病手术患者和其他亚人群有很好的判别力
	文献来源	Farmer RG, et al. Clevel Clin J Med, 1992, 59: 353
3	量表名称	胃肠症状评估（gastrointestinal symptom rating scale，GSRS）（Svedlund J et al, 1988）
	量表简介	为自评表形式，包括15个常见的胃肠道症状，分为胃功能失调、消化不良和肠功能紊乱3个领域
	文献来源	Svedlund J, et al. Dig Dis Sci, 1988, 33: 129-134
4	量表名称（开发者，年代）	肠炎患者评定量表（rating form of IBD patient concerns，RFIPC）（Drossman, 1989）
	量表简介	用来测定肠炎患者对其疾病及其处理的担心和关注。量表为自评式，含25个条目，分4个领域，即疾病影响、性行为、疾病并发症和身体不良标记。内部一致性0.79~0.91
	文献来源	Drossman DA, et al. Dig Dis Sci, 1989, 34: 1379-1386
5	量表名称	肠炎疾病量表（inflammatory bowel disease questionnaire，IBDQ）（Guyatt et al. 1989）
	量表简介	共有32个条目，分4个领域，即胃肠症状、系统症状、不良情绪和社会功能不良。其简化版（SIBDQ）已经发展，含10个问题。有较好的信度、效度和反应度。Ren WH等验证了中文版的信效度
	文献来源	Eisen GM, et al. 1996. Pharmacoeconomics, 1996, 10: 327-335 Irvine EJ, et al. 1994. Gastroenterology, 1994, 106: 287-296 Yacavon RF, et al. 2001. Am J Gastroenterol, 2001, 96（2）: 285-297 Ren WH, Lai M, Chen Y, et al. 2007. Validation of the mainland Chinese version of the inflammatory bowel disease questionnaire（IBDQ）for ulcerative colitis and Crohn's disease. Inflamm Bowel Dis, 13（7）: 903-910

除上述特异量表外，还有一些心理量表或普适性量表用于测定肠易激综合征患者的生命质量，如症状自评量表（symptom check list 90，SCL-90）、汉密尔顿焦虑量表（Hamilton anxiety scale，HAMA）、汉密尔顿抑郁量表（Hamilton depression rating scale，HAMD）、焦虑自评量表（self-rating anxiety scale，SAS）、抑郁自评量表（self-rating depression scale，SDS）及简明健康调查量表（short form health survey questionnaire）SF-36和SF12等。

王沁等（2003）研究显示：采用精神科评定量表SCL-90、汉密尔顿焦虑量表HAMA和汉密尔顿抑郁量表HAMD对32例IBS患者进行了精神心理学测定，结果显示IBS患者在上述3个量表中的结果与我国常模SCL-90标准分进行比较，总分和各因子分均显著增高，其中焦虑、抑郁和躯体化因子分最高，进一步说明IBS患者在心理方面受到一定的影响。陈尚茹等（2009）采用汉化版SF-36、焦虑自评量表SAS和抑郁自评量表SDS研究了肠易激综合征各亚型患者的生活质量和心理特征分析，比较IBS各型患者和正常对照者，发现4型IBS患者SF-36在生理职能、躯体疼痛、一般健康状况、社会功能、情感职能和精神健康6个生活质量维度上的得分均显著低于对照人群，提示4型IBS患者生活质量均受疾病的影响而降低；而且，相关性分析显示IBS患者焦虑抑郁积分与其生活质量呈负相关，焦虑抑郁积分越高，生活质量越低，提示不良精神因素可能是IBS患者生活质量欠佳的主要原因之一。

10.2.2 测评应用及影响因素研究情况

生命质量测评已经广泛用于 IBS 的治疗方案选择、影响因素分析等方面。

1. 健康状况评估 IBS 本身没有客观的生物学、生理学方面的评价和诊断指标，所以有必要对 IBS 患者进行生存质量方面的评价研究，其评估的生存质量可以用于与其他慢性疾病和健康人群的比较分析；可将其作为一个研究终点用于评价药物疗效；用于医疗决策和医疗资源的分配（熊理守，2004）。综合症状疗效和生活质量标准，可全面评价 IBS 的疗效。

许多研究都显示 IBS 患者与器质性疾病、其他功能性患者相比，其生活质量更差，生活的各方面都受到影响。Whitehead 等（1996）的研究表明，IBS 患者的社会活动和家庭生活（26.6%）、工作（20.2%）、学习（16.1%）、锻炼（8.1%）、食欲（7.7%）、睡眠（6.0%）、注意力（2.8%）、时间占有（3.2%）、性（1.6%）和身体面貌（0.8%）均受到不同程度的影响。在一个采用 SF-36 量表进行的健康调查中发现，IBS 患者在活力（精力/疲劳）、职能受限、身体疼痛、总体健康评价方面生活质量下降尤为明显（Gralnek，2000）。

Li 等（2003）在对加拿大卡尔加里一般人群中（大于 18 岁者）110 个 IBS 患者和 327 个非患者随机对照研究中，用 SF-12 及罗马标准Ⅱ对其进行 HRQL 测定，发现 IBS 患者中 8 个领域的特异性分数和 2 个概要领域的分数都比非患者低，在过去 3 个月中求过医的在躯体因素分数和总体健康、社会功能、躯体角色 4 个方面分数明显低于没有就医的，但他们的精神健康没有差别。

Frank 等（2002）研究发现：IBS 的 HRQL（SF-36）分数明显低于美国一般人群、胃食管反流、哮喘、偏头痛患者的分数，却高于恐慌、风湿性关节炎患者的分数，与消化不良患者差别无显著性。

王深皓等（2007）采用 SF-36 量表测定了 411 例 IBS 患者的生活质量状况，发现 8 个维度的得分及生理功能总分比健康对照者（430 名）显著降低（$P<0.001$），得分最低的维度是总体健康和情感职能，分别为 33.5 ± 16.9、40.8 ± 25.1，IBS 患者生理功能总分和心理功能总分也显著降低（$P<0.001$）。

2. 药物与治疗方案的评价与选择 现代医学模式下，IBS 治疗的目的由单纯的缓解症状转变为缓解症状、帮助患者生理适应和改善生活质量，相应地，评价治疗效果的指标也转变为症状指标和生活质量并重。许多临床研究中，已应用生活质量的改变作为研究的终点。学者们提出了 QOL 和质量调整生存年（quality adjusted life years，QALYS）这一指标，认为 QOL 有助于选择治疗方案和分析成本效益。

药物临床试验通常需要验证药物的有效性与安全性，以及药物经济学问题。QOL 是一个全面反映药物作用的综合指标，近年来，将 QOL 列入临床药物研究范围，有其必然性。治疗 IBS 的各类药物，包括纤维素制剂、调节肠道转运功能、纠正内脏感觉过敏和改善中枢情感、痛觉异常等方面的药物，尚无一种被证实确切有效，药物治疗主要是针对个体的症状而使用相应的药物。另外还有药物不良反应的问题。有必要开展进一步研究，寻找真正有效而又安全的药物，生活质量评价可望成为一个有效指标（陈淑洁，2002）。

王相立等（1999）对腹泻型、便秘型、混合型 IBS 患者 36 人进行对照研究，实验组每晨顿服氟西汀 20mg，对照组则否。治疗前两组 HAMD、HAMA、GLQI（生存质量指数）各种评分无差异，治疗 8 周后，实验组上述量表的得分显著高于对照组，生存质量总评分及诸因子增分均较对照组多（$P<0.05$），提示其生存质量改善显著。经 Ridit 分析，氟西汀组显著优于对照组（$U=2.76$，$P<0.01$），提示合并氟西汀治疗 IBS 可明显提高临床疗效。

陈淑洁等（2003）应用 SF-36 对 IBS 不同的治疗方法进行了评价，有 3 种治疗方法。方案 A：得舒特（100mg，每天 3 次）；方案 B：得舒特（100mg，每天 3 次）+多塞平（25mg，每天1次晚服）；方案C：得每通（300mg，每天3次）作为对照组。3种方案治疗后IBS患者的生活质量均得到不同程度的改善。A、B方案对生活质量的改善优于C方案，以B方案对各个维度生活质量的改善最为明显。采用B方案治疗的患者，治疗后在躯体疼痛、总体健康、活力、社会功能和精神健康维度的积分有显著提高（$P<0.05$）。胃肠症状评估（GSRS）已经被用于比较临床试验中的治疗效果，和自行版本合并用于功能性便秘患者的HRQOL研究中。

宋惠雯等（2010）采用SF-36量表观察抗生素-益生菌序贯治疗对腹泻型肠易激综合征（IBS-D）患者下消化道症状和生活质量的影响，结果发现治疗第12周时SF-36量表的大部分维度评分都有提高（$P<0.01$），说明抗生素-益生菌序贯治疗可以改善IBS-D患者的下消化道症状，提高生活质量。

汪红兵等（2009）采用国际通用的SF-36生存量表观察中医辨证论治对腹泻型肠易激综合征(IBS-D)患者近期生活质量的影响，发现治疗后中药组SF-36量表的8个维度[生理功能（PF）、生理职能（RP）、躯体疼痛（BP）、总体健康（GH）、生命活力（VT）、社会功能（SF）、情感职能（RE）、精神健康（MH）]积分均得到了显著改善，其中治疗后中药组在SF维度改善优于西药组（$P<0.05$）；随访后在BP、SF、RP、MH 4个维度改善明显优于西药组（$P<0.01$，$P<0.05$），说明中医辨证治疗能够改善IBS-D患者近期的生活质量。

3. 干预及保健措施的效果评价 研究疾病和健康干预对人群健康的影响，从而选择相应的干预措施已成为生活质量研究的重要目的。影响IBS的因素较多，必须注意开展多种形式、多种途径的干预。根据心理分析、认知治疗、行为矫正原理，制定医生、患者、家属、社会共同参与的综合干预方案。

Bennett等（1998）对117例IBS门诊患者6～16个月的生活压力和症状强弱的调查，表明长期生活压力可明显加重症状，影响大部分IBS患者的预后，随着时间延长和压力减轻，症状有所缓解。

生活习惯如吸烟和饮酒对IBS的作用因人而异，已证实，剥夺睡眠可使症状恶化，较差的睡眠可激发或加重IBS的症状，被调查的大部分患者(74%)认为其睡眠较差(Goldsmith，1993)。

黄兰祝等（2013）为了观察护理干预对肠易激综合征患者抑郁、焦虑情绪及生活质量的影响，采用抑郁自评量表（SDS）、焦虑自评量表（SAS）及SF-36生活质量量表于干预前后对56例伴有抑郁、焦虑情绪的肠易激综合征患进行评估，结果发现经过护理干预后患者的SDS和SAS评分均明显低于干预前（$P<0.01$），生活质量各项评分均显著高于干预前，差异均有统计学意义（$P<0.01$或$P<0.05$），说明护理干预能明显有效地缓解肠易激综合征患者的抑郁、焦虑症状及改善其生活质量。

王玉霞等（2005）探讨了心理行为干预对肠易激综合征患者生活质量的影响，采用症状自评量表（由90个陈述句构成，被测者以最近1周的实际情况分4级进行回答，1为无，2为轻度，3为较重，4为严重，以9个因子躯体化、强迫、人际关系、抑郁、焦虑、敌对、恐怖、偏执、精神病）进行有关心理卫生状况的评价，以汉化的肠易激综合征生活质量调查问卷（包括34个条目，分为8个方面，既烦躁不安、冲突行为、身体角色、健康忧虑、饮食限制、社会反应、异性概念、家庭关系）评估患者精神状况及生活质量，结果发现：心理干预组干预前症状自评量表各因子分及总分均明显高于中国常模（2.560～3.015，$P<0.05$），干预后症状自评量表总分及各因子与中国常模比较无明显差异（$P>0.05$）；心理干预组干预后症状自评量表除强迫因子外，其余因子分及总分均明显低于干预前（$t=2.425～3.250$，$P<0.05$）；心理干预组干预后肠易激综合征生活质量调查问卷各因子分和总分均明显高于干预前（$t=2.103～3.451$，$P<0.05$）。由此说明肠易激综合征患者存在明显精神症状，心理行为干预可改善其精神状况，提高肠易激综合征患者生活的质量。

卢小红等（2007）为探讨综合心理干预对肠易激综合征患者生活质量的影响，将140例肠易激综合征患者随机分为干预组和对照组各70例，对照组采用常规药物治疗和护理，干预组在药物治疗基础上给予综合心理干预，并采用自行设计的生活质量评估问卷调查表分别于干预前及干预第6周末进行调查比较，结果说明干预组生活质量明显优于对对照组，综合心理干预能有效提高肠易激综合征患者的生活质量。

综上所述，在IBS患者中采取相应预防性干预或保健措施调节其心身压力，改善其睡眠质量可以减缓IBS患者的症状并提高生活质量。这些干预措施的效果可以通过量表得以体现。

4. 卫生资源配置与利用的决策 卫生资源配置与利用决策分析的主要任务就是选择投资重点，合理分配与利用卫生资源并产生最大的收益。这在卫生经济学中有着重要的地位，通常用成本-效益或成本-效果分析来实现，其综合的效益指标常用预期寿命来衡量。

Talley等（1995a）报道在美国每年用于IBS的费用高达十亿美元，与对照组相比，IBS患者每年直接的医疗费用（包括诊断性检查，就诊治疗及住院的费用）比对照组者高300美元。据估计在美国将近有500万IBS患者，每年就诊的次数可达250万～350万次，并呈上升趋势（Sandler，1990）。且IBS可导致生产力下降，上班缺勤，甚至长期生病，从而使医疗间接费用增加（Maxton，1992）。有报道30%的IBS患者旷工，平均每月旷工1.7天，46%患者不得不减少工作时间，甚至12%患者因此辞职或失去工作（Hahn，1999）。

5. 探讨健康影响因素与防治重点 应激和IBS的关系日益受到重视，研究发现，许多患者既往曾遭遇过应激事件，而应激又可诱发或加重IBS的症状。有报道11%患者肠道症状的多少与旷工天数，以及就诊次数明显相关，与非IBS患者相比，IBS患者对压力的反应更强（Whitehead，1992）。有研究认为食物过敏或敏感与IBS的发生有一定关系，药物（止痛药、抗酸剂、抗生素等）、导泻剂使用不当、气候变化等也可诱发IBS（Locke，2000）。Gralnek等（2004）采用SF-36量表的一项研究表明：非白人IBS患者在生命力、躯体角色和肌体疼痛方面得分较低，但总的来说，非白人IBS患者与白人IBS患者的HRQOL总分情况是相似的。这是第一次详细评估非白人IBS患者的HRQOL情况。Claar等（1999）研究示青少年IBS患者功能障碍与学习能力（男女生）、社会能力（女生）、运动能力（男生）有关。

在社会心理因素方面，Talley等（1995b）认为教育水平、婚姻状况与IBS似乎无关。Delvaux等（1997）认为低收入和性/躯体受虐史者与功能性胃肠紊乱的发病率增加之间呈明显的相关。地理和职业对IBS的影响尚不明确，但生活在较大城市中的人似乎更易患IBS。王欢（2002）对IBS（符合罗马Ⅱ诊断标准）202人的心理状况及影响因素采用症状自评量表（self-reporting inventory，SCL-90）进行研究，将患者SCL-90与中国成人常模比较，其中抑郁与焦虑分别存在显著差异，多元回归分析提示年轻女性、肠道感染史、应激性生活事件、文化程度是IBS发病的主要相关病因，临床观察到精神刺激对IBS患者比正常人更容易引起IBS的功能紊乱。姒健敏等（2003）采用汉化版的SF-36对浙江地区的IBS患者进行流行病学调查和生活质量研究，发现IBS的发病与性别、年龄、文化程度和职业相关；IBS可表现为包括结肠症状的全身不适，并影响患者的社会心理健康。

王伟岸等（2004）采用肠易激综合征生活质量量表、心理学症状自评量表（SCL-90）、生活事件量表、特质应对方式问卷、应付方式问卷、社会支持评定量表及匹兹堡睡眠质量指数对符合罗马Ⅱ标准连续在消化专科门诊的41例IBS患者进行测评，并与同期诊断的匹配的37名健康自愿者对照，通过多元逐步回归分析探讨心理行为因素对患者生活质量的影响，结果显示IBS患者的消极应对（40.8±8.0，$P<0.05$）、幻想（4.95±2.1，$P=0.001$）、退避（4.81±2.1，$P=0.004$）及主观支持（23.9±4.2，$P=0.046$）积分均明显高于正常人，IBS患者的生活质量降低与睡眠质量（$\beta=0.281$）和负性生活事件（$\beta=-0.363$）及焦虑状态（$\beta=-0.175$）关系更为密切。

许小幸等（2005）对 IBS 患者 SF-36 量表评分结果多元回归分析结果显示，IBS 生活质量评分与性别（男=0，女=1）、年龄、病程、腹痛积分、腹胀积分、大便积分呈负相关，与文化程度呈正相关。孔令伟等（2005）研究示女性在 SF-36 量表 8 个方面均显著低于男性（$P<0.01$），证实 IBS 患者的生存质量与性别有关。影响 IBS 生活质量的因素很多，故多种形式、多种途径的综合干预措施是目前及将来 IBS 研究的重点。熊理守等（2001）在经过单因素和多因素分析后，发现了 6 个与 IBS 发病可能相关的危险因素，分别是服用 NSAID、有食物过敏史、肠道感染、心理障碍性疾病、生活事件和消极应对。

徐雪梅等（2009）采用肠易激综合征生存质量量表汉化版（Chinese irritable bowel syndrome-quality of life questionnaires，ChIBS-QOL），以及焦虑自评量表（SAS）、抑郁自评量表（SDS）进行问卷调查对 IBS 生存质量进行影响因素分析，结果显示 ChIBS-QOL 的总条目及各维度得分，尤其是饮食限制方面均明显低于对照组，将患者的性别、年龄、婚姻状态、职业、精神心理因素、文化程度、经济收入、病程、罗马Ⅲ分型及是否伴随功能性消化不良作为自变量，ChIBS-QOL 作为因变量进行多元逐步回归分析，筛选出精神心理因素（$\beta=-17.729$）和文化程度（$\beta=3.897$）是影响 ChIBS-QOL 总分的主要因素。

10.3 肠易激综合征生命质量测定量表 QLICD-IBS 的研制

QLICD-IBS 是慢性病患者生命质量测定量表体系 QLICD（quality of life instruments for chronic diseases）中的肠易激综合征（irritable bowel syndrome）量表，第一版本于 2008 年研制完成并得到了一些应用。目前正在研制和测试第二版本量表。这里主要按 QLICD-IBS（V1.0）进行介绍。

QLICD-IBS（V1.0）由共性模块 QLICD-GM（general module）及一个包含 15 个条目的肠易激综合征特异模块构成，其中 QLICD-GM 包括躯体功能（8 个条目）、心理功能（11 个条目）、社会功能（11 个条目）三个领域 30 个条目，每个条目均为五级等级式条目。

10.3.1 QLICD-IBS（V1.0）的研制过程

采用慢性病共性模块和肠易激综合征特异模块相结合的方式独立开发我国的肠易激综合征患者生命质量测定量表（QLICD-IBS）。其中，共性模块的研制详见第 3 章，最初的测试版为 32 个条目（编号为 PH1~PH10，PS1~PS12，SO1~SO10），经过结构方程模型分析及深入讨论，做了条目精简和结构调整，形成含 3 个领域 10 个侧面（facet）30 个条目（item）的正式版（QLICD-GM V1.0）。

肠易激综合征特异性模块的研制与共性模块类似。在阅读和分析相关文献、对医护人员及患者进行访谈的基础上，最初从疾病症状及并发症、不良反应、特殊心理社会特点三个方面提出了含 29 个条目的肠易激综合征特异性模块条目池，经过核心小组仔细讨论，选出 21 个条目进行小范围预调查（20 例）和专家访谈，其分析结果见表 10-2。

表 10-2　肠易激综合征特异模块条目小范围预调查分析情况

条目编号	条目简述	均数	标准差	与领域的相关系数	入选
D1	腹痛	2.53	1.17	0.347	*
D2	腹胀	2.26	1.19	0.537	*
D3	腹痛腹胀缓解情况	2.47	0.96	−0.219	*
D4	腹泻	2.79	1.23	0.467	**

续表

条目编号	条目简述	均数	标准差	与领域的相关系数	入选
D5	便秘	2.26	1.41	0.386	**
D6	大便满意度	1.11	1.33	0.635	*
D7	排便急迫感	2.53	1.43	0.455	*
D8	排便不畅	2.32	1.06	0.657	*
D9	对病情的担心	2.68	1.06	0.569	*
D10	夸大病情	3.21	1.13	0.328	*
D11	检查的苦恼	2.11	1.52	0.703	*
D12	饮品禁忌的苦恼	2.84	1.61	0.590	**
D13	饮食禁忌的苦恼	2.26	1.37	0.718	**
D14	如厕时间的苦恼	2.11	1.49	0.776	*
D15	放松状况	2.58	1.30	0.262	**
D16	紧张的适应	2.21	1.32	0.149	**
D17	旅行不便	2.58	1.54	0.712	*
D18	如厕的苦恼	2.37	1.34	0.685	*
D19	剧烈运动	1.95	1.31	0.582	
D20	饮食限制	2.26	1.33	0.548	
D21	着衣限制	3.11	1.24	0.676	

*代表入选条目；**代表与相应条目合并后保留

再次组织课题组及核心小组会议，结合临床实际对统计分析得到的特异模块的入选条目和被删条目逐条进行讨论。

对于肠易激综合征条目，临床专家根据临床实践经验提出以下建议。

（1）因为第4、5、6条目均是反映大便情况或大便的改变，可以将其合并，表述为：您有腹泻和（或）便秘吗？但是心理学者认为第6项（大便满意度）反映的是一种主观感觉，与前两项为客观反映不同，建议单独列出第6项。

（2）第12和13项均是反映饮食限制的苦恼，内容相似，可以合并在一起进行表述。

（3）第15和16项可以合并，表述为：您能适应紧张的工作或生活状态吗？

（4）由于考虑到发病的年龄和个人体质不同，建议将第19项删除。

（5）临床专家最初建议改第21项为"是否需要腹部保暖"，但最终讨论认为这是极少数人的一种需要，在人群中的区分度不会太好，建议删除。

（6）第20条所隐含的饮食受限在第12、13条中有所体现，可以删除。

（7）根据标准差和条目与领域相关系数的统计结果，统计学及生命质量专家建议将第3条删除，但是临床专家认为这条反映了IBS的特异性方面，要暂时保留，待正式调查后结合大样本的统计结果和现场调查中发现的问题再决定取舍。

对上述调查分析与讨论结果进行整理，得到肠易激综合征特异模块15条目的测试版本，经过较大范围（101例）的现场测试对条目进行再次统计学分析筛选，结果见表10-3。

表10-3 肠易激综合征特异模块条目再筛选结果

条目编码	条目简述	变异度法（标准差）	相关系数法（相关系数）	因子分析法（因子载荷）	聚类分析法（平均R^2）	入选
IBS1	腹痛	1.159*	0.459*	0.847*	0.064	√
IBS2	腹胀	1.304*	0.496*	0.696*	0.083	√
IBS3	腹痛腹胀缓解情况	1.137*	−0.010	−0.769	单独一类	△
IBS4	大便习惯改变	1.291*	0.341	0.743*	单独一类	√
IBS5	大便满意度	1.170*	0.363	0.669*	0.042	√
IBS6	排便急迫感	1.395*	0.416*	0.625*	单独一类	√
IBS7	排便不畅	1.253*	0.580*	0.403	0.087	√
IBS8	对病情的担心	1.396*	0.710*	0.446	0.147*	√
IBS9	夸大病情	1.170*	0.514*	0.754*	0.081	√
IBS10	检查的苦恼	1.400*	0.597*	0.790*	0.122*	√
IBS11	饮食禁忌的苦恼	1.420*	0.645*	0.401	0.114*	√
IBS12	如厕时间的苦恼	1.443*	0.610*	0.559*	0.099	√
IBS13	紧张的适应	1.187*	0.354	0.734*	0.042	√
IBS14	旅行不便	1.324*	0.662*	0.624*	0.140*	√
IBS15	如厕的苦恼	1.439*	0.600*	0.794*	0.090	√

*代表按照该方法入选；√代表根据统计分析最终入选；△代表根据专家讨论入选

根据统计分析结果和专家讨论，最终调整和筛选得到了含有 15 个条目的特异模块。根据理论构想进一步将特异模块分为三个侧面：腹部胀痛（英文缩写为 PFA）、大便情况（STT）和特殊心理生活影响（EML）。

共性模块和肠易激综合征特异模块结合形成了含 45 个条目的肠易激综合征患者生命质量测定量表正式版本 QLICD-IBS（V1.0）。

10.3.2 QLICD-IBS（V1.0）的计分方法

条目计分：由于 QLICD-IBS（V1.0）采取五点等距评分法，依次计为 1、2、3、4、5 分。在量表中有正负性条目之分，正向条目得分越高代表生命质量越好，逆向条目得分越高代表生命质量越差。对正向条目而言，无需进行转换，原始得分即为条目得分，对逆向条目，需对其进行"正向变换"，即用 6 减去原始得分得到条目得分。

QLICD-IBS（V1.0）中正向条目有 PH1、PH6、PH7、SO2、SO4、SO5、SO7、SO8、SO10、IBS3、IBS5、IBS13，其余均为逆向条目。

领域、侧面及总量表计分：首先分别计算各领域、侧面、总量表的原始分（raw score, RS），同一领域/侧面的各个条目得分之和构成该领域/侧面的原始分，五个领域得分之和构成了总量表的原始分。

为便于相互比较，需要将原始分转化为标准得分（standard score, SS），采用的是极差化方法。即 $SS=(RS-min)\times 100/R$。其中 SS 为标准化分，RS 为原始分，min 为该领域/侧面/总量表得分的最小值，R 为其得分极差，即最大值减去其最小值（$R=max-min$）。详见表 10-4。

表10-4 QLICD-IBS（V1.0）各个领域及其所属侧面的计分方法

领域/侧面	代码	条目数	min	max	RS	SS
生理功能	PHD	8	8	40	IND+AAS+PHS	（RS-8）×100/32
独立性	IND	3	3	15	PH1+PH3+PH4	（RS-3）×100/12
食欲睡眠	AAS	2	2	10	PH6+PH7	（RS-2）×100/8
躯体症状	PHS	3	3	15	PH5+PH2+PH8	（RS-3）×100/12
心理功能	PSD	11	11	55	COG+ANX+DEP+SEC	（RS-11）×100/44
认知	COG	2	2	10	PS1+PS2	（RS-2）×100/8
焦虑	ANX	3	3	15	PS5+PS6+PS7	（RS-3）×100/12
抑郁	DEP	3	3	15	PS3+PS4+PS11	（RS-3）×100/12
自我意识	SEC	3	3	15	PS8+PS9+PS10	（RS-3）×100/12
社会功能	SOD	11	11	55	SSS+SOE+SEF	（RS-11）×100/44
社会支持	SSS	6	6	30	SO2+SO4+SO5+SO7+SO8+SO10	（RS-6）×100/24
社会影响	SOE	4	4	20	SO1+SO3+SO6+SO9	（RS-4）×100/16
性活动	SEF	1	1	5	SO11	（RS-1）×100/4
特异模块	SPD	15	15	75	PFA+STT+EML	（RS-15）×100/60
腹部胀痛	PFA	3	3	15	IBS1+IBS2+IBS3	（RS-3）×100/12
大便情况	STT	4	4	20	IBS4+IBS5+IBS6+IBS7	（RS-4）×100/16
心理生活影响	EML	8	8	40	IBS8+IBS9+IBS10+IBS11+IBS12+IBS13+IBS14+IBS15	（RS-8）×100/32
总量表	TOT	45	45	225	PHD+PSD+SOD+SPD	（RS-45）×100/180

10.3.3 QLICD-IBS（V1.0）的考评

以昆明医科大学第一附属医院和昆明市第一人民医院消化内科为调查点，对2004年11月到2005年6月确诊肠易激综合征的入院患者进行调查，研究对象的纳入标准：①昆明医科大学第一附属医院、昆明市第一人民医院门诊或住院患者，临床确诊为课题研究范围内的相关慢性疾病的患者；②具备一定读写能力；③自愿参加测评。排除标准：①文盲；②入院时病情危重，神志不清者。

研究者对调查目的做简单的解释说明、征得患者的同意后，将量表发给患者，由患者根据自己的实际情况独立选答。每例调查对象在入院时填写一次量表。为了计算重测信度和反应度，抽取部分患者在入院第2天和出院时各填一次量表；为了考察反应度，对各患者在治疗后再次进行测定。每次测定同时使用QLICD-IBS（V1.0）和SF-36两个量表。

1. 被调查者基本情况 调查了101名肠易激综合征患者用于量表考评，具体情况见表10-5。可见，肠易激综合征患者的平均年龄为40岁左右，男性略低于女性，已婚者、汉族占绝大多数。临床分型的构成比从大到小依次为：腹泻型、便秘型和混合型。在文化程度分布中，初、高中学历的患者占到60%。患者自评的家庭经济状况以中等和低收入家庭占到绝大多数，且自费就诊者将近60%

表10-5 量表考评调查肠易激综合证患者基本情况

特征		例数	百分比（%）
性别	男	47	46.5
	女	54	53.5
民族	汉族	86	85.1

续表

特征		例数	百分比（%）
民族	白族	3	3
	彝族	2	2
	回族	3	3
	其他	7	6.9
文化程度	小学	15	14.9
	初中	32	31.7
	高中或中专	30	29.7
	大专	11	10.9
	本科及以上	13	12.9
职业	工人	27	26.7
	农民	11	10.9
	教师	4	4.0
	干部	24	23.8
	个体	3	3.0
	其他	32	31.7
婚姻状况	已婚	79	78.2
	未婚	19	18.8
	其他	3	3
年龄（岁）	19及以下	1	1
	20～	25	24.8
	30～	29	28.7
	40～	21	20.8
	50～	15	14.9
	60以上	10	9.9
	均数±标准差	40.25±13.43	
	范围	17～77	
临床分型	腹泻型	43	42.6
	便秘型	37	36.6
	混合型	21	20.8
医疗形式	自费	59	58.4
	城镇职工医保	38	37.6
	商业医保/合作医疗	4	4
经济状况	好	6	5.9
	中	58	57.4
	差	37	36.6

下面具体介绍对QLICD-IBS（V1.0）中文版量表进行信度、效度和反应度三方面的考评。

2. 内容效度 QLICD-IBS（V1.0）是根据WHO关于生存质量的定义，按照总量表、领域、侧面、条目的层次结构，层层提出和筛选条目，保证了较强的覆盖面，使量表有较好的内容效度。

3. 结构效度 相关分析结果显示各条目得分与其所在领域得分之间的相关性较大（r多在0.4以上），但与其他领域之间的相关性较低，详见表10-6。

表10-6 QLICD-IBS（V1.0）量表各条目与领域得分的相关系数

条目（简述）		躯体领域	心理领域	社会领域	特异模块
PH1	料理日常生活	0.418	0.265	0.333	0.128
PH2	疲乏	0.680	0.532	0.398	0.466
PH3	走800米困难	0.545	0.250	0.295	0.233
PH4	爬楼困难	0.605	0.367	0.416	0.288
PH5	药物依赖	0.628	0.412	0.274	0.260
PH6	食欲	0.605	0.295	0.478	0.290
PH7	睡眠	0.490	0.248	0.334	0.262
PH8	疼痛不适	0.624	0.531	0.369	0.510
PS1	脑力活动	0.525	0.693	0.412	0.421
PS2	精神痛苦	0.530	0.749	0.392	0.561
PS3	孤独无助	0.352	0.719	0.488	0.471
PS4	悲观失望	0.454	0.788	0.566	0.501
PS5	担忧	0.535	0.755	0.451	0.637
PS6	烦躁发脾气	0.634	0.791	0.510	0.519
PS7	紧张焦虑	0.559	0.839	0.477	0.555
PS8	担心不良反应	0.249	0.611	0.385	0.348
PS9	认为自己是负担	0.315	0.620	0.482	0.358
PS10	自卑	0.390	0.734	0.528	0.514
PS11	压抑情绪	0.522	0.751	0.428	0.415
SO1	影响工作家务	0.438	0.623	0.561	0.513
SO2	承担家庭角色	0.270	0.106	0.400	0.083
SO3	对家人的关怀	0.597	0.593	0.538	0.484
SO4	和家人的关系	0.277	0.234	0.540	0.080
SO5	家庭物和情上帮助	0.123	0.002	0.395	0.032
SO6	影响业余活动	0.560	0.551	0.599	0.476
SO7	积极乐观	0.241	0.196	0.380	0.148
SO8	诊治对疾病帮助	0.123	0.006	0.368	0.014
SO9	经济问题影响生活	0.146	0.449	0.404	0.363
SO10	亲朋支持	0.011	0.014	0.316	0.002
SO11	影响性生活	0.208	0.178	0.284	0.235
IBS1	腹痛	0.448	0.295	0.203	0.469
IBS2	腹胀	0.358	0.359	0.262	0.496
IBS3	腹痛或腹胀减轻	0.017	0.034	0.059	0.011
IBS4	大便习惯改变	0.123	0.214	0.125	0.345
IBS5	大便情况满意	0.092	0.089	0.077	0.363
IBS6	排便时有急迫感	0.225	0.347	0.104	0.417
IBS7	排便时有排不尽感觉	0.316	0.278	0.160	0.587
IBS8	担心病越来越重	0.357	0.565	0.298	0.712
IBS9	担心别人觉得夸大病情	0.343	0.522	0.376	0.516
IBS10	因病痛查不出原因苦恼	0.206	0.338	0.348	0.603
IBS11	食物受限而苦恼	0.485	0.509	0.460	0.649
IBS12	卫生间时间多苦恼	0.190	0.301	0.215	0.610
IBS13	能适应紧张工作	0.439	0.267	0.464	0.353
IBS14	外出旅行不便	0.208	0.410	0.274	0.667
IBS15	离卫生间近	0.291	0.406	0.377	0.603

特异模块因子分析结果显示，按特征根大于1的标准来提取则可取出5个主成分，累计贡献率达62.623%（表10-7）。经方差最大正交旋转后发现5个主成分基本分为症状、心理影响方面的不同侧面。具体解释为：第一主成分主要涵盖了心理影响的2个条目和1条活动能力条目，方差贡献率为27.585%，其中IBS14（出行不便）集中到心理方面的烦恼小方面，说明出行不便同样使患者感到苦恼，因此产生的心理功能影响大于对活动能力的限制；第二、三、四、五主成分依次反映了肠易激综合征患者的活动能力受限、排便急迫、腹痛、腹胀、大便习惯改变、紧张适应等小方面，方差贡献率共为35.038%。其中IBS6（症状）和IBS15（活动能力）集中在一个成分里，说明排便急迫和需要离卫生间较近关系密切，这是合乎逻辑的；表现心理焦虑的IBS8与IBS1（腹痛）和IBS2（腹胀）集中在一起，说明后者代表的症状群最能对患者的心理产生不良影响、引发焦虑情绪，这与临床实际非常贴近。

表10-7 QLICD-IBS（V1.0）特异模块各主成分与其条目的因子载荷

条目	内容简述	主成分（累计方差贡献率62.623%）				
		1（27.585）	2（11.548）	3（8.440）	4（8.183）	5（6.867）
IBS10	检查的苦恼	0.790				
IBS9	夸大病情	0.754				
IBS14	旅行不便	0.624				
IBS15	如厕的苦恼		0.794			
IBS6	排便急迫感		0.625			
IBS12	如厕时间的苦恼		0.559			
IBS1	腹痛			0.847		
IBS2	腹胀			0.696		
IBS4	大便习惯改变				0.743	
IBS13	紧张的适应					0.734
IBS5	大便满意度					0.669

注：IBS3、IBS7、IBS8、IBS11已删除（因为在各主成分上载荷小于0.5）

4. 效标效度 因为没有金标准，权且以SF-36量表英国发展版各领域得分作为效标，分别计算QLICD-IBS（V1.0）量表各领域和SF-36相应领域间的相关系数，见表10-8。可见，两套量表的相同或相似领域间的相关系数较大，且大于和其他领域的相关系数，相关系数多集中在0.4~0.6，各相关系数经检验均具有统计学意义（$P<0.01$）。尤其是躯体功能领域与SF-36躯体功能领域相关系数较高，接近0.7；心理功能领域与效标心理健康领域相关系数接近0.6；社会功能领域与效标社会功能、生命力相关较高，大于0.4；可见慢性病量表体系共性模块躯体和心理领域效标效度较好，社会功能领域的效度尚可。肠易激综合征特异模块与效标躯体功能、躯体角色领域相关较高（0.45~0.6）。

表10-8 QLICD-IBS（V1.0）与SF-36各领域间的相关系数

QLICD-IBS 领域	SF-36 领域							
	躯体功能	躯体角色	肌体疼痛	一般健康状况	生命力	社会功能	情感角色	心理健康
生理功能	0.68	0.39	0.40	0.41	0.45	0.38	0.34	0.26
心理功能	0.29	0.29	0.33	0.41	0.44	0.43	0.35	0.59
社会功能	0.41	0.38	0.33	0.37	0.42	0.42	0.32	0.36
特异模块	0.53	0.46	0.19	0.23	0.26	0.58	0.31	0.37

5. 内部一致性信度 用第一次测定的数据分别计算各个领域的内部一致性信度（克朗巴赫系数 α），结果见表 10-9。可见，从领域层面看，各领域的克朗巴赫系数均较大，除了社会功能领域 0.57 外，其余都在 0.7 以上。

表10-9 QLICD-IBS（V1.0）信度评价结果

领域及其侧面	α 系数	重测相关系数
躯体功能（PHD）	0.70	0.99
独立性（IND）	0.68	0.97
食欲睡眠（AAS）	0.36	0.96
躯体症状（PHS）	0.66	0.99
心理功能（PSD）	0.91	0.99
认知（COG）	0.77	0.99
焦虑（ANX）	0.86	0.99
抑郁（DEP）	0.78	0.99
自我意识（SEC）	0.73	0.97
社会功能（SOD）	0.57	0.98
社会支持（SSS）	0.60	0.96
社会影响（SOE）	0.77	0.99
性活动（SEF）	—	0.99
特异模块（SPD）	0.79	0.99
腹部胀痛（PFA）	0.13	0.99
大便情况（STT）	0.48	0.99
心理生活影响（EML）	0.79	0.99

—单独条目的侧面，不计算

6. 重测信度 用第一、第二次测定结果计算重测信度（相关系数 r）并对两次的得分均数进行比较，结果见表 10-9 和表 10-10。从表 10-10 可以看出，从各领域和总量表来看，两次测定的得分均值间差异均无统计学意义（$P>0.05$），说明两次测定一致，可以计算重测信度；从表 10-9 可以看出，第一、第二次测定的结果表明各领域两次测定的重测相关系数均较大，最低 0.98，说明 QLICP-IBS（V1.0）的重测信度非常好。

表10-10 QLICD-IBS（V1.0）第一、第二次测定得分均值的比较

领域	入院第 1 天		入院第 2~3 天		差值		t	P
	均数	标准差	均数	标准差	均数	标准差		
生理功能	68.24	14.57	68.60	13.82	−0.36	2.47	−0.96	0.342
心理功能	66.59	22.86	66.01	22.24	−0.58	2.48	1.535	0.132
社会功能	67.76	13.52	68.18	12.76	−0.42	2.68	−1.03	0.307
特异模块	48.83	16.02	48.64	15.68	0.19	0.90	1.402	0.168
共性模块	67.46	14.90	67.50	14.30	−0.03	1.58	−0.160	0.873
量表总分	61.25	13.98	61.21	13.57	0.03	1.12	0.226	0.823

7. 反应度 分别计算肠易激综合征患者第一次和第三次测定（治疗前后）各领域及侧面、量表总分的均值，并进行配对 t 检验，比较治疗前后生命质量得分的变化，同时计算标准化反应均数（SMR），结果见表 10-11。可以看出，肠易激综合征量表在各领域及总分均有统计学

差异（$P \leqslant 0.01$）。标准化反应均数 SMR 值大部分在 0.5 以上，尤其是特异模块的 SMR=1.12，总量表的 SRM=1.13，均很大。一般认为 SMR 的绝对值在 0.2 左右则反应度较低，0.5 左右则反应度适中，0.8 及以上反应度较好。数据提示经过短期的临床干预，直接改善的状况主要体现在疾病特异领域（大便情况）。根据上述结果可以认为该量表能够较敏感地反映患者住院期间的生命质量变化，具有较好的反应度。

表10-11 QLICD-IBS（V1.0）反应度的评价结果

领域/侧面	治疗前 均数	治疗前 标准差	治疗后 均数	治疗后 标准差	差值 均数	差值 标准差	t	P	SRM
生理功能	68.37	15.32	80.71	11.61	-12.34	13.55	-9.05	0.000	0.91
独立功能	89.73	14.47	95.70	9.47	-5.97	13.78	-4.31	0.000	0.43
食欲睡眠	26.57	68.56	21.30	49.62	-18.93	22.61	-8.33	0.000	0.84
躯体症状	59.51	22.46	73.82	16.67	-14.31	20.96	-6.79	0.000	0.68
心理功能	66.73	22.49	80.87	14.11	-14.14	18.00	-7.81	0.000	0.79
认知	63.13	27.85	75.75	16.63	-12.62	22.26	-5.64	0.000	0.57
焦虑	57.57	29.25	74.41	20.03	-16.83	26.53	-6.31	0.000	0.63
抑郁	70.71	24.81	83.67	15.52	-12.96	19.05	-6.76	0.000	0.68
自我意识	74.33	23.22	87.96	13.05	-13.63	20.49	-6.61	0.000	0.67
社会功能	67.35	12.95	76.19	11.68	-8.84	9.89	-8.88	0.000	0.89
社会支持	69.86	16.74	78.32	14.68	-8.45	14.61	-5.76	0.000	0.58
社会影响	60.98	24.46	71.40	17.76	-10.42	15.66	-6.61	0.000	0.67
性活动	77.78	28.54	82.57	21.26	-4.79	19.12	-2.49	0.014	0.25
特异模块	51.14	16.34	71.43	14.65	-20.28	18.08	-11.15	0.000	1.12
腹部胀痛	53.70	18.25	73.48	14.93	-19.78	19.97	-9.852	0.000	0.99
大便情况	42.86	20.00	67.23	18.47	-24.36	22.99	-10.54	0.000	1.06
心理生活影响	54.32	21.53	72.75	17.35	-18.43	21.11	-8.68	0.000	0.87
共性模块	67.39	14.96	79.11	10.80	-11.71	11.82	-9.86	0.000	0.99
总量表	61.98	14.23	76.55	11.27	-14.57	12.86	-11.27	0.000	1.13

8. 量表的可行性（feasibility）分析 该分析主要解决量表是否容易被人接受及完成量表的质量问题。通常用量表的接受率（回收率）、量表的完成率、完成量表的时间等来分析。在现场调查中绝大多数患者首次调查能在 15~25min 将两套量表完成，完成该研究量表 47 个条目所需的时间一般在 15min 之内。该研究中量表的回收率为 91.8%；完成率为 100%。

10.3.4 QLICD-IBS（V1.0）的使用方法

该量表是自评式量表，要求被测者有一定的文化程度，而且在单独、安静的环境下填写量表。调查者进行解释说明并得到抽到的患者同意后将量表发给患者填写。等待患者完成量表后收回并仔细查看有无漏项，如有漏项，提醒被试者及时补齐，若仍拒绝填写则作为缺省值并力图问清和记录原因。当患者出院时，再次填写调查表，用于分析反应度和疗效评价等。

调查时，使用者可以根据自己的需要设计一个封面，包含由患者自己填写的年龄、性别、职业、文化程度、家庭经济情况等和由医生或调查者填写的患者的临床类型、临床分期、所采用的治疗方法等基本情况。

10.3.5 问题与进展

(1) 内部一致性系数 α 介于 0~1，其值越大则量表或层面的信度越高。但究竟 Cronbach's α 要多大才算有高的信度，不同的学者看法不尽相同。Hays 等 (1993) 认为信度达到 0.7 以上就认为信度好。在实际现场研究的操作中，采用上述中任何一种信度分析或几种合并使用均可。表 10-9 显示了该量表共性模块的三个领域和特异模块的 Cronbach's α 系数。除社会领域的内部一致性系数相对较低 (接近 0.6) 外，其余各领域和模块的 Cronbach's α 均较高，显示该量表各领域的同质信度较好。在侧面层次，食欲睡眠、腹部胀痛、大便情况的系数不太高，可能与这些测面的条目数较少有关，同时要考虑样本例数对结果的影响。

(2) 由于考评调查的样本数不是很大，可能会对信度、效度的评价带来一些偏差。应适当地增加样本量进一步评价。

(3) QLICD-IBS (V1.0) 研制完成后在应用中已经发现一些问题，其中共性模块已在第 3 章详述，这里不再重复。特异模块虽然有 15 个条目，但条目内容考虑不全面，不能全面反映患者的情况，例如，第 13 个问题，"您能适应紧张工作吗？" 这一条目，经过小组讨论认为，肠易激综合征对紧张的工作影响不是很大，建议删除此条目。另外，IBS3——腹痛腹胀在排便或排气后缓解一项也建议删除，临床专家和生命质量专家认为该项是诊断 IBS 的重要标准之一，所以在入选该项目时必定就具备这一标准，但缓解的程度与病情轻重无必然的联系，而且该条目无明显的正逆倾向，不便于计算得分，调查员在现场调查中也发现，如果患者经过治疗后症状缓解，在第三时点填写该条目的时候会让人无所适从。为此，第二版量表 QLICD-IBS (V2.0) 对第一版的部分条目进行了修改和完善，已进入现场测试中。

10.4 肠易激综合征生命质量测评的应用

前面已经谈到，肠易激综合征生命质量测评主要用于治疗方案选择、预后和影响因素分析等。本节以 SF-36 量表和 QLICD-IBS 量表测定的肠易激综合征患者生命质量为准，分析不同的治疗方法的生命质量，并对生命质量的影响因素进行分析。

10.4.1 不同临床类型比较

该次调查中登记了患者类型的资料，包括腹泻型、便秘型和腹泻便秘交替型三种类型。同时也将入院时量表的测定结果作为协变量 (基线)，治疗后的测定结果为分析变量，采用协方差分析法对不同类型患者的生命质量得分 (各领域分及总分) 进行比较，结果见表 10-12 和表 10-13。可以看出，按照第一次测定 (刚入院) 时的平均水平进行调整后的修正均数，无论哪个量表，无论各领域分还是总分均未发现统计学意义的差异。原因可能与肠易激本身有关，而不在于哪种类型，无论哪种类型，患者的主要症状都是一致的，进而出现类型并不受一些因素的影响。

表10-12 QLICD-IBS (V1.0) 测定的不同治疗方法IBS患者生命质量比较

领域	腹泻型		便秘型		复合型		F	P
	修正均数	标准误	修正均数	标准误	修正均数	标准误		
生理功能	78.47	1.51	82.52	1.67	82.31	2.16	1.942	0.149
心理功能	78.94	1.73	83.05	1.91	81.21	2.47	1.283	0.282
社会功能	74.92	1.32	77.17	1.46	77.17	1.89	0.802	0.451
特异模块	70.08	2.14	72.68	2.37	72.11	3.07	0.364	0.696
总量表	75.05	1.49	77.96	1.65	77.31	2.13	0.937	0.395

表10-13 SF-36测定的不同治疗方法IBS患者生命质量比较

领域	腹泻型		便秘型		复合型		F	P
	修正均数	标准误	修正均数	标准误	修正均数	标准误		
躯体功能	88.73	1.86	90.76	2.06	91.07	2.67	0.378	0.686
躯体角色	47.01	4.32	48.49	4.80	47.91	6.28	0.027	0.974
肌体疼痛	64.43	2.35	70.25	2.62	68.17	3.40	1.413	0.249
一般健康状况	47.79	1.42	44.87	1.58	47.59	2.04	1.062	0.350
生命力	57.65	1.64	63.10	1.82	60.81	2.38	2.521	0.086
社会功能	72.50	2.46	75.48	2.73	75.84	3.52	0.454	0.636
情感角色	55.44	4.33	45.28	4.84	51.64	6.45	1.227	0.298
心理健康	64.06	1.64	66.83	1.81	61.78	2.45	1.469	0.235

10.4.2 生命质量影响因素分析

分别用刚入院时 QLICD-IBS（V1.0）量表测定的患者生命质量各领域分及总量表得分为因变量（用 SF-36 测定的与此类似，从略），用可能影响生命质量的一些因素（如性别、年龄、职业等）为自变量，采用多元逐步回归分析来筛选影响生命质量的相关因素，进入方程水准定位 0.05，剔除方程的标准是 0.10，其中属性或等级因素的量化方法见表 10-14。分析结果见表 10-15。可以看出，性别和婚姻状况对生命质量有影响。年龄与躯体功能、心理功能、社会功能、特异模块和总量表得分之间呈负相关关系，说明随着年龄的增加，躯体、心理、社会及特异功能得分越低，与实际情况相符合。婚姻状况对特异模块领域有影响，且呈负相关关系，已婚患者的生命质量情况更好。

表10-14 可能影响IBS生命质量因素的量化方法

因素	量化方法	因素	量化方法
性别	1=男，2=女	婚姻	1=已婚，2=其他
年龄	1=19岁以下，2=20～29岁，3=30～39岁 4=40～49岁，5=50～59岁，6=60岁以上	文化程度	1=小学及以下，2=中学/中专，3=大专以上
职业	1=工人，2=其他	家庭经济	1=差，2=中，3=好
民族	1=汉族，2=其他	医疗形式	1=自费，2=公费

表10-15 多元回归分析选出的IBS生命质量各领域得分及总分的影响因素

领域	影响因素	回归系数 b	b 的标准误	标准回归系数	t	P
生理功能	常数项	84.92	4.65		18.259	0.000
	性别	−10.85	2.90	−0.35	−3.744	0.000
心理功能	常数项	81.47	7.13		11.425	0.000
	性别	−9.66	4.44	−0.21	−2.174	0.032
社会功能	常数项	76.64	4.08		18.752	0.000
	性别	−6.08	2.55	−0.23	−2.389	0.019
特异模块	常数项	72.20	6.95		10.394	0.000
	婚姻	−8.13	3.23	−0.24	−2.516	0.014
	性别	−7.18	3.20	−0.22	−2.243	0.027
总量表	常数项	73.84	4.44		16.612	0.000
	性别	−7.773	2.77	−0.27	−2.807	0.006

此外，为了分析治疗前后生命质量变化的影响因素，还分别利用第一次测定与第三次测定各领域得分及总量表得分的差值为因变量，用上述的一些因素为自变量，采用多元逐步回归分析法来筛选生命质量变化的影响因素，结果见表10-16。可以看出，治疗前后生理功能领域、总量表得分的变化与性别有关，并且两者存在负相关关系；但是年龄与社会功能领域得分变化存在正相关关系，随着年龄的增加，社会功能领域的得分变化也大，这与实际实际情况相吻合。

表10-16　多元回归分析选出的IBS生命质量各领域得分及总分变化的影响因素

领域	影响因素	回归系数 b	b 的标准误	标准回归系数	t	P
生理功能	常数项	0.908	4.16		0.218	0.828
	性别	−8.69	2.59	−0.32	−3.345	0.001
社会功能	常数项	−14.45	2.83		−5.090	0.000
	年龄	1.57	0.74	0.21	2.104	0.038
总量表	常数项	−6.68	4.09		−1.633	0.106
	性别	−5.17	2.54	−0.20	−2.030	0.045

（万崇华）

参 考 文 献

陈明显，蔡淦.2011.肠易激综合征生活质量评价的研究现状及展望.世界华人消化杂志，（1）：1-6
陈尚茹，刘冈峰，梁俊雄，等.2009.肠易激综合征各亚型患者的生活质量和心理特征分析.右江民族医学院学报，31（6）：945-947
陈淑洁，姒健敏，王良静，等.2003.不同疗法对肠易激综合征的疗效和生活治疗评价.胃肠病学，8（suppl）：A4-A5
陈淑洁，姒健敏.2002.IBS的生活质量.国外医学，22（1）：25-27
黄兰祝，黄秀媚，陈安华.2013.护理干预对肠易激综合征患者抑郁、焦虑情绪及生活质量的影响.广东医学院学报，（4）：492-493
孔令伟，曹勤.2005.肠易激综合征患者的症状和生存质量与性别的关系.中华现代临床医学杂志，3（16）：1618-1619
李定国，刘栋，许小幸，等.2005.青少年儿童肠易激综合征的流行病学调查.中华消化杂志，25（5）：266-269
卢小红，杨静华.2007.综合心理干预对肠易激综合征患者生活质量的影响.齐鲁护理杂志，13（9）：7-8
陆再英，钟南山主编.2010.内科学.北京：人民卫生出版社.387-395
潘国宗，鲁素彩，柯美云，等.2000.北京地区肠易激综合征的流行病学研究：一个整群、分层、随机的调查.中华流行病学杂志，21（1）：26-29
姒健敏，陈淑洁，孙蕾民.2003.中国肠易激综合征的流行病学和生活质量研究.胃肠病学，8（增刊）：A29
宋惠雯，王承党.2010.抗生素-益生菌序贯治疗对腹泻型肠易激综合征病人症状和生活质量的影响.胃肠病学和肝病学杂志，19（12）：1127-1129
孙刚，杨云生，彭丽华，等.2007.肠易激综合征患者生活质量、胃肠道症状及精神心理状况分析.解放军医学杂志，32（39）：256-257
田建军，周曾芬，万崇华，等.2010.肠易激综合征患者生命质量测定量表研制及评价.中国公共卫生26（2）：172-173
汪红兵，张声生.2009.中医辨证治疗对腹泻型肠易激综合征患者近期生活质量的影响.中国中西医结合消化杂志，7（6）：379-380
王欢.2002.肠激惹综合症病人的心理状况及其影响因素.中国行为医学科学，11（5）：529
王沁，陈林庆.2003.肠易激综合征与精神心理障碍的临床分析.胃肠病学，8（s1）：5
王深皓，董蕾，罗金燕，等.2007.411例肠易激综合征患者生活质量状况调查.中华流行病学杂志，28（11）：1130-1132
王伟岸，何剑琴，胡品津，等.2004.心理社会因素对肠易激综合征患者生活质量的影响.世界华人消化杂志，12（7）：120-124
王相立，陈广华，麻爱华，等.1999.氟西汀治疗肠易激综合征的疗效及对生存量的影响.中国行为医学科学，8（4）：311-312
王玉霞，许春进，杨帆，等.2005.心理行为干预改善肠易激综合征患者的生活质量.中国临床康复，（20）：70-71
熊理守，陈湖，陈惠新，等.2004.广东省社区人群肠易激综合征的流行病学研究.中华医学杂志，84（4）：278-281
熊理守，陈湖，王伟岸，等.2004.肠易激综合征患者生存质量的评价.中华内科杂志，43（5）：356-359
徐雪梅，工巧民，代了艳，等.2009.肠易激综合征患者的生存质量评价及其影响因素分析.胃肠病学和肝病学杂志，18（1）：35-37
许小幸，李定国，蔡全才，等.2005.肠易激综合征病人生活质量及其影响因素分析.青岛大学医学院学报，41（2）：151-153
姚敏，陈燕萍，周惠清，等.2007.我国南方青少年肠易激综合征流行病学调查.临床儿科杂志，25（10）：835-839
于皆平，沈志祥，罗和生.2007.实用消化病学.第2版.北京：科学出版社
Bennett EJ, Tennant CC, Piesse C, et al. 1998. Level of chronic life stress predicts clinical outcome in irritable bowel syndrome. Gut, 43（2）：256-261

Chassany O, Marquis P, Seherrer B, et al. 1999. Validation of a specific quality of life questionnaire for functional digestive disorders.Gut, 44（4）: 527-533

Claar RL, Walker LS, Smith CA. 1999. Functional disability in adolescents and young adults with symptoms of irritable bowel syndrome: the role of academic, social, and athletic competence1J, Pediatr, Psychol1, Jun, 24（24）: 271-22801

Delvaux M, Denis P, Allemand H. 1997. Sexual abuse is more frequently reported by IBS patients than by patients with organic digestive diseases or controls: results from a multicentre inquiry. Eur J Gastroenterol Hepatol, 9（4）: 345-352

Drossman DA, Whitehead WE, Camilleri M. 1997. Irritable bowel syndrome: a technical review for practice guideline development. Gastroenterology, 112（6）: 2120-2137

Drossman DA. 1994. Irritable bowel syndrome: the role of psychosocial factors. Stress Medicine, 10（1）: 49-55

El-Serag HB, Olden K, Bjorkman D. 2002. Health-related quality of life among persons with irritable bowel syndrome: a systematic review. Aliment Pharmacol Ther, 16（6）: 1171-85

El-Serag HB. 2003. Impact of irritable bowel syndrome: prevalence and effect on health-related quality of life. Rev Gastroenterol Disord, 3（Suppl 2）: S3-11

Eypasch E, Williams JI, Wood-Dauphinee S, et al.1995.Gastrointestinal quality of life index: development, validation and application of a new instrument. British Journal of Surgery, 82（2）: 216-222

Frank L, Kleinman L, Rentz A, et al. 2002. Health-related quality of life associated with irritable bowel syndrome: comparison with other chronic diseases. Clin Ther, 24（4）: 675-689

Goldsmith G, Levin JS. 1993. Effect of sleep quality on symptoms of irritable bowel syndrome. Dig Dis Sci, 38（10）: 1809-1814

Gralnek IM, Hays RD, Kilbourne A, et al. 2000. The impact of irritable bowel syndrome on health-related quality of life. Gastroenterology, 119（3）: 654-660

Gralnek IM, Hays RD, Killbourne AM, et al. 2004. Racial differences in the impact of irritable bowel syndrome on health-related quality of life. J Clin Gastroenterol, 38（9）: 782-789

Guyatt G, Mitchell A, Irvine EJ, Singer J, et al. 1997. A new measure of health status for clinical trialsHahn BA et al. Aliment Pharmacol Ther, 11: 547-552

Hahn BA, Kirchdoerfer LJ, Fullerton S, et al. 1997. Evaluation of a new quality of life questionnaire for patients with irritable bowel syndrome. Aliment Pharmacol Ther, 11（3）: 547-552

Hahn BA, Kirchdoerfer LJ, Fullerton S, et al. 1997b. Patient-perceived severity of irritable bowel syndrome in relation to symptoms, health resource utilization and quality of life. Aliment Pharmacol Ther, 11（3）: 553-559

Hahn BA, Yan S, Strassels S. 1999. Impact of irritable bowel syndrome on quality of life and resource use in the United States and United Kingdom. Digestion, 60（1）: 77-81

Hays RD, Anderson R, Revicki D. 1993. Psychometric considerations in evaluating health-related quality of life measures. Quality of Life Research, 2（2）: 441-449

Hyams JS, Burke G, Davis PM, et al. 1996. Abdominal pain and irritable bowel syndrome in adolescents: a community-based study. J Pediatr, 129（2）: 220-226

Li FX, Patten SB, Hilsden RJ, et al. 2003. Irritable bowel syndrome and health-related quality of life: a population-basee study in Calgary, Alberta. Can J Gastroenterol, 17（4）: 259-263

Locke GR 3rd, Zinmeister AR, Talley NJ, et al. 2000. Risk factors for irritable bowel syndrome: role of analgesics and food sensitivities. Am J Gastroenterol, 95（1）: 157-165

Lydiard RB. 1997. Anxiety and the irritable bowel syndrome, psychiatric, medical, or both? J Clin Psychiatry, 58（suppl3）: 51-58.

Manning AP, Thompson WG, Heaton KW, et al.1978. Towards positive diagnosis of the irritable bowel. Br Med J, 2(6138) 653-654

Masand PS, Kaplan DS, Gupta S, et al.1997. Irritable bowel syndrome and dysthymia. Is there a relationship?Psychosomatics, 3863-69

Maxton DG. 1992. Use of medical resources and attitudes to health care of patients with "chronic abdominal pain". Br J Med Econ, 2（1）: 75-79

O'Keefe EA, Talley NJ, Zinsmeister AR, et al. 1995. Bowel disorders impair functional status and quality of lifein the elderly: a population-based study. J Gerontol A Biol Sci Med Sci, 50（4）: 184-189

Patrick DL, Drossman DA, Frederick IO, et al.1998. Quality of life in persons with irritable bowel syndrome: development and validation of a new measure. Dig Dis Sci, 43（2）: 400-401

Reshetnikov OV, Kurilovich SA, Denisova DV, et al. 2001. Prevalence of dyspepsia and irritable bowel syndrome among adolescents of Novosibirsk, western Siberia. Int J Circumpolar Health, 60（2）: 253-257

Sandler RS. 1990. Epidemiology of irritable bowel syndrome in the United States. Gastroenterology, 99（2）: 409-415

Shaw MJ, Talley NJ, Adlis S, et al. 1998. Development of a digestive health status instrument: test of scaling assumptions, structure and reliability in a primary care population. Aliment Pharmacol Ther, 12（11）: 1067-1078

Svedlund J, Sjödin I, Dotevall G. 1988. GSRS--a clinical rating scale for gastrointestinal symptoms in patients with irritable bowel syndrome and peptic ulcer disease. Dig Dis Sci, 33（2）: 129-134

Talley NJ, Gabriel SE, Harmsen WS, et al. 1995. Medical costs in community subjects with irritable bowel syndrome. Gastroenterology, 109（6）: 1736-1741

Talley NJ, O'Keefe EA, Zinsmeister AR, et al.1992. Prevalence of gastrointestinal symptoms in the elderly: a population-based study. Gastroenterology, 102（3）: 895-901

Talley NJ, Zinsmeister AR, Melton LJ 3rd. 1995. Irritable bowel syndrome in a community: symptom subgroups, risk factors, and health care utilization. Am J Epidemiol, 142（1）: 76-83

Talley NJ. 2006. Irritable bowel syndrome. Intern Med J, 35: 724-728

Thompson WG, Longstreth GF, Drossman DA, et al.1999. Functional bowel disorders and functional abdominal pain. Gut, 45（suppl 2）: 1143-1147

Thompson WG. 2000. Functional bowel disorders and D. Functional Abdominal Pain. In: Drossman DA, Corazziari E, TalleyNJ, et al. Functional gastrointestinal disorders: rome II.2 ed. Mclean, Virginia: Degnon and Associates. 360-382

Thomson S, Dancey CP. 1996. Symptoms of irritable bowel in school children: prevalence and psychosocial effects. J Pediatr Health Care, 10（6）: 280-285

Wai-yee Cheung, Andrew MG. Ian T, et al.2000. The UK IBDQ A British version of the inflammatory bowel disease questionnaire: development and validation. Journal of Clinical Epidemiology, 53（3）: 297-306

Whitehead WE, Burnett CK, Cook EW, et al. 1996. Impact of irritable bowel syndrome on quality of life. Dig Dis Sci, 41（11）: 2248-2253

Whitehead WE, Crowell MD, Robinson JC, et al. 1992. Effects of stressful life events on bowel symptoms: subjects with irritable bowel syndrome compared to subjects without bowel dysfunction. Gut, 33（6）: 825-830

Wong E, Guyatt GH, Cook DJ, et al.1998. Development of a questionnaire to measure quality of life in patients with irritable bowel syndrome. Eur J Surg Suppl, 164（8）: 50-56

第 11 章 慢性肝炎的生命质量研究

肝脏发生炎症及肝细胞坏死称为肝炎,持续 6 个月以上则称慢性肝炎(chronic hepatitis),是一组由多种病因所致的临床和病理学综合征。特征为肝细胞不同程度的炎症坏死,包括点状、灶性、融合性、桥架性坏死,以及小叶周围及间隔的碎屑样坏死,炎症以淋巴细胞浸润为主,伴有不同程度的肝纤维化。根据病因,慢性肝炎可分为慢性乙型肝炎(简称乙肝)、慢性丙型肝炎、自身免疫性肝炎、慢性酒精性肝炎和药物性肝病。本章节主要是基于慢性乙型肝炎和慢性丙型肝炎进行的研究。

乙型肝炎病毒(HBV)和丙型肝炎病毒(HCV)是慢性乙型肝炎和慢性丙型肝炎的主要病因。此外,有少数 HBV 重叠丁型肝炎病毒(HDV)感染,使慢性肝炎加重。青壮年男性居多,起病多缓慢、隐匿,少数急而持久。在各型病毒性肝炎中慢性乙型肝炎对人类健康危害最为严重,已成为我国最重要的公共卫生问题之一。HBV 感染呈世界性流行,但是不同地区 HBV 感染的流行强度差异很大。据世界卫生组织报道,全球约 20 亿人曾感染过 HBV,其中 3.5 亿~4 亿人为慢性感染者,每年约有 100 万人死于 HBV 感染所致的肝衰竭、肝硬化和原发性肝细胞癌(HCC)。2006 年我国病毒性肝炎流行病学调查表明,我国已由高度流行降至中度流行区水平,但各地人群 HBsAg 流行率分布并不一致。一般人群 HBsAg 流行率为 7.18%,估计 HBsAg 携带者约 9300 万人,慢性乙肝为 2000 万~3000 万例,每年死于与乙肝相关的肝硬化和肝癌约 30 万,每年因慢性乙肝(包括肝硬化、肝癌)直接经济损失达 9000 亿人民币。丙型肝炎也呈全球性流行,是欧美及日本等国家终末期肝病的最主要原因。据世界卫生组织统计,全球 HCV 的感染率约为 3%,HCV 慢性携带者约 1.7 亿人,每年新发病例 300 万~400 万,死亡 25 万例。我国属中度流行区,1992 年全国血清流行病学调查资料显示,我国一般人群抗-HCV 阳性率为 3.2%,各地 HCV 感染情况不一,抗-HCV 阳性率范围为 1.2%~5.4%。但最近报告,我国一般人群抗-HCV 流行率已降至 0.43%(詹思延,2013)。

慢性乙型肝炎和丙型肝炎的临床表现相似,轻者无明显症状,仅在体检时发现肝大或肝功能异常。常见症状为乏力、头晕、全身不适、食欲减退、肝区不适或疼痛、腹胀、失眠、低热等。肝稍大有轻触痛,可有轻度脾大。病情严重者可有黄疸加深、腹水、出血倾向及肝性脑病。肝外表现可有皮疹、关节炎、结节性多动脉炎、肾小球肾炎等。慢性肝炎的治疗主要是根据患者的具体情况采用综合性治疗方案,包括合理的休息和营养、心理辅导、改善和恢复肝功能、调节机体免疫、抗病毒、抗纤维化治疗等。

慢性肝炎不仅严重影响患者的健康,也给生活质量带来很大影响,给患者经济、生活造成极大压力,因此有必要关注慢性肝炎患者生存质量及影响因素,为今后相关措施的更深入研究提供依据。

11.1 慢性肝炎的生命质量研究现状

在近 30 年中,生命质量研究备受关注,形成国际性研究热点。鉴于慢性肝炎病程迁延难治愈,很难用治愈率来评价治疗效果,而且具有传染性,严重影响患者身心健康,因此,慢性肝炎患者的生命质量研究很多(Wang L, 2012; Foster GR, 2009; 王菲, 李武, 2014; 邹俐等, 2012)。据笔者查 PubMed,截止 2014 年 12 月标题中有 "Quality of Life" 和 "Chronic Hepatitis"

两词的文章有 92 篇。我国也有不少有关慢性肝炎生命质量的报道，据笔者查 CNKI 中国期刊全文数据库，截止 2014 年 12 月标题中有"肝炎"（"生命质量"或"生存质量"或"生活质量"）的有 246 条。

11.1.1 慢性肝炎生命质量测定量表研究

生命质量测定最重要的一个环节就是研究适宜的生命质量测定量表。不少学者在此方面进行了探讨，开发了许多测定量表（王菲，李武，2014）。这里择其有代表性者进行介绍。

1. 慢性肝脏疾病量表（CLDQ） 慢性肝脏疾病量表（chronic liver disease questionnaire, CLDQ）是由 Younossi 等（1999）创立的肝病特异性量表。含 29 个条目，分 6 个领域，即疲乏、活动、情绪功能、腹部症状、系统症状和焦虑，集中于前 2 个的反应。信度方面，全身症状及活动维度的内部一致性信度尚欠满意，其他条目的内部一致性信度及重测信度均可接受。这是第一个肝病特异量表，简短容易执行。但此量表的研制主要针对肝功能代偿的患者，对肝功能失代偿的患者特别关注的问题不够。CLDQ 目前被多个国家翻译引用。其中 Irene Ray 等（2010）把 CLDQ 翻译成孟加拉语，并对其信度进行检验，结果显示 CLDQ 具有较好信度。Elegance Ting Pui Lam 等（2009）对 150 例慢性乙肝患者采用香港翻译的 CLDQ 问卷和 SF-36 问卷进行调查分析，结果显示香港翻译的 CLDQ 对于慢性乙型肝炎的研究具有很好的信效度。

2. 肝脏疾病生命质量量表（LDQOL） Gralnek 等（2000）制订的肝脏疾病生存质量（liver disease QOL, LDQOL）量表，以 SF-36 为核心，含 36 个普适性条目（SF-36）和 77 个特异性条目。量表为自评式，包括躯体功能和限定角色、肝脏疾病标志、相关症状、结果和影响、认知、情绪等心理学特征。此量表较多的用于肝移植患者的生存质量测评。

3. 肝炎生命质量量表（HQLQ） Beyliss 等（1998）创立了肝炎生存质量量表（hepatitis quality of life questionnaire, HQLQ）。此量表包括 69 个条目，是在 SF-36 基础上增加了与慢性丙型肝炎患者生命质量有关的 11 条普适性条目和 7 条丙型肝炎特异性条目，分别是：积极健康（4 条）、嗜睡或梦幻（3 条）、健康压力（4 条）、丙型肝炎引起的健康压力（4 条）及受限（3 条）。具有良好的信度、效度。

4. 中国乙型肝炎患者的生存质量测定量表（QOL-HBV） 李跃平等（2007）在新编 Well-being 生存质量量表（new well-being scales, NWS）的基础上，结合乙型肝炎患者特殊的生理、心理和社会功能状态，并吸收世界卫生组织生存质量测定量表（WHOQOI）的思想，编制成乙型肝炎患者生存质量测定表（QOL-HBV）。QOL-HBV 含 30 个条目，包括社会适应、心理和生理 3 个维度。每个条目的回答选项分为经常、较常、偶尔和没有四个等级，分别记 1～4 分，得分越高，生存质量状况越好。考评结果显示 QOL-HBV 具有较好的信度、效度，量表和 3 个维度的 Cronbach's α 系数分别为 0.935 3、0.863、0.868、0.835。可以作为我国乙型肝炎患者生存质量简捷的测量工具。

5. 乙肝生活质量量表（HBQOL） Spiegel 等（2007）开发了乙肝生活质量量表（hepatitis B quality of life instrument, version 1.0, HBQOL V1.0）。主要用于评价非肝硬化的乙肝患者的生活质量。包括 31 个条目，6 个方面：心理健康、焦虑、活力、耻辱、脆弱性和遗传性。采用 Likert 5 级评分，具有较好的重测信度、内部一致性和效度。量表的内部一致性为 0.96，各维度的内部一致性在 0.75～0.9。

6. 肝炎症状指数（LDSI） Unal 等（2001）开发了肝炎症状指数（liver disease symptoms index, LDSI），量表共有 12 个条目，包括 7 个方面，分别为瘙痒、关节疼痛或不适、上腹部疼痛、困倦、白天睡眠、缺乏食欲和对并发症恐惧。Cronbach's α 系数在 0.79～0.86，重测信度在 0.72～0.84。

7. 肝炎症状指数 2.0 版（LDSI 2.0） Van der Plas 等（2004）开发了肝炎症状指数 2.0 版（liver disease symptoms index 2.0，LDSI 2.0），包括 18 个条目，分别为瘙痒、关节疼痛、右上腹疼痛、白天嗜睡、担心家庭状况、食欲下降、抑郁、对并发症恐惧和黄疸。Cronbach's α 系数大于 0.79，重测信度在 0.55～0.99。

8. 传统中医肝病问卷（TCMLDQ） Zhang 等（2012）研制了传统中医肝病问卷（traditional chinese medicine liver disease questionnaire，TCMLDQ），量表共 38 个条目，分为 6 个方面，包括：常见症状（CSs，显示疾病的共性），肝肾阴虚（GSYX），脾肾阳虚（PSYX），肝郁脾虚（GYPX）和其他症状（OSs）。每个条目的回答选项为 1～7 分，得分越高，症状越明显。具有较好的信度、效度和反应度。

9. 慢性病患者生命质量测定量表体系之肝炎量表（QLICD-CH） 此量表是由万崇华等负责开发的具有中国文化特色的慢性病患者生命质量测定量表体系中的慢性肝炎量表（quality of life instrument chronic disease-chronic hepatitis，QLICD-CH）。QLICD-CH（V2.0）由 29 个条目的共性模块 QLICD-GM 和 18 个条目的慢性肝炎特异模块构成，详见 11.2 节。

11.1.2 慢性肝炎生命质量应用情况

1. 生命质量状况及影响因素研究 Ware 等（1999）进行的一项多中心、随机对照临床试验表明，慢性丙型肝炎（chronic hepatitis C，CHC）患者与健康人群对照相比，HRQOL 明显下降，在 SF-36 量表所涉及的 8 项领域中有 5 项明显降低，即躯体功能、角色局限、总的健康状态、活力和社会功能，尤其是角色局限和总的健康状况。Gallegos-Orozco（2003）采用 SF-36 量表、ZUNG 抑郁评价量表和自我保健知识测评量表在观察了 157 例慢性肝炎患者的 HRQOL、抑郁和对疾病相关知识的理解，发现慢性丙型肝炎患者与组织学上正常的对照组相比，在 SF-36 量表所评价的 8 个领域中，HRQOL 均低于组织正常组，Child's B、Child's C 级肝硬化患者在身体健康领域的分值明显降低，与非抑郁患者相比较，有部分患者由于抑郁而引起 HRQOL 明显降低，也有部分患者由于对 CHC 缺乏了解而引起 HRQOL 下降。Thusz（2003）采用 SF-36 量表对 61 例 HBV 慢性病患者的生命质量进行了研究，通过配对研究分析发现，慢性肝炎患者的得分指数、总体健康水平、活力和角色功能等方面的得分均低于正常。提示，尽管无明显症状，慢性肝炎患者生命质量也较正常人低。

国内李雯雯等（2007）应用 SF-36 简明健康情况调查表对 180 例乙型肝炎肝硬化患者及 180 例健康对照进行生命质量测评，结果显示：①与健康人群相比，乙型肝炎肝硬化及慢性乙型肝炎患者生存质量各维度评分均出现了不同程度的降低。肝硬化组与慢性乙肝组总分相比较，差异有统计学意义（$P<0.05$）。②住院治疗可以改善乙肝肝硬化患者的健康相关生存质量。治疗后肝硬化患者的生存质量各维度均有不同程度的提高。③女性性别及肝功能 Child 分级为影响乙肝肝硬化患者健康相关生存质量的独立危险因素。纳差、腹水、白蛋白等反映生理健康的因素主要影响机体生理方面的维度。应重视对患者的心理健康教育。

王立芹等（2010）通过慢性乙型肝炎患者与健康人生命质量（SF-36 量表）的比较，了解慢性乙型肝炎患者生命质量的现状，结果显示患者 SF-36 生活量表得分与健康人常模比较，生理功能、总体健康、活力、社会功能、情感职能、精神健康各领域均下降，在躯体疼痛上与健康人无差异。

郝新洁等（2005）用 SF-36 量表分析了慢性乙型肝炎患者生活质量的主要影响因素，单因素分析时，性别、年龄、文化程度、职业、是否在岗、婚姻状况、经济收入、医疗费用负担形式、医疗花费、家庭住房面积、疾病的炎症程度、病程、住院次数、病情进展情况、是否共患其他疾病 15 种因素与生活质量的各领域或大多数领域均有关系，进一步多因素分析发现对生活质量的主要影响因素是文化程度、医疗费用、职业、病情进展情况、病程、婚姻状况。

郭芳等（2004）采用 SF-36 量表分析了 41 例女性输血后慢性丙型肝炎患者生命质量及其影响因素，发现平均感染 13 年的女性输血后慢性丙型肝炎患者在生理功能、身体疼痛、活力、情感职能、社会职能、总体健康、精神健康 7 个方面的远期生命质量低于非丙型肝炎普通女性人群，差异有显著性。慢性丙型肝炎是影响生存质量的一个独立因素。

张武等（2005）调查了慢性乙型肝炎患者的社会支持状况并分析其与生活质量的关系，说明慢性乙型肝炎患者的生活质量与社会支持程度密切相关。

2. 药物或治疗方案的效果评价　姚光弼等（2003）采用 SF-36 量评价了拉米夫定治疗慢性乙型肝炎生存质量的改善状况，结果与治疗前相比，拉米夫定治疗半年及 1 年后在躯体角色 RP（9.6）、社会功能 SF（8.2）、情绪角色 RE（11.8）和活力 VT（6.2）4 个领域得分有显著提高，主要集中在心理状态评分 MCS（3.6）。

王艳等（2007）应用标准化的量表（SF-36 中文版）对三种不同的治疗方法（拉米夫定+干扰素、拉米夫定、干扰素）进行了比较，说明慢性乙型肝炎患者的生活质量与不同的抗病毒治疗方法无关，临床医师应根据患者的病情选择合理、有效的抗病毒方案并辅以积极的心理干预以最终提高患者生活质量。

易露茜等（2006）应用健康状况调查问卷（SF-36 中文版）评价了拉米夫定治疗对各型慢性乙型肝炎患者生活质量的影响，说明拉米夫定能从不同的方面提高各型慢性乙型肝炎患者的生活质量，生活质量可以作为临床疗效评价的参考依据并指导慢性乙型肝炎治疗方法的决策。

刘玉红和刘凤斌（2010）通过中药逍遥散加味合甘利欣治疗慢性乙型肝炎转氨酶升高患者的临床疗效及其对生存质量影响的观察，探讨生存质量量表用于疗效评价的合理性，结论是采用逍遥散加味合甘利欣治疗慢性乙型肝炎转氨酶升高患者可以改善患者生存质量，同时生存质量量表作为临床疗效评价工具能够反映中医疗效的特点。

樊冬梅等（2007）通过乙型肝炎（CHB）患者生存质量（QOL）评价中西医结合治疗方案在干预 CHB 患者的抗病毒效应及 QOL 方面的优势，说明中西医结合治疗方案能更有效地提高 CHB 患者的抗病毒效应及 QOL 水平。

3. 保健干预措施的效果评价　刘静等（2006）将符合慢性乙型肝炎诊断标准的 100 例患者随机分为两组，对照组（$n=49$）给常规抗病毒及对症治疗，试验组（$n=51$）在此常规治疗的基础上给予心理干预，疗程结束时采用症状自评量表（SCL-90）及健康状况调查问卷 SF-36 评价患者的生活质量。结果显示，心理干预后试验组与对照组相比 SCL-90 及 SF-36 得分有显著差异（$P<0.01$），心理干预可改善慢性乙型肝炎患者的健康状况，提高生活质量。

孔凡霞等（2007）随机将 83 例慢性乙型肝炎患者分为 2 组，对照组 40 例仅采用疾病常规护理和一般心理护理，观察组 43 例在常规护理的基础上进行一般性心理治疗、个别心理指导、机体心理治疗、家庭及社会支持治疗等综合心理护理干预。采用焦虑自评量表（SAS）和抑郁自评量表（SDS）评定 2 组患者干预前后焦虑、抑郁情绪的变化。结果显示心理干预后，观察组患者焦虑、抑郁情绪较对照组有明显改善（$P<0.05$），提示护理人员积极发现慢性乙型肝炎患者的心理状态，对不良心理进行综合护理干预，有助于改善焦虑，抑郁情绪，促进疾病的康复。

罗兴伟等（2010）对慢性乙型肝炎患者和配偶进行了疾病认知干预对患者生活质量及病情影响的研究。134 名慢性乙肝患者及配偶采用疾病认知调查问卷修订版（IPQ-R）、正性负性情绪量表（PANAS）、Olson 婚姻满意度与交流问卷（ENRICH）、慢性乙型肝炎患者生活质量量表（QLS-CHB）等进行了调查。结果显示，疾病认知通过情绪调整影响了患者的生活质量，而部分通过应对方式和自我效能来影响患者生活质量；配偶的情绪调整状况是患者生活质量生理维度和心理维度的积极因素，配偶情绪调整有利于患者总体生活质量的提高；配偶严重后果认知、相关性认知、情绪陈述认知及情绪调整对患者生活质量的改善有较强的预测作用。

张静等（2008）采用慢性肝病问卷（CLDQ）探讨了心理干预对慢性乙型肝炎患者肝功能和生活质量的影响，结果表明实验组经过心理干预生活质量各维度都有改善，说明在常规药物治疗基础上配合心理干预，可以有效改善慢性乙肝患者的肝功能和生活质量。

侯亚华等（2008）探讨了心理行为干预对重症肝炎人工肝治疗患者的依从性及生存质量的影响，对照组给予常规护理干预，干预组在此基础上给予心理行为干预（包括健康教育、诱导宣泄、个别心理疏导、家庭及社会支持及一般护理干预等措施），采用SF-36、焦虑自评量表（SAS）、抑郁自评量表（SDS）对干预结果进行评定，结果干预后两组患者依从性、SF-36总分及各因子分，SAS、SDS得分比较，差异有显著性意义。

杜耀民和黄东锋（2004）通过生活质量评定探讨了慢性乙型病毒性肝炎患者康复教育的实施方法及效果，结论是健康教育能减少慢性乙型病毒性肝炎患者的复发率及提高生活质量。

轧春妹等（2011）应用SF-36探讨了八段锦运动干预疗法对慢性乙型肝炎患者生活质量的影响，结论是八段锦运动干预疗法能够提高慢性乙型肝炎患者的生活质量，对药物治疗具有积极的辅助作用。

11.2 慢性肝炎生命质量测定量表QLICD-CH的研制

QLICD-CH是慢性病患者生命质量测定量表体系中的慢性肝炎量表（quality of life instruments for chronic diseases-chronic hepatitis）。最新版是第二版QLICD-CH（V2.0），由共性模块QLICD-GM（V2.0）及一个包含18个条目的慢性肝炎特异模块构成，整个量表46个条目。本节按此量表进行介绍。

11.2.1 QLICD-CH（V2.0）的研制过程

1. 特异模块条目池的提出及定性分析精简　对慢性肝炎患者、感染科的医生和护士进行访谈，同时回顾慢性肝炎相关文献，综合国外现有的肝炎特异性量表，分别独立地提出了对慢性肝炎患者生命质量较为重要的备选条目。将个人的条目收回进行整理分析，提出了慢性肝炎患者生命质量特异模块的条目池，涵盖症状、药物的不良反应、患者特殊的心理、社会特点等方面。采用专题小组讨论的办法，对慢性肝炎特异模块的备选条目进行修改，其成员包括：社会学专家、心理专家和精神病学专家、肝病专家、流行病学专家、卫生统计学专家、社会医学专家和卫生管理学方面的专家等。核心小组围绕备选条目池的结构和条目内容进行讨论。删除了一些代表性不强的条目，修改难以理解或表达不恰当的条目，增加了代表性较好但先前未涵盖的条目，形成了含48个条目的初步问卷（表11-1）。

2. 预调查及条目定量筛选　使用上述初步问卷对慢性肝炎患者、医生、护士进行调查和访谈，以了解问卷量表条目是否准确、是否具有代表性、语气是否委婉、表达有无歧义或是否容易理解、有无补充，并定量筛选慢性肝炎特异模块条目。

初步问卷调查的例数较少（共33例），所以在做条目筛选时，只采用以下四种方法对特异模块条目进行联合筛选，筛选结果见表11-1。

（1）变异系数法：计算条目得分的变异系数，变异系数小于1的条目被剔除。

（2）相关系数法：计算各条目得分与其所属领域得分的相关系数，相关系数小于0.5的条目被剔除。

（3）患者重要性评分法：计算患者对条目的重要性评分，重要性评分小于60分被剔除。

（4）医生重要性评分法：计算医生对条目的重要性评分，重要性评分小于70分被剔除。

表11-1 慢性肝炎量表特异模块条目筛选结果（$n=33$）

条目（条目简述）	变异系数	相关系数	因子分析	医生重要性评分	患者重要性评分	综合入选
1 讨厌油荤	1.02*	0.43	0.81*	75.68*	60.00*	*
2 经常腹泻	0.86	0.56*	0.74*	57.5	65.31*	
3 肝区疼痛不适	0.89	0.62*	0.60*	75.5*	70.94*	*
4 腹胀腹痛	1.08*	0.45	0.55*	71.14*	72.19*	*
5 饭量减少	1.17*	0.32	0.68*	67.05*	62.50*	*
6 牙龈出血	1.10*	0.52*	0.55*	61.50	53.12	
7 鼻子流血	0.61	0.38	0.65*	56.64	51.12	
8 眼睛黄	1.16*	0.63*	0.85*	71.05*	63.44*	*
9 皮肤黄	1.01*	0.76*	0.71*	73.18*	67.81*	*
10 手上有红斑	0.42	0.29	0.90*	55.05	36.56	
11 身体上蜘蛛痣	0.42	0.41	0.80*	57.64	41.25	
12 面部微青色	0.80	0.57*		60.91	60.62*	
13 尿色加深	1.02*	0.68*	0.51*	74.45*	67.50*	*
14 体重下降	0.88	0.54*		62.05	47.19	
15 经常感冒	1.03*	0.63*	0.5*	55.68	65.94*	*
16 精神差	1.34*	0.19	0.72*	65.68*	73.12*	*
17 恶心呕吐	0.82	0.64*	0.72*	68.64*	57.50	
18 记忆力减退	1.03*	0.34	0.79*	54.55	66.56*	
19 下肢浮肿	0.90	0.54*	0.61*	62.73	62.19*	
20 月经紊乱	1.30*	0.34		58.91	53.75	
21 内分泌紊乱	0.72	0.54*		56.64	60.31*	
22 上腹饱闷不适	0.98	0.72*		70.68*	63.12*	
23 反酸现象	0.97	0.74*	0.78*	52.27	53.44	
24 常感觉口干	0.73	0.27	0.68*	61.14	52.50	
25 皮疹或皮肤瘙痒	0.64	0.48	0.72*	63.86	56.25	
26 出现怕冷战	0.68	0.38	0.71*	60.95	49.06	
27 发热现象	0.75	0.79*	0.57*	60.32	55.31	
28 严重脱发	0.83	0.55*	0.52*	68.27*	53.44	
29 咳嗽和呼吸困难	0.45	0.43	0.56*	47.95	50.31	
30 吃药后觉得胃不舒服	0.86	0.58*	0.64*	59.05	54.06	
31 停药后病情复发	0.77	0.47	0.83*	60.18	70.00*	
32 停药后病情加重	0.77	0.58*	0.91*	67.00*	58.75	
33 用药效果比以前差	0.17	0.33	0.91*	65.82*	45.00	
34 担心对药物形成依赖	1.35*	0.67*	0.55*	77.73*	69.69*	*
35 担心别人知道你有肝炎	1.14*	0.59*	0.87*	76.36*	65.31*	*
36 患病想过自杀	0	—	—	49.09	29.69	
37 担心失去工作	0.96	0.63*	—	67.50*	52.19	
38 影响找工作	1.11*	0.72*	—	74.77*	61.88*	*
39 没学习机会	1.15*	0.57*	0.79*	73.86*	50.00	*

条目（条目简述）	变异系数	相关系数	因子分析	医生重要性评分	患者重要性评分	综合入选
40 对肝炎歧视	1.00*	0.73*	0.79*	76.95*	64.06*	*
41 减少和朋友来往	1.02*	0.74*	0.57*	69.77*	59.38	*
42 按时复诊	1.32*	0.29	0.80*	70.14*	50.00	
43 病能否治好	1.78*	0.31	0.68*	72.95*	76.25*	*
44 外观的改变	1.13*	0.46	0.82*	59.09	52.81	
45 怕别人嫌弃	1.22*	0.65*	0.86*	75.00*	62.19*	*
46 怕遗传后代	1.28*	0.72*	0.88*	79.91*	76.56*	*
47 怕传染他人	1.25*	0.67*	0.86*	81.59*	76.88*	*
48 烦躁无助	1.14*	0.61*	0.54*	78.50*	62.19*	*

*表示入选

再次组织课题组会议进行讨论，结合临床实际对统计分析得到的特异模块的入选条目和删除条目逐一进行讨论。讨论认为条目的选择主要依据变异系数法、相关系数法结果和医护人员的评分进行条目的筛选，患者的评分作为参考。讨论结果为："牙龈出血"、"鼻子流血"、"恶心呕吐"这些条目是慢性肝炎不同时期的表现之一，因此应保留；因为慢性肝炎疾病特殊性，"担心失去工作"、"用药的效果"也应该保留。"手上有红斑"、"下肢浮肿"、"身体上蜘蛛痣"这些都是慢性肝炎后肝硬化的表现，但偏于专业化对于患者理解较难，且有点累赘重复，故改为"担心发展为肝硬化"。

通过以上结果讨论后对慢性肝炎特异条目池进行修改整理，得到慢性特异模块条目共23条，与共性模块组合形成具有59个条目的慢性病生命质量测定量表体系——慢性肝炎生命质量量表，简称QLICD-CH（V2.0T）测试版。共性模块包括躯体功能（physical domain，PHD）、心理功能（psychological domain，PSD）、社会功能（social domain，SOD）。其中躯体功能包括基本生理功能、活动能力、感觉、精力四个侧面，共有13个条目；心理功能包括心理过程和个性心理两个侧面，共13个条目，社会功能包括社会交往、社会支持、社会角色、社会保障四个侧面，共10个条目。

3. 正式调查及特异条目再筛选 使用慢性肝炎患者生命质量量表QLICD-CH测试版对108例慢性肝炎患者进行正式调查，对量表的得分进行分析，采用变异系数法、相关系数法、因子分析法、Alpha系数法，并结合工作组专题会议对特异模块23个条目进行筛选。其中，因子分析法是对特异模块条目进行因子分析，采用主成分法提取特征根大于1的公因子，并做方差最大旋转，将提取的公因子与理论结构对比，删除因子负荷系数小于0.5的条目，变异系数小于0.3和相关系数小于0.4条目，结果见表11-2。

这次使用三种统计方法对特异条目进行再次筛选，只要满足其中两种方法的条目就保留，否则就删除。从表11-2可以看出，CH5、CH8、CH12、CH19未入选，且课题组专家组讨论认为上述条目临床代表性不强，不能很好反映患者生命质量，同意删除。最终形成包含18个条目的慢性肝炎特异模块。与此同时，共性模块也被精简为28个条目的QLICD-GM（V2.0）正式版，两者结合形成46个条目的QLICD-CH（V2.0）正式版。

表11-2 慢性肝炎量表特异模块再筛选结果（$n=108$）

条目编码	变异系数法	相关系数法	因子分析法	最终入选
CH1	0.34*	0.61*	0.61*	√
CH2	0.28	0.49*	0.54*	√

续表

条目编码	变异系数法	相关系数法	因子分析法	最终入选
CH3	0.30*	0.57*	0.43	√
CH4	0.35*	0.52*	0.81*	√
CH5	0.24	0.37	0.60*	
CH6	0.45*	0.41*	0.86*	√
CH7	0.48*	0.43*	0.88*	√
CH8	0.25	0.36	0.46	
CH9	0.31*	0.54*	0.52*	√
CH10	0.32*	0.58*	0.56*	√
CH11	0.16	0.42*	0.64*	√
CH12	0.25	0.39	0.47	
CH13	0.37*	0.59*	0.63*	√
CH14	0.26	0.43*	0.81*	√
CH15	0.26	0.46*	0.56*	√
CH16	0.48*	0.64*	0.70*	√
CH17	0.33*	0.43*	0.49	√
CH18	0.28	0.58*	0.53*	√
CH19	0.22	0.35	0.83*	
CH20	0.36*	0.69*	0.60*	√
CH21	0.50*	0.65*	0.83*	√
CH22	0.43*	0.67*	0.78*	√
CH23	0.37*	0.61*	0.56*	√

*表示该方法入选；√代表最终入选

11.2.2 QLICD-CH（V2.0）的计分方法

条目计分：由于 QLICD-CH（V2.0）采取五点等距评分法，依次计为 1、2、3、4、5 分。在量表中有正负性条目之分，正向条目得分越高代表生命质量越好，逆向条目得分越高代表生命质量越差。对正向条目而言，无需进行转换，原始得分即为条目得分，对逆向条目，需对其进行"正向变换"，即用 6 减去原始得分得到条目得分。

QLICD-CH（V2.0）中正向条目有 GPH1、GPH2、GPH4、GPH6、GPH7、GPH8；GPS1、GPS3、GPS10；GSO1、GSO2、GSO3、GSO4、GSO5、GSO8。其余均为逆向条目。

领域、侧面及总量表计分：首先分别计算各领域、侧面、总量表的原始分（raw score，RS），同一领域/侧面的各个条目得分之和构成该领域/侧面的原始分，五个领域得分之和构成了总量表的原始分。为了便于相互比较，需要将原始分转化为标准得分（standard score，SS），采用的是极差化方法。详见表 11-3。

表11-3 QLICD-CH（V2.0）各个领域及其所属侧面的计分方法

领域/侧面	代码	条目数	min	max	RS	SS
生理功能	PHD	9	9	45	BPF+IND+EAD	(RS−9)×100/36
基本生理功能	BPF	4	4	20	GPH1+GPH2+GPH3+GPH4	(RS−4)×100/16
独立性	IND	3	3	15	GPH6+GPH7+GPH8	(RS−3)×100/12

续表

领域/侧面	代码	条目数	min	max	RS	SS
精力不适	EAD	2	2	10	GPH5+GPH9	（RS-2）×100/8
心理功能	PSD	11	11	55	COG+EMO+WIP	（RS-11）×100/44
认知	COG	2	2	10	GPS1+GPS2	（RS-2）×100/8
情绪	EMO	7	7	35	GPS3+GPS4+GPS5+GPS6+GPS7+GPS8+GPS9	（RS-7）×100/28
意志与个性	WIP	2	2	10	GPS10+GPS11	（RS-2）×100/8
社会功能	SOD	8	8	40	INC+SSS+SOR	（RS-8）×100/32
人际交往	INC	3	3	15	GSO1+GSO2+GSO3	（RS-3）×100/12
社会支持	SSS	3	3	15	GSO4+GSO5+GSO6	（RS-3）×100/12
社会角色	SOR	2	2	10	GSO7+GSO8	（RS-2）×100/8
共性模块	CGD	28	28	140	PHD+PSD+SOD	（RS-28）×100/112
特异模块	SPD	18	18	90	GAS+JAU+SOI+TSE+PIT+PID	（RS-18）×100/72
消化道症状	GAS	5	5	25	CH1+CH2+CH3+CH9+CH10	（RS-5）×100/20
黄疸	JAU	2	2	10	CH6+CH7	（RS-2）×100/8
社交影响	SOI	2	2	10	CH4+CHA18	（RS-2）×100/8
治疗不良反应	TSE	2	2	10	CH11+CH12	（RS-2）×100/8
治疗的心理影响	PIT	2	2	10	CH13+CH14	（RS-2）×100/8
疾病的心理影响	PID	5	5	25	CH5+CH8+CH15+CH16+CH17	（RS-5）×100/20
总量表	TOT	46	46	230	PHD+PSD+SOD+SPD	（RS-46）×100/184

11.2.3 QLICD-CH（V2.0）的考评

利用 QLICD-CH（V2.0）量表对 108 例慢性肝炎患者在入院时进行了测定，其中年龄最大者 71 岁，最小者 17 岁，平均年龄 38.6 岁，中位年龄 38.0 岁。男性 88 例（81.5%），女性 20 例（18.5%）；汉族 83.3%，在婚 85.2%，自评家庭经济状况居中者 49.1%；职业分布中工人 23.1%，干部 8.3%；文化程度以初中最多 40.7%，高中/中专 22.2%，本科及以上 5.6%；医疗保障形式中城镇职工医疗保险 37.0%，自费 13.9%。临床相关资料：以慢性乙肝居多 80.6%，临床分期重度的 27.8%，治疗方法以核苷类似物和保肝治疗为主 58.3%，具体见表 11-4。

为了考察重测信度，在入院的第二、三天进行了重测；为了考察反应度，在治疗后（出院前）再次进行测定。为了考察效标效度，同时使用 SF-36 量表。

表11-4 量表考评调查的慢性肝炎患者基本情况

		例数	百分比（%）
性别	男	88	81.5
	女	20	18.5
民族	汉族	90	83.3
	彝族	8	7.4
	白族	2	1.9
	回族	4	3.7
	其他	4	3.7
文化程度	小学	23	21.3
	初中	44	40.7

		例数	续表 百分比（%）
文化程度	高中或中专	24	22.2
	大专	11	10.2
	本科及以上	6	5.6
职业	工人	25	23.1
	农民	42	38.9
	教师	2	1.9
	干部	9	8.3
	个体	13	12.0
	其他	17	15.7
婚姻状况	在婚	92	85.2
	未婚	14	13.0
	其他	2	1.8
医疗形式	自费	15	13.9
	城镇职工医保	40	37.0
	商业医保/合作医疗	52	48.1
经济状况	好	2	1.9
	中	53	49.1
	差	53	49.1
临床类型	慢性乙肝	87	80.6
	慢性丙肝	17	15.7
临床分期	轻度	27	25.0
	中度	17	15.7
	重度	30	27.8
	肝衰竭	11	10.2
	肝硬化	17	15.7
治疗方法	核苷类似物和保肝治疗	63	58.3
	干扰素和保肝治疗	18	16.7
	保肝治疗	20	18.5

1. 内容效度 QLICP-CH（V2.0）是根据 WHO 关于生存质量的定义及慢性肝炎的症状、特殊心理等，按照总量表、领域、侧面、条目的层次结构，层层提出和筛选条目，保证了较强的覆盖面，使量表有较好的内容效度。

2. 结构效度 相关分析结果显示各条目得分与其所在领域得分之间的相关性较大（r 多在 0.6 以上），但与其他领域之间的相关性较低。

共性模块 QLICP-GM 因子分析结果显示，按特征根大于 1 的标准可提取出 8 个主成分，累积方差贡献达到 69.10%。经方差最大旋转后的因子载荷系数见表 11-5。可见，第二、第三主成分主要反映心理功能，第一、第六主成分主要反映躯体功能，第五、第七主成分主要反映社会功能。提取的 8 个主成分基本上反映了共性模块的 9 个侧面，探索性因子分析结果与理论构想基本吻合。

表11-5　QLICD-CH（V2.0）各主成分与其条目的因子载荷（小于0.6者未显示）

条目	主成分及方差贡献（%）							
	P1	P2	P3	P4	P5	P6	P7	P8
	28.17	9.00	7.99	7.00	4.70	4.46	4.11	3.68
GPH1				0.822				
GPH2				0.701				
GPH3								
GPH4								
GPH5			0.694					
GPH6	0.816							
GPH7	0.778							
GPH8	0.813							
GPH9				−0.644				
GPS1								
GPS2			0.655					
GPS3								0.688
GPS4								
GPS5		0.61						
GPS6		0.768						
GPS7		0.603						
GPS8		0.71						
GPS9		0.804						
GPS10								
GPS11			0.63					
GSO1								
GSO2								
GSO3							0.871	
GSO4					0.816			
GSO5								
GSO6						0.749		
GSO7						0.702		
GSO8	0.665							

特异模块因子分析结果显示，按特征根大于1的标准可提取出5个主成分，累积方差贡献达到62.06%。经方差最大旋转后的因子载荷系数见表11-6。可见，提取的5个主成分基本上反映了特异模块的6个侧面，探索性因子分析结果与理论构想基本吻合。

表11-6　QLICD-CH（V2.0）特异模块各主成分与其条目的因子载荷

条目	主成分及方差贡献（%）				
	P1	P2	P3	P4	P5
	28.48	10.84	9.07	7.29	6.38
CH1		0.716			
CH2		0.665			
CH3					

续表

条目	主成分及方差贡献（%）				
	P1	P2	P3	P4	P5
	28.48	10.84	9.07	7.29	6.38
CH4					0.739
CH5					
CH6			0.871		
CH7			0.875		
CH8	0.755				
CH9		0.638			
CH10					
CH11				0.744	
CH12					
CH13	0.703				
CH14				0.765	
CH15					
CH16	0.731				
CH17	0.621				
CH18					

3. 效标效度 因为没有金标准，以 SF-36 量表作为效标，分别计算两个量表各领域间的相关系数（表 11-7）。可见，QLICD-CH 的各领域及总量表与 SF-36 相应领域间相关性大于与其他领域间的相关性，显示了较好的校标效度。

表11-7 QLICP-CH（V2.0）与SF-36各领域间的相关系数

SF-36	QLICD-CH				
	PHD	PSD	SOD	SPD	TOT
躯体功能（PF）	0.389	0.019	0.434	0.336	0.045
躯体角色（RP）	0.131	0.201	0.195	0.319	0.243
肌体疼痛（BP）	0.128	0.237	0.138	0.353	0.299
一般健康状况（GH）	0.024	0.301	0.191	0.306	0.311
生命力（VT）	0.136	0.191	0.003	0.250	0.234
社会功能（SF）	0.067	0.005	0.193	0.011	0.043
情感角色（RE）	0.080	0.271	0.085	0.238	0.246
心理健康（MH）	0.021	0.278	0.085	0.165	0.261
躯体综合组分	0.356	0.089	0.379	0.409	0.167
心理综合组分	0.100	0.204	0.131	0.169	0.218

4. 内部一致性信度 用第一次测定的数据分别计算各个领域的内部一致性信度（克朗巴赫 α 系数），结果见表 11-8。可见，从领域层面看，除躯体功能领域内部一致性信度较差外（$\alpha=0.234$），其余各个领域的克朗巴赫系数均较大或适中。

5. 重测信度 用第一、二次测定结果计算重测信度（相关系数 r），结果见表 11-8。可以看出，除社会功能领域为 0.849 外，其余领域及总量表的重测相关系数均在 0.9 以上，说明 QLICP-CH（V2.0）重测信度非常好。

表11-8 QLICP-CH（V2.0）信度评价结果

领域/侧面	重测信度（r）	内部一致性信度（α）
生理功能（PHD）	0.938	0.234
基本生理功能（BPF）	0.979	0.282
独立性侧面（IND）	0.952	0.816
精力与不适（EAD）	0.955	0.509
心理功能（PSD）	0.963	0.533
认知（COG）	0.837	0.698
情绪（EMO）	0.943	0.660
意志与个性（WIP）	0.935	0.967
社会功能（SOD）	0.849	0.452
人际交往（INC）	0.937	0.526
社会支持（SSS）	0.797	0.883
社会角色（SOR）	0.877	0.934
特异模块（SPD）	0.981	0.845
消化道症状（GAS）	0.985	0.715
黄疸（JAU）	0.923	0.827
社会影响（SOI）	0.951	0.494
治疗不良反应（TSE）	0.924	0.597
治疗心理（PIT）	0.924	0.525
疾病心理（PID）	0.967	0.758
总量表（TOT）	0.962	0.720

6. 反应度 对治疗前后两次测定结果进行配对 t 检验及标准化反应均数 SRM 的计算分析，结果见表11-9。可见，躯体功能领域、特异模块领域、共性模块及总的得分治疗前后均有统计学差异（$P<0.05$），SRM 在 0.2 以上；而心理功能领域、社会功能领域的得分在治疗前后的变化均无统计学意义（$P>0.05$），SRM 在 0.2 以下。可能因为慢性肝炎病史长，治疗时间长，对心理的影响是个长期过程，心理功能与社会功能在住院相对较短的时间内得不到改善；也可能因为研究样本较少，患者住院时间短（大部分都在 1~2 周）等。总之，住院期间比较敏感的领域都发现了变化，说明量表具有一定的反应度。

表11-9 QLICD-CH（V2.0）反应度的评价结果

领域/侧面	治疗前		治疗后		差值		配对 t 检验		SRM
	均数	标准差	均数	标准差	均数	标准差	T	P	
躯体功能（PHD）	57.98	9.12	60.40	7.58	−2.42	8.66	−2.81	0.006	0.28
基本生理功能（BPF）	48.89	12.64	57.74	12.44	−8.85	12.79	−6.96	0.000	0.69
独立性（IND）	82.18	23.36	84.90	21.40	−2.72	21.18	−1.29	0.199	0.13
精力与不适（EAD）	39.85	22.41	28.96	20.76	10.89	22.27	4.92	0.000	0.49
心理功能（PSD）	43.43	11.55	42.15	9.53	1.28	9.88	1.30	0.195	0.13
认知（COG）	47.40	15.64	46.91	13.63	0.50	15.50	0.32	0.749	0.03
情绪（EMO）	40.98	16.14	39.60	14.81	1.38	13.98	0.99	0.324	0.10
意志与个性（WIP）	48.02	15.59	46.29	14.85	1.73	16.40	1.06	0.291	0.11
社会功能（SOD）	67.98	11.47	68.32	10.16	−0.34	9.80	−0.35	0.728	0.03
人际交往（INC）	73.60	16.38	75.25	16.18	−1.65	14.81	−1.12	0.266	0.11
社会支持（SSS）	69.80	13.94	69.97	13.07	−0.17	12.47	−0.13	0.894	0.01
社会角色（SOR）	56.81	18.07	55.45	15.85	1.36	16.57	0.83	0.411	0.08
共性模块（CGD）	55.12	7.07	55.49	5.62	−0.37	5.82	−0.64	0.523	0.06

续表

领域/侧面	治疗前		治疗后		差值		配对 t 检验		SRM
	均数	标准差	均数	标准差	均数	标准差	t	P	
特异模块（SPD）	33.53	15.85	29.63	13.64	3.89	13.60	2.88	0.005	0.29
消化道症状（GAS）	31.24	20.25	20.94	16.47	10.30	20.11	5.15	0.000	0.51
黄疸（JAU）	48.39	32.82	32.30	27.91	16.09	30.02	5.39	0.000	0.54
社会影响（SOI）	27.97	19.46	31.06	18.68	-3.09	18.06	-1.72	0.088	0.17
治疗不良反应（TSE）	11.76	20.14	13.37	18.90	-1.61	15.88	-1.02	0.311	0.10
治疗心理（PIT）	33.66	23.43	34.03	23.19	-0.37	27.64	-0.14	0.893	0.01
疾病心理（PID）	40.74	23.20	41.44	19.33	-0.69	15.57	-0.45	0.656	0.04
总量表（TOT）	46.67	7.76	45.37	6.53	1.30	6.31	2.06	0.042	0.21

11.3 慢性肝炎生命质量测评的应用

本节以 SF-36 量表和 QLICD-CH（V2.0）量表测定的慢性肝炎患者生命质量为准，分析了不同治疗方法患者的生命质量，并对生命质量的影响因素进行了分析。

11.3.1 不同治疗方法患者的生命质量比较

目前慢性肝炎的治疗方法有：①核苷类似物和保肝治疗；②干扰素和保肝治疗；③保肝治疗等。将第一次测定的结果作为协变量，治疗后的测定结果为分析变量，采用协方差分析法对不同治疗方法的生命质量得分（各领域分及总分）进行比较，结果见表 11-10 和表 11-11。其中，各个分析模型中的协变量检验均有统计学意义（$P<0.05$），协变量和分组变量的交互效应均无统计学意义（$P>0.05$），说明资料均适合做协方差分析。

结果可以看出，按照第一次测定（刚入院）时的平均水平进行调整后的修正均数，两个量表中各领域得分和总分均未发现统计学差异，原因可能有三个：①三种治疗方法的生命质量无本质差异；②例数太少，核苷类似物和保肝治疗的患者有 63 例，而其他两种治疗方法只有 38 例；③观察时间太短。因此，目前还不能认为两种疗法的生命质量不同或相同，需进一步观察分析。

表11-10 QLICD-CH（V2.0）测定的慢性肝炎不同治疗方法生命质量比较

领域	核苷类似物和保肝治疗		干扰素和保肝治疗		保肝治疗		F	P
	修正均数	标准误	修正均数	标准误	修正均数	标准误		
生理功能	61.05	0.92	60.52	1.79	59.71	1.68	0.249	0.780
心理功能	41.86	1.00	43.01	1.87	41.43	1.89	0.202	0.818
社会功能	69.36	1.00	66.52	2.19	67.43	1.76	0.954	0.389
特异模块	28.97	1.41	32.75	2.69	29.76	2.49	0.776	0.463
总量表	45.69	0.62	46.50	1.17	45.27	1.12	0.301	0.741

表11-11 SF-36测定的慢性肝炎不同治疗方法生命质量比较

领域	核苷类似物和保肝治疗		干扰素和保肝治疗		保肝治疗		F	P
	修正均数	标准误	修正均数	标准误	修正均数	标准误		
生理功能	79.92	2.08	80.96	4.31	83.99	3.67	0.465	0.630
生理职能	25.01	3.25	33.57	6.74	24.62	6.00	0.700	0.499

续表

领域	核苷类似物和保肝治疗		干扰素和保肝治疗		保肝治疗		F	P
	修正均数	标准误	修正均数	标准误	修正均数	标准误		
躯体疼痛	69.05	1.77	63.69	3.53	73.89	3.14	2.333	0.103
总体健康	53.83	0.87	51.25	1.66	54.58	1.55	1.238	0.295
活力	57.03	1.61	58.17	3.13	57.07	2.98	0.055	0.947
社会功能	48.56	1.44	46.63	2.69	26.23	2.57	0.421	0.658
情感职能	50.83	3.79	53.24	7.57	59.04	6.71	0.568	0.569
精神健康	65.55	1.09	63.22	2.01	65.12	1.99	0.515	0.599

11.3.2 生命质量影响因素分析

分别用刚入院时 QLICD-CH（V2.0）测定的患者生命质量各领域分及总量表得分为因变量，用可能影响生命质量的一般人口学治疗（如性别、年龄、职业等）和实验室生化指标（如肝功能指标、肾功能指标、血离子六项等指标）为自变量，采用多元逐步回归分析来筛选影响生命质量的相关因素，进入方程水准定位 0.05，剔除方程的标准是 0.10，其中属性或等级因素的量化方法见表 11-12，分析结果见表 11-13。

可以看出，生理功能领域得分与性别、职业、总蛋白、天门冬氨酸氨基转移酶和前白蛋白存在正相关关系，而与医疗保险形式、球蛋白和丙氨酸氨基转移酶存在负相关关系；心理功能领域得分与尿素存在正相关关系；社会功能领域得分与年龄、球蛋白、丙氨酸氨基转移酶、AST/ALT 及三酰甘油存在负相关关系，而与总蛋白和 γ-谷氨酰胺转肽酶存在正相关关系，特异模块领域与职业、总蛋白、天门冬氨酸转移酶及总胆固醇存在负相关关系，而与婚姻、医疗保险形式、球蛋白、丙氨酸氨基转移酶、间接胆红素、碱性磷酸酶、前白蛋白及血清肌酐存在正相关关系；总量表得分与总胆固醇存在正相关关系。

表11-12 可能影响慢性肝炎生命质量因素的量化方法

因素	量化方法	因素	量化方法
性别	1=男，2=女	家庭经济	1=差，2=中，3=好
年龄	1=19 岁及以下，2=20～29 岁，3=30～39 岁，4=40～49 岁，5=50～59 岁，6=60 岁以上	文化程度	1=小学及以下，2=中学/中专 3=大专以上
职业	1=工人，2=其他	临床类型	1=慢性乙肝，2=慢性丙肝
民族	1=汉族，2=其他	临床分期	1=肝炎，2=其他
婚姻	1=已婚，2=其他	治疗方法	1=核苷类似物和保肝治疗，2=其他
医疗形式	1=自费，2=其他		

表11-13 多元回归分析选出的慢性肝炎生命质量各领域及总量表得分的影响因素

领域	影响因素	回归系数 b	b 的标准误	标准回归系数	t	P
生理功能	常数项	27.327	11.161		2.448	0.019
	性别	9.033	3.501	0.280	2.580	0.014
	职业	7.250	2.307	0.341	3.143	0.003
	医保	−8.199	4.314	−0.222	−1.901	0.065
	总蛋白	0.634	0.169	0.659	3.758	0.001
	球蛋白	−0.646	0.196	−0.532	−3.299	0.002
	丙氨酸氨基转移酶	−0.025	0.006	−1.247	−4.310	0.000

续表

领域	影响因素	回归系数 b	b 的标准误	标准回归系数	t	P
生理功能	天门冬氨酸氨基转移酶	0.025	0.007	0.940	3.443	0.001
	前白蛋白	0.072	0.024	0.375	2.973	0.005
心理功能	常数项	37.842	1.541		24.559	0.000
	尿素	0.305	0.144	0.297	2.110	0.040
社会功能	常数项	68.183	10.036		6.794	0.000
	年龄	−2.431	1.402	−0.223	−1.734	0.091
	总蛋白	0.773	0.185	0.595	4.183	0.000
	球蛋白	−1.185	0.251	−0.723	−4.721	0.000
	丙氨酸氨基转移酶	−0.006	0.003	−0.215	−1.889	0.066
	AST/ALT	−2.260	1.052	−0.257	−2.148	0.038
	γ-谷氨酰胺转肽酶	0.028	0.012	0.249	2.243	0.031
	三酰甘油	−6.705	1.973	−0.400	−3.398	0.002
特异模块	常数项	0.735	16.566		0.044	0.965
	职业	−7.013	3.058	−0.202	−2.293	0.028
	婚姻	7.924	3.734	0.202	2.122	0.041
	医保	24.152	6.287	0.400	3.842	0.000
	总蛋白	−0.817	0.246	−0.520	−3.317	0.002
	球蛋白	0.765	0.297	0.385	2.575	0.014
	丙氨酸氨基转移酶	0.038	0.008	1.159	4.583	0.000
	天门冬氨酸氨基转移酶	−0.048	0.012	−1.089	−4.173	0.000
	间接胆红素	0.083	0.023	0.420	3.571	0.001
	碱性磷酸酶	0.124	0.033	0.408	3.709	0.001
	前白蛋白	0.107	0.036	0.343	3.026	0.005
	血清肌酐	0.187	0.037	0.480	5.009	0.000
	总胆固醇	−7.695	1.374	−0.602	−5.599	0.000
总量表	常数项	52.364	2.796		18.729	0.000
	总胆固醇	−2.137	0.784	−0.373	−2.725	0.009

此外，为了分析治疗前后生命质量变化的影响因素，还分别利用治疗前后测定各领域得分及总量表得分的差值为因变量，用上述的一些因素为自变量，采用多元逐步回归分析法来筛选生命质量变化的影响因素，结果见表 11-14。

可以看出，生理功能领域得分与婚姻状况和天门冬氨酸氨基转移酶存在正相关关系，在婚患者的生理功能变化值小于其他婚姻状况的患者，而丙氨酸氨基转移酶和总胆汁酸与生理功能领域得分变化存在负相关关系；并发症和前白蛋白与心理功能领域得分变化存在负相关，并发症越多，患者的心理承受能力就越差，进而影响患者的心理状况；总蛋白和天门冬氨酸氨基转移酶与社会功能领域得分变化存在正相关关系，球蛋白、丙氨酸氨基转移酶、AST/ALT、总胆红素和前白蛋白和社会功能领域得分变化存在负相关关系；医疗保险形式、临床分期、丙氨酸氨基转移酶、直接胆红素、血清肌酐和碱性磷酸酶与特异模块领域得分变化存在正相关关系，自费患者特异模块领域的得分变化小于公费患者的特异模块领域得分变化，可能与自费患者的经济情况有关。临床类型、球蛋白、天门冬氨酸氨基转移酶、空腹血糖和总胆固醇与特异模块领域得分变化存在负相关关系；总蛋白和碱性磷酸酶与总量表得分变化存在正相关关系，而与球蛋白、天门冬氨酸氨基转移酶和总胆固醇存在负相关关系。

需要说明的是该研究只是一些探索性分析,一些实验室指标与各功能领域得分变化之间的关系不太容易解释,需要进一步的深入研究。

表11-14 多元回归分析选出的慢性肝炎生命质量各领域及总量表得分变化的影响因素

领域	影响因素	回归系数 b	b 的标准误	标准回归系数	t	P
生理功能	常数项	−5.939	3.005		−1.976	0.055
	婚姻	5.414	2.481	0.284	2.184	0.035
	丙氨酸氨基转移酶	−0.016	0.005	−1.015	−3.158	0.003
	天门冬氨酸氨基转移酶	0.026	0.007	1.214	3.887	0.000
	总胆汁酸	−0.040	0.013	−0.477	−3.073	0.004
心理功能	常数项	14.401	7.843		1.836	0.073
	年龄	2.416	0.939	0.314	2.572	0.014
	并发症	−13.265	2.278	−0.773	−5.824	0.000
	前白蛋白	−0.046	0.022	−0.255	−2.116	0.040
社会功能	常数项	0.298	9.892		0.030	0.976
	总蛋白	0.596	0.228	0.546	2.614	0.013
	球蛋白	−0.585	0.275	−0.425	−2.127	0.040
	丙氨酸氨基转移酶	−0.021	0.009	−0.922	−2.372	0.023
	天门冬氨酸氨基转移酶	0.037	0.012	1.194	3.050	0.004
	AST/ALT	−2.909	1.007	−0.394	−2.889	0.006
	总胆红素	−0.048	0.011	−0.761	−4.484	0.000
	前白蛋白	−0.085	0.035	−0.392	−2.428	0.020
特异模块	常数项	−20.051	13.075		−1.534	0.134
	医保	22.248	5.281	0.495	4.212	0.000
	临床类型	−8.703	3.120	−0.282	−2.789	0.009
	临床分期	11.869	3.038	0.472	3.907	0.000
	球蛋白	−0.760	0.156	−0.513	−4.878	0.000
	丙氨酸氨基转移酶	0.016	0.006	0.642	2.720	0.010
	天门冬氨酸氨基转移酶	−0.042	0.009	−1.266	−4.764	0.000
	直接胆红素	0.121	0.053	0.968	2.270	0.030
	碱性磷酸酶	0.074	0.026	0.327	2.821	0.008
	血清肌酐	0.069	0.029	0.240	2.409	0.022
	空腹血糖	−1.230	0.484	−0.260	−2.541	0.016
	总胆固醇	−4.015	1.083	−0.421	−3.706	0.001
总量表	常数项	9.467	5.258		1.801	0.079
	总蛋白	0.298	0.109	0.515	2.729	0.009
	球蛋白	−0.575	0.138	−0.787	−4.157	0.000
	天门冬氨酸氨基转移酶	−0.009	0.003	−0.577	−3.692	0.001
	碱性磷酸酶	0.041	0.019	0.368	2.213	0.033
	总胆固醇	−1.645	0.682	−0.350	−2.413	0.020

(杨 铮)

参 考 文 献

杜耀民，黄东锋. 2004. 健康教育对慢性乙型病毒性肝炎患者生活质量的影响. 中国临床康复，（18）：3440-3441
樊冬梅，欧志穗，余燕娜，等. 2007. 中西医结合治疗方案对慢性乙型肝炎患者抗病毒效应及生存质量的影响. 广州中医药大学学报，24（6）：441-444
郭芳，张励，孙德贵，等. 2004. 我国女性慢性丙型肝炎患者远期生存质量评估. 中华肝脏病杂志，12（3）：156-159
郝新洁，宋文质，王金台，等. 2005. 慢性乙型肝炎病人生活质量及影响因素分析. 中国公共卫生，21（7）：820-822
侯亚华，袁桂菊. 心理行为干预对重症肝炎人工肝治疗患者生存质量的影响. 护理学杂志，23（23）：53-55
孔凡霞，葛艾学. 2007. 心理干预改善慢性乙型肝炎患者焦虑抑郁情绪. 齐齐哈尔医学院学报，28（5）：588-589
李雯雯，李强，王晶波，等. 2007. 乙型肝炎肝硬化患者生存质量研究. 中华肝脏病杂志，15（4）：312-313
李武，杨善华，王超秀，等. 2008. 慢性肝炎患者生命质量测定量表 QLICD-CH 研制中的条目筛选. 中国全科医学，2010，13（7）：722-724
李跃平，黄子杰，陈聪. 2007. 乙型肝炎患者生存质量量表的初步编制. 中国心理卫生杂志，21（7）：452-455
刘静，王玉霞，王彩霞. 2006. 心理干预对慢性乙型肝炎患者生活质量的影响. 中国医药导报，3（35）：12-13
刘玉红，刘凤斌. 2010. 逍遥散加味联合甘利欣治疗慢性乙型肝炎生存质量观察. 现代医院，10（10）：21-23
陆敏强，蔡常洁，华学锋，等. 2006. 肝移植术改善患者生存质量的初步研究. 中国康复医学杂志，21（8）：703-705
罗兴伟. 2010. 慢性乙肝患者和配偶的疾病认知干预对患者生活质量及病情的影响. 长沙：中南大学
宋林，刘容，康成玉. 2007. 健康教育对肝硬化失代偿患者生存质量的影响. 检验医学与临床，4（7）：611-612
孙丽. 2007. 护理干预对肝硬化患者的临床护理问题发生率的影响. 中华现代临床护理学杂志，2（2）：146-147
王超秀，万崇华，李武，等. 2011. 慢性肝炎患者生命质量测定量表研制与考评. 中国全科医学，14（31）：3562-3565
王菲，李武. 2014. 慢性肝炎患者生命质量量表的研究进展. 临床合理用药杂志，（2）：180-181
王立芹，刘殿武. 慢性乙型肝炎患者生命质量的现状分析. 护理实践与研究，2010，（5）：1-3
王艳，于岩岩，斯崇文，等. 2007. 三种抗病毒治疗方法对慢性乙型肝炎患者生活质量的影响. 世界华人消化杂志，15（16）：1820-1824
姚光弼，Alison T M，黄瑛，等. 2003. 拉米夫定治疗慢性乙型肝炎生存质量评价. 肝脏，（4）：3-5，68
易露茜，杨旭，王小万. 2006. 拉米夫定治疗慢性乙型肝炎患者生活质量的影响. 中南大学学报：医学版，31（3）：396-399.
易煊. 2003. 护理程序在肝硬化病人健康教育中运用. 现代护理，9（1）：892-893
轧春妹，李楠，吴曼丽，等. 2011. 八段锦运动干预对慢性乙型肝炎患者生活质量的影响. 天津护理，19（16）：311-313
轧春妹，尤炜，王佩，等. 2007. 慢性乙型肝炎患者应对方式、社会支持与生活质量的相关性调查. 解放军护理杂志，（6）：23-25
詹思延. 2013. 流行病学. 第7版. 北京：人民卫生出版社
张静，傅文青，于宏华. 2008. 心理干预对慢性乙型肝炎患者肝功能和生活质量的影响. 中国健康心理学杂志，16（1）：108-110
张玮，张丽娟，姚培芬，等. 2015. 慢性乙型肝炎患者中医生存质量量表（测试版）的信效度检验. 中西医结合肝病杂志，（2）：118-123
张武，李雄，苏海飞，等. 2005. 社会支持对慢性乙型肝炎患者生活质量的影响. 中国临床康复，（20）：68-69
钟丽，莫新少，游雪梅，等. 2007. 肝移植病人生存质量及影响因素的研究. 护士进修杂志，22（23）：2123-2125
邹俐，郑萍，侯连兵. 2012. 慢性乙型肝炎患者健康相关生命质量评价研究现状. 热带医学杂志，12（1）：112-115
Bayliss MS, Gandek B, Bungay KM, et al. 1998. A questionnaire to assess the generic and disease-specific health outcomes of patients with chronic hepatitis C. Qual Life Res, 7（1）：39-55
Bayliss MS. 1999. Methods in outcomes research in hepatology: definitions and domains of quality of life. Hepatology, 29（6 Suppl）：3S-6S
Bravata D, Olkin I, Barnato A, et al.1999. Health related quality of life after liver transplantation: a meta-analysis. Liver Transpl Surg, 5（4）：318-331
Chen ZJ, Al-Mahtab M, Rahman S, et al. 2010. Validity and reliability of the Bengali version of the hepatitis quality of life questionnaire. Qual Life Res, 19（9）：1343-1348
Foster GR. 2009. Quality of life considerations for patients with chronic hepatitis C. J Viral Hepat, 16（9）：605-611
Gallegos-Orozco JF, Fuentes AP, Gerardo Argueta J, et al. 2003. Health-related quality of life and depression in patients with chronic hepatitis C. Arch Med Res, 34（2）：124-129
Gralnek IM, Mckenna ST, McEwan J, et al. 2000. Development and evaluation of the liver disease quality of life instrument in persons with advanced, chronic liver disease-the LDQOL1.0. AJG, 95（12）：3552-3565
Lam ET, Lam CL, Lai CL, et al.2009. Psychometrics of the chronic liver disease questionnaire for Southern Chinese patients with chronic hepatitis B virus infection. World J Gastroenterol, 15（26）：3288-3297
Ray I, Dutta D, Basu P, et al. 2010. Quality of life assessment of patients with chronic liver disease in eastern India using a Bengali translation chronic liver disease questionnaire. Indian J Gastroenterol, 29（5）：187-195
Spiegel BM, Bolus R, Han S, et al. 2007. Development and validation of a disease-targeted quality of life instrument in chronic hepatitis B：The hepatitis B quality of life instrument, version 1.0. Hepatology, 46（1）：113-121

Thursz M et al.2003.J Psychosomatic,55：112-121

Unal G,de Boer JB,Borsboom GJ,et al.2001. A psychometric comparison of health-related quality of life measures in chronic liver disease. J Clin Epidemiol,54（6）：587-596

Van der Plas SM,Hansen BE,de Boer JB,et al. 2004. The liver disease symptom index 2.0. validation of a disease-specific question naire Qual Life Res,13（8）：1469-1481

Wang L,Wang Y,Tang L,et al. 2012. Quality of life and the relevant factors in patients with chronic hepatitis B. Hepatogastroenterology,59（116）：1036-1042

WHO. [2009-3-1]. Department of Communicable Diseases Surveillance and Response[EB/OL].. 2002. WHO/ CDS/ CSR/ L YO/2002. 2：Hepatitis B

Younossi ZM,Guyatt G,Kiwi M,et al. 1999. Development of a disease specific questionnaires to measure health related quality of life in patients with chronic liver diseases. Gut,45（2）：295-300

Zhang H,Lv H,Huang PX,et al.2012. Comparative study of TCM syndrome scale for liver disease and chronic liver disease questionnaire based on assessment of posthepatitic cirrhosis. Evidence-Based Complementary and Alternative Medicine：1-7

第12章 高血压的生命质量研究

高血压（hypertension）是以体循环动脉压增高为主要表现的临床综合征，是最常见的心血管疾病，同时又是其他心血管病的主要危险因素。高血压一般定义为：在未使用降压药物的情况下，收缩压≥140mmHg和（或）舒张压≥90mmHg（1mmHg=0.133kPa）。根据血压升高水平，又进一步将高血压分成1、2、3级，一般需要非同日测量2~3次来判断血压升高及其分级，尤其对于轻、中度血压升高。

12.1 高血压的流行病学与临床特征

12.1.1 高血压分类及分期

从医学上来说，高血压分为原发性和继发性两大类，原发性高血压发病原因不明了，约占高血压人数的95%以上，大多数患者有家族遗传史。继发性高血压是继发于肾、内分泌和神经系统疾病的高血压，多为暂时的，在原发疾病治疗后好转后，高血压就会慢慢消失（钟南山，2011）。

根据血压水平，可以将高血压分为1级、2级、3级（表12-1）。

表12-1 血压水平分类和定义

分类	收缩压（mmHg）		舒张压（mmHg）
正常血压	<120	和	<80
正常高值	120~139	和（或）	80~89
高血压	≥140	和（或）	≥90
高血压1级（轻度）	140~159	和（或）	90~99
高血压2级（中度）	160~179	和（或）	100~109
高血压3级（重度）	≥180	和（或）	≥110
单纯收缩期高血压	≥140	和	<90

注：当收缩压和舒张压分属于不同级别时，以较高的分级为准

12.1.2 流行病学特征

高血压是世界范围内高患病率的疾病，一般报道的患病率为15%~17%（Fletcher，1998）。据估计，男性加勒比黑人的患病率为31%、女性为34%；高加索人男性为19%、女性为13%（Lane，2002）。南亚的患病率报道为16%而墨西哥的为18%（Gonzalez-Villalpando，1999），泰国的为36.5%（Assantachai，1998）。

虽然与西方国家相比（平均15%~20%）我国的高血压发病率仍较低，但我国高血压流行出现增长速度逐渐加快、发病年龄提前的特点。1959~1991年我国进行了3次15岁以上人群抽样调查，年龄标化后高血压的患病率分别为1959年5.11%、1979~1980年11.26%、1991年13.58%，上升势头极为迅猛。我国20世纪50~70年代每年新发高血压患者100多万，到80~90年代每年新发300多万。而且年龄越小，增幅越大，25~49岁年龄组上升幅度显著高于其他年龄组。患病率北方高于南方。

2002年开展的"中国居民营养与健康状况调查"显示,我国居民高血压患病率为18.8%,估计全国患病人数达1.6亿。图12-1显示了我国高血压患病的流行趋势。

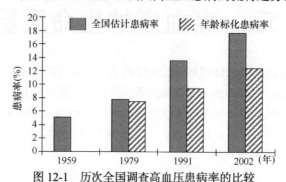

图12-1 历次全国调查高血压患病率的比较
资料来源:卫生部、科学技术部、国家统计局《中国居民营养与健康现状》

过去50年,我国曾进行过四次大规模高血压患病率的人群抽样调查。各次调查的总人数、年龄、诊断标准及患病粗率,见表12-2。虽然各次调查的规模、年龄和诊断标准不尽一致,但基本上较客观地反映了我国人群50年来高血压患病率的明显上升趋势。

表12-2 全国四次高血压患病率调查结果

年份(年)	调查地区	年龄(岁)	高血压诊断标准	调查人数	高血压人数	高血压患病粗率(%)
1958~1959	13省市	≥15	不统一	739 204		5.11
1979~1980	29省、市、自治区	≥15	≥160/95mmHg为确诊高血压,140~159/90~95mmHg之间为临界高血压	4 012 128	310 202	7.73
1991	30省、市、自治区	≥15	≥140/90mmHg 及两周内服用降压药者	950 356	129 039	13.58
2002	30省、市、自治区	≥18(≥15)	≥140/90mmHg 及两周内服用降压药者	272 023	51 140	18.8(17.7)

在我国高血压人群中,绝大多数是轻、中度高血压(占90%),轻度高血压占60%以上。然而,我国人群正常血压(<120/80mmHg)所占比例不到1/2。血压正常高值水平人群占总成年人群的比例不断增长,尤其是中青年,已经从1991年的29%增加到2002年的34%,是我国高血压患病率持续升高和患病人数剧增的主要来源。估计我国每年新增高血压患者1000万。中国疾病预防控制中心(CDC)慢性非传染性疾病预防控制中心近期公布的一项横断面研究显示,2010年中国成年人中高血压患病率高达33.5%,估计患病人数达3.3亿,45万人死于高血压。高血压患病率随年龄增高而上升,其中18~24岁组最低(9.7%),75岁以上人群最高,达72.8%;男性中高血压患病率高于女性(35.1%与31.8%);城市与农村的高血压患病率分别为34.7%、32.9%;东部、中部和西部高血压患病率依次降低,分别为36.2%、34.1%和28.8%(王薇等,1998)。2002年高血压导致我国22万人死亡,去死因期望寿命计算结果显示,高血压导致的期望寿命损失在男性中为0.362岁,女性为0.359岁,全国合计为0.36岁;高血压引起的潜在寿命损失约为254万寿命年;平均每一个高血压患者死亡,将会导致11.4年的"早死",每年用于高血压的医疗费用为318.9亿元人民币,约占2002年我国卫生总费用的5.6%。据估计,2010年我国约45万人死于高血压,直接经济负担超过660亿元,占我国卫生总费用的3.4%(国家统计局,2011)。

我国人群高血压患病率仍呈增长态势,每5个成人中就有1人患高血压;估计目前全国高血压患者至少2亿;但高血压知晓率、治疗和控制较低。高血压是我国人群脑卒中及冠心病发病和死亡的主要危险因素（Young，2002）。控制高血压可遏制心脑血管发病和死亡的增长态势。高血压的主要并发症是脑卒中，控制高血压是预防脑卒中的关键。

12.1.3 临床特征

根据《内科学》（钟南山，2011）等教材，将高血压的临床特征概括于此。

1. 症状 大多数起病缓慢、渐进，一般缺乏特殊的临床表现。约 1/5 患者无症状，仅在测量血压时或发生心、脑、肾等并发症时才被发现。一般常见症状有头晕、头痛、疲劳、心悸等，呈轻度持续性，多数症状可缓解，在紧张或劳累后加重，也可出现视力模糊、鼻出血等较重症状。典型的高血压头痛在血压下降后即可消失，高血压患者还可以出现受累器官的症状，如胸闷、气短、心绞痛、多尿等。

2. 并发症

（1）高血压危象：危象发生时可出现头痛、烦躁、眩晕、恶心、呕吐、心悸、气急及视力模糊等严重症状，以及伴有痉挛动脉（椎基底动脉、颈内动脉、视网膜动脉、冠状动脉等）累及相应的靶器官缺血症状。

（2）高血压脑病：表现为弥漫性严重头痛、呕吐、意识障碍、精神错乱，甚至昏迷、局灶性或全身抽搐。

（3）脑血管病。

（4）心力衰竭。

（5）慢性肾功能不全。

（6）主动脉夹层。

3. 治疗 高血压患者的降压目标：一般高血压患者，应将血压（收缩压/舒张压）降至 140/90 mmHg 以下；65 岁及以上的老年人的收缩压应控制在 150mmHg 以下，如能耐受还可进一步降低；伴有慢性肾脏疾病、糖尿病，或病情稳定的冠心病或脑血管病的高血压患者治疗更宜个体化，一般可以将血压降至 130/80mmHg 以下。伴有严重肾脏疾病或糖尿病，或处于急性期的冠心病或脑血管病患者，应按照相关指南进行血压管理。舒张压低于 60mmHg 的冠心病患者，应在密切监测血压的情况下逐渐实现降压达标。

高血压治疗分为非药物治疗和药物治疗，非药物治疗主要指生活方式干预，即去除不利于身体和心理健康的行为和习惯（减少钠盐摄入，增加钾盐摄入；控制体重；不吸烟；不过量饮酒；体育运动；减轻精神压力，保持心理平衡）。它不仅可以预防或延迟高血压的发生，还可以降低血压，提高降压药物的疗效，从而降低心血管风险。药物治疗：钙拮抗剂、ACEI、ARB、噻嗪类利尿剂、β受体阻滞剂及由这些药物所组成的低剂量固定复方制剂均可作为高血压初始或维持治疗的药物选择。

钙拮抗剂：二氢吡啶类，主要包括氨氯地平、硝苯地平、非洛地平、拉西地平等，主要不良反应为踝部水肿、头痛和潮红。非二氢吡啶类，包括维拉帕米、地尔硫䓬，其不良反应为房室传导阻滞、心功能不全。

利尿类：噻嗪类利尿药，含氢氯噻嗪、氯噻酮、吲哒帕胺，其不良反应主要有血钾减低、血钠减低、血尿酸升高；袢利尿药，主要为呋塞米，不良反应为血钾减低；保钾利尿药，包括阿米洛利和氨苯蝶啶，不良反应为血钾增高；醛固酮拮抗剂，包括螺内酯和依普利酮，主要不良反应为血钾增高、男性乳房发育。

β受体阻断剂：主要包括比索洛尔、美托洛尔、阿替洛尔、普萘洛尔、倍他洛尔，主要不良反应为支气管痉挛、心功能抑制。

血管紧张素转换酶抑制剂：包括卡托普利、依那普利、贝那普利、福辛普利、西拉普利等，其不良反应为咳嗽、血钾升高、血管性水肿。

血管紧张素Ⅱ受体拮抗剂：有氯沙坦、缬沙坦、厄贝沙坦、替米沙坦、坎地沙坦、奥美沙滩，其主要不良反应为血钾升高、血管性水肿（罕见）。

中枢作用药物：有利血平、可乐定、甲基多巴，利血平的不良反应包括鼻充血、抑郁、心动过缓、消化性溃疡；可乐定不良反应有低血压、口干及嗜睡；甲基多巴的不良反应有肝功能损害和免疫失调。

12.2 高血压的生命质量研究现状

最近30年来，涌现出很多研究高血压生命质量的文献（杨瑞雪，2005；钱云，2006）。据笔者查PubMed，截至2014年12月标题中有"Quality of Life"和"Hypertension"两词的文章有283篇。我国有关高血压生命质量的报道更多，最早的生命质量研究就从高血压等疾病开始。据笔者查CNKI中国期刊全文数据库，截至2014年12月标题中有"高血压"和"生命质量"或"生存质量"或"生活质量"的有656条。

12.2.1 量表研制现状

高血压患者生活质量研究较多，但关于生命质量量表研究较少，一般用普适性量表，高血压特异性量表很少。目前用于高血压患者生命质量测定的量表主要是普适性生命质量量表，包括由WHO组织20余个国家或地区共同研制的WHOQOL-100（1995）、SF-36量表（the medical outcomes 36 item short-form health survey）、NHP（nottingham health profile）量表、综合心理健康指数（psychological general wellbeing index，PGWI）、生活质量综合评定问卷-74（GQOL I-74）、社区人群功能测定量表（COOP/WONCA）等（巩德旺，2007）。

高血压生命质量特异性量表有MINICHAL（mini-questionnaire of quality of life in hypertension）、高血压患者生活质量评估量表、老年原发性高血压患者生活质量量表、慢性病患者生命质量测定量表体系之高血压量表QLICD-HY（quality of life instruments for chronic diseases-hypertension）等。下面介绍一些主要的特异量表。

1. 西班牙高血压生命质量量表MINICHAL 于2001年由西班牙的学者制定，总共有17个条目，其中心理状况领域含10个条目（第1～10个问题），最大得分值30分；躯体临床表现有6个条目（第11～16个），最大得分值为18分，最后一个问题为高血压及其治疗对患者生命质量的总影响。调查的是患者近一个星期的情况。各条目为4个选项的Likert scale（0、1、2、3）。心理状况领域得分范围为0～30，躯体临床表现得分范围为0～18，得分越高患者生命质量越差。该量表最初设计为自评量表，但对于低文化患者，量表可以由调查者填写。该量表两个维度的克朗巴赫系数分别为0.87、0.75（Badia，2002）。

Renata Berberi Schulz等（2008）对155例高血压患者和145例血压正常患者采用MINICHAL量表进行生命质量调查，对其测量学特性进行了评价。其中女性73例，男性87例；平均年龄为50 ± 13.74岁；42.6%的患者高中文化程度，36.1%具有更高的教育；大多数人为白人。

（1）结构效度：应用因子分析评价结构效度，仅提取2个主成分，经方差最大旋转后的因子载荷系数表明，第一主成分主要反应心理状况，第二主成分主要反应躯体临床表现，探索性因子分析结果与理论构想基本吻合。两个因子之间的相关系数较高，$r=0.485$，$P<0.001$。

（2）校标关联效度：应用t检验比较高血压患者和健康者之间生命质量得分，结果见表12-3。结果表明81.25%条目得分之间差异有统计学意义（$P<0.05$），对照组和高血压组的最终比较结果差异有统计学意义（$t=4.86$，$P<0.001$）。

表12-3 MINICHAL量表的校标关联效度分析结果

	0=正常血压 1=高血压	N	均数	标准差	P
因子1	0	145	3.127	3.68	<0.001
心理状况	1	155	5.309	5.39	
因子2	0	145	0.751	1.61	<0.001
躯体临床表现	1	155	1.877	2.31	
总量表	0	145	3.924	4.74	<0.001
	1	155	7.187	6.76	

（3）信度分析：Bowling（1997）提出Cronbach's α系数＞0.50是可以接受的，而Pasquali（2003）认为，Cronbach's α系数值接近0.90是最佳的，在0.80左右信度为中等水平，低于0.70认为信度较差。MINICHAL量表各条目Cronbach's α系数均在0.80以上，心理状况领域的内部一致性系数为0.87，躯体临床表现的系数为0.75，可以认为该量表信度较好。

综上所述，MINICHAL量表具有较好的信度、效度，能够作为高血压患者生命质量的测量工具。

2. 老年原发性高血压患者生活质量量表　由徐伟等于2000年提出，是由22个条目组成的自评量表，包括躯体健康、心理健康和社会功能3个分量表，其中躯体健康、心理健康和社会功能3个分量表各含有9、7、6项条目。躯体功能因子反映躯体受限程度、体力活动适应度、生理功能、睡眠与精力；心理功能因子反映心理感受、情感控制、意识能力、情绪反应；社会功能因子反映社会交往和社会支持。

每个条目计1~5分，部分条目须逆向计分，通过累计条目分数而获得各分量表总分，分数越小表示生活质量越好，反之生活质量越差。由于各分量表的权重不同，故按如下公式对分量表的原始积分进行标化，即标化积分=（原始积分–原始积分下值）/原始积分范围×100。

为了对初步形成的量表进行评估，徐伟等（2000）应用该量表对来自门诊的96例老年，轻、中度原发性高血压患者进行调查，年龄60~78岁，平均66.3±4.9岁；男57例，女39例；轻度高血压62例，中度34例；新近诊断高血压9例，非新近诊断87例；自评89例，因文盲而他评7例。

（1）信度评价：各分量表Cronbach's α系数均＞0.7；折半信度为校正后相关系数r=0.676~0.773，P<0.001；间隔2周后，对30例患者进行量表再测试，2次测定重测相关系数r=0.749~0.821，P<0.001。表明信度较好，详见表12-4。

表12-4 老年原发性高血压患者生活质量量表信度检验

量表	Cronbach's α系数	折半信度相关系数	重测信度相关系数
躯体健康	0.819	0.676	0.821
心理健康	0.787	0.773	0.755
社会健康	0.805	0.721	0.749

（2）效度评价：通过条目分析和初步因子分析，30项条目缩减成22项。其中躯体健康、心理健康和社会功能3个分量表各含有9、7、6项条目。经主成分最大方差旋转因子分析，提取3个因子，其特征根的累计贡献率达76.8%。一类代表方差的41.9%，有9个负荷大于0.4的条目，反映老年高血压患者躯体活动受限程度、体力活动适度性、生理功能如食与性、睡眠与精力、躯体不适感等，称为躯体功能因子；二类代表方差的20.2%，有7个负荷大于0.4的条目，反映患者的情绪反应、情感控制、心理感受和意识能力等，称为心理功能因子；三类代

表方差的 14.7%，有 6 个负荷大于 0.4 的条目，反映患者的社会交往和社会支持等，称为社会功能因子。因子分析结果显示，因子数与量表的理论结构一致。

各分量表之间的相关系数 $r=0.36\sim0.45$，表明 3 个分量表既相关又独立；各分量表与 SF-36 健康调查表相对应部分存在中度相关性，见表 12-5。各分量表与 SF-36 健康调查表相对应部分存在中度相关性，表明两量表相对应部分之间有一定联系，但并不测量相同范围。普适性生活质量评定与疾病相关生活质量评定的目的有所不同，前者反映总体生活质量，而后者专门用于衡量与某种疾病有关的生活质量改变。老年人这一特定人群和高血压这一疾病专用的评定量表可补充与完善一般健康量表，更好地反映老年人群高血压的变化。

表12-5　老年原发性高血压患者生活质量量表与SF-36间的相关性

	心理健康	社会功能	SF-36 躯体	SF-36 心理	SF-36 社会
躯体健康	0.36	0.42	0.68	0.39	0.40
心理健康		0.45	0.38	0.56	0.41
社会功能			0.43	0.35	0.61

轻度高血压患者各分量表得分小于中度患者，新近诊断高血压患者的躯体健康和心理健康的分量表得分大于非新近诊断者，而社会功能分量表无显著性差异，这体现了区分效度或已经组比较效度，见表 12-6。

表12-6　老年原发性高血压患者生活质量量表量的区分效度

	躯体健康	心理健康	社会功能
高血压轻度（$n=62$）	31.5±4.3	30.5±3.2	25.5±3.5
中度（$n=34$）	36.9±5.1*	39.2±5.5**	37.0±4.2**
新近诊断（$n=9$）	42.0±6.6	42.1±5.8	37.5±5.0
非新近诊断（$n=87$）	33.0±4.1*	36.5±3.5*	32.2±3.3

* $P<0.05$；** $P<0.01$

（3）局限性：①该研究目标人群是所有老年，轻、中度高血压患者，样本人群是否具有代表性将对研究结果的适用性产生影响。②受试者可能因不同原因，对研究内容产生不同反应而造成偏倚，但该量表比较简明，一般具有小学水平以上的受试者 10～15min 即可完成。③量表宜采用受试者自评，自评信息较可靠，但部分老年人可能因特殊情况如文盲则需要他评。

3. 高血压患者生活质量评估量表　该量表由美国康涅狄格大学 Croog 博士（1990）设计，包括 8 大项内容：①健康愉快感；②躯体症状；③性功能；④工作表现；⑤情感状态；⑥认知功能；⑦社会参与；⑧生活满意度，每大项中又包括数目不等的若干小项问题，分 1～5 级，每小项得分相加后即为该大项得分，8 大项得分之和即为该患者的患者生活质量总分。

4. 慢性病患者生命质量测定量表体系之高血压量表 QLICD-HY（V1.0）　该量表由共性模块和特异模块构成，共性模块包括生理功能、心理功能、社会功能 3 个领域，10 个侧面，共 30 个条目。特异模块由 17 个条目 3 个侧面构成，三个侧面分别为：症状、药物作用、心理生活影响。该量表各领域的克拉巴赫系数为 0.66～0.88；重测相关系数为 0.80～0.91；结构效度共性模块与特异模块的累计方差贡献率分别为 64.21%、49.75%；治疗前后得分有统计学差异（杨瑞雪等，2006）。

5. 其他高血压特异量表　VSQLQ（vital signs quality of life questionnaire）主要针对黑人高血压患者生命质量评价而开发（Leidy，2000）。通过 304 例黑人轻度高血压患者的测试结果显示：频度、强度和联合得分三项的 Cronbach's α 系数分别为 0.90、0.92 和 0.92；重测相关系数 ICC 分别为 0.79、0.79 和 0.80；VSQLQ 与 SF-36 的相关系数较高或中等（0.32～0.69）；VSQLQ 得分随性别、文化程度及收入的不同而不同；SF-36 总体健康有改善的患者 VSQLQ 得分也发生了变化，说明具有反应度（$n=90$；$P<0.05$）。HQALY（quality of life questionnaire in arterial hypertension）主要开发和应用于西班牙（Dalfó Baqué，2000）。CAMPHOR（cambridge pulmonary hypertension outcome review）主要用于肺性高血压（McKenna，2006），具有较好的内部一致性信度（$α=0.90$～0.92）和重测信度（test-retest correlations=0.86～0.92），也具有较好的收敛效度（convergent validity）、离散效度（divergent validity）和区分效度（known groups validity）。

此外，一些心血管系统的量表也常用于高血压患者的测定，如明尼苏达心力衰竭问卷 LHFQ（minnesota living with heart failure questionnaire）、生命质量指数-心脏模块（quality of life index -cardiac version）等，详见第 13 章。

12.2.2 测评应用及影响因素研究情况

无论在国内还是国外，应用生命质量评价高血压患者健康状态，尤其是比较和筛选降压方案和降压药物的临床试验研究屡见不鲜，其中 Croog（1986）及同事较早的将生命质量作为评价指标用于高血压药物筛选的多中心随机双盲试验。该试验对 626 例高血压患者随机分为三组，分别用卡托普利、甲基多巴、普萘洛尔进行降压。结果显示不同药物控制血压水平能力基本相似，但生命质量方面却存在差异：卡托普利在健康状况和满意度方面优于其他两组。这个实验研究在药物评价领域引起了深刻的影响，生命质量在决策治疗方案上的重要性也同时体现出来。表 12-7 列举了数篇将生命质量应用于高血压疾病研究中的文献。

表12-7 生命质量在高血压研究中的应用举例

姓名（研究年代）	研究内容	研究结果及结论
王家良（1999）	60 例高血压患者健康状况评价	高血压患者生命质量低于正常人，抗高血压药物治疗后生命质量有所改善
Gel'tser B（2002）	综述了心脏病患者生命质量的研究文献	血管转化酶抑制剂和钙拮抗剂两种药物均提高高血压患者的生命质量，但在利尿效果上有所不同
Roca-Cusachs A（2003）	不同的临床及治疗变量和不同社会学特点高血压患者进行生命质量影响因素的研究	性别、脏器损害程度、心率、体重、合并症的多少、高血压的分级、社会生活事件、教育水平是高血压患者生命质量显著影响因素
Yoshida K（1995）	医患关系对老年高血压患者生命质量的影响	医患关系作为潜在因素影响老年高血压患者的生命质量和治疗依从性

下面分类给予介绍。

1. 临床治疗方法和药物评价选择 Krijnen 等（2005）通过对比高血压合并肾动脉狭窄患者单纯抗高血压药物治疗和球囊血管成形术对生命质量的影响差异，显示虽然血管成形术后患者减少了服用多种抗高血压药物，但他们与单纯抗高血压药物治疗组症状主诉和生命质量无显著差异，这提示对于高血压合并肾动脉狭窄患者，介入治疗后患者的生命质量并不比单纯药物治疗组高。

2003 年的 SCOPE 研究（Degl Innocenti 等，2004）是一个多中心、随机、双盲的试验，通过对 5000 多例高血压患者的降压治疗来观察坎地沙坦对老年高血压患者（70～89 岁）的预后和认知功能的影响，是首次对高龄和极高龄的高血压患者治疗的重要依据，使用一般心理健康指数量表（PGWB）、主观症状评估量表（SSAP）和欧洲生命质量评估量表（EuroQoL）3 个量表测定健康相关生命质量，对坎地沙坦组和对照组比较看出坎地沙坦组的生命质量各指标得分较高，且坎地沙坦组血压降低较对照组明显，坎地沙坦组生命质量的提高可能与药物治疗引起的血压降低有关，短效钙拮抗剂如心痛定能改善高血压患者的生活质量（包括健康状态、机体症状、焦虑、压抑、精神症状发生率、认知功能等)。同样 HOT 研究(Hansson,1993)也发现低的血压水平与 PGWB 得分增高有关,因此没有理由因为怀疑治疗对生命质量的中性作用而阻止老年人抗高血压药物治疗。Degl'Innocenti 等(2004)研究结果表明未经治疗的高血压患者的生命质量比健康人差,而比接受治疗的高血压患者要高;生命质量与用药的数量呈相反的关系,用 4 种及以上降压药的患者生命质量显著低于用 1 种、2 种和 3 种降压药者。

Grimm 等(1997)研究结果表明包括氨氯地平等长效钙拮抗剂的五种药物均能改善高血压患者的生活质量,对高血压患者调查了 7 个方面 35 项指标(包括总体健康、体力、精神健康、总体功能、对身体满意程度、社会功能、社会接触),结果为 QOL 的改善与减肥,增加体育锻炼及血压控制有明显关系。一些研究显示,比索洛尔(De-Hoon,1997)、醋丁酰心安和阿替洛尔均能改善生活质量(Grimm,1997),但较大剂量美托洛尔 200mg/d 对生活质量有负影响(Dahlof,1997),普萘洛尔也被认为有负影响;卡托普利对患者精神状态(抑郁、焦虑、情绪不稳)有良好影响,且很少因不良反应停药,并能明显改善患者总体感觉和对生活的满意程度。

刘德桓等(2006)研究了以化瘀浊益肝肾法为治疗原则的降压 1 号颗粒的应用对原发性高血压患者生活质量的影响,结果表明:服药后观察组生活质量总分前后差异有非常显著性意义(91.44 ± 13.4,130.22 ± 13.5,$P<0.01$),与对照组比较差异有非常显著性意义($P<0.01$);观察组健康愉快感、工作表现、情感状态、社会参与均明显高于服药前($P<0.05$),也明显优于对照组($P<0.05$ 或 $P<0.01$),性功能、生活满意度的积分较服药前有显著提高(10.04 ± 3.3,19.92 ± 3.6;9.01 ± 3.5,16.2 ± 3.8;$P<0.01$)。结论是降压 1 号在改善临床症状方面化瘀浊、益肝肾法有明显优势,能明显改善高血压患者的临床症状并显著提高生活质量。

陈伟强等(2001)比较了单用卡托普利和联用松龄血脉康胶囊对原发性高血压病患者血压和生活质量的影响,结果表明:联合组治疗后健康愉快感、躯体症状、工作表现、情感状态、生活满意度均较治疗前明显改善;卡托普利组治疗后健康愉快感、工作表现、情感状态、生活满意度较治疗前改善($P<0.05$,$P<0.01$)。治疗后联合组在健康愉快感、躯体症状、工作表现、生活满意度方面与卡托普利组比较,差异有显著性($P<0.05$,$P<0.01$)。结论是:用松龄血脉康胶囊联合卡托普利治疗原发性高血压在有效降压的同时,可改善诸多临床症状、抑郁状态及工作表现,并能提高健康愉快感和生活满意度,在改善生活质量的多个方面优于单用卡托普利。

2. 药物的安全性评价 Perez-Stable 等(2000)的研究显示,与安慰剂组相比,普萘洛尔虽然无抑郁症状及性功能障碍等不良反应,但对认知功能有轻微的负面影响,生命质量有所降低。对>60 岁老年人单纯收缩期高血压使用小剂量比索洛尔 2.4mg/双氢克尿噻 6.25mg 与氨氯地平 5mg 的对比研究证实两者疗效和耐受性相同,而不良反应少,因此低剂量的比索洛尔与双氢克尿噻的联合可能是老年人单纯收缩期高血压的理想选择(Benetos 等,2000)。

3. 标签效应 即在未经诊断的高血压患者和健康人群之间,个人认为的健康状况没有明显差异,而一些健康相关的生命质量(如情感方面愤怒、压抑等)下降在已明确诊断的高血压患者中较常见,这提示了标签效应对生命质量的影响更明显。Mena-Martin 等(2003)分析了是否知晓自己患有高血压对生命质量的影响,结果显示,知晓自己患高血压的患者较未知晓者生命质量更低,这可能与标签效应和(或)药物不良反应有关。

4. 干预措施评价 护理干预可以明显提高心房颤动合并高血压患者的生活质量,对于改善疾病的预后具有积极的意义。Behice Erci 等(2003)研究结果表明 Waston 护理模式可以提高患者的生活质量并降低患者的血压。

陈希萍等(2009)研究社区护理干预(健康教育、膳食指导、运动锻炼干预、体重控制干预、禁止吸烟、起居干预、心理干预、遵医行为干预、家庭访视与家庭护理等措施进行综合护理干预)对高血压患者生命质量的影响,干预后患者的整体生命质量得到明显改善。

钟竹青等（2010）通过比较有综合护理干预（健康知识指导干预、心理支持干预、生活方式等行为干预、运动干预、用药依从性的干预）与无护理干预的高血压患者治疗时的生命质量，结果表明，干预组血压控制优于对照组，干预组的总体生命质量评分除精神、宗教、信仰领域外，其他 5 个领域的得分均高于对照组。

金钰梅等（2005）把 100 例符合条件的高血压患者作为研究对象（试验组和对照组各 50 例），试验组实施家庭干预，对照组进行常规健康宣教，对两组患者进行生活质量的评定，结果两组的生活质量除生理功能、疼痛外，社会功能、生理问题对日常活动的限制、心理问题对社会活动的限制、心理健康、活力、总体健康评价及与前 1 年健康的比较 7 大指标对比差异有统计学意义，说明实施家庭干预对改善高血压患者的生活质量有积极的作用。

汪流等（2009）比较了两种不同强度的有氧运动训练对高血压病患者动态血压和生存质量的影响，结果表明治疗后 2 组患者 SF-36 量表 6 项指标（躯体功能、躯体角色、总体健康状况、活力、情感角色和心理健康）与治疗前比较均有显著性差异（$P<0.05$），采用最大运动能力的 20%和 60%的强度进行有氧训练可以取得相似的降压效果，但采用最大运动能力的 20%的运动强度对于提高患者的生存质量效果更好。

5. 探讨高血压患者 QOL 的影响因素与防治重点 Frasure 等（1993）认为负性心理因素可以诱发、加重心血管疾病，并对心血管疾病的预后有显著的影响。Jonas 等（2000）用一般生活质量量表评价情感障碍症状，发现抑郁和焦虑症状与高血压发生率升高相关。Rueda（2006）对 150 例高血压患者生命质量调查研究，结果显示生命质量的独立危险因素有自觉健康能力和抑郁情绪状况。

Mena-Martin 等（2003）分析了是否知晓自己患有高血压对生命质量的影响，结果显示，知晓自己患高血压病的患者较未知晓者生命质量更低，这可能与标签效应和（或）药物不良反应有关。Kloeek 等（2003）以 PGWI 量表对高血压病患者 1539 例和健康人 995 例的生命质量进行了测评，结果显示，高血压病患者生命质量显著低于血压正常人；女性生命质量低于男性；年龄升高生命质量下降；多元回归分析显示：性别、教育、年龄和家族史等均为独立影响生命质量的因素；收缩压超 140mmHg 生命质量较低，舒张压 74～90 mmHg 生命质量最高；体质指数 30kg/m^2 者生命质量差，肥胖者较正常人群、超重人群总体健康和活力分值显著降低，痛苦明显增加。

Roca-Cusachs 等（2003）运用 MINICHAL 调查量表，对高血压患者 736 例的生命质量进行测定，并分析了影响因素，结果显示，性别、并发症、高血压级别、器官损害、受教育水平等，均为影响高血压患者生命质量的因素。Roca-Cusachs 等（2001）采用 CHA 量表进行前瞻性研究发现性别、更严重的器官损害、心率高和体重使高血压患者的生活质量下降。Klocek 等（2003）研究结果表明影响高血压患者生命质量的因素有收缩压、舒张压、肥胖、靶器官损害和用药的数量，收缩压和舒张压的升高导致生命质量变差。收缩压超过 140mmHg 的患者生命质量较低，舒张压为 74～90mmHg 的患者生命质量得分最高。

国内这方面的研究也比较多。如吴敏玲等（2006）探讨了社会支持与老年高血压患者生活质量的相关关系，方法是采用健康状况调查问卷（SF-36）和社会支持评定量表（SSRS）对 162 例老年高血压患者及 100 例健康老年体检者的生活质量及社会支持进行评定，结果表明老年高血压患者的生活质量及社会支持评分均低于正常人群（$P<0.05$，$P<0.01$），除患者机体功能状态外，社会支持与生活质量各维度之间呈显著正相关（$P<0.05$，$P<0.01$）。徐明等（2007）运用 SF-36 量表对 644 例高血压患者进行生命质量影响因素分析，其结果为年龄、近 1 年内有无精神创伤、家庭收入、体育锻炼、对疾病的态度、防治知识知晓状况、平时血压控制情况及社区综合管理等因素影响高血压患者的生命质量。钱云等（2008）应用中文版 SF-36 进行多元

逐步线性回归分析影响高血压患者生活质量的因素，结果表明患者的症状（数量和程度）、体育锻炼（时间和种类）、年龄、血压值、对疾病的态度、防治知识知晓状况、家庭经济状况、社区医生管理对生命质量有着不同程度的影响，其中疾病的症状、体育锻炼（时间和种类）、年龄、血压值、态度和社区医生管理与生活质量成反比关系，防治知识知晓状况得分和家庭经济状况与生活质量成正比关系。

方艳春等（2010）采用中文版世界卫生组织生活质量问卷（WHOQOL-100）对衡阳市社区老年高血压患者进行调查，结果发现家庭关系、症状种类、是否参加过知识讲座、家庭收入均可影响患者的生活质量。刘玲等（2011）采用中文版 SF-36 对 1673 例农村高血压患者的调查结果显示：性别、收入水平、文化程度、精神状况、有无其他慢性病、运动情况、医疗形式、对高血压重视程度是农村中老年高血压患者生活质量的重要影响因素。万丹丹等（2013）应用 QLICD-HY 及多元逐步回归方法研究高血压患者生命质量及其影响因素，发现下肢或脚腕部水肿、年龄、心慌、夜尿增多、头昏眼花、反应迟钝与生存质量量表总分有关，其回归系数分别为 –5.576、–0.417、–5.790、–5.790、–8.504、–5.480。

12.3 高血压生命质量测定量表 QLICD-HY 的研制

QLICP-HY 是慢性病患者生命质量测定量表体系 QLICD（quality of life instruments for chronic diseases）中的高血压（hypertension）量表。第一版本于 2006 年研制完成并得到了一些应用。目前正在研制和测试第二版本量表。这里主要按 QLICD-HY（V1.0）进行介绍。

QLICD-HY（V1.0）由共性模块 QLICD-GM（general module）及一个包含 17 个条目的高血压特异模块构成，其中 QLICD-GM（V1.0）包括躯体功能（8 个条目）、心理功能（11 个条目）、社会功能（11 个条目）三个领域共 30 个条目。

12.3.1 QLICP-HY（V1.0）的研制过程

采用慢性病共性模块和高血压特异模块相结合的方式，独立开发我国的高血压患者生命质量测定量表（QLICD-HY），共性模块的研制和考评见第 3 章，高血压特异性模块的研制，采用阅读和分析相关文献、对医护人员及患者进行访谈等方法，最初从症状、不良反应、心理社会特点 3 个方面提出包括 24 个条目的高血压特异性模块条目池（表 12-8）。

表12-8 高血压生命质量测定量表特异性模块条目池

编号	备选条目
1	总的来说，您的身体状况好吗？
2	您感到头晕或眩晕吗？
3	您感到头痛吗？
4	您感到头昏眼花吗？
5	您感到耳鸣吗？
6	您心慌吗？
7	您有气短或气促吗？
8	您下肢或脚腕部位水肿吗？
9	您口干吗？
10	您皮肤起疹子吗？
11	您有做恶梦的情况吗？
12	您有指端麻木或刺痛吗？

续表

编号	备选条目
13	您视力模糊吗？
14	您有夜尿增多的情况吗？
15	总的来说，您的精神状况好吗？
16	因为疾病做不了您想做的事让您烦恼吗？
17	您感到情绪容易激动吗？
18	您因为服药问题烦恼吗？
19	您为体重问题烦恼吗？
20	您对饮食和戒烟等生活方式的改变感到满意吗？
21	您有搞不清时间、地点或自己是谁的情况吗？
22	您的计算能力（如算账）和病前一样吗？
23	您有想不起来从前熟悉的人名、地名或常识的情况吗？
24	您感到反应迟钝或动作缓慢了吗？

经过对高血压特异条目池的讨论，删除了相对没有针对性的条目，如第1、2、10、11、15、16条；对体现高血压患者认知功能损害的条目只保留第24条，删除第21、22、23条。心血管疾病方面的专家认为高血压患者生命质量在很大程度上就是患者在药物治疗的过程中感受到的药物和治疗及疾病本身对自己的生理心理和社会功能各方面的影响。以下问题应该体现在量表条目中：①乏力；②患者（尤其是女性患者）服药后会出现刺激性的干咳；③高血压药物治疗疗程一般为3个月，换药或联合用药导致患者很难坚持用药；④饮食的限制对患者的影响；⑤在影像学上提示患者有靶器官的损害或其他病程上的进展对患者精神上的压力；⑥高血压疾病及治疗对性生活的影响。

结合29例高血压患者的小范围预调查分析及专家患者访谈，乏力、疾病对性功能的影响、患者的坚持用药问题分别在共性模块中有所体现，在特异模块中，对性生活问题从主观态度的角度再用1个条目进行加强："您为疾病带来的性生活问题烦恼吗？"，加上"您有刺激性的咳嗽吗？""您在多大程度上担心疾病对身体造成更大的损害？"2个条目。

经整理得到含18个条目的高血压特异模块测试版，根据测试和统计分析结果并经过研制小组多轮反复讨论，再次进行筛选调整得到含有17个条目的特异模块（表12-10），并归为3个侧面：症状（SYM）、治疗的不良反应（SET）、心理生活影响（EML）。与共性模块结合后形成有4个领域13个侧面47个条目的高血压患者生命质量测定量表（QLICD-HY V1.0）。

12.3.2 QLICD-HY（V1.0）的计分方法

1. 条目计分 由于QLICD-HY（V1.0）采取五点等距评分法，依次计为1、2、3、4、5分。在量表中有正负性条目之分，正向条目得分越高代表生命质量越好，逆向条目得分越高代表生命质量越差。对正向条目而言，无需进行转换，原始得分即为条目得分，对逆向条目，需对其进行"正向变换"，即用6减去原始得分得到条目得分。

QLICD-HY（V1.0）中正向条目有PH1、PH6、PH7、SO2、SO4、SO5、SO7、SO8、SO10、HY12、HY17，其余均为逆向条目。

2. 领域、侧面及总量表计分 首先分别计算各领域、侧面、总量表的原始分（raw score，RW），同一领域/侧面的各个条目得分之和构成该领域/侧面的原始分，五个领域得分之和构成了总量表的原始分。

为了便于相互比较，需要将原始分转化为标准得分（standard score，SS），采用的是极差化方法，即 SS=（RS–min）×100/R。详见表 12-9。

表12-9 QLICD-HY（V1.0）各个领域及其所属侧面的计分方法

领域/侧面	代码	条目数	min	max	RS	SS
生理功能	PHD	8	8	40	IND+AAS+PHS	(RS–8)×100/32
独立性	IND	3	3	15	PH1+PH3+PH4	(RS–3)×100/12
食欲睡眠	AAS	2	2	10	PH6+PH7	(RS–2)×100/8
躯体症状	PHS	3	3	15	PH2+PH5+PH8	(RS–3)×100/12
心理功能	PSD	11	11	55	COG+ANX+DEP+SEC	(RS–11)×100/44
认知	COG	2	2	10	PS1+PS2	(RS–2)×100/8
焦虑	ANX	3	3	15	PS5+PS6+PS7	(RS–3)×100/12
抑郁	DEP	3	3	15	PS3+PS4+PS11	(RS–3)×100/12
自我意识	SEC	3	3	15	PS8+PS9+PS10	(RS–3)×100/12
社会功能	SOD	11	11	55	SSS+SOE+SEF	(RS–11)×100/44
社会支持	SSS	6	6	30	SO2+SO4+SO5+SO7+SO8+SO10	(RS–6)×100/24
社会影响	SOE	4	4	20	SO1+SO3+SO6+SO9	(RS–4)×100/16
性活动	SEF	1	1	5	SO11	(RS–1)×100/4
特异模块症状	SPD	17	17	85	SYM+SET+EML	(RS–17)×100/68
	SYM	9	9	45	HY1+HY2+HY3+HY4+HY5+HY6+HY7+HY10+HY11	(RS–9)×100/36
治疗不良反应	SET	2	2	10	HY8+HY9	(RS–2)×100/8
心理生活影响	EML	6	6	30	HY12+HY13+HY14+HY15+HY16+HY17	(RS–6)×100/24
量表总分	TOT	47	47	235	PHD+PSD+SOD+SPD	(RS–47)×100/188

12.3.3 QLICD-HY（V1.0）的考评

使用 QLICP-HY（V1.0）量表及 SF-36 量表对 155 例高血压患者进行调查。其中汉族占 87.7%，男性占 56.8%。已婚的占 87.7%。年龄最大者 86 岁，最小 35 岁，平均 63.26±10.37 岁。自评家庭经济状况以居于中等水平为多，占 55.5%。文化程度中小学占 28.9%，初中占 19.1%，高中或中专占 24.3%，大专占 15.8%，本科及以上占 11.6%。155 例中，原发性高血压 154 例，其中一级高血压 7 例，占 4.5%；二级 59 例，占 38.1%；三级 88 例，占 56.8%。

为了考察量表的重测信度和反应度，抽取 52 例患者在入院第 2 天进行了重测，在出院时对 101 例患者进行了再次测定。

1. 内容效度 研究制过程遵循了严格的决策程序，条目内容涵盖了世界卫生组织提出的关于健康和生命质量的内涵。该研究采用由心血管医护人员及心理、社会、统计学等各方面专家形成 16 人议题小组和 10 人核心小组，按照程序化决策方式，对量表条目的提出、讨论和筛选进行深入反复的论证。对患者进行访谈等，以保证量表的内容效度。

2. 结构效度 相关系数结果显示（表 12-10），各条目与其所属领域的相关系数（r）大部分在 0.4 以上，r 值在 0.7 以上的条目–领域（含侧面）相关占 56.52%；各条目与其所属领域的相关系数均明显大于与其他领域的相关系数。躯体领域、心理领域、社会领域、高血压特异模块与量表总得分的相关系数分别为 0.70，0.82，0.70 和 0.81。

表12-10 QLICD-HY（V1.0）各条目与领域的得分相关系数

条目（简述）	躯体领域	心理领域	社会领域	特异模块
PH1 料理日常生活	0.707	0.243	0.329	0.228
PH2 疲乏	0.556	0.250	0.257	0.125
PH3 走800米困难	0.700	0.363	0.404	0.325
PH4 爬楼困难	0.695	0.396	0.293	0.433
PH5 药物依赖	0.582	0.295	0.095	0.167
PH6 食欲	0.479	0.063	0.225	0.151
PH7 睡眠	0.487	0.042	0.120	0.178
PH8 疼痛不适	0.651	0.437	0.293	0.363
PS1 脑力活动	0.342	0.609	0.305	0.415
PS2 精神痛苦	0.380	0.702	0.413	0.388
PS3 孤独无助	0.240	0.708	0.291	0.230
PS4 悲观失望	0.411	0.803	0.400	0.360
PS5 担忧	0.295	0.653	0.335	0.352
PS6 烦躁发脾气	0.312	0.608	0.175	0.303
PS7 紧张焦虑	0.225	0.723	0.254	0.432
PS8 担心不良反应	0.155	0.442	0.082	0.466
PS9 认为自己是负担	0.262	0.714	0.268	0.444
PS10 自卑	0.317	0.782	0.400	0.429
PS11 压抑情绪	0.212	0.635	0.240	0.243
SO1 影响工作家务	0.363	0.280	0.411	0.196
SO2 承担家庭角色	0.188	0.108	0.475	0.272
SO3 对家人的关怀	0.164	0.498	0.405	0.331
SO4 和家人的关系	0.183	0.073	0.591	0.101
SO5 家庭物和情上帮助	0.120	0.123	0.593	0.139
SO6 影响业余活动	0.308	0.344	0.517	0.289
SO7 积极乐观	0.247	0.165	0.513	0.145
SO8 诊治对疾病帮助	0.092	0.132	0.472	0.106
SO9 经济问题影响生活	0.255	0.383	0.325	0.270
SO10 亲朋支持	0.251	0.199	0.634	0.127
SO11 影响性生活	−0.034	−0.076	0.350	0.018
HY1 头痛	0.232	0.322	0.085	0.456
HY2 头昏	0.353	0.311	0.137	0.541
HY3 耳鸣	0.240	0.260	0.266	0.551
HY4 心慌	0.362	0.329	0.275	0.511
HY5 气短	0.232	0.338	0.187	0.618
HY6 水肿	0.301	0.320	0.200	0.478
HY7 夜尿增多	0.230	0.299	0.150	0.507
HY8 口干	0.134	0.189	0.086	0.398
HY9 咳嗽	0.213	0.255	0.059	0.455
HY10 视力模糊	0.071	0.174	−0.023	0.498
HY11 反应迟钝	0.277	0.316	0.395	0.574
HY12 情绪控制和调整	0.238	0.194	0.447	0.276

续表

条目（简述）	躯体领域	心理领域	社会领域	特异模块
HY13 体重烦恼	−0.034	0.220	−0.062	0.442
HY14 服药烦恼	0.088	0.245	0.132	0.556
HY15 性生活烦恼	0.177	0.066	0.278	0.389
HY16 对疾病担心程度	0.199	0.418	0.310	0.458
HY17 适应生活方式改变	0.003	0.181	0.183	0.389

对特异性模块采取主成分法提取特征根大于 1 的公因子，并进行方差最大旋转。高血压特异模块经因子分析抽取了 4 个主成分，累计贡献率为 49.75。第一、第三、第四主成分反映高血压的症状和治疗的不良反应侧面，主要相关的条目有（括号内为载荷系数）：HY1（0.82）、HY2（0.81）、HY4（0.74）、HY5（0.63）、HY7（0.71）、HY8（0.66）；第二主成分反映心理社会影响侧面，主要有 HY13（0.61）、HY14（0.80）、HY15（0.64）三个条目。与特异模块的 3 个侧面基本吻合。

3. 效标效度 因为无金标准存在，暂以高血压患者生命质量测试量表与 SF-36 量表测试结果进行相关分析，结果见表 12-11。两套量表各相关领域的相关系数较大，且大于与其他领域的相关系数。

表12-11 QLICD-HY（V1.0）与SF-36各领域间的相关系数（r）

QLICD-HY 领域	SF-36 领域									
	PF	RP	BP	GH	VT	SF	RE	MH	PSC	MSC
躯体功能	0.64	0.34	0.38	0.40	0.58	0.35	0.32	0.40	0.66	0.55
心理功能	0.38	0.35	0.23	0.34	0.47	0.38	0.37	0.48	0.44	0.56
社会功能	0.36	0.35	0.23	0.44	0.45	0.31	0.19	0.44	0.47	0.50
特异模块	0.31	0.26	0.27	0.28	0.26	0.27	0.24	0.38	0.38	0.31

注：PF 躯体功能；RP 躯体角色；BP 肌体疼痛；GH 一般健康状况；VT 生命力；SF 社会功能；RE 情感角色；MH 心理健康；PSC 躯体综合总分；MSC 心理综合总分

4. 内部一致性信度 用第一次测定的数据分别计算各个领域的内部一致性信度（克朗巴赫系数 α），结果见表 12-12。可见，从领域层面看，除了社会功能领域内部一致性信度稍小外（$r=0.66$），其余领域的克朗巴赫系数均较大。

表12-12 QLICD-HY（V1.0）量表信度分析结果

领域/侧面	克朗巴赫系数（α）	重测相关系数（r）
躯体功能（PHD）	0.75	0.90
独立性（IND）	0.76	0.92
食欲睡眠（AAS）	0.59	0.68
躯体症状（PHS）	0.59	0.68
心理功能（PSD）	0.88	0.91
认知（COG）	0.67	0.75
焦虑（ANX）	0.76	0.85
抑郁（DEP）	0.65	0.88
自我意识（SEC）	0.74	0.92
社会功能（SOD）	0.66	0.80
社会支持（SSS）	0.74	0.89

续表

领域/侧面	克朗巴赫系数（α）	重测相关系数（r）
社会影响（SOE）	0.61	0.85
性活动（SEF）	—	0.86
高血压特异模块（SPD）	0.79	0.75
症状（SYM）	0.75	0.73
药物作用（SET）	0.39	0.69
心理生活影响（EML）	0.59	0.86

5. 重测信度 用第一、第二次测定结果计算重测信度（相关系数 r），结果见表 12-12。可以看出，各领域两次测定的重测相关系数均较大，最低的是特异模块 0.75；从侧面看也较大，最低的是 0.68。

6. 反应度 领域层面，除量表的社会功能领域的治疗前后两次得分差异无统计学意义外，其余各领域及总分差异均有统计学意义，且 SRM 均在 0.5 以上（心理功能为 0.28）。社会功能一般在住院期间难以改变，没有变化也不能说明反应度差。可以认为量表能够较为敏感地反应患者住院期间生命质量的变化，具有一定的反应度。

在侧面层面，躯体症状、特异症状、食欲睡眠、焦虑情绪等侧面治疗前后生命质量改善最明显，前后 2 次比较的 t 值依次为 7.70、4.44、4.27、3.41；而认知、自我意识等反映心理社会影响的维度生活质量得分差异无统计学意义。从反应度指标 SRM 值看，变化最大的维度分别是高血压的症状和特异模块，SMR 分别为 0.77 和 0.62。详见表 12-13。

表12-13 QLICD-HY（V1.0）量表住院治疗前后得分变化（$\bar{x}+s$）

领域/侧面	治疗前	治疗后	差值	t	P	SRM
躯体功能（PHD）	53.03±19.42	60.24±16.43	7.21±13.75	5.27	0.000	0.52
独立性（IND）	61.88±29.82	67.41±26.22	5.53±23.49	2.36	0.020	0.24
食欲睡眠（AAS）	42.33±29.82	67.41±26.22	5.53±23.49	4.27	0.000	0.43
躯体症状（PHS）	51.32±21.30	58.58±18.76	7.26±16.40	4.44	0.000	0.44
心理功能（PSD）	72.19±18.13	75.88±17.13	3.69±13.08	2.83	0.006	0.28
认知（COG）	63.00±25.37	63.61±25.44	0.62±18.66	0.33	0.740	0.03
焦虑（ANX）	65.02±20.88	71.37±20.90	6.35±18.71	3.41	0.001	0.34
抑郁（DEP）	79.46±20.94	83.17±18.82	3.71±16.26	2.29	0.024	0.23
自我意识（SEC）	78.22±21.92	81.27±18.91	3.05±16.19	1.89	0.061	0.19
社会功能（SOD）	63.66±13.84	62.94±13.84	−0.72±9.71	−0.74	0.458	0.07
社会支持（SSS）	69.02±19.15	69.80±19.53	0.78±12.17	0.64	0.519	0.06
社会影响（SOE）	55.82±21.35	51.98±24.06	−3.84±16.03	−2.40	0.018	0.24
性活动（SEF）	62.87±29.07	65.59±30.79	2.72±27.82	0.98	0.328	0.10
特异模块（SPD）	67.69±14.53	75.87±10.89	8.18±13.20	6.22	0.000	0.62
症状（SYM）	68.70±17.84	81.24±13.43	12.54±16.36	7.70	0.000	0.77
治疗不良反应（SET）	69.43±21.10	77.48±19.69	8.04±23.16	3.49	0.001	0.35
心理社会影响（EML）	65.59±17.14	67.29±15.36	1.69±12.25	1.38	0.168	0.14
总量表（TOT）	65.30±12.37	70.19±10.10	4.88±8.71	5.63	0.000	0.56

7. 可行性（feasibility）分析 绝大多数患者首次调查能在半小时之内将两套量表完成，完成该研究量表所需的时间一般在 15min 之内。问卷的回收率为 100%，其中问卷的完成率（性

方面问题患者没有回答为合格）为 94.66%。不合格的问卷有部分是因为完成前一套量表（QLICD-HY）之后认为后一套量表（SF-36）内容意义重复较多失去耐心；有些患者因为视力问题、听力问题产生合作上的困难没有完成。在调查过程中除了对"家庭角色"一词提出询问较多之外，患者在回答绝大多数条目几乎没有阻力。因此可认为量表的可接受较好。

综上所述，QLICD-HY 具有较好的信度、效度和反应度，而且直接考虑了中国的文化背景和高血压临床治疗实践，可用作我国高血压患者生命质量的测评工具。此外，分析时可以在不同层面进行，从而既可以进行概括性的分析（领域、总量表层面），也可以进行深入细致的分析（侧面层面），便于揭示生命质量的具体变化情况。

12.3.4　问题与进展

1. 有关缺失值　只有关于性生活的条目回答缺失较多。PH8、HY15 两个条目回答缺失值率分别为 30.5%和 31.4%。回答缺失原因多数为年龄或丧偶原因不存在过性生活的问题，也就谈不上疾病对其的影响；此外还有人认为此问题涉及个人隐私而拒绝回答。可以通过加强现场检查和反馈修改来减少缺失。

2. 样本例数问题　在整个量表的考评中都离不开样本例数的问题。有文献指出因子分析时，以较大样本分析所呈现的因子组型（factor pattern）比较小样本所出现的因子型要稳定，建议条目数与样本数的比例为 1∶10，因子分析的结果会更可靠。因此，尽管该研究中也做了共性模块的因子分析，但鉴于例数不大仅仅考虑特异模块的因子分析结果。反应度分析中，可能会由于样本例数不足使得差异性没有显露。该研究对量表（尤其是特异模块）的筛选及考评仍在较小的人群中进行，后续研究随着研究例数的增加或患者范围的扩大，量表的考评会趋于完善。

3. 调查过程中应注意的问题　首先，一个好的调查环境应该以对调查结果不产生偏倚为标准。受试者之间互相讨论、家属在身旁"监视"都可能对结果产生影响。再者，调查人员的研究态度、对量表的掌握程度和沟通能力也都影响到资料的收集质量。因此在资料收集的过程中要重视上述问题。

4. 进展　QLICD-HY（V1.0）研制完成后得到了一些应用。如万丹丹等（2013）应用QLICD-HY 及多元逐步回归方法研究高血压患者生命质量及其影响因素，隗建鑫等（2015）用于农村社区老年高血压患者生活质量相关因素分析，王昃睿等（2015）用于清眩方对肝肾阴虚型高血压患者生存质量的影响研究。笔者在应用中已经发现一些问题，为此，开始了第二版量表 QLICD-HY（V2.0）的研制，目前已基本上完成现场测试，正在进行分析评价。

12.4　高血压生命质量测评的应用

高血压生命质量测评主要用于治疗方法选择、降压药物筛选、药物安全性评价及影响因素分析等。本节以 SF-36 量表和 QLICD-HY 量表测定的高血压患者生命质量为准，分析不同的临床分期的生命质量，并对生命质量的影响因素进行分析。

12.4.1　不同临床分期比较

高血压根据血压的高低分为高血压 1 级、2 级、3 级，在该研究中，测定 3 次的病例中高血压 1 级只有 2 例，笔者将高血压 1 级和 2 级归为一类，与高血压 3 级进行比较。将第一次测定的结果作为协变量，治疗后的测定结果为分析变量，采用协方差分析法对不同治疗方法的生命质量得分（各领域分及总分）进行比较，结果见表 12-14 和表 12-15。其中，各个分析模型中的协变量检验均有统计学差异（$P<0.05$），协变量与分组变量的交互效应均无统计学差异（$P>0.05$），说明资料适合做协方差分析。

表 12-14 结果表明，SF-36 测定的分析结果中，躯体功能、一般健康状况、生命力、社会功能、情感角色组间得分差异有统计学意义（$P<0.05$），但躯体综合组分和心理综合组分组间得分差异无统计学意义（$P>0.05$）。表 12-15 结果表明 QLICD-HY 中各领域与量表总分组间得分差异均无统计学意义（$P>0.05$）。两量表结果大致相同。不同临床分期之间生命质量得分无差异的原因可能有：①不同分期高血压的生命质量无本质差异；②样本例数太少；③观察时间太短。因此，目前还不能认为两种疗法的生命质量不同或相同，需进一步观察分析。

表12-14 SF-36测定的高血压不同临床分期患者生命质量比较

	1、2 级		3 级		组间比较	
	修正均数	标准误	修正均数	标准误	F	P
躯体功能	57.74	2.93	60.87	2.00	14.879	<0.001
躯体角色	18.52	3.64	26.44	3.31	3.864	0.052
肌体疼痛	63.14	2.61	55.22	2.37	0.198	0.658
一般健康状况	39.62	1.19	43.34	1.07	4.254	0.042
生命力	53.69	1.68	55.00	1.53	4.991	0.028
社会功能	63.60	1.70	58.45	1.54	17.05	<0.001
情感角色	17.27	3.85	26.61	3.50	4.071	0.047
心理健康	68.97	1.78	71.69	1.61	0.403	0.527
躯体综合组分	50.66	1.43	53.89	1.29	2.513	0.116
心理综合组分	54.33	0.91	56.77	0.82	0.437	0.510

表12-15 QLICD-HY测定的高血压不同临床分期患者生命质量比较

	1、2 级		3 级		组间比较	
	修正均数	标准误	修正均数	标准误	F	P
生理功能	59.23	1.68	61.58	1.57	1.439	0.233
心理功能	77.27	1.76	75.20	1.63	0.585	0.446
社会功能	63.17	1.34	63.30	1.25	0.122	0.728
特异模块	76.43	1.40	74.74	1.31	0.69	0.43
总量表	70.71	1.05	69.87	0.98	0.290	0.591

12.4.2 生命质量影响因素分析

分别用刚入院时 QLICP-HY V1.0 量表测定的高血压患者生命质量各领域分及总量表得分为因变量，用可能影响患者生命质量的一些因素为自变量，采用多元逐步回归分析来筛选生命质量的相关因素，其中定性或等级因素的量化方法见表 12-16，分析结果见表 12-17。可以看出，年龄、文化程度、经济状况、婚姻状况、医疗形式与量表总分、生理功能、心理功能、社会功能及特异模块有关，且与生命质量呈负相关关系，即年龄越大生命质量得分越低。文化程度对量表总分、生理功能及特异模块得分有影响，文化程度越高患者的生命质量越好。医疗形式对量表总分和特异模块得分有影响，与生命质量呈正相关关系，有社保的患者得分高于自费的患者。同时民族对生理功能也有影响，汉族生命质量得分高于其他民族得分；婚姻状况与社会功能领域有关，已婚的患者生命质量好于其他患者。对于量表总分而言，年龄标准化回归系数（-0.298）大于文化程度（0.289）和医疗形式（0.206），说明年龄影响最大，医疗形式影响最小。

表12-16　可能影响高血压生命质量的因素的量化方法

因素	量化方法
性别	1=男，2=女
婚姻状况	1=已婚，2=其他
民族	1=汉族，2=其他
文化程度	1=小学，2=初中，3=高中或大专，4=大专，5=本科及以上
职业	1=农民或工人，2=其他
经济状况	1=差，2=中，3=好
医疗形式	1=自费，2=社会医疗保险，城镇职工医保

表12-17　多元回归分析选出的高血压生命质量各领域得分及总分的影响因素

领域	影响因素	回归系数 b	b 的标准误	标准回归系数	t	P
生理功能	常数项	104.358	11.073		9.425	<0.001
	年龄	-0.781	0.131	-0.434	-5.939	<0.001
	文化程度	3.435	0.994	0.247	3.457	0.001
	民族	-8.940	4.099	-0.157	-2.181	0.031
心理功能	常数项	98.347	9.044		10.875	<0.001
	年龄	-0.439	0.141	-0.246	-3.115	0.002
社会功能	常数项	105.644	7.019		15.050	<0.001
	年龄	-0.312	0.104	-0.228	-2.990	0.003
	经济状况	5.985	1.641	0.271	3.648	<0.001
	婚姻状况	-9.478	3.225	-0.219	-2.939	0.004
特异模块	常数项	82.153	5.406		15.196	<0.001
	医疗形式	11.637	3.021	0.312	3.852	<0.001
	文化程度	2.787	0.798	0.283	3.492	0.001
总量表	常数项	92.905	6.934		13.398	<0.001
	年龄	-0.346	0.087	-0.298	-3.971	<0.001
	文化程度	2.593	0.706	0.289	3.670	<0.001
	医疗形式	6.991	2.629	0.206	2.659	0.009

此外，为了分析治疗前后生命质量变化的影响因素，还分别利用第一次测定与第三次测定各领域分及总量表得分的差值为因变量，用上述的一些因素加上高血压分级（1=高血压1级、2级，2=高血压3级）为自变量，采用多元逐步回归分析来筛选生命质量变化的影响因素，结果见表12-18。可以看出，治疗前后躯体功能得分的变化与婚姻状况和职业有关，婚姻状况回归系数为正负值，职业回归系数为负值，说明其他婚姻相对于已婚患者、工人或农民相对于其他职业而言，生理功能领域治疗后得分改变较多；性别与社会功能领域得分变化有影响，其回归系数为负值，说明男性对于女性而言，治疗后社会功能领域得分变化较大。心理功能、特异模块、量表总分得分改变未筛选出影响因素。

表12-18 多元回归分析选出的高血压生命质量各领域得分及总分变化的影响因素

领域	影响因素	回归系数 b	b 的标准误	标准回归系数	t	P
生理功能	常数项	5.003	6.681		0.749	0.456
	婚姻状况	10.237	4.659	0.214	2.197	0.03
	职业	−5.663	2.690	−0.205	−2.105	0.038
社会功能	常数项	4.962	2.946		1.684	0.095
	性别	−4.061	1.967	−0.205	−2.064	0.042

(万崇华)

参 考 文 献

陈伟强,陈富荣.2001.松龄血脉康胶囊联合卡托普利对原发性高血压病患者生活质量的影响.中国中西医结合杂志,21(9):660-662
陈希萍,潘杰,李子萍.2009.护理干预对高血压患者生活质量的影响.中国老年学杂志,1(29):88-89
方艳春,左小辉,张颖杰,等.2010.社区老年高血压患者生活质量状况及其预测因子.护理学杂志,25(5):78-80
巩德旺.2007.高血压病患者生命质量研究进展.人民军医,50(9):567-568
国家统计局.2011.2010年第六次全国人口普查主要数据公报(第1号)[EB/OL].http://www.stats.gov.cn/tjgb/rkpcgh/qgrkpegh/t20110428_402722232.htm
金钰梅,朱胜春,邵翠颖,等.2005.家庭干预对高血压患者生活质量的影响.中华护理杂志,40(9):671-673
刘德桓,林惠琴,王秀宝,等.2006.化瘀浊益肝肾法对原发性高血压患者生活质量的影响:随机双盲对照观察.中国临床康复,10(23):9-12
刘玲,张枭,王春辉,等.2011.农村中老年高血压患者生活质量及影响因素分析.中国公共卫生,27(2):155-157
钱云,沈洪兵,张敬平,等.2008.高血压病患者生命质量及影响因素研究.现代预防医学,35(1):132-134
钱云,沈洪兵.2006.原发性高血压病患者生命质量研究进展.中国公共卫生,(5):624-626
钱云,沈洪兵.原发性高血压病患者生命质量研究进展.中国公共卫生,2006,(5):624-626
万丹丹,杨瑞雪,万崇华,等.2013.高血压患者生命质量的影响因素分析:QLICD-HY的应用.中国卫生统计,30(6):849-852
汪流,林秀瑶,许云辉,等.2009.不同强度的有氧运动对高血压病患者动态血压和生存质量的影响.中国康复医学杂志,24(11):1018-1020
王家良,康德英,洪旗,等.1999.高血压患者健康相关生存质量的评价研究.中华医学杂志,79(8):599-602
王薇,吴兆苏,刘静,等.1998.省市自然人群高血压患病率及相关因素的流行病学研究.心肺血管病杂志,17:18-84
王昃睿,王晓东,杨晓艳.2015.清眩方对肝肾阴虚型高血压患者生存质量的影响.河南中医,35(4):778-780
隗建鑫,盛雪,毕慧,等.2015.某农村社区老年高血压患者生活质量相关因素分析.武警后勤学院学报:医学版,(2):119-122
吴敏玲,孙玲,何永莲.2006.社会支持与老年高血压病患者生活质量的相关性分析.护理学杂志,21(7):15-17
徐明,钱云,张敬平,等.2007.原发性高血压患者生命质量影响因素.中国慢性病预防与控制,15(6):533-535
徐伟,王吉耀,Michael Phillips,等.2000.老年原发性高血压患者生活质量量表编制的商榷.实用老年医学,14(5):242-244
杨瑞雪,潘家华,万崇华,等.2008.高血压患者生命质量量表研制及评价.中国公共卫生,24(3):266-269
杨瑞雪,万崇华,李晓梅.心血管疾病生命质量测定量表的概况.心血管康复医学杂志,2005,(4):102-104
张会敏,张海洋,李荣.2014.以家庭为中心的健康教育方法对社区高血压患者血压和生活质量的影响.中国老年学杂志,(21):6168-6170
钟南山,陆再英.2011.内科学.北京.人民卫生出版社.251-263
钟竹青,袁洪,黄志军.2010.护理干预对高血压病患者生命质量的影响.实用预防医学,17(8):1685-1687
Assantachai P,Watanapa W,Chiempittayanuwat S,et al. 1998. Hypertension in the elderly: a community study. Journal of the Medical Association of Thailand,81(4),243-249
Badia X,Roca-Cusachs A,Dalfo A,et al.2002. Validation of the short form of the Spanish hypertension quality of life questionnaire (MINICHAL). Clin Ther,24(12):2137-2154
Behice Erci,Ayse Sayan,Gülbu Tortumluolu,et al. 2003. The effectiveness of Watson's caring model on the quality of life and blood pressure of patients with hypertension. Issues and innovations in nursing practice,41(2):130-139
Benetos A,Consoli S,Safavian A,et al,2000.Efficacy,safety and effects on quality of life of bisoprolol/hydrochlorothiazide versus amlodipine in elderly patients with systolic hypertension. Am Heart J,140(4):623-629
Bowling A.1997.Measuring disease: a review of disease specific quality of life measurement scales. Philadelphia: Open University Press
Croog SH,Levine S,Testa MA,et al. 1986. The effect of antihypertensionsive therapy on the quality of life. N Engl J Med,314(26):1657-64
Croog SH,et al.1990.Hypertension black men and women. Arch Inter Med,150(17):33-41

Dahlof C, Dimenas E, Kendall M, et al. 1997. Quality of life in cardiovascular disease: Emphasis on β-blocker treatment. Circulation, 84（6）: 108-118

Dalfo Baque A, Badia Llach X, Roca-Cusachs Coll A. 2000. Validation of the quality of life questionnaire in arterial hypertension (HQALY) for its use in Spain. Relationship between clinical variables and quality of life. Investigator Group of the HQALY study. Atencion Primaria, 26（2）: 96-110

Degl Innocenti A, Elmfeldt D, Hofman A, et al, 2004. Health-related quality of life during treatment of elderly patients with hypertension: results from the study on cognition and prognosis in the elderly(SCOPE) .Journal of Human Hypertension, 18(4): 239-245

Degl'Innocenti A, Elmfeldt D, Hofman A, et al. 2004. Health-related quality of life during treatment of elderly patients with hypertension: results from the study on cognition and prognosis in the elderly(SCOPE). Journal of Human Hypertension, 18(4): 239-245

De-Hoon JN, Vanmolko t FH, Van denven LL, et al. 1997. Quality of life comparison between bisoprolol and nifedipine retard in hypertension, 11（3）: 465-471

Fletcher AE, Bulpittb CJ, Tuomilehtoc J, et al. 1998. Quality of life of elderly patients with isolated systolic hypertension: baseline data from the Syst-Eur trial. Syst-Eur trial investigators Journal of Human Hypertension, 16（8）: 1117-1124

Frasure Smith N, Lesperance F, Talagic M. 1993. Depression following myocardial infarction: impact on 62 month survival. JAMA, 270（15）: 1819-1825

Gel'tser BI, Frisman MV. 2002. Assessment of the quality of life of cardiological patients: current approach Klin Med (Mosk), 80（9）: 4-9

Gonzalez-Villalpando C, Stern M.P, Haffner SM, et al. 1999. Prevalence of hypertension in a Mexican population according to the Sixth Report of the Joint National Committee on prevention, detection, evaluation and treatment of high blood pressure. Journal of Cardiovascular Risk, 6（3）: 177-181

Grimm RH Jr, Grandits CA, Cuter JA, et al. 1997. Relationships of quality of life measures to long-team lifestyle and drug treatment in the treatment of mild hypertension study. Arch Intern Med, 157（6）: 638-648

Hansson L, 1993. The hypertension optimal treatment study (the HOT study) . Blood Press, 2（1）: 622-668

Jonas BS, Lando JF. 2000. Negative affect as a prospective risk factor for hypertension. Psychosom Med, 62（2）: 188-196

Klocek M, Kawecka J K .2003. Quality of life in patients with essential arterial hypertension .Part Ⅱ: the eff ect of clinical factors. Przagl L ek, 60（2）: 101-106

Krijnen P, Jaarsveld BC, Hunink M, et al.2005.The effect of treatment on health-related quality of life in patients with hypertension and renal artery stenosis. J Hum Hypertens, 19（6）: 467-470

Lane D, Beevers DG, Lip GY, 2002. Ethnic differences in blood pressure and the prevalence of hypertension in England. Journal of Human Hypertension, 16（4）: 267-273

Leidy NK, Schmier JK, Bonomi AE. 2000. Psychometric properties of the VSQLQ in black patients with mild hypertension. Vital signs quality of life questionnaire. Journal of the National Medical Association, 92（12）: 550-557

McKenna SP, Doughty N, Meads DM, et al. 2006. The Cambridge pulmonary hypertension outcome review(CAMPHOR): a measure of health-related quality of life and quality of life for patients with pulmonary hypertension. Qual Life Res, 15（1）: 103-115

Mena-Martin FJ, Martin Escudero JC, Simal BF, et al. 2003. Health-related quality of life of subjects with known and unknown hypertension: results from the population-based Hortega study. J Hypertens, 21（7）: 1235-1236

Perez-Stable EJ, Halliday R, Gardiner PS, et al, 2000.The effects of propranolol on cognitive function and quality of life: a randomized trial among patients with diastolic hypertension. Am J Med, 108（5）: 359-365

Renata Berberi Schulz, Paula Rossignoli, Cassyano J, et al.2008. Validation of the short form of the spanish hypertension quality of life questionnaire (MINICHAL) for Portuguese (Brazil) . Arq Bras Cardiol, 90（2）: 127-131

Roca-Cusachs A, Badia X, Dalfo A, et al.2003.Relationship between clinical and therapeutic variables and health-related quality of life in patients with hypertension. MINICHAL study Medicina China, 12（1）: 12-17

Roca-Cusachs A, Dalfó A, Badia X, et al. 2001. Relation between clinical and therapeutic variables and quality of life in hypertension. J Hypertens, 19（10）: 1913-1919

Rueda B. 2006. A prospective study of the effects of psychological resources and depression in essential hypertension. J Health Psychol January, 11（1）: 129-140

Yoshida K, Matsuoka H, Omae T, et al. 1995. Patient-hospital relationship and quality of life in elderly patients with hypertension. Hypertens Res, 18（1）: 77-83

Young JH, Klag MJ, Muntner P, et al.2002. blood pressure and decline in kidney function: findings from the systolic hypertension in the elderly program (SHEP) .J Am Soc Nephrol, 13（11）: 2776-2782

第 13 章 冠心病的生命质量研究

冠状动脉粥样硬化性心脏病（coronary atherosclerotic heart disease）简称冠心病（coronary heart disease），指由于脂质代谢不正常，血液中的脂质沉着在原本光滑的动脉内膜上，在动脉内膜一些类似粥样的脂类物质堆积而成白色斑块，称为动脉粥样硬化病变。这些斑块渐渐增多造成动脉腔狭窄，使血流受阻，导致心脏缺血，产生心绞痛（angina）。

13.1 冠心病的流行病学与临床特征

13.1.1 流行病学特征

冠心病是世界上发病（患病）和死亡较高的疾病。在德国，女性和男性人群的患病率分别为 6.5%和 9.1%（Kramer，2012）。在美国，根据 2005~2008 年的调查数据估计 20 岁以上人群总患病率、男性患病率和女性患病率分别为 7.0%、8.3%和 6.1%（Roger，2011）。国际合作课题 Inter ASIA 于 2000~2001 年在 35~74 岁人群中进行横断面调查的结果表明：心肌梗死患病率男性为 0.7%，女性为 0.5%，估算心肌梗死后仍存活的例数男性为 174.1 万，女性为 122.6 万（Gu 等，2002）。

WHO 于 1998 年公布的世界卫生统计年鉴的资料表明，在 36 个死亡登记的男性人群中，冠心病病死率俄罗斯排首位，中国城市排第 18 位，农村位居第 21 位，病死率最低的是日本、法国和西班牙（张海登等，2002）。女性情况与男性相似，中国城市和农村分别排在第 10 和第 12 位。据世界卫生组织 2006 年的公布全球每年心血管疾病死亡达 1670 万人，占总死亡的 29.2%，其中冠心病死亡 720 万人，脑血管疾病死亡 550 万人，高血压和其他心脏病死亡 390 万人；冠心病是西方国家主要死亡原因（WHO，2007）。美国心脏协会报告，在美国每分钟就有一个美国人死于心血管病，2001 年美国的冠心病死亡人数达 49 万人（Murray 等，2006）。

随着世界人口的老龄化，每年心血管病的死亡人数和发病率仍将持续上升，预计到 2020 年，全世界每年心血管病将导致 2500 万人死亡，占总死亡的 36.3%，其中冠心病占 1110 万人，脑卒中占 770 万人（Yusuf 等，2001）。冠心病死亡率在不同性别之间存在差异，在美国多种族中，都是男性明显高于女性，在 35~44 岁男性白人冠心病的死亡率高于女性 5.2 倍。全球每年冠心病死亡人数男性约 380 万人，女性约 340 万人。男性病死率最高的为芬兰的北卡莱利（395/10 万），最低为中国北京（45/10 万）；女性病死率最高的为英国的格拉斯哥（127/10 万），最低为西班牙卡塔罗尼亚（15/10 万），中国北京次低（45/10 万）（Pedoe 等，1999）。冠心病死亡率在不同种族人群亦有差异，如美国黑人妇女（133/10 万）较白人妇女（124/10 万）高 35%，在低于 75 岁年龄人群更明显，高于 71%。心脏猝死亦常见于黑人（WHO，1999）。

据卫生部公布的 1988~1996 年我国城市和农村冠心病病死率的资料表明，9 年内城市冠心病增加 53.4%，平均以每年 5.9%的速度递增；农村 9 年内冠心病增加 40.4%，平均以每年 5.0%的速度递增。北京地区心血管病监测 1984~1993 年急性冠心病事件发病率也呈上升的趋势，人群年龄标化发病率年平均增加在男性为 2.3%，女性为 1.6%，我国不同地区 10 组人群 1982~2000 年冠心病事件发生率为 67.1/10 万人年（Thorvaldsen 等，1997）。据国内 MONICA 方案（the multinational monitoring of trends and determinants in cardiovascular disease）对冠心病监测结果，表明死亡率的地区差异也很明显，男性死亡率最高（山东青岛）与最低（安徽滁州）相差17.6倍（赵东等，2000）。据卫生部流行病学统计资料表明，1957年城市居民心脑血管病占总死亡率的12.07%，1989年上升到16.16%，到2005年明显上升到39.12%。估算我国冠心病死亡例数为每年110万人。北京社区居民冠心病死亡率1984年为40/10万，1998年增至55/10万；上海居民1974年为16/10万，1984年上升到37/10万，2000年估计上升至42/10万（金慧芝等，1994）；南京市居民冠心病死亡率由1984年的23/10万上升到1999年的46/10万（徐斐等，2001）；发病率较低的广州，冠心病死亡率也从1976年的4.1/10万，增加至1984年的19.8/10万，1983~2000年的队列人群随访显示广州城市冠心病发病率为58.43/10万（饶栩栩等，2004）。

13.1.2 临床特征

根据《内科学》（钟南山，2011）等教材，将冠心病的临床特征概括于此。

1. 冠心病分类　有多种分法，一般分下面5类。

（1）隐匿型：患者有冠状动脉硬化，但病变较轻或有较好的侧支循环，或患者痛阈较高因而无疼痛症状。

（2）心绞痛型：在冠状动脉狭窄的基础上，由于心肌负荷的增加引起心肌急剧的、短暂的缺血与缺氧的临床综合征。

（3）心肌梗死型：在冠状动脉病变的基础上，发生冠状动脉供血急剧减少或中断，使相应的心肌严重而持久地急性缺血导致心肌坏死。

（4）心力衰竭型（缺血性心肌病）：心肌纤维化，心肌的血供长期不足，心肌组织发生营养障碍和萎缩，或大面积心肌梗死后，以致纤维组织增生所致。

（5）猝死型：患者心搏骤停的发生是由于在动脉粥样硬化的基础上，发生冠状动脉痉挛或栓塞，导致心肌急性缺血，造成局部电生理紊乱，引起暂时的严重心律失常所致。

2. 冠心病的分型　由于病理解剖和病理生理变化的不同，该病有不同的临床表型。1979年世界卫生组织曾将之分为5型。近年临床医学家趋于将该病分为急性冠脉综合征（acute coronary syndrome，ACS）和慢性冠脉病（chronic coronary artery disease，CAD）或称慢性缺血综合征（chronic ischemic syndrome，CIS）两大类。前者包括不稳定型心绞痛（unstable angina，UA）、非ST段抬高性心肌梗死（non-ST-segment elevation myocardial infarction，NSTEMI）和ST段抬高性心肌梗死（ST-segment elevation myocardial infarction，STEMI），也有将冠心病猝死也包括在内；后者包括稳定型心绞痛、冠脉正常的心绞痛（如X综合征）、无症状性心肌缺血和缺血性心力衰竭（缺血性心肌病）。

3. 冠心病症状　临床分为隐匿型、心绞痛型、心肌梗死型、心力衰竭型（缺血性心肌病）和猝死型五个类型。其中最常见的是心绞痛型，最严重的是心肌梗死和猝死两种类型。

心绞痛是一组由于急性暂时性心肌缺血、缺氧所起的症候群，以发作性胸痛为主要临床表现，疼痛的特点如下所述。

（1）部位：主要在胸骨体中段或上段之后可波及心前区，有手掌大小范围，甚至横贯前胸，界限不很清楚。常放射至左肩、左臂内侧达无名指和小指，或至颈、咽或下颌部。

（2）性质：胸痛常为压迫、发闷或紧缩性，也可有烧灼感，但不像针刺或刀扎样锐性痛，偶伴濒死的恐惧感觉。有些患者仅觉胸闷不适不认为有痛。发作时，患者往往被迫停止正在进行的活动，直至症状缓解。

（3）诱因：常由体力劳动或情绪激动（如愤怒、焦急、过度兴奋等）所诱发，饱食、寒冷、吸烟、心动过速、休克等亦可诱发。疼痛多发生于劳力或激动的当时，而不是在一天劳累之后。

典型的心绞痛常在相似的条件下重复发生，但有时同样的劳力只在早晨而不在下午引起心绞痛，提示与晨间交感神经兴奋性增高等昼夜节律变化有关。

（4）持续时间：疼痛出现后常逐步加重，然后在3~5min渐消失，可数天或数星期发作一次，亦可一日内多次发作。

（5）缓解方式：一般在停止原来诱发症状的活动后即可缓解；舌下含用硝酸甘油也能在几分钟内使之缓解。

心肌梗死（myocardial infarction，MI）是冠心病的危急症候，通常多有心绞痛发作频繁和加重作为基础，也有无心绞痛史而突发心肌梗死的病例（此种情况最危险，常因没有防备而造成猝死）。心肌梗死的主要表现如下所述。

（1）疼痛：是最先出现的症状，多发生于清晨，疼痛部位和性质与心绞痛相同，但诱因多不明显，且常发生于安静时，程度较重，持续时间较长，可达数小时或更长，休息和含用硝酸甘油片多不能缓解。患者常烦躁不安、出汗、恐惧、胸闷或有濒死感。少数患者无疼痛，一开始即表现为休克或急性心力衰竭。部分患者疼痛位于上腹部，被误认为胃穿孔、急性胰腺炎等急腹症；部分患者疼痛放射至下颌、颈部、背部上方，被误认为骨关节痛。

（2）全身症状：有发热、心动过速、白细胞增高和红细胞沉降率增快等，由坏死物质被吸收所引起。一般在疼痛发生后24~48h出现，程度与梗死范围常呈正相关，体温一般在38℃左右，很少达到39℃，持续约一周。

（3）胃肠道症状：疼痛剧烈时常伴有频繁的恶心、呕吐和上腹胀痛，与迷走神经受坏死心肌刺激和心排血量降低组织灌注不足等有关。肠胀气亦不少见。重症者可发生呃逆。

（4）心律失常：见于75%~95%的患者，多发生在起病1~2天，而以24h内最多见，可伴乏力、头晕、晕厥等症状。各种心律失常中以室性心律失常最多，尤其是室性期前收缩，如室性期前收缩频发（每分钟5次以上），成对出现或呈短阵室性心动过速，多源性或落在前一心搏的易损期时（R在T波上），常为心室颤动的先兆。心室颤动是急性心肌死死（acute myocardial infarction，AMI）早期，特别是入院前主要的死因。房室传导阻滞和束支传导阻滞也较多见，室上性心律失常则较少，多发生在心力衰竭者中。前壁MI如发生房室传导阻滞表明梗死范围广泛，情况严重。

（5）低血压和休克：疼痛期中血压下降常见，未必是休克。如疼痛缓解而收缩压仍低于80mmHg，有烦躁不安、面色苍白、皮肤湿冷、脉细而快、大汗淋漓、尿量减少（<20ml/h）、神志迟钝，甚至晕厥者，则为休克表现。休克多在起病后数小时至数日内发生，见于约20%的患者，主要是心源性，为心肌广泛（40%以上）坏死，心排血量急剧下降所致，神经反射引起的周围血管扩张属次要，有些患者尚有血容量不足的因素参与。

（6）心力衰竭：主要是急性左心力衰竭，可在起病最初几天内发生，或在疼痛、休克好转阶段出现，为梗死后心脏舒缩力显著减弱或不协调所致，发生率为32%~48%。出现呼吸困难、咳嗽、发绀、烦躁等症状，严重者可发生肺水肿，随后可有颈静脉怒张、肝大、水肿等右心力衰竭表现。右心室MI者可一开始即出现右心力衰竭表现，伴血压下降。

4. 冠心病的治疗 主要为药物治疗，也可进行介入治疗和手术治疗。

发作时的治疗：发作时立刻休息，一般患者在停止活动后症状即可消除。较重的发作，可使用作用较快的硝酸酯制剂。这类药物除扩张冠状动脉、降低阻力、增加冠状循环的血流量外，还通过对周围血管的扩张作用，减少静脉回流心脏的血量，降低心室容量、心腔内压、心排血量和血压，减低心脏前后负荷和心肌的需氧，从而缓解心绞痛。常用下面两种药物（可同时考虑用镇静药）。

（1）硝酸甘油（nitroglycerin）：对约92%的患者有效，其中76%在3min内见效。长时间反复应用可由于产生耐受性而效力减低，停用10h以上，即可恢复有效。与各种硝酸酯一样不良反应有头晕、头胀痛、头部跳动感、面红、心悸等,偶有血压下降。因此第一次用药时,患者宜平卧片刻。

(2)硝酸异山梨酯(isosorbide dinitrate):可用5~10mg,舌下含化,2~5min见效,作用维持2~3h。还有供喷雾吸入用的制剂。

缓解期的治疗:宜尽量避免各种确知足以诱致发作的因素。调节饮食,特别是一次进食不应过饱;禁绝烟酒。调整日常生活与工作量;减轻精神负担;保持适当的体力活动,但以不致发生疼痛症状为度;一般不需卧床休息。

药物治疗使用作用持久的抗心绞痛药物,以防心绞痛发作,可单独选用、交替应用或联合应用下列被认为作用持久的药物。

(1)β受体阻滞剂:目前常用对心脏有选择性的制剂是美托洛尔、阿替洛尔、比索洛尔;也可用纳多洛尔、塞利洛尔或用兼有α受体阻滞作用的卡维地洛、阿罗洛尔。要注意:①该药与硝酸酯类合用有协同作用,因而用量应偏小,开始剂量尤其要注意减小,以免引起直立性低血压等不良反应;②停用该药时应逐步减量,如突然停用有诱发心肌梗死的可能;③低血压、支气管哮喘及心动过缓、二度或以上房室传导阻滞者不宜应用。

(2)硝酸酯制剂:硝酸异山梨酯、5-单硝酸异山梨酯或长效硝酸甘油制剂,适于预防夜间心绞痛发作。

(3)钙通道阻滞剂:常用制剂有:①维拉帕米,不良反应有头晕、恶心、呕吐、便秘、心动过缓、PR间期延长、血压下降等。②硝苯地平,不良反应有头痛、头晕、乏力、血压下降、心率增快、水肿等,控释剂(拜新同),不良反应较少;同类制剂有尼索地平、氨氯地平等。③地尔硫䓬,不良反应有头痛、头晕、失眠等。

(4)曲美他嗪(trimetazidine):通过抑制脂肪酸氧化和增加葡萄糖代谢,改善心肌氧的供需平衡而治疗心肌缺血。

(5)中医中药治疗:目前以"活血化瘀"、"芳香温通"和"祛痰通络"法最为常用。此外,针刺或穴位按摩治疗也可能有一定疗效。

对ST段抬高的AMI。治疗原则是尽快恢复心肌的血液灌注(到达医院后30min内开始溶栓或90min内开始介入治疗)以挽救濒死的心肌、防止梗死扩大或缩小心肌缺血范围,保护和维持心脏功能,及时处理严重心律失常、泵衰竭和各种并发症,防止猝死,使患者不但能渡过急性期,且康复后还能保持尽可能多的有功能的心肌。

13.2 冠心病的生命质量研究现状

生命质量是一个非常广泛的概念,包括了个体的生理健康、心理状态及社会功能、环境等,强调个体的主观感受。冠心病患者生活质量测量应从多维角度进行评价,这是近年来冠心病防治研究的逐步深化,是新的医学模式更具操作性的体现。对冠心病治疗、康复效果的评价,传统的评估指标已不能完全地反映出个体和群体的健康状况,目前,生活质量的测定主要通过3条途径用于冠心病的评估:①是对冠心病的特定治疗方法给予一个总体的评价;②是在相同条件下对2种不同的治疗方法效果的比较;③是对冠心病预防性干预及保健措施的效果评价。

最近30年来,涌现出很多研究冠心病生命质量的文献(Cepeda-Valery,2011;Dickens,2012;吕美君,2011;李娟,2014;孙军鸽,2014)。据笔者查PubMed,截至2014年12月标题中有"Quality of Life"和"Coronary heart disease"两词的文章有74篇。我国也有不少有关冠心病生命质量的报道,据笔者查CNKI中国期刊全文数据库,截至2014年12月标题中有"冠心病"和"生命质量"或"生存质量"或"生活质量"的有430篇。

13.2.1 量表研制现状

依据使用对象不同，量表分为普适性量表和特异性量表两大类。普适性量表用于评价较广范围疾病患者的健康状况，而且各种疾病之间可形成比较；特异性量表用于评价特定状态或疾病对患者健康状况的影响。

下面主要介绍一些特异性量表，有的是综合的，有的只是针对心绞痛或心力衰竭的。

1. 西雅图心绞痛量表 SAQ（seattle angina questionnaire） 1994 年由 Spertus 等（1995）设计应用于冠心病患者特定的功能状态及生活质量的自测量表，共分为 5 维度 19 个条目：躯体受限程度（问题 1）、心绞痛稳定状态（问题 2）、心绞痛发作情况（问题 3～4）、治疗满意度（问题 5～8）、疾病认识程度（问题 9～11）。每个维度都其特定的功能，总分为 100 分，评分越高，患者生活质量及机体功能状态越好。国外应用表明，此量表具有良好的信度、效度、反应度。量表的克拉巴赫系数 α 介于 0.75～0.92，重测相关系数在 0.29～0.84，以 SF-36 作为效标有较好的结构效度，不同治疗方法的患者得分大部分均有差别。测量学特性多次经过检验，是应用频率最高的冠心病的特异性量表之一。

该量表 1996 年被引进到中国，由饶中和等（1996）翻译。刘同想等（1997）用 SAQ 中译本对冠心病患者机体功能及生活质量进行了评估。刘淑红（2003）对西雅图心绞痛量表中文版在中国应用的效果进行了较全面的评价，结果显示：SAQ 量表具有较好的信度、效度和反应度，初步表明此量表在中国具有一定适用性，但由于使用时间较短，样本比较小，且仅为初步使用评价，还有待于今后扩大样本量进一步验证。其主要结果摘录如下。

（1）内容效度：采用量表反翻的办法将中文版的西雅图量表翻译成英文的形式。再与西雅图量表原文做比较，未发现影响结果的理念分歧，只需个别文字调整即可。35 例测量对象中只有 2 例认为回答该量表的答案不太容易，回答为容易或很容易者占 93.7%。结果显示，量表在内容上容易被人接受，完成率高，具有良好的内容效度；而且不存在东西方文化上的差异，可避免偏性。

（2）结构效度：①采用主分份法进行因子分析，得出 19 个问题的相关矩阵，其代表值 Bartlett =560.598，P=0.000，显示各条目间具有一定的相关性，并且有的条目间相关系数＞0.5，表明具有较高的相关性；因子分析推选出 5 个公因子，它们的方差累计贡献率达 77.531%，表明其结构分配与原量表 5 大项所包含的条目基本一致。②将量表中 1.1～1.9 问题的得分分别与其所在的项目 1 的得分做相关分析，结果显示 r 值在 0.637～0.896，均具有显著性相关关系，与其他 4 个项目维度得分的相关值均无显著性相关关系。

（3）准则相关效度：以 SF-36 量表为标准，将患者的 SAQ 的总得分与 SF-36 总得分做相关分析，结果显示 r=0.648；将 SF-36 量表躯体症状得分与 SAQ 量表相应项目做相关分析，结果显示，r=0.883。

（4）重测信度：检验量表跨时间的一致性（2 周）。条目均分、总均分、峰度、偏度均符合正态分布，配对 t 检验评价，P 均＞0.05，相关系数除心绞痛稳定状态条目外均＞0.9，表明此量表得分具有可靠的重测信度。

（5）分半信度：检验量表跨指标的一致性。将量表指标分为奇数和偶数 2 组，计算 2 组得分的相关系数 R=0.914。

（6）克朗巴赫系数（α）：5 大项的 α 值分别为 0.937、1、0.518、0.717、0.428，量表总分 α 值为 0.759＞0.7，表明量表的内在一致性良好。

2. 心肌梗死后生命质量量表（quality of life after myocardial infarction, QLMI） 量表由 Hillers 等（1994）研制，包括症状、限制、自信、自尊、情感等 5 个维度，26 个条目。作者首

先访问了心脏病学家、护士及其他有关人员，并复习文献，认定了与心肌梗死后患者生活质量有关的 97 个项目，然后调查了 63 例心肌梗死后患者，由这些患者从 97 个项目中，选出对他们生活质量影响最大、最常见、最重要的 26 个项目。最后，由这些被选出的 26 个项目构成 QLMI 的项目内容。该量表最初版本用于综合性心脏康复项目的效果评价，测量方式为访谈式，后来改进为 26 个条目的自评式版本。

Lim 和 Valenti 等（1993）评估并细化了 QLMI 量表的心理部分内容，研制了 QLMI-2，即 MacNew 量表，包括情绪、躯体、社会 3 个领域 27 个条目。7 点计分，每个领域项目数不同，为保持均衡，在该方面的得分总和除以项目数即为该方面的得分，如症状方面包括 6、9、14、17、20 共 5 项，某患者上述 5 项均得 7 分，其和为 35 分，除以项目数 5，那么该患者症状方面的得分为 7 分。因此，该量表每方面最小得分为 1，最大得分为 7，总分最低为 5 分，最高为 35 分。该量表的三个领域的重测相关系数分别为：0.83、0.87、0.83，克拉巴赫系数分别为：0.85、0.88、0.83。

De Gucht 和 Van Elderen 等（2004）应用 Macnew QLMI 量表和 SCL-90 量表对 339 例急性心肌梗死患者进行调查，分别在研究开始、3 个月和 12 个月时由患者填写问卷，从而对 Macnew QLMI 量表的信度效度进行了评价。患者年龄 34～70 岁，平均为 57±8.36 岁；男性占 84.7%；小学文化占 18.6%，低级职业教育文化占 37.6%，中等职业教育或高中文化占 20.1%，高中和中等职业教育以上的占 23.7%；有配偶的占 89.4%。主要结果如下。

（1）结构效度：应用主成分分析（principle component analysis）取特征值 $\lambda > 1$，选取 3 个主成分，能够解释 53% 的变量，第一个因子反应情绪功能领域，能够解释 21% 的变量，第二个因子反应躯体功能领域，解释 17% 的变量，第三个因子反应社会功能领域，解释 15% 的变量。见表 13-1。

表13-1　Macnew QLMI 量表的因子分析结果

条目	情感	躯体	社会	条目	情感	躯体	社会
1.挫败感	0.67			13.他人缺少信心			0.73
2.没用感	0.60	0.49		14.胸痛		0.61	
3.信心	0.65			15.性活力			0.55
4.垂头丧气	0.73			16.缺乏自信	0.60		0.53
5.放松	0.76			17.腿痛		0.51	
6.疲惫不堪	0.56	0.57		18.运动限制		0.70	
7.乐趣	0.73	0.32		19.恐惧	0.64		
8.缺少休息	0.72			20.眩晕		0.48	
9.呼吸困难		0.75		21.限制		0.63	
10.哭泣	0.45			22.不能运动		0.56	
11.更多依赖		0.45	0.46	23.家庭过分保护			0.69
12.社会活力			0.49	24.对他人的负担			0.64
解释变量（%）	23	18	14				

（2）内部一致性信度：量表的内部一致性均 >0.7。情感功能模块内部一致性最高，为 0.91～0.92，而社会功能模块最低，为 0.78～0.84。见表 13-2。

表13-2　研究开始（T0）、3个月（T1）、12个月（T2）时Macnew QLMI 量表的内部一致性

维度	条目数	Cronbach's α		
		T0	T1	T2
情感	11	0.91	0.92	0.91
躯体	10	0.86	0.89	0.91
社会	7	0.78	0.81	0.84
总量表	24	0.92	0.94	0.95

3. 心肌梗死多维度量表（myocardial infarction dimensional assessment scale，MIDAS）　由 Thompson 等（2002）研制，遵循访谈、改进、效度评估 3 个阶段。量表含有 35 个条目，归为 7 个领域，即躯体活动（12 个条目），安全性（9 个条目），情绪反应（4 个条目），依赖性（3 个条目），饮食（3 个条目），担心用药（2 个条目）及药物不良反应（2 个条目）。应用 5 级评分制，0=从来不会，1=偶尔会，2=有时会，3=经常会，4=总是会。每个领域得分为条目得分总和，总分为各领域得分之和。总分为 140 分，总分越高说明生活质量越差。该量表的内部一致性总量表克拉巴赫系数为 0.93，7 个领域的克拉巴赫系数为 0.71～0.94；总量表的重测相关系数为 0.85，各领域的重测相关系数为 0.74～0.94；主成分因子分析提取 7 个因子，累计方差贡献为 67.18%，有较好的结构效度，为评估心肌梗死患者生命质量的一种非常适用的工具。

在获得问卷原作者 David Thompson 教授的同意后，王文茹等（2006）研制了 MIDAS 的中文版本。先由 1 名双语研究人员将原英文量表翻译为中文，再由 1 名非专业领域的中文翻译家将中文量表回译为英文。最后由 1 名双语专家对源量表和回译后的源量表进行细致比较、分析，从而使中英文版本量表尽量达到字面及概念的一致。由 2 名心脏病专家、1 名内科医生、1 名心理学家、5 名心血管内科护理专家组成专家小组，对问卷的文化相关性及表面和内容效度进行评价。同时，应用 MIDAS 中文版对 88 例心肌梗死患者进行调查以便对其应用效果进行量化评价。结果表明中文版 MIDAS 与原英文版 MIDAS 具有较好的一致性，且中文版问卷具有较高的信度和效度，可以作为科学地量化评估心肌梗死患者生活质量的有效量表。其主要结果摘录如下。

（1）内部一致性及稳定性：应用 Cronbach's α 测定中文版 MIDAS 的内部一致性，应用组内相关系数（intracalss correlation coefficient，ICC）测定问卷的稳定性，结果显示问卷总体及个领域的 Cronbach's α 及 ICC 均＞0.70，见表 13-3。

表13-3　MIDAS中文版量表的信度评价结果

项目	Cronbach's α（$n=88$）	重测信度 ICC（$n=30$）
躯体活动	0.907 9	0.889 7
安全性	0.889 1	0.888 3
情绪反应	0.901 2	0.866 4
依赖性	0.795 4	0.840 0
饮食	0.848 2	0.742 1
担心用药	0.887 3	0.939 8
药物不良反应	0.733 1	0.893 4
总体	0.933 9	0.848 2

（2）校标关联效度：应用 Spearman 秩相关进行问卷效标关联效度的测定，中文版 MIDAS 的不同领域与中文版 SF-36 的相应亚量表之间显著相关，见表 13-4。由于中文版 SF-36 的分值越高预示健康状态越好，而中文版 MIDAS 的分值越高则提示健康状态越差，故两者呈显著负相关。

表13-4　MIDAS中文版与SF-36量表各领域之间的相关性

SF-36	MIDAS	Spearman 系数	SF-36	MIDAS	Spearman 系数
躯体功能	躯体活动	−0.573**	活力	躯体活动	−0.617**
	安全性	−0.312**		安全性	−0.485**
	情绪反应	−0.385**		情绪反应	−0.401**
	依赖性	−0.425**		依赖性	−0.512**
	饮食	−0.160		饮食	−0.202
	担心用药	−0.322**		担心用药	−0.188
	药物不良反应	−0.166		药物不良反应	−0.164
躯体角色	躯体活动	−0.522**	社会功能	躯体活动	−0.494**
	安全性	−0.475**		安全性	−0.486**
	情绪反应	−0.307**		情绪反应	−0.410**
	依赖性	−0.534**		依赖性	−0.506**
	饮食	−0.273**		饮食	−0.323**
	担心用药	−0.230*		担心用药	−0.403**
	药物不良反应	−0.131		药物不良反应	−0.217*
肌体疼痛	躯体活动	−0.536**	情感角色	躯体活动	−0.365**
	安全性	−0.330**		安全性	−0.446**
	情绪反应	−0.301**		情绪反应	−0.291**
	依赖性	−0.393**		依赖性	−0.469**
	饮食	−0.321**		饮食	−0.291**
	担心用药	−0.081		担心用药	−0.108
	药物不良反应	−0.202		药物不良反应	−0.069
总体健康状况	躯体活动	−0.344**	心理健康	躯体活动	−0.401**
	安全性	−0.324**		安全性	−0.642**
	情绪反应	−0.277**		情绪反应	−0.523**
	依赖性	−0.298**		依赖性	−0.392**
	饮食	−0.369**		饮食	−0.174
	担心用药	−0.377**		担心用药	−0.101
	药物不良反应	−0.098		药物不良反应	−0.039

*$P<0.05$；**$P<0.01$

（3）结构效度：因子分析（factor analysis）是评价结构效度最有效和最常用的方法。在进行因子分析之前，应用 Kaiser-Meyer-Olkin（KMO）检验及 Bartlett 检验测定因子分析的可行性，88 例研究对象的 KMO 值为 0.803，超过了推荐值 0.6；Bartlett 检验显示 χ^2（595）=1999.087（$P<0.01$），提示资料适用于因子分析。应用主成分分析（principle component analysis），取特征值 $\lambda>1$，则选取 7 个主成分，这 7 个主成分的累计贡献率为 66.92%。应用方差最大旋转（varimax rotation）检验因子载荷分析，问卷中的 35 个条目均在相应的主成分有较大的载荷（>0.4），此结构与原版问卷一致，提示中文版问卷有较好的结构效度。

4. 心绞痛生命质量问卷（angina pectoris quality of life questionnaire，APQLQ） 包括躯体活动、躯体症状、情绪困扰、生活满意度 4 个维度，22 个条目（Wilson 等，1991；Wiklund 等，1991）。该量表的因子结构分析显示各条目与领域得分的相关很好（>0.6），各领域的相关性也很好，内部一致性克拉巴赫系数大于 0.70，各领域与 SF-36 量表相关领域的相关性较好，除清晰领域外,其余领域有症状患者与无症状患者得分均有差别。

躯体活动子量表(PAS)自评活动能力和限度,常独立出来和其他测定工具一块评估生命质量。此外,将APQOL、PGWB、angina impact questionnaire综合起来组成51个条目的复合型指数(summary index)量表(Wilson等,1991),用于评估心绞痛患者的生命质量。

5. 扩展的心绞痛生命质量问卷 由Marquis等(1995)研制,由SF-36和APQLQ两份量表的相关内容共同组成,包括16个维度,共70条条目。其中躯体功能、躯体疼痛等8个维度的35条条目源自SF-36,躯体活动、情绪困扰等4个维度的23条条目源自APQLQ,另外还包括睡眠、性活动、气候条件、患者抱怨4个特异性维度,有12条条目。

6. 心绞痛相关工作限制问卷 由Lerner等(1998)研制,为自我报告问卷,包括17个条目,主要探讨限制心绞痛患者执行具体工作问题。

7. 明尼苏达心力衰竭问卷(minnesota living with heart failure questionnaire,LHFQ) 该量表评价心力衰竭的典型症状和体征、躯体活动、社会关系、性活动、工作、情绪,共21个条目,被广泛的应用于心力衰竭研究中(Rector,1987)。条目采用5级Likert评分,总分范围为0(没有功能丧失)～105(最大程度的功能丧失),具有可靠的测量学特性,对治疗的变化较敏感。

8. 慢性心力衰竭量表(chronic heart failure questionnaire,CHQ) 该量表主要分为疲劳、呼吸困难、情绪三个方面,共21个条目,各条目均按7级Likert评分法排列,各领域得分直接相加(Guyatt,1989)。

9. 堪萨斯城心肌症问卷(kansas city cardiomyopathy questionnaire,KCCQ) 该量表包括症状,躯体受限,社会功能,患者的价值感,生命质量(心理方面)等几个方面,23个条目,平均需4～6min完成(Green,2000)。

10. 冠状动脉血运重建结局问卷(coronary revascularization outcome questionnaire,CROQ) 由Schroter等(2004)研制,用于评价冠状动脉搭桥术和经皮腔内冠状动脉成形术前后患者的健康结局指标和生命质量,包括症状、身体功能、心理功能、认知功能4个核心维度及不利影响、满意度两个附加血运重建后维度,共58个条目。

11. 心脏健康量表(cardiac health profile,CHP) 由Wghrborg等(1996)研制,用于评价心血管疾病患者的生命质量。包括3个部分内容,即冠心病心绞痛分级(部分Ⅰ)、生命质量(部分Ⅱ)和心理问题主观评分(部分Ⅲ),部分Ⅱ和部分Ⅲ基于视觉模拟量表。心脏健康量表包括19个条目和两个问题,覆盖9个领域。

12. 生命质量指数心脏模块(quality of life index-cardiac version,QLI-Cardiac) QLI由Ferrans等(1985)研制,用于评价健康人群和透析患者的生命质量,后来逐步改进并应用于包括心血管疾病在内的其余多种疾病。心脏版本应用中以QLI心脏版本Ⅲ为主,包括健康和功能、社会和经济方面、心理和精神状况、家庭和人际关系、总健康状况5个维度,72个条目(Smith等,2000)。

13. 心血管症状及功能受限评价量表(cardiovascular limitations and symptoms profile,CLASP) 由Lewin等(2002)研制的心血管症状及功能受限评价量表包括4个症状维度(心绞痛、呼吸急促、踝关节肿胀、疲劳)和5个功能受限维度(移动性、社会生活和休闲活动、室内活动、关切和忧虑、性别),共37条条目。该量表有良好的内容效度(0.94),内部一致性效度也较好(>0.70),主成分分析显示有9个因子,累计方差贡献为69%。

14. 慢性病患者生命质量测定量表体系之冠心病量表(quality of life instruments for chronic diseases-hypertension,QLICD-HY) 杨瑞雪等(2007)采用共性模块联合特异性模块的方法研制了慢性病患者生命质量测定量表体系中的冠心病量表,由含10个侧面30个条目的共性模块和含症状、药物作用、特殊心理及生活影响 3 个侧面 16 个条目的冠心病特异模块组成。该量表各领域的克拉巴赫系数为 0.66~0.88；重测相关系数为 0.80~0.91；结构效度共性模块与特异模块的累计方差贡献率分别为 64.21%、49.75%；治疗前后得分有统计学差异。

15. 郭兰的冠心病患者生命质量评定量表　由于尚缺少冠心病特异性量表，郭兰等（2003）研制了冠心病患者生命质量评定量表，以期全面综合地评价冠心病患者的生命质量。量表包括生理、心理/精神状态、社会适应能力、冠心病防治知识 4 个维度，共 30 个条目。此量表简短，易于接受。

上面分别介绍了一些冠心病生命质量特异性量表。对于量表的比较与考评，Dempster 等（2000）考察了八种量表（包括三种常用的普适性量表 SF-36、SIP、NHP 和五种缺血性心脏病特异性量表 QLMI、SAQ、QLI-cardiac version、APQOL、Summary Index）的测量学特性，指出 SF-36 和 QLMI 分别是缺血性心脏病最合适的普适性量表和特异性量表，但也存在一些问题，如缺乏探查疾病改变的灵敏度，需进一步改善。Hofer 等（2003）考察了 SAQ 和 MacNew 心脏疾病问卷两种特异性问卷德国版本的测量学特性，指出两种量表效度、信度、反应度均好，且两种量表测定出的生命质量的改变和 SF-36 的变化结果相关。Brown（2003）指出 SF-36 对心脏康复患者的生命质量是敏感有效的，但是没有和特异性量表进行比较。

对于心力衰竭量表，Bennet 等（2002）通过测定 211 例心力衰竭患者的生命质量，比较了 CHQ（心力衰竭量表）、LHFQ（明尼苏达心力衰竭问卷）、SF-12 三种量表的信度和效度，指出 CHQ 和 LHFQ 的内部一致性令人满意，三种量表的结构效度、判别效度、聚合效度较好，但 LHFQ 是其中唯一能够将患者按纽约心脏协会分级（NYHA）区别开的工具，由此，特异性量表优于普适性量表。Bennett 等（2003）也比较了这三种心力衰竭量表，指出其信度和效度均好，CHQ 和 LHFQ 比 SF-12 更灵敏，而后两者更简单。而 Sneed 等（2001）比较了 SF-36、LHFQ 两种测定工具，指出 LHFQ 量表内部精神方面和躯体方面的分数显著相关，较 SF-36 实用性差。

13.2.2　测评应用及影响因素研究情况

冠心病的生命质量测定应用较广，表 13-5 列举了部分应用成果。概括起来，同样被应用于以下 5 个方面。

表13-5　冠心病生命质量测评应用举例

姓名（研究年代）	研究内容	研究结果及结论
David R（2003）	冠心病患者生命质量的影响因素	心绞痛和心力衰竭的症状，由症状所致的运动能力的限制，躯体缺乏活力，心理上的紧张，压抑情绪
Stiell I（2003）	院外心脏事件的存活者生命质量的两个重要的影响因素	年龄和居民心肺复苏的自救能力。提示重视社区居民 CPR 的促进
Wingate S（1995）	96 名心肌梗死后的女性	就业状况，社会支持，自尊
Rankin SH（2003）	美国黑白两种肤色的女性心肌梗死一年以后患者生命质量的影响因素	情绪状态和社会支持
Beck CA（2001）	心肌梗死后生命质量的主要影响因素	年龄和心理社会学特征
Syrkin AL（2001）	稳定性心绞痛患者	心绞痛严重程度及并发症，合并胸痛，有害健康的习惯症状，活动减少，焦虑
Grady KL（2002）	左心辅助装置安装 1 个月后的冠心病患者	心理症状，紧张，种族

续表

姓名（研究年代）	研究内容	研究结果及结论
Loose MS（1995）	心脏康复对生命质量影响的性别差异	女性生命质量尤其在心理功能方面与男性相比得分较低，可能和女性患者更多的相关疾病和丧偶率较高有关
Hobbs FD（2002）	心力衰竭和左心室功能不全患者健康评价	指出心力衰竭对躯体方面的影响比其他疾病对躯体的影响更显著。改善 NYHA 分级似乎可以提高心力衰竭患者的生命质量
Bulpitt（1998）	比较两种血管转化酶抑制剂的效果	两种药物对生命质量均无改善
Lader E（2003）	地高辛对窦节律的心力衰竭的治疗效果	指出药物组和对照组在健康感受、躯体功能、MLHF、负性情绪、6 分钟行走测验上没有差异，故地高辛对窦节律的心力衰竭治疗无效
Berry C（1999）	生命质量受损害的因素	躯体症状，心理问题，治疗不良反应及社会条件限制；心脏功能的严重程度；社会支持
Grigioni F（2002，2003）	心电图等客观指标和生命质量的关系	医生所关心的客观指标似乎对生命质量没有很大影响，而客观指标峰耗氧量（peak VO_2）和生命质量显著相关
Riegel B（2003）	性别对心力衰竭患者生命质量的影响	心力衰竭患者在控制了功能状态、年龄、射血分数、婚姻状况的差异后生命质量没有性别差异，和先前的研究结论不同
Alla F（2002）	生命质量得分和预后生存率的关系	指出生命质量得分比基线水平每下降 10 分，因心力衰竭死亡和住院的危险就增加 23%～36%。

1. 健康状况评价与比较 Mark 等（1994）对美国和加拿大的两组心肌梗死患者一年以后的生命质量进行比较，发现美国组的优于加拿大组，可能和美国组更多地采用介入性治疗有关。Gandjour 等（1999）指出心绞痛患者和正常人比较缺乏精力，睡眠差，躯体活动下降。Rankin 等（2003）评价了美国黑白两种肤色的女性心肌梗死一年以后患者的生命质量，指出生命质量在健康、家庭、社会经济、心理和精神各领域两组均有显著性改善。

刘同想等（1997）用 SAQ 对冠心病患者机体功能状态及生活质量进行评估。

由此可知，通过患者和正常人或者不同环境下的患者之间的健康状态的比较，有利于医务工作者把握患者的整体健康状态，更重要的，能够明确生命质量低的领域或方面从而对防治重点进行定位。

2. 药物和治疗方案的评价及选择 药物临床试验通常需要验证药物的有效性与安全性，以及药物经济学问题。近年来生活质量列入临床药物研究范围，这有其必然性。美国食品药品管理局已将生活质量列入临床药物实验研究范围。国际链激酶和重组组织纤溶酶激活物治疗冠脉栓塞试验（GUSTO-Ⅰ）、血管紧张素转换酶抑制剂雷米普利对侵入性血运重建术后长期结局影响的研究（APRES）等（Barbagelata，2000；Kjoller-Hansen，1998）。在女性冠心病患者采用长期雌激素替代治疗的研究，发现激素虽不能改善患者的心绞痛症状，但却能提高生活质量（Hall 等，1998）。Strauss 等（1995）比较了 PTCA 与药物治疗对心绞痛患者生活质量的影响，结果表明虽然 PTCA 显示出更强的改善生活质量的疗效，但硝酸酯类药物的使用仍有比安慰剂更强的行为和健康状态改善作用。此类试验为临床治疗方案的选择提供了依据。

有研究表明，冠心病药物治疗和手术治疗对改善生命质量来说，动脉搭桥术使患者获益更多。应用生命质量在冠心病治疗方面的比较研究中，做得最多的是不同手术之间的优劣评价。冠脉搭桥术（CABG）和经皮冠脉成形术（PTCA）均为冠心病既安全又有效的手术治疗方法。很多比较这两种方法的随机性研究结果一致表明这两种方法对于不论是一支冠脉还是多支冠脉的冠心病患者的死亡率没有影响，干预后一项重要的结果测定方法便是患者对治疗方法的主观评价，如 Wahrborg 等（1999）比较了行冠脉搭桥术和经皮冠脉成形术的冠心病患者手术前后一年的生命质量，指出前者在精力方面的改善更优于后者。

国内，王桂芳等（2015）研究了老年冠心病患者行介入治疗术后的生存质量，结果表明观察组治疗总有效率 94.9%显著高于对照组治疗总有效率 72.2%（$P<0.05$），观察组生活质量优于对照组（$P<0.05$），说明老年冠心病患者经介入治疗可明显提高患者生存质量。易志强等（2014）探讨了黛力新（氟哌噻吨美利曲辛片）对冠心病伴焦虑抑郁症患者的疗效和生活质量的影响，疗程 4 周后观察临床症状、心电图及抑郁自量表（SDS）、焦虑自量表（SAS）评分的变化，半年后采用健康状况调查问卷 SF-36 进行生活质量评估，结果表明黛力新组患者健康状况调查问卷的各项得分均明显高于常规组，差异有统计学意义（$P<0.01$）。莫凤梅等（2013）探讨了药膳疗法联合中医经络推按对冠心病心绞痛患者生活质量的影响，采用健康状况调查问卷（SF-36）及西雅图心绞痛量表（ASQ）评价患者的生活质量，结果表明治疗后 SF-36 和 SAQ 各维度得分显著高于治疗前，差异有统计学意义（$P<0.05$），经络推按+药膳组治疗后 SF-36 和 SAQ 各维度得分显著高于其他 3 组，组间比较差异有统计学意义（$P<0.05$），说明中医经络推按联合药膳治疗可以显著提高冠心病心绞痛患者的生活质量。

3. 干预措施的评价及选择　王志慧等（2015）应用"中国心血管患者生活质量评定问卷（CQQC）"探讨了基于老年综合评估（CGA）的护理干预对老年冠心病患者生活质量的影响，结果表明对照组 6 个月后 CQQC 评分在体力、病情、医疗状况、一般生活、社会心理、工作人际维度评分明显高于对照组，将 CGA 纳入临床综合护理程序能提高老年冠心病患者的生活质量。

许多研究结果（颜厥春，2014；陆新芬，2014）表明综合护理干预、家庭护理干预、早期程序康复等能有效提高冠心病、急性心肌梗死患者的生活质量。

4. 生命质量影响因素研究　有大量文献是关于冠心病患者生命质量的影响因素的研究，总的来说这些影响因素包括性别、年龄、症状的严重程度、心理社会学特征。可以分为三类：①疾病，如冠心病、关节炎、糖尿病、脑血管意外、白内障、胆结石和慢性支气管炎；②环境和生活方式：居住、体育锻炼、娱乐、以前从事家务或无；③社会人口因素：年龄、性别、会经济地位等。了解这些重要的影响因素同样是为了更加有针对性地进行治疗和干预，从而提高患者的健康水平和生活满意度。

如 Welke 等（2003）研究了影响行冠脉搭桥术（CABG）患者生命质量改善的因素，结果体重/体表面积指数大于 35 kg/m^2、合并糖尿病或慢性阻塞性肺部疾病（COPD）或外周血管疾病、术前躯体功能这些因素和术后躯体功能的改善呈负相关；术前的心理功能、合并 COPD 与术后心理功能的改善呈负相关，而年龄则和心理功能的改善呈正相关。这一结果为筛选适合行 CABG 治疗方法的患者提供了依据，也就是说，年龄较大、没有超重、没有合并糖尿病或慢性阻塞性肺部疾病（COPD）或外周血管疾病、基线功能较好的冠心病患者适合行 CABG。

Thompson 等（2001）认为研究心肌梗死患者生命质量应该考虑患者关于疾病后生活影响的反应，如娱乐、工作、社会地位、个性及性生活等，以及疾病的急性或慢性并发症。研究发现，高血压等一些疾病、不良生活行为及社会心理因素都会对冠心病患者的生活质量造成影响。高脂饮食、吸烟、饮酒、缺乏运动等都会使冠心病患者生活质量下降。

熊琴梅等（2014）采用简易健康量表 SF-12 与欧洲五维度健康量表 EQ5D 评估冠心病患者的生活质量并进一步分析探讨其与影响因素包括年龄、性别、血清 B 型脑钠肽（BNP）水平、左心室射血分数（LVEF）及 NYHA 心功能分级的相关性，结果发现冠心病患者 SF12 生活质量总分（96.64±14.47）、PCS 评分（43.89±10.24）、MCS 评分（52.75±6.53）及 EQ5D 指数得分（0.86±0.15）、EQ5D-VAS 得分（77.47±13.78）、年龄、BNP 水平、NYHA 心功能分级对生活质量的影响具有统计学意义，而 LVEF 仅对 SF-12、PCS、EQ5D-VAS 评分有影响，对 MCS 与 EQ5D 评分的影响无统计学意义，男性各项生活质量评分均数高于女性，且在 SF-12、MCS、EQ5DVAS 这 3 项得分差异具有统计学意义（$P<0.05$）。

5. 其他应用　冠心病患者的生命质量除了上述三个方面的应用之外，还见于对不同患者进行不同治疗方案的成本效益分析,以便于在成本和效益之间进行最优的医疗决策,如 Weintraub 等(1999)通过质量调整生存年(QALY)对不稳定性心绞痛或无 Q 波的心肌梗死患者进行了保守治疗和介入性治疗两种治疗方案的成本效益分析。

13.3 冠心病生命质量测定量表 QLICD-CHD 的研制

QLICD-CHD 是慢性病患者生命质量测定量表体系(quality of life instruments for chronic diseases, QLICD)中的冠心病(coronary heart diseases)量表,第一版本于 2006 年研制完成并得到了一些应用,目前正在研制和测试第二版本量表。这里主要按 QLICD-CHD(V1.0)进行介绍。

QLICD-CHD(V1.0)是笔者开发的具有中国特色的慢性病生命质量测定量表体系中的冠心病生命质量量表,由 30 个条目的共性模块 QLICD-GM 和 16 个条目的特异模块 QLICD-CHD 构成。

13.3.1 QLICD-CHD(V1.0)的研制过程

QLICD-GM 的研制过程与考评结果见第 3 章,这里仅介绍特异模块的研制。

特异模块与共性模块研制程序基本相似,主要步骤为:明确研究对象及目的、设立研究工作组、测定概念的定义及分解、提出量表条目形成条目池、确定条目的形式及回答选项、指标分析及筛选、预调查及量表考评、修改完善。用到的方法包括文献回顾、访谈、条目重要性评分、核心小组讨论、多种统计方法联合筛选等。

1. 提出原始条目池 冠心病特异量表最初的条目池是在阅读和分析相关文献、对医护人员及患者进行访谈的基础上提出的,包括胸痛、气促等相关症状(8 个条目)、药物缓解(1 条)、劳动耐量(6 条)、心理社会特点(10 条)几个方面,共 25 条。见表 13-6。

表13-6 冠心病生命质量量表特异模块条目池

编号	备选条目
1	您感到呼吸困难吗?
2	您感到心跳加快吗?
3	您有左侧肩膀或左胳膊痛吗?
4	您有恶心或呕吐吗?
5	您有上腹胀吗?
6	您发生胸前区不适(压榨感、紧缩感)时持续多长时间?
7	您发生胸前区不适(压榨感、紧缩感)的次数?
8	您发生胸前区不适(压榨感、紧缩感)的程度严重吗?
9	您的胸痛在休息或含服药物(硝酸甘油)能够缓解吗?
10	你能在吃饭、穿衣、洗澡、上厕所等方面照顾自己吗?
11	你在屋内来回走动困难吗?
12	你走 800 米的路程困难吗?
13	你爬一层楼梯困难吗?
14	您爬两层以上的楼梯困难吗?
15	你能跑一小段路吗?

续表

编号	备选条目
16	如果将来的生活会有同样的症状和治疗,您会接受吗?
17	您感到了过分的家庭保护吗?
18	因为疾病您和别人相处时有被排斥的感觉吗?
19	您因为服药问题烦恼吗?
20	您为体重问题烦恼吗?
21	您对饮食和戒烟等生活方式的改变感到满意吗?
22	您对疾病感到害怕和恐惧吗?
23	在您疾病加重的时候您对该怎样做,求助于何人有多大把握?
24	针对疾病,您有安全感吗?
25	活动量或活动速度的减少在多大程度上困扰着您?

2. 核心小组集中讨论 冠心病特异性模块条目池先后经过了3轮小组集中逐条讨论。讨论内容包括条目的陈述是否合适通俗易懂、有无歧义、是否能够配合等级式回答选项,条目体现的内容重要性如何。参与讨论的成员包括社会学、心理和精神病学、心血管方面、公共卫生方面的专家和学者14人。

对于冠心病的特异性条目池,症状上主要是胸痛和呼吸困难,心绞痛和心肌梗死在胸痛的时间、次数、严重程度、休息或含服药物是否缓解等方面都有所不同,这在条目池中的备选条目都有所体现。经讨论原冠心病备选条目池中以量化的方式反映劳动耐量的5个条目放在共性模块中。删除了原条目池中普遍认为不重要或没有针对性的4个条目2、4、18、23。心血管疾病专家认为冠心病患者在一定程度上担心胸痛的发作,缺乏安全感;十分关心治疗之后是否能够承担原来的工作;担心疾病及治疗引起的性活动问题和该问题对家庭关系的影响;根据以上分析和讨论,对原冠心病特异模块的备选量表池进行补充和整理,形成了含17个条目的冠心病特异模块测试版(编号为D1-D17)。

3. 小范围预调查及统计筛选 对冠心病特异模块进行了小范围的预调查(24例),及时发现量表测定过程中会出现的问题,并应用变异系数法和相关分析法对条目进行统计筛选(删除变异系数和相关系数较小的条目)。

对于条目内容,核心小组讨论认为冠心病特异模块有必要体现胸痛和呼吸困难等症状及不安全感和疾病相关的社会影响等心理社会学表述条目;原冠心病条目池中以量化的方式反映劳动耐量的5个条目整合到慢性病共性模块中;结合统计学分析删除了原条目池中普遍认为相对不重要或针对性不强的几个条目,最终形成了含16个条目的冠心病特异模块(编号为CHD1-CHD16),详见表13-7。

表13-7 冠心病生命质量测定量表特异模块条目筛选结果

条目编号	条目简述	均数	标准差	相关系数
CHD1	呼吸困难	2.63	1.28	0.36
CHD2	肩背放射痛	3.29	0.86	0.36
CHD3	上腹痛	2.92	1.10	0.17
CHD4	胸痛时间	2.92	1.10	0.50
CHD5	胸痛次数	3.13	0.80	0.49
CHD6	胸痛程度	2.58	1.28	0.54
CHD7	胸痛缓解	2.30	1.25	0.14

续表

条目编号	条目简述	均数	标准差	相关系数
CHD8	担心胸痛	1.79	0.83	0.53
CHD9	情绪控制和调整	1.96	1.30	0.52
CHD10	服药烦恼	2.29	1.23	0.46
CHD11	体重烦恼	3.08	1.06	0.20
CHD12	适应生活方式改变	3.29	1.12	0.47
CHD13	缺乏安全感	3.29	1.00	0.41
CHD14	性生活烦恼	3.26	1.24	0.05
CHD15	活动限制	3.00	1.06	0.47
CHD16	接受疾病	3.71	0.86	0.07

根据理论构想进一步将特异模块分为三个侧面：症状（symptom，缩写为 SYM）、药物作用（effect of medicine，EFM）、心理生活影响（effect of mental and life，EML）。与共性模块结合形成了含 46 个条目的冠心病患者生命质量测定量表 QLICD-CHD（V1.0）。

13.3.2 QLICD-CHD（V1.0）的计分方法

条目计分：由于 QLICD-CHD（V1.0）采取五点等距评分法，依次计为 1、2、3、4、5 分。在量表中有正负性条目之分，正向条目得分越高代表生命质量越好，逆向条目得分越高代表生命质量越差。对正向条目而言，无需进行转换，原始得分即为条目得分，对逆向条目，需对其进行"正向变换"，即用 6 减去原始得分得到条目得分。

QLICD-CHD（V1.0）中正向条目有 PH1、PH6、PH7、SO2、SO4、SO5、SO7、SO8、SO10、CHD7、CHD9、CHD12、CHD16，其余均为逆向条目。

领域、侧面及总量表计分：首先分别计算各领域、侧面、总量表的原始分（raw score，RS），同一领域/侧面的各个条目得分之和构成该领域/侧面的原始分，五个领域得分之和构成了总量表的原始分。

为了便于相互比较，需要将原始分转化为标准得分（standard score，SS），采用的是极差化方法，即 $SS=(RS-min)\times 100/R$。详见表 13-8。

表 13-8　QLICD-CHD（V1.0）各个领域及其所属侧面的计分方法

领域/侧面	代码	条目数	min	max	RS	SS
生理功能	PHD	8	8	40	IND+AAS+PHS	(RS–8)×100/32
独立性	IND	3	3	15	PH1+PH3+PH4	(RS–3)×100/12
食欲睡眠	AAS	2	2	10	PH6+PH7	(RS–2)×100/8
躯体症状	PHS	3	3	15	PH5+PH2+PH8	(RS–3)×100/12
心理功能	PSD	11	11	55	COG+ANX+DEP+SEC	(RS–11)×100/44
认知	COG	2	2	10	PS1+PS2	(RS–2)×100/8
焦虑	ANX	3	3	15	PS5+PS6+PS7	(RS–3)×100/12
抑郁	DEP	3	3	15	PS3+PS4+PS11	(RS–3)×100/12
自我意识	SEC	3	3	15	PS8+PS9+PS10	(RS–3)×100/12
社会功能	SOD	11	11	55	SSS+SOE+SEF	(RS–11)×100/44
社会支持	SSS	6	6	30	SO2+SO4+SO5+SO7+SO8+SO10	(RS–6)×100/24
社会影响	SOE	4	4	20	SO1+SO3+SO6+SO9	(RS–4)×100/16

续表

领域/侧面	代码	条目数	min	max	RS	SS
性活动	SEF	1	1	5	SO11	（RS-1）×100/4
特异模块	SPD	16	16	80	SYM+EFM+EML	（RS-16）×100/64
症状	SYM	6	6	30	CHD1+CHD2+…+CHD6	（RS-6）×100/24
药物作用	EFM	1	1	5	CHD7	（RS-1）×100/4
心理生活影响	EML	9	9	45	CHD8+CHD9+…+CHD16	（RS-9）×100/36
总量表	TOT	46	46	230	PHD+PSD+SOD+SPD	（RS-46）×100/184

13.3.3 QLICD-CHD（V1.0）量表的考评

该次调查共抽查了133名冠心病患者用于量表考评,同时使用QLICP-CHD（V1.0）及SF-36量表。平均年龄为62.1±11.1岁（最大78岁、最小19岁）；其中男101例（占75.9%）；121例为汉族（91.0%）；82例（占61.7%）自评家庭经济状况居中；68例（51.2%）文化程度为中学。

为了考察量表的重测信度和反应度,抽取51例患者在入院第2天进行了重测,在出院时对102例患者进行了再次测定。

1. 内部一致性信度 用第一次测定的数据分别计算各个领域的内部一致性信度（克朗巴赫系数α）,结果见表13-9。由此可见,在领域层面,除了社会功能领域Cronbach's α 系数稍低（0.64）外,其余领域均大于070；侧面角度看,食欲睡眠这一侧面内部一致性信度较低（0.46）大部分也都比较高。

表13-9 冠心病生命质量测定量表QLICD-CHD（V1.0）的信度分析结果

领域及其侧面	α系数	重测相关系数
躯体功能（PHD）	0.77	0.90
独立性（IND）	0.70	0.97
食欲睡眠（AAS）	0.46	0.76
躯体症状（PHS）	0.68	0.94
心理功能（PSD）	0.91	0.90
认知（COG）	0.77	0.92
焦虑（ANX）	0.84	0.81
抑郁（DEP）	0.86	0.91
自我意识（SEC）	0.76	0.89
社会功能（SOD）	0.64	0.87
社会支持（SSS）	0.75	0.83
社会影响（SOE）	0.78	0.92
性活动（SEF）	–	0.97
特异模块（SPD）	0.80	0.74
症状（SYM）	0.78	0.58
药物作用（EFM）	–	0.52
心理生活影响（EML）	0.66	0.92

"–"性活动（SEF）和药物作用（EFM）为单独条目的侧面,不计算α

2. 重测信度 用第一二次测定各领域分及侧面得分进行相关分析和均数比较,结果见表

13-9 和表 13-10。从表 13-9 可以看出，第一二次测定的结果表明各领域两次测定的重测相关系数在除了症状和药物作用两个侧面较低外（分别为 0.58、0.52），其余 4 个领域、量表总分和侧面均较大；从表 13-10 可以看出，无论从侧面、领域和总量表来看，两次测定的得分均值间差异均无统计学意义（独立性与症状侧面虽然有统计学意义差异，但得分相差不大）。说明 QLICD-CHD 的重测信度较好。

表13-10　QLICD-CHD（V1.0）第一二次测定得分均值的比较

领域/侧面	入院第1天		入院第2天		差值		t	P
	均数	标准差	均数	标准差	均数	标准差		
躯体功能（PHD）	54.02	15.77	54.66	15.36	−0.64	5.10	−0.88	0.386
独立性（IND）	60.54	24.22	62.93	24.77	−2.38	4.81	−3.46	0.001
食欲睡眠（AAS）	45.15	26.00	43.88	24.75	1.28	17.35	0.52	0.609
躯体症状（PHS）	53.40	20.69	53.57	21.04	−0.17	4.66	−0.26	0.799
心理功能（PSD）	71.38	15.17	70.69	16.29	0.70	6.30	0.77	0.443
认知（REC）	56.63	25.53	57.14	24.21	−0.51	0.87	−0.36	0.719
焦虑（ANX）	66.67	18.32	64.63	20.80	2.04	10.96	1.30	0.199
抑郁（DEP）	78.23	19.60	78.40	19.68	−0.17	7.31	−0.16	0.871
自我意识（SEC）	79.08	18.64	78.06	19.37	1.02	8.27	0.86	0.392
社会功能（SOD）	61.41	15.89	62.76	14.49	−1.35	8.30	−1.14	0.262
社会支持（SSS）	64.80	23.36	65.65	21.27	−0.85	13.12	−0.45	0.652
社会影响（SOE）	57.14	24.47	59.06	22.45	−1.91	9.82	−1.36	0.179
性活动（SEF）	58.16	31.20	60.20	31.84	−2.04	8.59	−1.66	0.103
特异模块（SPD）	61.80	12.34	63.71	12.74	−1.91	7.89	−1.70	0.096
症状（SYM）	63.27	16.42	68.28	19.07	−5.02	13.45	−2.61	0.012
药物作用（EFM）	54.59	23.20	54.08	22.45	0.51	20.08	0.18	0.86
心理生活影响（EML）	61.62	13.64	61.73	13.30	−0.11	5.38	−0.15	0.883
共性模块（CGD）	63.10	12.20	63.50	12.22	−0.41	4.88	−0.59	0.561
总量表（TOT）	62.64	11.26	63.58	11.22	−0.93	4.83	−1.35	0.183

3. 内容效度　该量表研制的成员"角色"齐全、提出的条目覆盖面广、程序严格、条目经过多次统计筛选并与临床讨论相结合，故认为量表具有良好的内容效度。

4. 结构效度　计算量表各条目与各侧面及领域的相关系数，结果显示冠心病生命质量测定量表绝大多数条目和其所属领域的相关系数在 0.40 以上，且大于和其领域的相关系数。见表 13-11。

表13-11　QLICD-CHD（V1.0）各条目与领域的得分相关系数

条目（简述）	躯体领域	心理领域	社会领域	特异模块
PH1 料理日常生活	0.535	0.233	0.515	0.143
PH2 疲乏	0.618	0.503	0.191	0.315
PH3 走 800 米困难	0.743	0.394	0.329	0.307
PH4 爬楼困难	0.759	0.485	0.268	0.335
PH5 药物依赖	0.573	0.42	0.187	0.099
PH6 食欲	0.499	−0.03	0.179	0.105

续表

条目（简述）		躯体领域	心理领域	社会领域	特异模块
PH7	睡眠	0.549	0.149	0.074	0.13
PH8	疼痛不适	0.718	0.453	0.288	0.508
PS1	脑力活动	0.539	0.562	0.333	0.495
PS2	精神痛苦	0.537	0.751	0.416	0.528
PS3	孤独无助	0.318	0.741	0.278	0.319
PS4	悲观失望	0.353	0.830	0.323	0.38
PS5	担忧	0.27	0.781	0.214	0.397
PS6	烦躁发脾气	0.411	0.729	0.246	0.471
PS7	紧张焦虑	0.346	0.731	0.246	0.474
PS8	担心不良反应	0.248	0.586	0.185	0.437
PS9	认为自己是负担	0.36	0.693	0.280	0.221
PS10	自卑	0.455	0.866	0.463	0.517
PS11	压抑情绪	0.223	0.731	0.201	0.309
SO1	影响工作家务	0.358	0.498	0.440	0.419
SO2	承担家庭角色	0.231	−0.034	0.344	0.035
SO3	对家人的关怀	0.421	0.559	0.531	0.502
SO4	和家人的关系	0.019	−0.047	0.565	−0.034
SO5	家庭物和情上帮助	0.009	−0.122	0.519	−0.003
SO6	影响业余活动	0.383	0.429	0.463	0.283
SO7	积极乐观	0.190	0.147	0.430	0.328
SO8	诊治对疾病帮助	−0.051	−0.255	0.351	−0.035
SO9	经济问题影响生活	0.258	0.345	0.452	0.158
SO10	亲朋支持	0.262	0.231	0.707	0.253
SO11	影响性生活	−0.033	0.209	0.368	0.343
CHD1	呼吸困难	0.385	0.431	0.185	0.599
CHD2	肩背放射痛	0.278	0.298	0.293	0.611
CHD3	上腹痛	0.221	0.132	0.092	0.417
CHD4	胸痛时间	0.263	0.183	0.140	0.604
CHD5	胸痛次数	0.365	0.322	0.206	0.583
CHD6	胸痛程度	0.293	0.298	0.095	0.646
CHD7	胸痛缓解	−0.012	0.092	0.172	0.313
CHD8	担心胸痛	0.068	0.299	0.230	0.513
CHD9	情绪控制和调整	0.253	0.192	0.263	0.297
CHD10	服药烦恼	0.263	0.541	0.235	0.692
CHD11	体重烦恼	−0.046	0.241	0.050	0.395
CHD12	适应生活方式改变	0.099	0.186	0.250	0.342
CHD13	缺乏安全感	0.156	0.443	0.213	0.653
CHD14	性生活烦恼	0.064	0.262	0.243	0.483
CHD15	活动限制	0.249	0.526	0.319	0.547
CHD16	接受疾病	0.117	0.129	0.570	0.285

对共性模块、冠性病特异模块进行探索性因子分析，提取特征根大于1的主成分并做方差

最大旋转。共性模块得到 7 个主成分，累计贡献率达 66.28%，结果见表 13-12。其中第一主成分和心理功能领域关系密切；第二五主成分也和心理功能领域有关，主要有反映自我意识和焦虑；第二三主成分和社会功能领域关系密切，反映社会支持和社会影响；第七主成分反映社会功能中的性功能侧面；第四六主成分主要和躯体功能领域关系密切，反映独立性、食欲和睡眠、躯体症状。

表13-12 QLICD-GM各主成分与其条目的因子载荷（小于0.6者未显示）

条目	主成分及方差贡献（%）						
	P1 17.85	P2 13.01	P3 10.08	P4 7.57	P5 6.34	P6 6.31	P7 5.12
GPH3				0.662			
GPH4				0.626			
GPH5				0.647			
GPH6						0.695	
GPS1		0.722					
GPS2		0.608					
GPS3	0.753						
GPS4	0.807						
GPS5	0.739						
GPS6					0.638		
GPS8	0.663						
GPS9	0.673						
GPS10	0.776						
GPS11	0.806						
GSO1		0.754					
GSO4			0.798				
GSO5			0.838				
GSO6		0.728					
GSO8			0.624				
GSO9		0.607					
GSO10			0.831				
GOS11							0.847

冠心病特异模块经因子分析抽取了 4 个主成分，累计贡献率达 55.17%。第一主成分主要体现冠心病胸痛症状的 3 个条目 CHD4（0.85）、CHD5（0.83）、CHD6（0.82），方差贡献率共为 17.54%；第二、三、四主成分反映心理生活影响方面，主要条目 CHD8（0.71）、CHD12（0.75）、CHD13（0.71）、CHD15（0.72）、CHD16（0.64）。

相关分析结果显示，各领域内所有条目得分和该领域得分之间的相关系数大于和其他领域之间的相关系数，而且各条目和所属小方面有最大相关性，即条目和所属小方面的相关系数大于和这些条目与其他小方面的相关系数，提示量表的结构从属关系是合理的。因子分析结果也显示共性模块和冠心病特异模块形成的主成分结构与其理论构想基本相符，可以认为该量表的结构效度较好。条目的载荷系数也在一定程度上反映了条目对样本人群的重要程度。该次调查样本全部是住院患者，因而体现社会领域中体现家庭角色及关心和照顾家人等社会功能的条目评价有一定的难度，因而这些条目的载荷系数也较小；再如冠心病患者最主要的临床表现为胸痛和呼吸困难，大多数患者行动受限、总是担心胸痛发作、缺乏安全感、对疾病致性生活问题烦恼，因子分析中，上述方面的条目载荷系数均较大。

5. 校标效度 因为无金标准存在，暂以 SF-36 相应领域间测定结果为标准。QLICD-CHD 4 个领域与 SF-36 量表的 8 个领域间的相关系数见表 13-13。各相关系数经检验均具有统计学意义（$P<0.01$）。可以看出，QLICD-CHD 的生理功能 PHD 与 SF-36 的躯体功能 PF 间的相关性较高（$r=0.62$），大于与其他领域间的相关性；QLICD-CHD 的心理功能 PSD 与 SF-36 的心理健康 MH 间的相关性较高（$r=0.49$），大于与其他领域间的相关性；QLICD-CHD 的社会功能 SOD 与 SF-36 的社会功能 SF 间的相关性大于其他领域间的相关，说明量表就有较好的校标效度。

表13-13　QLICD-CHD（V1.0）与SF-36各领域间的相关系数

QLICD-CHD 领域	SF-36 领域								
	PF	RP	BP	GH	VT	SF	RE	MH	PSC	MSC
PHD	0.62	0.30	0.36	0.41	0.53	0.37	0.33	0.31	0.61	0.49
PSD	0.48	0.26	0.39	0.44	0.47	0.45	0.36	0.49	0.49	0.56
SOD	0.38	0.30	0.27	0.25	0.43	0.43	0.27	0.38	0.38	0.45
SPD	0.33	0.19	0.32	0.30	0.27	0.27	0.37	0.41	0.41	0.33

注：PF 躯体功能，RP 躯体角色，BP 肌体疼痛，GH 一般健康状况，VT 生命力，SF 社会功能，RE 情感角色，MH 心理健康，PSC 躯体综合总分，MSC 心理综合总分；PHD 躯体疼痛，PSD 心理功能，SOD 社会功能，SPD 特异模块

6. 反应度 分别计算冠心病患者治疗前后各领域及侧面、量表总分的均值，并进行配对 t 检验，比较治疗前后生命质量得分的变化。为了更好地观察量表的反应度，一并计算标准化反应均数 SRM，结果见表 13-14。可以看出，除了社会功能领域外，其他领域及总量表得分均显示治疗前后差异有统计学意义，尤其躯体功能、特异模块和量表总分 SRM 较大，说明量表具有很好的反应度。

表13-14　冠心病住院治疗前后QLICD-CHD（V1.0）得分的变化（$\bar{x}\pm s$）

领域及侧面	治疗前	治疗后	差值	t	P	SRM
躯体功能（PHD）	53.62±20.72	58.52±17.99	4.90±12.25	4.04	<0.001	0.40
独立性（IND）	60.54±28.6	64.13±26.27	3.59±18.71	1.94	0.055	0.19
食欲睡眠（AAS）	46.08±25.79	49.63±24.41	3.55±23.16	1.55	0.124	0.15
躯体症状（PHS）	51.72±24.07	58.82±20.07	7.11±14.48	4.96	<0.001	0.49
心理功能（PSD）	71.41±20.85	76.47±17.64	5.06±16.40	3.11	0.002	0.31
认知（COG）	57.48±30.02	63.97±29.34	6.50±20.42	3.21	0.002	0.32
焦虑（ANX）	64.46±25.29	72.47±19.72	8.01±19.48	4.15	<0.001	0.41
抑郁（DEP）	79.09±23.74	83.25±17.92	4.17±19.19	2.19	0.031	0.22
自我意识（SEC）	79.98±21.92	82.03±19.82	2.04±19.07	1.08	0.282	0.11
社会功能（SOD）	62.12±14.4	62.05±14.46	−0.07±8.49	−0.08	0.937	0.01
社会支持（SSS）	68.55±20.59	69.73±19.95	1.18±14.39	0.83	0.408	0.08
社会影响（SOE）	53.86±24.74	52.33±24.66	−1.53±17.11	−0.90	0.368	0.09
性活动（SEF）	56.62±31.06	54.90±32.06	−1.72±21.18	−0.82	0.415	0.08
特异模块（SPD）	62.21±14.15	71.14±12.89	8.93±12.75	7.07	<0.001	0.70
症状（SYM）	65.56±19.31	85.70±18.39	20.14±21.11	9.64	<0.001	0.95
药物作用	46.57±24.38	60.54±31.35	13.97±32.73	4.31	<0.001	0.43
心理生活影响	61.71±15.48	62.61±14.18	0.90±12.13	0.75	0.456	0.07
总量表（TOT）	62.89±13.35	68.05±12.23	5.15±9.47	5.5	<0.001	0.54

综上所述，QLICD-CHD（V1.0）具有较好的信度和效度，能够敏感反映出住院期间患者生命质量的变化，可以用于我国冠心病患者的生命质量测评。

13.4 冠心病生命质量测评的应用

冠心病生命质量测评主要应用于治疗方法的筛选、疾病预后影响因素分析和判断疾病的严重程度等。本节以 SF-36 量表和 QLICD-CHD（V1.0）量表测定的冠心病患者生命质量为准，分析不同的治疗方法的生命质量，并对生命质量的影响因素进行分析。

13.4.1 临床类型的比较

冠心病分为稳定型心绞痛、不稳定型心绞痛、亚急性心肌梗死、急性心肌梗死、陈旧型心肌梗死、隐匿型六类，由于调查到的不稳定型心绞痛例数较多，于是将不稳定型心绞痛分为一类，其他 5 类归位一类。将第一次测定的结果作为协变量，治疗后的测定结果为分析变量，采用协方差分析法对不同治疗方法的生命质量得分（各领域分及总分）进行比较，结果见表 13-15 和表 13-16。其中，各个分析模型中的协变量检验均有统计学差异（$P<0.05$），协变量与分组变量的交互效应均无统计学差异（$P>0.05$），说明资料适合做协方差分析。

表13-15　SF-36测定的冠心病不同治疗方法生命质量比较的协方差分析

领域	不稳定型心绞痛		其他		F	P
	修正均数	标准误	修正均数	标准误		
躯体功能	58.195	2.072	56.023	2.007	2.627	0.108
躯体角色	18.613	3.941	25.806	4.021	0.725	0.397
肌体疼痛	57.597	2.207	56.348	2.196	2.223	0.139
一般健康状况	42.803	1.358	44.477	1.360	1.032	0.312
生命力	58.637	1.768	57.656	1.753	0.072	0.789
社会功能	62.486	2.700	64.191	2.700	4.237	0.042
情感角色	27.548	4.359	32.649	4.360	0.001	0.974
心理健康	68.273	1.469	67.411	1.455	0.459	0.500
躯体综合组分	51.631	1.429	51.782	1.462	2.168	0.144
心理综合组分	57.113	1.178	57.145	1.166	1.628	0.205

表13-16　QLICD-CHD（V1.0）测定的冠心病不同治疗方法生命质量比较的协方差分析

领域	不稳定型心绞痛		其他		F	P
	修正均数	标准误	修正均数	标准误		
生理功能	58.816	1.505	57.463	1.477	0.110	0.741
心理功能	75.590	1.933	77.319	1.928	0.597	0.441
社会功能	61.276	1.139	62.954	1.126	0.069	0.794
特异模块	71.732	1.564	70.547	1.520	2.444	0.121
总量表	68.134	1.224	67.927	1.204	1.097	0.297

可以看出，按照第一次测定（刚入院）时的平均水平进行调整后的修正均数，除了 SF-36 量表中社会功能领域组间比较有统计学意义外，其余各领域分还是总分均未发现统计学意义的差异。原因可能有：①两不同类型冠心病的生命质量无本质差异；②样本例数太少；③观察时间太短。因此，目前还不能认为两种疗法的生命质量不同或相同，需进一步观察分析。

13.4.2 生命质量影响因素分析

分别以刚入院时 QLICD-CHD 量表测定的生命质量各领域及量表总分为因变量,以可能影响患者生命质量的一般人口学资料为自变量,应用多元逐步回归分析筛选哮喘患者生命质量的影响因素,其中定性或等级因素的量化方法见表 13-17,分析结果见表 13-18。

从表 13-18 可以看出年龄对冠心病患者的生理功能领域和量表总分有影响,且呈反比关系,说明患者年龄越大生命质量越差。性别、经济状况对社会功能领域有影响,两者均与生命质量呈正比,表明女性患者的生命质量越好;家庭经济状况越好生命质量得分越高。民族与特异模块呈反比,即汉族患者生命质量较好;医疗形式与特异模块呈正比,即有社会医疗保险的患者生命质量较好。

表13-17 可能影响冠心病生命质量的因素的量化方法

因素	量化方法
性别	1=男,2=女
民族	1=汉族,2=其他
文化程度	1=小学,2=初中,3=高中或大专,4=大专,5=本科及以上
职业	1=农民或工人,2=其他
经济状况	1=差,2=中,3=好
医疗形式	1=自费,2=社会医疗保险,城镇职工医保

表13-18 多元回归分析选出的冠心病生命质量各领域得分及总分的影响因素

领域	影响因素	回归系数 b	b 的标准误	标准回归系数	t	P
生理功能	常数项	101.976	9.058		11.258	<0.001
	年龄	−0.789	0.144	−0.440	−5.499	<0.001
社会功能	常数项	64.142	6.124		10.474	<0.001
	性别	8.321	2.920	0.241	2.847	0.005
	经济状况	5.503	2.029	0.229	2.713	0.008
特异模块	常数项	95.129	10.083		9.434	<0.001
	民族	−11.441	4.499	−0.222	−2.543	0.012
	医疗形式	10.495	4.174	0.219	2.514	0.013
量表总分	常数项	77.260	6.479		11.925	<0.001
	年龄	−0.222	0.103	−0.190	−2.167	0.032

(万崇华)

参 考 文 献

郭兰,冯建章,李河,等.2003.冠心病患者生存质量评定量表构建.岭南心血管病杂志,9(4):229-231

郭小玲.2010.冠心病 PRO 量表的研制与评价.太原:山西医科大学

慧芝,宋桂香,靳文正.1994.上海居民五种慢性非传染性疾病死亡率分析.中国慢性病预防与控制,2(5):205-207

李娟,梁玉华,毕清泉.2014.冠心病患者 PCI 术后生活质量影响因素研究进展.齐鲁护理杂志,(13):56-58

刘淑红.2003.西雅图心绞痛量表(SAQ)中文译本的信度、效度、反应度.天津:天津医科大学

刘同想,孔素平,廖您友,等.1997.西雅图心绞痛调查量表对冠心病患者机体功能及生活质量的评估研究.中国行为医学科学,(2):49-51

陆新芬,严忠慧.2014.综合护理干预对冠心病患者生活质量的影响观察.中国医药导报,11(11):128-131

吕美君,张会永,张哲,等.2011.冠心病领域生命质量评价量表研究现状.中西医结合学报,9(12):1277-1285

莫凤梅,罗枚,杨雨仟.2013.药膳疗法联合中医经络推按对冠心病心绞痛病人生活质量的影响.全科护理,11(36):3361-3362

饶栩栩,陈百玲,麦劲壮,等.2004.队列人群心电图 ST-T 异常与死亡及心脑血管事件关系的前瞻性观察.中华心血管病杂志,

32（3）：258-263

饶中和，袁志敏. 1996. 一种新的估测冠心病患者机体功能状态的调查表. 国外医学（老年医学分册），（1）：14-16

孙军鸽，肖践明. 2014. 冠心病健康相关生命质量量表的应用进展. 临床合理用药杂志，（5）：169-171

王桂芳. 2015.老年冠心病患者行介入治疗术后的生存质量研究. 中国实用医药，（10）：125-126

王文茹，Violeta Lopez，David R Thompson，等. 2006.心肌梗死多维度评估量表的信效度研究.中华护理杂，41（1）：7-11

王志慧，屈海宏，周立芝，等. 2015. 老年冠心病患者生存质量的 CGA 干预效果评价. 河北医药，（2）：292-294

熊琴梅，周琼琼，刘勇，等. 2014. 冠心病患者生活质量现状及其相关影响因素分析. 临床心血管病杂志，（1）：27-30

徐斐，殷晓梅.2001.南京市 1984-1999 年冠心病死亡情况分析.中国公共卫生，17（2）：103

颜厥春，陈生立. 2014. 循证护理对冠心病患者生活质量的影响研究. 健康研究，34（2）：214-215

杨瑞雪，潘家华，万崇华，等.2007.慢性病患者生命质量测定量表体系之冠心病量表的研制及信度评价.中国全科医学，10(21)：1785-1787，1794

易志强，罗银花，万凤福，等. 2014. 黛力新对冠心病伴焦虑抑郁症的疗效及生活质量的影响. 现代医药卫生，（22）：3441-3443.

张海澄，郭继鸿.2002.冠心病流行病学与一级预防.中国实用内科杂志，22（8）：449-451

赵冬，吴兆苏，王薇，等.2000.北京地区 1984-1997 年急性冠心病事件发病率变化趋势（中国 MONICA 方案的研究）.中华心血管病杂志，28（1）：14-17

钟南山，陆再英. 2011. 内科学. 北京：人民卫生出版社. 274-299

Alla F, Briancon S, Guillemin F, et al. 2002. Self-rating of quality of life provides additional prognostic information in heart failure. Insights into the EPICAL study. Eur J Heart Fail，（43）：337-343

Arena R, Humphrey R, Peberdy MA. 2002. Relationship between the minnesota living with heart failure questionnaire and key ventilatory expired gas measures during exercise testing in patients with heart failure. J Cardiopulm Rehabil，22（4）：273-277

Barbagelata A, Califf RM, Sgarbossa EB, et al.2000. Use of resources, quality of life, and clinical outcomes in patients with and without new Q waves after thrombolytic therapy for acute myocardial infarction (from the GUSTO-I trial).Am J Cardiol，86（1）：24-29

Beck CA, Joseph L, Belisle P, et al. 2001. Predictors of quality of life 6 months and 1 year after acute myocardial infarction. Am Heart J，142（2）：271-279

Bennet SO, Aldridge NB, Eckert GH, et al. 2002. Discriminant properties of commonly used quality of life measure in heart failure. Quality Life Res，11（4）：349-359

Bennett SJ, Oldridge NB, Eckert GJ, et al. 2003. Comparison of quality of life measures in heart failure. Nurs Res，52（4）：207-216

Berry C, McMurray J. 1999. A review of quality-of-life evaluations in patients with congestive heart failure. Pharmacoeconomics，16（3）：247-271

Brislin RW.1986.The wording and translation of research instrument. In：Lonner WJ，Berry JW，eds. Field methods in cross-cultural research. Hong Kong：Sage Publications. 231-245

Brown K. 2003. A review to examine the use of SF-36 in cardiac rehabilitation. Br J Nurs，12（15）：904-909

Bulpitt CJ, Fletcher AE, Doss egger L, et al. 1998. Quality of life in chronic heart failure：cilazapril and captopril versus placebo. Heart，19（6）593-598

Cepeda-Valery B, Cheong AP, Lee A, et al. 2011. Measuring health related quality of life in coronary heart disease：the importance of feeling well. Int J Cardiol，149（1）：4-9

David R, Thompson1, Cheuk-Man Yu. 2003. Quality of life in patients with coronary heart disease-I：assessment tools. Health Qual Life Outcomes，1（1）：42

David R.Thompson, Alun Roebuck.2001.The measurement of health related quality of life in patients with Coronary Heart Disease. J Cardiovasc Nurs，16（1）：28-33

Dempster M, Donnelly M. 2000. Measuring the health related quality of life of people with ischaemic heart disease. Heart，83（6）：641-644

Dickens C, Cherrington A, McGowan L. 2012. Depression and health-related quality of life in people with coronary heart disease：a systematic review. Eur J Cardiovasc Nurs，11（3）：265-75

Ferrans CE, Powers MJ.1985. Quality of life index：development and psychometric properties. ANS Adv Nurs Sci，8（1）：15-24

Gandjour A, Lauterbach KW. 1999. Review of quality-of-life evaluations in patients with angina pectoris. Pharmacoeconomics，16（2）：141-152

Global Strategy on Diet, Physical Activity and Health, World Health Organization. [2006-7-9]. Available at：http：//www.who.int/dietphysiealactivity/publications/facts/evd/en/index.html.Accessed July 9.2007

Grady KL, Meyer P, Mattea A, et al. 2002. Predictors of quality of life at 1 month after implantation of a left ventricular assist device. Am J Crit Care，11（4）：345-352

Green CP, Porter CB, Bresnahan DR, et al. 2000. Development and evaluation of the Kansas City cardiomyopathy questionnaire：a new health status measure for heart failure. J Am Coll Cardiol，35（5）：1245-1255

Grigioni F, Carigi S, Grandi S, et al. 2003. Distance between patients' subjective perceptions and objectively evaluated disease severity in chronic heart failure. Psychother Psychosom，72（3）：166-170

Gu DF, Wu XG, Xin X, et al. 2002. Prevalence of cardiovascular disease in China：The International Cardiovascular disease in ASIA (inter ASIA).42nd Annual Conference on cardiovascular disaese epidemiology and prevention. American Heart Association Fighting Heart Disease and Stroke April 2002 Hawall

Guyatt GH, Negroid S, Hal crow, et al. 1989. Development and testing of a new measure of health status for clinical trials in heath failure. J Gen Inter Med, 4（2）: 101-107

Hall G, Pripp U, Schenck-Gustafsson K, et al.1998.Long -term effects of hormone replacement therapy on symptoms of angina pectoris, quality of life and compliance in women with coronary artery disease.Maturitas, 28: 235-242

Hillers TK, Guyatt GH, Oldridge N, et al.1994. Quality of life after myocardial infarction. J Clin Epidemiol, 47（11）: 1287-1296

Hobbs FD, Kenkre JE, Roalfe AK, et al. 2002. Impact of heart failure and left ventricular systolic dysfunction on quality of life: a cross-sectional study comparing common chronic cardiac and medical disorders and a representative adult population. Eur Heart J, 23（23）: 1867-1876

Hofer S, Benzer W, Schussler G, et al. 2003. Health-related quality of life in patients with coronary artery disease treated for angina: validity and reliability of German translations of two specific questionnaires. Qual Life Res, 2（2）: 199-212

Husted JA, Cook RJ, Farewell VT, et al.2000. Methods for assessing responsiveness: a critical review and recommendations.Journal of Clinical Epidemiology, 53（5）: 459-468

Kjoller-Hansen L, Steffensen R, Grande P. 1998. The angiotensin converting enzyme inhibition post revascularization study（APRES）.Effects of ramipril in patients with reduced left ventricular function. Rationale, design, methods, baseline characteristics and first-year experience. Scand Cardiovasc J, 32（4）: 225-232

Kramer L, Hirsch O, Schlößler K, et al. 2012. Associations between demographic, disease related, and treatment pathway related variables and health related quality of life in primary care patients with coronary heart disease. Health Qual Life Outcomes, 10(4): 78

Lader E, Egan D, Hunsberger S, et al. 2003. The effect of digoxin on the quality of life in patients with heart failure. J Card Fail, 9（1）: 4-12

Lerner DJ, Amick BC 3rd, Malspeis S, et al.1998. The angina-related limitations at work questionnaire.Qual Life Res, 7（1）: 23-32.

Lewin RJ, Thompson DR, Martin CR, et al.2002.Validation of the cardiovascular limitations and symptoms profile(CLASP)in chronic stable angina. J Cardiopulm Rehabil, 22（3）: 184-191

Lim LL, Valenti LA, Knapp JC, et al.1993. A self-administered quality of life questionnaire after acute myocardial infarction. J Clin Epidemiol, 46（11）: 1249-1256

Loose MS, Fernhall B. 1995. Differences in quality of life among male and female cardiac rehabilitation participants. Journal of Cardiopulmonary Rehabilitation, 15（3）: 225-231

Mark DB, Naylor Cod, Hanky MA, et al. 1994. Quality of use of medical resources and quality of life after acute myocardial infarction in Canada and the United States. N Engle Med, 331（17）: 1130-1135

Marquis P, Fayol C, Joire JE.1995. Clinical validation of a quality of life questionnaire in angina pectoris patients. Eur Heart J, 16（11）: 1554-1560

Murray CJ, Kulkami SC, Ezaati M. 2006. Understanding the coronary heart disease versus total cardiovascular mortality paradox: a method to enhance the comparability of cardiovascular death statistics in the United States.Cireulation, 113（17）: 2071-2081

Pedoe TH, Kuulasmaa K, Mabonen M, et al.1999.Contribution of survival and coronary-event rates to changes in coronary heart disease mortality: 10-year results from 37 WHO MONICA project populations. Lancet, 353（9164）: 1547-1557

Portney LG, Watkins MP.2002. Foundation of clinical research: application to practice.2nd ed.New Jersey: Prentice-Hall, 142-145

Rankin SH, Fukuoka Y. 2003. Predictors of quality of life in women 1 year after myocardial infarction. Prog Cardiovasc Nurs, 18(1): 6-12

Rector TS, Kubo SH, Cohn JN et al. 1987. Patients' self-assessment of their congestive heart failure: content, reliability, and validity of a new measure, the minnesota living with heart failure questionnaire .Heart Failure, 3: 198209

Riegel B, Moser DK, Carlson B, et al. 2003. Gender differences in quality of life are minimal in patients with heart failure. J Card Fail, （1）: 42-48

Roger VL, Go AS, Lloyd-Jones DM et al. 2011. Heart disease and stroke statistics--2011 update: a report from the American Heart Association. Circulation, 123（4）: e18-e209

Rumsfeld JS, Magid DJ, Plomondon ME, et al. 2003. History of depression, angina, and quality of life after acute coronary syndromes. Am Heart J, 145（3）: 493-499

Ruo B, Rumsfeld JS, Hlatky MA, et al. 2003. Depressive symptoms and health-related quality of life: the heart and soul study. JAMA, 290（2）: 215-221

Schroter S, Lamping DL.2004.Coronary revascularisation outcome questionnaire（CROQ）: development and validation of a new, patient based measure of outcome in coronary bypass surgery and angioplasty.Heart, 90（12）: l460-1466

Smith HJ, Taylor R, Mitchell A. 2000. A comparison of four quality of life instruments in cardiac patients: SF-36, QLI, QLMI, and SEIQOL. Heart, 84（4）: 390-394

Sneed NV, Paul S, Michel Y, et al. 2001. Evaluation of 3 quality of life measurement tools in patients with chronic heart failure. Heart-lung, 30（5）: 332-340

Spertus JA, Winders TA, Dewhurst TA, et al.1995. Development and evaluation of the seattle Angina questionnaire: a new functional status measure for coronary artery disease. J AM Coll Cardiol, 25（2）: 333-341

Stevens L.1996. Applied multivariate statistics for the social sciences. 3nd ed.Mahwah, NJ: Lawrence Erlbaum. 245

Stiell I, Nichol G, Wells G, et al. 2003. Health-related quality of life is better for cardiac arrest survivors who received citizen cardiopulmonary resuscitation. Circulation, 108（16）: 1939-1944

Strauss W E, Fortin T, Hartigan P, et al. 1995. A comparison of quality of life scores in patients with angina pectoris after angioplasty compared with after medical therapy. Outcomes of a randomized clinical trial.Circulation, 92（7）: 1710-1719

The World Health Report.1999.Making a difference. Geneva: World Health Organization

Thompson DR, Jenkinson C, Roebuck A, et al.2002. Development and validation of a short measure of health status for individuals with acute myocardial infarction: The myocardial infarction dimensional assessment scale （MIDAS）.Quality of Life Research, 11（6）: 535-543

Thorvaldsen P, Kuulnsmaa K, Rajfakangas AM, et al. 1997. Stroke trends in the WHO MONICA projec.Stroke, 28（3）: 500-506

Véronique De Gucht, Thérèse Van Elderen, Leo Van Der Kamp, et al. 2004. Quality of life after myocardial infarction: translation and validation of the Macnew questionnaire for a Dutch population. Quality of Life Research, 13（8）: 1483-1488

Wahrborg P, Emanuelsson H.1996. The cardiac health profile: content, reliability and validity of a new disease-specific quality of life questionnaire. Coron Artery Dis, 7（11）: 823-829

Wahrborg P. 1999. Quality of life after coronary angioplasty or bypass surgery. 1-year follow-up in the coronary angioplasty versus bypass revascularization investigation（CABRI） trial. Euro heart J, 20（9）: 653-658

Weintraub WS, Culler SD, Kosinski A, et al. 1999. Economics, health-related quality of life, and cost-effectiveness methods for the TACTICS（treat angina with aggrastat [tirofiban]） and determine cost of therapy with invasive or conservative strategy-TIMI 18 trial. Am J Cardiol, 83（3）: 317-322

Welke KF, Stevens JP, Schults WC, et al. 2003. Patient characteristics can predict improvement in functional health after elective coronary artery bypass grafting. Ann Thorac Surg, 75（6）: 1849-55, discussion 1855

Wiklund I, Comerford MB, Dimenfis E.1991.The relationship between exercise tolerance and quality of life in angina pectoris.Clin Cardiol, 14（3）: 204-208

Wilson A, Wiklund I, Lahti T, et al.1991. A summary index for the assessment of quality of life in angina pectoris.J Clin Epidemiol, 44（9）: 981-988

Wingate S. 1995. Quality of life for women after a myocardial infarction. Heart Lung, 24（6）: 467-473

Yusuf S, Reddy S, Ounpuu S, et al. 2001. Global burden of cardiovascular diseases: part Ⅰ: general considerations, the epidemiologic transition, risk factors, and impact of urbanization. Circulation, 104（22）: 2746-2753

第 14 章 骨关节炎的生命质量研究

骨关节炎（osteoarthritis）是一种常见的慢性、非炎症性关节疾病，其主要病变是关节软骨的退行性变和继发性骨质增生，多发于中年以后人群，女性多于男性，好发在负重较大的膝关节、髋关节、脊柱及手指关节等部位（庾俊雄，2012）。在美国总人口中的 15%患有关节炎（总数近 4000 万），其中患骨关节炎者占 43%，达 1600 万。该病患病率随年龄的增长而增高。65 岁以上人群的患病率达到 75%（薛森海，2007）。

根据有无局部和全身致病因素，骨关节炎又分为原发性和继发性两大类，原发性骨关节炎的发病原因尚不清楚，可能与高龄、女性、肥胖、职业性过度使用有关；继发性骨关节炎的病因常为：机械性或解剖学异常、炎症性关节疾患、代谢异常、内分泌异常、神经性缺陷等。病理变化最初发生于关节软骨，以后侵犯软骨下骨板及滑膜等关节周围组织，以关节面及其边缘的软骨变性及新骨形成为主要特征。

骨关节炎患者主要的临床症状为关节疼痛，疼痛常发生于晨间，活动后疼痛反而减轻，但如活动过多，疼痛又可加重。另一症状是关节僵硬，常出现在早晨起床时或白天关节长时间保持一定体位后，关节疼痛僵硬常引起患者生活的不便，有些患者甚至生活不能自理。长期疾病，受累关节可肉眼看见关节肿胀，按压时有疼痛感，患者在活动时有关节摩擦感，甚至能感到"咔嗒"的声音。病情严重的患者会出现肌肉萎缩、关节畸形。

目前，骨关节炎患者的治疗主要有：①一般疗法：注意休息，保护关节，避免过度活动或损伤，严重时卧床休息，也可采用物理疗法缓解疼痛；②药物疗法：病情严重时，常采用非甾体抗炎镇痛药物来缓解疼痛，但该药物常造成患者胃部不适的不良反应；③手术疗法：骨关节炎晚期出现畸形或持续疼痛，生活不能自理时可采用手术疗法，常见的手术包括关节置换术、截骨术等；④中药疗法：中医采用针灸等方法使僵硬的关节肌肉得到放松，解除肌肉痉挛，达到疏通经络、消肿止痛的作用，中医药治疗对关节软骨细胞恢复正常代谢起到一定作用。

14.1 骨关节炎的生命质量研究现状

骨关节炎虽然很少导致死亡，但对患者的躯体健康、独立水平及整体生活质量和总的健康等方面有着实质性影响。单纯采用临床指标评价骨关节炎患者的真实状况已不够全面，为此，不少学者开始开展骨关节炎患者生命质量的研究，截止 2014 年 12 月，在 PubMed 上以 "quality of life" 和 "Osteoarthritis" 作为主题词在标题中进行检索，发现有 162 篇文献，在 CNKI 以 "骨关节炎" 和 "生命质量" 或 "生存质量" 或 "生活质量" 为主题词在标题中进行检索，共检索出 35 篇文献。可见国内外学者越来越重视骨关节炎患者的生命质量研究。

14.1.1 常见的骨关节炎患者生命质量量表

目前已经研制了一些关节炎生命质量测定量表（表 14-1）。国外常见的关节炎生命质量测定量表如下所述。

关节炎影响测量量表（arthritis impact measurement scales，AIMS），该量表由 Meenan RF 等（1980）开发，最初的量表包含 45 个条目，分为 9 个领域，即移动性、身体活动、灵巧性、家务活动、药物、社会活动、日常生活、疼痛、抑郁、焦虑，该量表本翻译为多国语言，在世界广泛运用于关节炎的生命质量测定。Meenan RF 等（1992）将量表进行改进，形成第二版本 AIMS2，该版本包含 101 个条目，分为两个部分，前 57 个条目包含 5 个领域 12 个侧面，即：生理功能领域，包含移动水平、走路和弯曲、手和指功能、手臂功能、自我照顾家务 6 个侧面 28 个条目；社会交往领域，包含社会活动、家人和朋友的支持 2 个侧面 9 个条目；症状领域，包含关节疼痛 1 个侧面 5 个条目；角色领域包含工作 1 个侧面 4 个条目；影响领域包含紧张水平、情绪 2 个侧面 10 个条目。后 44 个条目健康满意度、关节炎对功能的影响及优先改善等问题。Francis G 等（1997）在 AIMS2 的基础上又开发了 AIMS 的简表，即 AIMS2-SF，该量表包含 26 个条目 5 个部分 6 个领域，即生理功能、影响、疼痛、社交、角色，其中生理功能又分为上肢功能和下肢功能两个领域。该简表经考评有较好的信度和效度，重测信度为 0.76～0.80，Crobach's α 系数除社会交往较低（0.32）外，其余为 0.74～0.87；收敛效度与长量表相近；3 个月的反应度 SMR 除社会交往较低（0.08）外，其余为 0.36～0.80。

Tugwell P 等（1987）开发了麦克马斯特-多伦多关节炎患者功能偏好问卷（McMaster-Toronto arthritis patient function preference questionnaire，MACTAR），该问卷包含生理功能、失能 2 个领域，14 个条目，量表由训练有素的问询员完成。一部分患者按照功能活动重要性程度进行分级并划分完成这些活动的困难程度；另一部分则是测定关节功能状况和全身情况改善。关节功能评价方面包括移动、自我照料、工作、休闲等。

国内生命质量量表研究的起步晚，查阅文献，目前除我们研制的量表 QLICD-OA（张凤兰，2010；张晓磬，2013）外，有直接从国外的量表翻译而来的量表，如朱建林（2006）等翻译的"关节炎生活质量测定量表 2-短卷（AIMS2-SF）"，该量表分为躯体、症状、影响、社会和工作 5 个维度，共 26 个条目。用该量表在中国 51 个关节炎患者进行调查，结果该量表的重测信度组内相关系数值在 0.60～0.80，内部一致性 Cronbach's α 系数为 0.65～0.83，因子分析显示，AIMS2S-F 的结构效度良好。该量表具有较好的信度和效度，适用于我国关节炎患者生活质量的评价。

在中医领域也开展了关节炎患者生命质量量表的研究，如郑晓辉（2006）等研制了"膝骨关节炎中医生存质量量表"，该量表包括临床症状和日常活动两个维度，临床症状维度包括：关节休息痛、关节行走痛、关节坐位站起时痛、关节压痛、关节肿胀、关节屈伸不利；日常活动包括：下上楼、坐位站起、蹲下或弯曲膝关节、从事轻家务等。量表共 24 个条目。

总之国内针对关节炎患者的生命质量量表不多，大部分研究均采用的是普适性量表，如 SF-36 等，或者是国外的量表翻译以后进行调查。

表14-1 常见的骨关节炎生命质量量表

序号	量表	内容
1	量表名称（开发者，年代）	关节炎影响测量量表（arthritis impact measurement scales，AIMS）（Meenan RF，1980）
	量表简介	最初的量表包含 45 个条目，分为 9 个领域，即：移动性、身体活动、灵巧性、家务活动、药物、社会活动、日常生活、疼痛、抑郁、焦虑。1992 年 Meenan RF 等（1992）将量表进行改进，形成第二版本 AIMS2，该版本包含 101 个条目，分为两个部分，前 57 个条目包含 5 个领域 12 个侧面，即：生理功能领域，包含移动水平、走路和弯曲、手和指功能、手臂功能、自我照顾家务 6 个侧面 28 个条目；社会交往领域，包含社会活动、家人和朋友的支持 2 个侧面 9 个条目；症状领域，包含关节疼痛 1 个侧面 5 个条目；角色领域包含工作 1 个侧面 4 个条目；影响领域包含紧张水平、情绪 2 个侧面 10 个条目。后 44 个条目健康满意度、关节炎对功能的影响及优先改善等问题。Francis G 等在 AIMS2 的基础上又开发了 AIMS 的简表，即 AIMS2-SF，该量表包含 26 个条目 5 个部分 6 个领域，即：生理功能、影响、疼痛、社交、角色，其中生理功能又分为上肢功能和下肢功能两个领域。该简表经考评有较好的信度和效度，重测信度为 0.76～0.80，Crobach's α 系数除社会交往较低（0.32）外，其余为 0.74～0.87；收敛效度与长量表相近；3 个月的反应度 SMR 除社会交往较低（0.08）外，其余为 0.36～0.80

续表

序号	量表	内容
	文献来源	Francis G, Joel C, Jacques P, et al. 1997. The AIMS2-SF a short form of the arthritis impact measurement scales2. Arthritis & Rheum, 40（7）: 1267-1274
		Meenan RF, Gertmsn PM, Mason JH. 1980. Measuring health status in arthritis: the Arthritis Impact Measurement Scales. Arthritis Rheum, 23（3）: 146-152
		Meenan RF, Mason JH, Anderson JJ, et al. 1992. AIMS2: the content and properties of a revised and expanded arthritis impact measurement scales health status questionnaire. Arthritis Rheum, 35（1）: 1-10
2	量表名称	麦克马斯特-多伦多关节炎患者功能偏好问卷（McMaster-Toronto arthritis patient function preference questionnaire, MACTAR）
	（开发者，年代）	（Ugwell P, 1987）
	量表简介	该问卷包含生理功能、失能2个领域，14个条目，量表由训练有素的问询员完成。一部分患者按照功能活动重要性程度进行分级并划分完成这些活动的困难程度；另一部分则是测定关节功能状况和全身情况改善。关节功能评价方面包括移动、自我照料、工作、休闲等
	文献来源	Tugwell P, Bombardier C, Buchanan WW, et al. 1987. The MACTAR patient preference disability questionnaire- an individualized functional priority approach for assessing improvement in physical disability in clinical trials in rheumatoid arthritis. J Rheumatol, 14（3）: 446-451
3	量表名称	关节炎无助指数（arthritis helplessness index, AHI）
	（开发者，年代）	（Nicassio PM, 1985）
	量表简介	由15个条目组成的自评量表，用来测评关节炎患者所感觉到的无助感。每个条目由"强烈反对"，到"强烈赞同"分成四个级别。AHI得分较高的患者具有较低的自信，较高水平的焦虑和抑郁，日常生活能力受损较重。此量表简单易行，适用于临床，是对关节炎患者的无助进行评估的可靠、有效的测评方法
	文献来源	Nicassio PM, Wallston KA, Callahan LF, et al.1985.The measurement of helplessness in rheumatoid arthritis. The development of the arthritis helplessness index. J Rheumatol. 12（3）: 462-467
4	量表名称	膝髋关节炎生命质量问卷（the osteoarthritis knee and hip quality of life questionnaire,（OAKHQOL）
	（开发者，年代）	（Rat AC, 2005）
	量表简介	该问卷由43个条目构成，分为体力活动、心理健康、社会功能、社会支持、疼痛五个维度和3个独立的条目
		该量表的组内相关系数为：0.75～0.85，与SF36的相关系数为：0.43～0.75，具有较好的信度效度
	文献来源	Rat AC1, Coste J, Pouchot J, et al.2005. OAKHQOL: a new instrument to measure quality of life in knee and hip osteoarthritis. Clin Epidemiol, 58（1）: 47-55
5	量表名称	青少年关节炎生命质量问卷（juvenile arthritis quality of life questionnaire, JAQQ）
	（开发者，年代）	（Claran M, 1993）
	量表简介	该量表包括74个条目4个领域，包括总的运动功能、精细运动功能、心理社会功能、普通/系统症状，量表按7级Liker计分
		量表各领域与关节疾病活动量表的相关性中等（相关系数0.27～0.36），与疼痛得分的相关性较高（相关系数0.34～0.72），表明量表的结构效度。各领域得分变化与其他测量得分变化之间的相关性表明量表有一定的反应度
	文献来源	Claran M, Duffy, Louise Arsenault, et al. 1997. The juvenile arthritis quality of life questionnaire—development of a new responsive index for juvenile rheumatoid arthritis and juvenile spondyloarthritides. J Rheumatol, 24（4）: 738-746

续表

序号	量表	内容
6	量表名称	青少年关节炎功能指数（juvenile arthritis self-report index，JASI）
	（开发者，年代）	（Wright FV，1994）
	量表简介	量表分为两个部分，第一部分 100 个条目，5 个活动类别：自我照顾、家务、移动性、上学、课外。每个条目有 7 级困难程度等级的答案。第二部分是儿童确定的并且进行重要性评分的适于改善的活动的优先部分
		量表的信度：ICC≥0.95，轻度患者的信度比多关节患者的差。量表的效度：量表与累及关节数、髋关节膜炎、行走和跑步的时间等测量间有较强相关，与 ACR 功能分级和运动范围有关（$r>0.50$），说明量表有较好的结构效度。儿童报告的活动能力与临床医生观察的结果非常一致。第二部分的重测信度 kappa= 0.57
	文献来源	Wright FV, Law M, Crobie V, et al. 1994. Development of a self-report functional status index for juvenile rheumatoid arthritis. J Rheumatol, 21（3）: 536-544
		Wright FV, Kimber JL, Law M, et al. 1996. The juvenile arthritis functional status index（JASI）: a validation study. J Rheumatol, 23（6）: 1066-1079
7	量表名称	LEE 氏功能清单（the lee functional status instrument）
	（开发者，年代）	（Pincus T，1990）
	量表简介	着重于关节整形手术后功能测定和整体身体功能评价，如烧饭、商店购物、自理、交往等完成的困难程度，是自填量表
	文献来源	Pincus T，Summey JA，Tugwell P，et al, 1990. Assessment of patient satisfactioa in activities of living usiag a modified staodford heMth. e enr questioanaire Arthritis Rheum, 33（7）: 591-601
8	量表名称	改良的麦克马斯特-多伦多关节炎患者功能偏好询问量表（problem elicitation technique，PET）
	（开发者，年代）	（Bell MJ，1990）
	量表简介	是半开放式问询表，由问询员询问有关生活自理，角色活动、社会活动、休闲活动、情绪等领域最受影响和最希望改善的方面，记分方法是结合上述各方面困难程度和困难出现的频数
	文献来源	Bell MJ, Bombardier C, Tugwell P. 1990. Measurement of functional status, quality of life, and utility in rheumatoid arthritis. Arthritis Rheum, 33（4）: 591-601
9	量表名称	膝骨关节炎中医生存质量量表
	（开发者，年代）	（郑晓辉，2006 年）
	量表简介	量表共有 24 个条目，包括临床症状和日常活动两个维度，临床症状维度包括：关节休息痛、关节行走痛、关节坐位站起时痛、关节压痛、关节肿胀、关节屈伸不利；日常活动包括：下上楼、坐位站起、蹲下或弯曲膝关节、从事轻家务等
	文献来源	郑晓辉，王建凯，沈泽培，等. 2006. 膝骨关节炎患者中医生存质量量表的建立及应用评价. 广州中医药大学学报，23（5）: 228-231
10	量表名称	慢性病患者生命质量测定量表体系之骨关节炎量表 QLICD-OA（quality of life instruments for chronic diseases-osteoarthritis）
	（开发者，年代）	（张凤兰，2010）
	量表简介	由共性模块 QLICD-GM（general module）及一个包含 15 个条目的骨关节炎特异模块构成，整个量表 43 个条目。详见 14.2 节
	文献来源	张凤兰，吕昭萍，万崇华等. 2010. 骨关节炎生命质量测定量表研制中的条目筛选. 中国全科医学，13（7）: 1858-1860
		张晓磐，张凤兰，万崇华等.2013. 慢性病患者生命质量测定量表体系之骨关节炎量表的研制及考评. 昆明医科大学学报，(8): 23-27

14.1.2 骨关节炎患者生命质量量表的应用

国内外很多学者开展了一系列骨关节炎患者生命质量的研究，常见的几类研究如下。

1. 不同人群骨关节炎患者生命质量的研究 Elbaz A（2011）等对 1487 名确诊为骨关节炎的患者进行了生命质量调查，采用了 WOMAC 问卷和 SF-36 问卷。调查后发现，无论是 WOMAC 问卷还是 SF-36 问卷，BMI 指数与患者生命质量的得分呈负相关关系（$P\leq 0.001$）；年龄与

WOMAC、SF-36 的功能领域呈负相关（$P=0.001$，$P=0.009$）；女性的 WOMAC、SF-36 得分均较低（$P\leqslant 0.001$）。通过调查发现，女性且 BMI 指数较高者，其骨关节炎的症状越严重，生命质量越差。Kim I（2010）等调查了 504 名骨关节患者，其中女性 274 人，经 WOMAC 和 SF-12 量表测定生命质量，最终发现骨关节炎对男性、女性的生命质量和身体功能均有负面影响，女性的负面影响更大。Debi R 等（2009）研究也发现，男性和女性骨关节炎患者会采取不同的运动方式来减轻疼痛、提高生命质量。Jandrić S（2009）等的研究表明，男性在髋关节置换手术前后的生命质量均高于女性，故女性在术前、术后更应该加强护理。Alves JC（2013）等对 40 名平均年龄在 74.1 岁的老年女性进行了生命质量测定，结果发现主动参与社会活动的患者要比不愿参加社会活动的患者得分更高，故加强患者的社会交流可以获得更好的生命质量。

2. 不同治疗方法生命质量的研究 Esenyel M（2013）等，为研究降钙素对骨关节炎患者生命质量的影响，选取 220 名绝经期关节炎女性患者，分别采用 WOMAC、欧洲基金会骨质疏松症的生命质量调查问卷（qualeffo_41）和视觉模拟评分来进行测定，在治疗 1 年后，发现患者 WOMAC 量表的疼痛、强直程度、功能和总分部分均有所改善（$P<0.05$）；qualeffo_41 评分基线、治疗 3 个月、6 个月、1 年的评分分别为：37.6、30.9、28、24.4。总之，降钙素可以显著改善骨质疏松和关节炎患者的生命质量。

Wang-Saegusa A（2011）等，选取了 261 名持续 3 个月以上出现症状的确诊骨关节炎患者，采用关节内注射自体生长因子进行治疗，6 个月为一个疗程，治疗前后分别用 VAS、WOMAC、SF-36、Lequesne 指数进行测量。结果发现 WOMAC 量表中的疼痛、僵硬和功能能力在治疗前后有显著性差异（$P<0.0001$）；Lequesne 指数的移动距离、日常活动治疗前后也有差别；VAS 疼痛评分和 SF-36 得分治疗前后有显著差异。经过 6 个月的治疗，骨关节炎患者的生命质量有明显改善，关节内注射自体生长因子具有较好的疗效。

Costantino M（2011）等则研究了温泉疗法对骨关节炎患者的疗效，Ebnezar J（2011）等研究瑜伽对骨关节炎患者生命质量的改善。

3. 中医治疗对骨关节炎患者生命质量的改善 国内学者也开展了不少骨关节炎患者生命质量的研究，特别是中医对骨关节炎的治疗效果分析运用了很多生命质量的研究。陈波（2011）等在临床收集 25 例膝骨关节炎患者，采用患膝关节周围腧穴进行毫针针刺治疗，并采用 AIMS2-SF 量表对患者生命质量进行测量，经过 5 个疗程约 1 个月的治疗后，发现患者躯体、症状、影响、社会、工作及总量表的得分均有所提高（$P<0.001$），针刺疗法对患者生命质量有明显改善。黄文杰（2012）等，选取了 40 例确诊膝骨关节炎的患者，采用循经推拿、按摩松解髌周软组织、点穴按摩、被动活动膝关节等手法为患者进行了为期 1 个月的治疗，治疗前后分别采用 SF-36 对患者的生命质量进行测量，结果发现患者的生理功能、社会功能、躯体疼痛、活力、生理功能、精神健康、情感角色、总体健康状态都有所改善（$P<0.01$），中医手法治疗可以改善膝骨关节炎患者的生命质量。而王彤（2010）等则研究四子散药熨对膝骨关节炎患者生命质量的影响，选取 60 例膝骨关节炎患者，随机分为 2 组，对照组 30 例，采用双氯芬酸软膏涂擦关节痛处每天 2 次，治疗 2 周；治疗组 30 例，采用四子散热熨治疗，每天 2 次，治疗 2 周。治疗前后采用 SF-36 量表对患者生命质量进行测定，两组患者的生命质量在治疗后均有所提高，其中治疗组生理功能领域得分由原来的 45.00 提高到 70.50；躯体疼痛领域得分由 39.00 提高到 74.63；精力领域由 63.33 提高到 81.07；精神健康由 67.40 提高到 80.13；总体健康水平由 49.43 提高到 71.97；治疗 2 周后生理功能、躯体疼痛、精力、精神健康和总体健康情况治疗组得分高于对照组（$P<0.01$），可见四子散药熨对患者生命质量的改善高于双氯芬酸治疗。

14.2 骨关节炎生命质量测定量表 QLICD-OA 的研制

慢性病患者生命质量测定量表体系之骨关节炎量表（quality of life instruments for chronic diseases-osteoarthritis，QLICD-OA）是采用国际上流行的共性模块与特异模块结合方式来研制的特异量表。目前的最新版是 QLICD-OA（V2.0），下面给予介绍。

14.2.1 QLICD-OA（V2.0）的研制过程

首先采取程序化决策方式来研制各种慢性病患者均能使用的慢性病患者生命质量测定量表体系共性模块（quality of life instruments for chronic diseases -general module，QLICD-GM）（详见第 3 章）。接着开发骨关节炎的特异模块，两者结合形成了该体系中的骨关节炎患者测定量表 QLICD-OA。特异模块的研制首先经过查阅文献、核心小组讨论、患者医务人员访谈等，根据骨关节炎特有的症状及疾病引起的一系列生理、心理、社会的改变等，形成有 32 个条目的条目池。经核心小组讨论及医务人员访谈后，形成 21 个条目的预调查表。将这 21 个条目用于骨关节炎患者的预调查及访谈，患者根据自身情况对该条目重要性进行评分，并访谈了部分医务工作者并对 21 个条目进行重要性评分。经因子分析、相关分析、变异系数分析、患者重要性评分、医务工作者重要性评分分析后，结果如表 14-2。

表14-2 骨关节炎生命质量测定量表特异模块条目筛选结果

编号	问题/条目	变异系数	因子分析	相关分析	患者重要性评分	医生重要性评分	入选
1	您关节痛吗？	0.47*	0.707*	0.636*	85.45*	98.97*	√
2	您关节肿胀吗？	0.45*	0.724*	0.603*	56.67	95.65*	√
3	您关节活动时有疼痛吗？	0.50*	0.820*	0.675*	69.58*	96.94*	√
4	您早晨起床后感到关节僵硬吗？	0.40*	0.586	0.689*	64.58*	95.48*	√
5	您有关节变形吗？	0.33*	0.719*	0.635*	57.00	95.32*	√
6	您有关节周围肌肉萎缩吗？	0.26	0.758*	0.514	52.00	91.77*	
7	天气变化关节疼痛加重吗？	0.45*	0.555	0.613*	83.33*	92.26*	√
8	您需要别人帮忙穿衣服吗？	0.30*	0.844*	0.714*	33.33	86.77	√
9	您梳头有困难吗？	0.28	0.805*	0.677*	31.67	87.26	
10	您脖子疼痛或僵硬吗？	0.31*	0.785*	0.591	63.50*	87.90	√
11	您有眩晕耳鸣吗？	0.33*	0.717*	0.486	50.00	85.00	
12	您腰背部或下肢疼痛吗？	0.43*	0.716*	0.721*	74.17*	90.00*	√
13	您弯腰有困难吗？	0.42*	0.621*	0.754*	64.75*	88.33	√
14	您上下床需要别人帮忙吗？	0.33*	0.818*	0.736*	41.67	85.16	√
15	您行走时有疼痛或不适吗？	0.41*	0.553	0.733*	72.83*	91.19*	√
16	跑步提重物或参加剧烈运动时有困难吗？	0.53*	0.623*	0.681*	77.92*	90.16*	√
17	您需要拐杖才能走路吗？	0.35*	0.714*	0.658*	43.33	93.33*	√
18	您穿脱袜子有困难吗？	0.35*	0.727*	0.742*	41.67	90.17*	√
19	您担心引起瘫痪吗？	0.41*	0.423	0.728*	71.25*	91.33*	√
20	您服药后有胃痛或胃不适吗？	0.30*	0.616*	0.568	56.50	91.17*	√
21	您服药后有胃出血吗？	0.12	0.861*	0.178	53.75	87.17	

*代表该种方法入选；√代表 5 种方法中至少有 3 种方法入选

经过条目筛选，第 6、9、11、21 条目五种评价方法中入选的不足三种，经专家小组讨论后，认为第 9 条目"您梳头有困难吗？"是骨关节炎的典型临床表现应保留，故删除第 6、11、21 条目。专家小组讨论后认为第 2、5 条目可以合并为："您有关节肿胀或变形吗？"；第 15、17 条目不是骨关节炎的典型表现不特异，故删除。最终形成了有 15 个条目的骨关节炎特异量表，该量表结合含 28 个条目的共性模块 QLICD-GM，形成完整的骨关节炎患者生命质量测定量表 QLICD-OA。该量表含 43 个条目，分为 4 个领域 13 个侧面，详见表 14-3。

表14-3　QLICD-OA（V2.0）的领域及侧面划分

领域/侧面	条目及关键词
生理功能（PHD）	
基本生理功能（BPF）	GPH1（食欲）、GPH2（睡眠）、GPH3（性生活）、GPH4（大便）
独立性（IDF）	GPH6（日常生活）、GPH7（劳动）、GPH8（行走）
精力不适（EAD）	GPH5（疼痛）、GPH9（疲乏）
心理功能（PSD）	
认知（COG）	GPS1（注意力）、GPS2（记忆力）
情绪（EMO）	GPS3（生活乐趣）、GPS4（烦躁）、GPS5（担心视为负担）、GPS6（担心健康）、GPS7（忧虑）、GPS8（悲观）、GPS9（恐惧）
意志与个性（WIP）	GPS10（乐观）、GPS11（性格改变）
社会功能（SOD）	
人际交往（INC）	GSO1（社会交往）、GSO2（家人关系）、GSO3（朋友关系）
社会支持（SSS）	GSO4（家庭支持）、GSO5（其他支持）、GSO6（经济困难）
社会角色（SOR）	GSO7（影响地位）、GSO8（家庭角色）
特异模块（SPD）	
关节症状（JOS）	OA1（关节痛）、OA2（关节变形）、OA3（上下楼梯痛）、OA4（关节僵硬）、OA7（天气变化加重）、OA10（颈部疼痛）、OA12（下肢疼痛）、OA13（弯腰困难）
移动受限（LOM）	OA5（脱袜困难）、OA8（帮忙穿衣）、OA9（梳头困难）、OA11（剧烈运动困难）、OA14（上下床困难）
治疗不良反应（TSE）	OA15（服药不适）
特殊心理（SPM）	OA6（担心瘫痪）

14.2.2　QLICD-OA（V2.0）计分方法

QLICD-GM 包括 3 个领域 9 个侧面 28 个条目，QLICD-OA 特异模块包括 4 个侧面 15 个条目。每个条目设置为 5 个级别，即一点也不、有一点、有些、相当、非常，分别计分为 1、2、3、4、5，若为逆向条目，用 6 减去该条目原始得分即得该条目的得分。

将各个侧面包括的条目得分相加即得该侧面的得分粗分（raw score，RS），将各个侧面的得分相加即得该领域的得分粗分 RS，各个侧面分数相加得到领域得分，各个领域分数相加得到总量表得分。为了使得各领域得分能相互比较，采用极差化法将粗分转化为 0~100 分内取值的标准得分（standard score，SS）。

14.2.3　QLICD-OA（V2.0）量表的考评

1. 资料收集及分析方法　用上述量表对昆明医科大学第一附属医院的骨关节炎患者进行调查，调查对象要求为住院患者，有一定文化水平，身体条件尚可者，测定人员以医生的身份出现，对量表进行相应的解释和说明，由患者本人填写，填写完后测定人员检查有无遗漏。调查对象在入院时进行一次测定，在第二至三天进行一次重测，为测定反应度抽取一部分患者在出院前再进行第三次测定。

采用经典测量理论对 QLICD-OA 量表进行信度、效度、反应度三方面的考评。故主要计算每个侧面、领域及总量表的得分、克朗巴赫系数及概化系数,第一、二次测定间的重测相关系数,各条目得分与其所在领域得分的相关系数,用 t 检验分别进行第一、二次测定及第一、三次测定间的得分均数比较,同时计算标准化反应均数 SRM。

2. 结果与分析　该次调查是用慢性病患者生命质量测定量表体系之骨关节炎量表 QLICD-OA 对昆明医科大学第一附属医院 140 例骨关节炎患者进行测定,其中年龄最大者 85 岁,最小者 35 岁,平均年龄 62.98±12.10 岁,对全部患者进行了重测,为了考察反应度对其中 119 例患者在出院前再次进行重测。

(1) 重测信度:QLICD-OA 的各个领域两次测定的重测相关系数均大于等于 0.83(表 14-4),各个领域的第一次与第二次得分均数比较,除特异模块有差异外,其他领域均无统计学差异($P>0.05$)。

(2) 同质信度:QLICD-OA 各个领域的克朗巴赫系数 α 均大于等于 0.88(表 14-4)。

(3) 概化理论:从表 14-4 中可以看出,该量表各领域除社会功能(0.69)及生理得分低于 0.80 分外(0.77),其余领域均大于等于 0.86,量表总分为 0.94 分,该量表具有较好的信度。

表14-4　QLICD-OA(V2.0)信度评价结果

领域/侧面	代码	重测相关系数	Cronbach's α	概化系数	重测 t 检验	
					t	P
生理功能	PHD	0.84	0.76	0.77	1.244	0.216
基本生理功能	BPF	0.70	0.57		−0.24	0.813
独立性	IND	0.85	0.90		0.59	0.558
精力不适	EAD	0.61	0.48		1.79	0.075
心理功能	PSD	0.87	0.95	0.86	1.23	0.221
认知	COG	0.76	0.45		0.30	0.768
情绪	EMO	0.97	0.93		1.28	0.203
意志与个性	WIP	0.79	0.32		0.07	0.944
社会功能	SOD	0.83	0.88	0.69	0.31	0.755
人际交往	INC	0.76	0.39		−2.87	0.005
社会支持	SSS	0.77	0.37		1.47	0.145
社会角色	SOR	0.72	0.34		1.92	0.056
共性模块	GM	0.88	0.96	0.92	0.91	0.367
特异模块	SPD	0.89	0.97	0.89	−3.09	0.002
关节症状	JOS	0.87	0.93		−3.34	0.001
移动受限	LOM	0.88	0.86		−1.91	0.058
治疗不良反应	TSE	0.63	-		−1.24	0.217
特殊心理	SPM	0.81	-		−0.39	0.696
总量表	TOT	0.91	0.98	0.94	−1.02	0.310

(4) 内容效度:QLICD-OA 是根据 WHO 关于生存质量的定义,按照总量表、领域、侧面、条目的层次结构,层层提出和筛选条目,保证了较强的覆盖面,使量表有较好的内容效度。

(5) 结构效度:分别对 QLICD-OA 的共性模块和特异模块的结构效度进行考评。相关分析结果显示,无论是 QLICD-OA 共性模块还是特异模块,各条目得分与其所在领域得分之间的相关性较大，但与其他领域之间的相关性较低。对 QLICD-GM 进行因子分析结果显示：按特征根大于 1 的标准来提取，可提取 10 个公因子，累计方差贡献率为 74.89%，各个公因子基本上反应了共性模块的 10 个侧面，可见量表共性模块的结构与理论构想的基本相符合。特异模块分析显示，累计方差贡献率为 69.95%，4 个主成分分别反映了特异模块的 4 个侧面。

（6）反应度：为了考察反应度，对其中 119 例患者在出院之前再次进行重测，采用配对 t 检验比较治疗前后的得分均数，结果发现基本生理功能、关节症状、人际交往侧面、特异模块及总量表得分均有统计学差异（$P<0.05$），详见表 14-5。

表14-5　QLICD-OA（V2.0）反应度的评价结果

领域/侧面	治疗前 均数±标准差	治疗后 均数±标准差	差值 均数±标准差	t	P	SRM
生理功能	55.87±16.51	57.50±16.45	−1.63±10.64	−1.81	0.073	0.15
基本生理功能	54.55±15.05	58.84±15.60	−4.29±12.72	−3.99	0.001	0.34
独立性	62.11±30.12	62.39±30.57	−0.28±20.50	−0.15	0.882	0.01
精力不适	50.21±24.41	47.79±21.99	2.42±20.15	1.31	0.193	0.12
心理功能	60.26±18.22	59.38±16.71	0.88±10.91	0.88	0.382	0.08
认知	54.62±21.83	55.88±21.27	−1.26±17.02	−0.81	0.421	0.07
情绪	61.22±19.69	59.66±18.73	1.56±13.33	1.28	0.204	0.12
意志与个性	62.95±21.12	61.79±18.35	1.16±17.41	0.789	0.432	0.07
社会功能	69.85±14.76	70.69±14.22	−0.84±11.48	−0.80	0.426	0.07
人际交往	69.61±15.93	74.23±16.52	−4.62±14.38	−3.51	0.001	0.32
社会支持	70.45±17.04	68.70±17.39	1.75±14.71	1.30	0.197	0.12
社会角色	69.33±23.62	69.38±20.44	0.95±20.40	0.51	0.614	0.05
共性模块	61.53±13.71	62.02±13.32	−0.49±8.07	−0.67	0.507	0.06
特异模块	60.95±22.25	64.97±18.48	−4.02±12.80	−3.42	0.001	0.31
关节症状	53.20±22.86	58.69±19.11	−5.49±14.56	−4.11	0.001	0.38
移动受限	70.67±26.39	72.94±28.93	−2.27±15.67	−1.58	0.117	0.14
治疗不良反应	72.69±28.93	76.47±25.48	−3.78±24.71	−1.67	0.098	0.15
特殊心理	62.61±36.66	63.87±32.33	−1.26±29.45	−0.47	0.641	0.04
总量表	61.33±15.16	63.03±13.73	−1.69±7.94	−2.33	0.022	0.21

3. 讨论　从重测相关系数看，该量表各领域的重测系数均大于等于 0.83，只有精力不适、个性及治疗不良反应 3 个侧面得分略低（分别为：0.66、0.58、0.63），这三个侧面得分低的原因可能是患者进入医院后一般就给予一定的治疗，患者在这三个侧面的感受均有一定的改变；还有可能是患者入院后第一天住在医院，故可能存在休息不好等方面的感受，从而在精力不适及个性方面发生改变。从量表的内容一致性看，该量表的克拉巴赫系数各领域得分均大于等于 0.88，只有精力不适、认知、人际交往、社会支持、社会角色等侧面得分不高，可能的原因是这些侧面的条目数很少，计算克拉巴赫系数得分不容易得到高的得分，还有可能是社会领域里的各侧面涉及的方面太广，故得分较低，这与大部分生命质量测定量表考核结果一致。从重测 t 检验的结果看，除特异模块、人际交往侧面、关节症状侧面有统计学差异外，各领域及量表总分均没有统计学意义。人际交往侧面出现差异有可能是因为患者住院后，人际交往必然会受到一定的影响，故患者从自身感受上觉得入院前后人际交往侧面影响较大，故出现了统计学差异；特异模块及关节症状侧面出现差异可能是因为患者入院后就开始接受治疗，部分患者甚至

采用激素进行治疗,故患者关节症状改善较快,故出现了第一、二次测量有统计学差异的结果。从概化系数上看该量表的信度也较好(总量表概化系数为:0.94)。

从因子分析来看,量表的共性和特异模块的累计方差贡献率分别为 74.89%、69.95%。共性模块部分,第一主成分主要反映独立性侧面,第二、四、十主成分主要反映情绪侧面,第三主成分主要反映社会支持侧面,第五、九主成分主要反映基本生理功能侧面,第六主成分主要反映认知侧面,第七主成分主要反映人际交往侧面,第八主成分主要反映社会角色侧面。特异模块四个主成分,第一主成分主要反映移动受限侧面,第二、三主成分主要反映关节症状和治疗不良反应,第四主成分主要反映特殊心理侧面。量表的结构与理论构想基本相符。无论从量表的内容效度还是结构效度上看,该量表都具有较好的效度。

从反应度看,基本生理功能、人际交往、关节症状等侧面、特异模块及量表总分都出现了统计学差异,其他侧面及领域没有出现差异。可以看出,骨关节炎患者治疗前后针对关节症状等侧面改变较大的方面都出现了统计学差异,且针对骨关节炎患者特异模块及总量表得分治疗前后都有统计学差异,说明该量表的反应度尚可。其他侧面及领域没有出现差异的原因可能有:该次测量的患者平均年龄 62.98 岁,大部分患者是长期患病,对自己的病情比较了解,且有些患者已接受过多次治疗,故在治疗前后患者的生命质量改变不大。

综上所述,慢性病患者生命质量测定量表体系之骨关节炎量表 QLICD-OA 具有较好的信度、效度、反应度,该量表能作为我国骨关节炎患者生命质量测评的工具。

14.3 骨关节炎生命质量测评的应用

将 QLICD-OA(V2.0)量表用于 140 名确诊骨关节炎患者的生命质量测定,基本情况见表 14-6。

表14-6　140名骨关节炎患者基本情况(频数分布)

项目		频数	频率(%)
性别	男	56	40.0
	女	84	60.0
年龄	30 以下	0	0.0
	30~	5	3.6
	40~	20	14.3
	50~	30	21.4
	60 及以上	85	60.7
民族	汉族	116	82.9
	其他	24	17.1
职业	工人	37	26.4
	农民	25	17.9
	教师	12	8.6
	干部	42	30.0
	个体	4	2.9
	其他	20	14.2
文化程度	小学	28	20.0
	初中	50	35.7
	高中或中专	32	22.9
	大专	15	10.7
	本科及以上	15	10.7

14.3.1 不同人口学特征患者的生命质量比较

为了评价不同人群骨关节炎患者的生命质量，笔者对不同性别、年龄、民族、职业、文化程度的患者生命质量进行比较，结果如下。

1. 不同性别骨关节炎患者生命质量比较 该次调查骨关节炎患者男 56 例，女 84 例，不同性别患者生命质量得分及比较结果见表 14-7。

表14-7 QLICD-OA（V2.0）测定不同性别骨关节炎患者生命质量得分比较

领域/侧面	男性（$n=56$）		女性（$n=84$）		差值		t	P
	均数	标准差	均数	标准差	均数	标准差		
生理功能	54.61	17.78	56.71	15.65	2.10	2.85	−0.736	0.463
基本生理功能	54.58	16.32	54.54	14.24	0.37	2.60	0.014	0.989
独立性	54.17	32.61	65.97	27.51	−11.81	5.11	−2.308	0.022
精力不适	55.36	22.97	47.17	24.72	8.18	4.15	1.973	0.051
心理功能	64.00	16.80	58.55	18.39	5.45	3.07	1.778	0.078
认知	59.60	21.85	53.42	21.20	6.18	3.70	1.668	0.098
情绪	65.31	17.49	58.93	20.27	6.38	3.31	1.924	0.056
意志与个性	63.84	23.44	62.35	19.55	1.49	3.65	0.407	0.685
社会功能	68.58	15.08	70.09	14.10	−1.51	2.50	−0.602	0.548
人际交往	68.45	17.46	70.54	14.26	−2.08	2.69	−0.774	0.441
社会支持	71.13	16.89	69.05	17.33	2.08	2.96	0.704	0.483
社会角色	64.96	25.05	70.98	21.27	−6.03	3.94	−1.529	0.129
共性模块	62.19	13.67	61.14	13.40	1.06	2.33	0.454	0.651
特异模块	62.53	18.71	58.55	23.41	3.98	3.74	1.065	0.289
关节症状	55.64	19.79	50.22	23.59	5.41	3.82	1.416	0.159
移动受限	68.93	24.15	70.24	27.56	−1.31	4.53	−0.289	0.773
治疗不良反应	78.13	26.57	67.26	30.05	10.86	4.95	2.193	0.030
特殊心理	70.09	31.77	58.04	37.66	12.05	6.11	1.972	0.051
总量表	62.31	13.80	60.25	15.37	2.05	2.55	0.806	0.422

从表 14-7 中可以看出，不同性别骨关节炎患者只有独立性、治疗不良反应侧面有统计学差异。在独立性侧面，女性的生命质量得分大于男性，这可能因为中国女性在家庭中担任的重要的角色，患病后女性有更强的耐受能力，故独立性高于男性；从治疗不良反应上看，男性高于女性，这可能是因为女性骨质疏松的程度比男性高，故女性在用药上计量一般比男性高，故治疗的不良反应的影响就较男性高。

2. 不同民族骨关节炎患者生命质量得分比较 该次调查骨关节炎患者汉族 116 例，其他民族 24 例，得分比较结果可以看出各领域及侧面均无统计学意义。

3. 老年和非老年患者生命质量得分比较 该次调查骨关节炎患者非老年人 55 例（年龄＜60 岁），老年人 85 例（年龄≥60 岁），不同年龄段患者生命质量得分及比较结果见表 14-8。

表14-8 QLICD-OA（V2.0）测定老年人和非老年人骨关节炎患者生命质量得分比较

领域/侧面	非老年人（$n=55$）		老年人（$n=85$）		差值		t	P
	均数	标准差	均数	标准差	均数	标准差		
生理功能	62.82	13.27	51.79	15.48	11.02	2.54	4.347	0.000

续表

领域/侧面	非老年人（$n=55$）		老年人（$n=85$）		差值		t	P
	均数	标准差	均数	标准差	均数	标准差		
基本生理功能	58.18	10.73	53.47	15.31	4.71	2.20	2.139	0.034
独立性	75.00	25.41	52.35	29.68	22.65	4.86	4.660	0.000
精力不适	56.14	24.28	46.76	23.71	9.37	4.14	2.262	0.025
心理功能	64.42	17.20	58.34	18.05	6.08	3.07	1.982	0.049
认知	65.23	20.08	49.85	20.46	15.37	3.51	4.374	0.000
情绪	63.38	18.32	60.25	20.07	3.12	3.36	0.930	0.354
意志与个性	70.91	26.69	53.53	26.21	17.38	4.57	3.805	0.000
社会功能	71.93	15.39	67.90	13.69	4.03	2.49	1.619	0.108
人际交往	72.88	14.54	67.65	15.98	5.23	2.67	1.959	0.052
社会支持	71.36	18.06	68.92	16.54	2.44	2.97	0.823	0.412
社会角色	71.36	23.41	66.76	22.62	4.60	3.97	1.159	0.249
共性模块	65.94	13.37	58.72	12.83	7.22	2.26	3.198	0.002
特异模块	67.12	19.92	55.63	21.67	11.49	3.63	3.163	0.002
关节症状	60.17	20.90	47.35	21.72	12.82	3.70	3.461	0.001
移动受限	76.73	23.28	65.18	27.05	11.55	4.44	2.603	0.010
治疗不良反应	75.45	23.81	69.12	31.96	6.34	5.03	1.261	0.210
特殊心理	66.36	34.09	60.59	36.88	5.78	6.20	0.932	0.353
总量表	66.34	14.52	57.67	13.94	8.68	2.45	3.538	0.001

从表 14-8 中可以看出，除了社会功能领域、情绪、个性、治疗不良反应、特殊心理 4 个侧面外，其他领域及测量均有统计学意义，均为非老年患者生命质量得分高于老年患者。非老年患者体质、心理承受能力均强于老年患者，故得分高于老年患者，这与常规结论一致。从社会功能来看，两者没有差异，说明无论是非老年患者还是老年患者在患病后其社会支持、人际交往、社会角色等方面差异不大。而情绪、个性侧面，由于骨关节炎对患者生活的影响不如其他疾病严重，且患病后无论是老年患者还是非老年患者对情绪和个性的影响差别不大，故两者无统计学差异。从治疗不良反应和特殊心理看，治疗后虽然对患者均有不同程度的影响，但从年龄来看，治疗不良反应及特殊心理侧面没有明显差异。

4. 不同职业生命质量得分比较 该次调查工人 37 例，农民 25 例，干部（含教师）54 例，其他 24 例，不同职业患者生命质量得分及比较结果见表 14-9。

表14-9 QLICD-OA（V2.0）测定不同职业骨关节炎患者生命质量得分比较

领域/侧面	工人（$n=37$）		农民（$n=25$）		干部（$n=54$）		其他（$n=24$）		F	P
	均数	标准差	均数	标准差	均数	标准差	均数	标准差		
生理功能	56.62	15.97	49.40	15.26	57.18	15.49	60.00	14.22	2.201	0.091
基本生理功能	56.22	13.30	54.60	13.22	54.81	13.91	55.83	15.86	0.107	0.956
独立性	58.11	31.27	43.67	29.69	66.36	28.55	72.92	24.36	5.114	0.002
精力不适	55.41	24.39	45.00	21.35	49.31	24.69	51.04	26.04	0.977	0.406
心理功能	59.09	14.86	53.00	18.92	66.04	17.43	59.38	19.57	3.454	0.018
认知	58.11	20.03	49.00	20.39	56.02	23.13	59.38	21.25	1.192	0.315
情绪	59.27	16.48	52.86	20.33	68.25	18.03	58.63	21.50	4.491	0.005
意志与个性	60.14	21.62	57.00	31.06	74.54	24.52	62.50	31.28	3.603	0.015

续表

领域/侧面	工人（n=37）		农民（n=25）		干部（n=54）		其他（n=24）		F	P
	均数	标准差	均数	标准差	均数	标准差	均数	标准差		
社会功能	66.98	13.45	62.13	17.66	73.09	12.80	72.92	12.89	4.399	0.005
人际交往	68.92	16.86	63.33	16.49	72.84	13.66	70.49	15.54	2.229	0.088
社会支持	67.79	15.73	61.33	19.97	73.61	15.92	73.61	15.86	3.695	0.013
社会角色	62.84	18.28	61.50	31.85	72.69	21.73	75.52	17.86	2.994	0.033
共性模块	60.41	12.57	54.28	13.53	64.93	13.26	63.33	12.78	4.036	0.009
特异模块	57.61	19.86	52.00	22.60	64.32	22.09	63.13	20.74	2.223	0.088
关节症状	48.90	17.74	45.00	22.86	56.48	24.23	56.25	21.51	2.126	0.100
移动受限	68.65	27.60	60.40	29.54	74.07	24.05	71.25	23.65	1.625	0.186
治疗不良反应	67.57	30.54	76.00	21.02	71.30	30.49	73.96	31.69	0.476	0.699
特殊心理	62.16	35.66	42.00	38.00	71.30	31.63	66.67	35.86	4.196	0.007
总量表	59.46	13.59	53.50	14.77	64.72	14.48	63.26	14.53	3.845	0.011

可以看出，通过方差分析，在独立性、情绪、个性、社会支持、社会角色、特殊心理侧面有差异，心理功能、社会功能、共性模块、量表总分均有统计学差异。进一步采用LSD方法进行两两比较发现，在独立性侧面，农民患者与干部、其他职业患者有统计学差异，其他无差异。农民患者独立性侧面生命质量得分低于干部和其他职业患者，这可能是因为农民患者多从事的是体力劳动，患病后对患者的日常的劳动影响比较大，且患病后可能会影响患者干农活等，故农民患者的得分较低。从情绪和个性方面看，干部患者与工人、农民和其他职业者生命质量得分均有统计学差异，且干部生命质量得分最高；工人、农民和其他职业者间无统计学差异；这可能是因为干部大部分不从事体力劳动，故患病后对生活、工作影响不大，故干部患者的情绪和个性侧面得分比较高。从社会支持方面看，农民和干部、其他职业患者有统计学差异，其余职业患者无统计学差异；农民的生命质量得分低于干部和其他职业患者，这可能是因为骨关节炎疾病对农民的生活工作影响比较大，故对患者的社会支持侧面也有较大的影响，故农民患者得分较低。从社会角色侧面来看，农民、工人的得分与干部、其他职业患者有统计学差异，农民与工人之间、干部与其他职业之间无统计学差异。农民和工人的得分均低于干部和其他职业患者，这可能是因为农民和工人主要从事的是体力劳动，骨关节炎对患者工作的影响比较大；而干部和其他职业患者虽然患病，但对患者的工作等影响不大，故得分较高。从患病后的特殊心理侧面看，农民与工人、干部和其他职业者生命质量均有统计学差异，而其余职业患者无统计学差异。农民在特殊心理侧面得分低于其余职业患者，这可能的原因是特殊心理侧面主要反映患者是否担心瘫痪，由于农民患者一般文化水平不高，对疾病的认识不如其余职业患者，故农民患者得分最低。从量表总分上看，农民与干部、其他职业患者的得分有统计学差异，其余职业间无统计学差异。这主要还是因为农民患者主要从事的是体力活动，疾病对患者各方面的影响较大，故农民患者生命质量得分较低。

5. 不同文化程度生命质量得分比较 该次调查小学文化28例，中学/中专82例，大专及以上30例，不同文化程度患者生命质量得分及比较结果见表14-10。

表14-10 QLICD-OA（V2.0）测定不同文化程度骨关节炎患者生命质量得分比较

领域/侧面	小学（n=28）		中学/中专（n=82）		大专及以上（n=30）		F	P
	均数	标准差	均数	标准差	均数	标准差		
生理功能	52.14	15.38	56.16	15.62	59.75	15.20	1.748	0.178

续表

领域/侧面	小学（n=28）		中学/中专（n=82）		大专及以上（n=30）		F	P
	均数	标准差	均数	标准差	均数	标准差		
基本生理功能	55.54	14.29	55.06	14.41	55.83	12.18	0.038	0.963
独立性	49.11	30.88	62.09	28.54	70.28	30.85	3.807	0.025
精力不适	48.21	21.17	50.00	26.21	53.75	21.81	0.406	0.667
心理功能	54.95	17.49	59.84	17.67	68.56	16.83	4.658	0.011
认知	53.57	20.65	54.57	20.83	61.67	24.11	1.395	0.251
情绪	54.85	18.40	60.58	19.55	70.12	17.28	4.969	0.008
意志与个性	54.46	31.22	66.16	25.57	74.17	24.11	4.061	0.019
社会功能	65.85	15.63	69.63	14.86	72.50	11.65	1.553	0.215
人际交往	69.64	15.25	68.90	16.20	71.94	14.43	0.415	0.661
社会支持	65.48	18.66	70.83	17.19	71.39	15.27	1.172	0.313
社会角色	60.71	28.81	68.90	21.36	75.00	19.42	2.901	0.058
共性模块	56.99	12.40	61.27	13.54	66.61	12.95	3.895	0.023
特异模块	49.11	21.76	59.86	21.37	71.22	17.02	8.361	0.000
关节症状	42.41	20.65	51.56	22.17	63.96	19.03	7.598	0.001
移动受限	56.96	29.61	70.79	25.40	78.67	20.51	5.480	0.005
治疗不良反应	69.64	30.70	68.90	30.32	80.83	22.44	1.951	0.146
特殊心理	42.86	38.40	62.50	35.19	82.50	22.88	10.049	0.000
总量表	54.30	13.96	60.79	14.69	68.18	12.71	7.012	0.001

从表 14-10 中可以看出，独立性、情绪、个性、关节症状、特殊心理侧面有统计学意义；心理功能、共性模块、特异模块和量表总分有统计学意义，其余无差别。进一步采用 LSD 法进行两两比较后发现：在独立性、关节症状、移动受限侧面，小学文化患者得分与中学/中专、大专以上患者均有差异，中学/中专与大专以上患者无差异；从得分上看，文化水平越高，这 3 个侧面得分越高，这可能因为文化水平高者其自我保健意识比较强，故在这 3 个方面比较重视；还有可能是因为文化水平低者从事的职业大多为体力劳动，在这 3 个方面的影响比较大，故得分较低。从情绪、个性、心理功能上看，大专以上学历患者的得分高于其他两组，这可能的原因是文化水平越高者其心理调节能力越强，故其情绪、个性侧面的得分就高于其他两组。从量表总分上看，各组之间均有统计学差异，文化水平越高生命质量得分越高，这可能是因为文化水平高者其对信息的获取途径更多，对疾病的认知程度越高，故其心理上得分越高；而文化水平高者其职业大部分不是体力劳动，这一方面可缓解疾病的进一步加重，另一方面疾病对患者生理、社会功能的影响不如体力劳动者大，故文化程度越高者其生命质量得分越高。

14.3.2 关节改变对生命质量的影响分析

1.关节腔变窄对患者生命质量的影响 该次调查的 140 名患者中，关节腔变窄 52 例，无变窄 88 例，两组患者的生命质量得分如表 14-11。

表14-11 QLICD-OA（V2.0）测定骨关节炎患者关节腔变窄与否生命质量得分比较

领域/侧面	关节腔变窄（n=52）		无关节腔变窄（n=88）		t	P
	均数	标准差	均数	均数		
生理功能	52.50	16.12	58.27	14.92	-2.145	0.034

续表

领域/侧面	关节腔变窄（n=52）		无关节腔变窄（n=88）		t	P
	均数	标准差	均数	均数		
基本生理功能	54.33	15.18	55.91	13.05	-0.652	0.516
独立性	54.01	30.09	65.53	29.45	-2.219	0.028
精力不适	45.67	25.83	53.27	23.02	-1.802	0.074
心理功能	53.89	20.20	64.77	15.13	-3.622	0.000
认知	51.92	23.53	58.24	20.14	-1.683	0.095
情绪	53.64	21.46	66.11	16.51	-3.855	0.000
意志及个性	58.17	28.75	69.89	25.19	-2.521	0.013
社会功能	66.65	14.84	71.16	14.05	-1.800	0.074
人际交往	67.79	17.15	70.83	14.57	-1.118	0.266
社会支持	67.63	16.64	71.21	17.37	-1.198	0.233
社会角色	63.46	23.85	71.59	22.00	-2.047	0.043
共性模块	56.93	14.49	64.29	12.10	-3.229	0.002
特异模块	55.45	22.02	62.92	21.10	-1.991	0.048
关节症状	47.60	20.75	55.22	22.70	-1.981	0.053
移动受限	65.38	28.44	72.27	24.54	-1.512	0.133
治疗不良反应	69.23	30.36	73.01	28.42	-0.741	0.460
特殊心理	54.81	36.05	67.61	34.98	-2.069	0.040
总量表	56.42	15.57	63.82	13.59	-2.947	0.004

可以看出，独立性、情绪、社会角色、特殊心理侧面及生理功能、心理功能、特异模块、共性模块和量表总分两组患者有统计学差异（$P<0.05$），从各个侧面和领域的得分上看，关节腔没有变窄的患者生命质量得分高于关节腔变窄者，关节腔没有变窄者疾病对患者的独立性等影响不大，故患者有较好的情绪，且能更好地扮演自己的社会角色。而关节腔变窄者，一般病情比较重（王立军等，2008），故患者生理、心理、特异模块、共性模块和量表总分的得分均低于无关节腔变窄者，这与大部分研究相符（陈发祥等，2006）。

2. 关节退变对患者生命质量的影响　该次调查的140名骨关节炎患者中，关节退变患者84例，无关节退变者56例，两组患者的生命质量得分如表14-12。可以看出，在基本生理功能、认知、意志侧面，社会功能和共性模块领域，无关节退变的患者生命质量得分高于关节退变患者（$P<0.05$），关节退变对患者的心理及社会功能影响更大，这可能是因为关节退变对患者关节的活动能力影响较大，患者关节活动障碍明显，致使骨关节炎患者生理功能受到影响，从而使患者认知和意志的得分下降，造成患者社会功能影响，故关节退变是影响骨关节炎患者生命质量的一个重要因素。

表14-12　QLICD-OA（V2.0）测定骨关节炎患者关节退变与否生命质量得分比较

领域/侧面	关节退变（n=84）		无关节退变（n=56）		t	P
	均数	标准差	均数	均数		
生理功能	54.17	15.10	59.06	15.93	-1.838	0.068
基本生理功能	52.86	13.06	59.02	14.28	-2.633	0.009
独立性	59.13	31.52	64.43	27.82	-1.022	0.308
精力不适	50.00	25.67	51.12	22.27	-0.265	0.791
心理功能	58.85	18.63	63.56	16.53	-1.531	0.128

续表

领域/侧面	关节退变（n=84）		无关节退变（n=56）		t	P
	均数	标准差	均数	均数		
认知	52.68	21.26	60.71	21.38	−2.186	0.031
情绪	60.08	20.23	63.58	18.05	−1.049	0.296
意志与个性	55.95	28.15	66.96	25.72	−2.346	0.020
社会功能	67.49	15.66	72.49	11.97	−2.028	0.045
人际交往	67.76	17.34	72.62	12.07	−1.823	0.071
社会支持	68.06	18.38	72.62	14.80	−1.552	0.123
社会角色	66.22	24.06	72.10	20.92	−1.490	0.138
共性模块	59.62	14.12	64.47	11.97	−2.115	0.036
特异模块	59.62	21.38	60.92	22.26	−0.347	0.729
关节症状	52.72	22.28	51.90	22.36	0.213	0.832
移动受限	67.86	25.96	72.50	26.47	−1.029	0.305
治疗不良反应	71.13	26.46	72.32	32.92	−0.236	0.814
特殊心理	62.20	35.88	63.84	35.97	−0.264	0.792
总量表	59.62	15.20	63.26	13.88	−1.437	0.153

（张晓磬）

参 考 文 献

陈波，方志聪，熊芳丽. 2011. 针刺治疗对膝骨性关节炎患者生活能力与生活质量影响的研究. 贵阳中医学院学报，33（3）：7-9
陈发祥，张朝驹. 2006. 膝关节骨性关节炎 266 例分型治疗分析. 中国误诊学杂志，6（24）：4796-4797
黄文杰，张国超，简松胜，等. 2012. 手法改善膝骨关节炎患者生存质量的临床研究. 实用医学杂志，28（7）：1216-1217
姜林娣. 2002. 生命质量评估在临床应用. 中国临床医学，9（5）：587-589
王影，傅秀珍，邱瑞娟. 2010. 四子散药熨对膝骨关节炎患者生存质量影响的研究. 中国民族民间医药，（14）：3-4
王力军，王林，潘琦. 2008. 226 例膝关节骨性关节炎的分类治疗. 中国使用医药，3（10）：90-91
薛森海，王治伦，杨浩杰. 2007. 基质金属蛋白酶及细胞因子在骨关节炎发病机制中的研究. 中国地方病防治杂志，22（6）：420-423
庾俊雄，葛波. 2012. 膝关节骨性关节炎的治疗研究进展. 华夏医学，25（3）：452-456
朱建林，章亚萍，庞连智，等. 2006. 关节炎生活质量测量量表-2 短卷的信度与效度研究. 中国慢性病预防与控制，14（2）：75-77
郑晓辉，王建凯，沈泽培，等. 2006. 膝骨关节炎患者中医生存质量量表的建立及应用评价. 广州中医药大学学报，23（5）：228-231.
张凤兰，吕昭萍，万崇华，等. 2010. 骨关节炎生命质量测定量表研制中的条目筛选. 中国全科医学，13（17）：1858-1860
张晓磬，张凤兰，万崇华，等. 2013. 慢性病患者生命质量测定量表体系之骨关节炎量表的研制及考评. 昆明医科大学学报，（8）：23-27
Alves JC, Bassitt DP. 2013. Quality of life and functional capacity of elderly women with knee osteoarthritis. Einstein（Sao Paulo），11（2）：209-215
Bellamy N Buchanan WW, et al.1988.Validation study of WOMAC: a health status instrument for measuring clinically important patient relevant outcomes to antirheumatic drug therapy in patients with osteoarthritis of the hip knee. Rheumatol, 15（12）：1833-1840
Bellamy N.1989. Pain assessment osteoarthritis: experience with the WOMAC osteoarthritis index. Semin Arthritis Rheumatism, 18（supplement2）：14-17
Costantino M, Filippelli A. 2011, Knee osteoarthritis and SPA therapy: assessment of joint function and quality of life. Clin Ter, 162（2）：51-57
Claran M, Duffy, Louise Arsenault, et al. 1997. The juvenile arthritis quality of life questionnaire—development of a new responsive index for juvenile rheumatoid arthritis and juvenile spondyloarthritides. J Rheumatol, 24（4）：738-746
Chamber LW. 1996. The McMaster health index questionnaire .In: Spilker B. Quality of life and pharmacoeconomics in clinical trial. Second edition Lippincott 2Raven publishers. Philadephia, 4：267-279
Debi R, Mor A, Segal O, et al. 2009. Differences in gait patterns, pain, function and quality of life between males and females with knee osteoarthritis: a clinical trial.BMC Musculoskelet Disord, 13（10）：127-133
Elbaz A, Debbi EM, Segal G, et al. 2011. Sex and body mass index correlate with western ontario and McMaster Universities

osteoarthritis index and quality of life scores in knee osteoarthritis. Arch Phys Med Rehabil, 92（10）: 1618-1623

Esenyel M, İçağasıoğlu A, Esenyel CZ, et al. 2013. Effects of calcitonin on knee osteoarthritis and quality of life. Rheumatol Int, 33（2）: 423-427

Ebnezar J, Nagarathna R, Bali Y, et al. 2011. Effect of an integrated approach of yoga therapy on quality of life in osteoarthritis of the knee joint: A randomized control study. Int J Yoga, 4（2）: 55-63

Francis G, Joel C, Jacques P, et al. 1997. The AIMS2-SF a short form of the arthritis impact measurement scales 2. Arthritis & Rheum, 40（7）: 1267-1274

Jandrić S, Manojlović S. 2009. Quality of life of men and women with osteoarthritis of the hip and arthroplasty: assessment by WOMAC questionnaire. Am J Phys Med Rehabil, 88（4）: 328-335

Kim I, Kim HA, Seo YI, et al. 2010. Tibiofemoral osteoarthritis affects quality of life and function in elderly Koreans, with women more adversely affected than men. BMC Musculoskelet Disord, 22（11）: 129-132

Meenan RF, Gertmsn PM, Mason JH. 1980. Measuring health status in arthritis: the arthritis impact measurement scales. Arthritis Rheum, 23（2）: 146-152

Meenan RF, Mason JH, Anderson JJ, et al. 1992. AIMS2: the content and properties of a revised and expanded arthritis impact measurement scales health status questionnaire. Arthritis Rheum, 35（1）: 1-10

NicassioPM, Wallston KA, Callahan LF, et al.1985.The measurement of helplessness in rheumatoid arthritis: the development of the arthritis helplessness index. Rheumatol, 12（3）: 462-467

Pincus T, Summey JA, Tugwell P, et al. 1990. Assessment of patient satisfactioa in activities of living using a modified star ford health in questionnaire arthritis rheum, 33（7）: 591-601

Rat AC1, Coste J, Pouchot J, et al. 2005. OAKHQOL: a new instrument to measure quality of life in knee and hip osteoarthritis. Clin Epidemiol. Jan, 58（1）: 47-55

Tugwell P, Bombardier C, Buchanan WW, et al. 1987. The MACTAR patient preference disability questionnaire- an individualized functional priority approach for assessing improvement in physical disability in clinical trials in rheumatoid arthritis. J Rheumatol, 14（3）: 446-451

Wang-Saegusa A, Cugat R, Ares O, et al. 2011. Infiltration of plasma rich in growth factors for osteoarthritis of the knee short-term effects on function and quality of life. Arch Orthop Trauma Surg, 131（3）: 311-317

Wright FV, Law M, Crobie V, et al. 1994. Development of a self-report functional status index for juvenile rheumatoid arthritis. J Rheumatol, 21（3）: 536-544

Wright FV, Kimber JL, Law M, et al. 1996, The juvenile arthritis functional status index（JASI）: a validation study. J Rheumatol, 23（6）: 1066-1079

第15章 类风湿关节炎的生命质量研究

类风湿关节炎（rheumatoid arthritis，RA）是一种以慢性侵蚀性关节炎为特征的全身性自身免疫病，是我国常见的风湿病，人群患病率为0.3%~0.4%（张乃峥，1997）。类风湿关节炎的病变特点为滑膜炎，以及由此造成的关节软骨和骨质破坏，最终导致关节畸形。如果不经过正规治疗，约75%的患者在3年内出现残废。类风湿关节炎分布于世界各地，在不同人群中的患病率为0.18%~1.07%，其发病具有一定的种族差异，印第安人高于白种人，白种人高于亚洲黄种人。在我国的总患病人数逾500万。类风湿关节炎在各年龄中皆可发病，高峰年龄在30~50岁，一般女性发病多于男性。

类风湿关节炎患者的临床表现主要有：晨起时关节活动不灵活，关节受累时关节出现红肿热痛等症状，常受累的关节有手、足、腕、踝及颞颌关节等，其他还可有肘、肩、颈椎、髋、膝关节等。受累关节常出现畸形，手的畸形有梭形肿胀、尺侧偏斜、天鹅颈样畸形、钮孔花样畸形等。足的畸形有跖骨头向下半脱位引起的仰趾畸形、外翻畸形、跖趾关节半脱位、弯曲呈锤状趾及足外翻畸形。若畸形的关节压迫神经还会出现腕管/跗管综合征，腘窝囊肿（Baker囊肿），颈椎受累可有颈部疼痛、颈部无力及难以保持其正常位置，寰枢关节半脱位，相应有脊髓受压及椎基底动脉供血不足的表现。严重患者还会出项全身的症状，可有发热、类风湿结节、类风湿血管炎、淋巴结肿大等。若受累其他脏器还可出现心血管、呼吸系统、神经系统、消化系统等症状。老年患者常65岁起病，性别差异小，多呈急性发病，发展较快。以手足水肿、腕管和跗管综合征及多肌痛为突出表现，晨僵明显，60%~70%RF阳性，但滴度多较低。X线以骨质疏松为主，很少侵袭性改变。患者常因心血管、感染及肾功能受损等合并症而死亡。美国风湿病学会1987年修订的RA分类标准规定达到以下4条即可确诊RA：①晨僵至少1小时（≥6周）。②3个或3个以上的关节受累（≥6周）。③手关节（腕、MCP或PIP关节）受累（≥6周）。④对称性关节炎（≥6周）。⑤有类风湿皮下结节。⑥X线片改变。⑦血清类风湿因子阳性（滴度>1∶32）。

目前针对类风湿关节炎患者的治疗方案应个体化，药物治疗主要包括非甾类抗炎药、慢作用抗风湿药、免疫抑制剂、免疫和生物制剂及植物药等。

（1）非甾类抗炎药：有抗炎、止痛、解热作用，是类风湿关节炎治疗中最为常用的药物，适用于活动期等各个时期的患者。常用的药物包括双氯芬酸、萘丁美酮、美洛昔康、塞来昔布等。

（2）抗风湿药（DMARDs）：又被称为二线药物或慢作用抗风湿药物。常用的有甲氨蝶呤，口服或静脉注射；柳氮磺吡啶，从小剂量开始，逐渐递增，以及羟氯喹、来氟米特、环孢素、金诺芬、白芍总苷等。

（3）云克：即锝[99Tc]亚甲基二磷酸盐注射液，是一种非激发状态的同位素，治疗类风湿关节炎缓解症状的起效快，不良反应较小。静脉用药，10天为1个疗程。

（4）糖皮质激素：激素不作为治疗类风湿关节炎的首选药物。但在下述四种情况可选用激素：①伴随类风湿血管炎：包括多发性单神经炎、类风湿肺及浆膜炎、虹膜炎等。②过渡治疗：在重症类风湿关节炎患者，可用小量激素快速缓解病情，一旦病情控制，应首先减少或缓慢停用激素。③经正规慢作用抗风湿药治疗无效的患者可加用小剂量激素。④局部应用：如关节腔内注射可有效缓解关节的炎症。总原则为短期小剂量（10mg/d以下）应用。

（5）生物制剂：目前在类风湿关节炎的治疗上，已经有几种生物制剂被批准上市，并且取得了一定的疗效，尤其在难治性类风湿关节炎的治疗中发挥了重要作用。几种生物制剂在类风湿关节炎中的应用：①infliximab 也称 TNF-α 嵌合性单克隆抗体。临床试验已证明对甲氨蝶呤等治疗无效的类风湿关节炎患者用 infliximab 可取得满意疗效。近年来强调早期应用的效果更好。用法静脉滴注，每间隔 4 周重复 1 次，通常使用 3~6 次为 1 个疗程。需与 MTX 联合应用，抑制抗抗体的产生。②etanercept 人重组 TNF 受体 p75 和 IgG Fc 段的融合蛋白。etanercept 治疗类风湿关节炎和 AS 疗效肯定，耐受性好。目前国内有恩利及益塞普两种商品剂型。③阿达木单抗（修美乐）时针对 TNF-的全人源化的单克隆抗体，不易诱导抗抗体的产生。④抗 B 细胞治疗越来越受到重视。⑤抗 CD20 单抗 rituximab（美罗华）治疗类风湿关节炎取得了较满意的疗效。rituximab 也可与环磷酰胺或甲氨蝶呤联合用药。

（6）植物药：目前，已有多种用于类风湿关节炎的植物药，如雷公藤、白芍总苷、青藤碱等。部分药物对治疗类风湿关节炎具有一定的疗效，但作用机制需进一步研究。

15.1 类风湿关节炎的生命质量研究现状

类风湿关节炎作为一种不仅可造成患者肢体残疾和内脏系统受累的慢性疾病，同时因疾病导致患者的精神、情绪、心理障碍，对于患者家庭、社会角色的影响及因疾病治疗、肢体残疾丧失工作能力而造成的经济负担也成为影响患者身心健康的重要因素。不少学者为了评价类风湿关节炎患者的生命质量，开展了一系列的研究，截止 2014 年 12 月，在 PubMed 以"quality of life"和"Rheumatoid Arthritis"作为主题词在标题中进行检索，发现有 291 篇文献，在 CNKI 以"类风湿关节炎"和"生命质量"或"生存质量"或"生活质量"为主题词在标题中进行检索，共检索出 67 篇文献。

15.1.1 类风湿关节炎患者生命质量量表

国内外已经研究了不少类风湿关节炎生命质量测定量表（梁维等，2010），详见表 15-1。例如，美国加利福尼亚大学护理学院 2001 年开发的用于两个不同语言和种族的人群（讲英语的高加索人和讲西班牙语的西班牙人）中风湿性关节炎患者的生命质量测定量表：类风湿关节炎生命质量量表（quality of life- rheumatoid arthritis scale，QOL-RA）（Leda LD，2001）。该量表由 8 个条目组成，包括生理能力、疼痛、与家人和朋友的相互作用、家人和朋友的支持、紧张、关节炎、健康。每个条目为 1~10 的线性条目，1 代表生命质量非常差，10 代表生命质量非常好。得分越高，生命质量越好。

Michael 等（2003）开发了希达斯-西奈风湿性关节炎生命质量问卷（the cedars-sinai health-related quality of life in rheumatoid arthritis questionnaire，CSHQ-RA），该问卷含 33 个条目，5 个领域，分别是：灵巧性（7）、移动性（8）、身体活动（8）、情感幸福（8）、性功能（2），按 5 级 Likert 计分法，各领域得分转换为标准分，0~100 分，得分越高，生命质量越差。2004 年研究者又开发了该量表的简表（CSHQ-RA-S）（Chiou C，2004），简表含 11 个条目，4 个领域，分别为：灵巧性（2）、移动性（3）、身体活动（3）、情感幸福（3），随后，研究者又对该量表进行了修订，最终的修订版含 36 个条目，7 个领域：灵巧性（6）、移动性（6）、身体活动（4）、情感幸福（9）、社会健康（4）、疼痛/不适（3）、疲乏（4）（Chiou CF，2006）。

风湿性关节炎生命质量问卷（rheumatoid arthritis quality of life questionnaire，RAQoL）（Whalley D，1997）在荷兰和英国同时开发，该问卷含 30 个条目，可以分为 4 个领域：移动性/精力、自我照顾、情绪/情感、身体接触。答案全为两分类（是/否），得分范围 0~30 分。

目前该问卷被翻译为丹麦语等多种语言使用。

表15-1 常见类风湿关节炎患者生命质量测定量表

序号	量表	内容
1	量表名称（开发者，年代）	类风湿关节炎生命质量量表（quality of life- rheumatoid arthritis scale，QOL-RA）（美国加利福尼亚大学护理学院，2001）
	量表简介	该量表由 8 个条目组成，包括生理能力、疼痛、与家人和朋友的相互作用、家人和朋友的支持、紧张、关节炎、健康。每个条目为 1～10 的线性条目，1 代表生命质量非常差，10 代表生命质量非常好。得分越高，生命质量越好
	文献来源	Leda Layo Danao，Geraldine V，Padilla，et al. 2001. An English and Spanish quality of life measure for rheumatoid arthritis. Arthritis Care & Research，45（2）：167-173
2	量表名称	希达斯-西奈风湿性关节炎生命质量问卷（the cedars-sinai health-related quality of life in rheumatoid arthritis questionnaire，CSHQ-RA）
	（开发者，年代）	（Michael，2003）
	量表简介	该问卷含 33 个条目，5 个领域，分别是：灵巧性（7）、移动性（8）、身体活动（8）、情感幸福（8）、性功能（2），按 5 级 Likert 计分法，各领域得分转换为标准分，0～100 分，得分越高，生命质量越差。2004 年研究者又开发了该量表的简表（CSHQ-RA-S），简表含 11 个条目，4 个领域，分别为：灵巧性（2）、移动性（3）、身体活动（3）、情感幸福（3），随后，研究者又对该量表进行了修订，最终的修订版含36 个条目，7 个领域：灵巧性（6）、移动性（6）、身体活动（4）、情感幸福（9）、社会健康（4）、疼痛/不适（3）、疲乏（4）
		量表各领域的内部一致性 Crobach's α 系数为：灵巧性0.89、移动性0.92、身体活动0.92、情感幸福0.88、性功能0.94；四周重测信度系数ICC 0.78～0.90，说明量表有较好的一致性信度。因子分析中提取的 5 个公因子与理论结构基本相符；80%以上的条目–领域相关系数大于与其他领域的相关系数；具有一定收敛效度和区分效度；5 个领域都显示出一定的判别效度，说明量表有较好的效度。没有报告反应度。修订版也显示了较好的信度（ICC 0.86～0.95，α 系数均>0.88）和效度（与 SF-36 的生理健康总分 PCS、心理健康总分 MCS 和 HAQ 高度相关）。简表同样显示出较好的信度和效度：ICC=0.884，α=0.907，条目–总分相关系数>0.40，条目–条目相关系数<0.70，与 SF-36PCS 和 MCS 的相关系数为–0.497 和–0.760，与 HAQ 的相关系数为 0.78，不同严重程度患者间得分由差异
	文献来源	Michael HW，Harold DP，Simcha MR，et al. 2003. Development of a new instrument for rheumatoid arthritis: The Cedars-Sinai Health-related Quality of life Instrument（CSHQ-RA）. Arthritis & Reumatism，49（1）：78-84
		Russak SM，Sherbourne CD，Lubeck DP，et al.2003. Validation of a rheumatoid arthritis health-related quality of life instrument，the CSHQ-RA. Arthritis & Rheumatism，49（6）：798-803
		Chiou CF，Sherbourne CD，Cornelio I，et al. 2006. Development and validation of the revised Cedars-Sinai health-related quality of life for rheumatoid arthritis instrument. Arthritis Rheumatism，55（6）：856-863
		Chiou C，Sherbourne CD，Ofman J，et al. 2004. Development and validation of Cedars-Sinai health-related quality of life in rheumatoid arthritis（CSHQ-RA）short form instrument. Arthritis Rheum，51（3）：358-364
3	量表名称	风湿性关节炎生命质量问卷（rheumatoid arthritis quality of life questionnaire，RAQoL）
	（开发者，年代）	（Whalley D，1997）
	量表简介	该问卷含 30 个条目，可以分为 4 个领域：移动性/精力、自我照顾、情绪/情感、身体接触。答案全为两分类（是/否），得分范围 0～30 分。目前该问卷被翻译为丹麦语等多种语言使用
	文献来源	Whalley D，McKenna SP，De Jong Z，et al.1997. Quality of life in rheumatoid arthritis. British Journal of Rheumatology，36（8）：884-888

续表

序号	量表	内容
4	量表名称 （开发者，年代）	残疾指数健康测量问卷（health assessment questionnaire disability index，HAQ DI） （American College of Rheumatology core measure of function，1978）
	量表简介	该量表包括41个条目，其中20个条目按4级Linker评分方法评定患者日常的特定活动，13个条目用于评估辅助设备使用情况，8个条目评估其他的帮助服务。20个反应日常活动的条目又分为8个领域：洗漱穿衣、起床、吃饭、行走、卫生、手脚可触及范围、握力、生活琐事等。2007年对量表进行改进，形成PROMIS HAQ量表，该量表由24个条目组成，20个条目反应患者日常生活，4个条目反应其他辅助 该量表的重测相关系数为0.87~0.99，8个领域的相关系数分别为：0.60、0.82、0.85、0.83、0.56、0.80、0.64、0.88。组内相关系数为0.95，内部一直性Cronbah's α 为0.90。量表得分与物理功能测量得分的相关系数为0.72，与功能相关最低的是起床0.47，相关最高的是行动0.88
	文献来源	Fries JF，Spitz P，Kraines RG，et al. 1980. Measurement of patient outcome in arthritis. Arthritis Rheum，23（2）：137-145 Pincus T，Summey JA，Soraci SA Jr，et al. Assessment of patient satisfaction in activities of daily living using a modified Stanford health assessment questionnaire. Arthritis Rheum，26（11）：1346-1353. McDowell I，Newell C.1996. Measuring health：a guide to rating scales and questionnaires. 2nd ed. New York：Oxford University Press. 106-115 Linde L，Sorensen J，Ostergaard M，et al.2008. Health-related quality of life：validity，reliability，and responsiveness of SF-36，15D，EQ-5D（corrected）RAQoL，and HAQ in patients with rheumatoid arthritis. J Rheumatol，35（8）：1528-1537 Fries JF，Cella D，Rose M，et al. 2009. Progress in assessing physical function in arthritis：PROMIS short forms and computerizedadaptive testing. J Rheumatol，36（9）：2061-2066
5	量表名称 （开发者，年代）	改良健康测量问卷（modified health assessment questionnaire，MHAQ）Wolfe F，2001； 多维健康评价问卷（multidimensional health assessment questionnaire，MDHAQ）（Pincus T，1999）
	量表简介	该问卷是HAQ问卷的简表，由8个条目构成，每个条目反应了HAQ问卷的一个领域，但MHAQ问卷没有关于辅助治疗的条目，问卷以4级计分制进行计分。该问卷主要用于风湿关节炎患者生活自理能力的考评，也用于关节置换术后的功能恢复测定。随后研究者在MHAQ的基础上加入了"2英里行走"、"参与喜欢的体育娱乐活动"2个条目，形成含10个条目的修订的多维健康评价问卷（MDHAQ） MHAQ量表4~5周的重测相关系数为0.65~0.91，与HAQ比较相关系数为0.71~0.84，与WHOQOL-S比较相关系数为0.62。MDHAQ量表的kappa值为0.65~0.81，40~65岁患者得分的Cronbach's α 系数为0.82
	文献来源	Wolfe F. 2001. Which HAQ is best? A comparison of the HAQ，MHAQ and RA-HAQ，a difficult 8 item HAQ（DHAQ），and a rescored 20 item HAQ（HAQ20）：analyses in 2，491 rheumatoid arthritis patients following leflunomide initiation. J Rheumatol，28：982-989 Pincus T，Yazici Y，Bergman M. 2007. A practical guide to scoring a multi-dimensional health assessment questionnaire（MDHAQ）and routine assessment of patient index data（RAPID）scores in 10-20 seconds for use in standard clinical care，without rulers，calculators，websites or computers. Best Pract Res Clin Rheumatol，21（4）：755-787 Pincus T，Swearingen C，Wolfe F. 1999. Toward a multidimensional health assessment questionnaire （MDHAQ）：assessment of advanced activities of daily living and psychological status in the patient-friendly health assessment questionnaire format. Arthritis Rheum，42（10）：2220-2230

续表

序号	量表	内容
6	量表名称	类风湿关节炎患者生命质量量表（rheumatoid arthritis quality of life，RAQOL）
	（开发者，年代）	（De Jong Z，1997）
	量表简介	该量表由 30 个条目构成，全部采用是/否的方式回答，分数介于 0~30 分之间，得分越高生命质量越差。该量表最初在英国、荷兰开发，目前被开发用于土耳其、加拿大、瑞典等人群 该量表的重测相关系数为 0.90，2、12 周后的同类相关系数分别为 0.79、0.99，内部一直性系数为 0.92~0.94，RAQoL 得分与 EQ-5D 的相关为 0.62~0.76
	文献来源	De Jong Z，van der Heijde D，McKenna SP，et al. 1997. The reliability and construct validity of the RAQoL: a rheumatoid arthritis-specific quality of life instrument. Br J Rheumatol，36（8）：878-883 Greenwood MC，Hakim AJ，Doyle DV. 2006. A simple extension to the rheumatoid arthritis quality of life questionnaire（RAQoL）to explore individual patient concerns and monitor group outcome in clinical practice. Rheumatology（Oxford），45（1）：61-65
7	量表名称	儿童生命质量调成表风湿病模块（pediatric quality of life inventory，PedsQL），rheumatology module
	（开发者，年代）	（Varni J，1999）
	量表简介	该量表由 22 个条目构成，分为 5 个领域：伤害（4 条目），日常活动（5 条目），治疗（7 条目），担忧（3 条目），交流（3 条目）。计分为 0~4 分，最终转换为 0~100 分的分值。该量表的克拉巴赫系数为 0.70，部分家长代填的量表得分为 0.90
	文献来源	Varni J，Seid M，Rode C. 1999. The PedsQL（TM）：measurement model for the pediatric quality of life inventory. Medical Care，37（2）：126 Varni J，Seid M，Smith Knight T，et al. 2002. The PedsQL™ in pediatric rheumatology: reliability, validity, and responsiveness of the pediatric quality of life inventory™ generic core scales and rheumatology module. arthritis & rheumatism，46（3）：714–725
8	量表名称	幼年类风湿性关节炎生命质量量表（juvenile arthritis quality of life questionnaire，JAQQ）
	（开发者，年代）	（Duffy，1997）
	量表简介	该量表含 74 个条目，分为 4 个领域：大运动功能（17 条目），精细运动功能（16 条目），社会心理功能（22 条目），一般症状（19 条目），量表按 1~7 级进行打分 该量表的 Cronbach's α 系数大运动功能领域、精细运动功能领域、心理功能领域、一般症状领域分别为：0.94、0.97、0.93、0.88，总分的系数为 0.96
	文献来源	Duffy C，Arsenault L，Duffy K，et al. 1997. The juvenile arthritis quality of life questionnaire-development of a new responsive index for juvenile rheumatoid arthritis and juvenile spondyloarthritides. Journal of rheumatology，24（4）：738-746. Shaw K，Southwood T，Duffy C，et al. 2006. Health related quality of life in adolescents with juvenile idiopathic arthritis. Arthritis Care & Research，55（2）：199-207
9	量表名称	儿童关节炎健康档案（childhood arthritis health profile，CAHP）
	（开发者，年代）	（Tucker L，1995）
	量表简介	该档案测量了患者的 3 个领域：身体功能、心理功能和疾病对家庭的影响。分别采用 3 个模块进行测量：儿童健康问卷（CHQ）、儿童风湿性关节炎特异量表、患者特性 该档案的可靠性系数为 0.84~0.97
	文献来源	Tucker L，DeNardo B，Abetz L，et al.1995. The childhood arthritis health profile（CAHP）：validity and reliability of the condition specific scales. Arthritis Rheum，38
10	量表名称	类风湿关节炎生命质量量表
	（开发者，年代）	（刑文荣，2002）
	量表简介	该量表包括躯体功能、主观症状、心理情绪、社会功能及附加量表五个维度，共 46 个条目。其中 39 个条目采用 1~5 分记分，附加量表共 7 个条目，采用 1~7 级评分或开放式填写。记分以正性方法计，得分越高，生命质量越好，量表满分 244 分
	文献来源	刑文荣，邵元福，张纯. 2002. 类风湿关节炎患者生命质量评估工具的研究. 中华医药荟萃杂志，1（1）：40-43

续表

序号	量表	内容
11	量表名称（开发者，年代）	类风湿关节炎生命质量量表（姜林娣，1999）
	量表简介	该量表包含29个条目，分为4个领域：生理功能（8个条目），心理功能（7个条目），社会功能（7个条目），健康自我认识（7个条目），问题分为5级等级答案
	文献来源	姜林娣，季建林，王吉耀，等.1999.类风湿关节炎生命质量量表的编制.中国行为医学科学，8（1）：9-12
12	量表名称（开发者，年代）	慢性病患者生命质量测定量表体系之类风湿关节炎量表 QLICD-RA（quality of life instruments for chronic diseases-rheumatoid arthritis）（万崇华等，2009）
	量表简介	由共性模块 QLICD-GM 及一个包含15个条目的类风湿关节炎特异模块构成，整个量表43个条目。详见15.2节
	文献来源	戚艳波，孙松，万崇华，等.2009.类风湿性关节炎患者生命质量测定量表 QLICD-RA 研制中的条目筛选.昆明医学院学报，30（10）：5-9

15.1.2 类风湿关节炎生命质量测定的应用

1. 不同国籍类风湿关节炎患者生命质量调查 Karimi S（2013）对伊朗2000~2013年发表的文献进行了回顾，经文献调查发现伊朗类风湿关节炎患者生命质量测定采用最多的是 SF-36 量表；从文献上看出，伊朗患者在 SF-36 八个领域的得分中，得分最高的是社会功能领域，分值为63.4分；得分最低的是躯体功能领域，分值为43.0分，量表平均分为52.47分。而影响患者生命质量的因素有：疾病的严重程度、疼痛、抑郁、收入等。Waimann CA 等（2013）调查了西班牙版本的类风湿关节炎量表，并评价了阿根廷患者的生命质量。Soosova MS（2013）则调查了斯洛伐克患者的生命质量。Klooster PM（2013）调查了荷兰类风湿关节炎患者的生命质量。

2. 不同治疗方案生命质量的比较 Weinblatt ME 等（2013）将457名类风湿关节炎患者随机分为安慰剂组和 fostamatinib 治疗组，治疗组患者每天按150mg 服药，使用 SF-36 量表考评患者的生命质量，进过24周的治疗后，比较两组患者的生命质量基线变化和两组间的差别，结果如下：安慰剂组疼痛、生理功能、疲倦、躯体健康、心理健康维度分数分别为：17.8（2.45）、-0.343（0.062）、4.50（0.94）、4.90（0.78）3.71（0.99）；治疗组的分数为：31.3（2.45）、-0.647（0.64）、7.40（1.00）、8.52（0.77）、3.99（0.93）。安慰剂组和治疗组比较疼痛、生理功能躯体健康维度 $P<0.001$，疲劳维度 $P<0.05$，心理健康维度 $P=0.83$，fostamatinib 治疗对患者生命质量有明显的改善作用。Strand V 等（2009）为研究肿瘤坏死因子阻断剂（CZP）治疗对类风湿关节炎患者生命质量的影响，将982名类风湿关节炎患者随机分为三组，分别采用 CZP 200mg+MTX、CZP 400mg+MTX、安慰剂+MTX 进行治疗，经过1年的观察，发现：治疗12周后，三组经基线校正后的躯体健康维度得分为：5.8、6.4、0.7，24周的得分为：7.7、8.3、1.8；52周的得分为：7.8、8.6、1.7。心理健康维度得分治疗12周后得分为：5.6、5.5、2.0；24周后的得分为：6.3、6.5、2.3；52周的得分为：6.4、6.4、2.1。经方差分析后发现，患者 SF-36 调查的8个维度，随着时间的推移 CZP 组生命质量改善高于安慰剂组，可见通过 CZP 治疗可以改善患者生命质量。中国的学者杨志豪等（2001）则研究了中药治疗对类风湿关节炎患者生命质量的影响，实验组患者采用中药治疗方法，对照组采用吲哚美辛治疗，观察6个月后，进行生命质量的比较，治疗前，两组没有统计学差异，治疗6个月后，治疗组生理功能、心理功能和社会功能、健康自我认识及总体生活质量与对照组比较均有显著差别，明显优于对照组（$P<0.05$），可见中药对类风湿关节炎患者的生命质量有明显改善作用。

3. 不同干预措施对类风湿骨关节炎患者生命质量的影响 Evans 等（2013）进行了瑜伽练

习改善类风湿关节炎患者生命质量的研究，研究将 26 名患者随机分为 2 组，11 名患者接受了为期 2 个月的瑜伽练习，另外 15 名患者进行常规护理，2 个月后标化后的生命质量得分瑜伽组在以下几个方面明显高于对照组：疼痛、一般健康状况、情绪、疲劳、慢性疼痛等。而瑜伽组治疗后，在以下方面生命质量得分也高于治疗前得分：一般健康状况、疼痛、焦虑、情绪等。可见短期的瑜伽练习干预可以改善类风湿关节炎患者的生命质量。陈玲玉等（2011）研究了护理干预对类风湿关节炎患者生命质量的影响，将 60 名患者分为 2 组每组各 30 人，短期干预组进行住院期间的护理干预，长期干预组在住院期间和出院后进行为期 6 个月的护理干预，护理干预包括 RA 的健康教育、行为干预、家人的心理支持和照顾、用药的护理干预。经调查发现，长期干预组在生理、心理、独立性、社会关系、环境、精神支柱、总体生活质量领域经高于短期干预组且有统计学差异，通过研究发现对 RA 患者除积极对症治疗的同时开展综合性的护理干预可以改善患者各方面的生命质量。崔秀兰（2009）等，研究了心理行为干预对类风湿性关节炎患者生命质量的影响，将 42 名患者随机分为 2 组，实验组在常规对症治疗的基础上给予为期 4 周的心理行为干预，对照组仅采用常规对症治疗，采用 SF-36 量表进行生命质量的测定，结果发现：心理干预治疗前 2 组患者 SF-36 各因子分值比较均无明显差异（$P>0.05$）；心理干预治疗后试验组与对照组比较，除 PF 一项外，其余 7 个方面差异均有统计学意义。说明对 RA 患者进行心理行为干预治疗，可有效缓解临床症状，提高患者的生命质量。

15.2 类风湿关节炎生命质量测定量表 QLICD-RA 的研制

慢性病患者生命质量测定量表体系之类风湿关节炎量表 QLICD-RA 是采用国际上流行的共性模块与特异模块结合方式来研制的特异量表。目前的最新版是 QLICD-RA（V2.0），下面对此进行介绍。

15.2.1 QLICD-RA（V2.0）的研制过程

其是采用共性模块和特异模块相结合的方式进行开发的，共性模块的开发见第 1 篇第 3 章。本节重点介绍特异模块的研制过程。

类风湿关节炎生命质量测定量表 QLICD-RA（V2.0）特异模块采用程序化决策方式研制（戚艳波，2009）。首先由核心小组（由该领域医务人员、社会学专家、心理学专家、公共学专家等组成）提出条目池，类风湿关节炎最终形成由 33 个互不重复的条目构成的初步条目池。经专家访谈、反馈后，最终形成 42 个条目的最终条目池。将该条目池形成调查表，对患者及医务人员进行调查，对这些条目的重要性及恰当性进行评分。并对患者的得分通过变异系数法、相关系数法、因子分析法进行条目筛选，最终形成筛选结果见表 15-2。

表15-2 类风湿关节炎患者生命质量测定特异量表条目筛选结果

条目简述	变异度法	相关系数	因子分析	患者重要性评分	医生重要性评分	入选
1 关节肿胀	1.17*	0.61*	0.57*	88.60*	95.90*	√
2 关节疼痛	1.12	0.75*	0.54*	87.40*	96.00*	√
3 早晨有肿胀、疼痛	1.30*	0.83*	0.58*	86.40*	95.10*	√
4 晨僵持续时间	1.16	0.77*	0.52*	83.00*	94.60*	√
5 关节出现变形	1.60*	0.68*	0.81*	83.80*	94.60*	√
6 活动时有关节痛	1.06	0.45	0.53*	78.60*	92.50*	
7 休息时有关节痛	0.95	0.36	0.81*	72.20	90.80*	
8 没有力气、肌肉萎缩	1.30*	0.58*	0.93*	79.20*	86.50*	√

续表

条目简述	变异度法	相关系数	因子分析	患者重要性评分	医生重要性评分	入选
9 眼睛干涩	1.08	0.46	−0.53	70.80	86.00*	
10 感觉口干	1.31*	0.75*	0.60*	70.00	83.80	
11 口唇发白、指甲无血色	0.57	0.49	0.60*	63.80	85.00*	
12 喘气困难和胸闷	1.13	0.46	0.74*	76.10*	83.20	
13 咳嗽咳痰	1.06	0.26	0.88*	67.10	79.60	
14 觉得心慌	0.71	0.16	0.88*	72.70	80.40	
15 别人帮你穿衣服	1.10	0.75*	0.79*	78.40*	92.10*	√
16 梳头困难	1.37*	0.54*	0.61*	75.60*	90.10*	√
17 倒水困难	1.26*	0.74*	0.71*	74.30	92.60*	√
18 用筷子吃饭困难	1.11	0.64*	0.83*	73.90	92.90*	
19 洗澡困难	1.12	0.73*	0.77*	78.20*	93.40*	√
20 系上衬衣最上面的扣子	1.61*	−0.40	−0.88	69.20	93.30*	
21 颈椎疼痛或僵硬	1.32*	0.55*	0.61*	74.50	93.00*	√
22 弯腰捡东西困难	1.28*	0.76*	0.71*	81.30*	89.80*	√
23 上下床需要别人帮忙	1.00	0.73*	0.88*	75.60*	88.40*	√
24 上下楼梯困难	1.09	0.62*	0.64*	75.50*	88.40*	
25 行走时疼痛或不适	1.25*	0.74*	0.58*	79.10*	88.30*	√
26 从事家务困难	1.43*	0.88*	0.57*	77.00*	90.90*	√
27 社交活动减少	1.28*	0.66*	0.63*	77.60*	92.50*	√
28 性功能受影响	0.97	0.65*	0.61*	68.90	88.50*	
29 苦恼或自卑	1.36*	0.76*	0.94*	85.60*	91.50*	√
30 情绪紧张	1.41*	0.76*	−0.71	84.60*	91.40*	√
31 社会活动受限苦恼	1.45*	0.81*	−0.77	79.60*	92.30*	√
32 疾病复发	1.05	0.57*	0.91*	89.00*	90.00*	√
33 易感冒	1.13	0.17	0.51*	67.70	85.90*	
34 恶心的感觉	0.92	0.48	0.73*	65.80	85.30*	
35 脱发的现象	1.10	0.90*	0.59*	71.30	85.40*	
36 视力急剧下降	0.82	0.65*	0.83*	77.70*	83.20	
37 口腔溃疡	1.00	0.54*	0.56*	58.60	80.40	
38 头痛	1.17*	0.68*	0.82*	70.30	83.20	
39 眩晕	1.15	0.71*	0.83*	71.00	83.10	
40 皮疹	0.70	0.66*	0.88*	63.80	84.40	
41 月经紊乱、闭经	0.76	0.17	0.65*	65.00	86.20*	
42 外形改变	1.21*	0.55*	0.77*	77.60*	82.00	√

经过第一轮筛选，最终留下 22 个条目，经专家讨论后将第 1、2 个条目进行合并，3、4 个条目进行合并，最终形成 20 个条目的测试版，与共性模块合并，形成测试量表。将此测试版用于类风湿性关节炎的患者生命质量测定，进一步采用变异系数法、相关系数法、因子分析法进行分析，特异模块进一步筛选结果见表 15-3。

经过核心小组再次讨论，结合分析结果，最终决定删除 8、16 个条目，第 17 条 "恶心的感觉" 保留，因为治疗类风湿关节炎的基础慢作用药 "甲氨蝶呤" 最常见的不良反应就是恶心，几乎百分之百的患者都使用该药，故该不良反应最常见。第 13 条 "脖子疼痛或僵硬" 这个表述较容易引起误

表15-3 类风湿关节炎患者生命质量测定特异量表进一步条目筛选结果

编号	条目	变异系数	因子分析	相关分析	入选
1	关节肿胀、疼痛	0.56*	0.738*	0.731*	√
2	早晨有关节肿胀、僵硬	0.51*	0.645*	0.703*	√
3	关节变形	0.47*	0.728*	0.756*	√
4	活动时有关节痛	0.50*	0.840*	0.704*	√
5	休息时有关节痛	0.42*	0.694*	0.761*	√
6	四肢无力、肌肉萎缩	0.35*	0.632*	0.742*	√
7	眼睛干涩或口干	0.35*	0.608v	0.624*	√
8	口唇发白、指甲无血色	0.25	0.576	0.692*	
9	喘气困难和胸闷	0.26	0.737*	0.601*	
10	梳头困难	0.45*	0.596	0.770*	√
11	用筷子吃饭困难	0.39*	0.611*	0.840*	√
12	系上衬衣最上面的扣子	0.38*	0.753*	0.494	√
13	脖子疼痛或僵硬	0.42*	0.515	0.801*	√
14	弯腰捡东西困难	0.45*	0.746*	0.749*	√
15	上下床需要别人帮忙	0.38*	0.686v	0.781*	√
16	易感冒	0.32*	0.533	0.577	
17	恶心的感觉	0.23	0.660*	0.565	
18	脱发的现象	0.32*	0.610*	0.540	√
19	视力模糊或下降	0.31*	0.712*	0.542	√
20	外形改变	0.33*	0.633*	0.607*	√

解为嗓子疼痛，故修改为"颈部疼痛或僵硬"。而第18条、19条及20条因为在临床中相对不常见，故予以删除。重新对条目进行排序后，最终形成15个条目的类风湿关节炎特异模块，与28个条目共性模块共同构成类风湿关节炎正式量表（quality of life instruments for chronic diseases-rheumatoid arthritis, QLICD-RA）（V2.0）。该量表含43个条目，13个侧面，4个领域，详见表15-4。

表15-4 QLICD-RA（V2.0）的领域及侧面划分

领域/侧面	条目及关键词
生理功能（PHD）	
基本生理功能（BPF）	GPH1（食欲）、GPH2（睡眠）、GPH3（性生活）、GPH4（大便）
独立性（IDF）	GPH6（日常生活）、GPH7（劳动）、GPH8（行走）
精力不适（EAD）	GPH5（疼痛）、GPH9（疲乏）
心理功能（PSD）	
认知（COG）	GPS1（注意力）、GPS2（记忆力）
情绪（EMO）	GPS3（生活乐趣）、GPS4（烦躁）、GPS5（担心视为负担）、GPS6（担心健康）、GPS7（忧虑）、GPS8（悲观）、GPS9（恐惧）
意志与个性（WIP）	GPS10（乐观）、GPS11（性格改变）
社会功能（SOD）	
人际交往（INC）	GSO1（社会交往）、GSO2（家人关系）、GSO3（朋友关系）
社会支持（SSS）	GSO4（家庭支持）、GSO5（其他支持）、GSO6（经济困难）
社会角色（SOR）	GSO7（影响地位）、GSO8（家庭角色）
特异模块（SPD）	
活动受限（LOA）	RA10（梳头困难）、RA11（筷子吃饭困难）、RA12（扣上衣扣子）、RA13（颈部疼痛）、RA14（弯腰困难）、RA15（上下床困难）

续表

领域/侧面	条目及关键词
治疗不良反应（TSE）	RA8（恶心上腹不适）
并发症（COM）	RA6（四肢无力）、RA7（眼睛干涩、口干）、RA9（喘气困难）
关节疼痛及变形（JPD）	RA1（关节疼痛）、RA2（晨起关节疼痛）、RA3（关节变形）、RA4（活动时关节疼痛）、RA5（休息时关节疼痛）

15.2.2 QLICD-RA（V2.0）计分方法

条目计分：由于QLICD-RA（V2.0）采取五点等距评分法，依次计为1、2、3、4、5分。在量表中有正负性条目之分，正向条目得分越高代表生命质量越好，逆向条目得分越高代表生命质量越差。对正向条目而言，无需进行转换，原始得分即为条目得分，对逆向条目，需对其进行"正向变换"，即用6减去原始得分得到条目得分。

QLICD-RA（V2.0）中正向条目有GPH1、GPH2、GPH4、GPH6、GPH7、GPH8；GPS1、GPS3、GPS10；GSO1、GSO2、GSO3、GSO4、GSO5、GSO8；RA12。其余均为逆向条目。

领域、侧面及总量表计分：首先分别计算各领域、侧面、总量表的原始分（raw score，RS），同一领域/侧面的各个条目得分之和构成该领域/侧面的原始分，五个领域得分之和构成了总量表的原始分。

为了便于相互比较，需要将原始分转化为标准得分（standard score，SS），采用的是极差化方法。详见表15-5（略去了共性模块部分）。

表15-5 QLICD-RA（V2.0）各个领域及其所属侧面的计分方法

领域/侧面	代码	条目数	min	max	RS	SS
特异模块	SPD	15	15	75	JPD+COM+LOA+TSE	(RS−15)×100/60
关节疼痛及变形	JPD	5	5	25	RA1+RA2+RA3+RA4+RA5	(RS−5)×100/20
并发症	COM	3	3	15	RA6+RA7+RA9	(RS−3)×100/12
活动受限	LOA	6	6	30	RA10+RA11+RA12+RA13+RA14+RA15	(RS−6)×100/24
治疗不良反应	TSE	1	1	5	RA8	(RS−1)×100/4
总量表	TOT	43	43	215	PHD+PSD+SOD+SPD	(RS−43)×100/172

15.2.3 QLICD-RA（V2.0）量表的考评

1. 资料收集及分析方法 用上述量表对昆明医科大学第一附属医院的类风湿关节炎住院患者进行生命质量的测量，被调查者需具有一定文化水平，能独立完成调查表的阅读、填写。调查者以医务人员的身份出现，对量表进行解释和说明后，由患者独立完成量表填写，调查者核查是否有遗漏。为考评量表的效度，同时采用SF-36进行测量。为考评量表的重测效度及反应度，要求被调查者在入院时、入院第二天、出院前进行测量。

信度考评采用的方法有：内部一致性（克拉巴赫系数）、分半信度、重测系数、概化系数、第一二次测量的t检验等；效度考核采用：效标效度、因子分析等；反应度考核采用：第一三次测定t检验及标准化反应均数SRM等。

2. 结果与分析

（1）一般情况：该次调查共调查100例确诊类风湿关节炎的住院患者，其中男性23人，女性77人；年龄最小16岁，最大77岁，平均年龄50.83±14.39岁。其中47名患者进行了入院后第二天的重测，99名患者进行了出院前的测定。

（2）信度考评：该量表的信度考评结果见表15-6。

表15-6 QLICD-RA（V2.0）信度评价结果

领域/侧面	代码	重测相关系数	Cronbach's α	概化系数	重测 t 检验	
					t	P
生理功能	PHD	0.980	0.828	0.831	−1.112	0.272
基本生理功能	BPF	0.967	0.700		0.275	0.785
独立性	IND	0.975	0.887		1.137	0.261
精力不适	EAD	0.799	0.601		−2.284	0.027
心理功能	PSD	0.982	0.881	0.869	−0.503	0.617
认知	COG	0.962	0.342		−0.703	0.485
情绪	EMO	0.988	0.873		−0.742	0.462
意志与个性	WIP	0.886	0.523		0.167	0.868
社会功能	SOD	0.964	0.788	0.701	0.558	0.580
人际交往	INC	0.971	0.573		0.000	1.000
社会支持	SSS	0.949	0.503		0.198	0.844
社会角色	SOR	0.942	0.414		0.961	0.341
特异模块	SPD	0.980	0.930	0.902	−0.858	0.395
关节疼痛及变形	JPD	0.968	0.882		−0.659	0.513
并发症	COM	0.974	0.680		−0.443	0.660
活动受限	LOA	0.987	0.906		−0.394	0.696
治疗不良反应	TSE	0.927	−		−1.945	0.058
总量表	TOT	0.989	0.956	0.933	−0.771	0.445

从表15-6中可以看出，重测相关系数各领域均大于或等于0.951，各个侧面的得分也均在0.799以上；内部一致性系数（Cronbach's α）各领域均大于0.788，除个别侧面得分较低外（认知侧面得分：0.342，社会角色得分：0.414）其余侧面得分均在0.5以上；第一二次测量得分的配对 t 检验除精力不适侧面有统计学意义外（$P=0.027$），其余侧面和领域均无差别。

（3）效度分析：分别对内容效度、效标效度、结构效度进行分析。

1）内容效度：该量表按WHO对生命质量的界定而开发，从条目、侧面、领域、模块到总量表，都符合WHO对生命质量的界定，并覆盖了生命质量的各个方面，具有较好的内容效度。

2）效标效度：由于目前没有类风湿骨关节炎生命质量测定量表的金标准，故该次研究采用国际上常用的生命质量测定量表SF-36作为效标，考核该量表的效度，结果见表15-7。

表15-7 QLICD-RA（V2.0）与SF-36的相关分析

QOLCD-RA	SF-36									
	躯体功能	躯体角色	肌体疼痛	一般健康	生命力	社会功能	情感角色	心理健康	躯体综合	心理综合
生理功能	0.75	0.30	0.73	0.65	0.73	0.74	0.53	0.59	0.81	0.81
心理功能	0.57	0.20	0.56	0.65	0.63	0.51	0.38	0.72	0.64	0.77
社会功能	0.59	0.29	0.56	0.60	0.64	0.58	0.28	0.50	0.65	0.68
特异模块	0.72	0.31	0.68	0.60	0.65	0.70	0.33	0.57	0.77	0.73

从表 15-7 中可以看出，QILCD-RA（2.0）量表的生理功能领域与 SF-36 中的躯体功能、肌体疼痛、生命力、社会功能、躯体综合、心理综合相关系数得分较大；生理功能与 SF-36 中的心理健康、心理综合领域相关较紧密；社会功能领域与 SF-36 各领域相关都不是很紧密；特异模块则和 SF-36 量表中的躯体功能、社会功能、躯体综合、心理综合较相关。

3) 结构效度：将 QLICD-RA（V2.0）各条目与各领域作相关分析，结果见表 15-8。

表15-8 QLICD-RA（V2.0）各条目与各领域相关分析

条目	生理功能	心理功能	社会功能	特异模块	条目	生理功能	心理功能	社会功能	特异模块
GPH1	0.649	0.565	0.376	0.401	GSO1	0.639	0.458	0.747	0.492
GPH2	0.672	0.416	0.343	0.359	GSO2	0.264	0.316	0.556	0.254
GPH3	0.582	0.416	0.439	0.468	GSO3	0.207	0.209	0.532	0.218
GPH4	0.607	0.519	0.396	0.296	GSO4	0.380	0.393	0.648	0.343
GPH5	0.801	0.461	0.610	0.621	GSO5	0.414	0.353	0.645	0.272
GPH6	0.700	0.377	0.483	0.545	GSO6	0.509	0.657	0.630	0.598
GPH7	0.658	0.344	0.405	0.429	GSO7	0.423	0.541	0.654	0.508
GPH8	0.603	0.625	0.451	0.448	GSO8	0.468	0.380	0.713	0.469
GPH9	0.575	0.502	0.419	0.615	RA1	0.544	0.514	0.520	0.748
GPS1	0.600	0.489	0.534	0.449	RA2	0.463	0.445	0.402	0.756
GPS2	0.448	0.629	0.317	0.388	RA3	0.482	0.429	0.519	0.754
GPS3	0.606	0.665	0.539	0.452	RA4	0.485	0.434	0.477	0.706
GPS4	0.490	0.799	0.502	0.507	RA5	0.570	0.496	0.475	0.779
GPS5	0.412	0.720	0.421	0.380	RA6	0.491	0.437	0.375	0.711
GPS6	0.389	0.650	0.419	0.414	RA7	0.402	0.545	0.493	0.568
GPS7	0.518	0.818	0.513	0.467	RA8	0.326	0.337	0.368	0.477
GPS8	0.426	0.756	0.500	0.473	RA9	0.362	0.435	0.432	0.510
GPS9	0.431	0.686	0.429	0.446	RA10	0.559	0.501	0.454	0.801
GPS10	0.588	0.607	0.570	0.440	RA11	0.584	0.507	0.547	0.871
GPS11	0.406	0.637	0.306	0.381	RA12	0.558	0.406	0.446	0.541
					RA13	0.486	0.479	0.449	0.803
					RA14	0.549	0.393	0.473	0.805
					RA15	0.710	0.504	0.531	0.788

从表 15-8 中可以看出，各条目与所在领域的相关系数较大，与其他领域的相关系数较小，说明各条目所在领域比较恰当，量表的结果效度较好。

为考核该量表的结构效度，按特征根大于 1 提取公因子进行因子分析，共性模块共提取 9 个公因子，累计方差贡献率为 75.40%；特异模块共提取 5 个公因子，累计方差贡献率为 77.72%。经方差最大旋转后共性模块和特异模块因子分析结果见表 15-9、表 15-10。

表15-9 QLICD-RA（V2.0）（2.0）共性模块因子分析结果

条目	因子								
	1	2	3	4	5	6	7	8	9
GPH1			0.78						
GPH2			0.79						
GPH3				0.70					
GPH4			0.64						

续表

条目	因子								
	1	2	3	4	5	6	7	8	9
GPH5									0.59
GPH6		0.83							
GPH7		0.83							
GPH8		0.87							
GPH9		0.71							
GPS1					0.59				
GPS2									
GPS3	0.64								
GPS4	0.78								
GPS5	0.77								
GPS6	0.59								
GPS7	0.60								
GPS8	0.81								
GPS9							0.86		
GPS10		0.54							
GSO1							0.81		
GSO2							0.90		
GSO3					0.78				
GSO4					0.75				
GSO5	0.68								
GSO6	0.59								
GSO7								0.63	
GSO8				0.78					

从表 15-9 中可以看出，第一个公因子主要反映情绪侧面，第二个公因子主要独立性侧面，第三个公因子主要反映基本生理功能侧面，第四公因子主要反映社会支持侧面，第五公因子主要反映人际交往侧面，第六公因子主要反映个性侧面，第七公因子主要反映性功能方面，第八公因子主要反映社会角色侧面，第九公因子主要反映精力不适侧面。因子分析结果与理论构想大致一致。

表15-10　QLICD-RA（V2.0）（2.0）特异模块因子分析结果

条目	因子				
	1	2	3	4	5
RA1	0.800				
RA2	0.698				
RA3					
RA4	0.803				
RA5	0.669				
RA6			0.798		
RA7				0.835	
RA8					0.886
RA9			0.836		

续表

条目	因子				
	1	2	3	4	5
RA10					
RA11					
RA12		0.864			
RA13					
RA14		0.668			
RA15					

从表 15-10 中可以看出，特意模块因子分析第一个公因子主要反映关节疼痛及变形侧面，第二公因子主要反映活动受限侧面，第三四公因子主要反映并发症侧面，第五公因子主要反映治疗不良反应侧面。

（4）反应度分析：为考核该量表的反应度，99 名患者在出院前进行了生命质量的测量，入院后第一天与出院前生命质量得分进行 t 检验，并计算 SRM 值，结果见表 15-11。

表15-11 QLICD-RA（V2.0）的反应度

领域/侧面	治疗前		治疗后		差值		t	P	SRM
	均数	标准差	均数	标准差	均数	标准差			
生理功能	49.24	18.86	52.92	18.67	-3.68	10.16	-3.599	0.001	0.36
基本生理功能	53.60	18.43	55.56	16.70	-1.96	9.52	-2.046	0.043	0.21
独立性	50.67	29.87	55.56	28.92	-4.88	17.25	-2.816	0.006	0.28
精力不适	38.38	25.02	43.69	25.96	-5.30	17.14	-3.079	0.003	0.31
心理功能	60.24	18.93	61.78	20.94	-1.54	10.15	-1.508	0.135	0.15
认知	60.10	20.65	61.62	22.25	-1.52	12.66	-1.191	0.237	0.12
情绪	59.16	21.47	61.40	23.00	-2.24	11.52	-1.932	0.056	0.19
意志与个性	64.14	22.56	63.25	23.41	-0.88	16.58	-0.53	0.597	0.05
社会功能	67.11	16.43	66.92	16.47	0.19	7.44	0.253	0.801	0.03
人际交往	72.14	16.07	72.39	16.57	-0.25	9.85	-0.255	0.799	0.03
社会支持	66.16	18.59	66.25	18.72	-0.08	6.89	-0.122	0.903	0.01
社会角色	60.98	24.57	59.72	24.26	1.26	17.45	0.720	0.473	0.07
共性模块	58.83	16.03	60.61	16.89	-1.78	7.38	-2.396	0.018	0.24
特异模块	56.26	22.71	60.35	22.98	-4.09	10.69	-3.806	0.000	0.38
关节疼痛及变形	39.65	25.95	46.57	25.54	-6.92	16.59	-4.149	0.000	0.42
并发症	69.19	22.82	69.78	22.92	-0.59	10.86	-0.540	0.591	0.05
活动受限	60.06	28.48	64.94	27.31	-4.88	14.93	-3.254	0.002	0.33
治疗不良反应	77.78	23.11	73.48	25.46	4.29	19.25	2.219	0.029	0.22
总量表	57.95	17.17	60.52	17.93	-2.57	7.61	-3.356	0.001	0.34

从表 15-11 中可以看出，生理领域的各个侧面及领域在治疗前后有统计学差异，共性模块、特异模块、量表总分均有统计学意义，特异模块中关节疼痛及变形、活动受限、治疗不良反应均有统计学差异，治疗前后生命质量得分有改变。

3. 讨论 从量表的信度考核来看，QLICD-RA（V2.0）量表的重测相关系数各侧面及领域的得分均较高，Cronbach's α 系数认知侧面、社会角色侧面得分较低（0.342、0.414），认知侧面得分低的原因可能是认知侧面包括了注意力和记忆力两个方面,量表只包含了这两个条目,分别采用的问法是:"疾病使您的记忆力下降了吗?"、"您做事情时能集中注意力吗?"大部分患者认为记忆力下降了,注意力也有所下降,但在做事情时还是能集中注意力的,故该侧面的内部一致性得分不高。社会角色侧面包含了工作中的角色改变和家庭中角色的改变,大部分患者认为疾病会对工作中的角色有影响,但该疾病还没有影响家庭角色,故该侧面的内部一致性得分也较低。从配对 t 检验中可以看出,除了精力不适侧面有统计学差异外($P=0.027$),其余侧面和领域均没有统计学差异,精力不适侧面有差异的可能是,大部分患者在入院后就进行了治疗,很多患者在入院第二天症状已经有很大改善,故患者觉得精力不适的感觉有很大改善,该侧面出现了统计学出差异。总的来说,该量表有较好的信度。

从效度分析中可以看出,该量表的内容效度、效标效度均符合 WHO 对生命质量的定义。从结构效度上看,该量表各条目得分与所在领域得分的相关较紧,而与其他领域的相关不紧,有较好的结构效度。从因子分析结果来看共性模块共提取 9 个公因子,基本符合理论构想。特异模块共提取 5 个公因子,但从临床上考虑第 3、4 公因子均反映的是并发症侧面,故可将 3、4 公因子合并,共形成 4 个侧面,这与理论构想也大致一致。总之该量表的内容效度、效标效度、结构效度均较好。

从反应度分析中可以看出,该量表除心理功能、社会功能各侧面及领域无统计学差异外($P>0.05$),其余领域及侧面均有统计学差异,心理功能、社会功能无统计学差异可能是因为该次调查的患者多数为反复发病的患者,故患者在心理、社会功能方面在治疗前后改变不大。

综上所述,QLICD-RA(V2.0)量表的信度、效度、反应度均较好,可以用于类风湿骨节炎生命质量的测量。

15.3 类风湿关节炎患者生命质量测评的应用

将 QLICD-RA(V2.0)量表用于 100 名确诊类风湿骨关节炎患者的生命质量测定,100 名患者的基本情况见表 15-12。

表15-12 100名类风湿关节炎患者基本情况(频数分布)

项目		频数	频率(%)
性别	男	23	23.0
	女	77	77.0
年龄	20 以下	1	1.0
	20~	10	10.0
	30~	12	12.0
	40~	19	19.0
	50~	25	25.0
	60 及以上	33	33.0
民族	汉族	89	89.0
	其他	11	11.0
职业	工人	26	26.0
	农民	33	33.0
	教师	5	5.0
	干部	14	14.0
	个体	6	6.0
	其他	16	16.0

续表

项目		频数	频率（%）
文化程度	小学	27	27.0
	初中	32	32.0
	高中或中专	21	21.0
	大专	13	13.0
	本科及以上	7	7.0

15.3.1 不同人口学特征患者的生命质量比较

为了评价不同人群类风湿骨关节炎患者的生命质量，笔者对不同性别、年龄、民族、职业、文化程度的患者生命质量进行比较，结果如下。

1. 不同性别类风湿关节炎患者生命质量比较 该次调查骨关节炎患者男 23 例，女 77 例，从不同性别患者生命质量得分及比较可以看出，男女除意志方法得分有差别外（$P=0.012$），其余侧面及领域均没有统计学意义（$P>0.05$）。意志与个性侧面男性得分大于女性，可能的原因是：在中国传统文化的熏陶下，男性比女性更要控制自己的脾气，故在问及意志方面，大部分男性患者认为自己的脾气没有发生改变，而女性患者则认为患病后脾气比患病前有所变坏，故女性得分低于男性，故类风湿骨关节炎患者中，更应该关心女性患者的心理健康。

2. 不同年龄类风湿关节炎患者生命质量得分比较 将年龄小于 60 岁患者作为一组，与年龄大于 60 岁的患者进行比较，结果发现老年患者与非老年患者除人际交往侧面得分有统计学差异外（$P=0.023$），其他侧面和领域均没有差别（$P>0.05$）。人际交往侧面非老年患者得分比老年患者高，这主要是因为老年患者大部分已经退休或没有在工作岗位，故生活圈子比非老年人小，人际交往的能力也不如年轻人强，出现了老年人得分低于非老年人，故类风湿骨关节炎患者需更注重老年人的人际交往。

3. 不同职业患者生命质量比较 该次调查共调查工人 26 人，农民 33 人，干部 19 人，其他职业 22 人，将其生命质量得分进行方差分析，方差分析有差异者进一步采用 LSD 法进行两两比较，结果见表 15-13。

表15-13 不同职业类风湿性关节炎患者生命质量比较

领域/侧面	工人（$n=26$）		农民（$n=33$）		干部（$n=19$）		其他（$n=22$）		F	P
	均数	标准差	均数	标准差	均数	标准差	均数	标准差		
生理功能	53.27	3.26	48.48	2.38	57.63	2.72	58.98	3.45	2.323	0.049
基本生理功能	56.15	3.79	52.88	2.52	52.37	2.63	61.82	4.69	0.966	0.443
独立性	48.40	6.06	35.86	4.71	67.54	5.87	61.36	5.33	6.779	0.000
精力不适	53.37	2.73	56.44	3.31	55.92	3.50	48.30	3.32	1.227	0.304
心理功能	57.17	3.50	53.37	2.40	65.07	3.59	57.85	3.77	2.118	0.103
认知	60.58	3.78	53.41	3.18	68.42	3.75	61.93	5.55	2.356	0.077
情绪	58.79	4.76	55.19	3.24	68.05	4.88	59.25	4.67	1.463	0.230
意志与个性	66.35	5.71	56.06	5.44	65.79	5.48	65.91	6.69	0.726	0.605
社会功能	64.66	2.64	63.64	2.89	74.34	3.48	70.31	4.18	2.209	0.092
人际交往	70.19	2.89	71.72	2.97	77.19	3.24	71.97	3.94	0.732	0.536
社会支持	61.54	3.43	60.61	2.57	74.56	3.90	73.86	4.76	4.451	0.006
社会角色	61.06	3.75	56.06	4.56	69.74	5.26	62.50	6.21	1.256	0.294
共性模块	57.89	2.84	54.52	2.17	65.06	2.85	61.68	3.39	2.713	0.049
特异模块	55.26	4.07	50.66	4.16	67.54	4.29	56.36	5.05	2.365	0.076

续表

领域/侧面	工人（n=26）		农民（n=33）		干部（n=19）		其他（n=22）		F	P
	均数	标准差	均数	标准差	均数	标准差	均数	标准差		
关节疼痛变形	37.31	4.68	37.42	4.53	51.05	5.25	35.91	6.18	1.568	0.202
并发症	68.59	4.19	64.65	4.14	78.51	3.39	68.94	5.76	1.538	0.210
活动受限	60.26	5.15	50.13	5.41	73.46	5.11	63.45	5.80	3.050	0.032
治疗不良反应	75.00	3.92	78.03	4.18	81.58	5.35	78.41	5.53	0.294	0.830
总量表	56.99	3.09	53.20	2.58	65.91	3.07	59.87	3.71	2.878	0.040

从表 15-13 中可以看出，不同职业患者在独立性、社会支持、活动受限侧面、生理功能领域、共性模块及量表总分有统计学差异，其余侧面与领域无差别。进一步两两比较发现，独立性侧面、社会支持侧面工人和农民没有差异，干部和其他职业患者无差异，干部、其他职业者与工人、农民有统计学差异，可以看出，在独立性方面和社会支持方面干部和其他职业患者的得分高于工人和农民，工人和农民患者较干部和其他职业患者独立性及社会支持方面影响更大。而活动受限、生理功能领域中，农民与其他三种职业患者有差异，其他三种职业间无统计学意义，农民患者得分最低，农民患者较其他 3 种职业患者需要干更多的活，患病后关节受损，患者活动受限及生理功能改变就较其他职业患者显著，故患者得分较其他职业要低。共性模块及量表总分均只有农民和干部有统计学差异，其他职业患者间无差异，干部患者得分大于农民患者，干部患者大部分不需要干太重的体力活，且有较好的经济条件及社会保障，故干部患者的得分较高，而农民患者大部分需通过体力劳动来维持生计，患病后关节疼痛严重影响了患者的生活，加之农民患者经济条件有限，故农民患者得分较低。总之，类风湿骨关节炎患者中，需加强农民及工人患者生理、独立性、社会支持等方面的关注。

4. 不同文化程度患者生命质量的比较 该次调查共调查小学文化患者 27 人，中学/中专患者 53 人，大专及以上患者 20 人，经方差分析结果见表 15-14。

表15-14 不同文化程度类风湿性关节炎患者生命质量比较

领域/侧面	小学（n=27）		中学/中专（n=53）		大专及以上（n=20）		F	P
	均数	标准差	均数	标准差	均数	标准差		
生理功能	44.54	13.08	56.46	13.60	59.13	16.82	5.067	0.001
基本生理功能	48.89	14.43	58.49	17.42	57.00	19.15	1.779	0.139
独立性	26.85	22.80	56.13	25.95	68.75	28.60	17.738	0.000
精力不适	60.19	20.52	51.89	13.52	50.00	15.71	3.055	0.052
心理功能	51.26	13.35	58.28	17.19	64.20	15.73	3.891	0.024
认知	50.93	16.23	62.03	21.78	66.88	19.14	4.267	0.017
情绪	53.31	18.77	59.43	22.37	67.86	21.08	2.704	0.072
意志与个性	49.07	28.15	67.45	29.66	68.75	25.49	2.383	0.057
社会功能	58.56	13.91	68.63	16.04	76.09	16.58	7.594	0.001
人际交往	65.43	15.80	73.43	15.77	79.17	15.17	4.654	0.012
社会支持	56.48	14.50	67.77	18.78	76.25	17.79	7.639	0.001
社会角色	51.39	25.79	62.74	22.80	71.25	24.70	4.112	0.019
共性模块	50.96	11.15	60.51	13.59	65.73	14.93	7.882	0.001
特异模块	45.56	24.04	56.98	20.90	69.08	18.41	7.037	0.001
关节疼痛及变形	31.11	25.58	39.72	25.35	51.00	24.09	3.586	0.031
并发症	62.35	26.49	68.55	22.03	80.42	14.12	3.906	0.023

续表

领域/侧面	小学（n=27）		中学/中专（n=53）		大专及以上（n=20）		F	P
	均数	标准差	均数	标准差	均数	标准差		
活动受限	43.36	30.54	62.50	25.29	76.46	21.56	9.665	0.000
治疗不良反应	80.56	21.18	75.47	25.23	81.25	19.66	0.676	0.511
总量表	49.12	14.14	59.31	14.86	66.88	15.18	8.745	0.000

从表 15-14 中可以看出，不同文化程度患者生命质量生理功能、独立性、心理功能、社会功能、人际交往、社会支持、社会角色、共性模块、特异模块、关节疼痛及变形、并发症、活动受限、量表总分有差异，其余侧面及领域无统计学差异。进一步做 LSD 两两比较，发现各个有差异的侧面及领域均为小学文化与中学/中专、大专及以上文化程度者有差异，中学/中专与大专及以上文化者无统计学差异。有差异的侧面和领域可以看出，均为小学文化患者的得分最低，其他文化程度者差异不大。从得分可以看出，文化程度低者生理、心理、社会功能、特异模块及量表总分均较低，这可能因为文化程度低者多半从事体力活动，生理功能受损比较严重，同时，文化水平较低者信息获取渠道有限，故心理、社会功能等侧面及领域、特异模块、量表总分等得分会受到影响，故文化水平低的患者得分也较低。

15.3.2 类风湿关节炎生命质量影响因素分析

为评价类风湿骨关节炎患者生命质量得分的影响因素，患者在填写生命质量量表的同时还进行了 28 个关节肿胀数、压痛数的检查，并进行类风湿关节炎疾病活动性评分（disease activity score，DAS28），与患者的其他人口学特征共同作为生命质量得分的可能影响因素，对患者生命质量各领域、模块及总量表得分进行影响因素分析，各可能影响患者生命质量的因素量化方式见表 15-15，结果见表 15-16。

表15-15　可能影响类风湿关节炎患者生命质量得分的因素量化方法

因素	量化方法
性别	1=男，2=女
年龄	实际年龄
文化程度	1=小学，2=中专/中学，3=大专及以上
家庭经济	1=差，2=中，3=好
28 个关节肿胀数	实际肿胀数
28 个关节压痛数	实际压痛数
疾病活动度评分（DAS28）	实际评分数（得分越高疾病活动度越高）

表15-16　类风湿关节炎患者生命质量得分的影响因素分析结果

领域	影响因素	回归系数 b	b 的标准误	标准回归系数	t	P
生理功能	常数项	72.44	6.87		10.542	0.000
	疾病活动度评分	−5.33	0.84	−0.52	−6.317	0.000
	家庭经济	9.92	2.30	0.36	4.317	0.000
	年龄	−0.16	0.08	−0.17	−1.990	0.050
心理功能	常数项	45.90	5.05		9.090	0.000
	28 个关节肿胀数	−0.94	0.20	−0.42	−4.651	0.000
	家庭经济	11.24	2.53	0.40	4.434	0.000

续表

领域	影响因素	回归系数 b	b 的标准误	标准回归系数	t	P
社会功能	常数项	64.10	6.74		9.508	0.000
	28 个关节肿胀数	−0.96	0.22	−0.39	−4.332	0.000
	家庭经济	12.69	2.78	0.41	4.559	0.000
	年龄	−0.24	0.10	−0.21	−2.355	0.021
特异模块	常数项	50.41	6.43		7.844	0.000
	28 个关节肿胀数	−2.18	0.26	−0.65	−8.504	0.000
	家庭经济	13.25	3.23	0.31	4.107	0.000
总量表	常数项	48.88	4.04		12.097	0.000
	28 个关节肿胀数	−1.44	0.16	−0.63	−8.918	0.000
	家庭经济	11.72	2.03	0.41	5.780	0.000

从表 15-16 中可以看出，患者的家庭经济状况与患者生命质量的各个领域及量表总分有关，家庭经济状况越好患者生命质量的各领域得分越高，可见良好的经济条件可以提高患者生命质量；28 个关节肿胀数与心理、社会、特异模块、量表总分有关，肿胀关节数越多患者生命质量越差，因为关节肿胀数越多患者活动受限越严重，对患者而言心理、社会、总的得分等都影响较严重；而年龄越大患者的生理功能社会功能生命质量得分越差，可见，随着年龄增大，疾病引起的生理功能受损更严重，同时，患者社会功能也因年龄增大而受到影响，特别是类风湿关节炎患者随着年龄增大患者活动能力减弱，一些社会活动也随之减少，故年龄对患者生理、社会功能影响最大。疾病活动性评分（disease activity score，DAS）最初是设计用来帮助临床医生判断疾病活动情况，以调整类风湿关节炎的治疗，经过修改后成为 DAS28，现在多用于欧洲的临床药物研究。DAS28 包括人体 28 个关节的压痛计数、肿胀计数、ESR 或 CRP 的水平及患者的自身综合评估四个项目，最后得出一个分数，用来评估类风湿关节炎的疾病活动性，得分越高表示患者关节炎活动性越强。DAS28 评分越高患者生理功能得分越差，也就是说随着疾病活动增强，患者的活动受限，各个生理方面的指标均受到影响，严重影响了患者的生理功能。总之，可以从关节肿胀数、疾病活动性、家庭经济等几个方面入手，改善患者的生命质量。

（张晓磬）

参 考 文 献

陈玲玉，石小丽，李文芳. 2011. 护理干预对类风湿性关节炎病人生活质量的影响. 中国民间疗法，19（10）：74-75
崔秀兰，王国立，魏新平. 2009. 心理行为干预对类风湿性关节炎患者生命质量的影响. 中国临床实用医学，3（2）：12-13
姜林娣，季建林，王吉耀，等. 1999. 类风湿关节炎生命质量量表的编制. 中国行为医学科学，8（1）：9-12
梁维，吕昭萍，万崇华. 2010. 类风湿性关节炎患者生命质量量表研究概况. 中华风湿病学杂志，14（12）：832-83
戚艳波，孙松，万崇华，等. 2009. 类风湿性关节炎患者生命质量测定量表 QLICD-RA 研制中的条目筛选. 昆明医学，院学报，30（10）：5-9
刑文荣，邵元福，张纯. 2002. 类风湿关节炎患者生命质量评估工具的研究. 中华医药荟萃杂志，1（1）：40-43
杨志豪，蔡培勇. 2001. 中药治疗类风湿关节炎生活质量评价. 陕西中医学院学报，24（6）：28-29
Chiou C, Sherbourne CD, Ofman J, et al. 2004. Development and validation of Cedars-Sinai health-related quality of life in rheumatoid arthritis（CSHQ-RA）short form instrument. Arthritis Rheum, 51（3）：358-364
Chiou CF, Sherbourne CD, Cornelio I, et al. 2006. Development and validation of the revised Cedars-Sinai health-related quality of life for rheumatoid arthritis instrument. Arthritis Rheumatism, 55（6）：856-863
De Jong Z, Heijde DVD, McKenna SP, et al. 1997. The reliability and construct validity of the RAQoL: a rheumatoid arthritis-specific quality of life instrument. British Journal of Rheumatology, 36：878-883
Duffy C, Arsenault L, Duffy K, et al. 1997. The juvenile arthritis quality of life questionnaire-development of a new responsive index

for juvenile rheumatoid arthritis and juvenile spondyloarthritides. Journal of rheumatology, 24 (4): 738-746

Evans Sl, Moieni M, Lung K, et al. 2013. Impact of iyengar yoga on quality of life in young women with rheumatoid arthritis. Clin J Pain, 29 (11): 988-997

Fries JF, Cella D, Rose M, et al. 2009. Progress in assessing physical function in arthritis: PROMIS short forms and computerizedadaptive testing. J Rheumatol, 36: 2061-2066

Fries JF, Spitz P, Kraines RG, et al. 1980. Measurement of patient outcome in arthritis. Arthritis Rheum, 23: 137-145

Greenwood MC, Hakim AJ, Doyle DV. 2006. A simple extension to the rheumatoid arthritis quality of life questionnaire (RAQoL) to explore individual patient concerns and monitor group outcome in clinical practice. Rheumatology (Oxford), 45 (1): 61-65

Karimi S, Yarmohammadian MH, Shokri A, et al. 2013. Predictors and effective factors on quality of life among Iranian patients with rheumatoid arthritis. Mater Sociomed, 25 (3): 158-162

Klooster PM, Vonkeman HE, Taal E, et al. 2013. Performance of the Dutch SF-36 version 2 as a measure of health-related quality of life in patients with rheumatoid arthritis. Health Qual Life Outcomes, 811 (7): 926-930

Leda Layo Danao, Geraldine V, Padilla, et al. 2001. An English and Spanish quality of life measure for rheumatoid arthritis. Arthritis Care & Research, 45 (2): 167-173

Linde L, Sorensen J, Ostergaard M, et al. 2008. Health-related quality of life: validity, reliability, and responsiveness of SF-36, 15D, EQ-5D (corrected) RAQoL, and HAQ in patients with rheumatoid arthritis. J Rheumatol, 35 (8): 1528-1537

Michael HW, Harold DP, Simcha MR, et al. 2003. Development of a new instrument for rheumatoid arthritis: the Cedars-Sinai Health-related Quality of life Instrument (CSHQ-RA). Arthritis & Reumatism, 49 (1): 78-84

McDowell I, Newell C. 1996. Measuring health: a guide to rating scales and questionnaires. 2nd ed. New York: Oxford University Press, 106-115.

Pincus T, Yazici Y, Bergman M. 2007. A practical guide to scoring a multi-dimensional health assessment questionnaire (MDHAQ) and routine assessment of patient index data (RAPID) scores in 10-20 seconds for use in standard clinical care, without rulers, calculators, websites or computers. Best Pract Res Clin Rheumatol, 21 (4): 755-787

Pincus T, Swearingen C, Wolfe F. 1983. Toward a multidimensional health assessment questionnaire (MDHAQ): assessment of advanced activities of daily living and psychological status in the patient-friendly health assessment questionnaire format. Arthritis Rheum 1999, 42 (10): 2220-2230

Pincus T, Summey JA, Soraci SA Jr, et al.2010. Assessment of patient satisfaction in activities of daily living using a modified Stanford health assessment questionnaire. Arthritis Rheum, 26 (11): 1346-1353

Russak SM, Sherbourne CD, Lubeck DP, et al. 2003. Validation of a rheumatoid arthritis health-related quality of life instrument, the CSHQ-RA. Arthritis & Rheumatism, 49 (6): 798-803

Shaw K, Southwood T, Duffy C, et al. 2006. Health related quality of life in adolescents with juvenile idiopathic arthritis. Arthritis Care & Research, 55 (2): 199-207

Soosova MS, Macejova Z. 2013.Is the arthritis impact measurement scales 2 a good tool to assess quality of life in Slovak patients with rheumatoid arthritis? Bratisl Lek Listy, 114 (9): 534-539

Strand V1, Mease P, Burmester GR, et al. 2009. Rapid and sustained improvements in health-related quality of life, fatigue, and other patient-reported outcomes in rheumatoid arthritis patients treated with certolizumab pegol plus methotrexate over 1 year: results from the RAPID 1 randomized controlled trial. Arthritis Res Ther, 11 (6): 170-182

Tijhuis GJ, de Jong Z, Zwinderman AH, et al. 2001. The validity of the rheumatoid arthritis quality of life (RAQoL) questionnaire. Rheumatology, 40 (10): 1112-1119

Tucker L, DeNardo B, Abetz L, et al. 1995. The childhood arthritis health profile (CAHP): validity and reliability of the condition specific scales. Arthritis Rheum, 38

Wolfe F. 2001. Which HAQ is best? A comparison of the HAQ, MHAQ and RA-HAQ, a difficult 8 item HAQ(DHAQ), and a rescored 20 item HAQ(HAQ20): analyses in 2, 491 rheumatoid arthritis patients following leflunomide initiation. J Rheumatol, 28: 982-989

Varni J, Seid M, Rode C. 1999a. The PedsQL™: measurement model for the pediatric quality of life inventory. Medical Care, 37(2): 126

Varni J, Seid M, Smith Knight T, et al. 2002b. The PedsQL™ in pediatric rheumatology: reliability, validity, and responsiveness of the pediatric quality of life inventory™ generic core scales and rheumatology module. Arthritis & Rheumatism, 46 (3): 714-725

Whalley D, McKenna SP, De Jong Z, et al. 1997.quality of life in rheumatoid arthritis. British Journal of Rheumatology, 36 (8): 884-888

Waimann CA, Dal Pra FM, Marengo MF, et al. 2013. retraction note: quality of life of patients with rheumatoid arthritis in Argentina: reliability, validity, and sensitivity to change of a Spanish version of the rheumatoid arthritis quality of life questionnaire. Clin Rheumatol, 32 (12): 1833-1854

Weinblatt ME1, Kavanaugh A, Genovese MC, et al. 2013. Effects of fostamatinib (R788), an oral spleen tyrosine kinase inhibitor, on health-related quality of life in patients with active rheumatoid arthritis: analyses of patient-reported outcomes from a randomized, double-blind, placebo-controlled trial. J Rheumatol, 40 (4): 369-378

第16章 系统性红斑狼疮的生命质量研究

系统性红斑狼疮（systemic lupus erythematosus，SLE）是一种多发于青年女性的累及多脏器的慢性自身免疫性疾病，该病累及男女之比为1：（7~9），发病年龄以20~40岁最多，幼儿或老人也可发病。病程迁延不愈，临床症状复杂多样，伴有多个脏器受累，多数患者需要在相当长的时间内带病生存，目前无根治的方法（张标新，2011）。病情反复发作、漫长的治疗过程及长期服用类固醇药物所致的不良反应，都会使患者心理产生应激反应，负性情绪增加，生活质量下降，从而影响到患者疾病的康复和转归，成为不可预测的慢性自身免疫性疾病，严重影响了患者的生活质量（敬雪明，2012）。

系统性红斑狼疮患者在遗传素质、环境因素、雌激素水平等各种因素相互作用，导致T淋巴细胞减少、T抑制细胞功能降低、B淋巴细胞过度增生，产生大量的自身抗体，并与体内相应的自身抗原结合形成相应的免疫复合物，沉积在皮肤、关节、小血管、肾小球等部位，在补体的参与下，引起急慢性炎症及组织坏死（如狼疮肾炎），或抗体直接与组织细胞抗原作用，引起细胞破坏（如红细胞、淋巴细胞及血小板壁的特异性抗原与相应的自身抗体结合，分别引起溶血性贫血、淋巴细胞减少症和血小板减少症），从而导致机体的多系统损害。

该疾病表现多样，常出现皮肤和黏膜的症状，典型的有：特异性皮损有蝶形红斑、亚急性皮肤红斑狼疮、盘状红斑和新生儿狼疮。非特异性皮损有光过敏、脱发、口腔溃疡、皮肤血管炎、雷诺现象、荨麻疹样皮疹、少见的还有狼疮脂膜炎或深部狼疮及大疱性红斑狼疮。

若疾病累及骨骼肌肉系统，常出现关节痛、关节炎、关节畸形、肌无力等。若累及循环系统则出现心包炎、充血性心力衰竭，常表现为胸痛。若累及呼吸系统则出现憋气感、膈肌功能障碍，严重者表现为急性狼疮肺炎、肺出血等。若累及泌尿系统，引发肾炎或肾病综合征，常表现为蛋白尿、水肿等，若发展到尿毒症，则会出现不同程度的腹腔、胸腔、心包积液。若累及消化系统，常出现食欲减退、恶心呕吐、腹痛腹泻等，部分患者出现肝功能异常、胰腺炎、肠系膜血管炎等。若累及血液系统，则出现贫血、白细胞计数减少、淋巴结肿大，脾大等。

目前系统性红斑狼疮的治疗主要采用以下药物。

（1）非固醇类抗炎药（NSAIDS）。

（2）抗疟药：氯喹或羟基氯喹。

（3）糖皮质激素。

（4）免疫抑制剂：①环磷酰胺（CTX）不良反应有消化道不适、骨髓抑制、肝脏损害、出血性膀胱炎、脱发、闭经和生育能力降低等。②硫唑嘌呤口服，不良反应有消化道不适、骨髓抑制、肝脏损害及过敏反应等。③甲氨蝶呤（MTX）静脉滴注或口服，偶有增强光过敏的不良反应。

对于狼疮肾炎的治疗，常采用：①糖皮质激素。②免疫抑制剂。③血浆置换与免疫吸附疗法。④大剂量免疫球蛋白冲击治疗适用于活动性LN，免疫功能低下合并感染者。⑤其他如抗凝剂，全身淋巴结照射及中药，肾功能不全者可行透析治疗。

由于系统性红斑狼疮的治疗通常采用激素、免疫制剂等，药物的不良反应常给患者的生命质量造成影响，因此研究SLE的生命质量量表也可以指导临床用药，以便在治疗患者的同时提高生命质量。

16.1 系统性红斑狼疮的生命质量研究现状

系统性红斑狼疮（SLE）是一种累及多脏器的慢性自身免疫性疾病，随着人们对其研究的深入和医疗技术的不断更新。SLE 患者生存率在不断的提高，寿命在不断的延长，人们的目光逐渐转移到了对 SLE 患者影响很大的生命质量方面（阎萍，2012）。国内外学者在系统性红斑狼疮生命质量的研究中开展了一系列的研究（王贯虹，2009；张标新，2011；袁晓玲，2014）。截止 2014 年 12 月，在 PubMed 上以"quality of life"和"systemic lupus erythematosus"作为主题词在标题中进行检索，结果发现有 134 篇文献，在 CNKI 数据库中以"系统性红斑狼疮"和"生命质量"或"生存质量"或"生活质量"为主题词在标题中进行检索，共检索出 57 篇文献。

16.1.1 系统性红斑狼疮生命质量量表研究

目前国外针对 SLE 患者疾病特异性测量的量表有系统性红斑狼疮疾病活动指数（systemic lupus erythematosus disease activity index，SLEDAI）、systemic lupus international collaborating clinics（SLICC）和 systemic lupus activity measure（SLAM）。这些都是临床医生根据患者各种检测得到的数据进行评估，从而确定患者疾病严重程度的量表，但这些量表并没有站在患者的角度反映患者的躯体功能、幸福感、社会影响等，经研究（Jolly M，2014）这些量表并不适合测定患者的生命质量，因此不少学者专门开发了针对 SLE 患者的生命质量量表。

常见的 SLE 患者生命质量测定的量表见表 16-1。其中，比较重要的是狼疮生命质量量表（lupus qol scale，LupusQol）（Kathleen，2007），该量表 2005 年开始开发，第一个版本含 63 个条目，第 2 版本减少到 42 个条目，最终版为 34 个条目，分为 8 个领域：生理功能、疼痛、情感功能、乏力、身体形象、亲密关系、计划、对别人的负担，量表按 5 级 Likert 计分，量表总分在 0～100 分内，得分越高生命质量越好。目前，该量表被广泛运用于系统性红斑狼疮患者生命质量的研究。

2005 年，Leong KP（2005）等在新加坡开发了系统性红斑狼疮特异生命质量量表（systemic lupus erythematosus-specific quality-of-life，SLEQOL），该量表为英语问卷，目前该量表也有中文版（SLEQOL-C），但量表评价尚不完全，共有 40 个条目，分为 6 个部分：生理功能、活动性、症状、治疗、情绪和自我印象，按 7 级计分。量表总分为 40～280 分，得分越高生命质量越差。

2008 年，Doward（2008）等开发了系统性红斑狼疮生命质量问卷（systemic lupus erythematosus quality of life questionnaire，L-QOL）。该问卷由 25 个条目构成，分为自理能力、疲劳、情绪反应三个领域。问题按是/否作答，总分为 0～25 分，得分越高生命质量越差。

2003 年，针对系统性红斑狼疮症状清单（SLE symptom checklist，SSC）在荷兰被开发出来（Grootscholten C，2003），该问卷含 38 个条目，涉及疾病和治疗的有关症状等方面，按 5 级 Likert 计分，得分越高越严重，该量表已被翻译为多种语言，被广泛用于 SLE 患者生命质量的测量。

近几年，儿童患风湿免疫疾病的发病率较前有了升高，近 5 年与前 5 年相比上升了近 5 倍，成为儿童健康的一大隐患。而系统性红斑狼疮对儿童的生命质量影响较大，国外也研制了不少针对儿童的生命质量测定量表。

表16-1　系统性红斑狼疮患者生命质量测定常见量表

序号	量表	内容
1	量表名称 （开发者，年代）	狼疮生命质量量表（lupus qol scale，LupusQOL） （Kathleen，2007）
	量表简介	该量表 2005 年开始开发，第一个版本含 63 个条目，第 2 版本减少到 42 个条目，最终版为 34 个条目，分为 8 个领域：生理功能、疼痛、情感功能、乏力、身体形象、亲密关系、计划、对别人的负担，量表按 5 级 Likert 计分，量表总分在 0～100 分内，得分越高生命质量越好。该量表的 Cronbach's α 系数为 0.88～0.96，重测信度为 0.72～0.93；与 SF-36 有较好的相关性，相关系数为 0.71～0.79
	文献来源	Kathleen McElhone，Janice Abbott，Joanna Shelmerdine，et al. 2007. Development and validation of a disease-specific health- related quality of life measure，the lupusqoL，for adults with systemic lupus erythematosus. Arthritis & Rheumatism（Arthritis Care & Research），57（6）：972-979 McElhone K，Castelino M，Abbott J，et al. The lupusqoL and associations with demographics and clinical measurements in patients with systemic lupus erythematosus. J Rheumatol 2010，37（11）：2273-2279 Rodby RA，Sequeira W，Block JA. 2010. LupusQoL-US benchmarks for US patients with systemic lupus erythematosus.J Rheumatol，37（9）：1828-1833
2	量表名称 （开发者，年代）	系统性红斑狼疮生命质量问卷（systemic lupus erythematosus quality of life questionnaire，L-QOL） （Doward，2008）
	量表简介	该问卷由 25 个条目构成，分为自理能力、疲劳、情绪反应三个领域。问题按是/否作答，总分为 0～25 分，得分越高生命质量越差。该量表的重测相关系数为 0.95，内部一致性为 0.91～0.92 具有较好的信度。各个条目的形成全由患者访谈得来，具有较好的内容效度，与诺丁汉健康问卷的相关性为 0.48～0.80
	文献来源	Doward LC，McKenna SP，Whalley D，et al. 2009. The development of the L-QoL：a quality-of-life instrument specific to systemic lupus erythematosus. Ann Rheum Dis，68（2）：196-200
3	量表名称 （开发者，年代）	系统性红斑狼疮特异生命质量量表（systemic lupus erythematosus-specific quality-of-life，SLEQOL）（Leong KP，2005）
	量表简介	该量表为英语问卷，目前该量表也有中文版（SLEQOL-C），但量表评价尚部完全，共有 40 个条目，分 6 个部分：生理功能、活动性、症状、治疗、情绪和自我印象，按 7 级计分。量表总分 40～280 分，得分越高生命质量越差。该量表的内部一致性较好 0.76～0.93，总量表的 Cronbach's α 系数为 0.95，重测相关系数为 0.83，量表的大部分条目由卫生人员提出，患者反馈后加入了 6、18、19 条目，让量表的内容效度更完善
	文献来源	Leong KP，Kong KO，Thong BY，et al. 2005. Development and preliminary validation of a systemic lupus erythematosus-specific quality-of-life instrument（SLEQOL）. Rheumatology（Oxford），44（10）：1267-1276 Freire EA，Bruscato A，Leite DR，et al. 2010. Translation into Brazilian Portuguese，cultural adaptation and validation of the systemic lupus erythematosus quality of life questionnaire（SLEQOL）. Acta Reumatol Port，35（3）：334-339
4	量表名称 （开发者，年代）	系统性红斑狼疮症状清单（SLE symptom checklist，SSC） （Grootscholten C，2003）
	量表简介	该问卷含 38 个条目，涉及疾病和治疗的有关症状等方面，按 5 级 Likert 计分，得分越高越严重，该量表已被翻译为多种语言，被广泛用于 SLE 患者生命质量的测量
	文献来源	Grootschohen C，Ligtenberg G，Derksen RH，et al. 2003. Health-related quality of life in patients with systemic lupus erythematosus：development and validation of a lupus specific symptom checklist. Qual Life Res，12（6）：635-644
5	量表名称 （开发者，年代）	儿童健康评估问卷（childhood health assessment questionnaire，C-HAQ） （Lan C，2004）

续表

序号	量表	内容
	量表简介	该问卷包含 30 个条目，8 个领域：着装和仪表、起身、吃饭、走路、卫生、手脚能够到的范围、握力、活动。0～3 计分，得分越高残疾程度越高。5～10min 可完成该问卷。该问卷被广泛用于儿童系统性红斑狼疮患者残疾程度的评估，易于管理，使用广泛，有较好的反应性
	文献来源	Lam C，Young N，Marwaha J，et al. 2004. Revised versions of the childhood health assessment questionnaire（C-HAQ）are more sensitive and suffer less from a ceiling effect. Arthritis Rheum，51（6）：881-889
6	量表名称	儿科生命质量量表核心模块（pediatric quality of life inventory generic core module，PedsQL-GC）
	量表简介	该量表 23 个条目，4 个领域：躯体功能、心理功能、社会功能、学校功能。按 5 级 Likert 计分。该问卷广泛用于儿科患者生命质量的测定，在系统性红斑狼疮患者测定运用中，该量表展现了较好的信度、效度和反应度
	文献来源	Meiorin S，Pistorio A，Ravelli A，et al. 2008. Validation of the childhood health assessment questionnaire in active juvenile systemic lupus erythematosus. Arthritis Rheum，59（8）：1112-1119
7	量表名称	儿科生命质量量表之风湿性儿科疾病模块（pediatric quality of life inventory rheumatology module，PedsQL-RM）
	量表简介	该量表包含 22 个条目，5 个领域：疼痛与伤害、每日活动、治疗、担心、交流。采用 5 级 Likert 计分。得分越高生命质量越好。该问卷可用于系统性红斑狼疮患者生命质量的测量，并有较好的信效度及反应度
	文献来源	Moorthy LN，Harrison MJ，Peterson M，et al. 2005. Relationship of quality of life and physical function measures with disease activity in children with systemic lupus erythematosus. Lupus，14（4）：280-287
8	量表名称（开发者，年代）	青少年红斑狼疮简易量表（simple measure of impact of lupus erythematosus in youngsters，SMILEY）（Moorthy，2007）
	量表简介	量表含 24 个条目，4 个领域：自身影响（4）、受限（8）、社会和家庭关系的影响（4）、SLE 的负担（7），外加一个总体健康相关生命质量条目和一个目前 SLE 状况条目。采取 5 级计分制，5 个等级配以不同的面部表情的答案。得分越高生命质量越好。主要用于 19 岁以下的青少年 SLE 患者，包括自我报告及父母报告（领域略有不同）。该量表具有较好的信度、效度、内部一致性，容易理解，更适合儿童的特性。多中心跨文化研究以了解其反应度的研究正在进行，跨文化的信度、效度评价也同时进行
	文献来源	Moorthy LN，Peterson MG，Baratelli M，et al. 2007. Multicenter validation of a new quality of life measure in pediatric lupus. Arthritis Rheum，57（7）：1165-1173

国内目前除开发了针对系统性红斑狼疮的量表 QLICD-SLE（禹玉兰等，2013），还没有见其他量表，国内学者大多采用普适性量表 WHOQOL、SF-36 等量表对系统性红斑狼疮患者进行测量。

16.1.2　系统性红斑狼疮生命质量测定的应用

1. 治疗方案的评价与选择　国内外学者对 SLE 患者不同治疗方案后生命质量进行了评价，例如，Strand V（2014）等做了 Belimumab 对 SLE 患者生命质量的影响，研究者将 819 名 SLE 患者随机分为 3 组，均给予标准治疗，对照组加入安慰剂，其他两组分别加入 1mg/kg 和 10mg/kg 的 Belimumab，治疗 52 周、76 周时，采用 SF-36 观察患者的生命质量。52 周时，治疗组的生命质量的得分治疗组高于安慰剂组，1mg/kg、10mg/kg、安慰剂组的生理健康领域校正得分分别为：4.20、4.18、2.96，心理健康领域 3 组的得分分别为：3.14、2.70、1.40；76 周时，各组的生理健康领域校正得分为：4.37、3.41、2.70，心理健康领域的得分为：3.05、2.28、1.36。

总体来说使用 Belimumab 治疗可以改善患者的生命质量。而加拿大研究者发现（Aghdassi E，2010），目前广泛使用的微量营养素补助（micronutrient supplements，MS）并没有显著改善 SLE 患者的生命质量，而 MS 的使用反而占用了更多的医疗资源。

2. 干预措施对 SLE 患者生命质量的影响 江苏大学附属人民医院的学者（朱惠敏，2011）将 40 例 SLE 患者随机分为 2 组，对照组给予一般护理，实验组除一般护理外，对体温升高、疼痛、皮肤完整性受损、水肿、高血压等症状进行针对性护理干预，并进行预防复发、家属护理干预。6 个月后，采用 QOL-C30 进行生命质量测定，干预组躯体、心理、社会、物质生活侧面得分分别为：49.7、34.7、51.1、50.5，对照组为：58.7、49.8、60.6、50.9，除物质生活侧面无统计学意义外，其余侧面均有统计学差异，护理干预组 SLE 患者的生命质量高于对照组，护理干预对提高 SLE 患者生命质量确实有效。章玉玲（2008）则研究了家庭干预对 SLE 患者生命质量的影响，其将 62 例确诊 SLE 的患者随机分为干预组和对照组，两组患者住院期间的干预一致，干预组在出院后，由专科复试 1 周进行电话或上门家庭干预指导 1 次，家庭干预周期为 3 个月，家庭干预内容为：①检查出院时健康教育落实情况；②对患者和家属进行心理疏导；③了解疾病恢复情况，指导患者减少危险因素；④督促患者建立和保持健康行为，及时解决患者提出的健康问题等。治疗前后采用 WHOQOL-BREF 量表进行生命质量的测定，3 个月后发现生命质量得分干预组高于对照组，差异有统计学意义（$P<0.05$），尤其是在心理领域、社会关系领域得分有差异统计学意义（$P<0.05$）。表明对患者和家庭成员共同实施健康教育，改变的不单纯是患者的生活方式，还包括整个家庭的生活方式，使患者家庭建立起一种和谐的家庭关系和良好的生活模式，降低了 SLE 复发的诱因。而 Ronald T. Brown（2012）也对 53 例年龄 12～18 岁的 SLE 患者进行了干预研究，将患者随机分为 3 个组，分别为：认知行为干预组、仅进行教育组和不干预组，干预前后测量 3 组的生命质量，该研究采用计算机技术进行干预、评价。虽然最终各组之间的生命质量得分没有差别，但通过这次研究发现计算机技术在研究 SLE 患者生命质量中可以取到节约成本的效用，可以进一步推广。

此外，陶利洁等（2015）探讨了健康教育对系统性红斑狼疮患者生活质量的影响，王新等（2012）探讨了护理干预对红斑狼疮患者治疗依从性和生活质量的影响，马俐等（2009）探讨了家庭护理干预对系统性红斑狼疮患者生活质量的影响，吴叶荣等（2011）探讨了个性化健康教育对系统性红斑狼疮患者心理及生活质量的影响，莫连英（2010）探讨了健康教育对系统性红斑狼疮患者生活质量的影响。

3. 中医对 SLE 患者生命质量的研究 中国医务工作者积极探讨中医对 SLE 患者生命质量的改善进行了一系列研究，高建华等（2011）研究了祛斑养阴颗粒剂对系统性红斑狼疮的生存质量的影响，将 80 例 SLE 患者随机分为 2 组，西药组 40 例予西药常规方案治疗，中西药 40 例组除西药常规治疗外加入祛斑养阴颗粒剂，采用 SF-36 量表进行生命质量测定，2 组治疗前 8 个 QOL 维度的评分及综合评分差异均无统计学意义（$P>0.05$），具有可比性。中西药组治疗后各维度 QOL 评分及综合评分均较该组治疗前上升（$P<0.05$）；西药组治疗后各维度 QOL 评分及综合评分均较该组治疗前上升，其中躯体角色（RP）、精力（VT）、心理健康（MH 3）个维度 QOL 评分有统计学意义（$P<0.05$）。中西药组治疗后各维度 QOL 评分及综合评分高于西药组（$P<0.05$）。祛斑养阴颗粒剂结合西药能更有效地治疗 SLE，改善患者症状，提高患者 QOL。而张玉桂等（2013）则研究了中医推拿对 SLE 患者生命质量的影响，将 80 例患者随机分为 2 组，采用 SF-36 进行生命质量测定，结果发现生理指标中，血常规、血沉、肝功能、肾功能、免疫项等中医按摩组显著优于对照组（P 均<0.01）；SF-36 中，总均分及生理功能、活力、社会功能、总体健康、心理健康、情感职能、生理职能、身体疼痛 8 个维度得分中医按摩组显著高于对照组（P 均<0.01），中医推拿按摩能提高 SLE 患者生命质量。

16.2 系统性红斑狼疮生命质量测定量表 QLICD-SLE 的研制

QLICD-SLE 是慢性病患者生命质量测定量表体系中的系统性红斑狼疮量表（quality of life instruments for chronic diseases-systemic lupus erythematous）。目前的最新版是第二版 QLICD-SLE（V2.0），由共性模块 QLICD-GM（V2.0）及一个包含 19 个条目的系统性红斑狼疮特异模块构成。下面对此进行介绍。

16.2.1 QLICD-SLE（V2.0）的研制过程

系统性红斑狼疮患者生命质量测定量表 QLICD-SLE 同样是采用共性模块与特异模块相结合的方式进行开发，共性模块的开发详见第 1 篇第 3 章，本节主要介绍特异模块的研发。

系统性红斑狼疮生命质量测定量表与其他量表一样，都是采用程序化决策方式研制，由医务人员、社会学专家、心理学专家、公共学专家等共同构成核心小组，针对系统性红斑狼疮患者的生理、心理、社会、症状、治疗等方面提出条目，形成含 41 个条目的条目池，形成含 41 个条目、重要性评分和条目建议的问卷，使用该问卷对 SLE 患者、医生、护士各 31 人进行了调查与访谈，并对调查结果进行分析，结果见表 16-2。

表16-2 系统性红斑狼疮生命质量测定特异模块条目初步筛选结果

编号	条目简述	因子分析	相关系数	变异度	患者重要性评分	医护重要性评分	入选
1	出现皮疹	0.75*	0.24	0.42	84.84*	97.33*	√
2	头发脱落	0.51*	0.63*	0.42	78.23*	90.67*	√
3	口腔溃疡	0.53*	0.56*	0.64*	65.16	93.17*	√
4	指（趾）端皮肤红斑和（或）破溃	0.54*	0.32	0.55*	71.45*	95.67*	√
5	日晒后脸上出现红斑	0.78*	0.46	0.47	78.87*	95.67*	√
6	眼睛干涩、怕光	0.80*	0.53*	0.47	72.74*	76.00	√
7	视觉模糊	0.89*	0.43	0.38	68.87	76.50	
8	咳嗽	0.91*	0.22	0.59*	63.23	77.67	
9	咯痰	0.90*	0.21	0.62*	62.10	75.67	
10	活动后气喘	0.81*	0.55*	0.42	72.26*	80.33*	√
11	胸口疼痛	0.58*	0.27	0.53*	62.26	79.33	
12	心慌	0.76*	0.43	0.47	69.52	76.67	
13	呼吸困难	0.57*	0.62*	0.56*	61.77	78.00	√
14	小便中有泡沫	0.59	0.49*	0.48	68.71	86.00*	
15	脚或眼睑浮肿	0.59	0.23	0.39	75.65*	88.00*	√
16	恶心、呕吐	0.73*	0.24	0.61*	67.74	76.33	
17	肚子经常痛	0.85*	0.39	0.50*	66.77	74.67	
18	流鼻血、牙龈出血	0.85*	0.17	0.54*	74.03*	88.17*	√
19	精神恍惚，不知身在何处	0.53*	0.24	0.45	57.74	79.83	
20	长时间拉肚子	0.59*	0.38	0.52*	65.97	71.33	
21	发生剧烈的头痛	0.73*	0.12	0.63*	61.94	85.50*	√
22	四肢无力	0.81*	0.59*	0.32	84.52*	85.33*	√
23	四肢酸痛	0.61*	0.56*	0.35	84.68*	87.67*	√
24	关节疼痛	0.88*	0.49	0.44	81.13*	94.67*	√

编号	条目简述	因子分析	相关系数	变异度	患者重要性评分	医护重要性评分	入选
25	月经量比以前增多	0.89*	0.18	0.61*	68.71	86.67*	√
26	脸比以前圆	0.54*	0.74*	0.46	75.97*	80.60*	√
27	躯干长胖速度大于四肢	0.86*	0.66*	0.55*	65.48	78.33	√
28	体毛增多	0.60*	0.60*	0.61*	65.48	78.17	√
29	易感冒	0.87*	0.53*	0.52*	75.00v	70.57	√
30	口干	0.48	0.56*	0.43	75.97*	79.77	
31	担心此病会遗传给后代	−0.58	0.61*	0.57*	79.19*	87.00*	√
32	拿东西时手抖	0.67*	0.57*	0.60*	65.97	75.17	√
33	担心此病会影响生育	0.79*	0.56*	0.71*	68.06	89.50*	√
34	手脚麻木	0.45	0.29*	0.60*	66.29	73.17	
35	走路平稳度,是否摔倒	0.79*	0.20	0.66*	57.58	75.67	
36	发生抽搐	−0.50	0.06*	0.55*	55.00	81.70*	√
37	不来月经	0.76*	0.40	0.58*	65.48	82.67*	√
38	为治疗费用而担心	0.51	0.60*	0.36	85.65*	87.33*	√
39	性生活受影响	0.85*	0.43	0.60*	67.74	82.17*	√
40	因疾病引起情绪紧张	0.80*	0.76*	0.40	80.97*	85.50*	√
41	因疾病引起社会活动受限	0.87*	0.79*	0.57*	76.94*	98.00*	√

从以上分析结果看出,经初步条目筛选,最终入选 28 个条目,再次举行核心小组讨论,专家提出,入选的条目中第 1、13、25、32、36、37、38、39、40、41 条目不特异,很多其他疾病也有这些症状和担心,有些条目在共性模块里已经涉及,故考虑删除。而未入选的条目中,第 7 条目是狼疮眼部受累的典型表现,第 8、9 条是呼吸系统受累的常见症状,第 10、11 条是循环系统受累的常见症状,第 12、13 是消化系统受累的常见症状,故这些条目应予保留。第 8、9 条目可以进行合并,第 22、23 条目进行合并,第 26、27、28 条目进行合并。另专家认为发热也是 SLE 患者的典型表现,应加入"发热"的条目,而腰痛是疾病累及肾脏患者最能主观感觉到的,故应该加入"腰痛"的条目,综上所述,最终形成含有 25 个条目的特意模块测试版,在 143 名 SLE 患者中进行测试,并对 25 个条目进行再次筛选,再次筛选结果见表 16-3。

表16-3 系统性红斑狼疮生命质量测定特异模块条目再次筛选结果

编号	条目	变异系数	因子分析	相关分析	入选
1	脱发	0.53*	0.42	0.38*	√
2	口腔溃疡	0.58*	0.60*	0.24	√
3	手指或脚趾红斑或破溃	0.38	0.44	0.27	
4	日晒后红斑	0.61*	0.39	0.35*	√
5	眼睛干涩、怕光	0.72*	0.70*	0.34*	√
6	视力下降	0.68*	0.66*	0.33*	√
7	发热	0.61*	0.31	0.30*	√
8	咳嗽或咳痰	0.59*	0.62*	0.30*	√
9	气喘	0.70*	0.70*	0.33*	√
10	胸痛	0.62*	0.60*	0.21	√
11	心慌	0.58*	0.57	0.26	

续表

编号	条目	变异系数	因子分析	相关分析	入选
12	恶心或呕吐	0.58*	0.56	0.23	
13	腹痛	0.64*	0.60*	0.24	√
14	小便中有泡沫	0.50*	0.48	0.25	
15	脚或眼睑浮肿	0.52*	0.52	0.31*	√
16	腰痛	0.62*	0.60*	0.30*	√
17	流鼻血或牙龈出血	0.46	0.46	0.24	
18	精神恍惚	0.62*	0.60*	0.18	√
19	头痛	0.42	0.41	0.23	
20	四肢无力或酸痛	0.63*	0.64*	0.37v	√
21	关节疼痛	0.58*	0.54	0.33*	√
22	外形变差	0.58*	0.87*	0.41*	√
23	易感冒	0.62*	0.84*	0.34*	√
24	担心遗传	0.69*	0.88*	0.52*	√
25	担心生育	0.72*	0.88*	0.43*	√

经再次筛选后，删除第 3、11、12、14、17 条目，第 19 条目虽然数据分析上支持删除，但专家认为头痛是 SLE 的一个典型表现，应保留。第 20 个条目虽然数据上支持保留，但专家认为 SLE 受累运动系统时更多的是以关节疼痛作为典型表现，故可以只留下 21 条，而删除 20 条。最终，经再次筛选，最终的 SLE 特异量表包含了 6 个侧面，19 个条目，与共性模块共同形成了系统性红斑狼疮生命质量测定量表（quality of life instruments for chronic diseases-systemic lupus erythematosus, QLICD-SLE），各模块、领域、侧面的划分见表 16-4。

表16-4　QLICD-SLE（V2.0）的领域及侧面划分

领域/侧面	条目及关键词
生理功能（PHD）	
基本生理功能（BPF）	GPH1（食欲）、GPH2（睡眠）、GPH3（性生活）、GPH4（大便）、
独立性（IDF）	GPH6（日常生活）、GPH7（劳动）、GPH8（行走）
精力不适（EAD）	GPH5（疲乏）、GPH9（疼痛）
心理功能（PSD）	
认知（COG）	GPS1（注意力）、GPS2（记忆力）
情绪（EMO）	GPS3（生活乐趣）、GPS4（烦躁）、GPS5（担心视为负担）、GPS6（担心健康）、GPS7（忧虑）、GPS8（悲观）、GPS9（恐惧）
意志与个性（WIP）	GPS10（乐观）、GPS11（性格改变）
社会功能（SOD）	
人际交往（INC）	GSO1（社会交往）、GSO2（家人关系）、GSO3（朋友关系）
社会支持（SSS）	GSO4（家庭支持）、GSO5（其他支持）、GSO6（经济困难）
社会角色（SOR）	GSO7（影响地位）、GSO8（家庭角色）
特异模块 SPD	
皮肤黏膜症状（SMS）	SLE1（脱发）、SLE2（口腔溃疡）、SLE4（日晒后红斑）
呼吸循环系统症状（RCS）	SLE7（发热）、SLE8（咳嗽、咳痰）、SLE9（气喘）、SLE10（胸痛）
泌尿系统症状（URS）	SLE14（小便中有泡沫）、SLE15（脚或眼睑浮肿）
其他症状（OTS）	SLE3（关节疼痛）、SLE5（眼睛干涩、怕光）、SLE6（视力下降）、SLE18（精神恍惚）、SLE19（头痛）

领域/侧面	条目及关键词
特殊心理（SPM）	SLE14（担心遗传）、SLE17（担心生育）
治疗不良反应（TSE）	SLE11（外形变差）、SLE12（易感冒）、SLE13（腹痛）

16.2.2　QLICD-SLE（V2.0）计分方法

条目计分：QLICD-SLE（V2.0）采取五点等距评分法，依次计为1、2、3、4、5分。在量表中有正负性条目之分，正向条目得分越高代表生命质量越好，逆向条目得分越高代表生命质量越差。对正向条目而言，无需进行转换，原始得分即为条目得分，对逆向条目，需对其进行"正向变换"，即用6减去原始得分得到条目得分。

QLICD-SLE（V2.0）中正向条目有GPH1、GPH2、GPH4、GPH6、GPH7、GPH8。GPS1、GPS3。GSO1、GSO2、GSO3、GSO4、GSO5、GSO8。其余均为逆向条目。

领域、侧面及总量表计分：首先分别计算各领域、侧面、总量表的原始分（raw score，RS），同一领域/侧面的各个条目得分之和构成该领域/侧面的原始分，五个领域得分之和构成了总量表的原始分。

为了便于相互比较，需要将原始分转化为标准得分（standard score，SS），采用的是极差化方法。详见表16-5（略去了共性模块部分）。

表16-5　QLICD-SLE（V2.0）各个领域及其所属侧面的计分方法

领域/侧面	代码	条目数	min	max	RS	SS
特异模块	SPD	19	19	95	SMS+RCS+URS+OTS+SPM+TSE	(RS−19)×100/76
皮肤黏膜症状	SMS	3	3	15	SLE1+SLE2+SLE4	(RS−3)×100/12
呼吸循环系统症状	RCS	4	4	20	SLE7+SLE8+SLE9+SLE10	(RS−4)×100/16
泌尿系统症状	URS	2	2	10	SLE15+SLE16	(RS−2)×100/8
其他症状	OTS	5	5	25	SLE3+SLE5+SLE6+SLE18+SLE19	(RS−6)×100/20
特殊心理	SPM	2	2	10	SLE14+SLE17	(RS−2)×100/8
治疗不良反应	TSE	3	3	15	SLE11+SLE12+SLE13	(RS−3)×100/12
总量表	TOT	47	47	235	PHD+PSD+SOD+SPD	(RS−47)×100/188

16.2.3　QLICD-SLE（V2.0）量表的考评

1. 资料收集及分析方法　用上述量表对昆明医科大学第一附属医院的系统性红斑狼疮住院患者进行生命质量的测量，被调查者需具有一定文化水平，能独立完成调查表的阅读、填写。调查者以医务人员的身份出现，对量表进行解释和说明后，由患者独立完成量表填写，调查者核查是否有遗漏。为考评量表的效度，同时采用SF-36进行测量。为考评量表的重测效度及反应度，要求被调查者在入院时、入院第二天、出院前进行测量。

信度考评采用的方法有：内部一致性（克拉巴赫系数）、分半信度、重测系数、概化系数、第一二次测量的t检验等；效度考核采用：效标效度、因子分析等；反应考核采用：第一三次测定t检验及标准化反应均数SRM等。

2. 结果与分析　该次调查共调查143例确诊系统性红斑狼疮的住院患者，其中男性11人，女性132人；年龄最小14岁，最大76岁，平均年龄34.08±12.01岁。其中77名患者进行了入院后第二天的重测，98名患者进行了出院前的测定。

(1) 信度考评：该量表的信度考评结果见表16-6。

表16-6 QLICD-SLE（V2.0）信度评价结果

领域/侧面	代码	重测相关系数	Cronbach's α	重测 t 检验	
				t	P
生理功能	PHD	0.743	0.753	−1.478	0.142
基本生理功能	BPF	0.755	0.512	−0.231	0.818
独立性	IND	0.520	0.822	−0.704	0.483
精力不适	EAD	0.675	0.665	−3.102	0.002
心理功能	PSD	0.707	0.802	−0.366	0.715
认知	COG	0.712	0.487	0.324	0.747
情绪	EMO	0.692	0.846	−0.342	0.733
意志与个性	WIP	0.663	0.519	0.079	0.937
社会功能	SOD	0.746	0.754	1.390	0.167
人际交往	INC	0.583	0.645	0.870	0.386
社会支持	SSS	0.758	0.488	0.664	0.508
社会角色	SOR	0.533	0.367	1.323	0.188
共性模块	GM	0.734	0.875	−0.338	0.736
特异模块	SPD	0.800	0.849	−1.213	0.228
皮肤黏膜症状	SMS	0.584	0.415	−0.172	0.863
呼吸循环系统症状	RCS	0.580	0.692	−2.339	0.021
泌尿系统症状	URS	0.682	0.476	−1.468	0.145
其他症状	OTS	0.806	0.705	0.197	0.844
特殊心理	SPM	0.811	0.712	−0.158	0.875
治疗不良反应	TSE	0.764	0.679	−0.140	0.889
总量表	TOT	0.790	0.910	−0.822	0.413

从表16-6中可以看出，重测相关系数各领域除生理领域略低外（0.640），其他领域均大于0.70；内部一致性系数（Cronbach's α）各领域均大于0.753；第一二次测量得分的配对 t 检验除精力不适、呼吸循环系统症状侧面有统计学意义外（$P<0.05$），其余侧面和领域均无差别。

(2) 内容效度：该量表是按照世界卫生组织对生命质量的界定而开发，从条目、侧面、领域、模块到总量表，都符合 WHO 对生命质量的界定，并覆盖了生命质量的各个方面，具有较好的内容效度。

(3) 效标效度：由于目前没有系统性红斑狼疮生命质量测定量表的金标准，故该次研究采用国际上常用的生命质量测定量表 SF-36 作为效标，考核该量表的效度，结果见表16-7。

表16-7 QLICD-SLE（2.0）与SF-36的相关分析

QOLCD-SLE	SF-36									
	躯体功能	躯体角色	肌体疼痛	一般健康	生命力	社会功能	情感角色	心理健康	躯体综合	心理综合
生理功能	0.553	0.514	0.608	0.547	0.639	0.490	0.477	0.385	0.695	0.611
心理功能	0.265	0.385	0.295	0.576	0.614	0.370	0.449	0.639	0.423	0.685
社会功能	0.233	0.407	0.342	0.544	0.566	0.359	0.433	0.541	0.418	0.621
特异模块	0.227	0.300	0.426	0.439	0.558	0.326	0.313	0.425	0.398	0.531

从表 16-7 中可以看出，QILCD-SLE（2.0）量表的生理功能领域与 SF-36 中的躯体功能、躯体角色、肌体疼痛、躯体综合相关系数得分较大；生理功能与 SF-36 中的心理健康、心理综合领域相关较紧密；社会功能领域与 SF-36 各领域相关都不是很紧密；特异模块则和 SF-36 量表中的生命力、心理综合较相关。

（4）结构效度：将 QLICD-SLE（2.0）各条目与各领域作相关分析，结果见表 16-8。

表16-8　QLICD-SLE（2.0）各条目与各领域相关分析

条目	生理功能	心理功能	社会功能	特异模块	条目	生理功能	心理功能	社会功能	特异模块
GPH1	0.564	0.230	0.263	0.398	SLE1	0.186	0.329	0.210	0.417
GPH2	0.446	0.196	0.201	0.265	SLE2	0.264	0.214	0.141	0.552
GPH3	0.533	0.323	0.276	0.281	SLE3	0.433	0.204	0.200	0.471
GPH4	0.448	0.306	0.241	0.232	SLE4	0.080	0.153	0.085	0.448
GPH5	0.634	0.354	0.181	0.441	SLE5	0.387	0.383	0.267	0.709
GPH6	0.632	0.090	0.178	0.026	SLE6	0.318	0.381	0.277	0.683
GPH7	0.698	0.288	0.396	0.197	SLE7	0.186	0.074	−0.031	0.307
GPH8	0.597	0.039	0.128	−0.012	SLE8	0.288	0.239	0.164	0.607
GPH9	0.587	0.384	0.305	0.496	SLE9	0.365	0.296	0.282	0.686
GPS1	0.494	0.475	0.481	0.349	SLE10	0.220	0.138	0.293	0.545
GPS2	0.367	0.614	0.413	0.560	SLE11	0.140	0.404	0.293	0.620
GPS3	0.261	0.516	0.433	0.254	SLE12	0.366	0.442	0.396	0.631
GPS4	0.299	0.746	0.368	0.380	SLE13	0.366	0.378	0.265	0.554
GPS5	0.190	0.686	0.458	0.402	SLE14	0.000	0.243	0.115	0.448
GPS6	0.143	0.686	0.167	0.258	SLE15	0.332	0.348	0.327	0.541
GPS7	0.401	0.811	0.461	0.385	SLE16	0.268	0.313	0.285	0.549
GPS8	0.383	0.767	0.507	0.326	SLE17	0.005	0.206	0.140	0.329
GPS9	0.247	0.673	0.395	0.229	SLE18	0.281	0.388	0.342	0.555
GPS10	−0.337	−0.380	−0.520	−0.156	SLE19	0.163	0.356	0.227	0.386
GPS11	0.377	0.737	0.525	0.476					
GSO1	0.461	0.446	0.627	0.236					
GSO2	0.174	0.226	0.566	0.192					
GSO3	0.302	0.296	0.677	0.231					
GSO4	0.173	0.253	0.624	0.179					
GSO5	0.132	0.170	0.557	0.097					
GSO6	0.237	0.477	0.615	0.381					
GSO7	0.374	0.546	0.677	0.410					
GSO8	0.303	0.281	0.607	0.228					

从表 16-8 中可以看出，各条目与所在领域的相关系数较大，与其他领域的相关系数较小，说明各条目所在领域比较恰当，量表的结构效度较好。

为进一步考核该量表的结构效度，按特征根大于 1 提取公因子进行因子分析，共性模块共提取 9 个公因子，累计方差贡献率为 70.85%；特异模块共提取 6 个公因子，累计方差贡献率为 64.11%。经方差最大旋转后共性模块和特异模块因子分析结果见表 16-9、表 16-10。

表16-9 QLICD-SLE（2.0）共性模块因子分析结果

条目	因子								
	1	2	3	4	5	6	7	8	9
GPH1							0.68		
GPH2							0.64		
GPH3									0.83
GPH4								0.78	
GPH5				0.68					
GPH6		0.90							
GPH7		0.78							
GPH8		0.84							
GPH9				0.77					
GPS1					0.53				
GPS2				0.65					
GPS3					0.50				
GPS4	0.66								
GPS5						0.54			
GPS6	0.71								
GPS7	0.82								
GPS8	0.78								
GPS9	0.74								
GPS10					0.63				
GPS11	0.58								
GSO1									
GSO2			0.83						
GSO3			0.80						
GSO4			0.65						
GSO5								0.64	
GSO6					0.78				
GSO7					0.73				
GSO8				0.77					

从表16-9中可以看出，第一个公因子主要反映情绪侧面，第二个公因子主要独立性侧面，第三个公因子主要反映人际交往侧面，第四公因子主要反映精力不适侧面，第五公因子主要反映社会角色侧面，第六公因子主要反映社会支持侧面，第七八公因子主要反映基本生理功能方面，第九公因子主要反映性功能侧面。因子分析结果与理论构想大致一致。

表16-10 QLICD-SLE（2.0）特异模块因子分析结果

条目	因子					
	1	2	3	4	5	6
SLE1						0.854
SLE2						0.411
SLE3	0.667					
SLE4		0.503				

续表

条目	因子					
	1	2	3	4	5	6
SLE5		0.704				
SLE6		0.423				
SLE7			0.805			
SLE8			0.635			
SLE9	0.530					
SLE10	0.666					
SLE11					0.552	
SLE12		0.445				
SLE13		0.525				
SLE14				0.847		
SLE15					0.767	
SLE16	0.695					
SLE17				0.866		
SLE18						
SLE19		0.718				

从表16-10中可以看出,特意模块因子分析第一三公因子主要反映呼吸循环系统症状侧面,第二公因子主要反映其他症状侧面和治疗不良反应侧面,第四公因子主要反应特殊心理侧面,第五公因子主要反映泌尿系统症状侧面,第六公因子主要反映皮肤黏膜症状侧面。

(5)反应度分析:为考核该量表的反应度,98名患者在出院前进行了生命质量的测量,入院后第一天与出院前生命质量得分进行 t 检验,并计算 SRM 值,结果见表16-11。

表16-11 QLICD-SLE(2.0)的反应度

领域/侧面	治疗前		治疗后		差值		t	P	SRM
	均数	标准差	均数	标准差	均数	标准差			
生理功能	62.96	15.76	66.12	12.80	-3.159	13.348	-2.390	0.019	0.24
基本生理功能	55.88	15.85	57.41	13.65	-1.532	11.748	-1.317	0.191	0.13
独立性	77.91	25.20	79.68	21.87	2.419	19.983	0.953	0.344	0.12
精力不适	55.07	24.70	63.78	22.45	-8.468	21.683	-3.075	0.003	0.39
心理功能	57.76	17.37	58.09	16.67	1.063	12.622	0.663	0.510	0.08
认知	62.33	24.60	60.59	23.15	3.629	19.124	1.494	0.140	0.19
情绪	59.37	21.90	60.79	20.53	0.230	16.762	0.108	0.914	0.01
意志与个性	67.28	23.54	67.52	21.63	-0.245	22.387	-0.111	0.912	0.01
社会功能	70.80	16.55	68.72	16.71	3.528	13.680	2.031	0.047	0.26
人际交往	75.99	17.82	72.96	16.15	7.661	14.497	4.161	0.000	0.53
社会支持	67.89	20.10	64.88	22.90	3.091	18.861	1.291	0.202	0.16
社会角色	67.40	24.01	68.11	21.17	-2.016	21.256	-0.747	0.458	0.09
共性模块	63.11	13.18	63.56	12.04	0.806	9.385	0.677	0.501	0.09
特异模块	70.77	15.67	73.43	15.30	-1.592	9.824	-1.276	0.207	0.16
皮肤黏膜症状	69.64	20.40	72.70	19.29	-3.495	14.594	-1.885	0.064	0.24
呼吸循环系统症状	74.56	20.23	80.04	16.17	-3.024	15.130	-1.574	0.121	0.20
泌尿系统症状	71.07	23.89	75.89	24.30	-5.847	17.637	-2.610	0.011	0.33

续表

领域/侧面	治疗前		治疗后		差值		t	P	SRM
	均数	标准差	均数	标准差	均数	标准差			
其他症状	57.78	15.69	59.57	14.96	1.277	11.432	0.879	0.383	0.11
特殊心理	57.26	34.33	56.38	35.59	-3.226	27.249	-0.932	0.355	0.12
治疗不良反应	69.70	24.26	69.98	23.23	0.941	17.343	0.427	0.671	0.05
总量表	66.14	12.66	67.47	12.10	-0.143	7.814	-0.144	0.886	0.02

从表 16-11 中可以看出，入院前后生理功能、社会功能领域及精力不适、人际交往、泌尿系统症状侧面出现了统计学差异（$P<0.05$），其他领域及侧面都没有统计学意义。

3. 讨论 从量表的信度考评来看，各领域的重测相关系数均大于 0.64，从各侧面来看，除了独立性、个性、人际交往、社会角色、皮肤黏膜症状、呼吸循环系统症状得分略低外，其他侧面的重测相关系数均在 0.60 以上，独立性、人际交往、社会角色入院后 1～2 天的重测相关系数低可能是因为患者入院第 2 天就开始了正式的治疗，患者需留在医院接受治疗，人际交往及很多社会工作就停了下来，故患者入院第 2 天和第 1 天的生命质量得分相差较大；皮肤黏膜症状、呼吸循环系统症状重测相关系数得分较小的原因可能是患者入院后就开始进行相应的治疗，入院第 2 天患者的很多症状得到控制，故出现了重测相关系数较小的原因。从克拉巴赫系数上看，各领域的得分均大于 0.753，各侧面除了认知、社会支持、社会角色、皮肤黏膜、泌尿系统症状侧面得分较低外，其余均大于 0.60，社会支持、社会角色侧面涉及了社会功能的很多方面，故内部一致性不是很好，这与大部分的研究一致；皮肤黏膜、泌尿系统症状侧面来看，皮肤黏膜包括了脱发、口腔溃疡、日晒后红斑，这 3 个症状并不是所有患者都有，很多患者只有其中 1、2 个症状，故计算内部一直性得分的时候克拉巴赫系数得分不高，同样的泌尿系统症状包含了 2 个条目，而这 2 个症状也不是所有患者都有，故内部一直性得分不高。从重测 t 检验看，除了精力不适、呼吸循环系统症状有统计学差异外，其他领域及侧面均没有差异，精力不适、呼吸循环系统症状在入院 1～2 天出现差异，且得分均有所上升，可能的原因是患者入院后得到很好的休息，并在入院后得到了相应的治疗，使得患者在入院后第 2 天呼吸循环系统的症状得以改善，精力比入院时有所提高，故出现了统计学差异。总之，虽然个别侧面得分不是很好，但从各领域、模块及量表总分来看，该量表的信度较好。

从效度来看，用 SF-36 量表作为效标考评 QLICD-SLE（V2.0）量表的效度，除了社会功能领域与 SF-36 的各领域相关都不大外，其他领域均与相应领域相关较大，效标效度尚可；结构效度上看，各条目与其所在领域的得分相关较大，与其他领域的相关系数得分较小，具有较好的结构效度；从因子分析上看，共性模块和特异模块提取的公因子都大致能反映量表的各个侧面，与理论构想大致一致，故 QLICD-SLE（V2.0）有较好的效度。

从反应度看，QLICD-SLE（V2.0）量表入院前后比较有生理功能、精力不适、社会功能、人际交往、泌尿系统症状出现统计学差异，其余领域及侧面没有差异，这可能是因为该次调查的患者大部分均是多次住院的老年患者，患者在部分症状改善后就选择了出院，故入院前后差异不大，也有可能是选择入院前后观察间隔时间太短，SLE 的治疗是个长期的过程，仅以入院前后来观察，患者的很多症状、心理等改变不是很明显，故该次调查还没有出现统计学差异。总之，QLICD-SLE（V2.0）量表的反应性有待在进一步的调查中进行深入研究。

综上所述，QLICD-SLE（V2.0）量表的信度、效度均较好，反应度有待进一步考评，该量表可以用于系统性红斑狼疮患者生命质量的测定。

16.3 系统性红斑狼疮患者生命质量测评的应用

将 QLICD-SLE（V2.0）量表用于 143 名确诊 SLE 患者的生命质量测定，143 名患者的基本情况见表 16-12。

表16-12 SLE患者基本情况（频数分布）

项目		频数	频率（%）
性别	男	11	7.7
	女	132	92.3
年龄（岁）	20 以下	8	5.6
	20~	48	33.6
	30~	54	37.8
	40~	18	12.6
	50~	10	7.0
	60 及以上	5	3.5
民族	汉族	119	83.2
	其他	24	16.8
职业	工人	24	16.8
	农民	53	37.1
	教师	3	2.1
	干部	12	8.4
	个体	9	6.3
	其他	42	29.4
文化程度	小学	18	12.6
	初中	51	35.7
	高中或中专	32	22.4
	大专	29	20.3
	本科及以上	12	8.4

16.3.1 不同人口学特征患者的生命质量比较

为评价不同人群 SLE 患者的生命质量，对不同职业、文化程度、家庭经济、婚姻状况等进行比较，结果如下。

1. 不同职业患者生命质量比较 该次调查 SLE 患者工人 24 人，农民 53 人，干部 15 人，其他 51 人，各种职业患者生命质量得分见表 16-13。

表16-13 不同职业SLE患者生命质量比较

领域/侧面	工人（$n=24$）		农民（$n=53$）		干部（$n=15$）		其他（$n=51$）		F	P
	均数	标准差	均数	标准差	均数	标准差	均数	标准差		
生理功能	60.00	16.78	60.00	13.16	57.33	13.48	68.73	13.63	2.915	0.016
基本生理功能	51.88	17.50	54.72	12.34	53.00	11.62	62.65	13.13	3.503	0.005
独立性	81.94	22.07	70.28	25.24	75.00	23.15	84.80	25.42	3.317	0.022
精力不适	47.40	26.83	57.78	25.15	41.67	22.49	59.80	22.12	3.227	0.025

续表

领域/侧面	工人（n=24）		农民（n=53）		干部（n=15）		其他（n=51）		F	P
	均数	标准差	均数	标准差	均数	标准差	均数	标准差		
心理功能	56.91	17.94	56.43	18.75	59.39	13.36	59.05	16.99	0.256	0.857
认知	59.90	26.32	59.20	24.16	55.83	26.67	68.63	22.96	1.861	0.139
情绪	59.38	22.46	57.82	23.17	64.05	15.88	59.59	22.17	0.314	0.815
意志与个性	26.04	29.00	39.62	28.77	28.33	20.85	27.45	27.95	1.638	0.154
社会功能	70.05	17.89	64.56	15.53	77.50	13.73	75.67	15.74	5.252	0.002
人际交往	72.22	19.61	70.28	16.14	80.56	18.28	82.35	16.47	5.069	0.002
社会支持	69.10	21.63	60.06	19.84	78.33	13.66	72.39	18.74	5.362	0.002
社会角色	68.23	24.99	62.74	23.06	71.67	21.37	70.59	25.10	1.137	0.336
共性模块	61.60	15.38	59.91	12.84	63.68	10.42	66.97	12.48	2.710	0.047
特异模块	64.97	16.12	70.03	15.37	73.51	14.92	73.45	15.62	1.816	0.147
皮肤黏膜症状	64.24	23.76	69.03	21.70	69.44	16.57	72.88	18.17	1.006	0.392
呼吸循环系统症状	73.44	19.35	72.76	22.60	73.33	17.91	77.33	18.87	0.496	0.686
泌尿系统症状	64.06	25.08	71.23	21.31	69.17	25.82	74.75	25.19	1.128	0.340
其他症状	50.69	18.90	57.08	13.57	58.61	19.38	61.60	14.08	2.793	0.043
特殊心理	51.56	33.64	61.08	36.08	74.17	31.86	50.98	32.10	2.282	0.082
治疗不良反应	62.50	24.94	66.82	24.38	77.22	20.53	73.86	24.10	1.973	0.121
总量表	62.93	14.69	63.92	12.21	67.57	10.89	69.54	12.04	2.418	0.069

从表 16-13 中可以看出，不同职业 SLE 患者生命质量差别主要是在生理功能、社会功能领域，进一步用 LSD 法进行两两比较可以看出，生理功能领域各侧面及领域主要是其他职业患者的生命质量得分高于其他职业，且有统计学意义，主要是因为其他职业的患者多为个体经营者或自由职业者，相对于其他职业体力劳动较少，而且工作时间可以灵活掌握，患者能够得到更好的休息，故这个职业的患者生理功能较其他职业患者要好。而社会功能领域在社会交往、社会支持侧面及社会功能领域两两比较后发现，差异主要是工人、农民（两者没有差异）和干部、其他工作者（两者无差异），干部和其他工作者的得分高于工人和农民，可能的原因是干部和其他工作者接触的人群相对来说多一点，且他们的社会圈子广一些，所以患病后能获得更多的社会支持和人际交往。

2. 不同文化程度患者生命质量比较 见表 16-14。可以看出，不同文化程度患者生命质量的差别主要在社会功能、共性模块、特异模块及量表总分上，进一步经 LSD 两两比较发现，小学和中学/中专患者生命质量得分没有统计学差异，但与大专及以上患者有统计学差异，大专及以上文化程度患者的生命质量得分高于其他文化水平者，这可能是接受高等教育的患者能够从更多的途径了解自己的疾病，对疾病的认知较文化水平低者更高，患者身边的人大部分也具有较高的文化水平，所以对疾病的认知度较高，故患者社会功能领域较其他人高。从共性、特异模块及量表总分看也是文化水平越高得分越高。

表16-14 不同文化程度SLE患者生命质量比较

领域/侧面	小学（n=18）		中学/中专（n=83）		大专及以上（n=41）		F	P
	均数	标准差	均数	标准差	均数	标准差		
生理功能	59.44	19.30	61.72	13.45	65.85	13.62	1.471	0.203
基本生理功能	57.50	19.12	54.46	12.97	60.49	11.55	2.889	0.061
独立性	68.98	26.01	77.51	24.20	82.52	26.60	1.836	0.163

续表

领域/侧面	小学（n=18）		中学/中专（n=83）		大专及以上（n=41）		F	P
	均数	标准差	均数	标准差	均数	标准差		
精力不适	50.00	30.32	56.17	23.94	54.27	23.65	0.477	0.622
心理功能	50.63	22.96	57.34	16.34	61.31	15.99	2.441	0.091
认知	56.25	29.16	61.90	23.82	65.24	24.13	0.845	0.432
情绪	50.40	28.36	58.95	21.14	63.68	19.48	2.357	0.093
意志与个性	41.67	28.44	30.42	28.70	31.10	26.68	1.705	0.137
社会功能	67.19	16.92	68.22	16.48	76.98	14.75	4.552	0.012
人际交往	73.61	19.65	73.29	17.74	81.91	15.80	3.510	0.033
社会支持	62.96	17.90	65.26	20.86	74.80	17.82	3.825	0.024
社会角色	63.89	26.39	65.06	23.81	72.87	22.69	1.667	0.193
共性模块	58.24	17.71	61.85	12.15	67.20	11.65	3.770	0.025
特异模块	69.23	17.63	68.31	16.33	75.90	11.90	3.432	0.035
皮肤黏膜症状	65.28	24.30	69.58	20.22	71.14	19.10	0.515	0.598
呼吸循环系统症状	75.00	22.79	71.23	21.80	80.79	13.79	3.151	0.046
泌尿系统症状	69.44	21.10	68.98	24.41	75.30	23.80	1.002	0.370
其他症状	53.70	18.41	56.22	16.02	62.20	12.62	2.714	0.070
特殊心理	69.44	33.55	51.96	36.18	62.20	29.38	2.591	0.079
治疗不良反应	64.81	27.65	66.67	24.56	77.44	20.60	3.190	0.044
总量表	62.59	16.71	64.41	12.18	70.64	10.01	4.333	0.015

3. 不同家庭经济患者生命质量比较 该次调查143人，53人认为家庭经济差，86人认为中，4人认为好，因认为家庭经济好的人数太少，并入家庭经济为中的患者中，不同家庭经济情况患者生命质量比较见表16-15。

表16-15 不同家庭经济状况SLE患者生命质量比较

领域/侧面	差（n=53）		中/好（n=90）		t	P
	均数	标准差	均数	标准差		
生理功能	56.66	18.00	66.91	12.45	-4.018	0.000
基本生理功能	50.83	16.35	59.10	13.42	-3.279	0.001
独立性	68.40	27.07	83.33	22.76	-3.493	0.001
精力不适	50.71	28.74	57.99	21.60	-1.699	0.092
心理功能	50.81	19.20	61.52	15.01	-3.666	0.000
认知	54.72	25.27	65.84	23.20	-2.654	0.009
情绪	50.61	23.77	64.29	19.33	-3.708	0.000
意志与个性	40.57	57.08	23.06	70.83	-3.554	0.001
社会功能	61.08	15.73	76.78	14.01	-6.120	0.000
人际交往	69.18	17.19	80.04	17.16	-3.620	0.000
社会支持	55.35	17.61	75.78	17.51	-6.667	0.000
社会角色	57.55	26.55	73.40	19.53	-4.042	0.000
共性模块	55.79	14.30	67.43	10.45	-5.529	0.000
特异模块	67.68	14.98	71.99	15.98	-1.581	0.116
皮肤黏膜症状	66.19	21.77	70.64	19.21	-1.259	0.210

续表

领域/侧面	差（n=53）		中/好（n=90）		t	P
	均数	标准差	均数	标准差		
呼吸循环系统症状	73.23	20.38	74.56	20.22	−0.376	0.707
泌尿系统症状	65.80	25.49	73.40	22.67	−1.830	0.069
其他症状	56.76	16.14	57.70	15.47	−0.343	0.732
特殊心理	54.48	35.11	59.45	33.97	−0.827	0.410
治疗不良反应	62.74	26.18	73.55	22.59	−2.578	0.011
总量表	60.50	13.36	69.23	11.17	−4.155	0.000

从表 16-15 可以看出，经济状况好的患者生命质量得分更高，这与常规研究一致，经济状况好就更有能力提高患者的生命质量，但值得关注的是，在特异模块中，除了治疗不良反应经济状况好的患者得分更高外，其他侧面均没有差别，所以对于 SLE 患者出现的各种特殊症状和心理状况并不能通过经济方法得到更好的改善。

16.3.2 SLE 患者生命质量改善影响因素分析

为了解 SLE 患者生命质量改善的影响因素，计算患者出入院的生命质量差值（出院得分−入院得分），差值越大，患者生命质量改善越好，将此差值作为因变量，各种可能影响患者生命质量改善的因素作为自变量进行多元回归分析，各自变量的量化方法见表 16-16，结果见表 16-17。

表16-16 可能影响SLE患者生命质量改善的因素量化方法

因素	量化方法
性别	1=男，2=女
年龄	实际年龄
文化程度	1=小学，2=中专/中学，3=大专及以上
婚姻状况	1=未婚，2=其他
医疗形式	1=自费，2=医保
家庭年人均纯收入	实际收入
住院天数	实际天数
病程（月）	实际病程

表16-17 SLE患者生命质量改善的影响因素分析

领域/模块	影响因素	回归系数 b	b 的标准误	标准回归系数	t	P
生理功能	常数项	24.750	7.183		3.446	0.002
	年龄	−0.618	0.220	−0.491	−2.816	0.009
社会功能	常数项	−26.093	9.648		−2.704	0.012
	文化程度	10.564	4.222	0.447	2.502	0.019
共性模块	常数项	4.501	8.178		0.550	0.046
	住院天数	0.917	0.343	0.435	2.674	0.013
	年龄	−0.515	0.202	−0.414	−2.548	0.018
特异模块	常数项	6.629	2.788		2.377	0.025
	家庭年人均纯收入	0.000	0.000	−0.406	−2.219	0.036

从表 16-17 中可以看出，影响患者生理功能改善的因素有年龄，年龄越大患者生命质量改善越小，这与常规报道相符，年龄越大，患者各方面的生理因素本来就差，经过治疗后能够改善的余地本来就不大，故生理功能领域年龄越大治疗对生命质量的改善越小。社会功能领域的影响因素主要是文化程度，文化程度越高患者社会功能改善越大，可能是因为患者文化水平越高适应社会的能力越强，进过治疗后患者能够快速地回到原来的社会，所以患者治疗后的社会功能领域改善越好。共性模块中主要是住院天数和年龄对患者生命质量的改善影响较大，患者住院天数越长共性模块生命质量改善越好，住院期间患者得到专业的医治，住院时间越长，患者越能接受系统全面的医治，患者各方面的改善较大；而患者年龄越大，共性模块的改善越小。从特异模块上看，患者家庭年人均纯收入越高，生命质量改善越小，但实际在之前的分析中可以看出（见表 16-14），在特异模块家庭经济状况之间没有差异，可能患者家庭年人均纯收入越高，对疾病改善的期望越大，而特异模块的各种症状和心理没有办法通过经济手段获得更好的改善，因此患者失望越大，生命质量得分越低。

总之，从影响因素分析上看，患者在住院期间，医务工作者应更加关注年龄较大、文化程度较低的患者。

（张晓磬）

参 考 文 献

高建华，张剑勇，孔卫红，等. 2011. 祛斑养阴颗粒剂对系统性红斑狼疮的生存质量的影响. 河北中医，33（7）：979-981
敬雪明，李芸，罗万红，等. 2012. 影响系统性红斑狼疮患者生活质量的相关因素分析. 护理实践与研究，9（16）：19-20
马俐，柯宗平，崔雨. 2009. 家庭护理干预对系统性红斑狼疮患者生活质量的影响. 中国误诊学杂志，9（26）：6333-6334
莫连英. 2010. 健康教育对系统性红斑狼疮患者生活质量的影响. 中国现代医生，48（15）：82，100
陶利洁，凌明. 2015. 健康教育对系统性红斑狼疮患者生活质量的影响. 安徽医学，36（5）：625-627
王贯虹，贾舒，吕昭萍，等. 2009. 系统性红斑狼疮患者生命质量研究概况. 中华风湿病学杂志，13（11）：783-785
王新，李丽，曲郁被，等. 2012. 护理干预对红斑狼疮患者治疗依从性和生活质量的影响. 中国伤残医学，36（1）：30-32
吴叶荣，张海林，张海云，等. 2011. 个性化健康教育对系统性红斑狼疮患者心理及生活质量的影响. 蚌埠医学院学报，36（1）：81-82
阎萍，周晓鸿，邓丹琪，等. 2012. 采用系统性红斑狼疮症状特异性量表评价系统性红斑狼疮患者的生活质量. 广东医学，(18)：2822-2825
阎萍，周晓鸿. 2014. 系统性红斑狼疮患者 74 例生存质量调查. 临床皮肤科杂志，41（11）：655-657
禹玉兰，吕昭萍，万崇华，等. 2013. 慢性病患者生命质量测定量表体系——系统性红斑狼疮量表的研制及信度与效度分析. 中华疾病控制杂志，11（11）：997-1001
袁晓玲，奚慧琴，章雅青，等. 2014. 系统性红斑狼疮患者生活质量测评工具的研究进展. 护理管理杂志，14（12）：865-867
张标新，王维利. 2011. 中国系统性红斑狼疮病人生活质量研究存在的问题与思考. 护理研究，25（1）：83-85
张标新，王维利. 2011. 中国系统性红斑狼疮病人生活质量研究存在的问题与思考. 护理研究，25（1）：83-85
张玉桂，陈玉凤，彭成清. 2013. 中医推拿按摩对系统性红斑狼疮患者生活质量的影响. 现代中西医结合杂志，22（3）：263-265
章玉玲. 2008. 家庭干预对系统性红斑狼疮病人生活质量的影响. 全科护理，6（10）：2624-2625
朱惠敏，陈艳，傅晶. 2011. 护理干预对系统性红斑狼疮患者生活质量的影响. 实用临床医药杂志，15（8）：23-25
Aghdassi E, Morrison S, Landolt-Marticorena C, et al. 2010. The use of micronutrient supplements is not associated with better quality of life and disease activity in Canadian patients with systemic lupus erythematosus., J Rheumatol, 37（1）：87-90
Brown RT, Shaftman SR, Tilley BC, et al. 2012. The health education for lupus study: a randomized controlled cognitive-behavioral intervention targeting psychosocial adjustment and quality of life in adolescent females with systemic lupus erythematosus Am J Med Sci, 344（4）：274-282
Doward LC, McKenna SP, Whalley D, et al. 2009. The development of the L-QoL: a quality-of-life instrument specific to systemic lupus erythematosus. Ann Rheum Dis, 68（2）：196-200
Grootscohen C, Ligtenberg G, Derksen RH, et al. 2003. Health—related quality of life in patients with systemic lupus erythematosus: development and validation of a lupus specific symptom checklist. Qual Life Res, 12（6）：635-644
Jolly M, Utset T. Can disease specific measures for systemic lupus erythematosus predict patients health related quality of life? Lupus. 2004, 13（12）：924-926
Kathleen McElhone, Janice Abbott, Joanna Shelmerdine, et al. 2007. Development and validation of a disease-specific health-related quality of life measure, the LupusQoL, for adults with systemic lupus erythematosus. Arthritis & Rheumatism（Arthritis Care &

Research), 57(6): 972-979

Lam C, Young N, Marwaha J, et al. 2004. Revised versions of the childhood health assessment questionnaire (C-HAQ) are more sensitive and suffer less from a ceiling effect. Arthritis Rheum, 51(6): 881-889

Leong KP, Kong KO, Thong BY, et al. 2005. Development and preliminary validation of a systemic lupus erythematosus-specific quality-of-life instrument (SLEQOL). Rheumatology (Oxford), 44(10): 1267-1276

LN Moorthy, MGE Peterson, MJ Baratelli, et al. 2010. Preliminary cross-cultural adaptation of a new pediatric health-related quality of life scale in children with systemic lupus erythematosus: an international effort. Lupus, 19(1): 83-88

McElhone K, Castelino M, Abbott J, et al. 2010. The LupusQoL and associations with demographics and clinical measurements in patients with systemic lupus erythematosus. J Rheumatol, 37(11): 2273, 2279

Meiorin S, Pistorio A, Ravelli A, et al. 2008. Validation of the childhood Health assessment questionnaire in active juvenile systemic lupus erythematosus. Arthritis Rheum, 59(8): 1112-1119

Moorthy LN, Harrison MJ, Peterson M, et al. 2005. Relationship of quality of life and physical function measures with disease activity in children with systemic lupus erythematosus. Lupus, 14(4): 280-287

Moorthy LN, Peterson MG, Baratelli M, et al. 2007b. Multicenter validation of a new quality of life measure in pediatric lupus. Arthritis Rheum, 57(7): 1165-1173

Rodby RA, Sequeira W, Block JA. 2010. LupusQoL-US benchmarks for US patients with systemic lupus erythematosus. J Rheumatol, 37(9): 1828-1833

Strand V, Levy RA, Cervera R, et al. 2014. Improvements in health-related quality of life with belimumab, a B-lymphocyte stimulator-specific inhibitor, in patients with autoantibody-positive systemic lupus erythematosus from the randomised controlled BLISS trials. Ann Rheum Dis, 73(5): 838-844

第 17 章 糖尿病的生命质量研究

糖尿病（diabetes mellitus）是一组多病因导致的慢性血糖异常增高，同时伴有因胰岛素分泌缺陷或作用缺陷引起的碳水化合物、脂肪和蛋白质代谢紊乱的代谢性疾病群。随着社会经济发展及人民生活水平的不断提高，糖尿病的发病率及患病率也逐年升高，成为威胁人民健康的主要疾病，从而引起各国政府、卫生部门及医务人员的关注和重视。糖尿病的病因是多方面的，包括遗传因素、怀孕及围产因素、饮食、肥胖、疾病、药物、环境等因素。

糖尿病在世界各地都是重要的健康和社会问题，根据国际糖尿病联盟（International Diabetes Federation, IDF）统计，1995 年全球有约 1.2 亿糖尿病患者（其中 1 型糖尿病患者 350 万），到 2000 年，糖尿病患者增加到 1.5 亿（1 型 440 万），2010 年达到 2.85 亿（1 型 550 万），以平均每年 10% 的速度迅速增加，预计到 2025 年，全球糖尿病患者将达到 3.8 亿。我国是糖尿病大国，2007 年有糖尿病患者 3980 万人，在全球 20~79 岁糖尿病患者人数中排名第二，仅次于印度（4090 万）。五次全国性的大规模糖尿病普查显示，1980 年患病率为 0.67%，1994 年为 2.51%，1996 年为 3.21%，2002 年为 4.5%，2007~2008 年为 9.7%，虽然诊断标准不尽相同，但糖尿病患病率持续升高是不争的事实，同时还有比例更高的大量糖尿病前期患者，使糖尿病形势更趋严峻（中华医学会糖尿病学分会，2010）。

世界卫生组织咨询报告（WHO/NCD/NCS/99.2）和国际糖尿病联盟西太区委员会（IDF-WPR）1999 年公布了糖尿病的分型方案，将糖尿病分为 1 型糖尿病、2 型糖尿病、其他特殊类型糖尿病和妊娠糖尿病 4 种类型，其中，90% 以上为 2 型糖尿病，1 型糖尿病占 4%~6%，其他两型糖尿病则更少。1 型糖尿病是一种自体免疫疾病，多发生于青少年，主要表现为胰岛素分泌缺陷，需要依赖外源性胰岛素补充以维持生命。2 型糖尿病又称为成人糖尿病，多在 35~40 岁之后发病，主要表现为胰岛素分泌不足或胰岛素抵抗。糖尿病的主要症状有代谢紊乱有关的表现，如"三多一少"，即多尿、多饮、多食和体重下降，典型症状多见于 1 型糖尿病，而 2 型糖尿病症状常常不明显或表现较轻。糖尿病的主要危害是由于糖尿病患者的脂肪代谢异常导致身体各器官的动脉血管硬化而引起的各种并发症。糖尿病患者出现并发症的比例很高，随病程的延长而明显升高，10 年以上的糖尿病患者出现并发症的概率高达 98%。慢性并发症主要是视网膜病变、肾脏病变、高血压、心脏病变、脑血管病变、下肢血管病变、神经病变等。糖尿病常见的早期症状有视力下降或模糊、手脚麻木或异常感觉、乏力、皮肤瘙痒、反复感染、伤口不易愈合等，当出现慢性并发症时则会出现相应的症状。

由于糖尿病是多病因及进展性疾病，因此糖尿病的治疗也因人而异。治疗的目的是控制糖尿病的进展，防止出现急性代谢并发症，通过良好的代谢控制达到预防慢性并发症，提高糖尿病患者生活质量和延长其寿命。治疗从健康教育、血糖监测、饮食和运动等方面为患者提供个体化指导。加强糖尿病患者的健康教育，不仅可以使患者知道更多疾病的知识，有利于稳定疾病，延缓进展，而且定期的教育和指导可以及时调整治疗措施，预防并发症的发生。生活方式干预及饮食控制是早期糖尿病的治疗措施，有的患者通过减轻体重、改善生活方式及饮食控制等措施，可以不需要药物就能控制住血糖。如果需要，可以口服降糖药（如二甲双胍等），在血糖仍然不能很好控制的情况下，还可以使用胰岛素类药物。此外，糖尿病患者还应该适当进行运动和锻炼。如果出现慢性并发症，则需要针对并发症进行相应的治疗。

糖尿病的治疗是一个综合、个体化、长期的过程，患者本人在治疗过程中起到了决定性的作用，疾病及治疗对患者的生理、心理及社会交往都不可避免地产生较大的影响，其无法治愈的特点，使得传统的评价临床疗效的指标不合适或不敏感，患者的自我感觉对评价糖尿病的治疗效果至关重要，如治疗措施不当，发生慢性并发症，将会使患者的生活质量极大地下降，因此，以生命质量作为指标评价糖尿病临床疗效成为必要，使得糖尿病成为慢性病生命质量研究的热点。

17.1 糖尿病的生命质量研究现状

糖尿病的生命质量一直是研究的热点，1988年就有特异量表DQOL开发使用，之后又有许多特异量表被开发使用，我国学者也开发出多个糖尿病生命质量的特异量表。而糖尿病生命质量的研究也非常多，如截止2014年11月底，在PubMed上检索标题中有"quality of life"和"Diabetes"的文献，结果多达774篇，最早可以追溯到1986年。国内的研究也不少，CBM数据库检索，截止2014年11月底，标题中有"糖尿病"及"生命质量""生活质量"或"生存质量"的文献更多达862篇。

17.1.1 糖尿病生命质量测定量表研究

常用于糖尿病的普适性量表包括诺丁汉健康调查表（NHP）、简明健康状况调查问卷（SF-36）、欧洲生存质量测定量表（EQ-5D）、世界卫生组织生命质量量表（WHOQOL-100）或简表（WHOQOL-BRAF）、15D、疾病影响程度量表（SIP）等。详见第2章介绍。

糖尿病患者生命质量的研究在国内外均属热点，因此有众多的糖尿病特异量表在世界各地研制出来，许多量表在世界各地得到广泛应用。常见的糖尿病生命质量特异量表见表17-1。

1. Diabetes quality of life measure（DQOL） 是较早开发的糖尿病特异量表，由美国糖尿病控制和并发症试验（Diabetes Control and Complications Trail，DCCT）研究组的Jacobson AM等在1988年首次报道。DQOL用于胰岛素依赖的1型糖尿病患者的生命质量测定，通过文献回顾、临床医学专家的临床经验和患者提出相关的条目，经过筛选后的量表包含46个核心条目，可分为4个领域（亚量表）：15个条目的满意度领域、20个条目的影响领域、7个条目的社会/职业担忧领域和4个条目的糖尿病相关担忧领域。每个条目采用5级Likert评分，满意度的计分为1（非常满意）~5（非常不满意），影响和担忧的计分为1（没有影响、从不担忧）~5（总是影响、总是担忧），得分越高生命质量越差。由于DQOL是专为针对DCCT的研究对象，使用受到一定限制。1991年，美国宾夕法尼亚州立大学的Gary Ingersoll等对其进行了修订，使其更适合于青少年糖尿病患者，形成量表的青少年版DQOL-Y，其包含56个条目3个领域：26个条目的疾病影响领域、17个条目的糖尿病生活满意度领域和13个条目的疾病相关担忧领域。两个量表开发后的20多年间被翻译成多种语言版本在世界各地广泛使用，被证明有较好的效度、信度，是青少年及1型糖尿病生命质量测定的首选量表。有时也被用于2型糖尿病患者，但敏感性及有效性还存在质疑。我国学者丁元林等（2004）将其引进翻译，经过文化调试及修订，形成了中文版A-DQOL，并对其信度、效度进行了评价，认为其整体上具有较好的信度和效度，个别维度的内部一致性偏低，需要进一步修订。

2. Audit of diabetes dependent quality of life（AD-DQOL） 是由伦敦大学心理学系的Bradley等于1999年研制的用于评价糖尿病对生活影响的量表，包括13个条目，代表了糖尿病可能影响的13个生活领域，由访谈糖尿病患者而形成，每个条目为7级Likert评分，询问患者如果没有糖尿病，该生活领域的变化，答案从大大变好（-3）到大大变差（3），同时要求患者对该领域的重要性进行评分，从3（非常重要）到0（完全不重要），可以计算各条目的原始分及按重要性评分进行加权后的加权得分，得分越高生命质量越好。另外还有两个评价总体生命质量的条目，即目前的生命质量及如果没有糖尿病的生命质量，也是 7 级 Likert 评分。经过多次修订，最近的版本为 19 个条目，评分调整为 5 级 Likert，从 –3（大大变好）到 1（变差），重要性评分仍为 3 到 0 分，故每个条目的加权得分从 –9 到 3。ADDQOL 量表被翻译为多种语言在世界各地广泛使用，被证明具有较好的信度和效度，是目前使用较普遍的量表之一。2004 年，ADDQOL 的作者又开发出青少年版 ADDQOL-Teen，可用于测定青少年糖尿病患者的生命质量，使量表的应用范围进一步扩大。我国学者孔丹莉等（2007）将其引进翻译，经过修订及文化调试，形成中文版 CN-ADDQOL，同时通过 679 例糖尿病患者的调查结果，对量表的信度和效度进行了评价，认为该量表具有较好的信度、效度及反应度。

3. Diabetes-specific quality-of-life scale（DSQOLS） 是德国 Heinrich-Heine 大学营养和代谢疾病系 WHO 糖尿病合作中心的 Bott U 博士等于 1988 年研制的用于测定 1 型糖尿病患者生命质量的特异量表。量表的条目来源于已经开发的糖尿病特异量表及糖尿病患者的小组讨论，由医生、糖尿病健康教育者及糖尿病专家修正了条目的措辞并对条目进行筛选。量表共有 59 个条目，分为 3 个部分：治疗目标（10 个条目）、治疗满意度（10 个条目）和生命质量（39 个条目），生命质量包含 6 个领域：休闲时间适应性（6 个条目）、身体不适（8 个条目）、对未来的担忧（5 个条目）、社会关系（11 个条目）、对日常生活的干扰（4 个条目）和饮食限制（5 个条目）。每个条目为 6 级 Likert 评分，治疗目标从 1（非常重要）到 6（一点也不重要），治疗满意度从 1（非常满意）到 6（一点也不满意），生命质量部分询问患者经历过的糖尿病相关负担和限制，从 1（完全符合）到 6（一点也不符），得分越高生命质量越好。该量表有较好的信度和效度，也是常用的糖尿病生命质量量表。

4. Diabetes-39 是英国葛兰素国际药物经济学研发部的 Boyer JG 博士等于 1997 年开发的用于评价糖尿病人群生命质量的特异量表。经过文献回顾和糖尿病患者的非结构式访谈形成量表的最初条目池，通过邮寄方式对 516 名糖尿病患者进行测定以筛选条目，形成 42 个条目的测试版，以 427 名糖尿病患者的测定结果进行分析，筛选出 39 个条目的最终版，分为 5 个领域：精力和移动性（15 个条目）、糖尿病控制（12 个条目）、焦虑和担忧（4 个条目）、社会和同伴负担（5 个条目）及性功能（3 个条目）。每个条目为 7 级线性评分，评价糖尿病对生命质量某方面的影响，从 1（一点没有影响）到 7（非常影响），调查对象在测量尺度上的相应部位画 "X"，然后用尺子测量以计算得分，得分越高生命质量越低。由于量表的计分方式稍显复杂，限制了量表的使用。

5. 糖尿病生存质量量表（DSQL） 由原中山医科大学方积乾教授、周凤琼等于 2000 年发表。通过问卷调查和诱导式访谈两种方式对糖尿病患者、家属、医生和护士进行调查，获得量表的条目，另外以专家意见和文献报道作为补充，经过两个分别由 6~8 名糖尿病患者和 6~8 名专家组成的核心咨询小组的讨论，对条目进行归类、合并、删除和修改等，形成初始量表，通过 119 名糖尿病患者的调查结果，对量表的信度、效度和反应度进行考评。结果显示量表具有较好的信度、效度和反应度。DSQL 包含 27 个条目 4 个领域：生理功能（11 个条目和 1 个总体健康条目）、心理/精神（7 个条目和 1 个总体日常生活影响条目）、社会关系（3 个条目和 1 个总体人际关系条目）和治疗对患者的影响（3 个条目），采用 5 级 Likert 评分，从 1（根本没有）到 5（极度或总是），得分越高，生命质量越差。DSQL 开发以来，在国内被广泛使用，是国内糖尿病生命质量研究的主要量表之一。

表17-1 常见的糖尿病患者生命质量测定特异量表

序号	量表	内容
1	量表名称 （开发者，年代）	Diabetes quality of life measure（DQOL） （Jacobson AM，1988）

续表

序号	量表	内容
1	量表简介	4个维度共46个条目：治疗满意度、对日常生活的影响度、对糖尿病未来影响的忧虑、社会和职业的忧虑。5级Likert评分
		DQOL-Y用于青少年糖尿病患者，56个条目，简表（DQOLY-SF），38个条目
		Cronbach's α=0.66～0.92；重测信度系数=0.78～0.92；效标效度：与SCL-90、ABS、PAIS相似领域相关
		DQOL-Y的Cronbach's α：0.64～0.8；影响因素：性别、年龄、HbA_{1c}
	文献来源	Jacobson AM，Barofasy I，Cleary C，et al. 1988. Reliability and validity of a diabetes quality-of-life measure for thediabetes control and complications trial（DCCT）. The DCCT Research Group. Diabetes Care，11（9）：725-732
		Ingersoll GM，Marrero D. 1991. A modified quality-of-life measure for youths: psychometric properties. Diabetes Educ，17（2）：114-118
		McMillan CV，Honeyford RJ，Datta J，et al. 2004. The development of a new measure of quality of life for young people with diabetes mellitus: the ADDQoL-Teen. Health Qual Life Outcomes，2（6）：1-14
		Skinner TC，Hoey H，McGee HM，et al. 2006. A short form of the diabetes quality of life for youth questionnaire: exploratory and confirmatory analysis in a sample of 2077 young people with type 1 diabetes mellitus. Diabetologia，49（4）：621-628
2	量表名称（开发者，年代）	audit of diabetes dependent quality of life（AD-DQOL）（Bradley C，1999）
	量表简介	13个条目：享受食物、生理功能、自己的未来、运动/休闲、社会生活、旅行、工作及就业机会、家庭未来、性生活、家庭生活、友谊、动机，人们紧张的程度；另外还有两个独立条目：总体生命质量、如果没有糖尿病的生命质量。7级Likert评分。4级重要性评分（权数）
		19个条目：家庭生活、友谊和社会生活、亲密的个人关系、性生活、身体外形、生理健康、工作/就业、假日、业余活动、当地或长距离旅行、自信心、动力、人们的反应、对未来的感觉、经济状况、依赖他人、生活状况、关系、自由地吃东西、自由地喝东西；两个独立条目仍保留。5级Likert评分。4级重要性评分（权数）
		青少年问卷ADDQOL-Teen，25个条目：10个条目的自我影响亚量表和15个条目的其他人影响亚量表
		Cronbach's α=0.843 5～0.846 0；结构效度较好；与独立条目的相关性0.31～0.47；有较好的区分效度
		ADDQOL-Teen的Cronbach's α=0.91，亚量表0.82和0.88；条目-总分相关系数大于0.37；因子分析显示2个主要因子
	文献来源	Bradley C，Todd C，Gorton T，et al. 1999. The development of an individualized questionnaire measure of perceived impact of diabetes on quality of life: the ADDQoL. Qual Life Res，8（1-2）：79-91
		Bradley C，Speight J. 2002. Patient perceptions of diabetes and diabetes therapy: assessingquality of life. Diabetes Metab Res Rev，18（Suppl 3）：S64-69
		McMillan CV，Honeyford RJ，Datta J，et al. The development of a new measure of quality of life for young people with diabetes mellitus: the ADDQoL-Teen. Health Qual Life Outcomes，2（6）：61
3	量表名称（开发者，年代）	appraisal of diabetes scale（ADS）（Carey MP，1991）
	量表简介	7个条目：生理功能、心理健康、治疗及一般生活质量。5级Likert评分
		Cronbach's α：0.7以上；具有较高的信度和出色的效度。只需要5min就可完成，可用于快速评价
	文献来源	Carey MO，Jorgensen RS，Weinstock RS，et al. 1991. Reliability and validity of the appraisal of diabetes scale. J Behav Med，14：43-51

续表

序号	量表	内容
4	量表名称	diabetes impact measurement scale（DIMS）
	（开发者，发表年代）	（Hammond GS，1992）
	量表简介	5个维度44个条目：特殊症状、普通症状、健康状况、糖尿病相关精神状态、社会角色。4分制评分
		Cronbach's α：特殊症状维度0.60，其余维度0.77～0.93；多个维度及总分与糖化血红蛋白呈正相关；效度较差
	文献来源	Hammond GS，Aoki TT. 1992. Measurement of health status in diabetic patients: diabetes impact measurement scales. Diabetes Care，15（4）：469-477
5	量表名称	diabetes specific quality of life scale（DSQOLS）
	（开发者，年代）	（Bott U，1998）
	量表简介	7个维度59个条目：治疗目标、治疗成功的满意度、生命质量（身体病痛、休闲时间的弹性、社会关系、日常生活干扰、饮食限制）。6分制评分
		Cronbach's α=0.70～0.88；效标效度：与健康量表 r=0.35～0.53，与治疗满意度 r=0.28～0.43，与糖化血红蛋白 r=0.17～0.24；因子分析提取6个公因子；不同治疗与不同饮食疗法间有差异，说明判别效度较好
	文献来源	Bott U，Mühlhauser I，Overmann H，et al. 1998. Validation of a diabetes-specific quality-of-life scale for patients with type 1 diabetes. Diabetes Care，21（5）：757-769
6	量表名称	diabetes quality of life clinical trial questionnaire（DQLCTQ）
	（开发者，年代）	（Kotsanos JG，1997）
	量表简介	142个条目：生理功能、症状、心理健康、社会健康、角色活动性、个人构想、治疗和一般生命质量、治疗满意度、其他
		修订版57个条目，8个维度：生理功能、精力/疲乏、健康忧虑、总体健康、心理健康、治疗满意度、治疗适应性、症状频率
		Cronbach's α=0.81～0.90；具有较好的效度。修订版的条目来自信度和效度最好的领域，可以在10min内完成
	文献来源	Kotsanos JG，Vignati L，Huster W，et al. 1997. Health related quality-of-life results from multinational clinical trials of insulin lispro. Diabetes Care，20（6）：948-958
		Shen W，Kotsanos JG，Huster WJ，et al. 1999. Development and validation of the diabetes quality of life clinical trial questionnaire. Med Care，37（4）：AS45-66
7	量表名称	Diabetes health profile（DHP-1/18）
	（开发者，年代）	（Meadows K，1996）
	量表简介	DHP-1 1型糖尿病问卷：3个维度32个条目，包括心理忧虑、活动障碍、不限制饮食
		DHP-18 2型糖尿病问卷：3个维度18个条目。4分制评分。得分高生命质量差
		DHP-1的Cronbach's α=0.72～0.79；2个维度与SF-36问卷相关系数–0.17～0.62
		DHP-18的Cronbach's α=0.77～0.86
	文献来源	Meadows K，Steen N，McColl E，et al. 1996. The diabetes health profile（DHP）: a new instrument for assessing the psychosocial profile of insulin requiring patients – development and psychometric evaluation. Quality of Life Research，5（2）：242-254
		Goddijn P，Bilo H，Meadows K，et al.1996. The validity and reliability of the diabetes health profile（DHP）in NIDDM patients referred for insulin therapy. Qual Life Res, 5(4): 433-442
		Meadows KA，Abrams C，Sandbaek A. Adaptation of the diabetes health profile（DHP-1）for use with patients with type 2 diabetes mellitus: psychometric evaluation and cross-cultural comparison. Diabet Med，17（8）：572-580
8	量表名称	Questionnaire on stress in patients with diabetes-revised（QSD-R）
	（开发者，年代）	（Herschbach P，1997）

续表

序号	量表	内容
8	量表简介	8个维度45个条目：休闲时间、对未来的忧虑、低血糖症状、饮食治疗、身体的不适应、工作态度、朋友关系、医患关系。5分制评分
		Cronbach's α=0.69~0.81；重测信度0.45~0.73；与SF-36的相关系数0.33~0.71；与糖化血红蛋白相关系数0.18
	文献来源	Herschbach P, Duran G, Waadt S, et al. 1997. Psychometric properties of the questionnaire on stress in patients with diabetes-revised（QSD-R）. Health Psychol, 16（2）：171-174
		Duran G, Herschbach P, Waadt S, et al. 1995. Assessing daily problems with diabetes: a subject-oriented approach to compliance. Psychol Rep, 76（2）：515-521
9	量表名称	well-being enquiry for diabetes（WED）
	（开发者，年代）	（Mannucci E, 1996）
	量表简介	4个维度50个条目：症状、不适感、平静、影响。5分制评分
		Cronbach's α 0.70以上；不同维度及总分分别与并发症、糖化血红蛋白等正相关
	文献来源	Manncci E, Ricca V, Bardini G, et al. 1996. Well-being enquiry for diabetics: a new measure of diabetes-related quality of life. Diabetes Nutr Metab Clin Exp, 9（2）：89-102
10	量表名称	insulin therapy related quality-of-life measure（ITR-QOL）
	（开发者，年代）	（Ishii H, 2001）
	量表简介	4个维度23个条目：社会活动、社会功能、日常活动、治疗相关感受。5分制评分
		Cronbach's α=0.738；与DTSQ相关系数0.90；与W-BQ12相关系数0.85
	文献来源	Ishii H, Yamamoto T, Ohashi Y. 2001. Development of insulin therapy related quality-of-life measure（ITR-QOL）. J Japan Diab Soc, 44: 9-15
11	量表名称	diabetes-39 questionnaire（D-39）
	（开发者，年代）	（Boyer JG, 1997）
	量表简介	5个维度39个条目：精神和活动性、糖尿病控制、焦虑和担忧、社会和个人负担、性功能
		Cronbach's α=0.81~0.93；重测信度：0.46~0.72；实证性因子分析、收敛效度、判别效度均显示较好效度；效标效度：与SF-36相关性好
	文献来源	Boyer JG, Earp JA. 1997. The development of an instrument for assessing the quality of life of people with diabetes: diabetes-39. Medical Care, 35（5）：440-453
12	量表名称	diabetes care profile（DCP）
	（开发者，年代）	（Fitzgerald JT, 1996）
	量表简介	234个条目，14个亚量表（控制问题、社会及个人因素、积极态度、消极态度、自我保健能力、保健的重要性、自我保健坚持、治疗依从性、饮食控制坚持、医疗障碍、生理活动性、血糖监测、疾病管理、患者糖尿病态度）
		Cronbach's α: 0.68~0.96；效标效度：3个领域与糖化血红蛋白有相关关系；区分效度：不同疾病严重水平的患者间有差异
	文献来源	Fitzgerald JT, Davis WK, Connell CM, et al. 1996. Development and validation of the diabetes care profile. Eval Health Prof, 19（2）：208-230
		Fitzgerald JT, Anderson RM, Gruppen LD, et al. 1998. The reliability of the diabetes care profile for african Americans. Eval Health Prof, 21（1）：52-65
13	量表名称	insulin delivery system rating questionnaire（IDSRQ）
	（开发者，年代）	（Mark P, 2005）
	量表简介	67个条目7个领域：治疗满意度（15）、治疗与日常活动的冲突（11）、临床功效（9）、糖尿病忧虑（6）、社会负担（7）、心理健康（15）、对治疗的总体偏好（4）。0~100分的线性条目
		重测信度：0.67~0.94；Cronbach's α=0.67~0.92；具有较好的效度

续表

序号	量表	内容
13	文献来源	Mark Peyrot, Richard RR. 2005. Validity and Reliability of an instrument for assessing health-related quality of life and treatment preferences the insulin delivery system rating questionnaire. Diabetes Care, 28 (1): 53-58
14	量表名称	insulin treatment appraisal scale (ITAS)
	(开发者,年代)	(Frank JS, 2007)
	量表简介	20个条目2个维度：积极评价、消极评价。5级Likert评分。用于评价胰岛素治疗对患者的影响
		Cronbach's α=0.68~0.90；条目-总分相关系数0.34~0.74；结构效度较好；与PAID、WHO-5相关；判别效度：胰岛素初治和复治者有差异
	文献来源	Frank JS, Søren E Skovlund, Frans Pouwer. 2007. Development and validation of the insulin treatment appraisal scale (ITAS) in patients with type 2 diabetes. Health and Quality of Life Outcomes, 5 (1): 69
15	量表名称	diabetes diet-related quality-of–life scale (DDRQOL) (日语)
	(开发者,年代)	(Eiko S, 2004)
	量表简介	31个条目7个领域：饮食疗法的满意度、饮食疗法的负担、饮食疗法的益处、饮食疗法的一般感觉、社会功能的限制、活力、心理健康。5级Likert评分。用于评价饮食治疗对患者的影响
		Cronbach's α=0.71~0.84；重测信度（组内相关系数）0.46~0.75；较好的结构效度、收敛效度和判别效度
	文献来源	Eiko Sato, Mhlthsc, Yoshimi Suzukamo, et al. 2004. Development of a diabetes diet-related quality-of-life scale. Diabetes Care, 27 (6): 1271~1275
16	量表名称	problem areas in diabetes scale (PAID)
	(开发者,年代)	(Polonsky WH, 1995)
	量表简介	20个有关受糖尿病困扰特定领域的条目，6级Likert评分
		Cronbach's α=0.95；条目-总分相关系数0.32~0.84，平均0.68；与一般情绪压抑（GSI）、饮食失衡、低血糖症、治疗依从性、短期或长期并发症，以及血糖控制等有关；主成分分析显示单一因子结构；其得分在IDDM和NIDDM间、胰岛素和口服药物治疗的NIDDM间有统计学差异，说明量表有一定的判别效度；7个研究显示治疗后得分较基线有所改善，E S0.32~0.65
	文献来源	Polonsky WH, Jacobson AM, Anderson BJ, et al. 1995. Assessment of diabetes-related distress. Diabetes Care, 18 (6): 754-760
		Welch GW, Jacobson AM, Polonsky WH. 1997. The problem areas in diabetes scale: an evaluation of its clinical utility. Diabetes Care, 20 (5): 760-766
		Welch GW, Weinger K, Anderson B, et al. 2003. Responsiveness of the problem areas in diabtes (PAID) questionnaire. Diabetes Medicine, 20 (1): 69-72
17	量表名称	糖尿病患者生存质量量表
	(开发者,年代)	(范丽凤, 1996)
	量表简介	14个领域91个条目：睡眠休息、生活自理、家务处理、社会适应、日常活动、情绪状态、脾气性格、记忆力和注意力、家庭状况、工作能力、娱乐活动、生活事件、生活满意度、社会支持
		参考相关量表和问卷编制。没有评价信度及效度等测量学特征
	文献来源	范丽凤, 黄玉荣, 李海燕. 1996. 糖尿病患者的生活质量及影响因素. 中华护理杂志, 31 (10): 562-567
18	量表名称	儿童1型糖尿病生存质量量表
	(开发者,年代)	(陈声林, 2001)

续表

序号	量表	内容
18	量表简介	3个领域29个条目：满意度、影响度、担忧度。线性5分评分
		重测信度0.626~0.817；Cronbach's α=0.629 7~0.817 9；条目-领域相关系数0.311~0.876；有较好的内容效度、表面效度及结构效度
	文献来源	陈声林，支绦静，沈水仙，等．2001．儿童1型糖尿病病人生存质量影响因素研究．中国公共卫生，17（12）：1077-1078
19	量表名称	糖尿病生存质量量表（DSQL）
	（开发者，年代）	（方积乾，2000）
	量表简介	27个条目4个维度：生理功能、心理/精神、社会关系、治疗的影响
		Cronbach's α=0.95；分半信度0.91；跨时间稳定性系数0.84（高于国际标准下限0.7）；有较好的内容效度；与WHOQOL相关系数0.48，与SF-36相关系数0.623；有较好的结构效度和鉴别效度；有一定的反应度；患者平均6min可以完成调查
	文献来源	方积乾，于强，万崇华，等．2000．生存质量测定方法及应用．北京：北京医科大学出版社．165-192
20	量表名称	2型糖尿病患者生活质量量表（DMQLS）
	（开发者，年代）	（王乐三，2005）
	量表简介	5个维度87个条目：疾病、生理、社会、心理、满意度
		一周重测信度0.996；Cronbach's α=0.969；分半信度0.879；与SF-36相关系数0.763；与DQOL相关系数0.658；病情程度、治疗前后的总分有差异
	文献来源	王乐三，孙振球，蔡太生，等．2005．2型糖尿病患者生活质量量表的研制与考评．中南大学学报：医学版，30（1）：21-27
		王乐三，孙振球，胡明，等．2006．2型糖尿病生活质量量表的编制策略及条目筛选．中国卫生统计，23（2）：146-148
21	量表名称	胰岛素非依赖型糖尿病（NIDDM）患者生活质量量表
	（开发者，年代）	（冯正仪，1995）
	量表简介	4个领域39个条目：疾病对社会活动的影响、日常生活能力、抑郁障碍、焦虑障碍。5级评分
		重测信度0.93~0.98；联合检查信度0.92~0.98；领域间相关系数0.22~0.64；量表在患与否、症状严重度得分、并发症分级间有差异，提示量表有良好的结构效度
	文献来源	冯正仪，戴宝珍，顾沛，等．1995．糖尿病患者生活质量的评估研究．中国行为医学科学，4（3）：137-139

17.1.2 糖尿病生命质量测定的应用现状

糖尿病患者的生命质量应用研究很多，主要集中在生命质量及其影响因素、不同干预措施对患者生命质量的影响、糖尿病并发症患者的生命质量影响等方面。

1. 糖尿病患者的生命质量及其影响因素

（1）普适性量表的应用：SF-36量表是应用于糖尿病患者生命质量最多的普适性量表，在PubMed中以标题中出现"Quality of life"和"Diabetes"及标题或摘要中出现"SF-36"搜索，可以得到115篇文献，如果再加上其他MOS的简明量表SF-12、SF-8等，文献达到两千多篇。如Mikailiūkštienė等（2013）对1022名立陶宛糖尿病患者的生命质量影响因素的调查中，发现妇女SF-36的所有领域得分均低于男性；口服药物治疗改善患者的情感角色；胰岛素治疗改善患者的活动受限和心理健康，而身体疼痛和生理功能领域恶化。Daniele等（2013）在研究2型糖尿病患者生理活动性、伴发疾病、抑郁和生命质量的关系时，发现糖尿病患者在SF-36的功能能力、一般健康状况、生理功能受限领域的影响较大，久坐的患者生命质量更差，功能能力、一般健康状况与生理活动性有关。Li 等（2013）研究中国台湾糖尿病患者死亡危险的预测，采用生命质量和休闲时间生理活动性（LTPA）结合的方法，结果发现 PCS 和 LTPA 与死亡率有关，而 MCS 与死亡率无关。Gilet 等（2012）采用 SF-36 分析糖尿病患者的低血糖与生命质量的关系，结果患者客观确定的低血糖发生与生命质量没有关系，而患者主观报告的低血糖频率与生命质量除生理功能外的所有领域均有关，报告频率越大，生命质量越差。Scollan-Koliopoulos 等（2013）分析住院糖尿病患者生命质量与疾病严重性、预计的疾病发展之间的关系，结果发现疾病越严重、发生预计并发症的患者 SF-36 生命质量的生理和心理功能最差，把糖尿病作为健康危害的认识及非糖尿病相关共患慢性病与生命质量得分相关，认为医生应该对住院患者采取干预措施以改善其心理及生理功能受限。Eckert（2012）在对 370 名门诊糖尿病患者生理活动性、肥胖和生命质量关系的研究中，发现 BMI 对生命质量有负面影响，SF-36 的所有领域随生理活动性的下降而降低，在控制了年龄、性别和 BMI 后，生理活动性仍然影响 PCS、生理功能、MCS、活力和心理健康领域。Lewko 等（2012）在对 126 名 2 型糖尿病患者的调查中，发现焦虑和抑郁症状影响患者的疾病接受水平，从而使生命质量的 PCS 和 MCS 下降明显。Hirai 等（2013）对威斯康星州糖尿病视网膜病流行病学研究中的 520 名 1 型糖尿病患者 10 年的追踪研究发现，患者的 PCS 下降而 MCS 升高，心血管疾病发生和截肢是导致 PCS 下降的原因；有工作且退休的患者 MCS 升高，有工作却停止工作者的 MCS 下降；视力和视网膜病变状况没有影响患者的生命质量。Osthus 等（2012）在 301 名糖尿病透析患者和 221 名非透析但有脚部溃疡的患者及一般人群的生命质量比较中，发现透析患者 SF-36 中的活力、一般健康、心理健康和生理功能领域明显低于非透析患者；在控制了年龄和透析时间后，MCS 与透析患者的死亡率有关。

除 SF-36 之外，MOS 的其他简表，如 SF-12、SF-20、SF-21 等也较常使用。如 Doubova 等（2013）采用 SF-12 对 312 名 19 岁以上的 2 型糖尿病患者进行生命质量与卫生保健质量的关系的研究，发现药物治疗比例每提高 10 个百分点，生命质量的生理功能得分增加 0.4 分。Wong 等（2013）在研究 2 型糖尿病患者的 BMI 与生命质量的关系时，发现患者的年龄、性别和 BMI 与 SF-12 的生理成分得分（PCS-12）和心理成分得分（MCS-12）相关，在调整了年龄和性别的影响后，BMI 与 PCS-12 呈负相关，而与 MCS-12 呈正相关，有并发症或使用胰岛素治疗的患者生命质量得分较低。Bourdel-Marchasson 等（2013）在研究法国 2 型糖尿病患者生命质量影响因素时发现，低收入、严重的低血糖发作、住院超过 24h、日常生活受限、社会支持满意度低、糖化血红蛋白在 8.1%～10.0% 的患者 MCS 得分低；高年龄、男性的 SF-12 的 MCS 得分高；高年龄、女性、高 BMI、低收入、胰岛素治疗、大血管并发症、严重的低血糖发作、住院超过 24h、日常生活受限的患者 PCS 得分较低，不需要社会支持的患者 PCS 得分较高。Laiteerapong 等（2013）应用 SF-8 对美国南加州不同种族糖尿病患者生命质量进行调查，发现菲律宾人、亚洲人、西班牙人和黑人的生命质量优于白人，亚洲人的心理健康得分略高于白人。Campbell 等（2013）研究肾小球滤过率与生命质量和抑郁的关系时发现，在调整了社会人口学信息、病程、肥胖、伴有心血管状况，考虑了蛋白尿的交互作用后，肾小球滤过率估计值与 SF-8 的 PCS 和 MCS 得分均有关。

其他常用于糖尿病患者生命质量测定的普适性量表还有 EQ-5D、WHO-QOL 量表及其简表等。如 Alva 等（2013）在糖尿病并发症对生命质量影响的研究中，发现采用 EQ-5D 测定的生命质量与不随时间变化的患者特征之间有很强的关联性，强调在研究生命质量变化时要注意区分不随时间变化的特征与特定事件如并发症对生命质量的影响。Sparring 等（2013）分析糖尿病患者病程与生命质量的关系，发现所有病程队列的 EQ-5D 得分均低于年龄、性别和居住地配比的对照组，病程短的患者只在日常活动性方面较对照组问题更多，其他队列则在移动性、自我保健、日常活动性、疼痛/不适等领域与对照组有差异，对女性患者的影响更甚。

Martínez 等（2008）在研究 2 型糖尿病患者治疗依从性与生命质量的关系时，使用 WHOQOL-100 测定了 238 名患者的生命质量，结果没有发现患者的治疗依从性与生命质量的相关性，患者对处方的知识和积极态度与生命质量的 5 个领域有关。Eren 等（2008）分析 1 型糖尿病患者抑郁对生命质量的影响时，以 WHOQOL-BREF 测定的生命质量的生理健康、心理健康、社会关系、环境和社会压力领域及总体生命质量和总分在抑郁组均比非抑郁组明显降低，生命质量一些领域的得分与焦虑量表和抑郁量表得分间有负相关关系，患者的一些生理指标和人口学特征也对生命质量有影响。

与国外研究类似，SF-36 也是国内使用最多的普适性量表，其他还有 WHO-QOL 量表及简表、NHP、GQOLI-74 等。如姚军等（2006）采用 SF-36 对 2 型糖尿病伴发抑郁症的患者进行了生命质量的研究，结果伴发抑郁的糖尿病患者生命质量低于不伴发抑郁的糖尿病患者，经过抗抑郁治疗 12 周后患者的生命质量较治疗前有明显改善。曾立忠等（2005）运用 WHOQOL-100 量表对 167 例 2 型糖尿病患者和 1∶1 配比的正常人的生命质量进行了测定，结果糖尿病患者生理、心理、独立能力、社会关系、环境及总分均较正常人显著下降，在调整了其他疾病的混杂作用后，6 个领域及总分仍然低于对照。

（2）特异性量表的应用：DQOL 是较早开发并被广泛应用的特异性量表。如 Al-Maskari 等（2011）以 DQOL 评价 2 型糖尿病患者的生命质量，发现病程低于 5 年或糖化血红蛋白小于 8%的患者报告的生命质量较好，主要在代谢控制满意得分方面；40 岁以下的患者则在自我保健依从性得分和生命质量总分方面得分较高。Choi 等（2013）在研究不同性别糖尿病患者生命质量与抑郁症状间关系中，对 160 名 40~60 岁的韩国移民采用 DQOL 进行生命质量的测定，结果生命质量与抑郁症状间的关系男性强于女性，老年男性的 DQOL 与抑郁症状间正相关关系最强，认为在分析生命质量与抑郁关系时需要考虑年龄和性别的影响。

丁元林等（2000）引进 DQOL 并对量表进行了文化调试，形成了中文版 A-DQOL 量表，被广泛使用于糖尿病患者生命质量的测定研究。如邓玲等（2002）在糖尿病并发症患者生命质量的研究中，采用 A-DQOL 测定了 102 名并发肾病、视网膜病、冠心病、周围神经炎等的 2 型糖尿病并发症患者的生命质量，发现糖尿病并发症患者的生命质量普遍下降，影响因素包括业余体力活动量、加强治疗、主食摄入、荤油摄入及喜食咸味。

ADDQOL 由于条目较少，开发之后就被广泛使用，在世界范围内被翻译为多种语言进行应用。如 Shim 等（2012）采用 EQ-5D 和 ADDQOL 量表分析 282 名成年糖尿病患者生命质量与疾病特征及高血糖控制间的关系，结果饮食不自由对糖尿病患者负面影响最大，病程和使用胰岛素与生命质量有关，糖化血红蛋白与生命质量也存在负相关。Depablos-Velasco 等（2013）在分析 751 名西班牙的 2 型糖尿病患者生命质量与治疗满意度关系时,采用 EQ-5D 和 ADDQOL 测定的生命质量在代谢控制较差、低血糖发生次数、治疗较复杂的患者中较差，对发生低血糖更为害怕。

国内学者也开发出了许多糖尿病患者生命质量测定量表，方积乾等研制的糖尿病生活质量特异量表（DSQL），是使用较为广泛的量表之一。如于浩等（2004）采用 DSQL 对 182 例糖尿病患者的生命质量进行了研究，发现影响糖尿病患者生命质量的因素有年龄、文化程度、个人收入、医疗费用形式、合并症情况及健康教育知识。

2. 干预措施对糖尿病患者生命质量的影响研究

（1）普适性量表的应用：如 Faria 等（2013）在一项为期 5 个月的健康教育项目对糖尿病患者生命质量影响的研究中，对葡萄牙语的 SF-36 量表的测量学特征进行了评价，同时发现，所有领域在项目后都较项目前有所改善，但只有生理功能领域有统计学意义。Mitkov 等（2013）在经皮肤睾丸激素和 α 硫辛酸对 2 型糖尿病患者勃起功能效果和对生命质量的影响研究中，发现两个治疗组的各项指标均有所改善，SF-36 的生理功能、角色限制、一般健康领域有所改善。Myers 等（2013）对 262 名 2 型糖尿病患者进行为期 9 个月的锻炼训练，所有锻炼组 SF-36 的 PCS 和一般健康状况得分均较对照组有所改善；抵抗训练组在身体疼痛领域改善最大，有氧训练组和联合训练组则在生理功能领域改善最大；MCS 在各锻炼组与对照组间没有差异，但联合训练组在心理健康、活力领域及 MCS 得分上优于有氧训练组，在活力领域优于对照组。Sukala 等（2013）采用 SF-36 评价两种锻炼方法对糖尿病和内脏肥胖患者生命质量的影响，结果两组患者生命质量的生理功能、生理角色、身体疼痛、一般健康、活力、情感角色领域及 PCS 和 MCS 得分均有所改善，呈现中等到较大的效果。

刘志文等（2005）采用 SF-36 评价多因素强化干预对糖尿病患者生活质量及药物成本-效果比的影响，结果实验组在躯体角色、一般健康、活力、情感角色和综合评分方面较干预前改善，活力领域高于对照组，且实验组成本-效果比高于对照组。彭一星等（2013）采用 SF-36 量表对高血压合并糖尿病患者联合降压方案的治疗效果进行了评价，结果显示实验组显效率和总有效率较对照组高，无效率则较对照组低，且实验组生命质量各维度改善情况均较对照组 明显。

Freemantle 等（2013）用 Meta 分析比较德谷胰岛素（insulin degludec）和甘精胰岛素（insulin glargine）对 2 型糖尿病患者的疗效时，显示德谷胰岛素组患者的 SF-36 中的 PCS 得分高于甘精胰岛素组，特别是在身体疼痛领域；心理领域中的活力领域也是德谷胰岛素组高于甘精胰岛素组。Marrero 等（2013）对 3210 名糖尿病前期患者进行的干预性研究中，将患者随机分为 3 组，分别给予口服二甲双胍、生活方式干预和安慰剂对照，结果所有组的 PCS 和 SF-6D 得分均下降，MCS 各组均没有变化，生活方式干预组在诊断后 6 个月时生命质量下降较其余两组更多，社会功能领域在诊断后 6 个月和 2 年也下降明显。

Van Son 等（2013）在使用心理为基础的认知治疗（MBCT）对糖尿病患者情绪低落和生命质量的影响研究中，发现 MBCT 组的患者在应激、焦虑、抑郁症状方面都较对照组有所改善，且实验组在 SF-12 的 MCS 和 PCS 方面都有改善。

Jyotsna 等（2012）在评价综合瑜伽呼吸项目对血糖控制和生命质量影响的研究中，使用 WHOQOL-BREF 评价患者的生命质量，发现参与项目患者的生命质量比仅使用标准治疗的对照有改善的趋势，特别在生理、心理、社会领域和生命质量总分上有明显改善。Bello 等（2011）采用 WHOQOL-BREF 评价有氧锻炼对 18 名 2 型糖尿病患者生理指标和生命质量的影响，结果干预组锻炼后的生命质量较基线时有明显改善，但与对照组间没有发现差异。Fal 等（2011）在胰岛素和口服低血糖药物对 2 型糖尿病患者生命质量影响的研究中，也采用 WHOQOL 简表测定生命质量，发现胰岛素治疗组的血糖水平及共患疾病对生理领域有负面影响；检查频率对心理领域有正面影响而循环衰竭则有负面影响；社会功能领域则受不遵从饮食建议的影响，血糖水平和共患疾病影响环境领域。对口服药组的影响因素不尽相同；口服药组生理和环境领域高于胰岛素组，而心理领域则是胰岛素组较高。

（2）特异性量表的应用：在对研究对象进行了 23 年的追踪研究后，Jacobson 等（2013）报告了 1441 名 13~39 岁 1 型糖尿病患者治疗、代谢控制、并发症对生命质量的长期影响，每年都对研究对象采用 DQOL 进行生命质量的测定，同时也测定患者的生物医学数据，包括糖化血红蛋白、严重低血糖暴露、间发性精神病学事件、并发症等，结果强化和常规治疗组间的生命质量没有差异，755 名患者的生命质量较基线时下降超过 5 分，其生命质量与糖化血红蛋白升高、白蛋白排泄率、平均血压、BMI、发生需要救助的低血糖事件有关。23.5 年的追踪观察后，生命质量受到患者的视网膜病变、肾病、神经病变、自我报告的胸痛、双眼视力下降、疼痛感觉异常、反复尿失禁、勃起功能障碍和精神事件的影响而下降。Opsteen 等（2012）在评价短期强化胰岛素治疗效果时，采用 SF-36 和 DQOL 测定了 34 名 2 型糖尿病患者的生命质量,结果 SF-36 的多个领域和 DQOL 的总体健康认知、糖尿病忧虑和治疗满意度方面有改善,认为短期胰岛素强化治疗使患者的生命质量有所改善,治疗满意度也有提高。

Cooke 等(2013)采用 DSQOLS 量表对 262 名 1 型糖尿病成人患者接受健康教育项目 DAFNE 前后的生命质量进行了评价,结果糖化血红蛋白和生命质量都有改善,生命质量在 3 个月时有明显改善,6 个月及 12 个月仍然保持。Byrne 等(2012)对同一个项目中的 437 名 1 型糖尿病成人患者的生命质量进行了分析,发现糖尿病忧虑水平高的患者生命质量的改善更为明显,高血糖控制不佳及高水平焦虑的患者糖尿病忧虑下降更为明显。Bohannon 等(2012)对用胰岛素贴和胰岛素装置(笔或注射器)糖尿病患者的效力、偏好及生命质量进行了比较,结果 DSQOLS 测定的生命质量的 7 个维度中的 6 个在使用胰岛素贴的患者中好于使用胰岛素装置的患者。

Sriram 等(2011)在评价包括糖尿病健康教育、药物咨询、优化药物作用的生活方式优化指导及与处方药物有关的饮食调节等组成的药物保健干预对糖尿病患者生命质量影响的研究中,采用 ADDQOL 测定患者的生命质量,结果干预组的生命质量较基线时有所改善($P<0.01$),其余指标也有改善。Ashwell 等(2008)比较了甘精胰岛素加赖脯胰岛素(insulin lispro)和 NPH 胰岛素加纯人胰岛素对 1 型糖尿病患者的治疗满意度和生命质量,结果 ADDQOL 在甘精胰岛素组有所改善而 NPH 胰岛素组无变化,平均加权影响得分在甘精胰岛素组有所改善,而 NPH 胰岛素组改变较小,治疗满意度也显示相同的趋势。

孙冰等(2005)采用 A-DQOL 对 300 例 2 型糖尿病患者进行了生命质量的测定,以评价行为干预的影响,结果干预 6 个月后实验组生命质量有明显改善,对照组则没有变化,实验组比对照组改善明显,认为行为干预治疗使糖尿病患者的生命质量明显提高,其他指标也有明显改善。吴然等(2012)在常规注射胰岛素和胰岛素泵治疗老年糖尿病患者的研究中,用 A-DQOL 比较了患者的生命质量,结果治疗后 3 个月两组患者的生命质量均有改善,但胰岛素泵组较常规注射组改善更为明显。

刘华等(2005)采用 DSQL 对活血降糖胶囊的作用进行了评价,发现治疗后 2 个月的生存质量综合评分、生理、心理、社会关系和治疗状态各维度都有明显改善。游进会等(2013)采用 DMQLS 测定 154 名糖尿病患者的生命质量,以评价辨证施护健康教育对患者生命质量的影响,结果显示除社会维度外,干预组的生命质量在干预后均较对照组高,表明干预组患者的生命质量改善优于对照组。

3. 儿童及青少年糖尿病患者生命质量的测定应用 儿童糖尿病患者的生命质量也是一个研究热点,常用的量表有 Ingersoll 等(1991)在 DQOL 基础上增加青少年相关条目后形成的 52 个条目的青少年版 DQOL-Y,由于该量表条目较多,Skinner 等(2006)在对 18 个国家 2077 名青少年糖尿病患者数据进行分析的基础上,筛选出 38 个条目形成青少年版简表 DQOLY-SF。两个量表均被广泛使用,如 Faulkner(2003)使用 DQOL-Y 对 69 名青少年 1 型糖尿病患者及 75 名健康青少年及其父母进行了生命质量的测定及比较,结果糖尿病青少年生活满意度和健康认知较对照低,糖尿病女孩的生活满意度低于男孩。Al-Akour 等(2010)采用 DQOLY-SF 对 145 名青少年 1 型糖尿病患者的生命质量进行了调查,结果 DQOLY-SF 总分为 56.4 ± 18.0,处于较低水平,病程较短、糖化血红蛋白较高、女孩及年龄较大的患者糖尿病影响、对糖尿病的忧虑领域得分高,总的生命质量也较差,建议更好地控制代谢以提高患者的生命质量。

其他用于儿童或青少年糖尿病生命质量的量表包括 DISABKIDS 或 Pedsql 等儿童生命质量测定量表,两种量表都包括一个共性量表及糖尿病模块,可以由青少年自己填写或父母代填,年龄较小的儿童一般采用父母或照顾者代填。如 Chaplin 等(2009)采用儿童和父母一方配对填写 DISABKIDS 加糖尿病模块评价 361 名儿童糖尿病患者的生命质量,比较瑞典和欧洲儿童糖尿病患者生命质量的一致性，结果发现瑞典儿童评价的糖尿病的影响较欧洲儿童少，而瑞典父母评价的儿童生命质量却低于欧洲父母；瑞典女孩生命质量低于男孩且更难以接受糖尿病；青少年接受糖尿病诊断比儿童更困难；父母评价的糖尿病影响大于孩子自己的评价；男孩的父母对治疗的接受性更好；儿童报告的生命质量与年龄和性别有关。Frøisland等（2013）在强化胰岛素治疗的1型糖尿病儿童和青少年患者的生命质量研究中，采用DISABKIDS测定了937名8岁以上青少年患者的生命质量，由父母之一完成问卷的填写，结果高糖化血红蛋白、女孩及有糖尿病酮症酸中毒的患者生命质量较低，母亲评价的生命质量在总分及大多数领域都低于父亲的评价，在使用胰岛素泵和多次注射治疗的患者间得分没有差异，认为生命质量与强化胰岛素治疗无关。Johnson等（2013）采用PedsQL糖尿病模块对325名2~18岁的1型糖尿病儿童进行了生命质量与低血糖和低血糖恐惧关系的分析，发现家长和患儿均显示出高水平的低血糖恐惧者其生命质量降低，但低血糖病史对生命质量却没有影响，认为降低糖尿病儿童家庭的低血糖恐惧可以提高其生命质量。

国内学者在儿童糖尿病患者生命质量研究领域也做了一些工作，如陈声林等（2001）研究发现，儿童1型糖尿病患者的生命质量与控制饮食及胰岛素注射方式有关，而性别、年龄、病程、每天注射胰岛素次数、每天血糖检测次数等与生命质量无关。

4. 其他非糖尿病特异量表的使用　在糖尿病相关并发症的研究中，研究者也使用一些与并发症有关的特异性量表。如Kwai等（2013）使用NeuroQoL研究糖尿病患者神经轴突离子通道功能紊乱对生命质量的影响。Fujita等（2012）采用明尼苏达心力衰竭量表（MLHFQ）对充血性心力衰竭对糖尿病患者生命质量的影响进行了分析。Busato等（2012）用口腔健康影响问卷（oral health impact profile）分析糖尿病儿童临床状况、唾液分泌情况和口腔干燥对生命质量的影响。Hirai等（2011）采用NEI-VFQ-25研究1型糖尿病患者10年间视力相关生命质量的变化情况。Stone等（2008）采用西雅图心绞痛问卷分析心绞痛患者合并糖尿病对其生命质量的影响。

17.2　糖尿病生命质量测定量表QLICD-DM的研制

QLICD-DM是慢性病患者生命质量测定量表体系中的糖尿病量表（quality of life instruments for chronic diseases-diabetes mellitus）。笔者已经先后研制了第一、第二两个版本。其中QLICD-DM（V1.0）由共性模块QLICD-GM（V1.0）及一个包含15个条目的糖尿病特异模块构成，共45个条目。第二版的测试，尚未完成。这里仅介绍第一版量表。

17.2.1　QLICD-DM（V1.0）的研制过程

QLICD-DM（V1.0）的研制方法沿用慢性病患者生命质量测定量表体系（QLICD）的共性模块加特异模块的方法，共性模块的研制详见第3章，本节介绍特异模块的研制。

1. 备选条目池的形成　研究者通过回顾糖尿病生命质量相关文献，分析现有的应用于糖尿病的量表，同时，对糖尿病患者、相关科室的医生及护理人员进行访谈，从糖尿病及其并发症的症状、治疗药物的不良反应、糖尿病患者特殊的心理和社会特征等方面，提出了涉及患者身体8大系统功能及心理、社会功能等方面的46个条目组成糖尿病患者生命质量特异模块的条目池。

2. 条目初筛选和修改　采用专题小组讨论的方式，对条目池中的条目进行逐个讨论，进行初步的筛选和修改，从量表的结构、特异模块应该包含的侧面、备选条目语气是否合适、表述是否会让调查对象产生歧义等方面进行了讨论，在46个条目中筛选出40个条目组成了初步的特异模块，涵盖了糖尿病特异症状、并发症相关症状、疾病对心理影响等方面。

3. 预调查及条目再筛选 以上述形成的初步量表对 41 名糖尿病患者进行了生命质量的预调查，目的是对备选条目进行再次筛选。同时请患者及医护人员对各条目的重要性进行评分（0～100 分）。调查结果通过 5 个指标进行条目的筛选：①计算各条目得分的变异度（标准差）；②计算各条目与特异模块总分的相关系数；③因子分析法中的因子载荷；④患者重要性评分；⑤医护人员重要性评分。组织议题小组成员再次对条目筛选结果进行讨论，结合临床专家意见及统计学结果，最终形成 18 个条目的糖尿病量表测试版。

4. 量表测试版形成 糖尿病特异模块与共性模块第 1 版共同组成 QLICD-DM（V1.0）测试版，量表由 48 个条目组成，其中包含 30 个条目的共性模块和 18 个条目的特异模块。特异模块由四个侧面组成，即特异症状（SPS，4 个条目）、并发症症状（COS，5 个条目）、疾病相关心理（DRM，3 个条目）、治疗相关心理（TRM，6 个条目）。

5. 条目再筛选，量表正式版形成 采用 QLICD-DM（V1.0）测试版对 159 例糖尿病患者进行了生命质量的测评，测评结果用于对条目进行进一步的筛选，以形成正式量表。统计学筛选的方法包括变异系数法、相关系数法、因子分析法、聚类分析法和 Alpha 系数法，筛选标准如下。

（1）变异系数法：计算各条目得分的标准差，保留标准差≥1.1 的条目。

（2）相关系数法：计算条目-领域相关系数，保留相关系数≥0.5 的条目。

（3）因子分析法：以特异模块的 18 个条目进行探索性因子分析，提取特征根＞1 的因子，并做方差最大旋转，保留因子载荷只在一个公因子上≥0.5 的条目。

（4）聚类分析法：采用系统聚类对特异模块的条目进行聚类分析，保留平均 r^2≥0.1 的条目。

（5）Alpha 系数法：计算特异模块 18 个条目的 Cronbach's α 系数，保留当条目剔除后使 α 系数减小的条目。

5 种统计学方法筛选结果显示，4 种及以上方法入选的条目有 16 个，提交议题小组再次讨论后，再剔除在 2 型糖尿病患者中不太常见的体重下降，最终形成 15 个条目的糖尿病特异模块，与 30 个条目的共性模块一起形成 QLICD-DM（V1.0）正式版。

17.2.2 QLICD-DM（V1.0）的测量学特征

QLICD-DM（V1.0）以 159 名 2 型糖尿病患者的测定结果对量表的测量学特征进行了评价。评价的患者均为住院的确诊为糖尿病的患者，在征得患者同意后，由患者本人分别在入院第一天、第二天和出院前各填写一次量表，对阅读及作答有困难的患者，调查员可予以协助。回收量表时即进行检查，发现漏项则提醒患者补答，若患者拒绝回答，则问清原因，做好记录。主要从量表的效度、信度和反应度方面进行评价。

1. 量表的效度

（1）内容效度：该量表按照 WHO 提出的关于健康和生命质量的内涵及糖尿病相对特异的问题提出条目，整个研制过程由临床医生、护士、患者、生命质量研究人员等各方面人员参与，并按严格程序筛选，保证了其较好的内容效度。

（2）结构效度：由条目-维度相关性及因子分析的结果来分析量表的结构效度。

1）条目-维度相关性：大多数特异条目与其领域的相关性较强，而与其他领域的相关性较弱。见表 17-2。

表17-2　QLICD-DM（V1.0）特异模块各条目与各领域得分的相关系数

条目	躯体领域	心理领域	社会领域	特异模块
DM1	0.305	0.342	0.211	0.518
DM2	0.141	0.352	0.234	0.571
DM3	0.545	0.417	0.400	0.551
DM4	0.560	0.420	0.398	0.549
DM5	0.463	0.426	0.409	0.558
DM6	0.424	0.312	0.404	0.468
DM7	−0.323	−0.312	−0.202	−0.192
DM8	0.339	0.528	0.366	0.724
DM9	0.228	0.441	0.175	0.668
DM10	0.057	0.419	0.252	0.664
DM11	0.318	0.515	0.503	0.759
DM12	0.298	0.505	0.453	0.777
DM13	0.122	0.273	0.365	0.658
DM14	0.263	0.566	0.520	0.768
DM15	0.125	0.114	0.297	−0.026

2）探索性因子分析：QLICD-DM（V1.0）量表特异模块的理论结构如表17-3所示，分为4个侧面。

表17-3　QLICD-DM（V1.0）特异模块理论结构

侧面	条目
特异症状（SPS）	DM1　DM2
并发症症状（COS）	DM3　DM4　DM5　DM6　DM7
疾病相关心理（DRM）	DM8　DM9　DM10
治疗相关心理（TRM）	DM11　DM12　DM13　DM14　DM15

对量表特异模块进行探索性因子分析，KMO统计量为0.835，Bartlett检验结果，$\chi^2=1093.015$，$P<0.0005$。按照特征根≥1的原则提取了4个主成分，方差累积贡献率为66.005%。其中，第一主成分涵盖了并发症的相关症状，方差贡献率为36.69%，第二主成分主要涵盖了治疗带来的心理影响的有关条目，累积方差贡献率为13.997%；第三主成分涵盖了的疾病相关心理影响的条目，累积方差贡献率为8.651%；第四主成分方差贡献率为6.667%，主要涵盖了糖尿病特异症状及治疗的心理影响条目，见表17-4。

表17-4　QLICD-DM（V1.0）特异模块探索性因子分析结果

条目	主成分（方差贡献率%）			
	1（36.690）	2（13.997）	3（8.651）	4（6.667）
DM1				
DM2				0.550
DM3	0.796			
DM4	0.812			
DM5	0.698			
DM6	0.701			
DM7	−0.625			
DM8			0.837	

续表

条目	主成分（方差贡献率%）			
	1 (36.690)	2 (13.997)	3 (8.651)	4 (6.667)
DM9			0.844	
DM10			0.754	
DM11		0.820		
DM12		0.776		
DM13		0.782		
DM14		0.755		
DM15				−0.798

注：表中仅列出大于0.5的因子载荷

（3）效标效度：以SF-36为校标，计算QLICD-DM（V1.0）各领域与SF-36各领域的相关系数，结果见表17-5。两量表相关领域的相关系数较大。

表17-5　QLICD-DM（V1.0）与SF-36各领域间的相关系数

QLICD-DM 领域	SF-36 领域							
	躯体功能	躯体角色	身体疼痛	总健康	生命力	社会功能	情绪角色	心理健康
躯体功能（PHD）	0.551	0.501	0.548	0.663	0.565	0.493	0.462	0.411
心理功能（PSD）	0.256	0.416	0.404	0.508	0.440	0.418	0.478	0.536
社会功能（SOD）	0.274	0.457	0.401	0.455	0.455	0.505	0.403	0.510
特异模块（SPD）	0.320	0.365	0.478	0.434	0.504	0.590	0.403	0.450

由此可见，QLICD-DM（V1.0）显示出了较好的效度，条目-领域相关性分析显示，特异模块各条目与其所在领域的相关系数大于与其他领域的相关系数；探索性因子分析显示与量表特异模块理论构想基本相符，可以认为该量表有较好的结构效度。部分条目有一些交叉，没有完全按照理论构想落在相应的主成分内，可能是由于症状间的相互联系，同时也不能不考虑样本例数对结果的影响。该量表以SF-36为效标，结果提示QLICD-DM（V1.0）量表的效标效度尚可。

2. 量表的信度

（1）内部一致性信度及分半信度：用糖尿病患者入院时测定的数据分别计算各个领域及总量表的内部一致性信度（克朗巴赫α系数）及分半信度，结果见表17-6。

表17-6　QLICD-DM（V1.0）各领域信度系数（n=159）

领域/侧面	例数	条目数	α系数	分半信度
PHD	159	8	0.694 8	0.616 6
IND	159	3	0.605 8	0.725 0
AAS	159	2	0.434 9	0.436 0
PHS	159	3	0.633 1	0.642 8
PSD	159	11	0.921 5	0.880 7
REC	159	2	0.794 1	0.796 7
ANX	159	3	0.831 8	0.833 7
DEP	159	3	0.804 8	0.696 3
SEC	159	3	0.742 0	0.823 3
SOD	159	11	0.719 3	0.761 3
SSS	159	6	0.810 6	0.787 6
SOE	159	4	0.676 4	0.700 8

续表

领域/侧面	例数	条目数	α系数	分半信度
SPD	159	15	0.840 1	0.748 4
SPS	159	2	0.573 5	0.575 7
COS	159	5	0.558 5	0.255 2
DRM	159	3	0.849 6	0.785 3
TRM	159	5	0.781 3	0.690 6
TOT	159	45	0.925 3	0.813 6

（2）重测信度：用糖尿病患者第一二次测定结果计算量表的重测信度，同时进行配对 t 检验，结果见表17-7。

表17-7 QLICD-DM（V1.0）第一二次测定得分均值的比较及相关分析（$n=60$）

领域	第一次测量		第二次测量		配对检验		相关	
	均数	标准差	均数	标准差	t	P	r	P
PHD	66.35	17.44	65.42	17.73	1.151	0.254	0.936	0.000
IND	73.19	23.27	70.83	23.79	1.455	0.151	0.858	0.000
AAS	57.08	25.67	58.75	25.03	−1.342	0.185	0.928	0.000
PHS	65.69	23.82	64.44	24.73	1.293	0.201	0.953	0.000
PSD	73.30	23.65	72.99	23.29	0.664	0.510	0.989	0.000
REC	70.63	24.23	70.00	24.92	0.903	0.370	0.977	0.000
ANX	65.97	28.01	65.14	26.55	0.747	0.458	0.951	0.000
DEP	77.08	25.98	78.33	26.41	−2.256	0.028	0.987	0.000
SEC	78.61	25.51	77.50	25.36	1.475	0.146	0.974	0.000
SOD	70.76	15.89	69.77	15.32	1.201	0.234	0.918	0.000
SSS	75.83	24.23	75.83	21.92	0.000	1.000	0.889	0.000
SOE	65.63	23.06	63.13	22.19	2.449	0.017	0.940	0.000
SEF	60.83	22.72	60.00	22.17	1.000	0.321	0.959	0.000
SPD	58.67	18.60	58.67	18.89	0.000	1.000	0.989	0.000
SPS	66.46	23.30	67.08	23.01	−0.772	0.443	0.963	0.000
COS	62.50	16.43	62.58	15.74	−0.198	0.843	0.980	0.000
DRM	45.42	32.49	45.42	32.99	0.000	1.000	0.956	0.000
TRM	59.67	26.73	59.33	27.42	0.629	0.532	0.989	0.000
TOT	269.07	59.34	266.85	59.03	1.691	0.096	0.985	0.000

由此可见，量表各领域及总分的重测信度均在0.918以上，内部一致性 α 系数在0.69~0.93，分半系数在0.62~0.88。显示QLICD-DM（V1.0）量表的信度良好。

3. 量表的反应度 分别计算糖尿病患者治疗前后量表各领域及特异模块各侧面、量表总分的均值，并进行配对 t 检验，计算标准化反应均数（SRM），结果见表17-8。

表17-8 QLICD-DM（V1.0）治疗前后测定得分均值的比较及SRM

领域/侧面	治疗前		治疗后		配对 t 检验		SRM
	均数	标准差	均数	标准差	t	P	
PHD	64.65	18.49	72.54	16.26	−7.017	0.000	−0.69
IND	71.93	24.17	79.61	21.32	−4.987	0.000	−0.49
AAS	55.22	26.58	63.23	26.07	−3.845	0.000	−0.38

续表

领域/侧面	治疗前		治疗后		配对 t 检验		SRM
	均数	标准差	均数	标准差	t	P	
PHS	63.67	23.42	71.68	21.02	−5.561	.000	−0.55
PSD	73.41	20.88	82.37	17.00	−7.081	.000	−0.70
REC	67.60	26.51	75.12	24.60	−4.723	.000	−0.47
ANX	66.50	24.62	78.56	20.66	−7.673	.000	−0.76
DEP	76.86	22.50	85.03	17.24	−5.090	.000	−0.50
SEC	80.74	21.68	88.35	15.89	−4.389	.000	−0.43
SOD	71.38	15.20	75.40	13.38	−3.424	.001	−0.34
SSS	76.62	21.07	81.84	17.77	−3.155	.002	−0.31
SOE	66.14	22.53	68.63	20.62	−1.233	.220	−0.12
SEF	60.92	24.92	63.83	23.67	−1.647	.103	−0.16
SPD	56.18	18.51	67.67	16.34	−10.085	.000	−0.99
SPS	63.96	25.44	75.73	19.48	−6.901	.000	−0.68
COS	61.99	16.38	67.91	12.00	−5.701	.000	−0.56
DRM	42.48	31.93	55.58	27.62	−5.605	.000	−0.55
TRM	55.49	27.81	71.46	24.19	−7.608	.000	−0.75
TOT	265.63	57.12	297.98	49.12	−11.081	.000	−1.09

反应度统计分析得到的表 17-8 显示，糖尿病病量表各领域及总分均有差异。尤其是特异模块和总分的 t 值较大。进一步的反应度测量指标标化反应均数 SRM 的分析表明，总量表和特异模块 SRM 的绝对值达到 0.99 以上，反应度达到适中到较好水平，可以认为 QLICD-DM（V1.0）量表能够较为敏感地反应患者住院期间生命质量的变化，具有较好的反应度。

4. 量表的其他测量学特征 对患者的依从性、量表完成时间等方面进行了分析。绝大多数患者能认真完成调查表，而且大多能在 15min 内完成，问卷回收率与合格率均为 100%，可认为该量表具有较好的可行性和可接受性。

17.3 糖尿病生命质量测定量表 QLICD-DM 的应用

17.3.1 QLICD-DM（V1.0）的使用方法

1. 患者的选择 该量表适用于糖尿病患者的生命质量测定，所以使用对象是确诊的糖尿病患者，该量表对 1 型或 2 型糖尿病患者都适用。由于该量表为自填式量表，要求患者自己完成量表的填写过程，所以，选择的患者要有一定的阅读书写能力。患者需要在单独、安静的环境下填写量表，填写时除调查者外，最好没有家属、医生或其他人员在场，以免影响患者的判断或填写。

2. 量表的使用方法 该量表除可用于糖尿病患者生命质量测评外，也可用于不同治疗方法、不同治疗药物的效果评价等应用性研究，应遵循临床实验设计的原则采用随机有对照组的设计方法，并且在不同时间多次测定（至少在治疗前后各测定一次）。

调查者进行调查目的和意义的解释说明并得到患者同意后将量表发给患者填写。等待患者完成量表后收回并仔细查看有无漏项，如有漏项，提醒被试者及时补齐，若仍拒绝填写则作为缺省值并力图问清和记录原因。

使用者可以根据自己的需要设计其他的调查项目，如可以包含患者的年龄、性别、职业、文化程度、家庭经济情况等和（或）患者的临床类型、临床分期、临床检查化验结果、所采用的治疗方法等基本情况。

3. 量表的结构及计分规则

（1）量表的结构：QLICD-DM（V1.0）由 30 个条目的共性模块 QLICD-GM 和包含 15 个条目的糖尿病特异模块构成，QLICD-GM 包含躯体功能（8 个条目）、心理功能（11 个条目）和社会功能（11 个条目）三个领域组成。特异模块由糖尿病特异症状、并发症症状、糖尿病相关心理、治疗相关心理 4 个侧面组成。

（2）计分方法：QLICD-DM（V1.0）量表的条目均采用五级 Likert 评分法，正向条目（即等级越高生命质量越好的条目）直接计 1~5 分，逆向条目（即得分越高生命质量越差）则反向计分，即用 6 减去原始得分得到该条目得分。

QLICD-DM（V1.0）中正向条目有 GPH1、GPH6、GPH7、GSO2、GSO4、GSO5、GSO7、GSO8、DM15，其余均为逆向条目。

根据条目得分分别计算各侧面、领域、总量表的原始分（raw score，RS），同一领域/侧面的各个条目得分之和构成该领域/侧面的原始分，4 个领域得分之和构成了总量表的原始分。为便于各领域得分的相互比较，采用极差化方法将原始分转化为标准得分 SS。特异模块计分方法详见表 17-9。

表17-9 QLICD-DM（V1.0）特异模块及其所属侧面的计分方法

领域/侧面	代码	条目数	min	max	RS	SS
特异模块	SPD	15	15	75	SPS+COS+DRM+TRM	(RS-15)×100/60
特异症状	SPS	2	2	10	DM1+DM2	(RS-2)×100/8
并发症症状	COS	5	5	25	DM3+DM4+DM5+DM6+DM7	(RS-5)×100/20
疾病相关心理	DRM	3	3	15	DM8+DM9+DM10	(RS-3)×100/12
治疗相关心理	TRM	5	5	75	DM11+DM12+DM13+DM14+DM15	(RS-5)×100/20
总量表	TOT	45	45	225	PHD+PSD+SOD+SPD	(RS-45)×100/180

17.3.2 QLICD-DM（V1.0）量表的应用

1. 糖尿病患者生命质量的影响因素分析 生命质量的影响因素可以是患者的人口社会学特征、疾病相关因素、治疗相关因素及其他因素等。本节利用该组资料收集到的患者基本信息，对生命质量的影响因素进行初步分析。拟分析的影响因素包括患者的人口学信息、血常规、尿常规、肝肾功能、糖尿病相关检查化验指标等，其中分类变量的赋值情况见表 17-10。

表17-10 糖尿病患者生命质量影响因素中分类资料的量化方法

变量	量化	变量	量化
性别	1=男，2=女	医疗形式	1=自费，2=医保
年龄	实际年龄（岁）	经济状况	1=差，2=中，3=好
民族	1=汉族，2=其他民族	文化程度	1=小学，2=初中，3=高中/中专，4=大专，5=本科以上
婚姻	1=未婚，2=已婚	是否高血压	1=无，2=有
职业工人	1=工人，2=其他	尿糖	1=阴性，2=+，3=++，4=+++
职业农民	1=农民，2=其他	尿酮体	1=阴性，2=阳性
职业干部	1=干部，2=其他	尿蛋白质	1=阴性，2=阳性

采用多重线性回归进行影响因素的分析，变量筛选方法为逐步法。结果显示影响糖尿病患者生命质量总分及各领域得分的因素见表17-11。

表17-11　糖尿病患者生命质量影响因素的多重逐步回归分析结果

领域	影响因素	偏回归系数	标准误	标化偏回归系数	t	P	r^2
生理功能	常数	50.783	16.867		3.011	0.005	
	三酰甘油	−5.468	1.578	−0.440	−3.465	0.002	
	高血压史	−13.361	5.003	−0.330	−2.670	0.012	
	经济状况	10.643	3.731	0.361	2.853	0.008	0.468
	白蛋白/球蛋白	15.826	6.399	0.305	2.473	0.019	
	肌酐	−0.165	0.080	−0.254	−2.080	0.046	
心理功能	常数	−76.493	15.719		−4.866	0.000	
	经济状况	21.070	3.703	0.510	5.690	0.000	
	AST/ALT	12.371	2.218	0.532	5.578	0.000	
	尿素	6.397	1.204	0.461	5.314	0.000	0.733
	餐后2h血糖	2.413	0.533	0.454	4.527	0.000	
	文化程度	5.256	2.001	0.253	2.627	0.013	
社会功能	常数	17.633	10.972		1.607	0.117	
	经济状况	12.456	3.386	0.501	3.679	0.001	
	碱性磷酸酶	0.131	0.050	0.351	2.590	0.014	0.334
	民族	10.522	4.494	0.322	2.341	0.025	
特异模块	常数	36.577	23.032		1.588	0.122	
	AST/ALT	8.487	1.779	0.473	4.770	0.000	
	经济状况	16.803	3.287	0.527	5.112	0.000	
	尿素	2.658	1.095	0.248	2.428	0.021	0.642
	臀围	−0.571	0.202	−0.281	−2.822	0.008	
	总胆红素	2.029	0.645	0.330	3.148	0.004	
	空腹葡萄糖	−1.659	0.719	−0.252	−2.307	0.028	
总量表	常数	28.520	35.204		0.810	0.424	
	经济状况	47.410	9.279	0.501	5.109	0.000	
	AST/ALT	20.680	5.160	0.388	4.008	0.000	
	三酰甘油	−20.549	4.668	−0.515	−4.402	0.000	0.691
	尿素	6.810	2.978	0.214	2.287	0.029	
	碱性磷酸酶	0.456	0.151	0.322	3.026	0.005	
	总胆固醇	14.899	6.373	0.248	2.338	0.026	

从表17-11可以看出，影响糖尿病患者生命质量的因素众多，除经济状况对各领域及总分都有影响外，各领域的影响因素不尽相同。而调整的决定系数多处于中等水平，可能还有重要的影响因素或交互作用没有纳入模型。

2. 治疗措施的评价及选择　糖尿病患者生命质量测定结果可作为评价不同治疗措施效果的指标，也可用于筛选治疗措施，以改善患者生命质量作为选择治疗措施的条件之一。该组数据主要用于评价量表的测量学特征，没有收集患者治疗措施方面的信息，所以此处无法进行分析。读者可参考其他章节。

（李晓梅）

参 考 文 献

陈声林，支绦静，沈水仙，等. 2001. 儿童1型糖尿病病人生存质量影响因素研究. 中国公共卫生，17（12）：1077-1078
邓玲，陈冠民，谭晓东. 2002. Ⅱ型糖尿病并发症患者的生命质量及其影响因素. 疾病控制杂志，6（1）：39-41
丁元林，孔丹莉，倪宗瓒，等. 2004. 糖尿病特异性生存质量量表的文化调试与修订. 中国行为医学科学，13（1）：102-103
丁元林，倪宗瓒，张菊英，等. 2000. 修订的糖尿病生命质量量表（A-DQOL）信度与效度初探. 中国慢性病预防与控制，8（4）：160-161，176
孔丹莉，张广恩，潘海燕，等. 2007. 糖尿病特异性生存质量量表的引进及文化调试. 中国行为医学科学，16（8）：758-759
刘华，黄霖. 2005. 活血降糖胶囊对2型糖尿病生存质量的影响. 中国中医急症，14（7）：624，632
刘志文，周智广，陈小燕，等. 2005. 多因素强化干预对新诊2型糖尿病患者生活质量和药物成本-效果比的影响. 中国循证医学杂志，5（5）：386-390
彭一星，杨德辉. 2013. 联合降压方案对高血压合并糖尿病患者临床疗效及生活质量的影响. 中国医药指南，11（10）：128-129
孙冰，孙海玲，班博，等. 2005. 行为干预对2型糖尿病患者生命质量心理状况和代谢性指标控制的影响. 中国行为医学科学，14（2）：175-177
吴然，程丽杰. 2012. 老年糖尿病常规注射胰岛素和胰岛素泵治疗生活质量调查与比较. 武警医学，23（8）：700-701
姚军，吴文源，李春波，等. 2006. 2型糖尿病伴发抑郁症患者生命质量研究. 中国行为医学科学，15（4）：323-325
游进会，王芳，都冬梅，等. 2013. 在临床路径健康教育中应用辨证施护对2型糖尿病患者生活质量的影响. 四川中医，31（4）：143-145
于浩，陈燕. 2004. 2型糖尿病患者生存质量及其影响因素分析. 南京医科大学学报：自然科学版，24（5）：526-528
曾立忠，陈英，池桂波，等. 2005. 2型糖尿病患者生存质量测评. 临床医学，25（9）：12-14
中华医学会糖尿病学分会. 2010. 中国2型糖尿病防治指南
Al-Akour N, Khader YS, Shatnawi NJ. 2010. Quality of life and associated factors among Jordanian adolescents with type 1 diabetes mellitus. J Diabetes Complications, 24（1）：43-47
Al-Maskari MY, Al-Shookri AO, Al-Adawi SH, et al. 2011. Assessment of quality of life in patients with type 2 diabetes mellitus in Oman. Saudi Med J, 32（12）：1285-1290
Alva M, Gray A, Mihaylova B, et al. 2013. The effect of diabetes complications on health-relatedquality of life：the importance of longitudinal data to address patient heterogeneity. Health Econ, 23（4）：487-500
Ashwell SG, Bradley C, Stephens JW, et al. 2008. Treatment satisfaction and quality of life with insulin glargine plus insulin lispro compared with NPH insulin plus unmodified human insulin in individuals with type 1 diabetes. Diabetes Care, 31（6）：1112-1117
Batal O, Khatib OF, Bair N, et al.2011. Sleep quality, depression, and quality of life in patients with pulmonary hypertension. Lung, 189（2）：141-149
Bello AI, Owusu-Boakye E, Adegoke BO, et al. 2011. Effects of aerobic exercise on selected physiological parameters andquality of life in patients with type 2 diabetes mellitus. Int J Gen Med, 4：723-727
Bourdel-Marchasson I, Druet C, Helmer C, et al. 2013. Correlates of health-related quality of life in French people with type 2diabetes. Diabetes Res Clin Pract, 101（2）：226-235
Busato IM, Ignácio SA, Brancher JA, et al. 2012. Impact of clinical status and salivary conditions on xerostomia and oral health-related quality of life of adolescents with type 1 diabetesmellitus. Community Dent Oral Epidemiol, 40（1）：62-69
Byrne M, Newell J, Coffey N, et al. 2012. Predictors of quality of life gains among people with type 1 diabetesparticipating in the dose adjustment for normal eating（DAFNE）structured education programme. Diabetes Res Clin Pract, 98（2）：243-248
Campbell KH, Huang ES, Dale W, et al. 2013. Association between estimated GFR, health-related quality of life, and depression among qlder adults with diabetes：the diabetes and aging study. Am J Kidney Dis, 62（3）：541-548
Choi SE, Reed PL, Sarkisian CA. 2013. Gender differences in the relationship between diabetes-specific quality of life and depressive symptoms in middle-aged and qlder Korean immigrants. Res Gerontol Nurs, 6（4）：283-292
Cooke D, Bond R, Lawton J, et al. 2013. Structured type 1 diabetes education delivered within routine care：impact on glycemic control and diabetes-specific quality of life. Diabetes Care, 36（2）：270-272
Daniele TM, de Bruin VM, de Oliveira DS, et al. 2013. Associations among physical activity, comorbidities, depressive symptoms and health-related quality of life in type 2 diabetes. Arq Bras Endocrinol Metabol, 57（1）：44-50
Depablos-Velasco P, Salguero-Chaves E, Mata-Poyo J, et al. 2013. Quality of life and satisfaction with treatment in subjects with type 2diabetes：results in Spain of the PANORAMA study. Endocrind Nutr, 61（1）：18-26
Doubova SV, Mino-León D, Pérez-Cuevas R. 2013. Linking quality of healthcare and health-related quality of life of patients with type 2 diabetes：an evaluative study in Mexican family practice. Int J Qual Health Care, 25（6）：664-672
Eckert K. 2012. Impact of physical activity and bodyweight on health-related quality of life in people with type 2 diabetes. Diabetes Metab Syndr Obes, 5：303-311
Fal AM, Jankowska B, Uchmanowicz I, et al. 2011. Type 2 diabetes quality of life patients treated with insulin and oral hypoglycemic medication. Acta Diabetol, 48（3）：237-242
Faria HT, Veras VS, Xavier AT, et al. 2013. Quality of life in patients with diabetes mellitus before and after their participation in an

educational program. Rev Esc Enferm USP, 47（2）: 348-354

Faulkner MS. 2003. Quality of life for adolescents with type 1 diabetes: parental and youth perspectives. Pediatr Nurs, 29(5): 362-368

Freemantle N, Meneghini L, Christensen T, et al. 2013. Insulin degludec improves health-related quality of life (SF-36®) compared with insulin glargine in people with type 2 diabetes starting on basal insulin: a meta-analysis of phase 3a trials. Diabet Med, 30(2): 226-232

Frøisland DH, Graue M, Markestad T, et al. 2013. Health-related quality of life among Norwegian children and adolescents with type 1 diabetes on intensive insulin treatment: a population-based study. Acta Paediatr, 102（9）: 889-895

Fujita B, Lauten A, Goebel B, et al. 2012. Impact of diabetes mellitus on quality of life in patients with congestive heart failure. Qual Life Res, 21（7）: 1171-1176

Gilet H, Gruenberger JB, Bader G, et al. 2012. Demonstrating the burden of hypoglycemia on patients' quality of lifein diabetes clinical trials: measurement considerations for hypoglycemia. Value Health, 15（8）: 1036-1041

Hirai FE, Tielsch JM, Klein BE, et al. 2011. Ten-year change in vision-related quality of life in type 1 diabetes: Wisconsin epidemiologic study of diabetic retinopathy. Ophthalmology, 118（2）: 353-358

Hirai FE, Tielsch JM, Klein BE, et al. 2013. Ten-year change in self-rated quality of life in a type 1 diabetes population: wisconsin epidemiologic study of diabetic retinopathy. Qual Life Res, 22（6）: 1245-1253

Ingersoll GM, Marrero DG. 1991. A modified quality-of-life measure for youths: psychometric properties. Diabetes Educ, 17（2）: 114-118

Jacobson AM, Braffett BH, Cleary PA, et al. 2013. The long-term effects of type 1 diabetes treatment and complications on health-related quality of life: a 23-year follow-up of the diabetes control and complications/epidemiology of diabetes interventions and complications cohort. Diabetes Care, 36（10）: 3131-3138

Johnson SR, Cooper MN, Davis EA, et al. 2013. Hypoglycaemia, fear of hypoglycaemia and quality of life in children with Type 1 diabetes and their parents. Diabet Med, 30（9）: 1126-1131

Jyotsna VP, Joshi A, Ambekar S, et al. 2012. Comprehensive yogic breathing program improves quality of life in patients with diabetes. Indian J Endocrinol Metab, 16（3）: 423-428

Kwai NC, Arnold R, Wickremaarachchi C, et al. 2013. Effects of axonal ion channel dysfunction on quality of life in type 2diabetes. Diabetes Care, 36（5）: 1272-1277

Laiteerapong N, Karter AJ, John PM, et al. 2013. Ethnic differences in quality of life in insured older adults with diabetesmellitus in an integrated delivery system. J Am Geriatr Soc, 61（7）: 1103-1110

Lewko J, Zarzycki W, Krajewska-Kulak E. 2012. Relationship between the occurrence of symptoms of anxiety and depression, quality of life, and level of acceptance of illness in patients with type 2 diabetes. Saudi Med J, 33（8）: 887-894

Li CL, Chang HY, Hsu CC, et al. 2013. Joint predictability of health related quality of life and leisure time physical activity on mortality risk in people with diabetes. BMC Public Health, 13（3）: 1-10

Marrero D, Pan Q, Barrett-Connor E, et al. 2013. Impact of diagnosis of diabetes on health-related quality of life among high risk individuals: the diabetes prevention program outcomes study. Qual Life Res, 23（1）: 75-88

Martínez YV, Prado-Aguilar CA, Rascón-Pacheco RA, et al. 2008. Quality of life associated with treatment adherence in patients with type 2 diabetes: a cross-sectional study. BMC Health Serv Res, 8（6）: 611-620

Mikailiūkštienė A, Juozulynas A, Narkauskaitė L, et al. 2013. Quality of life in relation to social and disease factors in patients with type 2 diabetes in Lithuania. Med Sci Monit. 19（3）: 165-174

Mitkov MD, Aleksandrova IY, Orbetzova MM. 2013. Effect of transdermal testosterone or alpha-lipoic acid on erectile dysfunction and quality of life in patients with type 2 diabetes mellitus. Folia Med (Plovdiv), 55（1）: 55-63

Myers VH, McVay MA, Brashear MM, et al. 2013. Exercise training and quality of life in individuals with type 2 diabetes: a randomized controlled trial. Diabetes Care, 36（7）: 1884-1890

Opsteen C, Qi Y, Zinman B, et al. 2012. Effect of short-term intensive insulin therapy on quality of life in type 2diabetes. J Eval Clin Pract, 18（2）: 256-261

Osthus TB, von der Lippe N, Ribu L, et al. 2012. Health-related quality of life and all-cause mortality in patients withdiabetes on dialysis. BMC Nephrol, 13（12）: 78

Scollan-Koliopoulos M, Bleich D, Rapp KJ, et al. 2013. Health-related quality of life, disease severity, and anticipated trajectory of diabetes. Diabetes Educ, 39（1）: 83-91

Shim YT, Lee J, Toh MP, et al. 2012. Health-related quality of life and glycaemic control in patients with type 2 diabetes mellitus in Singapore. Diabet Med, 29（8）: e241-248

Skinner TC, Hoey H, McGee HM, et al. 2006. A short form of the diabetes quality of life for youth questionnaire: exploratory and confirmatory analysis in a sample of 2,077 young people with type 1 diabetes mellitus. Diabetologia, 49（4）: 621-628

Sparring V, Nyström L, Wahlström R, et al. 2013. Diabetes duration and health-related quality of life in individuals with onset of diabetes in the age group 15---34 years -- a Swedish population-based study using EQ-5D. BMC Public Health, 13（1）: 377

Sriram S, Chack LE, Ramasamy R, et al. 2011. Impact of pharmaceutical care on quality of life in patients with type 2diabetes mellitus. J Res Med Sci, 16 (Suppl 1): S412-418

Stone MA, Khunti K, Squire I, et al. 2008. Impact of comorbid diabetes on quality of life and perception of angina pain in people with angina registered with general practitioners in the UK. Qual Life Res, 17 (6): 887-894

Sukala WR, Page R, Lonsdale C, et al. 2013. Exercise improves quality of life in indigenous Polynesian peoples with type 2 diabetes and visceral obesity. J Phys Act Health, 10 (5): 699-707

van Son J, Nyklícek I, Pop VJ, et al. 2013. The effects of a mindfulness-based intervention on emotional distress, quality of life, and HbA (1c) in outpatients with diabetes (DiaMind): a randomized controlled trial. Diabetes Care, 36 (4): 823-830

Wong CK, Lo YY, Wong WH, et al. 2013. The associations of body mass index with physical and mental aspects of health-related quality of life in Chinese patients with type 2diabetes mellitus: results from a cross-sectional survey. Health Qual Life Outcomes, 11 (1): 142

第18章 前列腺增生的生命质量研究

良性前列腺增生（benign prostatic hyperplasia，BPH）是引起中老年男性排尿障碍原因中最为常见的一种良性疾病，多发生于50岁以上的男性，前列腺增生（BPH）是中老年男性常见疾病之一，随全球人口老年化发病日渐增多。前列腺增生的发病率随年龄递增，但有增生病变时不一定有临床症状。城镇发病率高于乡村，而且种族差异也影响增生程度。良性前列腺增生是与年龄和性激素相关的老年常见慢性疾病，并且随着年龄的增长，发病率逐年增高。目前，它已经成为严重危害老年男性健康的主要疾病之一，其发病率在欧美国家较高。据流行病学统计，60~90岁的老年人若进行前列腺组织学检查，几乎100%发现前列腺增生（Calhoun EA，2004）。BPH在临床上常导致前列腺增大，可造成因前列腺增大所致的膀胱出口梗阻，最终引起与下尿路梗阻相关的一系列下尿路症状群（low urinary tract symptoms，LUTS）（卢智泉，2007）。国际泌尿系统疾病全体会议（ICUD）指出"对于没有严重并发症的良性前列腺增生症患者，他们就医的主要目的在于减轻症状，提高患者生活质量（那彦群，2011）"。因此，生命质量测评成为对症状评分和尿动力学参数评价的必要补充，对于了解患者病情，考评治疗效果都有现实意义。

前列腺增生的早期由于代偿，症状不典型，随着下尿路梗阻加重，症状逐渐明显，临床症状包括储尿期症状，排尿期症状及排尿后症状。主要的临床症状如下所述。

1. 储尿期症状 尿频、夜尿增多尿频为早期症状，先为夜尿次数增加，但每次尿量不多。随着膀胱逼尿肌失代偿后，尿频愈加明显，且伴有尿痛。尿急、尿失禁下尿路梗阻时，50%～80%的患者有尿急或急迫性尿失禁。

2. 排尿期症状 排尿困难：随着腺体增大，排尿困难加重。由于尿道阻力增加，患者排尿起始延缓，排尿时间延长，射程不远，尿线细而无力。小便分叉，有排尿不尽感觉。

3. 排尿后症状 尿不尽、残余尿增多，可突然发生急性尿潴留。

4. 其他症状 血尿、泌尿系感染尿潴留常导致泌尿系感染、膀胱结石下尿路梗阻、肾功能损害、下腹部包块或肾积水引起的上腹部包块。

目前，前列腺增生的治疗主要有药物治疗和手术治疗两种办法，常用的药物有：α-受体阻滞剂、抗雄激素药、M-受体拮抗剂，植物制剂，中药等。手术治疗主要是前列腺切除术，目前也有一些微创治疗方法：经尿道前列腺电汽化术、经尿道前列腺等离子双极电切术和经尿道等离子前列腺剜除术等。

18.1 前列腺增生的生命质量研究现状

国内外学者开展了一系列前列腺增生患者生命质量的研究（Hoznek A，2001；Martin DJ，2005；章新琼和叶冬青，2011；史静琤等，2005；黄聿明等，2014），截止2014年12月，在PubMed上以"quality of life"和"Benign Prostatic Hyperplasia"作为主题词在标题中进行检索，结果发现有79篇文献，在CNKI数据库中以"前列腺增生"和"生命质量"或"生存质量"或"生活质量"为主题词在标题中进行检索，共检索出65篇文献。

18.1.1 前列腺增生生命质量测定量表研究

国际前列腺症状评分表（international prostate symptom score，IPSS）（Barry MJ，1992）是目前国际公认的判断良性前列腺增生症状严重程度的最佳手段。该问卷由7个排尿症状问题和1个与排尿有关的困扰问题组分，IPSS评分总分为0~35分，根据评分的不同，它将患者分为三类：0~7分为轻度下尿路症状，8~19分为中度下尿路症状，20~35分为重度下尿路症状，但有学者指出按该标准划分过于武断（程威，2008）。目前该量表被翻译成20多种语言，广泛用于前列腺疾病的症状评价。

Danish前列腺症状评分问卷（danish prostatic symptom score，DAN-PSS-1）（Meyhoff HH，1993）由丹麦人研发，该问卷包括12个症状严重程度评分系统，包括了膀胱储尿和排尿功能2个领域；以及3个关于性功能的相关问题。分值0~108分。该量表的内部一致性克拉巴赫系数为0.73，每个问题答案的重测信度中位数为83.5%；与Madsen-Iversen score system的相关比较相关系数为0.51，结构效度较好；患者经过经尿道前列腺切除术4个月后得分从20降至0，经α-受体阻滞剂治疗4个月后,得分从11.5降至7.5,该问卷有较好的反应度(Hansen BJ,1995)。

良性前列腺增生生命质量量表［benign prostatic hyperplasia（BPH）-specific QoL scale］（Kamil Cam，2013），该量表最初有118个条目，经筛选后，最终形成含20个条目的量表，该量表可以专门用于良性前列腺增生患者生命质量的调查。该量表克拉巴赫系数为0.846 4，与IPSS量表总分的相关系数为0.801，治疗前后患者得分分别为4.96和20.28，该量表能区分治疗前后生命质量的变化。

博诺阶满意度概况-良性前列腺增生症（bononian satisfaction profile-benign prostatic hyperplasia，BSP-BPH）（Bertaccini A，2004），该量表最初由72个条目组成，经考评后形成31个条目的测试版，进一步的统计分析后，最终形成18个条目的问卷。经主成分分析，最终确定了5个侧面，即性功能，社会功能的满意度，认知/情感功能的满意度，泌尿功能的满意度，对身体功能的满意度，量表总的克拉巴赫系数为0.88。该量表可用于前列腺增生患者满意度的考评。

国际尿控协会良性前列腺增生问卷（international continence society benign prostatic hyperplasia questionnaire，ICS-BPH）（Donovan JL，1996），该问卷最初含34个条目，包含了症状及困扰问卷ICS-Male（23）、生活质量问卷ICS-QOL（7）、性功能问卷ICS-Sex（4），该问卷具有较好的内部一致性：ICS-Male：0.84，ICS-QOL：0.59，ICS-Sex为0.63（Donovan JL，1997）。2000年该问卷被制成含14个条目的简表，其中排尿症状含5个条目，刺激症状含6个条目，并含有3个独立的条目，该简表内部一直性为0.78（Donovan TJ，2000）。

我国学者也对前列腺增生患者生命质量的测定做了大量研究，也研制了一些针对良性前列腺增生的量表。中南大学的史静琤等（2003）研制了适合我国良性前列腺增生症患者的生命质量量表（quality of life scale for benign prostatic hyperplasia patients，BPHQLS），该量表最初含74个条目，含5个维度，分别是疾病维度27条目，生理维度16条目，社会维度13条目，心理维度10条目和满意度维度8条目。量表的重测相关系数、Cronbach's α系数、分半信度系数分别为0.912、0.966和0.793。量表结构与理论构想相符；以SF-36总分、IPSS症状得分、IPSS生活质量评分和国外已有专用量表（简称BPH-QOL）为效标，准则效度分别为0.784、0.493、0.462、0.762；该表可以区分患者和非患者、不同病情的患者（史静琤，2004）。该量表在2008年进行了修订，最终形成含33个条目的修订版BPHQLS（郭燕芳，2008），该量表分为5个维度，即疾病、生理、心理、社会、满意度。修订版BPHQLS一周重测信度为0.858，Cronbach's α系数为 0.952，分半信度系数为 0.766。BPHQLS 修订版与 S-36 总分、IPSS 症状得分、IPSS 生活质量评分的相关系数为 0.822、0.901、0.775。修订版 BPHQLS 能较好地区分 BPH 患者和非 BPH 患者，不同病情程度患者和不同来源的患者。修订版 BPHQLS 可解释 BPHQLS 得分变异的 94.7%。两量表得分的总体轮廓相互平行、重合且两样本合并后总体轮廓为一条水平线。

笔者也在慢性病生命质量测定量表体系下研制了专门用于前列腺增生的测定量表 QLICD-BPH（V2.0）（黄圭明等，2011；黄圭明等，2014）。

常见的前列腺增生患者生命质量测定量表概括于表 18-1。

表18-1 常见前列腺增生患者生命质量测定量表

序号	量表	内容
1	量表名称	国际前列腺症状评分表（international prostate symptom score，IPSS）
	（开发者，年代）	（Barry MJ，1992）
	量表简介	该问卷由 7 个排尿症状问题和 1 个与排尿有关的困扰问题组成，IPSS 评分总分为 0~35 分，根据评分的不同，它将患者分为三类：0~7 分为轻度下尿路症状，8~19 分为中度下尿路症状，20~35 分为重度下尿路症状，但有学者指出按该标准划分过于武断。目前该量表被翻译成 20 多种语言，广泛用于前列腺疾病的症状评价
	文献来源	Barry MJ，Fowler FJ Jr，O'Leary MP，et al. 1992.The American Urological Association symptom index for benign prostatic hyperplasia. The Measurement Committee of the American Urological Association. J Urol，148（5）：1549，1557.
		程威，唐根富.2008.良性前列腺增生患者的生活质量研究.现代预防医学，23（35）：4623-4624
2	量表名称	Danish 前列腺症状评分问卷（danish prostatic symptom score，DAN-PSS-1）
	（开发者，年代）	（Meyhoff HH，1993）
	量表简介	该问卷包括 12 个症状严重程度评分系统，包括了膀胱储尿和排尿功能 2 个领域；以及 3 个关于性功能的相关问题。分值 0~108 分。该量表的内部一致性克拉巴赫系数为 0.73，每个问题答案的重测信度中位数为 83.5%；与 Madsen-Iversen score system 的相关系数为 0.51，结构效度较好；患者经过经尿道前列腺切除术 4 个月后得分从 20 降至 0，经 α-受体阻滞剂治疗 4 个月后，得分从 11.5 降至 7.5，该问卷有较好的反应度
	文献来源	Meyhoff HH1，Hald T，Nordling J，et al. 1993.A new patient weighted symptom score system （DAN-PSS-1）. Clinical assessment of indications and outcomes of transurethral prostatectomy for uncomplicated benign prostatic hyperplasia. Scand J Urol Nephrol，27（4）：493-499.
		Hansen BJ，Flyger H，Brasso K，et al. 1995. Validation of the self-administered Danish prostatic symptom score（DAN-PSS-1）system for use in benign prostatic hyperplasia.Br J Urol，76（4）：451-458
3	量表名称	良性前列腺增生生命质量量表［benign prostatic hyperplasia（BPH）-specific QoL scale］
	（开发者，年代）	（Kamil Cam，2013）
	量表简介	该量表最初有 118 个条目，经筛选后，最终形成含 20 个条目的量表，该量表可以专门用于良性前列腺增生患者生命质量的调查。该量表克拉巴赫系数为 0.846 4，与 IPSS 量表总分的相关系数为 0.801，治疗前后患者得分分别为 4.96 和 20.28，该量表能区分治疗前后生命质量的变化
	文献来源	Kamil Cam，Talha Muezzinoglu，Omer Aydemir，et al. 2013.Development of a quality of life scale specific for patients with benign prostatic hyperplasia. International Urology and Nephrology，45（2）：339-346
4	量表名称	博诺阶满意度概况——良性前列腺增生症（bononian satisfaction profile-benign prostatic hyperplasia，BSP-BPH）（Bertaccini A，2004）
	（开发者，年代）	
	量表简介	该量表最初由 72 个条目组成，经考评后形成 31 个条目的测试版，进一步的统计分析后，最终形成 18 个条目的问卷。经主成分分析，最终确定了 5 个侧面，即性功能，社会功能的满意度，认知/情感功能的满意度，泌尿功能的满意度，对身体功能的满意度，量表总的克拉巴赫系数为 0.88。该量表可用于前列腺增生患者满意度的考评

续表

序号	量表	内容
4	文献来源	Bertaccini A, Martinelli A, Ceccarelli R, et al. 2004. Development and validation of the BSP-BPH (Bononian satisfaction profile——benign prostatic hyperplasia)a "disease-specific" questionnaire for the evaluation of health related quality of life in patients with benign prostatichyperplasia. Arch Ital Urol Androl, 76（3）: 103-109
5	量表名称（开发者,年代）	国际尿控协会良性前列腺增生问卷（internationnal continence society benign prostatic hyperplasia questionnaire, ICS-BPH）（Donovan JL, 1996）
	量表简介	该问卷最初含 34 个条目，包含了症状及困扰问卷 ICS-male（23）、生活质量问卷 ICS-QOL（7）、性功能问卷 ICS-sex（4），该问卷具有加好的内部一致性：ICS-male: 0.84，ICS-QOL: 0.59，ICS-sex 为 0.63。2000 年该问卷被制成含 14 个条目的简表，其中排尿症状含 5 个条目，刺激症状含 6 个条目，并含有 3 个独立的条目，该简表内部一直性为 0.78
	文献来源	Donovan JL, Abrams P, Peters TJ et al. 1996. The ICS-BPH study: the psychometric validity and reliability of the ICS male questionnaire. Br J Urology, 77（4）: 554-562. Donovan JL, Kay HE, Peters TJ, et al. 1997. Using the ICSQol to measurethe impact of lower urinary tract symptoms on quality of life: evidence from the ICS-'BPH' study. Br J Urology, 80（3）: 712-721. Donovan TJ, Peters J, Abrams P et al. 2000. Scoring the short form ICSmaleSF questionnaire. J Urol, 164（6）: 1948-1955
6	量表名称（开发者,年代）	良性前列腺增生症患者的生命质量量表（quality of life scale for benign prostatic hyperplasia patients, BPHQLS）（史静玎, 2003）
	量表简介	该量表最初含 74 个条目，含 5 个维度，分别是疾病维度 27 条目，生理维度 16 条目，社会维度 13 条目，心理维度 10 条目，和满意度维度 8 条目。量表的重测相关系数、Cronbach's α系数、分半信度系数分别为 0.912、0.966 和 0.793。量表结构与理论构想相符；以 sF-36、IPSS 症状分、IPSS 生活质量评分和国外已有专用量表(简称 BPH-QOL)为效标，准则效度分别为 0.784、0.493、0.462、0.762；该表可以区分患者和非患者、不同病情的患者该量表在 2008 年进行了修订，最终形成含 33 个条目的修订版 BPHQLS（郭燕芳, 2008），该量表分为 5 个维度，即疾病、生理、心理、社会、满意度
	文献来源	史静玎, 孙振球, 蔡太生. 2003. 良性前列腺增生症患者生命质量量表的编制与应用-量表的编制及条目筛选方法. 中国卫生统计, 20（3）: 158-161. 史静玎, 孙振球, 蔡太生. 2004. 良性前列腺增生症患者生命质量量表的编制与应用-量表的考评及应用. 中国卫生统计, 21（2）: 93-96. 郭燕芳, 史静玎, 胡明, 等. 2008. 良性前列腺增生症患者生活质量量表的修订与考评. 中国卫生统计, 25（3）: 260-263

18.1.2 前列腺增生生命质量测定的应用

1. 评价药物治疗的疗效 Fwu CW 等（2013）用了 4 年的时间来研究多沙唑嗪、非那司提和联合用药对前列腺增生患者生命质量的影响，研究者使用了 SF-36 量表和两个特异量表 BII 及 IPSS 量表进行生命质量的测定，经 4 年的治疗后，发现患者 BII\IPSS 量表测量的结果均较安慰剂组有明显改善，但 SF-36 没有差异，说明两种药物都能改善患者的特异症状，但对提高患者总体生命质量作用不大。Yoshida M（2007）等研究了坦舒洛辛对前列腺增生患者生命质量的影响，研究者将 903 例前列腺增生患者进行 IPSS、生命质量指数、症状烦恼指数评分，在治疗前，尿液流速慢无论是 IPSS 评分还是烦恼指数都较高，是困扰患者的一个主要症状。而夜尿在 IPSS 评分中得分不高，但在烦恼指数中得分较高，夜尿即使不严重但也是影响患者生命质量的主要症状。经坦舒洛辛 0.2mg/天治疗 4 周后，患者各方面的症状都得到了改善，IPSS 评分及烦恼指数得均有显著改善，特别是夜尿症状的改善，患者烦恼指数得分改善最大，故建议在治疗 BPH 患者时要充分考虑每个症状对患者的影响。

我国学者也在积极研究植物制剂治疗对前列腺增生患者生命质量的影响，李连春（2012）等将 20 例前列腺增生患者分为两个组，A 组：服用院内制剂加锌南瓜子颗粒 1g，3 次/天，连服半年；B 组：服用盐酸特拉唑嗪胶囊 2 mg，1 次/天，连服半年，每个月采用 IPSS 及 QOL 进行评分，6 个月后，A 组患者 IPSS 评分从 15 分降到 6.8 分，QOL 从 4.6 分降到 2 分；B 组患者 IPSS 得分从 14.6 分降到 12.9 分，QOL 得分从 4.6 降到 4 分，两组患者得分具有统计学意义，植物制剂可以有效改善前列腺增生患者的生命质量。

2. 评价手术或治疗方案的疗效 目前治疗前列腺增生患者比较有效的方法是手术治疗，国内外学者对患者进行手术后生命质量的改变也开展了一系列的研究。Chalise PR（2007）调查了 50 例经尿道前列腺切除术的 BPH 患者，并采用 IPSS 和 QOL 量表在术前和术后 3 个月进行评分，术前 IPSS、QOL 评分分别为 23.4 和 5.2，IPSS 得分 56.6% 是由梗阻症状造成，手术 3 个月后，患者 IPSS、QOL 得分降至 7.9 和 1.5，且有统计学意义，可见经尿道前列腺切除术能改善患者生命质量。虽然手术可以改善患者的生命质量，但卫生保健政策和研究组织发现（Carbone DJ，2003）经尿道前列腺电切术可能有 6%～55% 的可能造成患者异常射精，而开放性前列腺切除术有 36%～95% 的可能造成异常射精，经尿道前列腺切除术则有 25%～99% 的可能，所以在选择手术时需考虑患者的性功能。

国内学者程念珍（2008）等也对 358 例经尿道前列腺电切术 BPH 患者进行生命质量及性功能进行评价，分别采用 IPSS 问卷、生命质量评分 QOLS、焦虑自评量表 SAS、抑郁自评量表 SDS，4 个问卷均是得分越高生命质量越差；性功能采用勃起功能国际问卷 IIEF-5，该问卷得分越低勃起功能越差。手术 3 个月后，手术前后各问卷得分为：IPSS 从 34.7 到 9.7，QOLS 从 4.9 到 2.1，SAS 从 44.6 到 30.6，SDS 从 10.3 到 6.4，且治疗前后均有统计学差异，但 IIEF-5 问卷前后没有统计学差异，但得分从 14.5 到 10.9。可见，手术治疗虽然可以改善患者的下尿路症状，提高生命质量，改善患者的心理问题，但在性功能方面改善不大，甚至变得更糟，所以选择手术治疗要充分考虑患者性功能的影响。

此外，傅建国和孙振球（2004）探讨了不同治疗方案对前列腺增生症患者生活质量的影响。马秀芬等（2014）探讨了经尿道前列腺电切术对老年前列腺增生患者生活质量的影响。

3. 临床症状及其他因素对生命质量的影响 美国退伍军人事务经尿道前列腺电切术治疗前列腺增生症合作研究部 1993 年做了一项研究（1993），研究者调查了 707 例轻度至重度症状的 BPH 患者，并测定了患者的症状、生命质量、最大尿流率和排尿后残余尿液的估计。结果发现症状与生命质量相关很高，而最大尿流率、排尿后残余尿液与生命质量相关较低（小于 0.20）。多元相关分析显示，刺激症状：如尿急、尿频、夜尿症状等与生命质量有关，而患者的梗阻症状、最大尿流率和排尿后残余尿液与生命质量无关。由于梗阻症状与生命质量无关，这就有可能会导致医务工作者在治疗时会出现错误的诊断评估，因此有必要进一步研究 BPH 梗阻症状与生命质量的关系。Namasivayam 等（1998）调查了 168 例 BPH 患者，结果发现 59% 的患者出项性欲减退，56% 患者出现勃起功能障碍，38% 的患者出现射精障碍，而且性功能障碍造成了患者的烦恼，影响了患者的生命质量。我国学者邵强等（2006）调查了 88 例具有典型下尿路症状（LUTS）的 BPH 患者，并采用 IPSS、IIEF-5 问卷，简明性功能问卷 BSFI、焦虑自评量表、老年抑郁量表和 BPH 影响指数问卷 BII 进行测量，结果发现年龄与 BSFI 中勃起功能、IIEF-5 和 IPSS 评分（-0.552、-0.567、0.213）；IPSS 评分与 BSFI 中勃起功能更和满意度（-0.332、0.302）与 BII 有关（0.42）；BII 与抑郁评分有关（0.426），可见 LUTS 对 BPH 患者的日常生活、性功能和心理有明显影响，BPH 治疗前需重视患者的心理和生命质量。

谢宗兵等（2005）探讨了心理干预对老年前列腺增生症患者情绪及生活质量的影响，李彦兵等（2005）探讨了文化程度与前列腺增生症患者术后生活质量的相关性。

18.2 前列腺增生生命质量测定量表 QLICD-BPH 的研制

QLICD-BPH 是慢性病患者生命质量测定量表体系中的良性前列腺增生量表（quality of life instruments for chronic diseases-benign prostatic hyperplasia）。目前的最新版是第二版 QLICD-BPH（V2.0），由共性模块 QLICD-GM（V2.0）及一个包含 16 个条目的良性前列腺增生特异模块构成。下面对此进行介绍。

18.2.1 QLICD-BPH（V2.0）的研制过程

前列腺增生患者生命质量量表是慢性病患者生命质量量表体系的一部分，与其他量表一样都是采用共性模块与特异模块相结合的方式进行开发，共性模块的开发详见第 1 篇第 3 章，本章节重点介绍前列腺增生生命质量量表特异模块的研发。

前列腺增生采用程序化决策方法研制，由各方面的专家组成核心小组，针对前列腺增生患者的生理、心理、社会、特殊症状、治疗等方面提出条目池，医务工作者及公共卫生领域专家等对条目池的条目进行修正，形成含 20 个条目的测定量表，将这个测定量表进行预调查，进一步筛选条目，得到如下结果（表 18-2）。

表18-2 前列腺增生患者生命质量特异模块条目筛选结果

编号	条目简述	变异度法	相关系数	因子分析	患者重要性评分	医生重要性评分	入选
1	尿痛	1.49*	0.805*	0.793*	66.40*	77.40*	√
2	尿频	1.24*	0.702*	0.850*	71.60*	85.00*	√
3	尿急	1.36*	0.681*	0.876*	71.20*	81.40*	√
4	下腹胀	1.00	0.520*	0.583	65.20*	72.80	
5	夜尿次数多	1.27*	0.743*	0.776*	74.00*	87.28*	√
6	血尿	1.12*	0.490*	0.823*	63.60	81.48*	√
7	恐惧血尿	1.17*	0.449*	0.793*	65.64*	70.40	√
8	无意识排尿	0.40	0.164	0.850*	62.40	76.20*	
9	尿湿裤子	1.14*	0.427*	0.823*	65.60*	78.40*	√
10	咳嗽尿液排出	0.44	0.244	0.825*	61.60	76.56*	
11	尿线变细	1.35*	0.678*	0.703*	70.40*	81.00*	√
12	尿湿鞋子	1.15*	0.519*	0.749*	64.80	79.80*	√
13	尿不尽	1.23*	0.620*	0.492	72.20*	84.80*	√
14	排不出尿	1.47*	0.581*	0.705*	70.40*	84.80*	√
15	排尿等待	1.50*	0.833*	0.699	73.80*	84.80*	√
16	排尿用力	1.31*	0.535*	0.605	73.40*	79.52*	√
17	排尿问题的影响	1.51*	0.678*	0.674	76.20*	81.40*	√
18	痔疮	1.36*	−0.660	0.703*	68.60*	72.80	
19	减少娱乐	1.41*	0.778*	0.927*	69.00*	73.20	√
20	减少外出	1.39*	0.000	0.843*	74.20*	76.20*	√

经过条目筛选，形成含 16 个条目的特异模块，对条目的表述进行进一步完善，形成含 16 个条目、4 个侧面的前列腺增生特异模块，与共性模块 QLICD-GM 共同形成了前列腺增生生命

质量测定量表 [quality of life instruments for chronic diseases-benign prostatic hyperplasia, QLICD-BPH（V2.0）]，该量表的结构如表 18-3。

表18-3 QLICD-BPH（V2.0）的领域及侧面划分

领域/侧面	条目及关键词
生理功能（PHD）	
基本生理功能（BPF）	GPH1（食欲）、GPH2（睡眠）、GPH3（性生活）、GPH4（大便）、
独立性（IDF）	GPH6（日常生活）、GPH7（劳动）、GPH8（行走）
精力不适（EAD）	GPH5（疲乏）、GPH10（疼痛）
心理功能（PSD）	
认知（COG）	GPS1（注意力）、GPS2（记忆力）
情绪（EMO）	GPS3（生活乐趣）、GPS4（烦躁）、GPS5（担心视为负担）、GPS6（担心健康）、GPS7（忧虑）、GPS8（悲观）、GPS9（恐惧）
意志与个性（WIP）	GPS10（乐观）、GPS11（性格改变）
社会功能（SOD）	
人际交往（INC）	GSO1（社会交往）、GSO2（家人关系）、GSO3（朋友关系）
社会支持（SSS）	GSO4（家庭支持）、GSO5（其他支持）、GSO6（经济困难）
社会角色（SOR）	GSO7（影响地位）、GSO8（家庭角色）
特异模块（SPD）	
刺激与梗阻症状（SOS）	BPH1（尿痛）、BPH2（尿频）、BPH3（尿急）、BPH4（夜尿）、BPH10（尿不尽）、BPH11（排不出尿）、BPH12（排尿等待）、BPH13（排尿用力）
滴沥症状（DRS）	BPH7（尿溅裤子）、BPH8（尿线变细）、BPH9（尿湿鞋子）
血尿及对心理影响（HMI）	BPH5（血尿）、BPH6（恐惧血尿）
疾病与治疗对生活的影响（DIL）	BPH14（日常生活影响）、BPH15（减少娱乐）、BPH16（减少外出）

18.2.2 QLICD-BPH（V2.0）计分方法

条目计分：QLICD-BPH（V2.0）采取五点等距评分法，依次计为 1、2、3、4、5 分。在量表中有正负性条目之分，正向条目得分越高代表生命质量越好，逆向条目得分越高代表生命质量越差。对正向条目而言，无需进行转换，原始得分即为条目得分，对逆向条目，需对其进行"正向变换"，即用 6 减去原始得分得到条目得分。

QLICD-BPH（V2.0）中正向条目有 GPH1、GPH2、GPH4、GPH6、GPH7、GPH8；GPS1、GPS3、GPS10；GSO1、GSO2、GSO3、GSO4、GSO5、GSO8。其余均为逆向条目。

领域、侧面及总量表计分：首先分别计算各领域、侧面、总量表的原始分（raw score, RS），同一领域/侧面的各个条目得分之和构成该领域/侧面的原始分，五个领域得分之和构成了总量表的原始分。

为了便于相互比较，需要将原始分转化为标准得分（standard score, SS），采用的是极差化方法。详见表 18-4（略去共性模块部分）。

表18-4 QLICD-BPH（V2.0）各个领域及其所属侧面的计分方法

领域/侧面	代码	条目数	min	max	RS	SS
特异模块	SPD	16	16	80	SOS+DRS+HMI+DIL	(RS−16)×100/64
刺激与梗阻症状	SOS	8	8	40	BPH1+BPH2+BPH3+BPH4+BPH10+BPH11+BPH12+BPH13	(RS−8)×100/12
滴沥症状	DRS	3	3	15	BPH7+BPH8+BPH9	(RS−3)×100/12
血尿及对心理影响	HMI	2	2	10	BPH5+BPH6	(RS−2)×100/8

续表

领域/侧面	代码	条目数	min	max	RS	SS
疾病与治疗对生活的影响	DIL	3	3	15	BPH14+BPH15+BPH16	(RS–3)×100/12
总量表	TOT	44	44	220	PHD+PSD+SOD+SPD	(RS–44)×100/176

18.2.3 QLICD-BPH（V2.0）量表考评

1. 资料收集及分析方法 用上述量表对昆明医科大学第一、二附属医院确诊的良性前列腺增生住院患者进行生命质量的测量，被调查者需具有一定文化水平，能独立完成调查表的阅读、填写。调查者以医务人员的身份出现，对量表进行解释和说明后，由患者独立完成量表填写，调查者核查是否有遗漏。为考评量表的效度，同时采用 SF-36 进行测量。为考评量表的重测效度及反应度，要求被调查者在入院时、入院第二天、出院前进行测量。

信度考评采用的方法有：内部一致性（克拉巴赫系数）、分半信度、重测系数、概化系数，第一二次测量的 t 检验等；效度考核采用：效标效度、因子分析等；反应度考核采用：第一三次测定 t 检验及标准化反应均数 SRM 等。

2. 结果与分析 该次调查共调查 141 例确诊良性前列腺增生的住院患者，年龄最小 48 岁，最大 86 岁，平均年龄 72.30±6.81 岁。其中 107 名患者进行了入院后第二天的重测，134 名患者进行了出院前的测定。

（1）信度考评：该量表的信度考评结果见表 18-5。

表18-5 QLICD-BPH（V2.0）信度评价结果

领域/侧面	重测相关系数	Cronbach's α	重测 t 检验	
			t	p
生理功能（PHD）	0.888	0.689	0.688	0.493
基本生理功能（BPF）	0.881	0.507	−0.090	0.929
独立性（IDF）	0.864	0.812	0.634	0.527
精力不适（EAD）	0.848	0.385	0.767	0.445
心理功能（PSD）	0.919	0.805	0.189	0.850
认知（COG）	0.849	0.401	0.336	0.737
情绪（EMO）	0.909	0.742	−0.311	0.756
意志与个性（WIP）	0.828	0.486	0.833	0.407
社会功能（SOD）	0.873	0.707	0.168	0.867
人际交往（INC）	0.827	0.587	−0.426	0.671
社会支持（SSS）	0.790	0.307	0.243	0.808
社会角色（SOR）	0.857	0.341	1.486	0.140
共性模块（GM）	0.907	0.881	0.470	0.640
特异模块（SPD）	0.879	0.881	1.387	0.168
刺激与梗阻症状（SOS）	0.843	0.847	1.808	0.073
滴沥症状（DRS）	0.890	0.752	−0.797	0.427
血尿及对心理影响（HMI）	0.915	0.621	0.547	0.586
疾病与治疗对生活的影响（DIL）	0.857	0.828	1.121	0.265
总量表（TOT）	0.935	0.905	1.414	0.160

从表 18-5 中可以看出，该量表的重测相关系数各领域均大于 0.873，各侧面的分数也大于

0.737，量表具有较好的重测信度。从内部一致性信度看，该量表各个领域克拉巴赫系数均在0.707以上，各侧面除精力不适、认知、社会支持、社会角色侧面得分较低外，其余侧面得分均在0.5以上。入院1、2天重复测量得分进行 t 检验发现，无论是领域还是侧面1、2次测量得分均没有统计学意义。总之该量表有较好的信度。

（2）效标效度：由于目前没有前列腺增生生命质量测定量表的金标准，故该次研究采用国际上常用的生命质量测定量表SF-36作为效标，考核该量表的效度，结果见表18-6。

表18-6　QLICD-BPH（V2.0）与SF-36的相关分析

QOLCD-BPH	SF-36									
	躯体功能	躯体角色	肌体疼痛	一般健康	生命力	社会功能	情感角色	心理健康	躯体综合	心理综合
生理功能	0.483	0.427	0.437	0.492	0.518	0.413	0.470	0.457	0.624	0.629
心理功能	0.313	0.298	0.354	0.504	0.492	0.355	0.367	0.577	0.468	0.639
社会功能	0.365	0.422	0.301	0.472	0.467	0.396	0.341	0.433	0.508	0.569
特异模块	0.222	0.299	0.313	0.349	0.207	0.293	0.327	0.238	0.366	0.351

从表18-6中可以看出，QLICD-BPH（V2.0）量表的生理功能领域与SF-36量表的生命力、躯体综合、心理综合相关系数得分较大，心理功能与心理健康、心理综合相关较紧，社会功能与心理综合领域相关较大，特异模块与SF-36各领域相关不大。

（3）结构效度：将QLICD-BPH（V2.0）量表的各个条目与各领域得分进行相关分析，结果见表18-7。

表18-7　QLICD-BPH（V2.0）各条目与各领域的相关分析结果

条目	生理功能	心理功能	社会功能	特异模块	条目	生理功能	心理功能	社会功能	特异模块
GPH1	0.478	0.244	0.268	0.160	GSO1	0.537	0.431	0.714	0.196
GPH2	0.504	0.316	0.236	0.187	GSO2	0.199	0.258	0.452	0.170
GPH3	0.365	0.218	0.168	0.214	GSO3	0.233	0.256	0.509	0.101
GPH4	0.567	0.258	0.409	0.098	GSO4	0.319	0.352	0.540	0.026
GPH5	0.438	0.362	0.232	0.201	GSO5	0.361	0.396	0.664	0.049
GPH6	0.656	0.337	0.437	0.096	GSO6	0.236	0.315	0.478	0.188
GPH7	0.581	0.294	0.365	0.150	GSO7	0.373	0.423	0.603	0.296
GPH8	0.676	0.313	0.398	0.132	GSO8	0.443	0.331	0.670	−0.022
GPH9	0.575	0.514	0.329	0.322	BPH1	0.311	0.188	0.197	0.558
GPS1	0.470	0.465	0.494	0.159	BPH2	0.082	0.191	0.024	0.638
GPS2	0.376	0.627	0.293	0.376	BPH3	0.236	0.200	0.132	0.690
GPS3	0.341	0.275	0.372	0.106	BPH4	0.181	0.162	−0.001	0.561
GPS4	0.292	0.617	0.125	0.218	BPH5	0.123	0.212	0.071	0.259
GPS5	0.240	0.590	0.335	0.217	BPH6	0.259	0.443	0.202	0.369
GPS6	0.241	0.574	0.308	0.270	BPH7	0.341	0.391	0.263	0.545
GPS7	0.349	0.693	0.360	0.311	BPH8	0.235	0.181	0.121	0.664
GPS8	0.401	0.763	0.400	0.286	BPH9	0.310	0.175	0.181	0.540
GPS9	0.302	0.647	0.341	0.216	BPH10	0.242	0.210	0.004	0.679
GPS10	0.512	0.539	0.550	−0.003	BPH11	0.205	0.139	0.106	0.644
GPS11	0.309	0.674	0.343	0.260	BPH12	0.155	0.063	0.043	0.689

续表

条目	生理功能	心理功能	社会功能	特异模块	条目	生理功能	心理功能	社会功能	特异模块
					BPH13	0.172	0.168	0.189	0.687
					BPH14	0.328	0.329	0.225	0.734
					BPH15	0.224	0.330	0.215	0.637
					BPH16	0.154	0.234	0.185	0.683

从表 18-7 中可以看出，QLICD-BPH（V2.0）量表各条目与其所在领域的得分相关较紧密，与其他领域得分的相关系数较小，说明各条目所在的领域划分恰当，该量表的结构效度较好。

进一步研究该量表的结构效度，按共性模块和特异模块分别进行因子分析，按特征根大于 1 提取公因子，共性模块共提取 8 个公因子，累计方差贡献率为 66.59%，共性模块因子分析结果见表 18-8。

表18-8　QLICD-BPH（V2.0）共性模块因子分析结果

条目	因子							
	1	2	3	4	5	6	7	8
GPH1							0.67	
GPH2							0.78	
GPH3								0.59
GPH4							0.57	
GPH5								0.62
GPH6	0.80							
GPH7	0.78							
GPH8	0.83							
GPH9	0.55							
GPS1					0.63			
GPS2				0.62				
GPS3					0.78			
GPS4								
GPS5						0.55		
GPS6			0.72					
GPS7			0.74					
GPS8			0.72					
GPS9		0.56						
GPS10			0.77					
GPS11		0.67						
GSO1				0.84				
GSO2				0.85				
GSO3		0.72						
GSO4		0.80						
GSO5						0.84		
GSO6						0.67		
GSO7		0.68						
GSO8								0.67

从表 18-8 可以看出，因子分析中第一个公因子主要反映了独立性侧面，第二公因子反映了意志、社会支持侧面，第三公因子反映了情绪侧面，第四公因子反映了人际交往侧面，第五公因子反映了基本生理功能认知侧面，第六公因子反映了社会支持侧面，第七公因子反映了基本生理功能侧面，第八公因子反映了精力不适侧面。这与笔者的理论构想大致一致。

特异模块按特征根大于 1 提取公因子，共提取 5 个公因子，累计方差贡献率达 70.18%，特异模块因子分析结果见表 18-9。

表18-9　QLICD-BPH（V2.0）特异模块因子分析结果

条目	因子				
	1	2	3	4	5
BPH1	0.654				
BPH2		0.810			
BPH3		0.710			
BPH4		0.782			
BPH5					0.888
BPH6					0.737
BPH7				0.830	
BPH8				0.551	
BPH9				0.830	
BPH10					
BPH11	0.777				
BPH12	0.735				
BPH13	0.691				
BPH14			0.523		
BPH15			0.881		
BPH16			0.818		

从表中可以看出，第一二公因子主要反映的是刺激与梗阻症状侧面，第一公因子主要反映的是梗阻症状，第二公因子反映的是刺激症状；第三公因子主要反映的是疾病与治疗对生活的影响侧面，第四公因子主要反映的是滴沥症状侧面，第五公因子主要反映的是血尿对心理影响。这与理论构想一致，下一步可以适当考虑将刺激与梗阻症状分为两个侧面。

总之，从因子分析看，无论共性模块还是特异模块，其分析结果与笔者的理论构想大致一致，故该量表有较好的结构效度。

（4）反应度分析：为考核该量表的反应度，134 名患者在出院前进行了生命质量的测量，入院后第一天与出院前生命质量得分进行 t 检验，并计算 SRM 值，结果见表 18-10。

表18-10　QLICD-BPH（V2.0）的反应度

领域/侧面	治疗前		治疗后		差值		t	P	SRM
	均数	标准差	均数	标准差	均数	标准差			
生理功能	65.86	13.77	65.63	15.55	0.23	13.34	0.198	0.844	0.02
基本生理功能	57.27	14.96	61.18	14.20	−4.48	14.89	−3.480	0.001	−0.30
独立性	77.78	24.95	72.01	28.62	6.47	23.38	3.202	0.002	0.28
精力不适	63.65	20.09	63.81	21.25	0.28	20.93	0.155	0.877	0.01
心理功能	72.36	14.90	72.86	14.83	−0.59	11.37	−0.604	0.547	−0.05
认知	68.71	19.97	69.31	20.26	−0.37	15.93	−0.271	0.787	−0.02

续表

领域/侧面	治疗前		治疗后		差值		t	P	SRM
	均数	标准差	均数	标准差	均数	标准差			
情绪	72.39	16.12	72.81	15.35	−0.45	12.95	−0.405	0.686	−0.03
意志与个性	75.30	20.59	76.58	20.01	−1.306	18.54	−1.096	0.275	−0.15
社会功能	77.33	14.17	76.17	13.76	1.31	11.04	1.370	0.173	0.12
人际交往	78.13	15.95	75.75	15.75	2.43	14.08	1.994	0.048	0.17
社会支持	77.54	16.64	78.86	15.98	−1.49	13.82	−1.250	0.213	−0.11
社会角色	75.80	21.40	72.76	20.73	3.82	15.72	2.816	0.006	0.24
共性模块	70.07	12.18	70.70	12.30	−0.50	9.86	−0.582	0.562	−0.05
特异模块	54.23	19.22	69.54	16.74	−14.82	19.20	−8.935	0.000	−0.77
刺激与梗阻症状	46.92	22.26	68.82	18.27	−21.48	24.37	−10.203	0.000	−0.88
滴沥症状	64.54	24.59	81.03	18.29	−16.04	24.52	−7.575	0.000	−0.65
血尿及对心理影响	72.61	26.85	72.01	23.95	0.75	30.84	0.280	0.780	0.02
疾病与治疗对生活的影响	51.18	29.61	58.33	28.65	−6.22	27.01	−2.665	0.009	−0.23
总量表	64.44	12.26	70.29	12.12	−5.59	11.30	−5.727	0.000	−0.49

从表 18-10 可以看出，量表在特异模块中除血尿及对心理影响侧面没有差异外，其他侧面和特异模块治疗前后得分差异都有统计学意义，共性模块中基本生理功能、独立性、人际交往、社会角色侧面有统计学意义，整个量表总分也具差异，该量表能够反映治疗前后患者生命质量的变化，具有较好的反应度。

3. 讨论 从量表的考评可以看出，QLICD-BPH（V2.0）量表在信度方面，入院 1、2 天测量的得分，相关系数很高均大于 0.737，而 t 检验显示两次测量无论是侧面还是领域均没有差别，该量表具有较好的重测信度。内部一致性信度方面，该量表除个别侧面外得分都很高。精力不适、认知侧面得分低（0.385、0.401）可能的原因是，该两个侧面的条目都只有 2 条，而且精力不适侧面反映的是精力不济、疼痛身体不适两个概念，而认知反映了注意力和记忆力两个概念，所以这两个侧面的内部一致性得分不高；而社会支持、社会角色侧面得分不高（0.307、0.341）得分不高可能的原因是，该次调查来自不同职业、不同文化程度、不同经济水平的患者，患者本身的社会关系网就不一致，故患者在填写量表时各人根据各自的体验，填写的得分会有很大不一致；另外社会功能领域涉及了社会的太多方面，所以该领域及侧面的内部一致性得分向来都低，这与国内国际的很多调查一致。但从领域来看，该量表的克拉巴赫系数均大于 0.707，还是具有较好的内部一致性信度。

从效度上看，由于国际上没有金标准，笔者采用了普适性量表 SF-36 作为效标，虽然 SF-36 被广泛用于生命质量的测定，但其毕竟是一个普适性量表，针对疾病的特殊症状等 SF-36 本没有涉及，故从表 18-5 可以看出，QLICD-BPH（V2.0）量表的生理、心理、社会领域与 SF-36 相对应的领域相关系数较大，而特意模块涉及了很多前列腺增生的特殊症状及心理，该领域与 SF-36 的各领域相关都不大，这也可以说明 QLICD-BPH（V2.0）量表比 SF-36 更具有针对性。从结构效度上看，量表各个条目得分与其所在领域得分的相关系数较大，而与其他领域得分的相关系数较小，说明各个条目所在的领域是合理的，结构也是合适的。因子分析也支持笔者划分的侧面是合理的。总之该量表无论是内容效度还是结构效度都是较好的。

从反应度看，该量表虽然在共性模块只有基本生理功能、独立性、人际交往、社会角色侧面出现了差异，但在特异模块除了血尿及对心理影响没有差异外，其余侧面及领域均有统计学意义,说明该量表可以测量患者治疗前后的生命质量变化。而共性模块差异不大可能的原因是,该次调查的大部分是反复住院的患者,其生理、心理、社会都已适应疾病带来的不适,故在住院前后患者共性模块方面的改变不大;也有可能是该次调查的患者住院时间平均为13.41天,不到两个星期的时间患者生命质量的变化还不明显,所以出现了没有差别的结果,有待在下一步的研究中,延长调查时间,进一步考评该量表的反应度。

综上所述,QLICD-BPH(V2.0)量表的信度、效度、反应度均较好,该量表可以用于前列腺增生患者生命质量的测定。

18.3 前列腺增生生命质量测评的应用

因为前列腺增生和前列腺炎(chronic prostatitis,CP)是男性泌尿系统多发病之一,且两个疾病的症状有很多相似的地方,而笔者的量表是采用共性模块和特异性量表相结合开发的量表,前列腺增生和前列腺炎量表的共性模块完全一样,故本节主要介绍前列腺增生和前列腺炎患者生命质量的比较。

该次共调查前列腺增生患者141例,前列腺炎患者153例,患者的基本情况见表18-11。

表18-11 BPH患者和CP患者的基本情况(频数分布)

项目		前列腺增生		前列腺炎	
		频数	频率(%)	频数	频率(%)
民族	汉族	122	86.5	114	74.5
	其他	19	13.5	39	25.5
职业	工人	32	22.7	29	19.0
	农民	27	19.1	35	22.9
	教师	16	11.3	15	9.8
	干部	55	39.0	21	13.7
	个体	1	0.7	16	10.5
	其他	10	7.1	37	24.1
文化程度	小学	45	31.9	6	3.9
	初中	31	22.0	47	30.7
	高中或中专	31	22.0	22	14.4
	大专	16	11.3	29	19.0
	本科及以上	18	12.8	37	24.2
婚姻状况	未婚	0	0.0	36	23.5
	在婚	130	92.2	97	63.4
	离婚	3	2.1	5	3.3
	丧偶	8	5.7	2	1.3
家庭经济	差	30	21.3	39	25.5
	中	101	71.6	79	51.6
	好	10	7.1	9	5.9

1. 治疗前前列腺增生和前列腺炎患者生命质量的比较 治疗前 BPH 和 CP 患者生命质量得分的比较如表18-12。

表18-12 治疗前BPH和CP的生命质量比较

领域/侧面	前列腺增生		前列腺炎		t	P
	均数	标准差	均数	标准差		
生理功能	61.74	13.56	66.73	12.05	3.344	0.001
基本生理功能	51.35	14.50	54.84	15.92	1.959	0.051
独立性	77.78	24.95	93.30	16.83	6.296	0.000
精力不适	63.65	20.09	56.62	22.76	−2.799	0.005
心理功能	72.36	14.90	63.10	18.77	−4.656	0.000
认知	68.71	19.97	64.54	22.96	−1.653	0.099
情绪	72.39	16.12	61.58	20.62	−4.980	0.000
意志与个性	75.30	20.59	63.40	28.54	−4.289	0.000
社会功能	77.33	14.17	72.57	17.00	−2.595	0.010
人际交往	78.13	15.95	75.33	17.73	−1.422	0.156
社会支持	77.54	16.64	69.93	20.26	−3.501	0.001
社会角色	75.80	21.40	72.39	24.32	−1.273	0.204
共性模块	70.07	12.18	66.97	13.73	−2.042	0.042

从表18-12中可以看出，在治疗前前列腺炎与前列腺增生患者在生理功能、心理功能、社会功能、共性模块均出现了差异，在生理功能领域，独立性侧面前列腺炎患者得分更高，而精力不适方面前列腺增生患者高于前列腺炎患者，因该次调查的前列腺炎患者平均年龄比BPH患者小，所以独立性及生理功能得分高于前列腺增生患者，但在精力不适侧面，前列腺炎患者更多的出现了慢性盆腔疼痛等症状，故精力不适侧面的得分低于BPH患者。在心理功能领域，情绪、个性侧面及心理功能领域均有差别，BPH得分高于前列腺炎患者，这可能是因为BPH大部分为老年患者，整个人的心态比较平和，且BPH早期仅表现为排尿困难和尿频，对患者心理的影响不大，但前列腺炎则表现为尿急、尿频、尿痛和腰骶部反射性疼痛，部分患者影响性功能，对患者的心理影响较大，故在心理功能领域BPH的得分要高于前列腺炎患者。在社会功能领域，社会支持侧面和社会功能领域有差别，BPH高于CP，由于BPH患者多为老年患者，其一般能享有一定的医疗保障，并且能得到家人的理解和支持，所以得分较高。从共性模块来看也是BPH高于CP。从上述比较可以看出，虽然BPH多为老年患者，而CP患者多为中壮年患者，但BPH生命质量得分高于CP患者，两个疾病在生命质量方面，BPH患者更应该注重改善患者的生理功能，而CP患者则更应该注意其生理功能、社会功能的改善。

2. 治疗后BPH和CP的生命质量比较 以第一次测量得分为协变量，对出院前生命质量得分进行协方差分析，结果如表18-13所示。

表18-13 治疗后BPH和CP的生命质量比较

领域/侧面	前列腺增生		前列腺炎		F	P
	校正均数	校正标准差	校正均数	校正标准差		
生理功能	62.04	1.56	59.30	1.52	3.182	0.076
基本生理功能	61.66	1.62	55.58	1.55	18.127	0.000
独立性	55.40	3.17	53.77	3.80	0.281	0.597
精力不适	57.25	2.07	57.59	1.85	0.025	0.874
心理功能	65.50	1.56	58.48	1.35	16.797	0.000
认知	62.23	2.71	56.62	2.48	7.353	0.007
情绪	66.03	1.70	58.92	1.44	15.704	0.000

续表

领域/侧面	前列腺增生		前列腺炎		F	P
	校正均数	校正标准差	校正均数	校正标准差		
意志与个性	71.39	2.59	59.48	2.38	21.370	0.000
社会功能	68.88	1.63	62.46	1.39	14.187	0.000
人际交往	69.39	2.31	64.09	2.16	8.421	0.004
社会支持	67.30	2.63	56.47	2.38	34.652	0.000
社会角色	57.01	2.31	52.74	2.06	4.043	0.045
共性模块	67.53	1.20	62.84	1.09	9.355	0.003

从表 18-13 中可以看出，平衡入院前生命质量的差异后，出院时 BPH 和 CP 患者生命质量得分比较可以看出，两种疾病在生理功能领域差别不大，仅基本生理功能侧面有统计学差异，BPH 患者得分高于 CP 患者，这可能是 BPH 患者经过治疗后能快速缓解梗阻带来的不适，所以患者在治疗后睡眠、饮食等能快速改善，而 CP 患者经治疗后症状会有一定缓解，但基本不能完全治愈，故患者基本生理功能侧面不如 BPH 患者。从心理功能、社会功能领域及各侧面和共性模块看两种疾病治疗后生命质量得分都有差别，且 BPH 患者得分高于 CP 患者，可见两种疾病的患者比较，CP 患者的生命质量较 BPH 患者差，虽然治疗改善了 CP 患者的生理功能，但从患者的心理、社会功能等领域看 CP 患者情况更糟。值得一提的是该次调查的人群 BPH 的平均年龄大于 CP 患者，按照一般规律年龄越大生命质量越差，但该次调查的结果却是年龄较小的 CP 患者生命质量较年龄较大的 BPH 患者差，这也可以反映患前列腺炎对患者生命质量的影响远大于前列腺增生患者，医务人员在医治两种疾病患者的时候，更应该关注前列腺炎患者的心理、社会功能。

该次调查的患者资料主要是用于量表的考评，这里仅用考评用的数据举例说明可以采用量表进行的应用，故没有严格按照实验设计的步骤进行，若医务工作者需做上述比较，需严格按照实验设计的步骤来做，平衡各种可能对生命质量有影响的因素后再来比较。

（张晓磬）

参 考 文 献

程念珍，唐正严，刘宇，等. 2008. 经尿道前列腺电切术对老年良性前列腺增生患者生活质量的影响. 中南大学学报，33（10）：975-978

程威，唐根富. 2008. 良性前列腺增生患者的生活质量研究. 现代预防医学，23（35）：4623-4624

傅建国，孙振球. 2004.不同治疗方案对良性前列腺增生症患者生活质量的影响. 中南大学学报：医学版，29（2）：233-235

郭燕芳，史静琤，胡明，等. 2008. 良性前列腺增生症患者生活质量量表的修订与考评. 中国卫生统计，25（3）：260-263

郭燕芳，史静琤，胡明，等. 2008. 良性前列腺增生症患者生活质量量表的修订与考评. 中国卫生统计，25（3）：260-263

黄聿明，杨德林，万崇华，等. 2014. 良性前列腺增生患者生命质量量表 QLICD-BPH 研制与评价. 中国公共卫生，（1）：60-63

黄聿明，张明楠，杨德林，等. 2011. 前列腺增生患者生命质量测定量表 QLICD-BPH 研制中的条目筛选. 现代泌尿外科杂志，16（1）：14-17

李连春，罗仁翠，谭万江，等. 2012. 两种方案治疗良性前列腺增生症疗效及生命质量对比观察. 贵州医药，36（7）：611-612

李彦兵，贾立辉. 2005. 文化程度与前列腺增生症患者术后生活质量的相关性. 中国临床康复，（48）：48-49

卢智泉. 2007. 良性前列腺增生的流行病学研究现状. 国际泌尿系统杂志，27（3）：351-355

马秀芬，韩清玲，李鑫，等. 2014. 经尿道前列腺电切术对老年前列腺增生患者生活质量的影响. 中国老年学杂志，（8）：2283-2284

那彦群，叶章群，孙光. 2011. 中国泌尿外科疾病诊断治疗指南手册. 北京：人民卫生出版社. 163-212

邵强，宋健，郭宇文，等. 2006. 症状性良性前列腺增生患者生活质量分析. 中华泌尿外科杂志，27（6）：418-420

史静琤，蔡太生，彭敏宁，等. 2005. 良性前列腺增生症患者专用生活质量量表的编制. 中南大学学报：医学版，30（1）：28-31

史静琤，孙振球，蔡太生. 2003. 良性前列腺增生症患者生命质量量表的编制与应用-量表的编制及条目筛选方法. 中国卫生统计，20（3）：158-161

史静琤，孙振球，蔡太生. 2004. 良性前列腺增生症患者生命质量量表的编制与应用-量表的考评及应用. 中国卫生统计，21（2）：

93-96

谢宗兵, 蒋袁磊. 2005. 心理干预对老年前列腺增生症患者情绪及生活质量的影响. 中国临床康复, (24): 44-46

章新琼, 叶冬青. 2011. 良性前列腺增生症患者生活质量及其影响因素的研究进展. 安徽医药, 15 (7): 899-901

Barry MJ, Fowler FJ Jr, O'Leary MP, et al. 1992. The American Urological Association symptom index for benign prostatic hyperplasia. The Measurement Committee of the American Urological Association. J Urol, 148 (5): 1549, 1557

Bertaccini A, Martinelli A, Ceccarelli R, et al. 2004. Development and validation of the BSP-BPH (bononian satisfaction profile--benign prostatic hyperplasia)a "disease-specific" questionnaire for the evaluation of health related quality of life in patients with benign prostatichyperplasia. Arch Ital Urol Androl, 76 (3): 103-109

Calhoun EA, McNaughton Collins M, et al. 2004. The economic impact of chronic prostitutis .Arch Inter Med, 164: 1231-1236

Carbone DJ Jr, Hodges S. 2003. Medical therapy for benign prostatic hyperplasia: sexual dysfunction and impact on quality of life. J Impot Res, 15 (4): 299-306

Chalise PR, Agrawal CS. 2007. Change in urinary symptoms and quality of life in men with benign prostatic hyperplasia after transurethral resection of prostate. Nepal Med Coll, J, 9 (4): 255-258

Donovan JL, Abrams P, Peters TJ, et al. 1996. The ICS-BPH study: the psychometric validity and reliability of the ICS male questionnaire. Br J Urology, 77 (4): 554-562

Donovan JL, Kay HE, Peters TJ, et al. 1997. Using the ICSQol to measurethe impact of lower urinary tract symptoms on quality of life: evidence from the ICS- 'BPH' study. Br J Urology, 80 (5): 712-721

Donovan TJ, Peters J, Abrams P, et al. 2000. Scoring the short form ICS male SF questionnaire. J Urol, 164 (6): 1948-1955

Fwu CW, Eggers PW, Kaplan SA, et al. 2013. Long-term effects of doxazosin, ministered and combination therapy on quality of life in men with benign prostatic hyperplasia. J Urol, 190 (1): 187-193

Hansen BJ, Flyger H, Brasso K, et al. 1995. Validation of the self-administered Danish prostatic symptom score (DAN-PSS-1) system for use in benign prostatic hyperplasia.Br J Urol, 76 (4): 451-458

Hoznek A, Abbou CC. 2001. Impact of interventional therapy for benign prostatic hyperplasia on quality of life and sexual function. Curr Urol Rep, 2 (4): 311-317

Kamil Cam, Talha Muezzinoglu, Omer Aydemir, et al. 2013. Development of a quality of life scale specific for patients with benign prostatic hyperplasia. International Urology and Nephrology, 45 (2): 339-346

Martin DJ, Mulhall JP. 2005. Enlarging the scope of managing benign prostatic hyperplasia: addressing sexual function and quality of life. Int J Clin Pract, 59 (5): 579-590

Meyhoff HH1, Hald T, Nordling J, et al. 1993. A new patient weighted symptom score system (DAN-PSS-1). Clinical assessment of indications and outcomes of transurethral prostatectomy for uncomplicated benign prostatic hyperplasia. Scand J Urol Nephrol, 27 (4): 493-499

Namasivayam S, Minhas S, Brooke J, et al. 1998. The evaluation of sexual function in men presenting with symptomatic benign prostatic hyperplasia. Br J Urol, 82 (6): 842-846

The Department of Veterans Affairs Cooperative Study of transurethral resection for benign prostatic hyperplasia. 1993. A comparison of quality of life with patient reported symptoms and objective findings in men with benign prostatic hyperplasia. J Urol, 150 (5): 1696-700

Yoshida M, Sugiyama Y, Masunaga K, Drugs, et al. 2007. Effect of tamsulosin hydrochloride on lower urinary tract symptoms and quality of life in patients with benign prostatic hyperplasia. Evaluation using bother score. Today (Barc), 43 (1): 1-7

第 19 章 慢性前列腺炎的生命质量研究

慢性前列腺炎（chronic prostatitis）包括慢性细菌性前列腺炎和非细菌性前列腺炎两部分。其中慢性细菌性前列腺炎主要为病原体感染，以逆行感染为主，病原体主要为葡萄球菌属，常有反复的尿路感染发作病史或前列腺按摩液中持续有致病菌存在。非细菌性前列腺炎是多种复杂的原因和诱因引起的炎症、免疫、神经内分泌参与的错综的病理变化。前列腺炎是男性常见病，国内报告其患病率为 18.5%～24.3%，发病率为 2.0%～16.0%（梁朝朝，2003），患者数量占泌尿外科门诊的 25.0%～33.0%（Naughton MC，2003），约 50.0% 的男性有过前列腺炎症状（Schaeffer AJ，2002）。

慢性细菌性前列腺炎的临床表现主要是反复发作的下尿路感染症状，如尿频、尿急、尿痛、排尿烧灼感，排尿困难、尿潴留，后尿道、肛门、会阴区坠胀不适。持续时间超过 3 个月。而慢性非细菌性前列腺炎主要表现为骨盆区域疼痛，可见于会阴、阴茎、肛周部、尿道、耻骨部或腰骶部等部位。排尿异常可表现为尿急、尿频、尿痛和夜尿增多等。由于慢性疼痛久治不愈，患者生活质量下降，并可能有性功能障碍、焦虑、抑郁、失眠、记忆力下降等。

慢性细菌性前列腺炎治疗以口服抗生素为主，选择敏感药物，疗程为 4～6 周，其间应对患者进行阶段性的疗效评价。疗效不满意者，可改用其他敏感抗生素。可选用 α-受体阻滞剂改善排尿症状和疼痛。植物制剂、非甾体抗炎镇痛药和 M-受体阻滞剂等也能改善相关的症状。

慢性非细菌性前列腺炎：可先口服抗生素 2～4 周，然后根据其疗效反馈决定是否继续抗生素治疗。推荐使用 α-受体阻滞剂改善排尿症状和疼痛，也可选择植物制剂、非甾体抗炎镇痛药和 M-受体阻滞剂等改善排尿症状和疼痛。慢性前列腺炎的治疗目标主要是缓解疼痛、改善排尿症状和提高生命质量，疗效评价应以症状改善为主。

19.1 慢性前列腺炎的生命质量研究现状

目前，因慢性前列腺炎和前列腺增生患者在生命质量研究领域有很多相似之处，故很多学者将前列腺增生和慢性前列腺炎患者一起展开研究，研制的量表也可以适用于两个疾病。截止 2014 年 12 月，在 PubMed 上以 "quality of life" 和 "chronic prostatitis" 作为主题词在标题中进行检索，结果只发现有 12 篇文献，在 CNKI 数据库中以 "慢性前列腺炎" 和 "生命质量" 或 "生存质量" 或 "生活质量" 为主题词在标题中进行检索，共检索出 28 篇文献。

19.1.1 慢性前列腺炎生命质量测定量表研究

慢性前列腺炎患者的症状等常与前列腺增生患者相似，其生命质量的测定常可以采用前列腺增生的量表，故 18 章里介绍的国际前列腺症状评分表（IPSS）、Danish 前列腺症状评分问卷（DAN-PSS）等量表均可用于前列腺炎生命质量的测定，本节仅列出慢性前列腺炎的特异量表（表 19-1）。

NIH-CPSI 量表：慢性前列腺炎症状评分指数表（NIH-chronic prostatitis symptom index）（Turenr JA，2003）是由美国国立卫生研究院编制的一种被公认实用而可靠的前列腺炎症状自测表，通俗易懂，可有效、准确地反映患者症状程度。NIH-CPSI 由 9 个条目构成，主要涉及慢性前列腺炎症状的 3 个主要方面：疼痛或不适、排尿异常和对生活质量的影响，其中 QOL (quality of life)用于评价影响生活质量的严重程度。症状严重程度由疼痛和排尿症状两个方面组成,0~9分为轻度,10~18分为中度,18、31分为重度;总体评分由上述3个方面构成,1~14分为轻度,15~29分为中度,30~43分为重度。

表19-1 常见慢性前列腺炎患者生命质量测定量表

序号	量表	内容
1	量表名称 (开发者,年代)	慢性前列腺炎症状评分指数表(NIH-chronic prostatitis symptom index,NIH-CPSI) (Turenr JA 2003)
	量表简介	该量表由9个条目构成,第1~4个条目反映的是疼痛或不适症状,第5~6个条目反映的是排尿症状,第7~9条目反映的是生命质量。前两个领域得分相加可以反映症状情况,得分0~9分为轻度,10~18分为中度,18~31分为重度。加入生命质量领域为量表总分,1~14分为轻度,15~29分为中度,30~43分为重度。 该量表的总分、疼痛、生命质量都显示了较好的反应度,但排尿的反应度不明显
	文献来源	Turenr JA, Ciol MA, Michael VK, et al.2003. Validity and Responsiveness of the National Institutes of health chronic prostatitis symptom index.Urol,169(2):580-583. Propert KJ, Litwin MS, Wang Y, et al. Responsiveness of the National Institutes of health chronic prostatitis symptom index(NIH-CPSI). Qual Life Res,15(2):299-305
2	量表名称 (开发者,年代)	Associazione italiana sindromi pelvico prostatiche chronic prostatitis questionnaire(AISPEP-Q). (Associazione Italiana Sindromi Pelvico Prostatiche,2007)
	量表简介	该量表由意大利盆底综合征协会研制,可用于慢性前列腺炎患者生命质量的测定
	文献来源	Mazzoli S, Magri V, Guercini F, et al. 2007. The AISPEP(Associazione Italiana Sindromi Pelvico Prostatiche)chronic prostatitis questionnaire(AISPEP-Q)focus on the disease: anamnestic data, life activities, symptoms, sexual habits, quality of life and knowledge about prostatitis from 93 questions answered on the internet. Arch Ital Urol Androl,79(2):58-66
3	量表名称 (开发者,年代)	慢性病患者生命质量测定量表体系中的慢性前列腺炎量表 QLICD-CP(quality of life instruments for chronic diseases-chronic prostatitis)(黄聿明,2012)
	量表简介	由共性模块 QLICD-GM(V2.0)及一个包含16个条目的慢性前列腺炎特异模块构成,其中QLICD-GM(V2.0)包括28个条目:生理功能(9个条目)、心理功能(11个条目)、社会功能(8个条目)。整个量表44个条目,均为五级等级式条目
	文献来源	黄聿明.2012.慢性前列腺炎与良性前列腺增生患者生命质量测定量表的研制与比较.昆明:昆明医科大学. 黄新萍,张锡堂,杨德林,等.2010.慢性前列腺炎患者生命质量测定量表 QLICP-CP 研制中的条目筛选.吉林医学,(19):2984-2986

19.1.2 慢性前列腺炎生命质量测定的应用情况

1. 生命质量的影响因素分析 Walz J 等(2007)采用 NIH-CPSI 测定了1273个男性结果有266名男性 NIH-CPSI 得分大于等于4,症状为轻度的有133人约占10.5%,为中度的有62人占4.9%,重度的有71人占5.6%,CP 患者 NIH-CPSI 生命质量评分较正常男性高(4.9,2.5),也就是说 CP 患者的生命质量更差。而所有 NIH-CPSI 症状中,尿频是最影响患者生命质量的,其次为膀胱排空不完全、疼痛的频率和强度,但疼痛部位对生命质量的影响不明显。国内患者对中国慢性前列腺炎患者的生命质量也进行了大量评价及影响因素分析,Zhao FL 等(2010)调查了364例正常人和268例慢性前列腺炎患者,EQ-5D 指数正常人和 CP 患者分别得分为:0.73和0.85,SF-6D 正常人和 CP 分别得分为:0.76和0.81,EQ-VAS 为70和85,多元线性回归发现疼痛是影响 CP 患者的主要原因。山东大学的黄劲松等(2005)调查了在山东大学齐鲁医院连续就诊的200例慢性前列腺炎患者,采用 WHOQOL-100 中文版量表进行生命质量的测量,结果发现慢性前列腺炎患者与正常人相比除了身材与相貌、行动能力、日常生活能力、环境条件4个方面没有差异外,其他6个领域、总的生存质量和健康状况及其余20个方面差异均有统计学意义，且患者组低于正常人组。影响患者生命质量的主要因素为：生活满意度、抑郁、个人经济收入。相较正常人，慢性前列腺炎患者的生命质量较低，临床医生因给予重视。蓝天等（2009）调查了 2005～2009 年西北各省门诊就诊的慢性前列腺炎患者 700 例，采用 NIH-CPSI 量表进行测量，NIH-CPSI 症状评分均值为 18.09 ± 6.12，生命质量评分为 9.21 ± 1.93，同时还调查了生命质量评分与海拔高度、气候温度、人格、心理压力的关系，结果发现生命质量的影响与慢性前列腺炎症状严重程度、心理压力、人格、海拔高度及环境温度相关。

2. 治疗干预对生命质量的影响 学者们开展了大量治疗对慢性前列腺炎患者生命质量的影响研究。王玺坤（2004）研究了 156 例慢性前列腺炎患者，使用中药行瘀清热胶囊进行治疗，治疗第 2、4 周末，采用 NIH-CPSI 量表进行测量，发现从症状评分来看治疗前后症状有明显的好转，但治疗组与对照组治疗后没有显著差异，但从生命质量满意度评分看，治疗组高于对照组，可见中药行瘀清热胶囊能改善患者的整体调节能力、改善局部血液循环等。吕天虎等（2012）调查了 50 例确诊慢性前列腺炎的患者，采用中药治疗加健康教育等干预措施展开综合治疗，综合治疗 3 个月后，采用 WHOQOL-Brief 量表进行评分比较，发现生理、心理、社会、环境领域治疗前得分均值为：56.24、57.12、58.43、53.27，治疗后为：65.18、63.24、67.95、62.35，治疗前后均有差异，治疗后生命质量高于治疗前。采用 SCL-90 测量发现只有躯体化、抑郁、焦虑、精神病性有统计学差异，其他领域强迫、人际关系、敌对、恐怖、偏执治疗前后没有差异。陈旭东（2011）调查了北京市朝阳区某社区卫生服务中心收治的 80 例慢性前列腺炎患者，随机分为干预组和常规组各 40 名，干预组实施社区慢性病管理，对照组采用常规门诊健康教育治疗，1 个月后采用 NIH-CPSI 量表（得分越低症状越轻）测量主观症状，结果发现：干预组疼痛、排尿、生活质量、CPSI 总分分别为：4.2、9.6、4.3、18.7，常规组分别为：6.9、11.2、6.6、21.8，干预、常规组差异有显著意义。采用 QOL-BREF 量表（得分越高生命质量越好）测量生命质量发现干预组生理、心理、社会、环境领域得分为：14.9、16.4、14.5、14.8，常规组得分为：8.8、9.2、10.1、10.9，各领域两组均有统计学意义，所以无论是症状改善还是生命质量干预组均优于常规组，社区慢性病管理通过改变患者的不良生活方式能缓解前列腺炎的症状，提高生命质量，值得推广。

此外，施秀英等（2012）探讨了综合护理干预对慢性前列腺炎患者生存质量的影响，刘洁（2015）也探讨了综合护理干预措施对慢性前列腺炎患者的生存质量影响。邓云山（2012）探讨了健康教育干预对慢性前列腺炎患者生活质量的影响。

19.2 慢性前列腺炎生命质量测定量表 QLICD-CP 的研制

QLICD-CP 是慢性病患者生命质量测定量表体系中的慢性前列腺炎量表（quality of life instruments for chronic diseases-chronic prostatitis）。目前的最新版是第二版 QLICD-CP（V2.0），由共性模块 QLICD-GM（V2.0）及一个包含 16 个条目的慢性前列腺炎特异模块构成，其中 QLICD-GM（V2.0）包括 28 个条目：生理功能（9 个条目）、心理功能（11 个条目）、社会功能（8 个条目）。整个量表 44 个条目，均为五级等级式条目。

19.2.1 QLICD-CP（V2.0）的研制过程

慢性前列腺炎患者生命质量测定量表 QLICD-CP（V2.0）是慢性病患者生命质量量表体系的一部分，与其他量表一样都是采用共性模块与特异模块相结合的方式进行开发，共性模块的开发详见第 1 篇第 3 章，本节重点介绍慢性前列腺炎生命质量量表特异模块的研发。

慢性前列腺炎采用程序化决策方法研制，由各方面的专家组成核心小组，针对慢性前列炎患者的生理、心理、社会、特殊症状、治疗等方面提出条目池，医务工作者及公共卫生领域专家等对条目池的条目进行修正，形成含 24 个条目的测定量表，将这个测定量表进行预调查，进一步筛选条目，得到如下结果（表 19-2）。

表19-2 慢性前列腺炎患者生命质量特异模块条目筛选结果

编号	条目简述	变异度法	相关系数	因子分析	患者重要性评分	医生重要性评分	入选
1	排尿不尽	0.76	0.31	0.81*	89.20*	75.40*	
2	不到2h又要排尿	0.84*	0.23	0.83*	90.64*	74.20*	√
3	排尿时尿道口灼热	1.00*	0.59*	0.92*	89.56*	76.00*	√
4	排尿时感到疼痛	1.01*	0.66*	0.80*	85.00*	76.60*	√
5	尿道口有白色液体流出	0.87*	0.67*	0.76*	85.24*	74.60*	√
6	对生活影响	1.12*	0.60*	0.83*	81.96*	77.20*	√
7	不敢喝太多水	0.99*	0.27	0.76*	83.64*	71.60	
8	排尿问题带来不便	0.85*	0.19	0.95*	82.72*	68.40	
9	下腹隐痛	0.79	0.51*	0.87*	86.40*	72.60*	√
10	会阴部疼痛	1.06*	0.71*	0.83*	89.52*	74.20*	√
11	睾丸、阴茎头部疼痛	0.84*	0.73*	0.66*	87.24*	75.40*	√
12	腰部以下、耻骨以上或膀胱区域疼痛	1.14*	0.71*	0.83*	87.40*	77.80*	√
13	排尿或射精时不适	1.12*	0.80*	0.79*	81.16*	75.40*	√
14	阴茎勃起困难	1.23*	0.20	0.85*	80.96	77.60*	
15	早泄	1.29*	0.77*	0.83*	82.04*	79.80*	√
16	性欲减退	1.34*	0.78*	0.90*	85.12*	76.80*	√
17	无性快感	1.21*	0.65*	0.85*	83.52*	73.00*	√
18	影响饮食习惯	1.23*	0.24	0.72*	83.72*	75.20*	√
19	头晕或头胀	1.29*	0.62*	0.79*	82.56*	72.40*	√
20	眼睛疼痛或不适	1.06*	0.14	0.84*	81.04	70.80	
21	手指关节肿胀、僵硬或关节肿痛	0.77	0.02	0.92*	83.60	71.60	
22	担心影响婚姻	1.32*	0.34	0.84*	87.12*	80.00*	√
23	担心影响生育	1.32*	0.26	0.76*	87.56v	78.80*	√
24	恶化	1.13*	0.13	0.87*	88.80*	80.20*	√

经过 5 种方法进行条目筛选，其中 4 种方法入选的最终保留条目，经分析，删除第 1、7、8、14、20、21 共 5 个条目，12 条目因共性模块中有类似条目故考虑删除，第 19、24 条目不是前列腺炎患者的典型表现，不特异，故删除。在预调查中患者提出"因担心频繁上厕所而减少了很多娱乐活动"，这对患者生命质量影响较大，故加入"您会因为担心频繁上厕所而减少娱乐活动吗？"条目，最终形成含 16 个条目，4 个侧面的明显前列腺炎特异模块，与共性模块 QLICD-GM 共同形成了慢性前列腺炎患者生命质量测定量表（黄新萍等，2010）。

经过条目筛选，形成含 16 个条目的特异模块，对条目的表述进行进一步完善，形成含 16 个条目、4 个侧面的慢性前列腺炎特异模块，与共性模块 QLICD-GM（V2.0）共同形成了慢性前列腺炎生命质量测定量表第二版 QLICD-CP（V2.0）。量表的结构如表 19-3 所示。

表19-3 QLICD-CP（V2.0）的领域及侧面划分

领域/侧面	条目及关键词
生理功能（PHD）	
基本生理功能（BPF）	GPH1（食欲）、GPH2（睡眠）、GPH3（性生活）、GPH4（大便）

续表

领域/侧面	条目及关键词
独立性（IDF）	GPH6（日常生活）、GPH7（劳动）、GPH8（行走）
精力不适（EAD）	GPH5（疼痛）、GPH9（疲乏）
心理功能（PSD）	
认知（COG）	GPS1（注意力）、GPS2（记忆力）
情绪（EMO）	GPS3（生活乐趣）、GPS4（烦躁）、GPS5（担心视为负担）、GPS6（担心健康）、GPS7（忧虑）、GPS8（悲观）、GPS9（恐惧）
意志与个性（WIP）	GPS10（乐观）、GPS11（性格改变）
社会功能（SOD）	
人际交往（INC）	GSO1（社会交往）、GSO2（家人关系）、GSO3（朋友关系）
社会支持（SSS）	GSO4（家庭支持）、GSO5（其他支持）、GSO6（经济困难）
社会角色（SOR）	GSO7（影响地位）、GSO8（家庭角色）
特异模块（SPD）	
局部疼痛（LOP）	CP2（尿道灼热）、CP3（尿道疼痛）、CP6（下腹疼痛）、CP7（会阴疼痛）、CP8（睾丸疼痛）、CP9（射精不适）
排尿异常（ABU）	CP1（2h 排尿）、CP4（尿道流白色液体）
性功能障碍（SED）	CP10（早泄）、CP11（性欲减退）、CP12（无快感）
疾病与治疗对生活的影响（DIL）	CP5（日常生活影响）、CP13（饮食习惯影响）、CP14（婚姻影响）、CP15（生育影响）、CP16（娱乐活动影响）

19.2.2 QLICD-CP（V2.0）计分方法

条目计分：QLICD-CP（V2.0）采取五点等距评分法，依次计为 1、2、3、4、5 分。在量表中有正负性条目之分，正向条目得分越高代表生命质量越好，逆向条目得分越高代表生命质量越差。对正向条目而言，无需进行转换，原始得分即为条目得分，对逆向条目，需对其进行"正向变换"，即用 6 减去原始得分得到条目得分。

QLICD-CP（V2.0）中正向条目有 GPH1、GPH2、GPH4、GPH6、GPH7、GPH8；GPS1、GPS3、GPS10；GSO1、GSO2、GSO3、GSO4、GSO5、GSO8。其余均为逆向条目。

领域、侧面及总量表计分：首先分别计算各领域、侧面、总量表的原始分（raw score，RS），同一领域/侧面的各个条目得分之和构成该领域/侧面的原始分，五个领域得分之和构成了总量表的原始分。

为了便于相互比较，需要将原始分转化为标准得分（standard score，SS），采用的是极差化方法。详见表 19-4（略去了共性模块部分）。

表19-4　QLICD-CP（V2.0）各个领域及其所属侧面的计分方法

领域/侧面	代码	条目数	min	max	RS	SS
特异模块	SPD	16	16	80	LOP+ABU+SED+DIL	（RS−16）×100/64
局部疼痛	LOP	6	6	30	CP2+CP3+CP6+CP7+CP8+CP9	（RS−6）×100/24
排尿异常	ABU	2	2	10	CP1+CP4	（RS−2）×100/8
性功能障碍	SED	3	3	15	CP10+CP11+CP12	（RS−2）×100/12
疾病与治疗对生活的影响	DIL	5	5	25	CP5+CP13+CP14+CP15+CP16	（RS−5）×100/20
总量表	TOT	44	44	220	PHD+PSD+SOD+SPD	（RS−44）×100/176

19.2.3 QLICD-CP（V2.0）量表考评

1. 资料收集及分析方法 用上述量表对昆明医科大学第一、二附属医院的确诊的慢性前列腺炎住院患者进行生命质量的测量，被调查者需具有一定文化水平，能独立完成调查表的阅读、填写。调查者以医务人员的身份出现，对量表进行解释和说明后，由患者独立完成量表填写，调查者核查是否有遗漏。为考评量表的效度，同时采用 SF-36 进行测量。为考评量表的重测效度及反应度，要求被调查者在入院时、入院第二天、出院前进行测量。

信度考评采用的方法有：内部一致性（克拉巴赫系数）、分半信度、重测系数、概化系数，第一二次测量的 t 检验等；效度考核采用：效标效度、因子分析等；反应度考核采用：第一三次测定 t 检验及标准化反应均数 SRM 等。

2. 结果与分析 该次调查共调查 153 例确诊良性慢性前列腺炎的住院患者，年龄最小 18 岁，最大 64 岁，平均年龄 34.95±10.85 岁。153 名患者进行了出院前的测定。

（1）信度考评：该量表的信度考评结果见表 19-5。

表19-5 QLICD-CP（V2.0）信度评价结果

领域/侧面	Cronbach's α	概化系数	分半系数
生理功能（PHD）	0.665		0.561
基本生理功能（BPF）	0.632		
独立性（IDF）	0.876		
精力不适（EAD）	0.432		
心理功能（PSD）	0.854		0.850
认知（COG）	0.438		
情绪（EMO）	0.819		
意志（WIL）	-		
个性（PER）	-		
社会功能（SOD）	0.777		0.747
人际交往（INC）	0.596		
社会支持（SSS）	0.511		
社会角色（SOR）	0.490		
共性模块（GM）	0.897		0.828
特异模块（SPD）	0.845		0.685
局部疼痛（LOP）	0.798		
排尿异常（ABU）	0.171		
性功能障碍（SED）	0.716		
疾病与治疗对生活的影响（DIL）	0.736		
总量表（TOT）	0.917		0.834

从表 19-5 可以看出，该量表从领域来看，其内部一致性较好，各领域 Cronbach's α 得分均在 0.665 分以上，分半信度得分除生理功能、特异模块得分较低外其他领域均在 0.747 分以上，生理功能得分不高可能是因为前列腺炎患者疾病对其的影响因人而异，有些人认为疾病对生理影响不大，有些人认为很大，故造成了生理功能领域得分不高。在特异模块中，排尿异常侧面得分较低，这可以是因为慢性前列腺炎患者的症状有些不以排尿异常为主，有些患者是因为其他症状就诊的，所以这个侧面得分也不高。但从量表总分看，该量表还是有较好的信度的。

（2）效标效度：由于目前没有慢性前列腺炎生命质量测定量表的金标准，故该次研究采用国际上常用的生命质量测定量表 SF-36 作为效标，考核该量表的效度，结果见表 19-6。

表19-6 QLICD-CP（2.0）与SF-36的相关分析

QOLCD-BPH	SF-36									
	躯体功能	躯体角色	肌体疼痛	一般健康	生命力	社会功能	情感角色	心理健康	躯体综合	心理综合
生理功能	0.365	0.378	0.481	0.516	0.573	0.358	0.443	0.387	0.605	0.580
心理功能	0.175	0.295	0.377	0.524	0.649	0.528	0.394	0.644	0.429	0.736
社会功能	0.215	0.405	0.359	0.473	0.560	0.537	0.423	0.589	0.477	0.668
特异模块	0.098	0.329	0.406	0.430	0.474	0.359	0.325	0.325	0.396	0.495

从表 19-6 可以看出，SF-36 的 10 个领域中，与生理功能相关较高的是躯体功能、躯体疼痛、情感角色、躯体综合领域，与心理功能相关较高的是一般健康、生命力、心理健康、心理综合领域，与社会功能相关较高的是躯体角色、社会功能领域。特异模块与 SF-36 各个领域的相关均不高。以 SF-36 为效标进行考评，QLICD-CP（V2.0）共性模块各领域与 SF-36 相对应的领域相关较好，具有较好的效度。SF-36 属于普适性量表，所以 QLICD-CP（V2.0）特异模块与其各领域相关不明显是合理的。

（3）结构效度：将 QLICD-CP（V2.0）量表的各个条目与各领域得分进行相关分析，结果见表 19-7。

表19-7 QLICD-CP（V2.0）各条目与各领域的相关分析结果

条目	生理功能	心理功能	社会功能	特异模块	条目	生理功能	心理功能	社会功能	特异模块
GPH1	0.48	0.21	0.20	0.24	GSO1	0.38	0.46	0.70	0.23
GPH2	0.58	0.31	0.27	0.25	GSO2	0.31	0.30	0.53	0.20
GPH3	0.57	0.33	0.17	0.40	GSO3	0.27	0.47	0.62	0.10
GPH4	0.46	0.23	0.25	0.27	GSO4	0.26	0.28	0.67	0.06
GPH5	0.53	0.30	0.20	0.47	GSO5	0.22	0.32	0.69	0.17
GPH6	0.43	0.18	0.25	0.01	GSO6	0.28	0.47	0.54	0.29
GPH7	0.55	0.29	0.46	0.06	GSO7	0.41	0.53	0.60	0.44
GPH8	0.46	0.18	0.30	0.02	GSO8	0.35	0.47	0.70	0.20
GPH9	0.53	0.46	0.29	0.39	CP1	0.29	0.17	0.11	0.50
GPH10	0.46	0.38	0.24	0.40	CP2	0.28	0.22	0.02	0.56
GPS1	0.43	0.55	0.52	0.23	CP3	0.26	0.18	0.03	0.57
GPS2	0.41	0.57	0.33	0.32	CP4	0.21	0.19	0.07	0.38
GPS3	0.34	0.47	0.49	0.19	CP5	0.35	0.26	0.18	0.67
GPS4	0.47	0.69	0.34	0.46	CP6	0.38	0.23	0.15	0.55
GPS5	0.25	0.61	0.42	0.34	CP7	0.39	0.27	0.20	0.56
GPS6	0.32	0.65	0.27	0.40	CP8	0.32	0.23	0.18	0.64
GPS7	0.37	0.72	0.43	0.27	CP9	0.30	0.24	0.09	0.58
GPS8	0.41	0.77	0.49	0.40	CP10	0.29	0.21	0.18	0.51
GPS9	0.27	0.68	0.39	0.39	CP11	0.40	0.39	0.31	0.55
GPS10	0.48	0.60	0.58	0.24	CP12	0.22	0.28	0.22	0.53
GPS11	0.41	0.71	0.45	0.41	CP13	0.33	0.29	0.29	0.47

条目	生理功能	心理功能	社会功能	特异模块	条目	生理功能	心理功能	社会功能	特异模块
					CP14	0.30	0.51	0.38	0.61
					CP15	0.27	0.50	0.37	0.57
					CP16	0.19	0.31	0.22	0.56

从表19-7中可以看出，QLICD-CP量表各条目与其所在领域的得分相关较紧密，与其他领域得分的相关系数较小，说明各条目所在的领域划分恰当，该量表的结构效度较好。

进一步研究该量表的结构效度，按共性模块和特异模块分别进行因子分析，按特征根大于1提取公因子，共性模块共提取6个公因子，累计方差贡献率为59.75%，共性模块因子分析结果见表19-8。

表19-8 QLICD-CP（V2.0）共性模块因子分析结果

条目	因子					
	1	2	3	4	5	6
GPH1					0.63	
GPH2					0.77	
GPH3			0.68			
GPH4					0.73	
GPH5					0.69	
GPH6				0.91		
GPH7				0.74		
GPH8				0.92		
GPH9			0.60			
GPH10			0.56			
GPS1	0.51					
GPS2			0.64			
GPS3	0.58					
GPS4			0.75			
GPS5		0.64				
GPS6		0.67				
GPS7		0.73				
GPS8		0.77				
GPS9		0.78				
GPS10	0.65					
GPS11			0.60			
GSO1	0.70					
GSO2						0.66
GSO3						0.59
GSO4	0.66					
GSO5	0.66					
GSO6		0.55				
GSO7						
GSO8	0.68					

从表 19-8 中可以看出，第一个公因子主要反映排尿异常、意志、社会角色侧面，第二公因子主要反映了情绪侧面，第三公因子主要反映了性功能、个性侧面，第四公因子主要反映独立性侧面，第五公因子主要反映基本生理功能侧面，第六公因子主要反映认知侧面。这与我们的理论构想大致一致。

特异模块按特征根大于 1 提取公因子，共提取 5 个公因子，累计方差贡献率达 65.92%，特异模块因子分析结果见表 19-9。

表19-9 QLICD-CP（V2.0）特异模块因子分析结果

条目	因子				
	1	2	3	4	5
CP1			0.84		
CP2	0.85				
CP3	0.88				
CP4	0.51				
CP5			0.72		
CP6					0.69
CP7					0.86
CP8					0.70
CP9	0.57				
CP10				0.73	
CP11				0.76	
CP12				0.78	
CP13		0.57			
CP14		0.81			
CP15		0.86			
CP16			0.64		

从表 19-9 中可以看出，第一五公因子主要反映的是局部疼痛侧面，第二公因子主要反映疾病与治疗对生活的影响侧面，第三公因子主要反映排尿异常侧面，第四公因子主要反映性功能障碍侧面，这与理论构想大致一致。

总之，从因子分析看，无论共性模块还是特异模块，其分析结果与我们的理论构想大致一致。从多方面说明该量表有较好的结构效度。

（4）反应度分析：为考核该量表的反应度，153 名患者在出院前进行了生命质量的测量，入院后第一天与出院前生命质量得分进行 t 检验，并计算 SRM 值，结果见表 19-10。

表19-10 QLICD-CP（2.0）的反应度

领域/侧面	治疗前		治疗后		差值		t	P	SRM
	均数	标准差	均数	标准差	均数	标准差			
生理功能	66.73	12.05	63.38	12.94	3.35	14.54	2.849	0.005	0.23
基本生理功能	54.84	15.92	54.31	12.64	0.52	15.61	0.414	0.679	0.03
独立性	93.30	16.83	80.45	23.38	12.85	25.81	6.160	0.000	0.50
精力不适	56.62	22.76	60.46	18.16	−3.84	21.76	−2.183	0.031	0.18
心理功能	63.10	18.77	61.16	16.58	1.95	18.71	1.286	0.200	0.10
认知	64.54	22.96	61.52	19.42	3.02	23.87	1.567	0.119	0.13
情绪	61.58	20.62	60.64	17.72	0.93	20.69	0.558	0.578	0.05

续表

领域/侧面	治疗前		治疗后		差值		t	P	SRM
	均数	标准差	均数	标准差	均数	标准差			
意志	70.59	28.98	63.73	26.27	6.86	29.70	2.859	0.005	0.23
个性	63.40	28.54	61.44	24.16	1.96	29.74	0.816	0.416	0.07
社会功能	72.57	17.00	66.99	17.13	5.58	18.62	3.705	0.000	0.30
人际交往	75.33	17.73	69.17	18.14	6.15	20.00	3.806	0.000	0.31
社会支持	69.93	20.26	65.14	18.79	4.79	21.41	2.769	0.006	0.22
社会角色	72.39	24.32	66.50	21.49	5.88	24.29	2.995	0.003	0.24
共性模块	66.97	13.73	63.53	13.82	3.43	15.43	2.751	0.007	0.22
特异模块	65.48	16.74	64.23	16.40	1.26	17.45	0.890	0.375	0.07
局部疼痛	70.94	20.41	69.91	20.04	1.03	22.33	0.573	0.567	0.05
排尿异常	70.67	20.84	67.89	19.38	2.78	23.31	1.474	0.142	0.12
性功能障碍	56.70	25.33	58.12	22.68	−1.42	21.92	−0.799	0.425	0.06
疾病治疗对生活影响	62.12	22.70	59.61	20.12	2.52	22.24	1.400	0.164	0.11
总量表	66.44	13.14	63.78	13.91	2.66	14.84	2.216	0.028	0.18

从表 19-10 可以看出，该量表在心理功能和特异模块差异不大外，其他领域及侧面治疗前后均有统计学意义，患者治疗前后生命质量都有改变，说明该量表有较好的反应度。

3. 讨论 从量表的信度考评来看，该量表在生理功能、特异模块领域得分不高，这可能是因为慢性前列腺炎患者所表现的症状不同人有所不同，有些患者以疼痛为主，有些以排便困难为主，有些患者认为疾病对患者日常生活影响严重，有些患者觉得影响不大，故在生理功能、特异模块领域的一致性不高，但总的来说该量表还是具有较好的信度。

从量表的效度看，QLICD-CP（V2.0）由共性模块和特异模块组成，共性模块的 3 个领域与普适性量表 SF-36 相对应的领域相关很好，而与其他领域相关性较小，特异模块是针对慢性前列腺炎的特殊症状、心理等问题开发的，故它与普适性量表 SF-36 的所有领域相关都不大，这是符合量表理论构想的。从结构效度看，各条目与所在领域的得分相关较大，而与其他领域相关不大，说明各条目所在的领域是合理的，因子分析显示的结构与理论构想大致一致，该量表具有较好的效度。

从反映度看，生理功能、社会功能、共性模块、量表总分治疗前后均有差异，只有心理功能和特异模块没有差别，这可能是因为该次调查的患者大部分均是反复生病的慢性前列腺炎患者，患者长期在疾病的影响下，已逐渐从心理上接受了疾病所带来的影响，所以治疗前后患者心理功能得分没有变化。而该次调查的患者治疗日期的均值为 11.41 天，患者入院前后的时间短，很多患者还没完全康复，所以特异模块变化不大。但总的来说该量表的反应度尚可。

综上所述，QLICD-CP（2.0）量表的信度、效度、反应度均较好，该量表可以用于慢性前列腺炎患者生命质量的测定。

19.3 慢性前列腺炎生命质量测评的应用

慢性前列腺炎是男性泌尿系统多发病之一，在第 19 章第一节中已经介绍了慢性前列腺炎生命质量的应用情况，本节将介绍 QLICD-CP（V2.0）量表的应用。

该次共调查慢性前列腺炎患者 153 例，患者的基本情况见表 19-11。

表19-11 慢性前列腺炎患者的基本情况（频数分布）

项目		频数	频率（%）
民族	汉族	114	74.50
	其他	39	25.50
职业	工人	29	19.00
	农民	35	22.90
	教师	15	9.80
	干部	21	13.70
	个体	16	10.50
	其他	37	24.10
文化程度	小学	18	12.70
	初中	47	30.70
	高中或中专	22	14.40
	大专	29	19.00
	本科及以上	37	24.20
婚姻状况	未婚	39	25.49
	在婚	97	63.40
	离婚	5	3.27
	丧偶	2	1.31

19.3.1 不同婚姻状况患者生命质量比较

慢性前列腺炎常引起患者性功能的改变，故不同婚姻状况患者生命质量应有不同。该次调查153名慢性病患者，在婚患者97人，未婚、离婚、丧偶患者共计46名，用在婚患者与非在婚患者进行比较，结果见表19-12。

表19-12 不同婚姻状况慢性前列腺炎患者生命质量比较

领域/侧面	在婚		非在婚		差值		t	P
	均数	标准差	均数	标准差	均数	标准差		
生理功能	66.83	12.12	66.56	12.02	0.27	2.03	0.132	0.895
基本生理功能	55.26	15.75	54.11	16.32	1.15	2.68	0.429	0.668
独立性	93.56	17.41	92.86	15.93	0.70	2.83	0.247	0.805
精力不适	55.67	23.53	58.26	21.49	−2.59	3.83	−0.676	0.500
心理功能	65.53	18.65	58.89	18.39	6.65	3.11	2.134	0.034
认知	65.21	22.55	63.39	23.82	1.81	3.86	0.469	0.640
情绪	64.21	21.10	57.02	19.09	7.20	3.42	2.103	0.037
意志	73.45	28.14	65.63	29.99	7.83	4.84	1.618	0.108
个性	67.53	26.56	56.25	30.62	11.28	4.72	2.391	0.018
社会功能	74.32	17.48	69.53	15.83	4.79	2.84	1.690	0.093
人际交往	77.92	17.01	70.83	18.19	7.09	2.93	2.420	0.017
社会支持	70.62	21.22	68.75	18.62	1.87	3.41	0.548	0.584
社会角色	74.48	24.27	68.75	24.19	5.73	4.07	1.410	0.161
共性模块	68.41	13.72	64.47	13.50	3.94	2.29	1.719	0.088
特异模块	65.96	17.65	64.65	15.16	1.31	2.82	0.467	0.641

续表

领域/侧面	在婚		非在婚		差值		t	P
	均数	标准差	均数	标准差	均数	标准差		
局部疼痛	69.24	21.19	73.88	18.79	-4.64	3.42	-1.359	0.176
排尿异常	70.23	21.46	71.43	19.90	-1.20	3.51	-0.341	0.734
性功能障碍	58.08	25.41	54.32	25.23	3.76	4.25	0.884	0.378
疾病治疗对生活影响	65.05	23.50	57.05	20.47	8.00	3.77	2.123	0.035
总量表	67.54	13.44	64.53	12.48	3.00	2.20	1.366	0.174

从表 19-12 可以看出，婚姻状况在慢性前列腺炎患者中只有心理功能领域、个性、人际交往、疾病与治疗对生活的影响侧面有差别。从得分的均数看，在婚患者的生命质量得分高于非在婚患者，这可能是因为慢性前列腺炎患者反复发病引起患者一系列性功能问题，使得患者对婚姻生活问题十分担心，特别是非在婚患者可能考虑更多将来婚姻生活的问题，故在心理功能领域表现出了更低的得分。

19.3.2 慢性前列腺炎患者情绪的影响因素分析

慢性前列腺炎患者因长期反复发病，常引起患者情绪的改变，该次以 SF-36 量表中的 9f 条目（"您情绪非常不好，什么事都不能使您高兴"）得分作为患者情绪好坏的指标，得分越低情绪越差，并以情绪作为因变量，QLICD-CP（V2.0）各侧面及领域得分作为自变量进行多元回归分析，结果见表 19-13。

表19-13 慢性前列腺炎患者情绪的影响因素分析

影响因素	回归系数 b	b 的标准误	标准回归系数	t	P
常数项	1.509	0.355		4.247	0.000
心理功能领域	0.028	0.006	0.445	4.835	0.000
社会功能领域	0.014	0.006	0.202	2.193	0.030

从表 19-13 中可以看出，慢性前列腺炎患者的情绪主要受心理功能和社会功能影响，心理功能和社会功能得分越高患者的情绪越好，所以医务工作者在解除患者病痛的同时，需注意对患者心理和社会功能的疏导，从而改善患者的情绪。当然，也可能是情绪影响心理功能和社会功能得分，也可以反过来做回归分析。严格说来，他们只是相关关系，谁是因变量自变量视研究目的确定。

（张晓磬）

参 考 文 献

陈旭东. 2011. 社区慢病管理对慢性前列腺炎患者生活质量的影响. 海南医学，22（21）：12-14
邓云山. 2012. 健康教育干预对慢性前列腺炎患者生活质量的影响. 中国性科学，21（6）：27-29，32.
黄劲松，唐茂芹，刘照旭，等. 2005. 慢性前列腺炎患者生活质量及相关因素. 中国心理卫生杂志，19（2）：86-87
黄新萍，张锡堂，杨德林，等. 2010. 慢性前列腺炎患者生命质量测定量表 QLICP-CP 研制中的条目筛选. 吉林医学，（19）：2984-2986.
蓝天，王养民，陈烨. 2009. 西北地区慢性前列腺炎患者生活质量相关因素调查. 中国现代医药杂志，11（10）：1-4
雷芬芳，邓翠珍，尹冠群，等. 2009. 慢性前列腺炎患者生存质量调成及影响因素分析. 护理学报，16（4A）：21-23
梁朝朝，张学军，王克孝. 2003. 前列腺炎病因学研究进展. 中华泌尿外科杂志，24（6）：426-428
刘洁. 2015. 综合护理干预措施对慢性前列腺炎患者的生存质量影响. 中国实用医药，（1）：218-219.
刘小芬，赵施竹. 2008. 慢性前列腺炎病人的生活质量及其相关因素调查. 护理研究，22（7）：1726-1727

吕天虎，施秀英. 2012. 综合治疗措施对慢性前列腺炎患者生活质量的影响研究. 临床合理用药，5（3C）：31-32

施秀英，吕天虎，张丽波，等. 2012. 综合护理干预对慢性前列腺炎患者生存质量的影响. 当代护士：下旬刊，（3）：45-47.

王玺坤. 2004. 以行瘀清热薇为主的综合疗法对慢性前列腺炎综合征患者性生活质量的影响. 中国中医药信息杂志，8（11）：678-679

John NK, Donald ER. 2002. Bacteria in the chronic prostatitis-chronic pelvic pain syndrome: molecular approaches to critical research questions .Urol，167（6），2574-2583

Mazzoli S, Magri V, Guercini F, et al. 2007. The AISPEP (associazione italiana sindromi pelvico prostatiche) chronic prostatitis questionnaire (AISPEP-Q). focus on the disease: anamnestic data, life activities, symptoms, sexual habits, quality of life and knowledge about prostatitis from 93 questions answered on the internet. Arch Ital Urol Androl, 79（2）：58-66.

McNaughton MC. 2003. The impact of chronic prostitutis /chronic pelvic pain syndrome on patients world.Urol，21，86-89

Nickel JC, Downey J, Hunter D, et al., 2001. Prevalence of prostitutis like symptoms in a population based study using the national institutes of health chronic prostatitis symptom index. Urol，165，842-845

Propert KJ, Litwin MS, Wang Y, et al. 2006. Responsiveness of the national institutes of health chronic prostatitis symptom index（NIH-CPSI）. Qual Life Res, 15（2）；299-305

Schaeffer AJ, Landis JR, Knauss JS, et al. 2002. Demographic and clinical characteristics of men with chronic prostatitis: the national institutes of health chronic prostatitis cohort study.Urol，168（2），593-598

Turenr JA, Ciol MA, Michael VK, et al. 2003. Validity and responsiveness of the national institutes of health chronic prostatitis symptom Index. Urol，169（2），580-583

Walz J, Perrotte P, Hutterer G, et al. 2007. Impact of chronic prostatitis-like symptoms on the quality of life in a large group of men. BJU Int，100（6）：1307-1311

Zhao FL, Yue M, Yang H, et al. 2010. Health-related quality of life in Chinese patients with chronic prostitutis chronic pelvic pain syndrome. Qual Life Res, 9（9）：1273-1283

第20章 慢性肾衰竭的生命质量研究

慢性肾衰竭（chronic renal failure，CRF）是指慢性肾脏病引起的肾小球滤过率（GFR）下降及与此相关的代谢紊乱和临床症状组成的综合征，简称慢性肾衰。慢性肾衰竭是由于多种原因引起的肾实质慢性进行性损害，致使肾脏不能维持其基本功能，从而出现氮质血症、代谢紊乱和各系统受累，其病程多不可逆转，严重地威胁着人类的健康。在原发性肾病中，常见于慢性肾小球肾炎、小管间质性肾炎。继发性肾脏病中常见于糖尿病肾病、高血压肾损害及狼疮性肾炎等。

20.1 慢性肾衰竭的流行病学与临床特征

20.1.1 流行病学特征

慢性肾衰竭是威胁人类健康及生命的常见疾病之一，自然人群发病率为50/100万～200/100万人，近年来平均每年以约8%的速度增长（陈孝文，2006）。据有关发达国家统计，近30余年来慢性肾脏病的患病率有上升趋势。在自然人群中的年发病率为（98～198）/100万，每年每百万人中有96～100人死于肾衰竭，美国大约有5万人死于尿毒症，美国成人慢性肾脏病的患病率约为10.9%，慢性肾衰的患病率为7.6%；我国肾病的发病率是美国的6倍多，每年因为尿毒症死亡的人数不下百万，据我国部分报告慢性肾脏病的患病率为8%～10%，其确切患病率尚待进一步调查，我国每年每百万人口中约有300人死于肾衰竭，近20年来慢性肾衰在人类主要死亡原因中占第五位至第九位，是人类生存的重要威胁之一（陆再英，2010）。

近年来，CRF的原发病有所改变，在西方国家继发性因素已占主要原因，其中糖尿病和高血压是CRF的两大首位原因，约占50%。在我国目前仍以IgA肾病为主的原发性肾小球肾炎最为常见，其次为糖尿病肾病、高血压肾病、狼疮性肾炎、梗阻性肾病及多囊肾等。

任何泌尿系统病变能破坏肾的正常结构和功能，均可引起肾衰竭（陆再英，2010）。CRF病程渐进性发展的危险因素，包括：高血糖控制不满意、高血压、蛋白尿、低蛋白血症、吸烟等。在CRF病程的某一阶段，肾功能可能出现急性加重，有时可进展至终末期，甚至威胁生命。急性恶化的危险因素主要有：①累计肾脏的疾病（如原发性肾小球肾炎、高血压、糖尿病等）复发或加重；②血容量不足（低血压、脱水、大出血或休克等）；③肾脏局部血供急剧减少；④严重高血压未能控制；⑤肾毒性药物；⑥泌尿道梗阻；⑦严重感染；⑧其他：高钙血症、严重肝功不全等。

20.1.2 临床特征

在CRF的代偿期和失代偿早期，患者可以无任何症状，或仅有乏力、腰酸、夜尿增多等轻度不适。CRF中期以后，上述症状更趋明显。在尿毒症晚期时，可出现急性心力衰竭、严重高钾血症、消化道出血、中枢神经系统障碍等，甚至有生命危险。

肾衰竭时，酸碱平衡失调和各种电解质代谢紊乱相当常见。心血管系统的心血管病变是CKD患者的主要并发症之一和最常见的死因。尤其是进入终末期肾病阶段，则死亡率进一步增高（占尿毒症死因的 45%～60%）。呼吸系统症状表现在体液过多或酸中毒时均可出现气短、气促，严重酸中毒可致呼吸深长。胃肠道症状主要表现有食欲缺乏、恶心、呕吐、口腔有尿味。消化道出血也较常见，其发生率比正常人明显增高，多是由于胃黏膜糜烂或消化性溃疡，尤以前者为最常见。CRF 患者血液系统异常主要表现为肾性贫血和出血倾向，大多数患者一般均有轻、中度贫血；如同时伴有缺铁、营养不良、出血等因素，可加重贫血程度。神经肌肉系统症状方面，早期症状可有疲乏、失眠、注意力不集中等，其后会出现性格改变、抑郁、记忆力减退、判断力降低。

目前慢性肾衰竭的分期主要依据血肌酐，将其分为 4 期：第Ⅰ期，肾功能不全代偿期，血肌酐：133～177μmol/L；第Ⅱ期：肾失代偿期，血肌酐：178～442μmol/L；第Ⅲ期：肾衰竭期，血肌酐：443～707μmol/L；第Ⅳ期：尿毒症期，血肌酐：707μmol/L。

慢性肾脏病的防治已经成为世界各国所面临的重要公共卫生问题之一，肾脏病学界提出慢性肾衰的三级预防概念。

一级预防：对已有疾病患高血压、糖尿病进行有效治疗防止 CRF 发生。

二级预防：对已有慢性肾脏病进行及时治疗，延缓进入慢性肾衰。

三级预防：对早期尿毒症及早治疗，防止尿毒症严重并发症发生。

治疗应包括三个方面：①治疗基础疾病和使肾功能恶化的因素。②延缓慢性肾衰措施。③并发症及肾替代治疗。

如何对慢性肾衰患者进行早期预防，并延缓慢性肾衰竭的病情进展，已成为各国十分关注的一个问题。加强早中期 CRF 的防治是临床必须重视的重要问题。首先要提高对 CRF 的警觉，重视询问病史、查体和肾功能的检查，努力做到早期诊断。同时，对已有的肾脏疾患或可能引起肾损害的疾患进行及时有效的治疗，防治 CRF 的发生。对轻、中度 CRF 及时进行治疗、延缓、停止或逆转 CRF 的进展，防治尿毒症的发生。

对于早中期慢性肾衰患者的治疗措施有：①CRF 的营养治疗。②纠正酸中毒和水、电解质紊乱。③对高血压和高脂血症进行及时、合理的治疗。④如排除缺铁等因素，Hb<100～110g/L/Hct<0.30～0.33，即可开始应用重组人红细胞生成（rHuEPO）治疗。⑤低钙血症、高磷血症和肾性骨病的治疗对明显高磷血症（血清磷水平>7mg/dl）或血清 Ca、P 乘积>65（mg_2/dl_2）者，则应暂停应用钙剂。⑥防治感染。⑦其他。

当慢性肾衰患者 GFR 在 6～10ml/min（Scr>707μmol/L）并有明显尿毒症临床表现，经治疗不能缓解时，则应进行透析治疗。透析治疗包括血液透析和腹膜透析两种类型。随着透析技术的日益发展和普及，透析患者的生存率在逐渐上升，延长肾衰竭患者的生命已成为现实，但是长期的血液透析可以对患者的生活质量构成一定的影响，如贫血、心血管并发症、透析性骨病和社会心理因素等不良反应。肾移植患者通常应先做一段时间的透析，待病情稳定并符合有关条件后，再考虑进行肾移植术。近年肾移植的疗效已明显改善，由于移植后长期使用免疫抑制剂，故并发感染者增加，恶性肿瘤的患病率也有增高。

20.2　慢性肾衰竭的生命质量研究现状

慢性肾衰竭十分复杂，可累及人体各个脏器，构成尿毒症表现，对患者的生命质量有着严重的影响，关注患者的生命质量变化及其影响因素，有的放矢地缓解和减轻患者的症状和痛苦是目前以人为本的医学模式和医疗服务者的目的和要求。最近 30 年来，涌现出很多研究慢性肾衰竭生命质量的文献（Gentile，2003；Hakkarainen，2005；黄新萍，2012）。据笔者查 PubMed，截止 2014 年 12 月标题中有"Quality of Life"和"Chronic Renal Failure"两词的文章有 25 篇。

我国也有不少关于慢性肾衰竭生命质量的报道,据笔者查CNKI中国期刊全文数据库,截止2014年12月标题中有"慢性肾衰竭"和"生命质量"或"生存质量"或"生活质量"的有27篇,但专门研究血液透析生命质量的非常多,标题中有"血液透析"和"生命质量"或"生存质量"或"生活质量"的有498篇。

20.2.1 量表研制现状

生命质量测定量表最重要的一个环节就是研究适宜的生命质量测定量表。对慢性肾衰竭患者生命质量的研究很多是用普适性量表,如 Hasegawa 等(2008)评价了日语版 SF-36 在慢性肾病患者生命质量评估应用中的效度,发现其敛聚效度与区分效度分别为100%与98.7%;Saban 等(2008)比较了 quality of well-being scale, short-form-6D, the kidney disease quality of life instrument 对于慢性肾衰竭患者生命质量评价,发现前者与后两者有显著差异。这些量表虽然具有一定效果,但是并不是针对慢性肾衰竭这个疾病开发出来的,疾病特异问题不能很好体现。鉴于此,越来越多的专家致力于研究开发测量和评估慢性肾衰的特异量表。这里介绍一些有代表性的。

1. 肾病生命质量量表 KDQOL(the kidney disease quality of life short form) 通过调查肾衰竭对患者日常生活及个体外形的影响,评估肾脏疾病对患者生活质量的影响,由两部分构成,包括肾脏疾病症状评估量表和一般健康相关生活质量(SF-36),共19个维度,134个条目(Hays,1994)。症状指皮肤的干痒、口渴及饥饿、关节和背部的疼痛、肌肉痉挛、凝血及其他相关问题。其中共性部分采用 SF-36,特异部分含34个症状条目,20个肾病对日常生活影响条目,4个肾病负担条目,4个工作状况条目,6个认知功能条目,4个社会互动质量条目,4个性功能条目,9个睡眠条目,4个社会支持条目,6个透析鼓励条目,2个患者满意度条目(Hays,1994)。19个维度的内部一致信度均大于 0.75(Rao,2000)。

2. 肾病生命质量量表简版 KDQOL-SF(the kidney disease quality of kife short form) 是 KDQOL 的简化版,较 KDQOL 简短,包含普适性量表 SF-36 及终末期肾病指向(ESRD-targeted Areas)两部分,共19个维度80个条目。其中特异部分11个维度43个肾脏病的目标条目(12个症状条目,8个肾病对日常生活影响条目,4个肾病负担条目,2个工作状况条目,3个认知功能条目,3个社会互动质量条目,2个性功能条目,4个睡眠条目,2个社会支持条目,2个透析鼓励条目,1个患者满意度条目),外加一个单独分析的总体健康条目(Carmichael,2000)。量表具有较好的信度、效度,其对应症状、肾病影响等的内部一致性信度分别是 0.84、0.82、0.83、0.83、0.68、0.61、0.89、0.90、0.89(Korevaar,2002)。

3. Ferrans 肾移植生活质量量表 该量表分为两部分,一部分是测量对不同生活方面的满意度,另一部分是测量该方面对研究对象的重要程度,每部分包括32个问题,答案分为6个等级。它包括健康功能、心理/精神、社会经济和家庭4个领域的分量表,其信度分别为 0.86、0.87、0.79 和 0.77,总量表的有效度为 0.77,信度为 0.88(Ferrans,1985)。

刘红霞(2002)采用 Ferrans 肾移植患者生活质量量表证实了健康教育对肾移植患者生活质量的积极作用。

4. 血透患者量表 KDQ(the kidney disease questionnaire) KDQ 血透患者特异性量表(Laupacis,1992)包括5个维度26个问题,分别为:躯体症状(PSD),包括6个问题;疲劳(FD1),包括6个问题;抑郁(DD),包括5个问题;与他人关系(ROD),包括6个问题;及挫折(FD2),3个问题。每个问题设"总是、大多数时候、很多时候、有时、较少、偶尔、无"1～7个选项,依次赋1～7分,满分为182分,分数越高生活质量越高。

黄小妹等（2005）将 KDQ 翻译为中文并用于武汉地区维持性血液透析患者生活质量及影响因素分析。王颖等（2008）探讨了中文 KDQ 量表的信度与效度，结果表明 KDQ 量表重测信度系数为 0.706；分半信度 $r=0.821$；内部一致性信度的 Cronbach's α 系数，除躯体症状的 Cronbach's α 偏低外，其他纬度 α 在 0.508~0.852，显示出较好的内部一致性；量表有较好的结构效度和效标效度。

5. 终末期肾脏疾病移植患者症状调查表 ESRD-SCL-TM （end-stage renal disease symptom checklist-transplantation module） 该量表由 6 个方面组成：①有限的实际能力（10 个项目）；②有限的认知能力（8 个项目）；③心脏和肾功能不全（7 个项目）；④皮质类固醇的不良反应（5 个项目）；⑤牙龈和头发的增长（5 个项目）；⑥移植相关的心理痛苦（8 个项目）（Franke，1999）。六个方面的内部一致性克朗巴赫系数经计算分别是：0.85、0.82、0.76、0.77、0.78、0.80（Ortega，2007）。

6. 国家肾透析与肾移植症状检查表 [the national kidney dialysis and kidney transplantation study（NKDKTS）symptom checklist] 量表 1980s 开发，基于 1978 年残疾与工作调查和国民健康访问调查确定的 16 个领域，其对应的条目是疼痛、容易疲劳/没有能量、虚弱/力量不足、痛/肿胀/患者感觉、昏厥/头晕、紧张/紧张/焦虑、气短/呼吸困难、抑郁症、头痛、绞痛、胸痛、下背痛、身体部位肿胀、混乱、难以入睡、排便疼痛。在 3 个不同时间调查的数据分析（透析前、透析 48h、透析 7 天），克朗巴赫系数分别为 0.86、0.89、0.90，重测信度从基线到 48h 内相关介于 0.59~0.82，每个条目的效度在 0.50~0.77（Spiegel，2009）。

7. 肾移植量表（the kidney transplant questionnaire） 主要针对肾移植者，包括 5 个方面 25 个条目，生理症状、疲劳、不确定度/恐惧、外观，5 个方面的内部相关系数 ICC 在 0.82~0.91（Gentile，2003）。西班牙版本的评价结果显示，内部一致性克朗巴赫系数生理症状= 0.80，疲劳= 0.93，不确定度/恐惧= 0.81，令人满意情感= 0.90，外观=0.69；组内相关系数介于 0.63~0.85，类似原始 KTQ 版本的结果（Rebollo，2003）。

8. Kidney disease component summary（KDCS） 该量表总共包括 11 个方面：疼痛、心理依赖、认知功能、社会功能、透析相关症状、心肺症状、睡眠、能源、抽筋、饮食和食欲。条目来源于肾病生命质量量表的症状和影响两部分，但是透析连接处的凝血或其他问题、高血压、手或脚麻木和视力模糊没有包括在内，内部一致性介于 0.66~0.92（Saban，2008；Rao，2000）。

9. The retransQol（RTQ） 此量表是由法国开发，包含 5 个领域（生理健康、心理健康、医疗护理、害怕失去移植及治疗）45 个条目，它比 SF-36 在反映生命质量方面更具灵敏性，对应五个领域的内部一致性为 0.86、0.84、0.83、0.79、0.70（Gentile，2003）。

10. The choice health experience questionnaire 问卷包括 21 个领域 83 个条目，克朗巴赫系数除了时间领域（$\alpha= 0.57$）和生活质量领域（$\alpha= 0.68$）外，其余均大于>0.70（Gentile，2003；Wu，2001）。

11. 肾内科生存质量量表 KMQOL（kidney medical quality of life scale） 广州中医药大学宋群利等（2006）研制了肾内科生存质量量表 KMQOL，该量表立足于中医基本理论和 WHO 关于生存质量的概念，由要有精力（精神、眼神、体力、疲劳、气喘、头晕）、疼痛、饮食及口味、大便、小便、智力及睡眠、生殖功能、舌脉等 26 个条目组成。测试研究表明：中医症候生存质量量表（KMQOL）内部一致性信度较好，达到满意的效果，表明量表具有较好的信度；效度的考核包括内容效度、结构效度及反应度效度考核三个方面，均达到了满意的结果。

12. 范仲珍肾移植患者生活质量评定量表 该量表是由范仲珍等（2005）根据世界卫生组织生活质量测定量表和肾移植患者的特殊情况，参照国内某些慢性疾病患者生活质量测定量表研制发展而来，用来测定肾移植患者的生活质量，共 34 个条目，包括生理功能、心理功能、社会功能及治疗 4 个维度。各条目采用 5 级评分法，正性题目 1～5 分，分别表示从来没有、偶尔、有时、常常、一直，负性题目则反向评分。生理功能、心理功能、治疗维度的得分范围都是 6～30 分，社会功能维度的得分范围为 11～55 分，总生活质量的得分范围为 34～170 分，每个维度的各条目相加得维度分，所有条目分数之和为生活质量总分。量表的内容效度指数为 0.96，Cronbach's α 系数为 0.83，具有较好的效度和信度。

13. 邓燕青肾移植患者生活质量评分专用量表 该量表是在 ESRD-SCL 所用条目池（item pool）的基础上，按照统计学要求制订的适合我国移植生活质量评分专用量表，包括认知能力、药物相关不良反应、心理及情绪、心肾等器官功能、体质 5 个维度，共 48 个条目，其中，①认知能力 12 个条目，Cronbach's α=0.84；②药物相关不良反应 9 个条目，Cronbach's α=0.74；③心理及情绪 7 个条目，Cronbach's α=0.87；④心肾等器官功能 9 个条目，Cronbach's α=0.77；⑤体质 11 个条目，Cronbach's α=0.82。测试结果显示 Cronbach's α 均＞0.70，说明该量表具有较好的内部一致性，具有较高的信度；5 个主因子共能解释总变异 58.35%，且各条目在相应因子上的载荷均≥0.40，可认为该量表有较好的结构效度（邓燕青，2006）。

14. 慢性病患者生命质量测定量表体系之慢性肾衰竭量表（QLICD-CRF） 这是由黄新萍等开发的具有中国文化特色的慢性病患者生命质量测定量表体系之慢性肾衰竭量表 QLICD-CRF（quality of life instrument chronic disease-chronic renal failure）。第二版的 QLICD-CRF（V2.0）由 28 个条目的共性模块 QLICD-GM 和 10 个条目的慢性肾衰竭特异模块构成，详见第 20.3 节。

除了上述量表外，还有一些关于评价慢性肾衰竭患者的量表，如肾脏病调查表。肾脏病调查采用 Wolkswagen 模式制订，分身体状况、自我注意、情绪家庭、社会关系和生活信心 5 个方面，得分越高生存质量越高。同时，还有普适性量表用于测定慢性肾衰竭，如疾病影响程度测定表（SIP）、健康相关生活质量量表（SF-36）、汉密尔顿抑郁量表（HAMD）和汉密尔顿焦虑量表（HAMA）等。SIP 对患者从睡眠指数（SR）、情感（EB）、身体关注及活动（BCM）、家务劳动（HM）、活动能力（M）、社交活动（SI）、行走（A）、解决问题能力（AB）、交流（C）、工作（HW）、娱乐活动（RP）及进食情况（E）共 12 方面进行生活质量调查。健康相关生活质量量表，作为简明健康调查问卷，它从生理功能、生理职能、躯体疼痛、一般健康状况、精力、社会功能、情感职能及精神健康 8 个方面较全面概括了被调查者的生命质量。汉密尔顿抑郁量表和汉密尔顿焦虑量表用来评估患者抑郁、焦虑症状，焦虑自评量表（SAS）抑郁自评量表（SDS）均由 20 个条目组成。SAS 标准总分的临界值是 50 分，SDS 标准总分的临界值是 51 分，任何一项评分超过临界值就表示存在焦虑抑郁状态。

20.2.2 测评应用及影响因素研究情况

1. 不同药物或治疗方法的比较选择 Hakkarainen 等（2005）的研究表明，不同血液透析方式、血液透析维持时间及透析充分性影响患者生活质量。上海中山医院丁小强（1998）等比较了腹膜透析患者和血液透析患者的生存质量，使用的调查表有：主观症状调查表（对食欲、睡眠、疲劳感、头疼及情绪、生活满意度、性生活等进行分级调查，得分越高越好）、肾脏病调查表（采用 Wolkswagen 模式制定，分身体状况、自我注意、情绪家庭和社会关系、生活信心等 5 个方面，得分越高生存质量越高）、Karnofsky 指数评价患者体力和活动能力。结果腹膜透析患者与血液透析患者在肾脏病调查表、Karnofsky 指数、主观症状调查表方面均无显著差异，但腹膜透析患者对治疗的满意度显著高于血液透析患者（$P<0.05$）。

郭洪波（2008）对血液透析患者与肾移植患者生活质量各领域评分比较，结果显示血液透析患者的生活质量自评总分低于肾移植患者（$P=0.001$），而两组患者生理领域、心理领域、社会关系领域、环境领域的总评分差异均无显著性意义（$P>0.05$）；在生理领域中的对药物及医疗手段的依赖性和工作能力两方面，血液透析患者的评分低于肾移植患者（$P<0.05$）。

骆玉璇等（2013）评价了不同血液净化方式对老年慢性肾衰竭（CRF）患者认知功能、生活质量（SF-36 量表）及营养状况的影响，结果显示杂合型血液净化组患者的认知功能、生活质量及营养状况均显著优于单纯血液透析组（$P<0.05$），说明采用杂合型血液净化的方法能有效提高患者的生活质量及维护身心健康，疗效优于单纯血液透析组。

王喜凤（2015）等探讨不同透析方式对慢性肾衰竭（CRF）患者免疫功能及生活质量的影响，结果说明 CRF 患者采用血液透析滤过方案可有效提升其免疫力，改善免疫功能，提高生活质量。

李香玲等（2011）探讨了重组人促红细胞生成素（rHuEPO）对慢性肾衰竭（CRF）患者红系细胞及营养状况与生活质量的影响，结果表明生活质量中躯体功能、躯体职能、精力状况、社会功能、疼痛、总的健康状况治疗前后比较差异均有统计学意义（$P<0.05$），rHuEPO 不仅能改善 CRF 患者的贫血状态，而且可改善患者的营养状况和生活质量。

韦薇等（2013）使用 SF-36 量表研究了百令胶囊改善慢性肾衰竭患者生活质量的临床效果，结果表明：患者治疗前后的精神影响、社会活动、心理健康、体能影响、精力、身体疼痛、一般健康 7 个维度的评分差异有统计学意义（$P<0.05$），百令胶囊可改善慢性肾衰竭患者的生活质量。

董彬等（2013）应用世界卫生组织生存质量量表简表（WHOQOL-BREF）自评量表研究了古方黑地黄丸对慢性肾衰竭患者生存质量的作用，结果表明治疗组 HRQOL 标准平均积分显著优于对照组（$P<0.01$），说明黑地黄丸能改善慢性肾衰竭患者的生存质量。

2. 健康教育等干预措施的评价　认知行为干预（cognitive-behavioral therapy，CBT）着重通过改善患者的错误认知，并结合行为训练，达到缓解病情、提高生活质量的目的。吴雪等（2006）对血液透析患者的认知干预研究显示，通过由专业的心理咨询师和护士对患者及家属进行认知行为干预后，改善了患者的心理状况、增加了疾病治疗及健康相关知识、加强了社会支持、提高了生活质量。

刘红霞等（2002）研究了健康教育对肾移植患者生活质量的影响，收集了 60 例患者，分为病例组和对照组。实验组患者填完量表后接受研究者提供的健康教育和病房护士提供的常规护理；对照组患者仅接受病房护士提供的常规护理。结果显示：两组患者在社会经济问题方面变化不大，因而在社会经济领域，两组无显著性差异；在家庭领域方面，95%的患者对家庭"很满意"，认为家庭成员对他们的手术很支持，非常关心和照顾他们的健康。这与我国家庭成员关系紧密，互相关心、帮助的传统文化是一致的。因此，两组患者在家庭领域方面得分最高，且差异无统计学意义。实验组患者在健康功能领域比对照组生活质量高。在给予患者提供健康教育的同时，患者能感受到更多的关心、照顾和支持。

刘晓琴等（2005）用 SCL 90 量表、健康信念调查表和慢性肾衰竭患者生活质量表探讨了健康教育干预对慢性肾衰竭患者生活质量的影响，结果表明健康教育干预后，观察组较对照组心理障碍少（$P<0.05$），健康信念增强（$P<0.01$），生活满意度提高（$P<0.05$），可以认为对慢性肾衰竭患者实施健康教育干预可以提高其生活质量。

3. 生命质量影响因素分析　研究发现，慢性肾衰竭患者（尤其血液透析患者）具有较低的生活质量，生活质量的影响因素很多。首先，生理因素是影响 CRF 患者生存质量的最主要因素。国外有研究者应用 SF-36 对长期透析患者进行生存质量调查，结果显示与普通人群相比最大区别在于生理功能和整体健康两项的得分,这意味着 CRF 及其治疗对生理方面的影响是患者面临的首要问题。影响生存质量的生理因素主要包括各种症状和活动能力受限程度等。CRF 患者经常出现各种尿毒症相关症状,如口渴(与血尿素氮、渗透压有关)、衰弱(与低白蛋白血症有关)、嗜睡(与脑供氧不足和高钠血症有关)、食欲减退和恶心(与低钾血症及酸中毒等有关)、呼吸困难(与代谢性酸中毒、水潴留有关)、皮肤瘙痒(与尿毒素在体内积聚有关),因此监测患者血电解质和酸碱平衡等内环境因素有助于减轻症状并改善生存质量(Virga,1998)。贫血也是造成血液透析患者生活质量低下的重要原因,Ross 等(2003)综述了 1980~2001 年的 16 个研究,调查了 11 710 个病例,证实改善贫血状况可以显著改善血液透析患者生活质量。

此外,心理及社会经济因素等也影响 CRF 患者生存质量。据 Sesso 等(2003)报道,社会经济地位较低的慢性肾衰竭患者 SF-36 平均分比社会经济地位较高者明显降低,并且随着时间推移区别在加大。职业能力是患者社会功能的重要部分并影响患者的独立生活水平,Keogh 等(1999)报道 ESRD 患者中就业人群与失业人群相比,就业人群能更好地接受和适应疾病状况且生存质量较高。Chrlstopoulou(2004)的研究显示社会支持与生活质量呈正相关。有关抑郁与血液透析患者生活质量的研究也发现,抑郁与生活质量显著负相关(Tsay,2002)。

20.3 慢性肾衰竭生命质量测定量表 QLICD-CRF 的研制

虽然国外有较多的关于测量慢性肾衰竭患者生命质量的普适或者特异性量表,但存在中西方文化的差异,仍然需要做一定的完善和修改,才能适应中国文化。其次,虽然已经开发了一些本土量表,如邓燕青等的量表,但是这些量表往往是独自开发使用,缺乏系统性。为此,笔者在慢性病患者生命质量测定量表体系 QLICD 中研制了慢性肾衰竭(chronic renal failure)量表 QLICD-CRF,其第二版本 QLICD-CRF(V2.0)由共性模块 QLICD-GM 及一个包含 10 个条目的慢性肾衰竭特异模块构成。本节对此进行介绍。

20.3.1 QLICD-CRF(V2.0)的研制过程

整个研制方法与其他量表类似,不再详述。这里仅给出研究过程(图 20-1)及特异模块的结构及其筛选结果。

1. 特异模块的理论结构及条目选择 根据专家讨论形成 3 个侧面的理论结构,并按侧面提出条目,采用议题小组会议形式确定。①采用头脑风暴法让参会者各抒己见,提出量表特异模块备选条目;②将小组成员做好含 31 个条目的问卷拿给各位专家过目,对照上一步头脑风暴法中提出的条目,进行逐个条目征求意见和认真讨论,删除一些意义相对不太重要的条目。最终形成含 23 个条目的初步特异模块,其结构及条目见表 20-1。

表20-1 慢性肾衰竭生命质量量表特异模块的理论结构及条目

侧面	条目(概述)
症状方面	有无胸闷气短夜间阵发性呼吸困难、咳粉红色泡沫痰(1);有无视力下降(2);有无血压高(3);有无眼睑或颜面或足部的水肿(4);有无贫血(头晕、脸色发白)(5);有无牙龈出血或鼻出血(6);有无四肢抽筋(7);有无皮肤瘙痒(8);有无呕血或便血(9);有无四肢末端感觉异常(10);有无身体某些部位丧失任何感觉(11);有无睡眠倒错(晚上不睡,白天睡)(13);容不容易感冒(14);有无皮肤干燥(15);容不容易拉肚子(16);有无肌肉酸痛(17);有无关节疼痛(18)
肾病的影响	有无夜间排尿次数多(20);有无尿量减少(21);有无自卑感(23)
药物不良反应	有无恶心、或呕吐(12);有无便秘(19);有无发热(22)

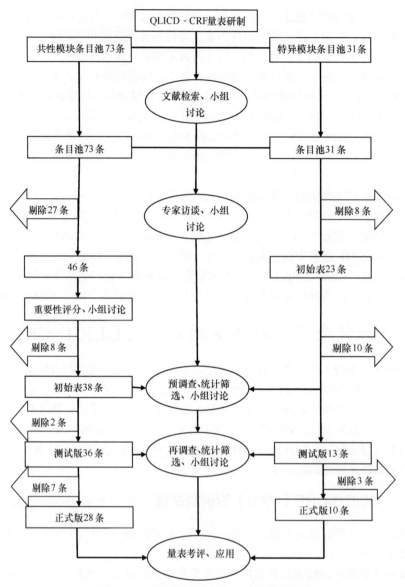

图 20-1 QLICD-CRF（V2.0）研制流程图

2. QLICD-CRF 特异模块预调查与条目初筛 预调查分为医生问卷与患者问卷。

慢性肾衰竭患者：共 25 人，均为住院患者，平均年龄 51 岁，文化程度：小学 3 人，初中 6 人，高中或中专 9 人，大专 5 人，本科以上 2 人；职业：农民 4 人，工人 10 人，干部 4 人，教师 5 人，其他 2 人。

医务工作者基本情况：医生 17 个，护士 8 个（男 6 人，女 19 人）。

由于预调查病例数较少，笔者采用变异系数法、相关系数法、医生重要性评分法和患者重要性评分法进行条目筛选，至少三种方法选出者为必选条目。综合以上四个方面最后保留 19 个条目（表 20-2）。

表20-2 慢性肾衰竭患者生命质量测定量表特异模块条目筛选结果

编号	条目简述	变异度法	相关系数法	患者评分法	医生评分法	入选
1	胸闷气短夜间阵发性呼吸困难、咳粉红色泡沫痰？	1.20	0.62*	77.40*	86.60*	*

续表

编号	条目简述	变异度法	相关系数法	笔者评分法	医生评分法	入选
2	视力下降?	1.46*	0.48	82.40*	80.64	
3	血压高?	1.44*	0.45	83.80*	87.24*	*
4	眼睑或颜面或足部的水肿?	1.35*	0.35	76.60*	87.32*	*
5	贫血?（头晕、脸色发白）	1.41*	0.45	79.20*	88.36*	*
6	牙龈出血或平日有鼻出血?	1.21	0.47	72.40	82.20*	
7	四肢抽筋?	1.33*	0.60*	79.00*	83.80*	*
8	皮肤瘙痒?	1.53*	0.74*	76.20*	83.96*	*
9	呕血或便血?	1.16	0.43	69.20	82.00*	
10	四肢末端出现针刺样疼痛或肢端手套、袜套样感觉异常?	1.38*	0.71*	71.20	82.60*	*
11	身体某些部位丧失感觉了?	1.54*	0.68*	73.40	80.88	*
12	恶心、或呕吐?	1.18	0.80*	74.40*	87.28*	*
13	睡眠倒错?（晚上不睡，白天睡）	1.69*	0.56*	79.80*	84.40*	*
14	容易感冒?	1.58*	0.51*	78.00*	83.88*	*
15	皮肤干燥?	1.23	0.60*	80.20*	81.64	
16	容易拉肚子?	1.48*	0.68*	73.80	81.48	*
17	肌肉酸痛?	1.49*	0.78*	79.40*	81.56	
18	关节疼痛?	1.53*	0.75*	80.00*	83.36*	
19	便秘?	1.41*	0.78*	74.60*	77.36	
20	夜间排尿次数多?	1.43*	0.54*	71.60	83.88*	*
21	尿量减少?	1.56*	0.60*	79.80*	86.96*	
22	发热?	1.27	0.69*	73.40	83.80*	*
23	疾病而感到自卑?	1.35*	0.64*	77.20*	75.52	*

在统计结果分析出后，核心小组再次在统计结果的基础上对其进行了讨论，临床专家建议：①删除条目3、10、11、12、16、22；②条目5直接改为"您有头晕或脸色发白吗?"。形成了含有13个条目的特异模块，与共性模块一起组成了QLICD-CRF（2.0T）测试版进行现场调查分析。

3. QLICD-CRF特异模块测试及条目再筛选 应用QLICD-CRF（2.0T）测试版对164例慢性肾衰竭患者进行调查，并对量表进行再次分析，采用因子分析法、相关系数法、变异系数法进行筛选。结合统计学分析结果和专家意见，将原来的第7、13条删除，第8条与第9条合并，第1条修改为"您有胸闷气短或粉红色泡沫痰吗?"，最后的正式版本保留10个条目（编码为CRF1-CRF10），详见表20-3。侧面也做了修改，形成3个新的侧面，具体如下所述。

（1）呼吸及循环系统症状（respiratory and circulation system symptom, RCS）：原来条目的1、2、3、6。

（2）肌肉骨骼及皮肤症状（musculoskeletal and derma symptom, MDS）：原来条目的4、5、8与9。

（3）排便排尿异常（abnormal stool and urination, ASU）：原来条目的10、11、12。

表20-3 慢性肾衰竭患者生命质量测评量表特异模块再筛选结果

条目	变异度法	相关系数法	因子分析法	入选
CRF1 胸闷气短或粉红色泡沫痰?	1.11	0.71**	0.71	√

续表

条目	变异度法	相关系数法	因子分析法	入选
CRF2 头晕或者脸色发白？	1.21	0.72**	0.58	√
CRF3 眼睑或颜面、或下肢的水肿？	1.41	0.77**	0.72	√
CRF4 四肢抽筋？	1.17	0.78**	0.80	√
CRF5 皮肤瘙痒？	1.29	0.76**	0.70	√
CRF6 睡眠倒错？	1.16	0.70**	0.59	√
CRF7 肌肉或关节疼痛？	1.16	0.74**	0.61	√
CRF8 便秘？	1.29	0.75**	0.56	√
CRF9 夜间排尿次数？	1.20	0.60**	0.81	√
CRF10 尿量减少？	1.30	0.71**	0.73	√

20.3.2 QLICD-CRF（V2.0）的计分方法

条目计分：由于 QLICD-CRF（V2.0）采取五点等距评分法，依次计为 1、2、3、4、5 分。在量表中有正负性条目之分，正向条目得分越高代表生命质量越好，逆向条目得分越高代表生命质量越差。对正向条目而言，无需进行转换，原始得分即为条目得分，对逆向条目，需对其进行"正向变换"，即用 6 减去原始得分得到条目得分。

QLICD-CRF（V2.0）中正向条目有 GPH1、GPH2、GPH4、GPH6、GPH7、GPH8；GPS1、GPS3、GPS10；GSO1、GSO2、GSO3、GSO4、GSO5、GSO8。其余均为逆向条目。

领域、侧面及总量表计分：首先分别计算各领域、侧面、总量表的原始分（raw score，RS），同一领域/侧面的各个条目得分之和构成该领域/侧面的原始分，各个领域得分之和构成了总量表的原始分。

为了便于相互比较，需要将原始分转化为标准得分（standard score，SS），采用的是极差化方法，即 SS=（RS–min）×100/R。详见表 20-4（略去共性模块部分）。

表20-4 QLICD-CRF（V2.0）各个领域及其所属侧面的计分方法

领域/侧面	代码	条目数	min	max	RS	SS
共性模块	CGD	28	28	140	PHD+PSD+SOD	（RS–28）×100/112
特异模块	SPD	10	10	50	RCS+MDS+ASU	（RS–10）×100/40
呼吸及循环系统症状	RCS	4	4	20	CRF1+CRF2+CRF3+CRF6	（RS–4）×100/16
肌肉骨骼及皮肤症状	MDS	3	3	15	CRF4+CRF5+CRF8	（RS–3）×100/12
排便排尿异常	ASU	3	3	15	CRF7+CRF9+CRF10	（RS–3）×100/12
总量表	TOT	38	38	190	PHD+PSD+SOD+SPD	（RS–38）×100/152

20.3.3 QLICD-CRF（V2.0）的考评

同时采用 QLICD-CRF（V2.0）及 SF-36 量表进行测试调查。调查地点为昆明医科大学第一附属医院肾内科，总调查患者人数为 164 人，其中完成第一次调查的 164 人，同时完成第一二次调查的 124 人（75.6%），三次调查都参与的有 111 人。

1. 被调查者基本情况 该次调查 164 例，其中年龄最大者 81 岁，最小者 14 岁，平均年龄 45.57±14.94 岁。男性 97 例（59.1%），女性 67 例（40.9%）；汉族 78.0%，在婚 84.1%，自评家庭经济状况居中者 45.7%；职业分布中工人 17.7%，干部 11.0%；文化程度分布中小学文化程度最多 29.3%，高中/中专 22.0%，本科及以上 13.4%；医疗保障形式中城镇职工医疗保险

48.2%，自费 12.8%。临床相关资料：慢性肾衰竭的有 129 例（78.7%），慢性肾衰竭并伴有其他疾病的有 35 例（21.3%），尿毒症期的患者最多为 78 例（47.6%），氮质血症期的患者有 50 例（30.5%），治疗方法中，血透治疗的有 74 例（45.1%）。详见表20-5。

表20-5　164例慢性肾衰竭患者基本情况

项目	分组	例数	百分比（%）	项目	分组	例数	百分比（%）
性别	男	97	59.10	民族	汉族	128	78.00
	女	67	40.90		其他	36	22.00
职业	工人	29	17.70	文化程度	小学	48	29.30
	农民	62	37.80		初中	41	25.00
	教师	17	10.40		高中或中专	36	22.00
	干部	18	11.00		大专	17	10.40
	个体	5	3.00		本科及以上	22	13.40
	其他	33	20.10				
婚姻	未婚	23	14.00	医保形式	自费	21	12.80
	在婚	138	84.10		社会或者城镇医保	79	48.20
	离婚	2	1.20		商业保险	1	0.60
	丧偶	1	0.60		合作医疗	57	34.80
家庭经济	差	84	51.20	治疗方法	血透	74	45.1
	中	75	45.70		腹透	4	2.4
	好	5	3.00		其他	68	41.5
临床分期	代偿期	1	0.6	诊断分类	肾衰竭	129	78.7
	氮质血症期	50	30.5		肾衰竭合并慢性肾病	25	15.2
	衰竭期	17	10.4		肾衰竭合并糖尿病	4	2.4
	尿毒症期	78	47.6		肾衰竭合并高血压	6	3.7

2. 结构效度　相关分析结果显示各条目得分与其所在领域得分之间的相关性较大（r 值多在 0.5 以上），但与其他领域之间的相关性较低。

共性模块 QLICP-GM 因子分析结果显示，按特征根大于 1 的标准来提取则可取出 8 个主成分，累积方差贡献达到 67.96%。经方差最大旋转后的因子载荷系数见表20-6。可见，第一、第三和第九主成分主要反映心理功能，第二、第五主成分主要反映躯体功能，第五、第六、第十主成分主要反映社会功能。提取的 8 个主成分基本上反映了共性模块的 9 个小方面，探索性因子分析结果与理论构想基本吻合。

表20-6　QLICD-CRF（V2.0）共性模块各主成分与其条目的因子载荷（小于0.5者未显示）

条目	主成分及方差贡献（%）							
	P1	P2	P3	P4	P5	P6	P7	P8
	29.12	9.44	7.64	5.55	4.91	4.45	3.46	3.39
GPH1								
GPH2					0.715			
GPH3							0.628	
GPH4					0.791			
GPH5				0.667				

续表

条目	主成分及方差贡献（%）							
	P1	P2	P3	P4	P5	P6	P7	P8
	29.12	9.44	7.64	5.55	4.91	4.45	3.46	3.39
GPH6		0.883						
GPH7		0.723						
GPH8		0.899						
GPH9				0.743				
GPS1		0.587						
GPS2				0.694				
GPS3								
GPS4								0.805
GPS5	0.656							
GPS6	0.565							
GPS7	0.767							
GPS8	0.824							
GPS9	0.768							
GPS10	0.507							
GPS11								0.704
GSO1			0.602					
GSO2						0.873		
GSO3						0.816		
GSO4			0.642					
GSO5			0.755					
GSO6							0.681	
GSO7							0.723	
GSO8			0.603					

特异模块因子分析结果显示，按特征根大于1的标准来提取则可取出3个主成分，累积方差贡献达到58.70%。经方差最大旋转后的因子载荷系数见表20-7。可见，第一主成分主要反映循环系统功能，第三、第五主成分主要反映大小便的功能，第二、第四主成分主要反映躯体症状功能。提取的3个主成分基本上反映了共性模块的3个小方面，探索性因子分析结果与理论构想基本吻合。

表20-7 QLICD-CRF（V2.0）特异模块各主成分与其条目的因子载荷（小于0.5者未显示）

条目	主成分及方差贡献（%）		
	P1	P2	P3
	36.19	12.22	10.29
CRF1	0.718		
CRF2	0.586		
CRF3	0.706		
CRF4		0.791	
CRF5		0.738	
CRF6	0.612		

续表

条目	主成分及方差贡献（%）		
	P1 36.19	P2 12.22	P3 10.29
CRF7			0.793
CRF8		0.575	0.516
CRF9	0.717		
CRF10	0.528		0.577

3. 效标效度 因为没有金标准，权且以 SF-36 量表英国发展版各领域得分作为效标，分别计算慢性肾衰竭量表共性模块各领域、特异模块及量表总分和 SF-36 相应领域间的相关系数，相关系数在 0.3~0.7，各相关系数经检验均具有统计学意义（$P<0.01$）（表 20-8）。

表20-8　QLICP-CRF（V2.0）与SF-36各领域间的相关系数

SF-36	QLICP-CRF					
	PHD	PSD	SOD	CGD	SPD	TOT
躯体功能（PF）	0.727	0.417	0.406	0.603	0.505	0.635
躯体角色（RP）	0.475	0.351	0.315	0.446	0.338	0.459
肌体疼痛（BP）	0.538	0.438	0.365	0.527	0.333	0.521
一般健康状况（GH）	0.454	0.386	0.283	0.446	0.427	0.487
生命力（VT）	0.483	0.512	0.436	0.562	0.350	0.554
社会功能（SF）	0.555	0.461	0.502	0.585	0.368	0.577
情感角色（RE）	0.390	0.444	0.384	0.478	0.183	0.435
心理健康（MH）	0.412	0.558	0.530	0.584	0.242	0.537

4. 重测信度 用第一、第二次测定结果计算重测信度（相关系数 r）并对两次的得分均数进行比较，结果见表 20-9 和表 20-10。从表 20-9 可以看出，从各领域和总量表来看，两次测定的得分均值间差异除社会功能领域外，其余各领域均无统计学意义差异（$P>0.05$），社会功能领域虽有统计学意义的差异，但得分均数相差不大，仍然属于"同质"范畴，因此据此计算的重测信度可行可靠。从表 20-10 可以看出，第一、第二次测定的结果表明各领域两次测定的重测相关系数均较大，最低 0.899，说明 QLICP-CRF（V2.0）的重测信度非常好。

表20-9　QLICD-CRF（V2.0）第一、第二次测定得分均值的比较

领域/侧面	入院第1天		入院第2~3天		差值		t	P
	均数	标准差	均数	标准差	均数	标准差		
生理功能	50.58	17.97	50.58	17.41	0.00	6.49	0.000	1.000
基本生理功能	44.43	15.49	44.71	15.81	−0.28	8.45	−0.373	0.710
独立性侧面	62.12	31.16	62.60	30.24	−0.47	10.36	−0.508	0.613
精力与不适	48.67	26.33	47.25	24.87	1.42	14.77	1.07	0.288
心理功能	57.61	20.49	57.02	20.24	0.59	8.31	0.789	0.432
认知	58.02	23.90	56.70	23.86	1.32	10.83	1.353	0.179
情绪	55.77	22.46	55.19	21.81	0.58	11.21	0.574	0.567
意志与个性	65.65	32.07	65.85	31.07	−0.20	17.08	−0.132	0.895
社会功能	67.05	17.17	64.96	16.98	2.08	7.68	3.008	0.003

续表

领域/侧面	入院第1天		入院第2~3天		差值		t	P
	均数	标准差	均数	标准差	均数	标准差		
人际交往	74.45	18.69	72.49	18.72	1.96	11.24	1.938	0.055
社会支持	63.82	18.41	62.66	17.96	1.15	8.49	1.504	0.135
社会角色	60.77	26.11	57.11	25.81	3.65	14.02	2.894	0.005
共性模块总分	57.79	16.26	56.99	15.76	0.79	5.29	1.673	0.097
特异模块	64.33	19.10	63.90	19.66	0.42	5.31	0.891	0.375
呼吸及循环系统症状	66.46	23.53	65.54	24.30	0.91	7.18	1.411	0.161
肌肉骨骼及皮肤症状	66.19	23.18	65.65	23.68	0.54	9.53	0.631	0.529
排便排尿异常	59.62	21.49	59.95	22.57	−0.33	8.62	−0.435	0.664
总量表	59.47	15.42	58.76	15.27	0.70	4.60	1.695	0.093

5. 内部一致性信度 用第一次测定的数据分别计算各个领域的内部一致性信度（克朗巴赫系数 α），结果见表 20-10。可见，从领域层面看，社会功能领域内部一致性信度稍差（$\alpha=0.717$）但仍然达到 0.70 的标准，其余四个领域及共性模块的克朗巴赫系数均较大，说明内在一致性较好。侧面层次因为条目数太少，内部一致性信度 α 可能低，这并不影响，因为信度考评不要求侧面层次。

表20-10 QLICD-CRF（V2.0）信度评价结果

领域/侧面	重测信度（r）	内部一致性信度（α）
生理功能（PHD）	0.933	0.809
基本生理功能（BPF）	0.854	0.613
独立性侧面（IND）	0.944	0.878
精力与不适（EAD）	0.835	0.614
心理功能（PSD）	0.917	0.859
认知（COG）	0.897	0.447
情绪（EMO）	0.872	0.829
意志与个性（WIP）	0.878	0.935
社会功能（SOD）	0.899	0.717
人际交往（INC）	0.819	0.515
社会支持（SSS）	0.891	0.361
社会角色（SOR）	0.854	0.324
特异模块（SPD）	0.963	0.795
呼吸及循环系统症状（RCS）	0.955	0.698
肌肉骨骼及皮肤症状（MDS）	0.918	0.657
排便排尿异常（ASU）	0.924	0.443
总量表（TOT）	0.955	0.918

6. 反应度 反应度采用配对 t 检验的方法，通过测评患者治疗前后总体生存质量评分均数的变化来判别。若两者差异有统计学意义，表明量表对治疗前后慢性肾衰竭患者生存质量的变化较为敏感，量表的反应度较好。分别计算慢性肾衰竭患者第一次和第三次量表各领域和量表总分，并计算两次测定分数的差值均数及标准差，结果见表 20-11。除了心理、社会功能两个领域，其他均有统计学意义，且领域 SRM 分别为 PDH 0.64、SPD 0.58、CGD 0.28、TOT 0.46。

从侧面层面讲，心理领域及社会领域的侧面没有统计学意义，其他均有差异。可见，除了治疗期间难以改变的心理及社会功能领域，其他领域及其总量表均能敏感反映治疗前后的变化，说明量表具有一定的反应度。

表20-11 QLICD-CRF（V2.0）反应度的评价结果

领域/侧面	治疗前		治疗后		差值		配对 t 检验		SRM
	均数	标准差	均数	标准差	均数	标准差	t	P	
躯体功能（PHD）	52.48	18.16	60.74	16.74	−8.26	13.00	−6.72	<0.001	0.64
基本生理功能（BPF）	46.09	15.74	56.70	16.84	−10.60	15.51	−7.23	<0.001	0.68
独立性（IND）	63.32	30.89	68.01	27.21	−4.69	18.47	−2.69	0.008	0.25
精力与不适（EAD）	49.00	25.06	57.92	22.70	−8.93	21.97	−4.30	<0.001	0.41
心理功能（PSD）	57.59	20.23	59.46	17.76	−1.87	13.64	−1.45	0.150	0.14
认知（COG）	57.81	23.85	60.38	23.36	−2.57	17.77	−1.53	0.129	0.14
情绪（EMO）	55.80	21.89	57.40	20.13	−1.59	15.52	−1.09	0.279	0.10
意志与个性（WIP）	63.62	24.00	65.74	20.26	−2.12	22.57	−0.99	0.322	0.09
社会功能（SOD）	67.27	16.65	65.71	15.93	1.56	12.68	1.30	0.195	0.12
人际交往（INC）	74.70	18.61	73.59	18.58	1.12	16.80	0.70	0.483	0.07
社会支持（SSS）	64.29	17.63	63.17	17.46	1.12	15.48	0.76	0.447	0.07
社会角色（SOR）	60.60	25.29	57.70	24.27	2.90	21.29	1.44	0.152	0.14
共性模块（CGD）	58.71	16.09	61.66	14.32	−2.94	10.37	−3.00	0.003	0.28
特异模块（SPD）	64.75	19.24	73.79	17.57	−9.04	15.50	−6.17	<0.001	0.58
呼吸循环症状（RCS）	67.19	23.44	77.23	19.35	−10.04	16.64	−6.39	<0.001	0.60
肌肉骨骼皮肤症状（MDS）	66.74	23.53	73.96	22.38	−7.22	20.55	−3.72	<0.001	0.35
排便排尿异常（ASU）	59.52	21.63	69.05	19.55	−9.52	19.56	−5.15	<0.001	0.49
总量表（TOT）	60.30	15.41	64.85	13.88	−4.55	9.89	−4.86	<0.001	0.46

综上所述，QILCD-CRF（V2.0）量表的制订过程科学合理，具有较好的信度、效度和反应度，可以用于中国的慢性肾衰竭患者生命质量评价。

20.4 慢性肾衰竭生命质量测评的应用

前面已经谈到，慢性肾衰竭生命质量测定主要用于治疗方案选择、预后和影响因素分析等。本节以 SF-36 量表和 QLICD-CRF（V2.0）量表测定的慢性肾衰竭患者生命质量为准，分析不同的治疗方法的生命质量，并对生命质量的影响因素进行分析。

20.4.1 不同治疗方法比较

目前慢性肾衰竭的治疗方法有：①血透；②腹透；③移植；④其他。由于调查到的腹透、移植治疗方法的例数较少，这里将血透以外的其他方法合并为一类进行分析。将第一次测定的结果作为协变量，治疗后的测定结果为分析变量，采用协方差分析法对不同治疗方法的生命质量得分（各领域分及总分）进行比较，结果见表 20-12。其中，各个分析模型中的协变量检验均有统计学意义（$P<0.05$），协变量和分组变量的交互效应均无统计学意义（$P>0.05$），说明资料均适合做协方差分析。结果可以看出，按照第一次测定（刚入院）时的平均水平进行调整后的修正均数，只有在 SF-36 量表中精神健康存在统计学差异，而在两个量表多数领域得分和总分均未发现统计学差异，原因可能有两个：①两种治疗方法的生命质量无本质差异；②观察时间太短。因此，目前还不能认为两种疗法的生命质量不同或相同，需进一步观察分析（表20-13）。

表20-12 QLICD-CRF（V2.0）测定的慢性肾衰竭不同治疗方法生命质量比较

领域	血透治疗		其他治疗		t	P
	修正均数	标准误	修正均数	标准误		
生理功能	59.53	1.57	60.23	1.48	0.106	0.746
心理功能	58.36	1.57	60.97	1.48	1.454	0.231
社会功能	66.44	1.60	65.59	1.51	0.148	0.702
特异模块	73.53	1.81	73.85	1.70	0.016	0.899
总量表	64.19	1.18	65.03	1.11	0.267	0.607

表20-13 SF-36测定的慢性肾衰竭不同治疗方法生命质量比较

领域	血透治疗		其他治疗		t	P
	修正均数	标准误	修正均数	标准误		
躯体功能	63.08	2.37	61.06	2.20	0.390	0.534
躯体角色	10.18	2.57	11.64	2.39	0.172	0.679
肌体疼痛	61.29	2.43	58.57	2.26	0.674	0.413
一般健康状况	30.00	1.84	32.68	1.71	1.140	0.288
生命力	48.56	1.85	52.51	1.73	2.433	0.122
社会功能	52.73	2.28	56.42	2.12	1.405	0.238
情感角色	32.94	4.21	27.36	3.91	0.945	0.333
心理健康	63.45	1.70	67.97	1.58	5.650	0.019

20.4.2 不同肾衰竭分期比较

该次调查中登记了肾衰竭分期的资料，包括衰竭期、氮质血症期和尿毒症三种分期。同时也将入院时量表的测定结果作为协变量（基线），治疗后的测定结果为分析变量，采用协方差分析法对不同溃疡类型患者的生命质量得分（各领域分及总分）进行比较，结果见表20-14。可以看出，按照第一次测定（刚入院）时的平均水平进行调整后的修正均数，在 QLICD-CRF（V2.0）量表中生理、心理和总量表得分领域存在统计学意义的差异，而在QLICD-CRF（V2.0）其他领域及其SF-36量表的所有领域中都没有统计学差异，原因可能与各种临床分期患者的例数有关。为了进一步的研究，增加各分期的例数，同时均衡各分期的患者数（表20-15）。

表20-14 QLICD-CRF（V2.0）测定的慢性肾衰竭不同临床分期生命质量比较

领域	衰竭期		氮质血症期		尿毒症期		F	P
	修正均数	标准误	修正均数	标准误	修正均数	标准误		
生理功能	53.44	2.79	67.79	1.84	58.07	1.51	5.519	0.005
心理功能	56.01	2.85	63.14	1.83	57.57	1.52	3.507	0.034
社会功能	65.74	2.98	66.53	1.87	65.78	1.56	0.053	0.948
特异模块	68.30	3.27	76.47	2.11	72.96	1.76	2.306	0.105
总量表	60.36	2.12	67.26	1.37	63.44	1.14	4.332	0.016

表20-15　SF-36测定的慢性肾衰竭不同治疗方法生命质量比较

领域	衰竭期		氮质血症期		尿毒症期		F	P
	修正均数	标准误	修正均数	标准误	修正均数	标准误		
躯体功能	54.32	4.22	65.65	2.72	61.54	2.28	2.566	0.082
躯体角色	15.23	4.41	14.04	2.83	7.42	2.38	2.164	0.120
肌体疼痛	59.61	4.35	60.91	2.79	58.87	2.35	0.154	0.857
一般健康状况	33.21	3.34	32.99	2.11	28.66	1.79	1.516	0.224
生命力	50.35	3.59	52.45	2.05	47.63	1.69	1.655	0.196
社会功能	59.41	4.13	57.02	2.73	51.39	2.21	2.118	0.125
情感角色	15.29	7.45	31.81	4.85	32.96	4.09	2.275	0.108
心理健康	69.49	3.01	66.79	1.96	62.65	1.63	2.559	0.082

20.4.3　生命质量影响因素分析

分别用刚入院时 QLICD-CRF（V2.0）量表测定的患者生命质量各领域分及总量表得分为因变量（用 SF-36 测定的与此类似，从略），用可能影响生命质量的一般人口学治疗（例如性别、年龄、职业等）和实验室生化指标（如肝功能指标、肾功能指标、血离子六项等指标）为自变量，采用多元逐步回归分析（后退法）来筛选影响生命质量的相关因素，进入方程水准定位 0.05，剔除方程的标准是 0.10，其中属性或等级因素的量化方法见表 20-16。分析结果见表 20-17。可以看出，在一般人口学资料中，年龄、职业和婚姻对生命质量各领域及总量表得分有影响。年龄、职业与生理功能、特异模块和总量表得分之间存在负相关关系，随着年龄的增加，患者在生理功能、特异模块和总量表得分逐渐下降，说明患者的生命质量变差。婚姻状况与社会功能存在正相关关系，已婚患者的社会功能得分低于其余患者的得分。另外，实验室生化指标和各领域得分存在一定的相关性，例如，血清肌酐、尿素和 pH 与社会功能存在一定的相关性，血清肌酐、pH 存在负相关关系，即血清肌酐、pH 增大，会出现一些不良症状，社会功能得分随之下降，而尿素存在正相关关系；血清肌酐与总量表得分之间也存在负相关关系，但缺乏相应的解释，需进一步研究探讨。

表20-16　可能影响慢性肾衰竭生命质量因素的量化方法

因素	量化方法	因素	量化方法
性别	1=男，2=女	家庭经济	1=差，2=中，3=好
职业	1=工人，2=其他	文化程度	1=小学及以下，2=中学/中专 3=大专以上
民族	1=汉族，2=其他	临床类型	1=肾衰竭，2=其他
婚姻	1=已婚，2=其他	临床分期	1=尿毒症期，2=其他
医疗形式	1=自费 2=其他	治疗方法	1=血透，2=其他

表20-17　多元回归分析选出的慢性肾衰竭生命质量各领域得分及总分的影响因素

领域	影响因素	回归系数 b	b 的标准误	标准回归系数	t	P
生理功能	常数项	78.088	9.170		8.516	0.000
	年龄	−4.420	1.454	−0.401	−3.040	0.004
社会功能	常数项	132.231	18.555		7.126	0.000
	职业	−9.499	5.077	−0.212	−1.871	0.067
	婚姻	11.641	5.487	0.260	2.122	0.039
	治疗方法	−13.469	4.758	−0.427	−2.831	0.007

续表

领域	影响因素	回归系数 b	b 的标准误	标准回归系数	t	P
	血清肌酐	−0.024	0.006	−0.627	−3.990	0.000
	尿糖	10.840	4.173	0.322	2.597	0.012
	pH	−5.575	2.329	−0.293	−2.393	0.020
特异模块	常数项	105.875	14.012		7.556	0.000
	年龄	−4.593	1.548	−0.366	−2.967	0.004
	职业	−12.657	6.291	−0.248	−2.012	0.049
总量表	常数项	97.340	11.431		8.515	0.000
	年龄	−3.250	1.226	−0.341	−2.652	0.011
	职业	−10.217	4.700	−0.263	−2.174	0.034
	血清肌酐	−0.011	0.004	−0.334	−2.587	0.012

此外，为了分析治疗前后生命质量变化的影响因素，还分别利用第一次测定与第三次测定各领域得分及总量表得分的差值为因变量，用上述的一些因素为自变量，采用多元逐步回归分析后退法来筛选生命质量变化的影响因素，结果见表 20-18。可以看出，在一般人口学影响因素中，年龄和婚姻对治疗前后生理功能领域得分的变化存在正相关关系，而医疗保险形式与社会功能存在正相关，说明自费患者在治疗前后社会功能的变化较小。同时，临床类型与生理功能、特异模块和总量表得分存在负相关关系，而临床分期与生理功能总量表得分之间存在正相关关系。在实验室指标中，尿素与生理功能领域得分存在负相关，而与血清肌酐、血尿酸存在正相关关系。特异模块领域得分与尿胆原存在负相关关系。

表20-18　多元回归分析选出的肾衰竭生命质量各领域得分及总分变化的影响因素

领域	影响因素	回归系数 b	b 的标准误	标准回归系数	t	P
生理功能	常数项	−32.457	20.941		−1.550	0.129
	年龄	2.823	1.372	0.313	2.058	0.046
	婚姻	12.840	5.876	0.350	2.185	0.035
	临床类型	−10.721	3.496	−0.381	−3.066	0.004
	临床分期	11.854	5.528	0.480	2.144	0.038
	尿素	−0.899	0.342	−0.659	−2.626	0.012
	血清肌酐	0.023	0.009	0.771	2.570	0.014
	血尿酸	0.031	0.011	0.399	3.937	0.005
社会功能	常数项	−8.340	8.274		−1.008	0.318
	医疗保险	9.220	4.310	0.287	2.139	0.037
特异模块	常数项	39.190	17.848		2.196	0.033
	临床类型	−11.754	4.873	−0.311	−2.412	0.019
	尿胆原	−33.718	15.840	−0.274	−2.129	0.038
总量表	常数项	−6.719	6.853		−0.980	0.332
	临床类型	−7.683	2.852	−0.338	−2.694	0.010
	临床分期	6.341	2.755	0.317	2.302	0.026

（万崇华）

参 考 文 献

陈孝文，梁东，刘华锋. 2006 .慢性肾衰竭.北京：中国医药科技出版社. 25-32
邓燕青，徐涛，祖丽安，等.2006.肾移植后患者生活质量评分专用量表的制订及相关因素分析.护理学杂志，21（24）：7-10
丁小强，廖履坦，张凯，等.1998.尿毒症透析患者生活质量及其影响因素.中国行为医学科学，7（4）：285-287
董彬，张丽，张法荣. 2013. 黑地黄丸改善慢性肾衰竭患者生存质量的临床研究. 山东中医杂志，（9）：633-634
范仲珍，袁浩斌，胡雁，等.2005.行为医学量表手册. 北京：中华医学电子音像出版社. 152-154
高凯勇，常青. 2015. 大黄附子汤保留灌肠对慢性肾衰竭患者生存质量影响研究. 亚太传统医药，11（10）：107-108
高坤，孙伟，周栋.2007.慢性肾脏病患者生活质量的初步分析.临床肾脏病杂志，7（6）：256-259
郭洪波.2008.肾移植与血液透析患者生活质量对比.中国组织工程研究与临床康复，12（31）：6117-6121
洪涛，刘华锋. 2005. 慢性肾衰竭患者的生存质量及其影响因素. 国外医学. 泌尿系统分册，25（2）：275-280
黄小妹，张英，张黎民，等. 2005. 武汉地区维持性血液透析患者生活质量及影响因素. 中华肾脏病杂志，21（2）：29-30
黄新萍，万崇华.2012. 慢性病患者生命质量测定量表体系之慢性肾衰竭量表 QLICD-CRF 的研制与应用. 昆明：昆明医科大学
李香玲，赵学兰，郭振涛，等. 2011. rHuEPO 对慢性肾衰竭患者红系参数、营养状态及生活质量影响的临床观察. 现代预防医学，38（16）：3324-3325，3330
刘红霞.2002.健康教育对肾移植病人生活质量的影响.实用护理杂志，18（4）：23-24
刘晓琴，孙光美，郝爱霞，等. 2005. 健康教育干预对慢性肾衰竭患者生活质量的影响. 护理学杂志，20（7）：55-57
陆再英，钟南山.2010.内科学.北京：人民卫生出版社.549-561
骆玉璇，王鹤秋. 2013. 不同血液净化方式对老年慢性肾衰竭患者认知功能、生活质量及营养状况的影响. 中国老年学杂志，（23）：5834-5835
宋群利.2006.肾内科生存质量量表研制、评价及临床初步应用. 广州：广州中医药大学
王喜凤. 2015. 不同透析方式对慢性肾衰竭患者免疫功能及生活质量的影响研究. 中国实用医药，（4）：74-75
王颖，林可可.2008.应用 KDQ 量表测量维持性血液透析患者生活质量的信度与效度的分析.中国血液净化，7（10）：549-551
韦薇，郑玉琴，杨宏伟. 2013. 百令胶囊改善慢性肾衰竭患者生活质量效果观察. 中国药师，16（6）：882-883
吴雪，冯美丽，娄风兰，等.2006.认知行为干预对维持性血液透析患者生活质量的影响.中华护理杂志，41（8）：715-717
赵平. 2013. 大黄附子汤保留灌肠对慢性肾衰竭患者生存质量影响的研究. 中国中西医结合肾病杂志，（6）：535-536
Carmichael P, Popoola J, John I, et al. 2000. Assessment of quality of life in a single centre dialysis population using the KDQOL-SF questionnaire. Quality of Life Research, 9（9）：195-205
Chrlstopoulou S. 2004. Quality of life in chronic kidney disease patients and hemodialysis patients. Hemodial Int, 8（1）：88
Evans RW, Manninen DL, Garrison LP, et al.1985.The quality of life of patients with end-stage renal disease. N Engl J Med, 312（3）：553
Ferrans CE, Powers MJ. 1985. Quality of life index: development and psychometric properties. Advance in Nursing Science, 8（1）：15-24
Franke GH, Reimer J, Kohnle M, et al. 1999. Quality of life in end-stage renal disease patients after successful kidney transplantation: development of the ESRD symptom checklist – transplantation module. Nephron, 83（1）：9-31
Gentile S, Delarozière JCh, Fernandez, et al. 2003. Review of quality of life instruments used in end-stage renal disease. Nephrologie, 24（6）：293-301
Hakkarainen P, Kapanen S, H onkanen E, et al. 2005. A systematic review of the effect of nocturnal hemodialysis on blood pressure, left ventrieularhypertrophy, anemia. mineralme tabolism, and health-related quality of life .Kidney Int, 67（4）：1500
Hasegawa T, Suzukamo Y, Akizawa T, et al. 2008. Validation of the Japanese SF-36 v2 acute form in patients with chronic kidney disease. Nippon Jinzo Gakkai Shi, 50（1）：42-50
Hays RD, Kallich JD, Mapes DL, et al. 1994. Development of the kidney disease quality of life（KDQOL）instrument. Qual Life Res, 3（5）：329-338
Hays RD, Kallich JD, Mapes DL, et al. 1994.Development of the kidney disease quality of life（KDQO）instrument. Quality of Life Research, 3（5）：329-338
Hays RD, Kallich JD, Mapes DL, et al. 1994.Development of the kidney disease quality of life（KDQOL^{TM}）inst rument .Quality of Life Research, 3（5）：329-338
Hays RD, Kallich JD, Mapes DL, et al.1997. Kidney disease quality of life short form（KDQOL-SF）, version 1.3: a manual for use and scoring. DC：Santa monica. RAND, 1-4
Heidenheim AP, Muirhead N, Moist L, et al. 2003 .Patient quality of life on quotidian hemodialysis.AmJ Kidney Dis, 42（1 Suppl）：36-41
Kaplan R M, Ganiats T G, Sieber W J, et al.1998. The quality of well-being scale: critical similarities and differences with SF-36. International Journal for Quality in Health Care, 10（6），509-520
Kaplan R M, Sieber WJ, Ganiats TG 1997. The quality of well-being scale: comparison of the interviewer-administered version with a self-administered questionnaire. Psychology & Health, 12（6），783-791
Kaplan, R M. Anderson J P. 1988. A general health policymodel: update and applications. Health Services Research, 23（2），203-235

Keogh AM, Feehally J. 1999. A quantitative study comparing adjustment and acceptance of illness in adults on renal replacement therapy. ANNA J, 26 (5): 471-505

Korevaar J, Merkus M, Jansen M, et al. 2002. Validation of the KDQOL-SF: a dialysis-targeted health measure. Quality of Life Research, 11 (5): 437-447

Laupacis A, Muirhead N, Keown P, et al. 1992. A disease specific questionnaire for assessing quality of life in patients on hemodialysis. Nephron, 60 (3): 302-306

Ortega T, Valdés C, Rebollo P, et al. 2007. Evaluation of reliability and validity of Spanish version of the end-stage renal disease symptom checklist-transplantation module. Transplantation, 84 (11): 1428-1435

Parfrey PS, Vavasour H, Bullock M, et al. 1989. Development of a health questionnaire specific for end-stage renal disease. Nephron, 52 (1): 20-28

Rao S, Carter WB, Mapes DL, et al. 2000. Development of subscales from the symptoms/problems and effects of kidney disease scales of the kidney disease quality of life instrument. Clinical Therapeutics, 22 (9): 1099-1111

Rebollo P, Ortega F, Ortega T, et al. 2003. Spanish validation of the "kidney transplant questionnaire": a useful instrument for assessing health related quality of life in kidney transplant patients. Health Qual Life Outcomes, 1 (6): 1035-1039

Ross SD, Fahrbach K. 2003. The effect of anemia treatment on selected health-related quality-of-life domains: a systematic review. Clin Ther, 25 (6): 1786

Saban KL, Stroupe KT, et al. 2008. Comparison of health-related quality of life measures for chronic renal failure: quality of well-being scale, short-form-6D, and the kidney disease quality of life instrument. Quality of Life Research, 17 (8): 1103-1115

Sesso R, Rodrigues - Neto JF, Ferraz MB. 2003. Impact of socioeconomic status on the quality of life of ESRD patients. AmJ Kidney Dis, 41 (1): 186-195

Sieber WJ, David KM, Adams JE, et al. 2000. Assessing the impact of migraine on health-related quality of life: An additional use of the quality of well-being scale-self-administered. Headache, 40 (8), 662-671

Spiegel DM, Evans RW, Gitlin M, et al. 2009. Psychometric evaluation of the national kidney dialysis and kidney transplantation study symptom checklist: reliability and validity. Nephrol Dial Transplant, 24 (2): 19-25

Ting GO, Kjellstrand C, Freitas T, et al. 2003.Long-term study of high-co2 morbidity ESRD patients converted from conventional to short daily hemodialysis. Am J Kidney Dis, 42 (5): 1020 -1035

Tsay S L, Halstead M. 2002. Self-care self-efficacy, depression, and quality of life among patients receiving hemodialysis in Taiwan . Int J Nurs Stud, 39 (3): 245-251

Virga G, Mastrosimone S, Amici G, et al . 1998. Symptoms in hemodialysis patients and their relationship with biochemical and demographic parameters. Int J Artif Organs, 21 (12): 788-793

Ware JE, Snow KK, Kosinsk M, et al. 1993. SF-36 health survey manual and interpretation guide. Boston: The Health Institute. New Eng land Medical Center.52224-52225

Wiedebusch S, Konrad M, Foppe H, et al. 2010. Health-related quality of life, psychosocial strains, and coping in parents of children with chronic renal failure. Pediatr Nephrol, 25 (8): 1477-85

Wu AW, Fink NE, Cagney KA, et al. 2001. Developing a health-related quality-of-life measure for end-stage renal disease: The CHOICE health experience questionnaire. Am J Kidney Dis, 37 (1): 11-21

第 21 章 脑卒中的生命质量研究

  脑卒中（stroke）又称中风或脑血管意外，是一组突然起病，以局部神经功能缺失为共同特征的急性脑血管疾病，是单病种死亡率最高的疾病，因同时具有高发病率、高致死率及高致残率和高复发率的特点，对中老年人的健康和生命存在极大的威胁，且有发病年轻化的趋势。脑卒中的主要病因是动脉硬化，可分为出血性脑卒中（脑出血）和缺血性脑卒中（脑血栓）两大类。脑卒中的危险因素主要包括不可干预的因素如年龄、性别、种族、遗传因素等，可干预因素包括高血压、心脏病、糖尿病、高血脂、颈动脉狭窄等身体疾病和吸烟、酗酒、肥胖、体力活动少、盐摄入过多等不良生活方式。

  据 WHO 报道，2011 年全球死于脑卒中的人数约为 620 万，仅次于缺血性心脏病排名第二，在世界各国都是主要的健康问题。我国的脑卒中发病率及死亡率均处于世界前列，20 世纪 80 年代的脑卒中流行病学调查显示，我国脑卒中死亡率为 80/10 万～140/10 万，发病率为 120/10 万～280/10 万，患病率城市平均 700/10 万，农村为 300/10 万～400/10 万（王文志，2009）。之后虽没有进行过大规模的流行病学调查，但局部的调查显示近年来脑卒中发病率、患病率和死亡率均较前有所提高，特别是患病率增高明显（王颖，2010）。WHO 研究表明，我国的脑卒中发病率以每年 8.7%的速度上升，发病者约 30%死亡，也就是说，每年有数十万人从脑卒中的发病中存活下来，其中约有四分之三留有不同程度的后遗症。

  脑卒中因病变部位、范围和性质不同，临床表现也有差异，但起病突然是脑卒中的主要特征，常见的主要症状有头痛、喷射状呕吐、眩晕、耳鸣、意识障碍、偏瘫、失语、口角流涎、眼前发黑或飞蚊症等。由于脑部病变，可产生身体多器官系统的急、慢性并发症，如脑水肿、急性消化道出血、脑心综合征、褥疮、中枢性呼吸困难、中枢性呃逆、肺部感染、膀胱及直肠功能障碍、肾衰竭、中枢性体温调节障碍等。脑卒中的治疗在不同时期采取不同措施，出血性脑卒中急性期主要治疗包括抗脑水肿、调控血压、对症处理及预防和治疗各种并发症等，也可采用手术治疗。缺血性脑卒中则按照中华医学会神经病学分会脑血管病学组编写的《急性缺血性脑卒中诊治指南》进行一般处理（包括吸氧与呼吸支持、心脏监测与心脏病变处理、体温、血压、血糖控制及营养支持等）和特异性治疗（包括改善脑循环、神经保护、其他疗法及中医中药的应用），处理并发症等。《中国脑卒中康复治疗指南》提出，待脑卒中病情平稳，应尽早开始康复治疗，以预防并发症，最大限度地减轻障碍和改善功能，提高患者的生活质量和满意度，同时降低潜在的长期护理，节约费用及资源。

  脑卒中因其高致残、高复发的特点，对存活患者个人、家庭造成极大的经济负担和精神压力，对患者及其家庭的方方面面都造成了严重的影响，康复治疗虽然能改善患者的功能，提高生活自理能力，但康复治疗本身可能是长期和痛苦的过程，对其效果的评价很难找到合适的客观指标，因此，生命质量的评价成为了评定治疗和干预措施效果的常用指标。

21.1 脑卒中的生命质量研究现状

  国外对脑卒中患者生命质量的研究有较多报道，截至 2015 年中期，在 PubMed 中搜索标题中含有"quality of life"和"stroke"，发现文献 400 余篇。研究应用主要集中在脑卒中患者生命质量的测定及影响因素研究、干预因素对脑卒中患者生命质量的影响等方面。国内的研究起步于 20 世纪 90 年代中期，但文献数量不少，CNKI 中搜索标题中含有"脑卒中"和"生命质量"、"生活质量"或"生存质量"的文献，截止2013年底有近600条，主要集中在脑卒中患者生命质量及影响因素的研究，临床疗效评价主要是健康教育、综合护理、心理干预、行为干预等干预项目的效果评价，药物疗效的文献较少。

21.1.1 脑卒中生命质量测定量表研究

用于脑卒中的普适性量表包括简明健康状况调查问卷（SF-36）、欧洲生存质量测定量表（EQ-5D）、诺丁汉健康调查表（NHP）、健康质量指数（QWB）、疾病影响问卷（SIP）、生命质量指数（QLI）、生命质量评价问卷（AQoL）、世界卫生组织生命质量量表（WHOQOL-100）或简表（WHOQOL-BRAF）等。详见第2章介绍。

脑卒中的特异性量表开发较早，所以有较多的量表被各国学者开发出来（表21-1），其中最常用的量表包括FAI、SIS、SS-QOL、SAQOL-39、SA-SIP等。

1. FAI（Frenchay activities index） 是最早开发的用于测定脑卒中患者活动性的量表，由英国Frenchay医院Frenchay中风研究组的Holbrook等于1983年研制而成。量表的条目来自于有经验的社会工作者，最终版由15个条目组成，主要涵盖过去3个月或6个月完成常见日常生活活动的频率，得分从0分（根本不能）到3分（一定频次），则总分为0~45分，得分越高，活动能力越强。FAI被大量用于脑卒中患者康复研究中对患者功能结局的评价。

2. SS-QOL（stroke-specific quality of life scale） 是美国印第安纳大学医学院和Regenstrief卫生保健研究所的Roudebush退伍军人医学中心和神经病学和医学系的Linda医生及其同事于1999年研制的用于脑卒中临床试验的特异性量表。最初的领域来自于对34名缺血性脑卒中幸存者的集中访谈，而条目中部分来自于患者的访谈，部分来自于其他脑卒中及生命质量量表，评分采用5级Likert评分。测试版量表含12个领域共计78个条目，通过72名急性缺血性脑卒中患者的预试验，删除29个条目，最终形成49个条目的量表，该量表具有较好的信度、效度及反应度。SS-QOL包含12个领域49个条目，分别为精力（3个条目）、家庭角色（3个条目）、语言（5个条目）、移动性（6个条目）、情绪（5个条目）、个性（3个条目）、自我照顾（5个条目）、社会角色（5个条目）、思考（3个条目）、上肢功能（5个条目）、视力（3个条目）、工作/生产力（3个条目）。每个条目得分从1分到5分，得分越高生命质量越好。SS-QOL被翻译为多种语言，在全世界广泛应用。

2010年荷兰Utrecht大学医学中心Rudolf Magnus神经科学研究所和康复医学杰出中心的M. Post博士和Boosman等对SS-QOL研究数据进行分析后认为，12个领域可以合并为两个亚量表，即"生理"和"心理"亚量表，并显示出更好的信度和效度，在此基础上，他们开发出了仅包含12个条目的SS-QOL简表，从SS-QOL的每个领域中选择一个与领域得分相关性最高的条目组成，简表可以计算总分，也可以计算生理和心理亚量表得分，通过多个研究样本的检验，简表都显示出较好的信度和效度，使得SS-QOL在临床研究应用中更为实用。我国学者王伊龙等（2003）将该量表引入中国，并进行了信度和效度等测量学特征的评价，认为量表具有良好的信度、效度及敏感度，可用于脑卒中的结局测量。

3. SAQOL-39（stroke and aphasia quality of life scale-39） 是英国伦敦城市大学语言和交流系的Katerina Hilari博士及其同事于2003年开发的用于脑卒中和失语症的生命质量量表。最初的量表包含53个条目，49个来自于SS-QOL，经过修订以适应失语症患者，其余4个条目主要是针对失语症患者的，包括理解讲话的困难、做决定的困难及语言问题对家庭生活及社会生活的影响。条目修订过程咨询了专业技术人员，并且在失语症患者中进行了预试验。经过因子分析后删除了14个条目，最终形成39个条目的SAQOL-39量表。量表包含4个领域：生理（17个条目）、心理社会（11个条目）、交流（7个条目）和精力（4个条目）。相比SS-QOL量表，SAQOL-39更适合失语症的脑卒中患者,且领域较少,其实用性更好。SAQOL-39 自开发后,被翻译为多种语言,是使用较广的脑卒中量表之一。2009 年,量表作者将其使用于没有失语症的脑卒中患者,得到一般脑卒中版 SAQOL-39g,领域修改为 3 个:生理、心理和交流。并且证明其用于一般非失语症的脑卒中患者仍然具有较好的信度、效度和反应度。林润等(2013)研制出 SAQOL-39g 的汉化版,并且对其测量学特征进行了评价。

考虑到脑卒中患者填写量表的困难,量表作者对自填和代理者填写的结果进行了比较,结果患者自填的结果与代理者的回答存在统计学差异,但两者的差异处于较小到中等水平,认为与患者频繁接触的代理者报告的患者生命质量是可靠的(Hilari,2007)。

4. SIS(stroke umpact scale) 是美国堪萨斯医学中心大学老年中心的 Duncan 博士等于 1996 年研制。该量表的研制采用当时量表研制的标准,考虑了患者及照顾者两方面的观点和信息,同时也参考了专家的意见和建议,在形成初步量表的基础上,又进行了综合性的文献回顾,1999 年形成量表的第 2 版,作者对此版进行了测量学的评价,之后量表得到许多研究的应用。SIS2.0 版有 64 个条目,分属 8 个领域:力量(4 个条目)、手部功能(5 个条目)、日常生活活动(ADL)/日常生活工具使用活动(IADL,12 个条目)、移动性(10 个条目)、交流(7 个条目)、情感(9 个条目)、记忆和思考(8 个条目)、参与(9 个条目)。条目采用 5 级 Likert 计分,各条目得分从 1 分到 5 分,领域得分采用公式 $\left(\dfrac{\bar{x}-1}{5-1}\right)\times 100$ 计算,$\bar{x}$ 为各条目得分的均数,领域得分从 0 分到 100 分,得分越高,生命质量越好。此外,SIS 的最后还增加了一个测量患者恢复情况的条目,采用 0~100 分的线性条目,请患者评价其目前的恢复情况,得分越高,恢复越好。2003 年,经过对 696 例患者数据的 Rasch 分析,删除其中的 5 个条目(记忆和思考 1 个、ADL/IADL2 个、移动性 1 个、参与 1 个),形成 59 个条目组成的第 3 版。同时,给出了包含 4 个领域(力量、手部功能、ADL/IADL、移动性)测量患者生理功能的 16 个条目的简表。SIS 被翻译成多种语言,是脑卒中患者生命质量研究中最常用的特异量表之一。兰月等(2004)已将该量表引入中国,并对量表的测量学特征进行了评价。

5. 其他特异性量表 脑卒中患者生命质量特异量表的基本情况详见表 21-1。

表21-1 脑卒中生命质量测定特异量表

序号	量表	内容
1	量表名称	the Frenchay activities index(FAI)
	(开发者,年代)	(Holbrook M,1983)
	量表简介	15 个条目 3 个领域:家务、户外活动、业余/工作。可以自填、访谈,必要时可以代理者回答。Cronbach's α 0.78~0.87;因子分析显示结构有待调整
	文献来源	Holbrook M,Skilbeck CE. 1983. An activities index for use with stroke patients. Age Ageing. 12(2):166-170
		Derick T,Wade D,Julia L,et al. 1985. Social activities after stroke:measurement and natural history using the Frenchay activities index. Int Rehabi Med,7(4):176-181
2	量表名称	Niemi QOL scale(4 years after stroke)
	(开发者,年代)	(Niemi ML,1988)
	量表简介	58 个条目,两个部分:45 个条目包含生命质量的 4 个领域(工作环境、在家的活动、家庭关系、业余时间的活动),13 个条目包含中风后的个性、行为能力及与朋友和亲戚的关系
		测量中风前和中风后 4 年的信息,差值分别计为-1(变差),0(恢复),1(更好)
		因子分析(方差最大旋转):显示 4 个领域的条目集中于 5 个因子,中风前和中风后数据一致;Cronbach's α 中风前 0.91,中风后 0.95;因子映像信度系数 0.89~0.99

续表

序号	量表	内容
2	文献来源	Niemi ML, Laaksonen R, Kotila M, et al. 1988. Quality of life 4 years after stroke. Stroke, 19 (9): 1101-1107
3	量表名称	QOL index-stroke version (QLI-SV)
	（开发者，年代）	(Ferrans C, 1985)
	量表简介	QLI 有 64 个条目，脑卒中版为 38 个条目 4 个领域：健康和功能、社会经济、心理/精神、家庭。6 级 Likert 评分
		QLI：效标效度 0.65～0.75；重测信度 0.81～0.87；Cronbach's α 0.90～0.93
		脑卒中版：Cronbach's α=0.91（总分），领域 0.32～0.86
	文献来源	Ferrans C, Powers M. 1985. Quality of life index: development and psychometric properties. Adv Nurs Sci, 8 (1): 15-24
		King RB. 1996. Quality of life after stroke. Stroke, 27 (9): 1467-1472
4	量表名称	stroke-adapted sickness impact profile (SA-SIP30)
	（开发者，年代）	(van Straten A, 1997)
	量表简介	30 个条目 2 个维度 8 个领域：生理维度（身体照料和移动、家庭管理、活动性、步行）和社会心理维度（社会交往、交流、情感行为、警惕行为）。2 分类答案。可以自填、访谈
		Cronbach's α：总量表 0.85，社会心理 0.78，生理 0.82，领域 0.54～0.71；Spearman-Brown 系数：总量表 0.96，生理 0.93，社会心理 0.92，领域 0.75～0.90。结构效度：主成分分析显示与 SIP 相同的两个维度；有一定的区分效度；效标效度：与 SIP 的 Spearman 等级相关系数为 0.96；在慢性期能发现变化，ES 中等
	文献来源	van Straten A, de Haan RJ, Limburg M, et al. 1997. A stroke-adapted 30-item version of the sickness impact profile to assess quality of life (SA-SIP30). Stroke, 28 (11): 2155-2161
		Schepers VP, Ketelaar M, Visser-Meily JM, et al. 2006. Responsiveness of functional health status measures frequently used in stroke research. Disabil Rehabil, 28 (17): 1035-1040
5	量表名称	stroke and aphasia quality of life scale-39 (SAQOL-39)
	（开发者，年代）	(Katerina H, 2003)
	量表简介	39 个条目 4 个领域：生理、心理社会、交流、活力。5 级计分法。访问者填写，患者报告
		Cronbach's α 0.74～0.94；重测信度 0.89～0.98；领域与总分相关系数 r=0.38～0.58；组间相关 r=0.1～0.47；主轴因子分析显示 4 个因子与 4 个领域相同；收敛效度 r=0.55～0.67；判别效度 r=0.02～0.27；可接受性：缺失率 0%～1.2%，无地板/天花板效应，4 个条目（10.2%）偏度>±1
		一般脑卒中患者量表 SAQOL-39g：3 个领域（生理、心理、交流）
		Cronbach's α 0.92～0.95；重测信度 0.92～0.98；收敛效度 r 0.47～0.78；判别效度 r 0.03～0.40；SRM 0.29～0.53
	文献来源	Katerina Hilari, Sally Byng, Donna L L, et al. 2003. Stroke and aphasia quality of life scale-39 (SAQOL-39): evaluation of acceptability, reliability, and validity. Stroke, 34 (8): 1944-1950
		Hilari K, Lamping DL, Smith SC, et al. 2009. Psychometric properties of the stroke and aphasia quality of life scale (SAQOL-39) in a generic stroke population. Clin Rehabil, 23 (6): 544-557
6	量表名称	stroke-specific quality of life scale (SS-QOL)
	（开发者，年代）	(Linda S, 1998)

续表

序号	量表	内容
6	量表简介	49 个条目 12 个领域：活力、家庭角色、语言、活动性、情绪、人格、自我照顾、社会角色、思考、上肢功能、视力、工作/生产力
		简表（SS-QOL-12）：12 个条目 2 个维度（生理、心理社会）
		Cronbach's $\alpha \geq 0.73$；7 个领域与现有普适量表的类似领域的相关 $r=0.31\sim0.51$；与 SF-36 总分 $r=0.65$；地板/天花板效应：1%～17%/13%～63%；反应度：中风后 1 个月和 3 个月多数领域的 SES>0.5（情绪和个性除外）。简表也显示了较好的信度和效度
	文献来源	Linda S Williams, Morris einberger, Lisa E Harris, et al. 1999. Clark and José Biller. Development of a Stroke-Specific Quality of Life Scale. Stroke, 30: 1362-1369
		Pamela W Duncan, Dennis Wallace, Sue Min Lai, et al. 1999. The stroke impact scale version 2.0: evaluation of reliability, validity, and sensitivity to change. Stroke, 30: 2131-2140
		Post MW, Boosman H, van Zandvoort MM, et al. 2011. Development and validation of a short version of the stroke specific quality of life scale. J Neurol Neurosurg Psychiatry, 82 (3): 283-286
7	量表名称（开发者，年代）	the stroke impact scale（SIS）(Juniper E, 1996)
	量表简介	2.0 版包含 64 个条目 8 个领域：4 个生理领域（即手功能、力量、活动性、日常生活活动性/日常生活工具活动性）、情绪、交流、记忆和思考、社会参与。5 级等级答案对应评分 1～5 分。1 个线性条目。3.0 版包含 59 个条目
		简表 SIS-16：生理领域的 16 个条目
		Cronbach's α 0.83～0.90；组内相关系数（ICCs）情绪 0.57，其余 0.70～0.92；地板/天花板效应：0～40.2%/ 0～35.4%；判别效度：不同 Rankin 分级中，除情绪和记忆外，其余 6 个领域及总的生理领域均有统计学差异；轻度中风患者的领域得分高于中度患者；3 个月及 6 个月的得分高于 1 个月；效标效度：相关系数 0.21～0.84；反应度：绝大多数领域得分在不同测定时间之间有统计学差异
		简表也具有较好的信度和效度
	文献来源	Juniper E, Guyatt G, Jaeschke R. 1996. How to develop and validate a new health-related quality of life instrument. In: Spilker B, ed. Quality of life and pharmacoeconomics in clinical trials. Philadelphia, Pa: Lippincott-Raven. 49-58
		Duncan PW, Wallace D, Lai SM, et al. 1999. The stroke impact scale version 2.0 evaluation of reliability, validity, and sensitivity to change. Stroke, 30 (10): 2131-2140
		Duncan PW, Bode FR, Lai SM, et al. 2003. Rasch analysis of a new stroke-specific outcome scale: the stroke impact scale. Arch Phys Med Rehabil, 84 (7): 950-963
		Duncan PW, Lai SM, Bode RK, et al. 2003. Stroke impact scale-16: a brief assessment of physical function. Neurology, 60 (2): 291-296
8	量表名称（开发者，年代）	health-related quality of life in stroke patients（HRQOLISP）(Owolabi MO, 2009)
	量表简介	102 个条目 7 个领域：生理、情感/心理、智力/认知、心灵、精神、社会、精神交互
		Cronbach's α 0.721～0.849；重测信度 0.982～0.998；较好的表面（内容）效度；SLS 效标效度 0.269～0.690；区分效度尚可
		简表：HRQOLISP-40、HRQOLISP-26 具有较好的信度、效度和反应度

续表

序号	量表	内容
8	文献来源	Owolabi MO, Ogunniyi A. 2009. Profile of health-related quality of life in Nigerian stroke survivors. Eur J Neurol, 16 (1): 54-62 Owolabi MO. 2010. Psychometric properties of the HRQOLISP-40: a novel, shortened multiculturally valid holistic stroke measure. Neurorehabil Neural Repair, 24 (9): 814-825 Owolabi MO. 2011. HRQOLISP-26: A concise, multiculturally valid, multidimensional, flexible, and reliable stroke-specific measure. ISRN Neurol, 295096 Vincent-Onabajo GO, Owolabi MO, Hamzat TK. 2013. Sensitivity and responsiveness of the health-related quality of life in stroke patients-40 (HRQOLISP-40) scale. Disabil Rehabil, 36 (12) 20
9	量表名称 （开发者，年代）	stroke-specific quality of life for aneurismal subarachnoid hemorrhage （SSQOL-a）中文版 （Wong GK, 2013）
	量表简介	12个条目2个领域：生理功能（精力、家庭角色、移动性、自我照料、上肢功能、视力、工作）、心理社会（语言、情绪、个性、社会角色、思考） 内部一致性满意；与神经、功能、普适性QOL量表、精神病学、认知结局问卷相关；生理功能领域有较好的判别效度
	文献来源	Wong GK, Lam SW, Ngai K, et al. 2013. Development of a short form of stroke-specific quality of life scale for patients after aneurysmal subarachnoid hemorrhage. J Neurol Sci, 335 (1-2): 204-209
10	量表名称 （开发者，年代）	Newcastle stroke-specific quality of life measure （NEWSQOL） （Buck D, 2004）
	量表简介	56个条目11个领域：感觉、日常生活活动性/自我照料、认知、移动性、情感、睡眠、人际关系、交流、疼痛、视力、乏力 Cronbach's α 0.71~0.90；重测信度0.78~0.92；效标效度0.45~0.76；与BI相关系数 −0.49~0.28
	文献来源	Buck D, Jacoby A, Massey A, et al. 2004. Development and validation of NEWSQOL, the newcastle stroke-specific quality of life measure. Cerebrovasc Dis, 17 (2-3): 143-152
11	量表名称 （开发者，年代）	a quality-of-life instrument for young hemorrhagic stroke patients （HSQuale） （Hamedani AG, 2001）
	量表简介	54个条目7个领域：一般看法、生理功能、认知功能、社会关系、社会和休闲活动、情感健康、工作和经济状况、4个开放条目。每个问题有4~7个回答选项，得分从0~100分 Cronbach's α 0.78~0.89；kappa系数0.4~1.0；内容效度较好；收敛效度中等；与SF-36相应领域的相关较强；判别效度较强
	文献来源	Hamedani AG, Wells CK, Brass LM, et al. 2001. A quality-of-life instrument for young hemorrhagic stroke patients. Stroke, 32 (3): 687-695
12	量表名称 （开发者，年代）	change of quality of life scale （CQOL） （JH Lin, 2005）
	量表简介	10个条目9个领域（精力、手部功能、移动性、工作/生产力、社会角色、家庭角色、情绪、自我照顾、性格）及1个总体生命质量。4级Likert计分 Rasch分析显示单一领域。未见信度及效度分析
	文献来源	Lin JH, Wang WC, Sheu CF, et al. 2005. A Rasch analysis of a self-perceived change in quality of life scale in patients with mild stroke. Quality of Life Research, 14 (10): 2259-2263

续表

序号	量表	内容
13	量表名称 （开发者，年代） 量表简介 文献来源	脑卒中生活质量量表 （曹卫华，2003） 22个条目5个领域：生理功能、心理功能、社会生活、症状、总体健康感受 Chronbach's α 0.65~0.76；重测信度 0.882~1.000；因子分析显示较好的结构效度；与NHP的效标效度相关系数 0.450~0.604 曹卫华, 李俊, 郭春晖. 2003. 脑卒中患者生活质量量表的制订及其评价. 中华老年心脑血管病杂志, 5（4）：252-254
14	量表名称 （开发者，年代） 量表简介 文献来源	慢性脑卒中病人生活质量评估问卷（quality of life inventory for cerebral apoplexy patients, QOLI-CAP） （李凌江，1997） 63个条目4个领域：生理健康、心理健康、社会功能、症状，前3个领域来自gQOLI。5级评分 重测信度：gQOLI 0.84~0.93；Cronbach's α：gQOLI 0.64~0.77，症状领域 0.796 3；条目-总分相关系数：生理领域 0.62~0.66，心理领域 0.58~0.65，社会功能 0.41~0.57，症状领域 0.690 7~0.799 2；条目-维度相关与因子分析显示结构效度较好；效标效度gQOLI–0.112 5~0.611 2，症状领域–0.435 0~–0.048 1；区分效度：性别、年龄、城乡、疾病、心身状态间gQOLI有差异；反应度：1个月的治疗后，生理、心理和症状领域有改善，社会功能领域无明显变化 李凌江, 杨德森, 胡治平, 等. 1997. 慢性脑卒中患者生活质量评估工具的研究. 中国行为医学科学, 6（1）：4-7 李凌江, 郝伟, 杨德森, 等. 1995. 社区人群生活质量研究：生活质量问卷的编制. 中国心理卫生杂志, 9（5）：227-231

21.1.2 脑卒中生命质量测定的应用现状

1. 脑卒中患者生命质量现状测评 由于不同程度的失能，脑卒中患者的生命质量受到严重的影响，甚至有的患者认为不如死了好。许多研究结果均显示脑卒中患者的生命质量处于较低水平。如 Pinto 等（2011）测定了脑卒中患者的生命质量，并与心衰及照顾者进行比较，脑卒中患者的 ED-5D 得分低于心衰患者及照顾者，脑卒中患者自我照料领域的影响较其他两组大，而移动性和平常活动的影响较照顾者大。Howitt 等（2011）在坦桑尼亚北部农村地区研究时发现，脑卒中患者 WHOQOL 简表的所有6个领域得分均明显低于对照组。Zalihić 等（2010）研究发现，脑卒中患者的生命质量比心肌梗死患者还要差，且抑郁的发生也比心肌梗死患者多，对脑卒中患者的康复有较大影响。Brajković 等（2009）调查了居住在看护所及自己家中的老年脑卒中患者的生命质量，发现居住在看护所的老年患者生命质量比居住在自己家中的患者好，WHOQOL 简表的4个领域，即生理、心理、社会关系和环境领域得分有差异，但两组患者的生命质量都处于较低水平。Muren 等（2008）对平均发病60±27个月的脑卒中患者功能能力与生命质量的测定中发现，患者的6分钟行走距离是健康成人的63%，生命质量明显下降，其中 SIS 量表的力量、手功能、社会参与领域得分最低，移动性、交流、日常生活活动性/日常生活工具活动性和记忆力领域得分最高；手功能、力量、移动性、日常生活活动性/日常生活工具活动性和社会参与领域得分与6分钟行走距离有正相关关系，脑卒中对患者的活动能力和生命质量都有明显影响。余芳雪等（2012）对301名首次发病的脑卒中患者生命质量的测定显示，患者的生理功能、躯体疼痛、总体健康和社会功能等维度下降最为明显。胡秀萍等（2011）对临床痊愈的脑卒中患者生命质量的研究发现,除 PF 外,SF-36 的其余 7 个维度均较一般人群为低,特别是 RP、SF、RE 等领域下降明显。袁鸿江等对脑卒中后 6~9 个月及两年的生活质量进行了追踪研究,发现患者两年后的生活质量较 6~9 个月时有明显下降,年龄越大,生命质量的下降越多。颜艳等(1999)对 278 名社区脑卒中患者的调查显示,患者在患病后生命质量迅速下降,不及病前的一半,经过治疗后有所上升,但改善的幅度轻微,半年后基本处于稳定状态,明显低于患病前水平。

2. 评价治疗或干预措施效果 许多临床研究以生命质量作为评价治疗或干预措施效果的指标,如 McClellan 等(2004)在评价脑卒中后旨在改善患者移动性及生命质量的 6 周物理疗法及安慰剂的随机对照试验中,采用 SA-SIP30 测定患者干预前后及 2 个月后的生命质量,结果显示干预组的站立较对照组明显改善并保持到 2 个月时,而行走和生命质量没有差异。Beinotti 等(2013)评价常规物理疗法加骑马疗法对脑卒中患者生命质量的影响,16 周的治疗后,实验组 SF-36 总分较对照组明显改善,患者的功能能力、生理方面和心理健康都有所改善。Gordon 等(2013)在有氧练习(行走)对脑卒中患者功能状况和生命质量影响的随机对照单盲试验中,采用 SF-36 评价患者的生命质量,结果经过 12 周每周 3 次每次 30 分钟的地面行走训练,试验组的生理组分及 6 分钟行走距离都有明显改善。杨梅云等(2013)也报道了康复训练结合痉挛治疗仪使脑卒中偏瘫患者的肌张力和生命质量都较对照组有明显改善。张慧(2002)、张翠兰(2001)、杜丽萍(2012)等报道了健康教育对脑卒中患者的生命质量有改善作用。

脑卒中后患者出现抑郁、焦虑等心理问题的情况较多见,严重影响了患者的生命质量,改善患者的心理健康有助于提高临床治疗的效果。如刘顺发等(2013)在常规脑卒中治疗及康复训练的基础上,实验组加用抗抑郁药物舍曲林(setraline)治疗,结果患者的抑郁症状改善的同时,肢体功能及生命质量也较对照组有明显改善。郭瑞友等(2009)研究了灵龟八法针刺治疗对脑卒中后抑郁患者的疗效,结果显示,针刺治疗对改善患者临床症状及生命质量的效果较西药舍曲林更优。田辉等(2010)评价了以加强心理治疗及患者功能训练和家庭护理的家庭康复治疗措施对脑卒中出院患者生命质量及抑郁的影响,认为显著改善了患者的生活质量及抑郁情况。黄玮等(2003)也报道了抗抑郁治疗对脑卒中患者日常生活能力有明显改善作用。

国内学者对针灸治疗脑卒中患者的效果进行了一些研究,均认为对患者生命质量有一定的改善作用。如郑苏等(2013)采用分期针刺配合重复经颅磁刺激对脑卒中患者的随机对照试验,结果采用两者结合治疗的患者疗效及生命质量均较单独使用其中一种治疗要好。郭瑞友等(2009)的研究也报道了针刺疗法对脑卒中后抑郁患者的临床症状及生命质量改善均优于对照组。洪永波等(2013)、陈惜贞等(2002)、袁元宵(2013)等均报道了运用针灸或穴位电刺激治疗对脑卒中患者的功能状况及生命质量有改善作用。

许多研究表明,脑梗死后的溶栓治疗可以预防或减轻失能。如 de Weerd 等(2012)比较了接受静脉溶栓治疗与未接受治疗的老年缺血性脑卒中患者一年后的生命质量,溶栓组在兰德 36 的心理健康和活力领域较未溶栓组好,其余领域基本相同,因脑卒中而停止或较少业余爱好的患者生命质量较差。该研究的分组未遵循随机原则,致使溶栓组患者的病情较未溶栓组严重,而年龄较轻,因此,溶栓治疗的效果有待进一步研究。Fischer 等(2008)的研究则显示一半以上的溶栓治疗患者报告的生命质量较好,多数患者只有轻度的失能。值得注意的是,Schwab-Malek 等(2010)的研究显示,溶栓治疗在改善患者功能的同时,可能导致患者抑郁等情感上的紊乱,从而使生命质量下降。

肉毒毒素治疗用于缓解脑卒中患者的肢体痉挛,McCrory 等(2008)在肉毒毒素 A 治疗脑卒中并发上肢痉挛的多中心随机安慰剂对照试验中,没有发现患者的生命质量在试验组和对照组间有差异,但发现肉毒毒素 A 具有安全、有效的上肢痉挛缓解作用,提高了患者达到个人目标的能力。

大量研究显示康复训练对提高脑卒中患者的生命质量有一定作用，如 Wu 等（2012）在慢性脑卒中患者双上肢训练的临床研究中，比较了医生为基础的训练和机器辅助训练对患者功能改善及生命质量的影响，结果机器辅助治疗组对患者的生命质量有较大影响，SIS 量表的力量、生理功能及总分较对照组有所改善。Chaiyawat 等（2012）对缺血性脑卒中患者失能和生命质量的 6 个月家庭康复项目实施后 2 年的效果进行评价，平均 EQ-5D 得分干预组较对照组高，功能改善，失能程度有所下降。Giaquinto 等（2010）评价了康复中心 2 个月的康复计划对脑卒中患者生命质量的影响，结果功能改善与生命质量的独立性和社会关系的改善有关。Kutner 等（2010）进行的机械辅助疗法改善亚急性脑卒中患者上肢运动机能的随机临床试验中，发现两组在 SIS 治疗后的日常生活活动较治疗前有所改善，在治疗 2 个月后的随访中观察到两组的手功能较治疗后有所改善，改变量有临床意义；试验组在情绪、康复领域有明显改善，对照组在生活参与领域有所改善，但由于基础治疗的作用无法排除，机械辅助疗法的作用还需进一步研究。国内也有研究表明对患者有计划的活动训练与锻炼有利于改善急性脑梗死患者的神经功能缺损评分及生命质量，提高治疗的有效率（周在霞，2012）。谢小蔓等（2013）对康复训练的脑卒中患者生命质量的研究中发现，出院后对患者进行定期的康复训练及评估指导，可明显改善患者的生命质量。刘仲初（2003）、刘波（2013）、钟小清（2000）等的研究均表明，对脑卒中患者采取早期康复训练可有效提高患者的肢体功能，改善患者的生命质量。

3. 脑卒中患者生命质量的影响因素研究 对脑卒中患者生命质量影响因素的研究有利于在治疗和康复中重点关注，以提升患者的生命质量。脑卒中的主要症状及其后遗症对患者生命质量的影响较大，如 Schmid 等（2013）采用 SSQOL 研究慢性脑卒中患者（发病半年以上）身体平衡与生命质量的关系，结果显示脑卒中患者平衡功能受损与生命质量有正相关关系，改善平衡功能可以提高患者的生命质量。Naess 等（2012）研究发现，脑卒中患者的常见症状乏力、疼痛和抑郁对患者的生命质量有较大影响。Franzén-Dahlin 等（2012）则发现女性脑卒中患者的 NHP 除社会功能以外的所有领域均低于男性脑卒中患者，短暂性脑缺血发作（TIA）的女性患者则所有领域都比男性患者差；女性脑卒中和 TIA 患者的生命质量没有差别，而男性脑卒中患者情感、精力、社会领域及总分低于男性 TIA 患者。Almborg 等（2010）对出院的脑卒中患者进行生命质量影响因素的研究，发现抑郁症状、个人和社会活动的能力、年龄、文化程度、住院时间、参与出院计划等因素对患者的生命质量不同领域存在影响。曹卫华等（2005）对 806 例脑卒中患者的调查发现，文化程度、婚姻状况、临床神经功能缺损得分是影响患者生命质量的主要因素。余芳雪等（2012）的研究显示，性别、年龄、教育程度及 rankin 评分、入院时间等与生命质量的评分有关。

脑卒中患者常常存在心理压力，从而产生焦虑、抑郁等心理问题，对其生命质量产生一定的影响，如 Jeong 等（2012）研究急性脑卒中存活者生命质量影响因素时发现，认知功能、焦虑、抑郁、握力与 WHOQOL 简表的生理领域得分有关；受教育水平、认知功能、焦虑、抑郁与心理领域得分相关；焦虑、抑郁与社会关系领域有关；环境领域则与教育水平、认知功能、抑郁相关。Morris 等（2013）的研究也发现焦虑和抑郁与脑卒中患者的生命质量有关。Tang 等（2013）采用 SSQOL 评价焦虑对脑卒中患者生命质量的影响，结果 23% 的脑卒中患者有焦虑症，主要为妇女，GDS（老年人抑郁量表）得分较低；在调整了性别和 GDS 得分后焦虑症脑卒中患者的 SSQOL 总分和精力、情绪、个性和思考领域较低；HADS 的焦虑得分与 SSQOL 总分、精力、情绪、个性、思考和工作/生产力领域呈负相关。

4. 其他应用 Luengo-Fernandez 等（2013）在短暂性脑缺血发作（TIA）和脑卒中患者进行的 5 年研究中，采用 EQ-5D 的效用值计算质量调整期望寿命，发现 TIA 患者 5 年的质量调整期望寿命为 3.32 年，脑卒中患者为 2.21 年，复发及疾病的严重性对其有明显影响。

脑卒中不仅影响患者本人的生命质量，对患者家庭成员的生命质量也会产生较大的影响。

如 Visser 等（2005）研究了脑卒中患者配偶的生命质量，发现在开始临床康复时，80%的配偶报告的生命质量较低，52%有抑郁症状，54%紧张，只有50%的配偶总的对生活满意。Vincent 等（2012）调查了社区居住的脑卒中患者的非正式照顾者的生命质量，照顾者WHOQOL简表中生理功能得分最低，年龄、教育背景、工作、脑卒中病程与生命质量有关。Chen 等（2010）采用SF-36对脑卒中存活者家庭照顾者的生命质量进行了研究，发现脑卒中患者及照顾者严重的抑郁症状对照顾者的生命质量有较大的影响。Schlote 等（2006）研究了脑卒中患者近亲的生命质量，发现在住院康复期间，亲属的SF-36的生理角色及所有心理领域都较常模明显降低，出院6个月时，除生理功能外所有领域都有所改善，但1年时生理功能、生理角色、社会功能、情感角色和心理健康又退步。

有关代理者的研究也显示出不同的结果，Hilari 等（2007）的研究显示代理者报告的患者生命质量有一定的可靠性，而 Williams 等（2006）的研究则表明，在生命质量的多个领域上，家庭成员代理报告的功能障碍都较脑卒中患者自己报告的多，结果的一致性中等，受患者及代理者的双重影响，认为两者的差异对临床研究的结果评定会造成一定的影响。

Lin 等（2011）对生命质量用于评价脑卒中患者的康复结果进行了研究，使用 SS-QOL 对最小可发现变化（minimal detectable change，MDC）及临床重要性差异（clinically important differences，CIDs）进行了分析计算。

21.1.3 脑卒中生命质量测定研究的问题

国内脑卒中生命质量的研究不少，但一般仍使用普适性量表进行生命质量的测定，少数使用引进的国外量表，缺乏中国特色的脑卒中生命质量特异性量表，所以当务之急是开发出具有中国特色的脑卒中生命质量量表。

虽然国内脑卒中生命质量的研究已经近20年的历史，但尚处于起步阶段，用于临床的治疗性研究较少，严格意义的RCT研究则更少，临床医师对生命质量在评价临床疗效中的认识作用还很欠缺，生命质量的临床意义也还在探索中，因此，脑卒中患者的生命质量研究任重而道远。

21.2 脑卒中生命质量测定量表 QLICD-ST 的研制

QLICD-ST 是慢性病患者生命质量测定量表体系中的脑卒中量表（quality of life instruments for chronic diseases-stroke）。目前的最新版本是第二版 QLICD-ST（V2.0），由共性模块QLICD-GM（V2.0）及一个包含15个条目的脑卒中特异模块构成。整个量表43个条目，每个条目均为五级等级式条目。

21.2.1 QLICD-ST（V2.0）研制的方法步骤

QLICD-ST 的研制方法沿用慢性病患者生命质量测定量表体系的共性模块加特异模块的方法，共性模块的研制详见第3章，本章介绍特异模块的研制。

1. 备选条目池的形成　研究者通过回顾生命质量相关文献，分析现有的应用于脑卒中的量表，同时，对脑卒中患者、相关科室的医生及护理人员进行访谈，从运动受限、感觉受限、面瘫、认知障碍、疼痛、治疗的不良反应、特殊的心理和社会影响等方面，提出了包括43个条目的脑卒中患者生命质量特异模块的条目池。

2. 条目初筛选　采用专题小组讨论的方式，对条目池中的条目进行初步的筛选，从量表的结构、特异模块应该包含的侧面、备选条目是否涵盖了所有的侧面、条目间是否有重叠、条目表述是否合适、调查对象是否会产生歧义等方面进行了讨论，删除了1个条目，修改了2个条目，增加了3个条目，形成了45个条目组成的初步特异模块。

3. 预调查及条目再筛选　以上述形成的初步量表对31名脑卒中患者进行了生命质量的预调查，目的除对条目进行再次筛选外，还要求被调查的患者对条目的合理性、重要性、表述是否恰当等进行评价。调查结果通过计算各条目得分的变异度（标准差）、条目-领域相关系数两种方法对条目进行筛选。组织议题小组成员再次对条目筛选结果进行讨论，结合临床专家意见及统计学结果，最终形成18个条目的脑卒中量表测试版，涵盖了躯体功能、症状、治疗不良反应及心理社会影响4个侧面的内容。

4. 量表测试版形成　QLICD-ST（V2.0）测试版由46个条目组成，其中包含28个条目的共性模块和18个条目的特异模块。特异模块由4个侧面组成，包括运动受限躯体功能（PHF，15个条目）、认知功能（COF，1个条目）、心理社会影响（PSI，2个条目）。

5. 条目再筛选，量表正式版形成　通过对100例脑卒中患者的调查，对QLICD-ST（V2.0）测试版进行了测量学方面的评价，同时对条目进行进一步的筛选，以形成正式量表。统计学筛选的方法包括变异系数法、相关系数法、因子分析法，筛选标准如下。

（1）变异系数法：计算各条目得分的标准差，保留标准差≥1.1的条目。

（2）相关系数法：计算条目-领域相关系数，保留相关系数≥0.3的条目。

（3）因子分析法：以特异模块的18个条目得分进行探索性因子分析，提取特征根>1的因子，并做方差最大旋转，保留因子载荷≥0.5的条目。

通过以上三种统计学方法的筛选，结合临床专家的意见，最终形成15个条目的脑卒中特异模块，与28个条目的共性模块QLICD-GM（V2.0）一起形成QLICD-ST（V2.0）正式版。

21.2.2 QLICD-ST（V2.0）的测量学特性

QLICD-ST（V2.0）以100名脑卒中患者的测定结果对量表的测量学特征进行了评价。评价的患者均为住院的确诊为脑卒中的患者，具备一定的读写能力，自愿参加测评。在征得患者同意后，由患者本人分别在入院第一天、第二天和出院前各填写一次量表，对阅读及作答有困难的患者，调查员可予以协助。回收量表时即进行检查，发现漏项则提醒患者补答，若患者拒绝回答，则问清原因，做好记录。对量表的效度、信度和反应度方面进行评价。

1. 量表的效度

（1）内容效度：该量表按照WHO提出的关于健康和生命质量的内涵及脑卒中相对特异的问题提出条目，整个研制过程由临床医生、护士、患者、生命质量研究人员等各方面人员参与，并按严格程序筛选，保证了其较好的内容效度。

（2）结构效度：从条目-维度相关性与因子分析两个方面说明。

1）条目-维度相关性：大多数特异条目与其所属领域的相关性较强，而与其他领域的相关性较弱。见表21-2。

表21-2　QLICD-ST（V2.0）特异模块条目与各领域得分的相关系数

条目	躯体领域	心理领域	社会领域	特异模块
ST1	0.584	0.370	0.225	0.627
ST2	0.399	0.177	0.195	0.574
ST3	0.418	0.098	0.072	0.600
ST4	0.406	0.142	0.043	0.610

续表

条目	躯体领域	心理领域	社会领域	特异模块
ST5	0.398	0.351	0.146	0.486
0ST6	0.337	0.285	0.072	0.435
ST7	0.761	0.244	0.273	0.762
ST8	0.466	0.449	0.363	0.589
ST9	0.249	−0.068	−0.079	0.308
ST10	0.662	0.275	0.203	0.679
ST11	0.297	0.422	0.419	0.456
ST12	0.373	0.395	0.394	0.539
ST13	0.585	0.157	0.231	0.644
ST14	0.161	0.098	0.099	0.303
ST15	0.108	0.061	0.180	0.323

2）探索性因子分析：QLICD-ST（V2.0）量表特异模块的理论结构如表21-3所示，分为4个侧面。

表21-3　QLICD-ST（V2.0）特异模块理论结构

侧面	条目
活动受限（LOA）	ST1+ST2+ST3+ST4+ST7+ST10+ST12+ST13
面瘫（脑神经受损）（FAP）	ST9+ST14+ST15
认知损害（COI）	ST8+ST11
特殊心理（SPM）	ST5+ST6

对量表特异模块进行探索性因子分析显示，KMO 统计量为 0.694，Bartlett 检验结果，$\chi^2=784.789$，$P<0.0005$。经方差最大旋转，按特征根大于1的原则共提取了5个公因子，方差累积贡献率为 75.534%。其中，第一、第三主成分主要涵盖活动受限的有关条目，累积方差贡献率为 42.506%；第二主成分主要涵盖认知损害的有关条目，方差贡献率为 16.596%；第四主成分涵盖特殊心理侧面的两个条目，方差贡献率为 9.577%，第五主成分主要涵盖面瘫侧面的条目，方差贡献率为 6.856%，见表21-4。

表21-4　QLICD-ST（V2.0）探索性因子分析结果

条目	公因子（方差贡献率%）				
	1（30.304）	2（16.596）	3（12.202）	4（9.577）	5（6.856）
ST1	0.673				
ST2			0.777		
ST3			0.928		
ST4			0.861		
ST5				0.916	
ST6				0.926	
ST7	0.806				
ST8		0.830			

续表

条目	公因子（方差贡献率%）				
	1（30.304）	2（16.596）	3（12.202）	4（9.577）	5（6.856）
ST9					
ST10	0.852				
ST11			0.869		
ST12			0.767		
ST13	0.733				
ST14					0.883
ST15					0.897

注：表中仅显示0.5以上的因子载荷

（3）效标效度：以 SF-36 为校标，计算 QLICD-ST（V2.0）各领域与 SF-36 各领域的相关系数，结果见表 21-5。两量表相关领域的相关系数较大。

表21-5 QLICD-ST（V2.0）与SF-36各领域间的相关系数

QLICD-ST 领域及侧面	SF-36 领域							
	躯体功能	躯体角色	身体疼痛	总健康	生命力	社会功能	情绪角色	心理健康
躯体功能（PHD）	0.640	0.194	0.335	0.183	0.173	0.326	0.289	0.038
BPF	0.287	0.113	0.169	0.149	0.034	0.134	0.172	0.006
IND	0.692	0.166	0.299	0.127	0.155	0.292	0.282	0.040
EAD	0.491	0.193	0.352	0.174	0.267	0.391	0.214	0.047
心理功能（PSD）	0.176	0.357	0.446	0.417	0.389	0.368	0.276	0.373
COG	0.351	0.373	0.480	0.281	0.254	0.336	0.356	0.103
EMO	0.077	0.250	0.304	0.368	0.320	0.327	0.173	0.368
WIL	0.200	0.317	0.461	0.357	0.426	0.240	0.255	0.394
PER	0.006	0.239	0.253	0.187	0.223	0.057	0.155	0.176
社会功能（SOD）	0.059	0.280	0.355	0.305	0.384	0.154	0.202	0.407
INC	0.009	0.129	0.276	0.327	0.319	0.191	0.164	0.300
SSS	0.011	0.210	0.228	0.092	0.308	0.042	0.203	0.372
SOR	0.118	0.310	0.317	0.288	0.259	0.123	0.098	0.266
特异模块（ST）	0.548	0.244	0.449	0.223	0.307	0.275	0.328	0.197
LOA	0.571	0.205	0.409	0.179	0.203	0.265	0.299	0.081
FAP	0.045	0.082	−0.004	−0.012	0.158	−0.003	−0.132	0.155
COI	0.171	0.185	0.383	0.276	0.287	0.173	0.238	0.231
SPM	0.370	0.154	0.304	0.157	0.253	0.198	0.376	0.211

（4）关于 QLICD-ST（V2.0）的效度：通过以上分析，QLICD-ST（V2.0）显示出了较好的效度，条目-领域相关性分析显示，各条目与其所在领域的相关系数大于与其他领域的相关系数；探索性因子分析显示与量表特异模块理论构想基本相符，可以认为该量表有较好的结构效度。部分条目有一些交叉，没有完全按照理论构想落在相应的主成分内，可能是由于症状间的相互联系，同时也不能不考虑样本例数对结果的影响。该量表以 SF-36 为效标，结果提示

QLICD-ST（V2.0）量表的效标效度尚可。

2. 量表的信度

（1）内部一致性信度及分半信度：用脑卒中患者入院时测定的数据分别计算各个领域及总量表的内部一致性信度（克朗巴赫α系数）及分半信度，结果见表21-6。

表21-6　QLICD-ST（V2.0）各领域及侧面信度系数

领域/侧面	例数	条目数	α系数	分半信度
PHD	100	9	0.810	0.629
BPF	100	4	0.615	0.687
IND	100	3	0.923	0.949
EAD	100	2	0.546	0.546
PSD	100	11	0.820	0.791
COG	100	2	0.526	0.527
EMO	100	7	0.807	0.803
SOD	100	8	0.647	0.585
INC	100	3	0.449	0.557
SSS	100	3	0.338	0.001
SOR	100	2	0.324	0.325
SPD	100	15	0.822	0.637
LOA	100	8	0.827	0.600
FAP	100	3	0.647	0.926
COI	100	2	0.839	0.752
SPM	100	2	0.926	0.840
TOT	100	43	0.906	0.886

（2）重测信度：用脑卒中患者第一、第二次测定结果进行配对 t 检验，同时计算量表的组内相关系数（intraclass correlation coefficient，ICC）表示量表的重测信度，结果见表21-7。

表21-7　QLICD-ST（V2.0）第一、第二次测定得分均值的比较及ICC

领域/侧面	第一次测量		第二次测量		配对 t 检验		信度系数	
	均数	标准差	均数	标准差	t	P	ICC	P
PHD	44.48	18.72	48.49	17.64	−3.630	0.000	0.832	0.000
BPF	49.56	17.04	53.57	15.75	−3.220	0.002	0.738	0.000
IND	33.06	34.32	37.64	36.27	−2.460	0.016	0.874	0.000
EAD	48.90	25.11	52.06	22.77	−1.518	0.133	0.657	0.000
PSD	60.39	17.30	60.51	18.31	−0.092	0.927	0.738	0.000
COG	53.43	26.42	55.49	22.69	−1.170	0.245	0.767	0.000
EMO	60.91	20.04	60.79	21.61	0.072	0.943	0.722	0.000
WIL	62.09	25.92	62.36	27.48	−0.137	0.892	0.742	0.000
PER	68.96	26.96	66.76	29.83	0.747	0.457	0.513	0.000
SOD	70.74	14.23	71.43	14.39	−0.748	0.457	0.813	0.000
INC	72.53	16.83	72.07	16.54	0.370	0.712	0.750	0.000
SSS	71.15	16.82	73.17	16.19	−0.206	0.837	0.792	0.000
SOR	67.45	23.78	67.86	23.95	−1.830	0.071	0.682	0.000

续表

领域/侧面	第一次测量		第二次测量		配对 t 检验		信度系数	
	均数	标准差	均数	标准差	t	P	ICC	P
SPD	50.09	18.24	52.55	18.95	−2.342	0.021	0.855	0.000
LOA	45.64	24.10	49.18	24.50	−2.393	0.019	0.832	0.000
FAP	62.27	19.85	63.00	20.31	−0.566	0.573	0.811	0.000
COI	64.70	28.05	67.86	26.49	−1.589	0.116	0.758	0.000
SPM	35.03	33.86	35.03	34.72	0.000	1.000	0.697	0.000
TOT	55.14	13.72	57.05	14.40	−2.325	0.022	0.846	0.000

（3）关于 QLICD-ST（V2.0）的信度：从以上的结果可以看出，QLICD-ST（V2.0）具有较好的信度，各领域及总量表的内部一致性信度除社会功能领域外，均在 0.8 以上；总量表的分半信度为 0.886；重测信度 ICC 各领域及总分均在 0.738 以上，虽然配对 t 检验显示第 1~2 次测定结果中总分及某些领域出现有统计学差异，但从得分均数上看，差异并不大，主要是因为样本例数问题，较小的差异也可能有统计学差异。综上所述，可认为量表具有较好的信度。

3. 量表的反应度 分别计算脑卒中患者治疗前后量表各领域及特异模块各侧面、量表总分的均值，并进行配对 t 检验，计算标准化反应均数（SRM），结果见表 21-8。

表21-8 QLICD-ST（V2.0）治疗前后测定得分均值的比较及SRM

领域/侧面	治疗前		治疗后		配对 t 检验		SRM
	均数	标准差	均数	标准差	t	P	
PHD	44.80	18.62	63.23	18.33	−10.725	0.000	−1.07
BPF	49.70	16.78	66.20	18.34	−8.698	0.000	−0.87
IND	34.17	33.78	54.92	32.48	−8.404	0.000	−0.84
EAD	48.50	25.33	68.25	21.35	−7.028	0.000	−0.70
PSD	60.82	17.68	69.75	19.24	−4.936	0.000	−0.49
COG	53.38	25.80	69.13	22.58	−6.152	0.000	−0.62
EMO	61.57	20.36	68.07	21.29	−3.200	0.002	−0.32
WIL	62.25	25.25	76.00	25.36	−4.680	0.000	−0.47
PER	69.00	27.78	76.50	27.48	−2.496	0.014	−0.25
SOD	70.81	14.10	77.59	15.94	−4.696	0.000	−0.47
INC	72.58	16.30	81.00	16.37	−4.743	0.000	−0.47
SSS	71.25	16.51	78.92	17.30	−4.428	0.000	−0.44
SOR	67.50	24.03	70.50	23.00	−1.291	0.200	−0.13
SPD	50.33	17.66	63.67	17.19	−9.875	0.000	−0.99
LOA	46.13	23.58	64.03	21.63	−9.458	0.000	−0.95
FAP	61.92	20.93	71.50	16.88	−5.426	0.000	−0.54
COI	65.25	28.18	77.13	23.44	−4.523	0.000	−0.45
SPM	34.88	33.68	37.00	34.17	−0.630	0.530	−0.06
TOT	55.42	13.57	67.62	15.80	−9.699	0.000	−0.97

以上结果显示，脑卒中量表各领域及总分在第 1、3 次测量间均有差异，尤其是生理领域、特异模块和总分的 t 值较大。进一步的反应度测量指标标准化反应均数 SRM 的分析表明，生理领域、总量表和特异模块 SRM 绝对值接近 1 或 1 以上，反应度较好。这也与实际情况

相符：患者入院后经过针对性的治疗后，直接改善的状况主要体现在患者生理功能方面及疾病特异领域，而心理、社会功能不可能在短时间内有明显的改善，侧面的分析结果也显示了这一特点。从上述结果可以认为量表能够较为敏感地反应患者住院期间生命质量的变化，具有较好的反应度。

4. 量表的其他测量学特征　对患者的依从性、量表完成时间等方面进行了分析。绝大多数患者能认真完成调查表，而且大多在 15 分钟内完成，问卷回收率与合格率均为 100%，可认为该量表具有较好的可行性和可接受性。

21.3　脑卒中生命质量测定量表 QLICD-ST 的应用

21.3.1　QLICD-ST（V2.0）的使用方法

1. 患者的选择　该量表适用于脑卒中患者的生命质量测定，所以使用对象是确诊的脑卒中患者。由于该量表为自填式量表，要求患者自己完成量表的填写过程，所以，选择的患者要有一定的阅读书写能力、无意识障碍。患者需要在单独、安静的环境下填写量表，填写时除调查者外，最好没有家属、医生或其他人员在场，以免影响患者的判断或填写。

2. 量表的使用方法　该量表除可用于脑卒中患者生命质量测评外，也可用于不同治疗措施、不同治疗药物的效果评价等应用性研究，应遵循临床实验设计的原则采用随机有对照组的设计方法，并且在不同时间多次测定（至少在治疗前后各测定一次）。

调查者进行调查目的和意义的解释说明并得到患者同意后将量表发给患者填写。等待患者完成量表后收回并仔细查看有无漏项，如有漏项，提醒被试者及时补齐，若仍拒绝填写则作为缺省值并力图问清和记录原因。

使用者可以根据自己的需要设计其他的调查项目，如可以包含患者的年龄、性别、职业、文化程度、家庭经济情况等和（或）患者的临床类型、临床分期、临床检查化验结果、所采用的治疗方法等基本情况。

3. 量表的结构及计分规则

（1）量表的结构：QLICD-ST（V2.0）由 28 个条目的共性模块 QLICD-GM 和包含 15 个条目的脑卒中特异模块构成，QLICD-GM 由躯体功能（9 个条目）、心理功能（11 个条目）和社会功能（8 个条目）三个领域组成。特异模块由活动受限、面瘫（脑神经受损）、认知损害和特殊心理 4 个侧面组成。

（2）计分方法：QLICD-ST 量表的条目均采用五级 Likert 评分法，正向条目（即等级越高生命质量越好的条目）直接计 1～5 分，逆向条目（即得分越高生命质量越差）则反向计分，即用 6 减去原始得分得到该条目得分。

QLICD-ST（V2.0）中正向条目有 GPH1、GPH2、GPH4、GPH6、GPH7、GPH8；GPS1、GPS3、GPS10；GSO1、GSO2、GSO3、GSO4、GSO5、GSO8；ST1、ST7、ST8、ST9、ST10、ST11、ST12、ST13。其余均为逆向条目。

根据条目得分分别计算各侧面、领域、总量表的原始分 RS，同一领域/侧面的各个条目得分之和构成该领域/侧面的原始分，4 个领域得分之和构成了总量表的原始分。为便于各领域得分的相互比较，采用极差化方法将粗分转化为标准分。详见表 21-9（略去共性部分）。

表21-9　QLICD-ST（V2.0）各个领域及其所属侧面的计分方法

领域/侧面	代码	条目数	min	max	RS	SS
特异模块	SPD	15	15	75	LOA+SPM+FAP+COI	（RS～15）×100/60
活动受限	LOA	8	8	40	ST1+ST2+ST3+ST4+ST7+ST10+ST12+ST13	（RS～8）×100/32
特殊心理	SPM	2	2	10	ST5+ST6	（RS～2）×100/8
面瘫（脑神经受损）	FAP	3	3	15	ST9+ST14+ST15	（RS～3）×100/12
认知损害	COI	2	2	10	ST8+ST11	（RS～2）×100/8
共性模块	CGD	28	28	140	PHD+PSD+SOD	（RS～28）×100/112
总量表	TOT	43	43	215	PHD+PSD+SOD+SPD	（RS～43）×100/172

21.3.2　QLICD-ST（V2.0）量表的应用

1. 不同临床类型脑卒中患者的生命质量比较　该组100例患者中，缺血性脑卒中（脑梗死）患者93例，出血性脑卒中（脑出血）患者7例，对不同类型脑卒中患者生命质量的第1次测定结果进行 t 检验，结果见表21-10。

表21-10　不同临床类型脑卒中患者生命质量各领域得分及总分比较

领域/侧面	脑梗死		脑出血		t	P
	均数	标准差	均数	标准差		
生理功能	45.13	18.53	40.36	20.79	0.653	0.515
基本生理	49.73	16.64	49.29	20.01	0.067	0.946
独立性	35.13	34.25	21.43	25.39	1.035	0.303
精力与不适	48.66	25.44	46.43	25.73	0.223	0.824
心理功能	61.24	17.92	55.19	13.93	0.871	0.386
认知	55.11	25.22	30.36	23.78	2.513	0.014
情绪	61.71	20.52	59.69	19.42	0.252	0.802
意志	61.83	25.43	67.86	23.78	−0.607	0.545
个性	69.62	27.78	60.71	28.35	0.817	0.416
社会功能	71.00	14.29	68.30	11.89	0.486	0.628
人际交往	72.04	16.47	79.76	12.60	−1.211	0.229
社会支持	71.60	16.99	66.67	6.80	1.581	0.138*
社会角色	68.55	23.50	53.57	28.61	1.602	0.112
特异模块	51.22	16.88	38.57	24.50	1.850	0.067
活动受限	46.98	23.16	34.82	28.09	1.320	0.190
面瘫	62.37	20.87	55.95	22.42	0.780	0.437
认知损害	67.20	27.21	39.29	30.13	2.600	0.011
特殊心理	35.48	33.90	26.79	31.81	0.657	0.513
总量表	55.94	13.41	48.54	14.79	1.398	0.165

*代表方差不齐，给出校正 t 检验的结果

2. 脑卒中患者生命质量的影响因素分析　研究患者生命质量的影响因素可以有针对性地采取相应措施提高患者的生命质量，从而提高治疗的有效性。患者生命质量的影响包括患者的人口学特征、疾病相关因素、治疗相关因素及其他因素（如家庭、社会因素等）。一般用于分

析生命质量影响因素的方法有单因素分析，如 t 检验、秩和检验、方差分析等，由于各因素间的相互作用，有时单因素分析的结果难以解释。多因素分析可以考虑因素间的相互作用，能够更真实地反映各因素对生命质量的影响，但由于影响因素众多，各因素间的相互作用复杂，导致分析结果的不确定性，常常会出现难以解释的结果。常用于生命质量影响因素分析的多因素方法为多重线性回归等。

该组数据除收集了患者的生命质量信息外，还收集了患者的基本人口学特征、疾病的临床类型和治疗方法、肝肾功能、胆红素、血糖、血脂、血电解质、血常规及 CT 等影像学检查等信息，以收集的信息作为自变量，QLICD-ST（V2.0）生命质量各领域及总分为因变量，采用多重线性回归来分析生命质量的影响因素。分类变量及其赋值见表 21-11。

表21-11 脑卒中患者生命质量影响因素中分类资料的量化方法

变量	量化	变量	量化
性别	1=男，2=女	家庭经济状况	1=差，2=中，3=好
民族	1=汉族，2=其他民族	文化程度	1=小学，2=初中，3=高中或中专，4=大专及以上
婚姻	1=在婚，2=其他	临床类型	1=脑梗死，2=脑出血
职业工人	1=工人，2=其他	头颅 MRI	1="长 T_1、长 T_2、DWI 高信号"，2="短 T_1、短 T_2、DWI 低信号"
职业农民	1=农民，2=其他		
职业干部	1=干部，2=其他	头颅 CT	1=低密度影，2=高密度影
医疗保障形式	1=自费，2=医保	颈动脉彩色多普勒	1=正常，2=异常

采用多重线性回归，逐步回归筛选影响因素，各领域得分及总分的影响因素有较大差异，从调整的决定系数 AR^2 看，这些因素对生命质量的影响均不大，主要是因为样本含量相对不足，也可能还有其他重要的影响因素存在。详细结果见表 21-12。

表21-12 脑卒中患者生命质量影响因素的多重线性回归分析结果

领域/侧面	影响因素	偏回归系数	标准误	标化偏回归系数	t	P	AR^2
生理功能	常数	145.633	28.873		5.044	0.000	0.152
	年龄	−0.410	0.157	−0.304	−2.606	0.011	
	白细胞数	−2.882	1.221	−0.276	−2.361	0.021	
	国际标准化比值	−51.698	23.541	−0.254	−2.196	0.032	
心理功能	常数	5.170	20.824		0.248	0.805	0.094
	血小板	0.099	0.045	0.262	2.195	0.032	
	红细胞数	8.319	3.951	0.251	2.105	0.039	
社会功能	常数	272.126	71.948		3.782	0.000	0.271
	红细胞数	9.042	3.024	0.323	2.990	0.004	
	氯	−1.452	0.611	−0.258	−2.377	0.021	
	游离胆固醇	−4.587	2.029	−0.242	−2.261	0.027	
	钠	−0.614	0.287	−0.232	−2.142	0.036	
特异模块	常数	60.301	18.123		3.327	0.002	0.226
	尿素氮	−5.434	1.585	−0.405	−3.428	0.001	
	血清肌酐	0.452	0.149	0.348	3.038	0.004	
	职业农民	−17.158	6.877	−0.276	−2.495	0.015	
	空腹血糖	3.151	1.369	0.270	2.302	0.025	

3. 治疗措施的评价及选择 生命质量可作为不同治疗措施的效果评价指标,由于生命质量的多维度及多次测量的特征,一般统计方法较为复杂,可以采用重复测量资料的方差分析及其他多因素分析方法。以下根据该组数据的特点,采用较为简单的方法进行比较。该组数据有脑梗死患者 97 例,主要采用溶栓、抗血小板聚集及改善循环等治疗措施(措施1),另外还有 7 例脑出血的患者,采用的治疗方法为降低颅内压、调整血压(措施2)。生命质量在患者入院及出院进行了两次测定,比较不同治疗措施对患者生命质量的影响,采用治疗前后的差值进行 t 检验,两组除社会功能领域的改善有差异外,其余领域均无差异,结果见表21-13。

表21-13 脑卒中患者不同治疗措施间生命质量的比较

领域/侧面	措施1		措施2		t	P
	均数	标准差	均数	标准差		
生理功能	18.95	16.85	11.43	21.35	1.119	0.266
基本生理	16.94	18.69	10.71	23.17	0.835	0.405
独立性	21.51	24.95	10.71	19.67	1.117	0.267
精力与不适	20.16	27.77	14.29	34.18	0.532	0.596
心理功能	9.19	18.24	5.52	17.00	0.515	0.607
认知	15.05	24.90	25.00	34.61	−0.991	0.324
情绪	6.95	20.61	0.51	15.90	0.808	0.421
意志	15.05	29.06	−3.57	30.37	1.631	0.106
个性	7.26	30.97	10.71	13.36	−0.292	0.771
社会功能	7.56	14.16	−3.57	15.14	1.996	0.049
人际交往	9.68	16.99	−8.33	20.41	2.668	0.009
社会支持	8.69	16.66	−5.95	21.36	2.199	0.030
社会角色	2.69	23.95	7.14	9.83	−0.487	0.627
特异模块	13.57	13.16	10.24	18.49	0.627	0.532
活动受限	18.28	18.76	12.95	22.05	0.717	0.475
面瘫	9.68	18.03	8.33	12.73	0.193	0.847
认知损害	12.23	25.34	7.14	38.77	0.493	0.623
特殊心理	1.88	32.45	5.36	50.96	−0.262	0.794
总量表	12.60	12.24	6.82	16.61	1.176	0.242

(李晓梅)

参 考 文 献

曹卫华,李俊,郭春晖. 2005. 脑卒中患者生活质量的影响因素分析.中华物理医学与康复杂志,27(5):308-311
陈惜贞,钟贵玲,刘菊芬. 2001. 脑血管病人针灸治疗中的生存质量与心理伦理需求探讨.现代临床医学生物工程学杂志,7(4):281-282
杜丽萍,闻晓燕,肖玲,等. 2012. 临床路径健康教育对脑卒中偏瘫患者生活质量的影响.中国农村卫生事业管理,32(11):1152-54
郭瑞友,苏莉,刘立安,等. 2009. 灵龟八法对卒中后抑郁患者疗效及生活质量的影响.中国针灸,29(10):785-790
洪永波,程海英,王桂玲,等. 2013. 辨证应用特色针刺疗法对缺血性脑卒中患者生活质量的改善.医学研究杂志,42(2):41-45
胡秀萍,李成乔. 2011. 临床痊愈的脑卒中患者生命质量及影响因素研究.求医问药,9(10):297-298
黄玮,董彩云. 2003. 卒中后抑郁的临床特点及抗抑郁治疗对患者生活质量的影响.临床身心疾病杂志,9(4):220-221,217
兰月,黄东锋,胡昔权,等. 2004. 脑卒中患者生存质量量表的编译及使用研究.中国康复医学杂志,19(10):769-771
林润,陈锦秀,冯木兰,等. 2013. 脑卒中失语症患者生活质量量表汉化及信效度测评.中华护理杂志,48(4):349-351
刘波,赵磊. 2013. 早期康复训练对急性脑卒中患者日常生活能力的影响.宁夏医科大学学报,35(1):89-90

刘顺发,柏彩云,秦霞,等.2013.舍曲林对脑卒中后抑郁患者运动功能及生活质量的影响.现代生物医学进展,13(22):4329-4331
刘仲初,吴建平,郑书东.2003.早期康复对脑卒中患者生活质量的影响.重庆医学,32(8):1065-1066
王文志.2009.中国脑卒中流行病学特征和社区人群干预.中国医学前沿杂志:电子版,1(2):49-53
王颖,齐晓飞.2010.我国各地脑卒中流行病学调查近况.包头医学,34(1):1-3
王伊龙,马建国,李军涛,等.2003.脑卒中生存质量老年中译本信度和效度及敏感度的初步研究.中华老年心脑血管病杂志,5(6):391-394
谢小蔓,卢瑞丽.2013.60例缺血性脑卒中患者生活质量调查.中国中西医结合急救杂志,20(2):83-85
颜艳,孙振球,曾晓敏,等.1999.脑卒中患者生命质量及影响因素分析.湖南医科大学学报,24(2):131-132
杨梅云,付风昌.2013.康复训练结合痉挛治疗仪对脑卒中偏瘫患者生活质量的影响.光明中医,28(6):1153-1155
余芳雪,李黎,姚科,等.2012.急性脑卒中患者生命质量及影响因素.预防医学情报杂志,28(10):763-767
袁鸿江,张俊,孙敏,等.2002.脑卒中后6~9月与两年的生活质量比较.老年医学与保健,8(1):17-20
袁元肖.2013.经皮电刺激法对脑卒中后尿失禁患者生活质量的影响.临床护理杂志,12(5):48-49
张翠兰,孙海嵩,李军,等.2001.教育干预对高血压及脑卒中病人生存质量提高的研究.现代康复,5(6):31-32
张慧,时贞娟.2002.健康教育改变脑卒中患者生活质量.齐鲁护理杂志,8(6):466
郑苏,罗强,胥婧.2013.分期针刺配合重复经颅磁刺激对脑卒中患者生活质量的影响.上海针灸杂志,32(8):624-626
钟小清.2000.早期系统化康复护理对脑梗死患者偏瘫生活质量的影响.齐鲁护理杂志,6(6):465
周在霞.2012.基于PDCA循环的临床护理路径对脑梗死患者生活质量的影响分析.中国医药导报,9(22):144-146
Almborg AH, Ulander K, Thulin A, et al. 2010. Discharged after stroke: important factors for health-related quality of life. J Clin Nurs, 19(15-16): 2196-206
Beinotti F, Christofoletti G, Correia N, et al. 2013. Effects of horseback riding therapy on quality of life in patients poststroke. Top Stroke Rehabil, 20(3): 226-232
Brajković L, Godan A, Godan L. 2009. Quality of life after stroke in old age: comparison of persons living in nursing home and those living in their own home. Croat Med J, 50(2): 182-188
Chaiyawat P, Kulkantrakorn K. 2012. Effectiveness of home rehabilitation program for ischemic strokeupon disability and quality of life: a randomized controlled trial. Clin Neurol Neurosurg, 114(7): 866-870
Chen Y, Lu J, Wong KS, et al. 2010. Health-related quality of life in the family caregivers of stroke survivors. Int J Rehabil Res, 33(3): 232-237
de Weerd L, Luijckx GJ, Groenier KH, et al. 2012. Quality of life of elderly ischaemic stroke patients one year after thrombolytic therapy. A comparison between patients with and without thrombolytic therapy. BMC Neurol, 12(1): 1-9
Fischer U, Anca D, Arnold M, et al. 2008. Quality of life in stroke survivors after local intra-arterial thrombolysis. Cerebrovasc Dis, 25(5): 438-444
Franzén-Dahlin Å, Laska AC. 2012. Gender differences in quality of life after stroke and TIA: a cross-sectional survey of out-patients. J Clin Nurs, 21(15-16): 2386-2391
Giaquinto S, Giachetti I, Spiridigliozzi C, et al. 2010. Quality of life after stroke in a rehabilitation setting. Clin Exp Hypertens, 32(7): 426-430
Gordon CD, Wilks R, McCaw-Binns A. 2013. Effect of aerobic exercise (walking) training on functional status and health-related quality of life in chronic stroke survivors: a randomized controlled trial. Stroke, 44(4): 1179-1181.
Hilari K, Owen S, Farrelly SJ. 2007. Proxy and self-report agreement on the stroke and aphasia quality of life scale-39. J Neurol Neurosurg Psychiatry, 78(10): 1072-1075
Howitt SC, Jones MP, Jusabani A, et al. 2011. A cross-sectional study of quality of life in incident stroke survivors in rural northern Tanzania. J Neurol, 258(8): 1422-1430
Jeong BO, Kang HJ, Bae KY, et al. 2012. Determinants of quality of life in the acute stage following stroke. Psychiatry Investig, 9(2): 127-133
Kutner NG, Zhang R, Butler AJ, et al. 2010. Quality-of-life change associated with robotic-assisted therapy to improve hand motor function in patients with subacute stroke: a randomized clinical trial. Phys Ther, 90(4): 493-504
Lin Keh-chung, Fu Tiffany, Wu Ching-ju, et al. 2011. Assessing the stroke-specific quality of lkife for outcome measurement in stroke rehabilitation: minimal detectable change and clinically important difference. Health and Quality of Life Outcomes, 9(5): 2-8
Luengo-Fernandez R, Gray AM, Bull L, et al. 2013. Quality of life after TIA and stroke: ten-year results of the Oxford vascular study. Neurology, 81(18): 1588-1595
McClellan R, Ada L. 2004. A six-week, resource-efficient mobility program after discharge from rehabilitation improves standing in people affected by stroke: placebo-controlled, randomised trial. Aust J Physiother, 50(3): 163-167
McCrory P, Turner-Stokes L, Baguley IJ, et al. 2009. Botulinum toxin A for treatment of upper limb spasticity followingstroke: a multi-centre randomized placebo-controlled study of the effects on quality of life and other person-centred outcomes. J Rehabil Med, 41(7): 536-544
Morris JH, van Wijck F, Joice S, et al. 2013. Predicting health related quality of life 6 months after stroke: the role of anxiety and upper limb dysfunction. Disabil Rehabil, 35(4): 291-299

Muren MA, Hütler M, Hooper J. 2008. Functional capacity and health-related quality of life in individuals post stroke. Top Stroke Rehabil, 15(1): 51-58

Naess H, Lunde L, Brogger J. 2012. The effects of fatigue, pain, and depression on quality of life in ischemic stroke patients: the Bergen stroke study. Vasc Health Risk Manag, 8: 407-413

Pinto EB, Maso I, Pereira JL, et al. 2011. Differential aspects of stroke and congestive heart failure in quality of life reduction: a case series with three comparison groups. Health Qual Life Outcomes, 9(5): 697-699

Schlote A, Richter M, Frank B, et al. 2006. A longitudinal study of health-related quality of life of first strokesurvivors' close relatives. Cerebrovasc Dis, 22(2-3): 137-142

Schmid AA, Van Puymbroeck M, Altenburger PA, et al. 2013. Balance is associated with quality of life in chronic stroke. Top Stroke Rehabil, 20(4): 340-346

Schwab-Malek S, Vatankhah B, Bogdahn U, et al. 2010. Depressive symptoms and quality of life after thrombolysis in stroke: the TEMPiS study. J Neurol, 257(11): 1848-1854

Tang WK, Lau CG, Mok V, et al. 2013. Impact of anxiety on health-related quality of life after stroke: a cross-sectional study. Arch Phys Med Rehabil, 94(12): 2535-2541

Vincent-Onabajo G, Ali A, Hamzat T. 2012. Quality of life of nigerian informal caregivers of community-dwellingstroke survivors. Scand J Caring Sci, 27(4): 977-982

Visser-Meily A, Post M, Schepers V, et al. 2005. Spouses' quality of life 1 year after stroke: prediction at the start of clinical rehabilitation. Cerebrovasc Dis, 20(6): 443-448

Williams LS, Bakas T, Brizendine E, et al. 2006. How valid are family proxy assessments of stroke patients' health-related quality of life? Stroke, 37(8): 2081-2085

Wu CY, Yang CL, Chuang LL, et al. 2012. Effect of therapist-based versus robot-assisted bilateral arm training on motor control, functional performance, and quality of life after chronic stroke: a clinical trial. Phys Ther, 92(8): 1006-1016

Zalihić A, Markotić V, Mabić M, et al. 2010. Differences in quality of life after stroke and myocardial infarction. Psychiatr Danub, 22(2): 241-248

第22章 HIV 感染/AIDS 的生命质量研究

艾滋病是获得性免疫缺陷综合征（acquired immunodeficiency syndrome，AIDS）的简称，是由人免疫缺陷病毒（Human immunodeficiency virus，HIV）引起的慢性传染病。该病主要经性接触、血液及母婴传播。HIV 主要侵犯、破坏 $CD4^+$ T 淋巴细胞（$CD4^+$ T lymphocytes），导致机体细胞免疫功能受损乃至缺陷，最终并发各种严重机会性感染和肿瘤。具有传播迅速、发病缓慢、病死率高的特点。2012 年联合国艾滋病规划署颁布艾滋病全球疫情报告，报告显示，截至 2011 年底，全球存活的艾滋病毒感染者和艾滋病患者估计为 3400 万人，14～59 岁人群 HIV 感染率约为 0.8%，2011 年新发感染 250 万人，艾滋病相关死亡 170 万人。撒哈拉以南地区仍然是艾滋病疫情最为严重的地区，大约每 20 名成年人中有一名感染 HIV，其次为加勒比海、东欧和中亚地区。根据我国卫生部的通报，截止 2012 年 10 月底，中国累计报告艾滋病病毒感染者和患者 492 191 例，存活者为 383 285 例，性传播为主要传播途径。

从初始感染 HIV 到终末期，是一个较为漫长的复杂过程，在全程的不同阶段，与 HIV 相关的临床表现呈多种多样，根据我国有关艾滋病的治疗标准和指南，将艾滋病分为急性期、无症状期和艾滋病期。急性期通常发生在初次感染 HIV 后 2～4 周，临床表现以发热最为常见，可伴有全身不适、头痛、盗汗、恶心、呕吐、腹泻、咽痛、肌痛、关节痛、皮疹、淋巴结肿大及神经系统症状等；无症状期一般持续时间为 6～8 年，时间长短与感染病毒的数量、型别、感染途径及机体的免疫状况等因素有关，此期由于 HIV 在感染者体内不断复制，免疫系统受损，同时具有传染性；艾滋病期为感染 HIV 后的最终阶段，主要表现为持续一个月以上发热、盗汗、腹泻、体重减轻 10%以上，部分患者表现为记忆力减退、性格改变等神经精神症状。目前 AIDS 的治疗主要包括一般治疗、抗反转录病毒治疗（antiretroviral therapy，ART）和免疫治疗。ART 是针对病原体的特异治疗，目标是最大限度地抑制病毒复制，保存和恢复免疫功能。ART 可引起周围神经炎、腹泻、口腔炎或胰腺炎、肝功能轻度异常、过敏或诱发癫痫。免疫治疗采用 IL-2 与抗病毒药物同时应用有助于改善患者免疫功能。

随着抗病毒疗法的应用，HIV 感染者和 AIDS 患者的生命得以延长，生存质量（quality of life，QOL）这一反映健康的指标日益受到关注和重视。2000 年，WHO 和联合国艾滋病规划署（UNAIDS）提出，在降低发病率和死亡率的同时，把提高与健康相关的生存质量作为关怀和支持 HIV 感染者和艾滋病患者的第 3 个目标。因此，了解 HIV 感染者和艾滋病患者的生命质量及其影响因素，并采取积极的治疗和干预措施，对改善其生存状态有着十分重要的意义。

目前尚无治愈艾滋病的方法，但随着医学科技的进步，蛋白酶抑制剂、高效抗逆转录病毒等疗法的应用，艾滋病病毒（HIV）感染者/艾滋病患者（people living with HIV/AIDS，PLWHA）生存率增加、生存时间延长，已经成为慢性、可处理的感染人群，HIV 相关疾病的发病率（包括机会性感染等）、住院率和病死率显著降低，艾滋病成了一种慢性进展性疾病，生命质量的维持和改善成为治疗的主要目标。感染 HIV 不仅对患者的生理功能产生巨大的损害，在经济、人际和环境等多方面也为患者带来巨大的压力，因此有必要关注 PLWHA 的生活质量。

22.1 HIV 感染/AIDS 的生命质量研究现状

近三十年来，涌现了大量的研究 HIV/AIDS 的生命质量的文献（Garvie PA，2009；Drewes

J，2013；杨芬，2005；崔丹，2010）。据笔者查 PubMed 从 1983 年 1 月截至 2013 年 1 月全文涉及"Quality of Life"和"HIV/AIDS"二词的文章就有 5132 篇，各年的篇数分布如下：1983~1993 年有 327 篇；1993~2003 年有 1755 篇；2003~2013 年有 3127 篇。截止 2014 年 12 月标题中有"Quality of Life"和"HIV/AIDS"二词的文章有 705 篇。

我国也有不少有关 HIV/AIDS 生命质量的报道，据笔者查 CNKI 中国期刊全文数据库，截止 2014 年 12 月标题中有"艾滋病"或"HIV 感染"和"生命质量"或"生存质量"或"生活质量"的有 261 条。

22.1.1 HIV 感染/AIDS 生命质量测定的内容及影响因素

个体的生命活动可以包括两个方面即生命活动维持时间（寿命）和生命活动的具体内容（生命质量）。生命质量是一个含义广泛的概念，WHO 对其做了如下定义：不同文化和价值体系中的个体对于他们的目标、期望、标准，以及所关心的事情有关的生存状况的体验。对生活质量内容的界定，Ferrell（1995）提出四维模式结构，包括生理、心理、精神及社会健康状况 4 个方面。由于生命质量的概念涉及生物、心理和社会科学等多个领域，Berhane K 等医学专家在卫生领域提出健康相关生命质量的概念（health-Related quality of life，HRQOL），认为生命质量是对健康的综合评价，指人类个体在生理、心理、精神和社会各个方面的主观感觉和总的满意度（Berhane K 等，2004）。该界定与世界卫生组织关于健康的定义相吻合，即健康不仅仅是指一个人没有疾病，而是指一个人在生理、心理和社会适应上的完好状态。尽管大多数人直觉上都能理解"生活质量"这个短语的含义，但要对其下一个准确的定义是非常困难的。Lorenz 等（2001）指出，与健康有关的生活质量是指人们如何能够表现他们的活动（功能）和他们对自己生活的感受性（幸福感）。就生活质量评定的主要内容，苏芳静通过汇总大量文献综述得知，大多数研究者一致认为应包括以下三个方面：①多维度的：由患者的躯体、心理和社会的完好状态这些重要元素所组成；②主观的：主要依赖于患者自己的判断；③动态的：其主观感觉随着生活时间而发生变化（苏芳静，2007）。

PLWHA 作为一个特殊人群，影响生命质量的因素多且复杂。Schag CA 等经研究表明：年龄、性别、种族、婚姻、受教育程度、收入、职业、医疗保险方式、居住地区等这些基本的社会经济特征与生命质量有关（Schag CA 等，1992）；Rtititel K 得到 $CD4^+T$ 淋巴细胞计数、病毒载量，AIDS 发展的阶段（无症状，症状型，AIDS）、免疫、病毒学和临床相关指标是生命质量各维度的预测因素的结论（Rtititel K，2009）；另外社会支持，应对方式，心理障碍，治疗的依从性，物质滥用，暴力等也与生命质量显著相关。张燕等阅读大量相关文献完成的综述归纳了几点影响 AIDS 患者生活质量的主要因素：工作及经济因素、获取 AIDS 相关资源的能力、机体免疫状态、病程及症状、疾病治疗、应对方式和社会支持等（张燕等，2009）。张双经过单因素、多因素分析等统计学方法研究确定了 PLWHA 生命质量的影响因素包括年龄、性别、家庭人均年收入、与家人关系、知识知晓、吸毒；CD4 细胞计数、合并结核、既往健康状况；社会支持和负性情绪（张双，2011）。其中疾病相关因素对生命质量的影响最大，其次是负性情绪。个人因素、社会支持、疾病相关因素除对生命质量有直接影响外，还可以通过中间变量产生间接影响。

22.1.2 HIV 感染/AIDS 生命质量测定量表研究

HIV/AIDS 自 1981 年在美国发现以来，全球已经发现超过 6000 万人感染了 HIV 病毒，3000 万人死于艾滋病相关因素，2009 年，全球有 3330 万艾滋病毒感染者，死亡 180 万。艾滋病的病程从数年到 10 数年不等，漫长的疾病过程及其致死性使患者处于生理、心理、社会等多方面损害中，患者的生命质量受到极大的影响。按照适用的对象 PLWHA 的生命质量测定量表可分为普适性量表和疾病特异性量表或专用量表，均已经有很多量表可以使用（范东，2009；蔡南乔，2011）。普适性量表可用于一般人群或特殊人群生命质量的测定，但可能缺少了敏感性，不能检测出一些小的但是具有临床意义的变化，或是不包括一些对特定疾病具有重要意义的维度。疾病特异性量表只用于特定人群，如 HIV 感染者、癌症患者或吸毒人群等，与要研究的疾病或状态相关，具有测定所需的敏感性及特异性，但不利于不同特征或疾病人群的比较。

1. PLWHA 普适性量表 常用于 PLWHA 生命质量测定的普适性量表包括 WHOQOL-100 和简表、MOS-SF-36、健康完好状态质量量表（quality of well-being scale，QWB）、欧洲生命质量测定量表 Euro-QOL 等。其中以 MOS 量表的使用最为频繁，除 SF-36 外，还有 SF-20、SF-21、SF-12、SF-56 及 MOS 量表的修订版如 HIV-PAESE（patient reported status and experience survey）中的 SF-38、ACTG（AIDS clinical trail group）中的 SF-21 和 HCSUS（HIV cost and service utilization study）等。

（1）健康状况调查问卷 SF-36（the short form-36 health survey，SF-36）：SF-36 是由美国研究人员在兰德公司健康保险项目的有关研究的基础上修订而成。SF-36 共有 36 个条目，其中有一个条目是与一年前的健康状况比较（health transition，HT），一般不纳入计分分析。剩下的 35 个条目形成 8 个维度，分别为：躯体功能（PF）、躯体健康问题导致的角色受限（RP）、躯体疼痛（BP）、总体健康感（GH）、生命活力（VT）、社会功能（SF）、情感问题所致的角色受限（RE）和精神健康（MH）。各维度得分范围为 0～100 分，分数越高表示生命质量越好。Kenneth 等对 144 例 20～48 岁女性 HIV 感染者进行的研究表明：SF-36 的重测信度为中等（$r=0.65$，$P<0.05$），Cronbach's α 为 0.69～0.95，说明 SF-36 具有中等内部一致性信度（Kenneth 等，2005）。该问卷能辨别睡眠质量高的患者与睡眠质量低的患者生命质量之间的差异，睡眠质量高的患者的生命质量高于睡眠质量低的患者。

（2）健康完好状态质量量表（quality of well-being scale，QWB）：QWB 是由 Kaplan 等首次提出，包含移动（mobility）、生理活动（physical-activity）、社会活动（social activity）和症状/复合健康问题（symptom/problem）等维度的内容，共 50 个条目（Kaplan 等，1976）。Kaplan 等分别应用 QWB 和 SF-36 比较 99 例艾滋病患者和 102 例癌症患者的健康结果（Kaplan 等，1998），研究结果显示，QWB 可获得艾滋病患者症状特点的结局，SF-36 在某些维度上可鉴别艾滋病患者与癌症患者，但无一致性方向。QWB 可表明随着时间对两组患者生命质量的影响，两组患者生命质量均下降，但 SF-36 却不能。QWB 与 SF-36 的相关系数为 0.62，与 MOS-HIV 的相关系数为 0.51，表明该问卷与普适性测量工具之间的相关程度大于与疾病特异性测量工具之间的相关程度。QWB 需要训练访谈者，而且其问题项比较长和繁杂，并应用了分支问题和探究性问题，比其他量表（如 SF-36）成本高及难于填写，结果又难解释。

2. PLWHA 特异性量表 HIV/AIDS 特异量表也越来越多（表 22-1），其中使用最多的是 MOS-HIV 量表、WHOQOL-HIV 及其简表等。

（1）HIV 感染者医疗结局健康调查表（medical outcomes study-HIV heath survey，MOS-HIV）：MOS-HIV 由美国学者 Wu 于 1987 年研制而成，是目前应用最广泛的 HIV 感染者特异性量表，也是首批研制成功的评估 HIV 感染者幸福感和功能状态方面的特异性量表之一。该量表是以普适性 MOS SF-20 的其中 16 个条目为基础，再加上与 HIV 有关的 14 个条目、5 个测量 QOL 的条目，从而形成了包括 35 个条目、10 个维度的 MOS-HIV 量表，包括：健康感知、疼痛、躯体功能、角色功能、社会功能、认知功能、精神健康、精力与劳累、健康压力、生活状况。量表除了每个维度的得分外，量表的总分还可以转化为两个总的得分：躯体健康总分（PHS）和心理健康总分（MHS）。此外，还有一个单独的题目用来评定健康的转变。MOS-HIV 的施测既可以通过患者自我报告的形式，也可以通过访谈的形式进行。全部题目所用时间一般＜10min，分量表 0～100 计分，得分越高越健康。两个总分的计算是通过量表各维度的得分采取不同的权重系数标化而来，权重系数由量表的作者根据以前的研究所提供。Patrizia 等（2003）对 185 例成人艾滋病患者的研究表明，MOS-HIV 的 Cronbach's α 系数大于 0.80，表明该问卷内部一致性信度较好。10 个维度的内部一致性信度分数范围 α＝0.170～0.192，具有良好的构想效度，而且反应性敏感，能够区分症状与无症状，预测效果良好。这一量表计分简单，容易管理和完成，广泛应用于临床实验和调查研究，对于收集患者的详细资料非常有用。但在某些维度上容易产生"天花板和地板效应"，如角色功能、总体健康感觉、社会功能维度容易产生"地板效应"；躯体功能、疼痛、认知功能维度容易产生"天花板效应"。William 等认为 MOS-HIV 大多数维度高交叉相关，所提供的生命质量信息较冗余。甚至还有人据此认为尚不能推荐 MOS-HIV 来评价 HIV 染者的生命质量。因此 MOS-HIV 尚需要进一步改进（William 等，1999）。

Badia 等修订了 MOS-HIV 的西班牙版本（Badia 等，1999），临床应用的结果表明它具有很高的内部一致性（α＝0.178～0.189）和重测信度（0.158～0.185），但与 CD4 数量和滤过性病毒载体相关较低（$r＝-0.126～0.13$），与症状相关是 $r＝0.128～0.149$。Murri 等修订了 MOS-HIV 的意大利版本，其内部一致性较高（α＝0.180～0.193）（Murri 等，1997），有可接受的区分度，健康状况与各种症状分数的相关为 $r＝-0.107～0.141$。Arpinelli 等将 MOS-SF 36（MOS-Short Form 36）用于意大利 AIDS 患者生活质量研究，得出分量表内部一致性都高于 0.170（Arpinelli 等，2000），和临床外科医生的评定有中等相关，保持了它的心理测量学特征。Carretero 等将 MOS 用于静脉注射毒品 AIDS 患者生活质量的研究，结果显示区分度不高，怀疑是由于注射毒品的负面效应所致（Carretero 等，1996）。O'Keefe 等将 MOS-SF 36 用于南非多种族女性 AIDS 患者的研究得出，黑人女性的得分显著低于女性混血儿（躯体功能除外），女性混血儿和白人女性相比有较弱的躯体功能（O'Keefe 等，1996）。而健康感知、角色功能、社会和认知功能、精神健康、精力和劳累、健康压力和生活状况等不受种族的影响。Smith 等将 MOS-SF20（MOS-Short Form 20）用于研究妇女，得出有可接受的内部一致性系数，年龄大的、无职业的或者有静脉吸毒史的报告分数低，反之亦然（Smith 等，1996）。

（2）HIV/AIDS 专用生命质量量表（HIV/AIDS-targeted quality of life instrument, HAT-QOL）：由 Holmes WC（1997）等研制，含 9 个维度共 42 个条目（7 个总体功能条目，3 个性功能条目，5 个暴露担忧条目，5 个健康担忧条目，4 个经济担忧条目，3 个 HIV 掌握条目，8 个生活满意度条目，4 个药物关注的条目，3 个医生信任度条目）。简版含 30 个条目（总体功能 6 个条目、健康担忧 3 个条目、经济担忧 3 个条目、HIV 控制 2 个条目、生活满意 4 个条目、药物关注 2 个条目、提供者的信任 2 个条目，其余领域不变）。

信度：6 个维度的内部一致性克朗巴赫系数为 0.80～0.89，其余的较低（性功能 0.52，HIV 掌握 0.67，药物关注 0.48）。

效度：各条目与其所属维度得分的相关系数经检验存在差异（$P＜0.05$）。所有维度的两周重测信度相关系数 ICC≥0.64（0.64～0.84）；结构效度，各维度得分（除性功能、药物关注、医生信任度）与 HIV 疾病严重程度指标具有相关性（$P＜0.05$）。可接受的天花板/地板效应，无症状患者天花板效应明显。

反应度：在疾病严重程度间具有较好的反应度，在不同 HIV 阶段也显示出较好的敏感度。

（3）HIV 感染者功能评估量表（functional assessment of HIV infection scale, FAHI）：由 Cella DF（1994）等研制，是 FACIT 体系中针对 HIV 的特异量表，含 5 个维度共 44 个条目（10

个躯体健康条目，10个情感幸福/HIV感染条目，13个功能和整体健康条目，8个社会幸福条目，3个认知功能条目）。5级Likert等级计分。以癌症治疗功能评价量表共性模块（FACT-G）为基础发展而来，目前的第3版的44个条目中，27个条目来自FACT-G，另外17个是针对HIV感染症状和关注的条目。量表具有较好的测量学特征，内部一致性系数均大于0.73；因子分析显示较好的结构效度；具有一定的收敛效度（与KPS中度相关）、判别效度（健康状况、疾病严重程度间有差异）和反应度。

（4）世界卫生组织HIV感染者生命质量量表（World health Organization's quality of life HIV instrument，WHOQOL-HIV）：由WHOQOL HIV研究组（2003）研制。含个人信念、艾滋病病毒感染者和患者的个人信念29个小方面（5个为HIV/AIDS特异方面）和1个总的生命质量及一般健康方面共120个条目（每个小方面4个条目），5级Likert计分，计分方法与WHOQOL-100相同。

由WHOQOL-100加上HIV感染者/AIDS患者特异条目组成。测试版有115个特异条目，正式版减少到20个。已经被翻译为多国语言并在许多国家应用于HIV感染者/AIDS患者。

信度：小方面-总分相关系数0.47～0.71；各领域的克朗巴赫系数为0.87～0.94，各小方面的α为0.31～0.87。

效度：条目-领域相关系数为0.46～0.62；具有较好的判别效度。

鉴于WHOQOL有简化版，同样有HIV专用量表的简化版，即WHOQOL-HIV BREF（the World Health Organization quality of life questionnaire for HIV brief version），而且有了中文版的应用评价。如罗鑫等（2014）等通过126例HIV/AID患者进行测试评价了中文版WHOQOLHIV BREF，结果重测相关系数为0.722，Cronbach's α系数为0.913，除个别条目外，每个条目与所属领域的相关性比非所属领域的相关性大，各领域与总表相关性大；因子分析得到8个成分，与WHOQOL-HIV BREF的理论构想基本一致。

（5）艾滋病时间定位的健康结局研究（AIDS time-oriented health outcome study, ATHOS）：由Lubeck DP（1997）等研制，含9个维度共116个条目（23个失能条目，2个总体健康感觉条目，3个社会功能条目，5个心理健康条目，5个认知功能条目，5个精力/疲劳条目，4个担忧条目，1个疼痛条目，68个症状条目）。数据含临床数据（来源于医疗史、检验数据、诊断和治疗）与结局数据[来源于患者自填艾滋病健康评估问卷（AIDS health assessment questionnaire，AIDS-HAQ）]，客观资料与主观资料结合评价生命质量，资料收集和整理有一定难度，应答率较差。总体内部一致性信度克朗巴赫系数0.79～0.88；除认知功能外AIDS不同期的患者各维度得分经检验存在差异（$P<0.01$）。

（6）HIV疾病生命质量31条目量表（the HIV disease quality of life 31 item instrument，HIV-QL31）：由A. Leplège等（1997）研制，31个条目，不分领域，两分类答案，记录总分。通过文献研究、访谈有关HIV的专家及与患者有关的人员、提出条目池、对118名患者的访谈、经典测量分析及非经典分析（条目反应理论和Rasch模型）筛选出31个条目。缺失数据3.4%，显示可接受性。内部一致性：$\alpha=0.93$。判别效度：疾病严重程度（$P=0.026$）、是否感染cytomegalovirus细胞巨化病毒（$P=0.026$）、年龄（$P=0.014$）的得分间有差异，性别间无差异。Rasch模型分析显示单一维度。

（7）中国HIV感染者生命质量量表（QOL-CPLWHA）：由孟亚军等（2007）研制，44个条目，其中41个条目分属于10个领域：精神状况、对健康和责任的担忧、家庭社会支持、敌意心理趋势、活力、食欲和疼痛、经济状况的担忧、医生支持度、疏远感和生活满意度，3个仅用于接受抗病毒治疗者，用于评价药物的疗效和不良反应。各条目为5级评分法通过433名HIV感染者的调查，量表的地板/天花板效应为0.5～21.0（经济担忧）/0.0～8.9（医生）；各领域重测信度（ICC）0.58～0.80，内部一致性系数 0.70～0.90；因子分析 9 个公因子的非常贡献率 64.74%，与理论结构一致，具有较好的收敛效度和区分效度；与 SF-36 的效标效度为 0.69，与相似领域的相关系数＞0.6；没有报告反应度。

更多的 HIV/AIDS 特异量表见表 22-1。

表22-1　AIDS/HIV生命质量测定特异量表

序号	量表	内容
1	量表名称	medical outcomesstudy-HIV heath survey HIV（MOS-HIV）感染者医疗结局健康调查表
	（开发者，年代）	（Wu AW，1997）
	量表简介	含 10 个维度共 35 个条目（健康感知、疼痛、躯体功能、角色功能、社会功能、认知功能、精神健康、精力与劳累、健康压力、生活状况）
		MOS-HIV 的 Cronbach's α 系数大于 0.80。具有良好的构想效度，而且反应性敏感，能够区分症状与无症状，预测效果良好
	文献来源	Wu AW, Revicki DA, Jacobson D, et al.1997.Evidence for reliability, validity and usefulness of the medical out comes study HIV health survey（MOS-HIV）. Quality of Life Research, 6（6）: 481-493
		Patrizia S, Piero B, Albert W, et al.2003.Validity and reliability of the Italian translation of the MOS-HIV health survey in persons with AIDS. Quality of Life Research, 12（8）: 1137-1146
		Holmes WC, Shea JA. 1998. A new HIV/AIDS-targeted quality of life（HAT-QOL）instrument: Develoment, reliabilityandvalidity. Medical Care, 36（2）: 138-154
2	量表名称	multidimensional quality of life questionnaire for patients with HIV/AIDS（MQOL-HIV）HIV/AIDS 患者多维生命质量量表
	（开发者，年代）	（Simith KW，1997）
	量表简介	含 10 个维度共 40 个条目（心理健康、躯体健康、身体功能、社会功能、社会支持、认知功能、经济状况、伴侣亲密性、性功能、医疗保健各 4 个条目）
		内部一致性克朗巴赫系数及两周重测信度相关系数分别为 0.56～0.86、0.64～0.88。不同症状严重程度、卧床天数、疾病阶段间 MQOL-HIV 得分不同，具有一定的判别效度；在 3 个月期间，随症状数量、病毒载量、$CD4^+T$ 细胞数不同有一定的反应度；有一定的天花板效应，尤其在医疗保健维度上较强，但较 SF-20 弱
	文献来源	Simith KW, Avis NE. 1997.Use of the MQOL-HIV with asympotamatic HIV-positive patients. Quality of Life Research, 6（6）: 555-560
		Valencia P, Remple B, Ann Hilton, et al. 2004.Psychometric assessment of the multi-dimensional quality of life questionnaire for Person with HIV/AIDS（MQOL-HIV）in a sample of HIV-infected women. Quality of Life Research, 13: 947-957
3	量表名称	HIV/AIDS-targeted quality of life instrument（HAT-QOL）　HIV/AIDS 专用生命质量量表
	（开发者，年代）	（Holmes WC，1997）
	量表简介	含 9 个维度共 42 个条目，简版含 30 个条目。详见正文
	文献来源	Holmes WC, Shea JA.1998. A new HIV/ AIDS-targeted quality of life（HAT-QOL）instrument: development, reliability, and validity. Medical Care, 36（2）: 138-154
		william CH, Judy AS. 1999.Two approaches to measuring quality of life in the HIV/AIDS population: HAT-QoL and MOS-HIV. Quality of Life Research, 8（6）: 515-527
		Holmes WC, Ruocco JE.2008.Test-retest evaluation of HAT-QOL and SF-36 in an HIV-seropositive sample. AIDS Care, 20（9）: 1084-1092
4	量表名称	HIV 感染者功能评估量表（functional assessment of HIV infection scale, FAHI）
	（开发者，年代）	（Cella DF，1994）

续表

序号	量表	内容
4	量表简介	含5个维度共44个条目，5级Likert等级计分，是FACIT系列量表中的HIV量表。详见正文
	文献来源	Cella DF, McCain NL, Peterman AH, et al.1996.Development and validation of the functional assessment of human immunodeficiency virus infection（FAHI）quality of life instrument. Qual Life Res, 5（4）: 450-463
		Peterman AH, Cella D, Mo F, et al.1997.Psychometric validation of the revised functional assessment of human Immunodeficiency virus infection（FAHI）quality of life instrument. Qual Life Res, 6（6）: 572-584.
5	量表名称（开发者，年代）	World health Organization's quality of life HIV instrument（WHOQOL-HIV）世界卫生组织HIV感染者生命质量量表（WHOQOL HIV研究组，2003）
	量表简介	WHOQOL-100加上HIV感染者/AIDS患者特异条目组成。5级Likert条目，计分方法与WHOQOL-100相同。测试版有115个特异条目，正式版减少到20个。详见正文
	文献来源	WHOQOL-HIV Group.2003.Preliminary development of the World Health Organization's quality of life HIV instrument（WHOQOL-HIV）: analysis of the pilot version. Social Science & Medicine, 57（7）: 1259-1275
		WHOQOL HIV Group.2004.WHOQOL-HIV for quality of life assessment among people living with HIV and AIDS: results from the field test. AIDS CARE, 16（7）: 882-889
6	量表名称（开发者，年代）	World health Organization's quality of life HIV instrument- BREF（WHOQOL HIV-BREF）世界卫生组织HIV感染者生命质量简表（WHOQOL HIV研究组，2003）
	量表简介	是WHOQOL-HIV的简化版，在WHOQOL简化版的基础上，增加了5个HIV/AIDS特异条目。含6个领域共31个条目（4个生理领域条目，5个心理领域条目，4个独立领域条目，4个社会关系领域条目，8个环境领域条目，4个信仰领域条目，外加1个总的生存质量条目，1个总的健康状况条目）
		各领域内部一致性信度克朗巴赫系数为0.75~0.86；与SF-36相应领域的相关系数在0.48~0.75；地板/天花板效应较SF-36低
	文献来源	Human Immunodeficiency virus infection（FAHI）quality of life instrument. Qual Life Res, 6: 572-584
		Hsiung PC, Fang CT. 2005.Comparison of WHOQOL-BREF and SF-36 in patient with HIV infection. Quality of Life Research, 14（1）: 141-150
7	量表名称（开发者，年代）	AIDS time-oriented health outcome study（ATHOS）艾滋病时间性健康结局研究（Lubeck DP, 1997）
	量表简介	含9个维度共116个条目。总体内部一致性信度克朗巴赫系数0.79~0.88；除认知功能AIDS不同期的患者各维度得分经检验存在差异（$P<0.01$）。详见正文
	文献来源	Lubeck DP, Fries JF. 1997.Assessment of quality of life in early stage HIV-infected persons: data from the AIDS time-oriented health outcome study（ATHOS）. Quality of Life Research, 6(6): 494-506
8	量表名称（开发者，年代）	HIV overview of problems-evaluation system（HOPES）HIV总体问题评价系统（Schag CAC, 1992）
	量表简介	包括5个领域（生理、社会-心理、性功能、医疗作用和伴侣关系）、33个亚领域、106~163个条目。5级Likert等级答案。在癌症康复评价系统的基础上增加HIV相关问题形成。内部一致性α 0.55~0.95。由于条目较多，所以填表时间较长，甚至超过1个小时

续表

序号	量表	内容
8	文献来源	Schag CAC, Ganz PA, Petersen L.1992. Assessing the needs and quality of life of patients with HIV infection: development of the HIV overview of problem-evaluation system (HOPES). Qual Life Res, 1 (6): 397-413 Ganz PA, Coscarelli-Schag CA, Kahn B et al.1993. Describing the Health-related quality of life impact of HIV infection: findingfrom a study using the HIV overview of problem-evaluation system (HOPES). Qual Life Res, 2 (2): 109-119
9	量表名称 (开发者,年代) 量表简介 文献来源	the HIV disease quality of life 31 item instrument (HIV-QL31) HIV 疾病生命质量 31 条目量表 (Leplège A, 1997) 31 个条目,不分领域,两分类答案,记录总分。内部一致性: $α=0.93$。详见正文 leplège N, Rude E, Ecosse R, et al.1997. Measuring quality of life from the point of view of HIV-positive subjects: the HIV-QL31. Quality of Life Research, 6 (6): 585-594
10	量表名称 (开发者,年代) 量表简介 文献来源	HIV 患者量表: living with HIV scale, LWH (Holzemer WL, 1998) 32 个条目, 2 个领域, HIV 斗争 struggles (含 6 个亚领域) 和 HIV 尊严 reverence (含 3 个亚领域)。某些领域的内部一致性低 (3 个亚领域及 HIV 尊严领域均<0.60); 有一定的判别效度; 无反应度报告 Holzemer WL, Spicer JG, Wilson HS, et al.1998.Validation of the quality of life scale: living with HIV. J Adv Nurs, 28 (3): 622-630 Kemppainen JK.2001.Predictors of quality of life in AIDS patients. J Assoc Nurses AIDS Care, 12 (1): 61-70
11	量表名称 (开发者,年代) 量表简介 文献来源	一般健康自我评价问卷 (general health self-assessment questionnaire, GHSA) (Lenderking WR, 1997) 49 个条目, 6 个核心领域: 健康感觉、生理功能、心理功能、角色/社会功能、卫生服务利用、症状困扰。是由 MOS、FSQ 及其他与 HIV 患者有关的条目和量表为基础修改合成的。其具有较好的内部一致性 (所有领域的 $α>0.80$)、收敛效度 (与 KPS 有统计相关); 在卡波西肉瘤治疗试验中对治疗和毒性显示了一定的反应度。但应用得较少 Testa MA, Katzenstein D. 1997. Measuring quality of life in early HIV disease: the modular approach. Qual Life Res, 6 (6): 515-530 Evans SR, Krown SE, Testa MA, et al.2002. Phase II evaluation of low-dose oral etoposide for the treatment of relapsed or progressive AIDS-related Kaposi's sarcoma: an AIDS clinical trials group clinical study. J Clin Oncol, 20 (15): 3236-3241
12	量表名称 (开发者,年代) 量表简介 文献来源	中国 HIV 感染者生命质量量表 (QOL-CPLWHA) (孟亚军, 2007) 44 个条目,各条目为 5 级评分法。详见正文 孟亚军,李宁秀,陈建华,等.2007.中国艾滋病病毒感染者生命质量测定量表的编制.中华流行病学杂志, 28 (11): 1081-1084
13	量表名称 (开发者,年代) 量表简介 文献来源	HIV/AIDS Quality of Life Questionnaire (HIV/AIDSQOL-46) HIV/AIDS 生存质量量表 (张明利, 2010) 该量表具有 4 个维度 46 个题目,包括身体状态 16 个,心理状态 12 个,社会状态 10 个和一般感觉 8 个。量表得分意义: 总得分 46~80 分,说明生存质量极差; 总得分为 81~115 分,说明生存质量较差; 总得分 116~160 分,说明生存质量中等; 总得分 161~195 分,说明生存质量较好; 总得分 196~230 分,说明生存质量极好 张明利,魏俊英,吴毓敏.2010. HIV/AIDS 生存质量量表. 中医学报, 25 (149): 599-601

上述工具有一定的借鉴意义,针对中国 AIDS 患者的特点引进和修订这些量表,将促进中

国 AIDS 患者生活质量的深入研究，为最终提高 AIDS 患者的生活质量做出贡献。研究者在选取量表时，要评估其实用性和与要进行的研究的相关性，诸如量表内容的覆盖性、心理测量学特点、易用性、评分方法等都是需要考虑的因素。进行横向研究时可以选择普适性量表，而在评价治疗、干预措施对生命质量的影响时，推荐多使用特异性量表。在当前的生质量研究中，使用特异性量表是一个主要的趋势。

22.1.3 HIV 感染/AIDS 生命质量测定的应用情况

1. 评价 HIV 感染者/AIDS 患者健康状况 多数研究者认为，HIV 感染者/AIDS 患者的生存质量差于正常人群。Damon 等用 SF-12 量表对 385 名 HIV 感染患者的生存质量进行了一次横断面调查（Damon 等，2003），发现该人群生理领域总评分和心理领域总评分均显著低于标准对照人群（$P<0.105$）。Mast 将乌干达 239 名 HIV 感染的母亲（小孩 6~35 个月大）的生存质量与 564 名 HIV 阴性母亲对照比较，除了社会功能、生理功能外，HIV 感染的母亲在其他生存质量方面的评分均低于 HIV 阴性母亲（Mast，2004）。研究者们还发现与正常人相比，HIV 感染者/AIDS 患者在心理领域受到的影响最大；而不同疾病阶段的 HIV 感染者/AIDS 患者之间则是生理功能方面的差别最大。

2. 评价药物作用与干预措施的效果 目前治疗艾滋病的药物普遍存在不良反应大的缺点，严重影响患者的生存质量。很多学者希望通过临床试验，寻找一些既能有效控制艾滋病的进展，又对患者的生存质量没有影响的药物。比如 Low-Beer 等对 HIV 感染者/AIDS 患者进行水解酶抑制剂干预试验研究，他们发现，那些干预前生存质量较低的患者在接受干预后（Low-Beer，2000），其生存质量的某些方面（自我健康的感觉、生理功能、社会功能）得到了显著性改善；而干预前生存质量较高的患者在接受干预后，其生存质量的某些方面（生理功能、心理功能、社会功能）反而降低了。因此他们认为，总的来说，蛋白水解酶抑制剂还是能够维持患者的生存质量的。对 HIV 感染者/AIDS 患者的健康教育是控制艾滋病的重要一环。现在国内有学者用生存质量的变化情况来反映健康教育的效果。如阎正民测量"艾滋病关怀项目"开展前后两个试点未接受药物治疗的 HIV 感染者/AIDS 患者生活质量的变化情况（阎正民，2004），结果为：两地患者接受关怀项目后，与肌体健康有关的生存质量（功能能力、功能不良感、活动和工作能力）下降，社会关系没有变化，心理压力减轻，说明关怀项目虽然能在一定程度上减轻患者的心理压力，但无法阻止 HIV 感染带来的健康恶化。

曾琳等（2012）研究了中药平艾合剂 1 号方改善艾滋病/人类免疫缺陷病毒（AIDS/HIV）感染者的生存质量、$CD4^+$细胞数量变化。结果表明治疗后 WHO-HIV 生存质量量表积分变化以社会关系、环境积分与治疗前比较，差异均有非常显著性意义（$P<0.01$），说明可以改善 AIDS/HIV 感染者的生存质量。

徐立然等（2013）使用世界卫生组织艾滋病生存质量测定量表简表（WHOQOL-HIV-BREF）中文版探讨了中医药辨证施治对无症状期 HIV 感染者生存质量的影响，结果表明中医药辨证治疗可以显著提高患者的生存质量，为艾滋病无症状期防治政策的制定和实施提供了依据。

杨建章等（2015）采用世界卫生组织生存质量测定量表简表（WHO QOLBREF）探讨了综合干预对艾滋病毒感染者/艾滋病患者（HIV/AIDS）心理健康和生活质量的影响。

3. 用于预测疾病进展 血清 CD4 细胞计数水平、HIV 病毒载量等是传统艾滋病诊断分期的主要依据，因此有研究者试图通过研究生存质量和上述指标的关系来了解生存质量的预测作用。研究表明生存质量具有较好的预测效果。如 Eriksson 的分析结果为：高血清 CD4 细胞计数者的生理功能的评分高于低血清 CD4 细胞计数者（$P<0.105$）（Eriksson，2000）。Globe

的研究结果为,血清 CD4 细胞计数与情绪的适应状态、认知功能两方面的评分有关联(Globe,1999)。Call 等分析结果为:病毒载量≤5000 的患者与病毒载量在 5001~20 000 的患者生存质量评分没有显著性差异,病毒载量 5001~20 000、20001~10 000、>100 000 三个组则在生理功能总评分、生理功能、由于身体问题导致的角色限制、情绪问题导致的角色限制、精力 5 个方面表现为病毒载量越高,生存质量评分越低。随着抗逆转录病毒治疗的发展,患者血清 CD4 细胞计数水平、HIV 病毒载量、生存质量与疾病分期的联系不再紧密,原因是研究者们不知道这些指标的变化是由于治疗的不良反应引起的还是由于疾病的进展引起的(Call 等,2000)。因此需要对疾病进展和治疗不良反应的影响情况做更深入的研究。

姜楠(2012)分析探讨 $CD8^+T$ 淋巴细胞对 HIV 感染者生存质量的作用,结果发现 25 例长期感染者,$CD4^+T$ 细胞低下≤200 个$/mm^3$ 个,但 $CD8^+T$ 细胞≥800 个$/mm^3$,他们没有并发症状,身体基本健康,生存质量明显高于有并发症的艾滋病患者。

4. 研究与 HIV 感染者/ AIDS 患者生存质量有关的因素 研究表明,HIV 感染者/ AIDS 患者生存质量的变化有 30 %左右是疾病以外的因素引起的。这说明,除了治疗疾病之外,必须对其他影响患者生存质量的因素进行研究。迄今为止,学者们研究了社会人口学变量(性别、年龄、人种、经济状况、工作情况、教育水平、社会支持情况)、临床指标(疾病的严重程度、卧床时间的长短)、生活方式(是否吸烟、危险行为方式)与 HIV 感染者/AIDS 患者生存质量的关系。较明确的影响因素有:经济状况,HIV 感染者/AIDS 患者的经济状况越差,其生存质量也越差;很多人还认为症状数是强有力地反映 HIV 感染者/AIDS 患者生存质量的指针(Turner,2001),Lubeck 等就报道说,25 %的早期 HIV 感染者有相关症状,而这些有症状患者在一般健康情况、精力、对健康的担心方面的评分都显著性低于无症状患者(Lubeck 等,1997)。Globe 研究认为,症状数与 HIV 感染者/AIDS 患者的生理功能、精力、现有健康的感受 3 方面的评分存在负相关(Globe,1999);性别对 HIV 感染者/AIDS 患者生存质量的影响则存在争议,Molassiotis 调查显示:女性患者在总的生存质量、社会关系、环境 3 个领域的评分高于男性患者(Molassiotis,2001),Bastarao 研究结果却显示性别与生存质量没有关联(Bastarao,2000),Cederfjall 调查显示,女性患者在正向情感、处理压力的能力、社会支持 3 方面的评分低于男性患者(Cederfjall,2001),有的研究结果则为女性患者在生存质量每一领域的评分都低于男性患者(向德平等,2004):很多报道认为吸烟能使 HIV 感染者/AIDS 患者的生存质量降低(Turner,2001),究其原因,吸烟可能由于作用于症状等变量导致患者的生存质量降低,Paoletti 就报道过吸烟与咳嗽、哮喘、呼吸困难有关联,在一项 HIV 感染者/ AIDS 患者生理功能的临床指针研究中,学者发现吸烟的 HIV 感染者/ AIDS 患者的生理功能低于不吸烟的患者;学者们还发现社会支持与 HIV 感染者/ AIDS 患者的生存质量有显著性的联系,Bastarao 等调查发现,社会支持中除了身体的支持与生存质量领域里的疼痛没有关联外,其他各类支持与生存质量的各方面均有正关联,表明社会支持度越高,HIV 感染者/ AIDS 患者的生存质量越好(Bastarao,2000)。年龄、人种、工作情况、教育水平、配偶等其他因素对 HIV 感染者/AIDS 患者生存质量的影响则有待进一步研究。

杨燕君等(2014)采用简体中文版 MOS-HIV 量表,测量广州市番禺区 PLWHA 生活质量现状,并调查可能影响生活质量的相关特征,说明广州市番禺区 PLWHA 的生存质量水平较低,并受多方面因素的影响,应倡导提供多方位的综合干预服务,提高其生存质量。

陈宇婧等(2015)应用 SF-36 健康调查量表(the MOS 36-item short form health survey)中文版评价艾滋病毒感染者及患者的生命质量,分析影响生命质量的相关人口学因素,结果显示年龄大、离婚、低文化程度、低家庭月收入及流动人口的 HIV/AIDS 生命质量得分较低,可通过加强 AIDS 的宣传教育来消除歧视,并主要通过提高人们的经济收入和教育文化水平改善

HIV/AIDS 群体的生命质量。

李松等（2014）采用简明健康调查量表（the MOS item short from health survey, SF-36）和社会支持评定量表（social science research solutions, SSRS）研究了接受抗病毒治疗的艾滋病患者的生活质量和社会支持现况及其相关性，结果抗病毒治疗艾滋病患者生活质量和社会支持得分均低于一般人群（均有 $P<0.05$），患者社会支持与生活质量之间存在典型相关关系。

22.2 HIV感染/AIDS生命质量测定量表QLICD-HIV的研制

QLICD-HIV 是笔者开发的具有中国文化特色的慢性病患者生命质量测定量表体系中的HIV 感染/AIDS 量表。目前的最新版本是第二版 QLICD-HIV（V2.0），由 28 个条目的共性模块 QLICD-GM（V2.0）和 15 个条目的 HIV/AIDS 特异模块构成。

慢性病量表体系的共性模块 QLICD-GM 的确定过程及评价结果请详见本书第 3 章（万崇华，2005）。本节主要对 HIV/AIDS 生命质量测定量表 QLICD-HIV（V2.0）的特异模块研制进行介绍。

22.2.1 QLICD-HIV（V2.0）的研制过程

采用议题小组和核心小组的程序化决策方式，通过定性访谈和定量调查分析相结合的方法对特异模块条目进行初步筛选、评价和修改形成含 23 个条目的条目池，经过访谈患者和医务工作者及核心小组讨论后形成含 16 个条目的测试版本。根据测试数据采用变异系数法、相关分析、因子分析及核心小组讨论，删除 1 个条目（您有皮肤、眼睛发黄吗），最后保留 15 个条目（表 22-2），并归为 3 个侧面，具体如下所述。

皮肤黏膜症状（skin and mucous membrane symptoms，SMS）：1、2、14、15。

其他系统症状（other symptoms，OTS）：3、4、5、6、7、11、12、13、8。

恐惧心理（fear mentation，FEM）：9、10。

表22-2 HIV感染者/AIDS患者生命质量测定量表特异模块条目

编号	条目	编号	条目
HIV1	您口腔内出现过白斑或白膜吗？	HIV9	您感到被歧视吗？
HIV2	您的皮肤有过难治愈的溃烂或脓肿吗？	HIV10	您担心别人知道您得艾滋病吗？
HIV3	您有恶心、呕吐吗？	HIV11	您有发热吗？
HIV4	您有腹泻吗？	HIV12	您有异常出汗吗（出虚汗或夜间出汗）？
HIV5	您有咳嗽、咳痰吗？	HIV13	您有明显的体重下降吗？
HIV6	您有胸痛、胸闷吗？	HIV14	您的皮肤有明显的水泡并伴局部疼痛吗？
HIV7	您有呼吸困难吗？	HIV15	您有皮肤瘙痒吗？
HIV8	您经常感冒吗？		

22.2.2 QLICD-HIV（V2.0）的计分方法

QLICD-HIV（V2.0）采取五点等距评分法，依次计为 1、2、3、4、5 分。在量表中有正负性条目之分，正向条目得分越高代表生命质量越好，逆向条目得分越高代表生命质量越差。QLICD-HIV（V2.0）中正向条目有 GPH1、GPH2、GPH4、GPH6、GPH7、GPH8；GPS1、GPS3、GPS10；GSO1、GSO2、GSO3、GSO4、GSO5、GSO8。其余均为逆向条目。对正向条目而言，无需进行转换，原始得分即为条目得分，对逆向条目，需对其进行"正向变换"，即用 6 减去原始得分得到条目得分。

领域、侧面及总量表计分：首先分别计算各领域、侧面、总量表的原始分 RS，同一领域/侧面的各个条目得分之和构成该领域/侧面的原始分,五个领域得分之和构成了总量表的原始分。为了便于相互比较,需要将原始分转化为标准得分 SS,采用的是极差化方法。详见表 22-3(略去了共性模块部分)。

表22-3 QLICD-HIV(V2.0)各个领域及其所属侧面的计分方法

领域/侧面	代码	条目数	Min	Max	RS	SS
共性模块	CGD	28	28	140	PHD+PSD+SOD	(RS–28)×100/112
特异模块	SPD	15	15	75	SMS+OTS+FEM	(RS–15)×100/60
皮肤黏膜症状	SMS	4	4	20	HIV1+HIV2+HIV14+HIV15	(RS–5)×100/16
其他症状	OTS	9	9	45	HIV3+HIV4+HIV5+HIV6+HIV7+HIV8+HIV11+HIV12+HIV13	(RS–9)×100/36
恐惧心理	FEM	2	2	10	HIV9+HIV10	(RS–2)×100/8
总量表	TOT	43	43	215	PHD+PSD+SOD+SPD	(RS–43)×100/172

22.2.3 QLICD-HIV(V2.0)的考评

对 124 例 HIV 感染者/AIDS 患者在治疗前和治疗 2 个月末进行了生命质量测定,采用 QLICD-HIV(V2.0)及 SF-36 量表。调查对象中男性 69 例,女性 55 例,职业以农民为主。患者年龄在 23~63 岁,平均(36.34±6.75)岁。

为了考察重测信度,对其中 62 例患者在入院的第二天进行了重测。

1. 内容效度 该量表的整个研制过程由多个领域的专家及相关人员参与选题和讨论,所提出的条目涵盖了世界卫生组织(WHO)提出的关于健康和生命质量的内涵及 HIV/AIDS 相对特异的临床症状和心理特征,并且开发过程严格按照程序化方式进行条目筛选,因此可以认为具有较好的内容效度。

2. 结构效度 从条目-维度相关性、因子分析、聚类分析等多方面来分析。

(1)条目-维度相关性:从条目与领域的相关性分析结果可知:生理、心理、社会功能领域、特异模块和所属领域内条目的相关系数明显高于与其他领域内条目的相关系数(表 22-4)。

表22-4 QLICD-HIV(V2.0)条目与领域得分的相关性(n=124)

条目	生理功能	心理功能	社会功能	特异模块	特异模块
GPH1	0.64	0.16	0.17	0.36	0.44
GPH2	0.45	0.17	0.17	0.29	0.35
GPH3	0.58	0.43	0.43	0.40	0.58
GPH4	0.55	0.25	0.19	0.31	0.42
GPH5	0.67	0.37	0.25	0.57	0.62
GPH6	0.74	0.38	0.39	0.40	0.61
GPH7	0.77	0.40	0.53	0.35	0.64
GPH8	0.73	0.31	0.42	0.32	0.56
GPH9	0.43	0.42	0.23	0.33	0.45
GPS1	0.70	0.45	0.48	0.37	0.62
GPS2	0.31	0.64	0.19	0.21	0.40
GPS3	0.10	0.08	0.09	0.22	0.13
GPS4	0.20	0.07	0.37	0.06	0.21

续表

条目	生理功能	心理功能	社会功能	特异模块	特异模块
GPS5	0.40	0.68	0.38	0.45	0.60
GPS6	0.35	0.72	0.42	0.28	0.53
GPS7	0.27	0.62	0.28	0.28	0.45
GPS8	0.44	0.73	0.28	0.40	0.58
GPS9	0.42	0.74	0.36	0.39	0.59
GPS10	0.25	0.30	0.37	0.15	0.32
GPS11	0.44	0.24	0.51	0.23	0.44
GSO1	0.51	0.36	0.65	0.30	0.56
GSO2	0.26	0.17	0.60	0.15	0.36
GSO3	0.48	0.23	0.64	0.22	0.48
GSO4	0.16	0.19	0.70	0.12	0.35
GSO5	0.21	0.17	0.69	0.08	0.34
GSO6	0.37	0.42	0.52	0.35	0.52
GSO7	0.41	0.45	0.59	0.36	0.57
GSO8	0.27	0.11	0.75	0.15	0.39
HIV1	0.26	0.18	0.10	0.59	0.41
HIV2	0.28	0.23	0.21	0.57	0.46
HIV3	0.46	0.36	0.21	0.70	0.60
HIV4	0.31	0.18	0.04	0.56	0.40
HIV5	0.34	0.23	0.11	0.55	0.44
HIV6	0.49	0.29	0.26	0.70	0.60
HIV7	0.46	0.28	0.23	0.67	0.57
HIV8	0.35	0.22	0.10	0.51	0.41
HIV9	0.24	0.37	0.37	0.37	0.44
HIV10	0.15	0.33	0.22	0.25	0.30
HIV11	0.39	0.13	0.16	0.66	0.49
HIV12	0.46	0.31	0.28	0.69	0.60
HIV13	0.47	0.25	0.34	0.62	0.57
HIV14	0.18	0.12	0.02	0.53	0.33
HIV15	0.14	0.16	0.11	0.50	0.34

（2）因子分析：HIV 感染者/AIDS 患者生命质量测定量表特异条目池数据经 Bartlett 球性检验结果显示各变量间具有相关性，KMO 统计量为 0.85，说明数据可以用因子分析来做统计分析，然后经主成分提取公因子，并经方差最大旋转，提取四个主成分，累计方差贡献率为 55.21%，理论模型中特异模块有 3 个侧面（皮肤黏膜症状、其他症状、恐惧心理），因此根据统计方法提出的主成分与临床专家预先提出的理论结构基本上是吻合的，可以认为特异模块结构效度较好（表 22-5）。

表22-5　QLICD-HIV（V2.0）特异模块各条目的因子载荷系数（n=124）

条目	主成分（方差贡献率%）		
	1（34.30）	2（11.49）	3（9.42）
HIV1		0.622	
HIV2		0.704	
HIV3	0.589	0.495	
HIV4		0.526	
HIV5	0.785		

续表

条目	主成分（方差贡献率%）		
	1（34.30）	2（11.49）	3（9.42）
HIV6	0.859		
HIV7	0.845		
HIV8			
HIV9			0.680
HIV10			0.762
HIV11	0.613		
HIV12	0.488		
HIV13	0.560		
HIV14		0.743	
HIV15		0.622	

（3）分层聚类：分层聚类的冰柱图与树型图（图 22-1）显示的聚类结果与临床专家预先提出的理论结构基本上是吻合的。

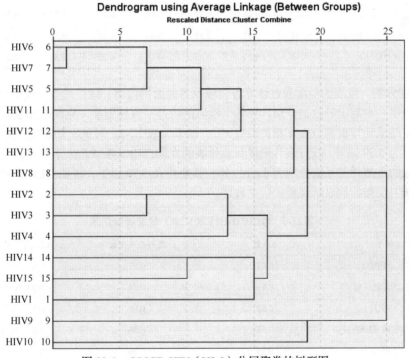

图 22-1　QLICD-HIV（V2.0）分层聚类的树型图

3. 效标效度　因为没有金标准，以英国发展版 SF-36 量表各领域得分作为校标，分别计算 QLICD-HIV（V2.0）各个领域得分与 SF-36 校标的相关性。QLICD-HIV（V2.0）的特异模块与 SF-36 的 8 个领域的相关系数相对较低。原因可能是 SF-36 是普适性量表，是基于普通人群开发的量表所以特异模块与 SF-36 所有领域相关性均不高（表 22-6）。

表22-6 QLICD-HIV（V2.0）各领域与SF-36领域间的相关系数

领域/侧面	PF	RP	BP	GH	VT	SF	RE	MH
生理功能（PHD）	0.62	0.50	0.71	0.56	0.57	0.47	0.43	0.42
基本生理功能（BPF）	0.41	0.43	0.59	0.54	0.53	0.31	0.33	0.39
独立性（IND）	0.64	0.43	0.59	0.44	0.41	0.45	0.40	0.29
精力与不适（EAD）	0.41	0.28	0.46	0.29	0.40	0.39	0.28	0.32
心理功能（PSD）	0.29	0.31	0.38	0.30	0.37	0.44	0.26	0.43
认知（COG）	0.46	0.41	0.50	0.39	0.49	0.52	0.44	0.58
情绪（EMO）	0.22	0.23	0.27	0.27	0.30	0.38	0.16	0.36
意志与个性（WIP）	0.14	0.25	0.29	0.21	0.13	0.26	0.26	0.17
社会功能（SOD）	0.36	0.45	0.46	0.42	0.34	0.56	0.39	0.41
人际交往（INC）	0.46	0.42	0.48	0.39	0.34	0.51	0.37	0.40
社会支持（SSS）	0.20	0.34	0.30	0.30	0.19	0.41	0.24	0.30
社会角色（SOR）	0.28	0.39	0.42	0.38	0.37	0.52	0.41	0.36
共性模块（CGD）	0.42	0.41	0.59	0.38	0.51	0.44	0.37	0.40
特异模块（SPD）	0.27	0.26	0.37	0.15	0.26	0.22	0.28	0.12
皮肤黏膜症状（SMS）	0.38	0.31	0.52	0.43	0.51	0.37	0.26	0.39
其他症状（OTS）	0.16	0.26	0.25	0.16	0.22	0.38	0.29	0.35

4. 信度分析 量表的信度通过计算各领域及各侧面的内部一致性系数 α 及重测相关系数 r 来反映。用第一次测定的数据分别计算各个领域的内部一致性信度（克朗巴赫系数 α），用第一二次测定结果计算重测信度（相关系数 r），结果见表22-7。可见，从领域层面看除了心理功能领域的为0.59以外，该量表各领域及总量表的克朗巴哈 α 系数均大于0.79；该量表除了心理功能领域的重测相关系数分别为0.69以外，其余均在0.79以上，说明 QLICD-HIV（V2.0）信度中的两方面指标均显示该量表信度较好。

表22-7 QLICD-HIV（V2.0）信度评价结果

领域/侧面	α系数	重测相关系数	ICC 及其95%可信区间
生理功能（PHD）	0.81	0.87	0.87（0.79~0.92）
基本生理功能（BPF）	0.66	0.74	0.74（0.60~0.83）
独立性（IND）	0.88	0.86	0.85（0.76~0.91）
精力与不适（EAD）	0.53	0.56	0.55（0.36~0.70）
心理功能（PSD）	0.59	0.69	0.69（0.53~0.80）
认知（COG）	0.42	0.78	0.78（0.66~0.86）
情绪（EMO）	0.65	0.59	0.59（0.41~0.73）
意志与个性（WIP）	0.63	0.65	0.65（0.48~0.77）
社会功能（SOD）	0.79	0.84	0.84（0.74~0.90）
人际交往（INC）	0.63	0.80	0.79（0.68~0.87）
社会支持（SSS）	0.58	0.81	0.81（0.71~0.88）
社会角色（SOR）	0.36	0.74	0.74（0.60~0.83）

续表

领域及其侧面	α系数	重测相关系数	ICC 及其 95%可信区间
共性模块（CGD）	0.86	0.88	0.88（0.81~0.93）
特异模块（SPD）	0.84	0.79	0.79（0.68~0.87）
皮肤黏膜症状（SMS）	0.73	0.79	0.79（0.67~0.86）
其他症状（OTS）	0.86	0.81	0.80（0.69~0.87）
恐惧心理（FEM）	0.42	0.63	0.63（0.45~0.76）
总量表（TOT）	0.90	0.88	0.88（0.81~0.93）

5. 反应度 该研究的量表反应度评价方法是对患者在治疗前和治疗 2 个月末两次测定的数据进行分析，主要是对各领域、侧面、总分进行配对 t 检验，同时计算标准化反应均数（SRM）。SRM 为治疗前后差值均数与差值标准差的比值（取绝对值）。结果显示：治疗前和治疗 2 个月末的生理功能、心理功能、社会功能、共性模块、特异性模块、总量表得分均有统计学意义（$P<0.05$）。治疗前和治疗 2 个月除认知、意志、个性、人际交往、药物不良反应 5 个侧面得分无统计学意义外，其余侧面均有统计学意义。可以认为 QLICD-HIV（V2.0）量表的特异模块有一定的反应度，见表 22-8。

表22-8 QLICD-HIV（V2.0）反应度评价结果

领域/侧面	治疗前		治疗后		差值		配对 t 检验		SRM
	均数	标准差	均数	标准差	均数	标准差	t	P	
生理功能（PHD）	62.61	17.11	63.73	16.11	−1.12	11.33	−1.10	0.273	0.10
基本生理功能（BPF）	50.66	17.20	52.82	18.66	−2.17	15.02	−1.61	0.111	0.14
独立性（IND）	78.43	26.40	79.03	23.02	−0.60	15.22	−0.44	0.659	0.04
精力与不适（EAD）	62.80	23.12	62.60	21.59	0.20	21.32	0.11	0.916	0.01
心理功能（PSD）	52.44	13.05	53.39	12.19	−0.95	8.58	−1.24	0.219	0.11
认知（COG）	57.56	23.74	58.47	23.73	−0.91	19.07	−0.53	0.597	0.05
情绪（EMO）	53.43	16.41	54.18	15.95	−0.75	11.68	−0.71	0.477	0.06
意志与个性（WIP）	43.85	16.68	45.56	17.83	−1.71	16.89	−1.13	0.261	0.10
社会功能（SOD）	60.18	19.94	59.70	20.55	0.48	13.07	0.41	0.684	0.04
人际交往（INC）	68.75	19.64	66.73	19.69	2.02	15.19	1.48	0.142	0.13
社会支持（SSS）	53.63	24.28	54.30	25.29	−0.67	17.35	−0.43	0.667	0.04
社会角色（SOR）	57.16	28.21	57.26	27.84	−0.10	22.68	−0.05	0.961	0.00
共性模块（CGD）	57.92	13.25	58.52	12.90	−0.60	7.54	−0.88	0.379	0.08
特异模块（SPD）	71.21	16.44	73.35	15.53	−2.14	10.59	−2.25	0.026	0.20
皮肤黏膜症状（SMS）	77.02	21.53	79.33	20.85	−2.32	15.09	−1.71	0.09	0.15
其他症状（OTS）	73.68	19.26	75.40	17.47	−1.72	14.09	−1.36	0.175	0.12
恐惧心理（FEM）	49.29	27.62	51.41	27.48	−2.12	26.56	−0.89	0.377	0.08
总量表（TOT）	62.56	12.78	63.69	12.30	−1.13	6.94	−1.82	0.071	0.16

22.2.4 QLICD-HIV（V2.0）量表得分解释与临床意义研究

以分布为基础的方法制订 MCID：以分布为基础的方法相关指标：效应大小（ES）为治疗

前后差值（治疗前-治疗后）均数与治疗前标准差的比值。采用 ES 为该研究 124 例患者的效应大小，效应大小实际上是一个反应度的指标。该研究需要制订的是最小临床显著差异，效应大小（ES）0.2~0.49 为较小，0.5~0.79 为中等，大于等于 0.8 则为较大。参照 Gerry 等（2004）的方法，分别计算 ES 等于 0.2、0.5、0.8 时的得分差值，当 ES=0.5 时为最小临床显著差异（MCID=$ES_{0.5} \times s_{治疗前}$），其中生理功能（PHD）的小临床显著差异分为 8.25；心理功能（PSD）的为 6.53；社会功能（SOD）的为 9.97；共性模块（CGD）的为 6.55；特异模块（SPD）的为 8.22；总量表（TOT）的为 6.34。

22.2.5 讨论

从量表的效度分析结果可以看出，生理、心理、社会功能领域、特异模块和所属领域内条目的相关系数明显高于其他领域内条目的相关系数，通过条目-维度相关性分析可以了解 HIV 感染者/AIDS 患者生命质测定量表条目与维度相关性较好。特异模块经因子分析提取三个主成分，累计方差贡献率为 55.21%，提出的主成分与临床专家预先提出的理论结构基本上是吻合的。以 SF-36 量表作为校标进行相关性分析，两个量表相应领域间的相关系数大于与其他领域间的相关。由于 SF-36 是普适性量表，所以特异模块与 SF-36 所有领域相关性均不高。可以认为 QLICD-HIV（V2.0）的效度较好。

从量表的信度分析结果可以看出，HIV/AIDS 量表从领域层面看除了心理功能领域的为 0.59 以外，该量表各领域及总量表的克朗巴哈 α 系数均大于 0.70。目前，对于信度系数并没有公认的标准，但是有众多的研究者对此做出了研究，Hays 等认为相关系数达到 0.7 以上信度就比较好（Hays 等，1993）。一般认为 α 系数应该达到 0.7 以上。该量表除了心理功能领域的重测相关系数分别为 0.59 以外，其余均在 0.70 以上。因此可以认为 QLICD-HIV（V2.0）信度较好。

一般认为，ES、SRM 的绝对值在 0.2 左右则反应度较低，0.5 左右反应度适中，0.8 以上反应度较好（Husted，2000）。结果显示：治疗前和治疗 2 个月除了特异模块有统计学意义以外，生理功能、心理功能、社会功能、共性模块、总量表得均无统计学意义。治疗前和治疗 2 个月除个性一个小方面得分有统计学意义外，其余小方面均无统计学意义；各领域的 SRM 在 0.04~0.20，各侧面的 SRM 在 0.00~0.21。尚不能认为 QLICD-HIV（V2.0）量表的反应度好，原因可能是患者治疗过程效果不明显导致，有待进一步延长治疗进行考评。

综上所述，HIV 感染者/AIDS 患者生命质量测定量表 QLICD-HIV(V2.0)具有较好的信度、效度，可以用于中国 HIV 感染者/AIDS 患者生命质量的初步评价，同时可以被临床工作者用于评价治疗方案、临床疗效。MCID 的制订对于量表的得分解释和推广应用有很大意义。

22.3 HIV 感染/AIDS 生命质量测评的应用

艾滋病所带来的生活和社会问题日益严重，由于疾病本身及来自社会环境的应激和社会支持资源的匮乏等因素，都可能给他们的生活带来负面的影响。HIV 不仅损害患者的生理功能，使其工作和劳动能力急剧下降，活动受限，在经济上、生活上陷入困境；同时，HIV 相关的歧视和敌意使 PLWHA 在人际关系、社会环境等方面遭遇诸多困难。使 HIV 感染者难以主动寻求和接受必需的卫生保健服务，使自愿咨询、检测、获得充足的护理、支持和治疗面临挑战。另外由于艾滋病的致死性和传播的特殊性，感染 HIV 或患 AIDS 对任何个体而言都是重大的心理应激，这种应激导致他们极其容易出现一系列的负性心理反应，有文献报道，50%的 PLWHA 表现为焦虑和抑郁为主的适应障碍，20%~30%的个体患符合诊断标准的抑郁症或焦虑症，部分感染者还会产生消极观念和行为,将严重影响生理、心理和社会功能的状态,造成其生命质量的下降。

本节用 QLICD-HIV（V2.0）的测定结果进行一些应用分析。

22.3.1 不同人口特征患者生命质量比较

（1）据表 22-9 显示：不同性别患者心理功能领域得分差异有统计学意义（$P<0.05$），而且男性患者生命质量得分高于女性患者；其余领域和侧面均无统计学意义。

（2）据表 22-10 显示：不同民族患者社会功能领域得分差异有统计学意义（$P<0.05$），而且其他民族患者生命质量得分高于汉族患者；其余领域和侧面均无统计学意义。

（3）据表 22-11 显示：不同婚姻状况患者心理功能领域、情绪、社会功能领域、人际交往、社会角色、共性模块、量表总得分差异有统计学意义（$P<0.05$），在婚患者生命质量得分均高于其他婚姻状况患者；其余领域和侧面均无统计学意义。

（4）据表 22-12 显示：不同职业（工人、农民、其他）、不同医疗保障（自费、社会医疗保险、合作医疗、其他）的各个领域和侧面得分差异均无统计学意义；不同文化程度（小学、初中、高中或中专、大专及以上）其他症状侧面得分差异有统计学意义（$P<0.05$），其余领域和侧面均无统计学意义；不同年龄（≤35 岁、35~45 岁、45~55 岁、>55 岁）认知、情绪得分差异有统计学意义（$P<0.05$），其余领域和侧面均无统计学意义。

表22-9　不同性别HIV 感染者/AIDS患者各领域及侧面得分的比较

领域/侧面	男（$n=69$）		女（$n=55$）		t 检验	
	均数	标准差	均数	标准差	t	P
生理功能（PHD）	61.92	12.30	62.77	20.73	0.27	0.788
基本生理功能（BPF）	50.22	12.17	55.18	19.98	1.62	0.109
独立性（IND）	80.07	22.24	76.36	30.92	0.75	0.456
精力与不适（EAD）	63.95	21.39	61.36	25.26	0.62	0.538
心理功能（PSD）	54.74	10.90	49.55	14.93	2.16	0.033
认知（COG）	61.23	19.66	52.95	27.53	1.88	0.063
情绪（EMO）	55.95	14.67	50.26	18.00	1.90	0.061
意志与个性（WIP）	62.68	33.38	53.18	33.00	1.58	0.116
社会功能（SOD）	61.95	20.07	57.95	19.72	1.11	0.268
人际交往（INC）	69.80	18.86	67.42	20.68	0.67	0.504
社会支持（SSS）	56.88	23.57	49.55	20.76	1.68	0.095
社会角色（SOR）	57.79	28.57	56.36	28.65	0.28	0.781
共性模块（CGD）	59.21	10.89	56.43	15.40	0.13	0.260
特异模块（SPD）	71.00	14.74	71.48	18.50	0.17	0.869
皮肤黏膜症状（SMS）	75.09	22.14	79.43	20.68	1.12	0.266
其他症状（OTS）	73.15	16.70	74.34	22.21	0.34	0.733
恐惧心理（FEM）	52.35	25.30	45.45	30.08	1.39	0.168
总量表（TOT）	63.22	10.63	61.56	14.91	0.70	0.487

表22-10 不同民族HIV感染者/AIDS患者各领域及侧面得分的比较

领域/侧面	汉族（$n=100$）		其他（$n=24$）		t检验	
	均数	标准差	均数	标准差	t	P
生理功能（PHD）	61.63	17.00	65.10	14.21	0.93	0.356
基本生理功能（BPF）	51.90	16.96	54.58	12.76	0.73	0.469
独立性（IND）	77.83	26.25	80.90	27.42	0.51	0.611
精力与不适（EAD）	61.63	24.12	67.70	18.03	1.16	0.249
心理功能（PSD）	51.86	12.50	54.83	15.21	1.00	0.319
认知（COG）	56.13	23.74	63.54	23.29	1.38	1.70
情绪（EMO）	52.90	15.96	55.65	18.36	0.74	0.461
意志与个性（WIP）	58.25	32.96	59.37	35.97	0.15	0.883
社会功能（SOD）	58.34	19.46	67.84	20.47	2.13	0.036
人际交往（INC）	67.08	18.55	75.69	22.78	1.95	0.053
社会支持（SSS）	52.00	24.88	60.42	20.74	1.53	0.128
社会角色（SOR）	54.75	28.36	67.19	25.75	1.96	0.052
共性模块（CGD）	57.02	12.89	61.96	13.50	1.67	0.097
特异模块（SPD）	70.62	15.97	73.68	18.44	0.82	0.415
皮肤黏膜症状（SMS）	77.06	20.76	76.82	24.96	0.05	0.961
其他症状（OTS）	73.08	19.60	76.16	17.96	0.70	0.485
恐惧心理（FEM）	47.00	28.38	58.85	22.26	1.91	0.059
总量表（TOT）	61.65	12.11	65.96	14.60	1.50	0.136

表22-11 不同婚姻状况HIV感染者/AIDS患者各领域及侧面得分的比较

领域/侧面	在婚（$n=58$）		其他（$n=66$）		t检验	
	均数	标准差	均数	标准差	t	P
生理功能（PHD）	64.53	17.71	60.34	15.23	1.41	0.160
基本生理功能（BPF）	55.09	16.74	50.08	15.50	1.73	0.086
独立性（IND）	79.74	28.58	77.27	24.48	0.52	0.605
精力与不适（EAD）	65.30	23.42	60.61	22.81	1.13	0.261
心理功能（PSD）	55.60	11.27	49.66	13.94	2.59	0.011
认知（COG）	59.27	25.06	56.06	22.60	0.75	0.455
情绪（EMO）	57.02	13.63	50.27	18.03	2.37	0.020
意志与个性（WIP）	64.22	31.10	53.41	34.78	1.81	0.072
社会功能（SOD）	65.63	19.48	55.40	19.23	2.94	0.004
人际交往（INC）	72.56	19.12	65.40	19.62	2.05	0.043
社会支持（SSS）	58.19	24.75	49.62	23.32	1.98	0.050
社会角色（SOR）	66.38	25.88	49.05	27.85	3.57	0.001
共性模块（CGD）	61.44	12.76	54.92	12.71	2.84	0.005
特异模块（SPD）	73.05	17.71	69.60	15.20	1.17	0.245
皮肤黏膜症状（SMS）	78.99	20.06	75.28	22.75	0.96	0.341
其他症状（OTS）	74.62	20.69	72.85	18.04	0.51	0.613
恐惧心理（FEM）	53.23	29.39	45.83	25.70	1.50	0.137
总量表（TOT）	65.40	13.16	59.93	11.76	2.45	0.016

表22-12 不同职业、医疗保障、文化程度、年龄患者各领域及侧面得分的比较（方差分析）

领域及其侧面	职业		医疗保障		文化程度		年龄	
	F	P	F	P	F	P	F	P
生理功能（PHD）	0.09	0.917	0.86	0.462	0.92	0.435	1.93	0.129
基本生理功能（BPF）	0.27	0.765	1.02	0.387	1.73	0.164	2.01	0.117
独立性（IND）	0.23	0.792	0.37	0.776	0.47	0.702	2.14	0.099
精力与不适（EAD）	0.38	0.687	1.43	0.239	0.70	0.554	0.77	0.515
心理功能（PSD）	0.73	0.485	0.21	0.891	0.96	0.412	3.57	0.016
认知（COG）	0.64	0.527	0.62	0.604	0.17	0.913	4.24	0.007
情绪（EMO）	1.24	0.294	0.41	0.744	1.06	0.367	3.43	0.019
意志与个性（WIP）	0.12	0.886	1.45	0.233	0.25	0.864	1.89	0.135
社会功能（SOD）	0.40	0.670	1.30	0.277	0.78	0.508	0.19	0.903
人际交往（INC）	0.48	0.620	2.22	0.089	0.88	0.453	0.41	0.745
社会支持（SSS）	1.81	0.168	1.09	0.355	1.03	0.384	0.18	0.907
社会角色（SOR）	0.20	0.818	0.47	0.704	0.75	0.524	0.18	0.908
共性模块（CGD）	0.11	0.895	0.37	0.775	0.92	0.432	2.02	0.115
特异模块（SPD）	0.42	0.658	0.79	0.502	1.21	0.308	2.04	0.112
皮肤黏膜症状（SMS）	0.62	0.542	0.70	0.555	1.84	0.144	1.63	0.186
其他症状（OTS）	0.11	0.897	0.94	0.423	2.78	0.044	0.85	0.471
恐惧心理（FEM）	0.83	0.437	0.82	0.487	4.73	0.004	1.38	0.252
总量表（TOT）	0.05	0.947	0.50	0.684	0.90	0.444	2.46	0.066

22.3.2 不同治疗时间生命质量得分的变化分析

分别对不同性别、民族不同治疗时间 HIV 感染者/AIDS 患者生命质量得分进行重复测量资料的方差分析，结果见表 22-13 和表 22-14 及图 22-2 和图 22-3。结果显示：随着治疗时间的推移，不同性别、民族 HIV 感染者/AIDS 患者生命质量得分有的上升有的下降，说明 HIV 感染者/AIDS 患者在长时间的治疗过程中，临床症状、生理、心理、社会功能等时好时坏，艾滋病是一种不能治愈的疾病，只能靠治疗来缓解病痛维持患者生命，因此心理辅导、健康教育、社会支持等干预措施是必不可少的。

表22-13 不同民族HIV 感染者/AIDS生命质量随时间变化的重复测量方差分析

	自由度	离均差平方和	F	P
治疗时间	2	0.20	0.01	0.991
民族	1	1657.33	8.06	0.019
治疗时间×民族	2	45.73	4.07	0.035
残差（治疗时间）	18	20.91		
残差（民族）	9	205.71		

表22-14　不同性别HIV感染者/AIDS生命质量随时间变化的重复测量方差分析

	自由度	离均差平方和	F	P
治疗时间	2	21.68	0.59	0.557
性别	1	633.13	2.84	0.104
治疗时间×性别	2	18.20	0.79	0.460
残差（治疗时间）	54	36.62		
残差（性别）	27	223.12		

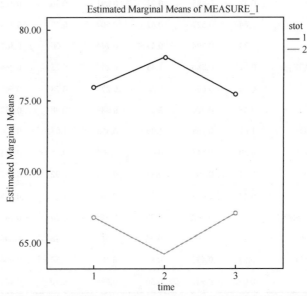

图 22-2　不同民族不同治疗时间 HIV 感染者/AIDS 患者生命质量得分重复测量方差分析

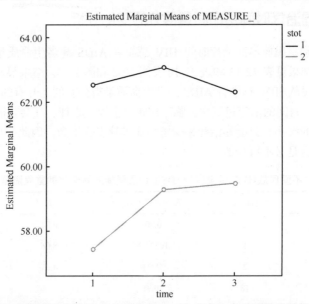

图 22-3　不同性别不同治疗时间 HIV 感染者/AIDS 患者生命质量得分重复测量方差分析

（杨　铮）

参 考 文 献

蔡南乔，郝元涛，方积乾，等. 2011. 艾滋病患者生存质量测定量表概况. 中国中医基础医学杂志，（7）：804-807
蔡南乔，康婧，徐德林，等. 2012. 世界卫生组织艾滋病患者生存质量量表修订的定性访谈研究. 中医杂志，53（10）：839-842
陈宇婧，李星明，袁晓青，等. 2015. 艾滋病感染者及患者生命质量的现况及其相关因素分析. 中国预防医学杂志，（5）：333-338
崔丹，梁淑英，郭金玲，等. 2011. HIV 感染者/AIDS 病人生存质量量表述评. 医学与社会，24（6）：4-6
崔丹，梁淑英，郭金玲，等. 2010. HIV 感染者/AIDS 患者生存质量影响因素研究进展. 医学与社会，23（12）：1-3
邓阳，周贵，祝云，等. 2012. 简体中文版 MOS-HIV 量表对 HIV/AIDS 患者生存质量测评与社会歧视的相关性分析. 昆明医科大学学报，（9）：133-137
范东，罗阳. 2009. HIV 感染者和艾滋病病人健康相关生命质量测定量表的研究进展. 护理研究，23（293）：1881-1883
姜楠. 2012. $CD8^+T$ 淋巴细胞对 HIV 感染者生存质量的作用. 医药论坛杂志，（7）：54-55
李松，刘爱文，李辉，等. 2014. 安徽省艾滋病抗病毒治疗病人生活质量与社会支持典型相关分析. 中华疾病控制杂志，18（10）：956-959
罗鑫，雷秀兵，田黎，等. 2014. 世界卫生组织艾滋病生存质量简表中文版应用于 HIV/AIDS 患者的信度和效度评价. 传染病信息，（5）：289-291
孟亚军，李宁秀，陈建华，等. 2007. 中国艾滋病病毒感染者生命质量测定量表的编制. 中华流行病学杂志，28（11）：1081-1084
苏芳静，郭选贤，徐立然，等 2007. HIV 感染者/AIDS 病人生存质量若干问题探讨. 河南中医学院学报，22（129）6-8
万崇华，高丽，李晓梅，等. 2005. 慢性病患者生命质量测定量表体系共性模块研制方法（一）：条目筛选及共性模块的形成. 中国心理卫生，19（11）：723-726
吴昊，王建平，蔺秀云等. 2003. AIDS 患者生活质量及测查工具研究状况. 中国艾滋病性病，1（9）51-53
向德平，陈琦等. 艾滋病患者的社区支持. 2004. 学术论坛，3：141-144
徐立然，杨小平，郭会军，等. 2013. 中医药辨证施治对 HIV 感染者生存质量影响的初步探讨. 中国中药杂志，38（15）：2480-2483
阎正民，张平. 2004. 艾滋病毒感染者生活质量评价分析. 中国卫生事业管理，20（6）：367-368
杨芬，柳青. 2005. HIV 感染者/AIDS 病人生存质量研究进展. 国外医学：社会医学分册，2：49-53
杨建章，孟月兰，张海华，等. 2015. 艾滋病毒感染者/艾滋病患者心理健康状况、生活质量及综合干预的探讨. 中国实用医药，（12）：262-263.
杨燕君，张晖，吴少敏，等. 2014. MOS-HIV 量表测量 PLWHA 生存质量现状. 中国艾滋病性病，（5）：349-352
曾琳，马连萍，艾合买提江，等. 2012. 平艾合剂 1 号方改善 AIDS/HIV 感染者生存质量的研究. 新中医，（8）：60-61
张明利，魏俊英，吴毓敏. 2010. HIV/AIDS 生存质量量表（HIV/AIDSQOL-46）. 中医学报，25（149）：599-601
张双. 2001. HIV 感染者/AIDS 病人生命质量及影响因素研究. 长沙：中南大学
张燕，绳宇. 2008. HIV 感染者和艾滋病患者生活质量及其影响因素的研究现状. 中华护理杂志，43（1）：69-71
Arpinelli F, Visona G, Bruno R, et al. 2000. Health related quality of life in asymHIVomatic patients with HIV. Evaluation of the SF-36 health survey in Italian patients. Pharmacoeconomics, 18（1）：63-721
Badia X, Podzamczer D, Lopez2Lavid C, et al. 1999. Evidence2based medicine and the validation of quality of life questionnaires: the Spanish versionof the MOS-HIV questionnaire for the evaluation of the quality of life in patients infected by HIV. Enferm Infecc Microbiol Clin, 17（2）：103-131
Bastardo YM, Kimberlin CL et al. 2000. Relationship between quality of life, social support and disease-related factors in HIV-infected persons in Venezuela. AIDS Care, 12（5）：673-684
Berhane K, Karim R, Cohen MH, et al. 2004. Impact of highly active antiretroviral therapy on anemia and relationship between anemia and aurvival in a large cohort of HIV-infeeted women: women's interagency HIV study. J Acquir Immune Defic Syndr, 37（2）：1245-1252
Call SA, Kalpo JC, Stewert KE, et al. 2000. Health related quality of life and virologic outcomes in an HIV clinic. Qual Life Res, 9：977-985
Carretero M D, Burgess A P, Soler M, et al. 1996. Reliability and validity of an HIV specific health related quality of life measure for use with injecting drug users. AIDS, 10（14）：1699-7051
Cederfjall C, Langius-Eklöf A, Langius-Eklöf, et al. 2001. Gender differences in perceived health-related quality of life among patients with HIV infection. AIDS Patient Care STDS, 1（15）：31-39
Cella DF, McCain NL, Peterman AH, et al. 1996. Development and validation of the functional assessment of human immunodeficiency virus infection（FAHI）quality of life instrument. Qual Life Res, 5（4）：450-463
Chassany O, Sagnier P, Marquis P, et al. 2002. Patient-reported outcomes: the example of health-related quality of life. A European guidance document for the integration of health-related quality of life assessment in the drug regulatory process. Drug Inf J, 36（1）：209-238
Damon J, Benjamin C, Ellen R. et al. 2003. Functional status and overall quality of life in a multiethnic HIV-positive population. AIDS Patient Care STDS, 17（4）：187-197
Drewes J, Gusy B, Rüden Uv. 2013. More than 20 years of research into the quality of life of people with HIV and AIDS—a descriptive review of study characteristics and methodological approaches of published empirical studies. J Int Assoc Provid AIDS Care, 12（1）：18-22.

Eriksson E, Nordström, Berglund et al.2000. The health-related quality of life in a Swedish sample of HIV-infected persons.J Adv Nurs, 32（5）：1213-1223

Evans SR, Krown SE, Testa MA, et al.2002. Phase Ⅱ evaluation of low-dose oral etoposide for the treatment of relapsed or progressive AIDS-related Kaposi's sarcoma：an AIDS Clinical Trials Group clinical study. J Clin Oncol, 20（15）：3236-3241

Ganz PA, Coscarelli-Schag CA, Kahn B et al.1993. Describing the Health-related quality of life impact of HIV infection：finding from a study using the HIV overview of problem-evaluation system（HOPES）. Qual Life Res, 2（2）：109~119

Garvie PA, Lawford J, Banet MS, et al. 2009. Quality of life measurement in paediatric and adolescent populations with HIV：a review of the literature. Child Care Health Dev, 35（4）：440-453

Globe DR, Hays RD, Cunningham WE.1999.Associations of clinical parameters with health-related quality of life in hospitalized persons with HIV disease. AIDS Care, 11（1）：71-86

Hays RD, Anderson R, Revicki D.1993. Psychometric considerations in evaluating health-related quality of life measures. Quality of life, 2（6）：441-449

Hays RD, Cunningham WE, Sherbourne CD, et al.2000.Health-related quality of life in patients with human immunodeficiency virus infection in the United States：results from the HIV cost and services utilization study. Am J Med, 108（9）：714-722

Holmes WC, Ruocco JE.2008.Test -retest evaluation of HAT-QOL and SF-36 in an HIV-seropositive sample. AIDS Care, 20（9）：1084-1092

Holmes WC, Shea JA. 1997. Performance of a new, HIV/AIDS-targeted quality of life（HAT-QOL）instrument in asymt omatic seropositive individuals. Quality of Life Research, 6（6）：561-571

Holzemer WL, Spicer JG, Wilson HS, et al.1998.Validation of the quality of life scale：living with HIV. J Adv Nurs, 28（3）：622-630

Hsiung PC, Fang CT. 2005.Comparison of WHOQOL-BREF and SF-36 in patient with HIV infection. Quality of Life Research, 14（1）：141-150

Husted J A, Cook R J, Farewell V T, et al.2000.Methods for assessing responsiveness：a critical review and recommendations .J Clin Epidemiol, 53（5）：459-468

Kemppainen JK.2001. Predictors of quality of life in AIDS patients. J Assoc Nurses AIDS Care, 12（1）：61-70

Leplège N, Rude E, Ecosse R, et al.1997. Measuring quality of life from the point of view of HIV- positive subjects：the HIV-QL31. Quality of Life Research, 6（6）：585-594

Lorenz KA, Cunningham WE, Spritzer KL, et al.2006.Changes in symHIVoms and health-related quality of life in a nationally representative sample of adults in treatment for HIV . Qual Life Res, 15（6）：951-958

Low-Beer S, Chan K, Wood E, et al.2000.Health related quality of life among persons with HIV after the use of protease inhibitors. Qual Life Res, 9（8）：941-949

Lubeck DP, Fries JF. 1997.Assessment of quality of life in early stage HIV-infected persons：data from the AIDS time-oriented health outcome study（ATHOS）. Quality of Life Research, 6（6）：494-506

Mast TC, Kigozi G, Wabwire-mangen F, et al.2004. Measuring quality of life among HIV-infected women using a culturally adapted questionnaire in Rakai district. Uganda.AIDS Care, 16（1）：81-94

Molassiotis A, CallaghanP, Twinn S F, et al. 2001. Correlates of quality of life in symptomatic HIV patients living in Hong Kong.AIDS Care , 13（3）：319-334

Murri R , Ammassari A , Fantoni M , et al.1997.Disease2related factor associated with health related quality of life in people with nonadvanced HIVdesease assessed using an Italian version of the MOS-HIV health survey.Acquir Immune Defiv Syndr Hum Retrocirol , 16（5）：350-361

O'Brien KK, Bayoumi AM, Strike C, et al.2010.How do existing HIV-specific instruments measure up？Evaluation the ability of instruments to describe disability experienced by adults living with HIV.Health Qual Life Outcomes, 8（6）：1-10

O'Keefe EA , Wood R.1996.The impact of human immunodeficiency virus（HIV）infection on quality of life in a multiracial South African population.Qual Life Res, 5（2）：275-801

Patrizia S, Piero B, Albert W, et al.2003.Validity and reliability of the Italian translation of the MOS-HIV health survey in persons with AIDS . Quality of Life Research, 12：1137- 1146

Paxton S, Gonzales G, Uppakaew K, et al.2005. AIDS-related discrimination in Asia . AIDS Care, 17（4）：413-424

Peterman AH, Cella D, Mo F, et al.1997.Psychometric validation of the revised functional assessment of human immunodeficiency virus infection（FAHI）quality of life instrument. Qual Res, 6（6）：572-584

Remple VP, Hilton BA, et al. 2004. Psychometric assessment of the multi- dimensional quality of life questionnaire for person with HIV/AIDS（MQOL-HIV）in a sample of HIV-infected women. Quality of Life Research, 13（5）：947-957

Revieki DA, Ehreth JL. Health-related quality-of-life assessment and planning for the pharmaceutieal industry.ClinTher, 19（5）：1101-1115

Revieki DA, Sorensen S , Wu AW.1998. Reliability and validity of physicaland mental health summary scores from the medical out comes study HIV health survey.Medical Care, 36（2）：126 -137

Schag CAC, Ganz PA, Petersen L.1992.Assessing the needs and quality of life of patients with HIV infection：development of the HIV overview of problem-evaluation system（HOPES）. Qual Life Res, 1（6）：397-413

Scott-Lennox Wu AW, Boyer JG, et al.1999. Reliability and validity of French, German, Italian, Dutch, and UK English translations of themedical outcomes study HIV health survey. Med Care, 37（9）: 908-925

Simith KW, Avis NE. 1997.Use of the MQOL-HIV with asymptomatic HIV-positive patients. Quality of Life Research, 6(6): 555-560

Smith MY, Feldman J, Kelly P, et al. 1996. Health related quality of life HIV infected women: evidence for the reliability, validity and responsiveness of the medical outcomes study short form 20. Qual LifeRes, 5（1）: 47-551

Sun H, Zhang J, Fu X.2007.Psychological status, coping, and social support of people living with HIV/AID in central China. Ublic Health Nurs, 24（2）: 132-140

Testa MA, Katzenstein D, et al.1997. Measuring quality of life in early HIV disease: the modular approach. Qual Life Res, 6（6）: 515-530

Turner J, Page-Shafer K, Chin P et al.2001.Adverse impact of cigarette smoking on dimensions of health-related quality of life in persons with HIV infection. AIDS Patient Care STDS, 15（12）: 827

WHOQOL HIV GROUP.2004. WHOQOL-HIV for quality of life assessment among people living with HIV and AIDS: results from the field test. AIDS CARE, 16（7）: 882-889

WHOQOL-HIV Group.2003. Preliminary development of the World Health Organization's quality of life HIV instrument（WHOQOL-HIV）: analysis of the pilot version. Social Science & Medicine, 57（7）: 1259-1275

William CH, Judy AS.1999.Two approaches to measuring quality of life in the HIV/ AIDS population: HAT-QOL and MOS-H IV. Quality of Life Research, 8（16）: 515-527

Wu AW, Revicki DA, Jacobson D, et al.1997.Evidence for reliability, validity and usefulness of the medical out comes study HIV health survey（MOS-HIV）.Quality of Life Research, 6（6）: 481-493

第 23 章 药物滥用的生命质量研究

药物滥用（Drug Abuse）指不是为了医疗用途，个人强制性地长期慢性或周期性地使用药物。滥用的药物包括麻醉药品、精神药品、挥发性有机溶剂、烟草、乙醇等，本文讨论的药物滥用主要指麻醉药品滥用，其种类包括阿片类、可卡因类、大麻类等，俗称毒品。

吸毒在全球范围内都是严重的社会问题，联合国毒品和犯罪问题办公室（UNODC）《2013世界毒品报告》显示，全球滥用药品人数为 1.67 亿～3.15 亿，占 15～64 岁成年人口的 3.6%～6.9%，其中，估计有 1400 万人注射吸毒。2011 年全球有 21.1 万人死于与毒品有关，其中多数是年轻人，很大程度上是可以预防的。

新中国成立后短短的三年时间，烟毒便在中国基本禁绝，但 20 世纪 80 年代，毒品再次在我国成为严重的社会问题，吸毒人群不断壮大，截止 2011 年年底，中国累计登记在册的吸毒人员有 179.4 万人，主要为滥用海洛因等阿片类毒品，但近年来滥用苯丙胺类和氯胺酮类新型毒品的人数呈快速增长的趋势，2011 年为 58.7 万人，占登记吸毒人数的 32.7%。每年新查获的吸毒人员都在 10 万人以上，且主要是 25 岁以下的青少年，以滥用冰毒等新型毒品为主。

药物滥用包括人体的身体上和（或）精神上对药物的依赖，身体的依赖是指身体对药物形成的一种适应状态，一旦停止用药，会发生一系列生理功能紊乱的情况即戒断综合征；精神依赖是指人对药物产生的欣快感的渴求，从而不能自制地连续性或周期性地使用药物。长期吸毒可以导致精神障碍与变态，常常出现幻觉和思维障碍，而精神性依赖使吸毒者一切行为都围绕毒品，甚至为了毒品丧失了人性，加剧了违法犯罪行为，给社会安定带来极大的威胁。长期使用毒品还会造成慢性中毒，主要表现为嗜睡、感觉迟钝、运动失调、幻觉、妄想、定向障碍等。由于长期使用毒品使身体内的阿片肽生成形成了新的平衡，一旦停用将导致严重的戒断反应，出现不安、焦虑、忽冷忽热、鸡皮疙瘩、流泪、流涕、出汗、恶心、呕吐、腹痛、腹泻等，使吸毒者不愿停用，停用的又复吸。注射吸毒者由于共针行为及消毒措施缺乏，常常出现感染性疾病，如化脓性感染及乙型肝炎等，最为严重的是通过共针行为导致 HIV 的传播，因患 AIDS 而危及生命。

吸毒的治疗措施包括为吸毒者提供脱毒或戒毒治疗、康复、重返社会、善后照顾等一系列的服务，以降低吸毒者对毒品的依赖，预防吸毒的各种并发症。

药物滥用是具有高复发率的慢性疾病，难以彻底戒断。毒品不仅对吸毒者家庭、社会乃至国家造成严重的危害，同时对吸毒者的身体、心理、社会适应性等也造成了极大的影响，而难以戒断、反复复吸的特点，用戒断率或复吸率等评价干预措施的效果，其敏感性较差，而且吸毒行为对吸毒者本身的影响应该纳入评价指标体系，因此，有关吸毒者生命质量的研究成为该领域研究的热点问题，用于评价吸毒行为对吸毒者生活质量的影响，同时也可以用于戒断干预措施或药物的评价指标。

23.1 药物滥用的生命质量研究现状

23.1.1 药物滥用生命质量测定量表研究

用于药物滥用的普适性量表包括世界卫生组织生命质量量表（WHOQOL-100）或简表

（WHOQOL-BRAF）、简明健康状况调查问卷（SF-36）、欧洲生存质量测定量表（EQ-5D）、诺丁汉健康调查表（NHP）、健康质量指数（QWB）、生命质量指数（QOLI）、McGill 生命质量问卷（MQOL）、多维度生命质量指数（MILQ）、兰克夏生命质量量表（Lancashire quality of life Profile）等。详见第 2 章介绍。

国外自 20 世纪 70 年代末第一个用于药物滥用的特异量表 ASI（addiction severity index）开发以来，有多个用于药物滥用生命质量的量表先后研制出来，我国学者也开发了用于海洛因滥用患者的生命质量特异量表。常用特异性量表的特征见表 23-1。

1. Addiction severity index（ASI） 是美国宾夕法尼亚大学和宾夕法尼亚退伍军人医学中心的 McLellan 博士等于 1980 年研制的用于评价乙醇滥用和药物滥用患者的严重程度、治疗需要及治疗效果的半结构式量表。量表包括 6 个可能导致治疗问题的领域：物质滥用（后分成两个领域：乙醇滥用和药物滥用）、医疗状况、就业、违法犯罪、家庭社会支持、精神状况。每个领域包括若干客观问题，询问调查对象出现问题的数量、严重程度和持续时间等，同时要求患者用 5 级评分法（0=完全没有，4=非常）对过去 30 天每个领域中困扰自己的问题及问题的重要性进行主观评价，然后由调查者根据患者给出的结果做出评价，分别给出被调查者的严重程度评分（interviewer severity ratings，ISRs）和综合得分（composite scores，CS）。严重程度评分为 0~9 分的 10 个等级，分数越高，问题越严重，是调查者根据患者对客观问题的回答进行估计，然后根据患者对主观问题的回答进行修正，是调查者的主观判断，一般不用于治疗效果的评价。综合得分则是综合每个领域中的问题得分、回答问题的最大值及该领域计分的条目数等按照特定的公式计算得到，CS 的范围为 0~1，越接近 1，该领域的问题越严重。问卷中的 7 个领域共有 227 个条目，调查需由经过严格培训的人员进行访谈，完成 1 份问卷需要 45~60min。该量表研制出来后，迅速地被用于评价药物成瘾者严重程度及其研究，到 2001 年，就已经被翻译为 17 种语言文字，在世界各地广泛使用。

ASI 研制以后经过多次修订，1992 年形成的第 5 版 ASI-5 是使用最广的，因其省略了部分测定内容，使调查可以在 30 分钟内完成。在使用了 20 多年之后，作者根据发现的量表测定中存在的问题及物质滥用近年来出现的新问题、新特点及新的治疗方法等，近年来对 ASI-5 进行了新的修订，并已形成第 6 版 ASI-6（Mclellan 等，2006；Cacciola 等，2011）。与 ASI-5 相比，ASI-6 新增了一些条目，同时对一些条目的措词加以调整以提高量表的信度和效度；对一些重要信息增加了过去 6 个月的情况以适应成本效益分析中时间太短的问题；增加了物质滥用的征兆和症状方面的信息；增加了关于子女问题及需要方面的评价条目；增加了家庭/社会支持和外伤/欺骗方面的条目。评分方法也进行了修改，不再计算 CS，改为计算最近状况得分（recent status scores，RSS），共计算 6 个领域（医疗、工作/经济、乙醇、药物、法律、精神疾病）及家庭/社会支持的 3 个领域（家庭/社会的问题、家庭/社会的支持、子女问题）共 9 个 0~100 分的 RSS 得分，得分越高，问题越严重。为使调查容易完成并缩短调查时间，ASI-6 的条目更结构化，还增加了筛选条目。

为扩大 ASI 的使用范围，ASI 的多种版本陆续被开发出来，如用于青少年物质依赖患者的 T-ASI（teen-addiction severity index）、用计算机多媒体处理的自填式 ASI-MV（ASI-multimedia version）、互联网使用的 ASI-Net（ASI-internet）、用于有阅读困难的 ASI-IVR（ASI-interactive voice response）等。为使调查的结果更可靠，作者还开发了自我培训及会议培训的视频及指导手册。ASI 的免费使用政策也是其得到广泛使用的因素之一。

ASI 是针对物质依赖的治疗效果评价而开发，其涉及物质依赖患者的多个领域，包括生理、心理及社会关系等领域，较全面地评价了物质依赖对患者的影响，但 ASI 的条目主要是客观问题，不能算是真正的生命质量量表。此外，ASI 条目较多，评价方法复杂，也在一定程度上影响了量表的使用。

2. Injection drug user QoL scale（IDUQOL） 是加拿大 McGill 大学的 Julie 博士等于 2003 年研制的用于评价注射吸毒者生命质量的特异性量表。量表的 17 个生活领域来自于文献和静脉吸毒患者，包括：HIV/AIDS 治疗、药物治疗、健康、是有用的人、教育、觉得自己好、独立和自由选择、精神、朋友、家庭、伴侣、性、房子、钱、资源、休闲活动、毒品。调查时，17 个领域被做成含有文字及相关图画的卡片，首先要求受试者从 17 个生活领域的卡片中选择 5 个他/她认为对生命质量最重要的卡片，然后用 25 个筹码对选出的领域进行重要性评分，得到筹码越多的领域表示越重要，没有得到筹码的卡片将被拿掉。在放好筹码后，要求受试者对每个领域目前的状况进行等级评价，0 分代表最差，100 分代表最好。量表的总分为各领域的等级评分乘以重要性权重（得到的筹码/25）的总和，范围在 0～100 分，得分越高，表示生命质量越好。调查需要由接受过统一培训的人员完成，调查中的每个步骤都有统一的说明语对受试者进行概念及方法的解释，完成一份问卷需要 25～30min。该量表的法语版也同时研制完成，主要由英语版翻译而来。通过 61 名及后来的 241 名静脉吸毒者的调查，量表具有较好的信度、效度，受试者认为生命质量最重要的领域前 5 位是房子、健康、钱、精神和家庭。该量表被修订为西班牙语版 drug user quality of life scale-Spanish version（DUQOL -Spanish），可用于注射或非注射的吸毒者，增加了新的领域"对未来的感觉"，采用 7 级 Likert 评分，分别计算重要的生活领域得分和不重要的生活领域得分及总分，此外还增加了一些生活质量变化方面的问题。经过 169 名吸毒者的调查显示，西班牙语版也有较好的信度和效度。

3. Health-related quality of life for drug abusers test（HRQOLDA Test） 是西班牙 Huelva 大学的 Lozano 等于 2007 年研制的用于测定毒品滥用者生命质量的西班牙语量表。量表的制订首先通过文献综述及专家的判断，形成测量生命质量的基本内容，然后将基本内容调整为针对毒品依赖这一人群的生命质量可操作定义，采用双轴 dependence 概念作为参考，包括吸毒者最常见的生理、心理和行为损伤的症状，再由毒品依赖方面的专家对操作定义进行评价。操作定义包括生理类别和心理社会类别，生理类别包括生理功能状况、症状、依赖性；心理社会类别有心理依赖、心理症状、认知功能的退化、对健康的一般感觉、社会功能和期望。每个类别选择 5 个条目，由两名心理测量专家对条目与目标的一致性进行分析。然后，通过吸毒者的使用对条目进行定性筛选，形成量表的初稿，通过 50 名吸毒者的调查，最终形成 20 个条目的 HRQOLDA Test 量表。量表采用 5 级 Likert 评分，正性条目从"一点没有"记 5 分到"非常多"记 1 分，负性条目从"一点没有"记 1 分到"非常多"记 5 分，得分越高，生命质量越好。

4. 药物成瘾者生命质量测定量表（QOL-DA） 是万崇华和方积乾教授于 1997 年研制的用于测定吸毒者生命质量的特异性量表。由议题小组根据文献资料及吸毒者的特殊情况提出备选条目，通过 10 名吸毒者的调查结果，由议题小组对条目进行初步筛选，形成初步量表，对 158 名吸毒者进行测定，结果进行条目的再筛选，形成正式量表 QOL-DA。量表包含 41 个条目 4 个领域及 1 个自我报告的总体健康状况评分，其中，躯体功能领域和心理功能领域分别有 9 个条目，症状/不良反应领域有 11 个条目，社会功能领域也有 11 个条目。通过对 122 例强制戒毒的吸毒者的调查，量表具有较好的效度、信度和反应度。量表开发之后，迅速在国内得到广泛的应用，多数研究也显示量表具有较好的信度、效度及反应度，目前该量表已成为国内研究吸毒者生命质量测定的主要工具。

表23-1 常用的药物滥用生命质量测定特异量表

序号	量表		内容
1	量表名称 （开发者，年代）		addiction severity index（ASI） （McLellan AT，1980）
	量表简介		7 个领域 227 个条目：医疗保健、职业/收入情况、乙醇成瘾、药物成瘾、违法犯罪、家庭及社会关系、精神心理问题。目前已修订出第六版 ASI-6
			简表 ASI-Lite，减少到 161 个条目。T-ASI 适用于青少年药物滥用者
			重测信度 0.71～0.95；Cronbach's α 0.52～0.93；具有较好的评定者信度；收敛效度 0.81～0.95；判别效度较好；与 SF-36、SCL-90 等有较强相关性
	文献来源		MeLellan AT, Luborsky L, Woody G, et al. 1980. An improved diagnostic evaluation instrument for substance abuse patient's: the addiction severity index. J Nerv Ment Dis, 168: 26-33
			McLelan AT, hhx～rsky L, Cacciola J, et al. 1985. New data from the addiction severity index: reliability and validity in three centers. J Nere Ment Dis, 173（7）: 412-423
			Thomas McLellan A, Caceiola JC, Alterman AI, et al. 2006. The addiction severity index at 25: origins, contributions and transitions. Am J Addict, 15（2）: 113-124
			McLellan AT, Kushner H, Metzger D, et al. 1992. The fifth edition of the addiction severity index. J Subst Abuse Treat, 9（3）: 199-213
2	量表名称 （开发者，年代）		injection drug user qoL scale（IDUQOL） （Brogly S，2003）
	量表简介		包括 17 个生活领域，让被访者选择影响生命质量最重要的 5 个领域，以 0～100 分表示最重要领域目前的状况，得分越高，生命质量越好
			重测信度 0.71～0.78；与 Flangan 的效标效度 0.57～0.58；有一定的判别效度
			量表需要经过严格培训的人员才能完成调查。需要 20min 左右完成量表
	文献来源		Susan Brogly, Celine M, Julie B, et al. 2003. Towards more effective public health programming for injection drug users: Development and evaluation of the injection drug user quality of life scale. Substance use & Misuse, 38（7）: 965-992
			Anita MH, Lara BR, Anita P. 2005. Injection drug use quality of life scale（IDUQOL）: a validation study. Health and Quality of Life Outcomes, 3（1）: 43
			Anita MH, Anita P. 2007. Injection drug user quality of life scale（IDUQOL）: Findings from a content validation study. Health and Quality of Life Outcomes, 5（1）: 46
3	量表名称 （开发者，年代）		drug user QOL scale（DUQOL） （Morles-Marinque C，2007）
	量表简介		西班牙语版，在 IDUQOL 基础上修订而成，可用于注射吸毒或非注射吸毒人群。22 个生活领域，Likert 7 级评分
			Cronbach's α 0.86；条目-总分相关系数 0.34～0.64；重测信度 0.79，条目重测信度 0.33～0.72；与从事性交易、美沙酮治疗、看急诊、住院、过量吸毒、住房等相关
	文献来源		Morales-Manrique CC, Valderrama-Zurián JC, Castellano-Gómez M, et al. 2007. Cross cultural adaptation of the injection drug user quality of life scale（IDUQOL）in Spanish drug dependent population, with or without injectable consumption: drug user quality of life scale-spanish（DUQOL-Spanish）addictive behaviors, 32（9）: 1913-1921
4	量表名称 （开发者，年代）		health-related quality of life for drug abusers test（HRQOLDA Test） （OM Lozano R，2009）
	量表简介		20 个条目 2 个部分：生理领域（生理功能状况、症状和依赖）和心理社会领域（心理依赖、症状、认知功能退化、健康的总体感觉、社会功能、期望）
			5 级等级计分，得分越高，生命质量越好

续表

序号	量表	内容
4	文献来源	Lozano Rojas OM, Rojas Tejada AJ, Pérez Meléndez C. 2009. Development of a specific health-related quality of life test in drug abusers using the Rasch rating scale model. Eur Addict Res, 15(12): 63-70
5	量表名称	drug addiction history rating scale(DAH-RS)
	(开发者,年代)	(Maremmani I, 1989)
	量表简介	包括10个因子:生理问题、心理问题、药物滥用、之前的治疗、相关治疗、就业状况、家庭状况、性问题、社会化和闲暇时间和法律问题。两分类问题
	文献来源	Maremmani I, Castrogiovanni P. 1989. DAH-RS: drug addiction history rating scale. Italy: University Press
6	量表名称	opiate treatment ondex(OTI)
	(开发者,年代)	(Darke S, 1992)
	量表简介	包括6个方面:毒品使用、HIV危险行为、社会功能、犯罪行为、健康状况和心理调节。重测信度0.77~0.86;Cronbach's α 0.34~0.93;自报的毒品使用与关键人员报告及尿检的一致性高
	文献来源	Darke S, Hall W, Wodak A, et al. 1992. Development and validation of a multi-dimensional instrument for assessing outcome of treatment among opiate users: the Opiate Treatment Index. Br J Addict, 87(5): 733-742
		Adelekan M, Green A, Dasgupta N, et al. 1996. Reliability and validity of the opiate treatment index among a sample of opioid users in the United Kingdom. Drug Alcohol Rev, 15(3): 261-270
7	量表名称	药物成瘾者生命质量测定量表(QOL-DA)
	(开发者,年代)	(万崇华,1997)
	量表简介	40个条目,4个领域:躯体功能、心理功能、社会功能、戒断症状及不良反应。5级计分。Cronbach's α 0.86~0.93;重测信度0.64~0.82;分半信度0.95;具有较好的内容效度;条目-维度相关性及因子分析显示结构效度较好;与WHOQOL及SF-36相关系数0.72和0.73;进病当天及两周后得分有统计学差异,有较好的反应度,较SF-36敏感
	文献来源	万崇华,方积乾,陈丽影,等.1997.药物成瘾者生存质量测定量表的制定及其评价.中国行为医学科学,6(3): 169-171
		万崇华,方积乾,张玉祖,等.1998.药物成瘾者生存质量测定量表的制定方法.中国公共卫生,14(1): 59-60
8	量表名称	阿片类药物依赖者生活质量量表
	(开发者,年代)	(肖琳,2007)
	量表简介	61个条目6个领域:身体健康、心理健康、家庭关系与社会支持、毒品依赖、日常生活活动与经济状况、满意度。Cronbach's α总分0.958,领域0.831~0.911;重测信度0.917;分半信度0.844;探索性因子分析和验证性因子分析显示量表结构效度较好;区分效度良好;与SF-36的相关系数0.722
	文献来源	肖琳,吴尊友,李建华,等.2007.阿片类药物依赖者生活质量量表的初步编制.中国心理卫生杂志,21(6): 386-388

23.1.2 药物滥用生命质量测定的应用现状

药物滥用生命质量的测定主要应用于以下几方面。

1. 反映药物滥用者健康状况 大量研究表明,吸毒者生命质量的各个领域都受到削弱。如Christina等(1996)使用SF-36对参与美沙酮维持治疗(MMT)项目的吸毒人员进行了生命质量的测定，并与一般人群及 3 组患者（轻病、重病及精神病）进行比较，结果显示吸毒者在生理功能、心理功能方面比一般人群下降明显；他们的得分与精神病患者最接近，但生理功能仍然较差。其他使用 SF-36 或 SF-12 等对吸毒者生命质量测定的研究都表明，吸毒者生理功能和心理功能都严重受损（Astals 等，2008；Deering 等，2004）。

国内学者对药物滥用患者也进行了一些生命质量的研究，如罗巍等（2007）将 ASI-V 进行汉化，通过对 MMT 门诊的 526 名患者测定，对汉化版的测量学特征进行了评价，结果量表的信度、效度都较好；采用汉化版量表对 317 名治疗不足 1 个月的患者进行测定，结果表明有较大比例的调查对象认为"就业状况"、"药物成瘾情况"、"违法犯罪情况"、"家庭生活关系"及"精神心理问题"5 个领域存在不同的问题，需要接受相关的咨询和治疗。向虎等（2005）利用 WHOQOL-100 对海洛因依赖者及其照看者进行了生命质量的调查，结果除精神和信仰领域外，两组各领域得分均低于国内常模，患者组在生理领域低于照顾者组，而在心理、独立性、社会关系、环境领域则高于照顾者，两组 6 个领域间均存在正相关关系，表明海洛因依赖者的亲属受到的影响不容忽视，需要心理及精神方面的支持。

2. 探讨药物滥用者生命质量的影响因素　吸毒者的生命质量较正常人甚至某些慢性病患者的生命质量都差，而影响其生命质量的因素也非常多，如 Falck 等（2000）采用 SF-36 对 439 名没有治疗的可卡因滥用者的生命质量进行了 2 年的追踪观察，结果显示除社会功能和情感角色略有升高之外，生命质量基本稳定，使用可卡因的频率与生理功能、社会功能和心理健康组分呈负相关关系。Karow 等（2008）的研究显示，吸毒人员的人格紊乱、与家庭成员或伴侣的冲突、肉体的渴求及精神治疗与生命质量较差相关。Millson 等（2006）的研究则显示年龄、工作状况、慢性医学状况、住院、感情虐待、性虐待及初次注射的年龄与 SF-36 的生理功能组分相关，心理健康问题、性虐待、身体虐待、使用镇静剂、使用可卡因、使用可卡因的时间、过去一个月使用镇静剂和多种药物与心理健康组分相关。Puigdollers 等（2004）发现 NHP 平均得分与多种毒品共用、受教育水平和 HIV 感染有关。Lozano 等（2008）则发现 NHP 得分与性别、卧床时间、药物使用时间长短、静脉使用药物、使用可卡因、依赖严重性得分（SDS）有关，多因素分析则显示 SDS 得分对生命质量的影响最大。Wu 等（2010）的研究发现，药物滥用者中女性比男性、白人比非洲裔美国人的生命质量更差。

Bizzarri 等（2005）使用 WHOQOL 简表对 57 名单纯吸毒患者（OD）及 41 名吸毒合并轴 1 精神障碍（DD）的患者进行生命质量的测定比较，结果两类患者的生命质量在生理、心理和社会功能领域都明显低于健康对照，DD 患者在生理和心理功能领域的生命质量低于 OD 患者，环境领域三组无差异。Iskandar 等（2013）则报道吸毒者同时发生精神问题（如焦虑等）和身体问题（如丙型肝炎、HIV、滥用苯二氮草类药物 benzodiazepine）的严重性与其生命质量明显降低有关。Chen 等（2013）则报道抑郁、焦虑、妄想、额外症状（胃口差、睡眠困难）与生命质量各领域都存在负相关。

De Maeyer 等（2011）对 MMT 5 年的吸毒者进行生命质量影响因素的研究，结果兰克夏生命质量的不同领域得分均较低；心理忧伤的严重性、因心理问题而服药、没有能力改变生活状况对生命质量有消极影响，而至少有一个好朋友、井井有条的日常生活对生命质量有积极的影响。

万崇华等（1998）采用自行研制的 QOL-DA 量表对强制戒毒所的吸毒者进行了生命质量的测定，结果生存质量的影响因素主要是吸毒者及母亲的文化程度、吸毒时间、亲朋好友的支持和帮助、平均日吸毒剂量、戒毒后的愿望等；戒毒治疗时间越长，生存质量得分也越高。赵杨子等（2012）采用 QOL-DA 对强制戒毒人员的生命质量进行了测定，结果不同吸食方式间、首次戒毒与多次戒毒者间、不同文化程度间生命质量的不同领域存在差异。

朱军红等（2013）研究 MMT 海洛因依赖者睡眠质量对其生活质量的影响，结果 WHOQOL 简表的 4 个领域得分与匹兹堡睡眠质量指数（PSQI）的总分及大多数成分得分有低度到中度的负相关，低睡眠质量的生命质量 4 个领域得分低于正常睡眠质量者，分层多因素线性回归显示睡眠质量是影响生命质量的主要因素。邓长飞等（2009）用 WHOQOL 简表测定的 MMT 吸毒者生命质量与其他特征变量进行典型相关分析，结果显示与家人的关系、对治疗的信心与心理领域呈负相关，可解释 70.01%的信息量，吸毒年限、性生活频率、以前的毒友圈子大小与社会关系领域呈负相关，可解释 19.27%的信息量。

3. 药物滥用者干预措施评价 许多研究报道了美沙酮等鸦片类药物维持治疗对吸毒者生命质量的改善作用明显，如 Giacomuzzi 等（2003，2005）使用兰克夏生命质量问卷对吸毒者进行口服美沙酮和舌下丁丙诺非（buprenorphine）维持治疗的短期及 3 年的追踪研究，两组患者的生命质量都有改善但组间无差别；6 个月时丁丙诺非完成治疗者的工作、家庭、生理症状组分较未完成治疗者更好，丁丙诺非组使用鸦片类和可卡因的数量比美沙酮组少；36 个月时，丁丙诺非组与美沙酮组相比，胃痛、乏力、疲倦较少，且比美沙酮组额外使用苯二氮䓬类药物的少，认为丁丙诺非也是吸毒患者长期维持治疗的有益选择。Maremmani 等（2007）也评价了美沙酮和丁丙诺非治疗吸毒者对其生命质量的影响，发现两组 12 个月的生命质量、鸦片类药物使用、精神状况都较 3 个月有明显改善。Dhawan 等（2013）用 WHOQOL 简表评价了丁丙诺非维持治疗对患者生命质量的影响，结果治疗后 9 个月，生命质量的 4 个领域都有所改善。Winklbaur 等（2008）在口服美沙酮和缓释吗啡胶囊的随机双盲、双模拟交叉试验中，发现几乎所有生命质量的领域在 14 周的治疗后都随时间变化而升高，但两种治疗方法间无差异。Padaiga 等（2007）报道美沙酮治疗对吸毒患者的影响，治疗 6 个月时 WHOQOL 简表的生理、心理和环境领域有明显改善，患者报告的不适的发病情况也较少。Lashkaripour 等（2012）则报道生理和社会领域持续改善，而心理和环境领域改善不明显。Chou 等（2013）则报道心理、环境和社会关系领域在不同治疗时间后有所改善。Piralishvili 等（2012）观察到美沙酮和赛宝松（suboxone）维持治疗的患者生命质量有所改善，特别是社会功能领域，随治疗时间的延长而持续改善，达到与健康对照接近的水平。Baharom 等（2012）在马来西亚的研究表明，6 个月的美沙酮替代治疗后，吸毒者的生命质量在 4 个领域都有改善，改善最明显的是心理领域。Wang 等（2012）在台湾的研究结果是，生命质量在最初的 3 个月迅速改善，之后改善的速度下降，美沙酮剂量和持续治疗的时间与生命质量呈正相关。国内敖新宇（2009）也对美沙酮维持治疗对海洛因依赖者的生命质量影响进行了研究，结果生命质量从入组时的 88±22 分增加到治疗后 3 个月的 130±31 分。江国荣等（2010）用 QOL-DA 量表评价中医药整体序贯疗法对药物成瘾者戒断后生命质量改善作用进行了观察和评价，治疗 75 天后，总分及躯体功能、戒断症状较对照组有明显改善，心理功能和社会功能领域改善不明显。

Petry 等（2007）评价了意外管理（contingency management，CM）对可卡因依赖者的戒断作用及生命质量的影响，在治疗后生命质量（QOLI 得分）有所改善，但 CM 组持续改善而对照组则趋于稳定；CM 组戒断时间明显延长，且与 QOLI 得分相关。Lapane 等（2013）研究口服鸦片类治疗后出现需要药物治疗的疼痛患者胃肠道症状对其生命质量的影响，急性疼痛患者中便秘、恶心/呕吐导致 SF-12 的生理和心理组分的下降；慢性疼痛患者仅有恶心/呕吐使心理组分得分下降。韩少娟等（2013）采用 QOL-DA 对个体化干预对吸毒合并高血压患者的生命质量进行了评价，结果干预 8 周后两组血压下降不明显（仅干预组收缩压略有下降，但未达正常水平），干预组在生命质量的心理功能、社会功能和量表总分方面较对照组得分高，而生理功能和戒断症状领域无差异。

4. 其他应用 Lin 等（2013）调查中国台湾海洛因依赖者的经济成本和生命质量，结果海洛因依赖每人每年的成本为 18 310 美元，直接成本占 64%，主要是海洛因和其他非法药物的成本，间接成本主要是失业和监禁导致的生产力损失，其生命质量的所有领域都低于健康对照组，生命质量与直接成本和总成本呈负相关。Daley M 等（2005）采用 ASI 转换形成的生命质量指数（QOLI）对采用 5 种治疗方法的吸毒孕妇进行了成本-效益分析。

23.1.3 药物滥用生命质量测定存在的问题及展望

虽然药物滥用者生命质量的研究不少，但仍然存在一些突出的问题。首先，研究的量表多为普适性量表，这些量表的使用对象多为社区的一般人群，其关注的生命质量内容与药物滥用者有较大的不同，对药物滥用者普遍存在的生理、心理和社会问题涉及很少或没有涉及，不能很好地反映药物滥用者的生命质量，所以在使用中其敏感性及反应度也受到一定的影响。其次，国内的研究对象主要集中在强制戒毒所或美沙酮门诊的吸毒者，这些吸毒者与社区内的吸毒者在生活状态、朋友圈、周围人员等方面都有较大的区别，而这些与其生命质量有一定的关系，生命质量的研究对象应该进一步扩大。此外，目前物质滥用的类型已呈多样化态势，新型毒品使用者呈现逐渐增加的趋势，他们的生命质量有什么特征？与传统毒品使用者间有什么差异？对不同物质滥用者之间的生命质量比较，除了普适性量表外，是否有别的更好的方法。

因此，开发一个适用于不同物质滥用者的生命质量特异量表应该是需要的，采用共性模块加特异模块的方式更为有利，共性模块包含各种疾病都可能影响的生命质量的内容，不同疾病及状态间可以相互比较，特异模块更关注特定疾病及状态对生命质量的影响，可以对特定疾病或状态的生命质量进行深入的研究。

23.2 药物滥用生命质量测定量表 QLICD-DA 的研制

QLICD-DA 是慢性病患者生命质量测定量表体系中的药物成瘾量表（quality of life instruments for chronic diseases-drug addiction）。目前的最新版本是第二版 QLICD-DA（V2.0），由共性模块 QLICD-GM（V2.0）及一个包含 16 个条目的药物成瘾特异模块构成，整个量表 44 个条目。

23.2.1 QLICD-DA（V2.0）研制的方法步骤

QLICD-DA（V2.0）的研制方法沿用慢性病患者生命质量测定量表体系的共性模块加特异模块的方法，共性模块的研制详见第 3 章，本章介绍特异模块的研制。

1. 明确研究对象 QLICD-DA 用于药物滥用者的生命质量测定，主要为阿片类及海洛因等滥用者。

2. 备选条目池的形成 研究者通过回顾现有药物滥用生命质量相关文献，分析现有的应用于药物滥用的量表，同时，对药物滥用者、相关人员进行访谈，从药物滥用者戒断症状、特殊的心理和社会问题等方面，提出了包括 29 个条目的药物滥用生命质量特异模块的条目池。

3. 条目初筛选 采用专题小组讨论的方式，对条目池中的条目进行初步的筛选，从量表的结构、特异模块应该包含的侧面、备选条目是否涵盖了所有的侧面、条目间是否有重叠、条目表述是否合适、调查对象是否会产生歧义等方面进行了讨论，经过删除、增补和条目修改，最终形成仍然包含 29 个条目组成的初步特异模块，涵盖了戒断症状及不良反应、认知、情绪等心理影响及社会交往、自杀等行为影响。

4. 预调查及条目再筛选 以上述形成的初步量表对 18 名药物依赖者进行了生命质量的预

调查,目的除对条目进行再次筛选外,还要求被调查的患者对条目的合理性、重要性、表述是否恰当等进行评价。同时,对药物依赖相关的医务人员12人进行了访谈,对条目的重要性评分、条目表述是否合适、是否遗漏重要信息等进行了解。调查结果通过计算各条目得分的变异度(标准差)、条目-领域相关系数、患者重要性评分、医务人员重要性评分对条目进行筛选。组织议题小组成员再次对条目筛选结果进行讨论,结合临床专家意见及统计学结果,最终形成18个条目的药物滥用量表测试版。

5. 量表测试版形成　QLICD-DA(V2.0)测试版由47个条目组成,其中包含29个条目的共性模块和18个条目的特异模块。特异模块由3个侧面组成,戒断症状及不良反应(WSS,12个条目)、特殊心理影响(SPM,5个条目)、自伤行为(SIB,1个条目)。

6. 条目再筛选,量表正式版形成　QLICD-DA(V2.0)测试版对192例药物滥用者进行了生命质量的测评,应用测评结果对条目进行进一步的筛选,以形成正式量表。统计学筛选的方法包括变异系数法、相关系数法、因子分析法和聚类分析法,筛选标准如下。

(1)变异系数法:计算各条目得分的标准差,保留标准差≥1.1的条目。

(2)相关系数法:计算条目-领域相关系数,保留相关系数≥0.3的条目。

(3)因子分析法:以特异模块的18个条目得分进行探索性因子分析,提取特征根>1的因子,并做方差最大旋转,保留因子载荷≥0.5的条目。

(4)聚类分析法:采用系统聚类对特异模块的条目进行聚类分析,保留平均r^2≥0.1的条目。

通过四种统计学方法的筛选,结合临床专家的意见,最终形成16个条目的药物滥用特异模块,与28个条目的共性模块(V2.0)一起形成QLICD-DA(V2.0)正式版。

23.2.2　QLICD-DA(V2.0)的测量学特征

QLICD-DA(V2.0)以192名药物滥用者的测定结果对量表的测量学特征进行了评价。评价的药物滥用者均为强制戒毒所的新入所人员,在征得同意后,由本人分别在入所第一天、间隔3~4天和3个月后各填写一次量表。调查员在回收量表时即进行检查,发现漏项则提醒补答,若拒绝回答,则问清原因,做好记录。评价的内容主要包括量表的效度、信度和反应度。

192名受试对象以男性(70.3%)、未婚(50.5%)、汉族(82.8%)、初中及以下文化程度(79.7%)、农民(37.2%)、无医疗保障(72.9%)、静脉吸毒者(52.1%)为主;年龄在19~54岁,平均年龄34.9±8.2岁;最多戒毒次数为11次,平均3次。

1. 量表的效度

(1)内容效度:该量表按照WHO提出的关于健康和生命质量的内涵及药物依赖相对特异的问题提出条目,整个研制过程由药物依赖相关医务人员、患者、生命质量研究人员等各方面人员参与,并按严格程序筛选,保证了其较好的内容效度。

(2)结构效度:以条目-维度相关性及因子分析的结果分析。

1)条目-维度相关性:所有特异条目与其领域的相关性较强,而与其他领域的相关性较弱。见表23-2。

表23-2　QLICD-DA(V2.0)特异模块各条目与各领域得分的相关系数

条目	躯体领域	心理领域	社会领域	特异模块
DA1	0.417	0.262	0.285	0.751
DA2	0.151	0.260	0.276	0.343
DA3	0168	0.284	0.289	0.437
DA4	0.236	0.343	0228	0.444

续表

条目	躯体领域	心理领域	社会领域	特异模块
DA5	0.161	0.291	0.258	0.384
DA6	0.124	0.074	0.110	0.505
DA7	0.308	0.238	0.137	0.525
DA8	0.332	0.362	0.272	0.761
DA9	0.338	0.321	0.269	0.793
DA10	0.385	0.292	0.266	0.804
DA11	0.445	0.275	0.309	0.639
DA12	0.529	0.336	0.233	0.670
DA13	0.364	0.305	0.204	0.764
DA14	0.389	0.308	0.248	0.734
DA15	0.395	0.250	0.200	0.614
DA16	0.314	0.331	0.265	0.728

2）探索性因子分析：QLICD-DA（V2.0）量表特异模块的理论结构如表23-3所示，分为3个侧面。

表23-3 QLICD-DA（V2.0）特异模块理论结构

侧面	条目
特殊心理（SPM）	DA2 DA3 DA4 DA5
自伤行为（SIB）	DA6
戒断症状及不良反应（WSS）	DA1 DA7 DA8 DA9 DA10 DA11 DA12 DA13 DA14 DA15 DA16

对量表特异模块进行探索性因子分析显示，KMO 统计量为 0.912，Bartlett 检验结果，$\chi^2=1402.563$，$P<0.0005$。按特征根大于 1 的原则共提取了 3 个主成分，方差累积贡献率为59.752%。其中，第一二主成分主要涵盖了戒断症状和不良反应方面的条目，累计方差贡献率为 46.371%；第三主成分涵盖了特殊心理方面的条目，方差贡献率为 13.381%，见表23-4。

表23-4 QLICD-DA（V2.0）特异模块探索性因子分析结果

条目	主成分（方差贡献率%）		
	1（24.781）	2（21.591）	3（13.381）
DA1		0.590	
DA2			0.636
DA3			0.757
DA4			0.740
DA5			0.683
DA6		0.687	
DA7		0.679	
DA8	0.555	0.554	
DA9	0.561	0.600	
DA10		0.689	
DA11	0.635		
DA12	0.773		

续表

条目	主成分（方差贡献率%）		
	1（24.781）	2（21.591）	3（13.381）
DA13	0.574	0.539	
DA14		0.568	
DA15	0.726		
DA16	0.740		

注：表中只列出因子载荷>0.5

（3）效标效度：以 SF-36 为校标，计算 QLICD-DA（V2.0）各领域与 SF-36 各领域的相关系数，结果见表 23-5。两量表相似领域的相关系数大于与其他领域的相关系数。

表23-5　QLICD-DA（V2.0）与SF-36各领域间的相关系数

QLICD-DA 领域/侧面	SF-36 领域							
	躯体功能	躯体角色	身体疼痛	总健康	生命力	社会功能	情绪角色	心理健康
PHD	0.432	0.394	0.481	0.495	0.394	0.369	0.260	0.351
BPF	0.256	0.300	0.368	0.373	0.293	0.330	0.195	0.289
IND	0.284	0.262	0.325	0.328	0.264	0.283	0.163	0.265
EAD	0.438	0.299	0.359	0.385	0.310	0.169	0.213	0.200
PSD	0.230	0.234	0.209	0.296	0.350	0.211	0.250	0.349
COG	0.154	0.182	0.267	0.336	0.283	0.273	0.202	0.232
EMO	0.191	0.168	0.136	0.202	0.250	0.140	0.205	0.258
WIL	0.143	0.228	0.150	0.225	0.349	0121	0.132	0.283
PER	0.120	0.137	0.113	0.153	0.189	0.127	0.130	0.272
SOD	0.185	0.224	0.231	0.276	0.277	0.280	0.118	0.271
INC	0.114	0.166	0.168	0.141	0.157	0.221	0.021	0.242
SSS	0.119	0.182	0.155	0.250	0.206	0.176	0.107	0.103
SOR	0.205	0.172	0.224	0.241	0.284	0.268	0.143	0.316
SPD	0.327	0.370	0.396	0.437	0.385	0.381	0.283	0.372
SPM	0.018	0.132	0.054	0.160	0.268	0.216	0.207	0.294
SIB	0.182	0.117	0.087	0.206	0.106	0.140	0.055	0.132
WSS	0.367	0.387	0.447	0.449	0.362	0.371	0.265	0.335

（4）关于 QLICD-DA（V2.0）的效度：QLICD-DA（V2.0）显示了较好的效度，条目-领域相关性分析显示，各条目与其所在领域的相关系数大于与其他领域的相关系数；探索性因子分析显示与量表特异模块理论构想基本相符，可以认为该量表有较好的结构效度。部分条目有一些交叉，没有完全按照理论构想落在相应的主成分内，可能是由于症状间的相互联系，同时也不能不考虑样本例数对结果的影响。该量表以 SF-36 为效标，结果提示 QLICD-DA（V2.0）量表的效标效度也较好。

2. 量表的信度

（1）内部一致性信度及分半信度：用吸毒者第一次测定的数据分别计算各个领域及总量表的内部一致性信度（克朗巴赫 α 系数）及分半信度，结果见表 23-6。

表23-6 QLICD-DA（V2.0）各领域及侧面信度系数

领域/侧面	例数	条目数	α系数	分半信度
PHD	192	9	0.737	0.577
BPF	192	4	0.697	0.673
IND	192	3	0.732	0.772
EAD	192	2	0.560	0.560
PSD	192	11	0.734	0.842
COG	192	2	0.094	0.094
EMO	192	7	0.741	0.791
SOD	192	8	0.616	0.546
INC	192	3	0.295	0.406
SSS	192	3	0.370	0.100
SOR	192	2	0.074	0.075
SPD	192	16	0.897	0.811
SPM	192	4	0.685	0.578
WSS	192	11	0.919	0.889
TOT	192	44	0.907	0.764

（2）重测信度：用吸毒者第一二次测定结果计算量表的重测信度，同时进行配对 t 检验，结果见表23-7。

表23-7 QLICD-DA（V2.0）第一二次测定得分均值的比较及相关分析

领域/侧面	第一次测量		第二次测量		配对检验		相关系数	
	均数	标准差	均数	标准差	t	P	r	P
PHD	**59.48**	**14.22**	**59.02**	**14.39**	**0.514**	**0.608**	**0.632**	**0.000**
BPF	47.27	16.06	48.41	13.35	-1.228	0.221	0.627	0.000
IND	85.03	19.70	78.43	23.43	3.884	0.000	0.415	0.000
EAD	51.69	27.35	56.45	23.86	-2.513	0.013	0.483	0.000
PSD	**52.34**	**16.33**	**55.41**	**16.11**	**-2.455**	**0.015**	**0.431**	**0.000**
COG	63.02	18.97	61.26	20.53	1.233	0.219	0.502	0.000
EMO	47.58	20.62	52.53	19.63	-2.973	0.003	0.344	0.000
WIL	59.64	29.81	58.72	28.35	0.377	0.707	0.338	0.000
PER	57.03	29.77	60.55	27.48	-1.489	0.138	0.349	0.000
SOD	**56.79**	**15.36**	**56.62**	**15.46**	**0.161**	**0.873**	**0.585**	**0.000**
INC	58.85	15.83	57.55	14.85	1.195	0.234	0.517	0.000
SSS	55.08	20.55	55.60	20.99	-.333	0.739	0.456	0.000
SOR	56.25	24.37	56.77	23.99	-.273	0.785	0.404	0.000
SPD	**63.16**	**19.24**	**65.04**	**18.82**	**-1.895**	**0.060**	**0.739**	**0.000**
SPM	57.13	20.91	58.79	19.64	-1.087	0.278	0.457	0.000
SIB	83.07	26.58	84.38	26.03	-0.749	0.455	0.581	0.000
WSS	63.54	23.42	65.55	22.29	-1.765	0.079	0.762	0.000
TOT	**58.56**	**13.16**	**59.85**	**13.56**	**-1.790**	**0.075**	**0.722**	**0.000**

（3）关于QLICD-DA（V2.0）的信度：量表的重测信度显示，仅总分及特异模块在0.7以

上，心理领域则在 0.5 以下，该次调查的第二次测定是在吸毒者进入戒毒所第 3～4 天进行的，虽然时间短暂，但对于吸毒者来讲可能会有较大的影响，首先，进入到特殊的环境，与自己熟悉的生活环境有极大的差异；第二，进行了戒毒治疗，对长期依赖毒品的身体将会有较大的影响；再有，吸毒者本身的敏感性，都对其生理、心理、社会功能等方面可能造成影响，从而体现在量表测定的生命质量的侧面发生了改变，也即导致了重测信度较差的结果，提示在进行吸毒者量表重测信度评价时，应该适当缩短间隔时间。内部一致性 α 系数在 0.616～0.907，在可接受范围；分半系数在 0.546～0.811，个别领域较差，可能与前述吸毒者特征及条目较少有关。总之，QLICD-DA（V2.0）量表的信度尚可。

3. 量表的反应度 分别计算吸毒者第一次和第三次测定量表各领域及特异模块各侧面、量表总分的均值，并进行配对 t 检验，计算标准化反应均数（SRM），结果见表 23-8。

表23-8 QLICD-DA（V2.0）第一次和第三次测定得分均值的比较及SRM

领域/侧面	第一次测量		第三次测量		配对 t 检验		SRM
	均数	标准差	均数	标准差	t	P	
PHD	**59.24**	**14.95**	**59.11**	**16.03**	**0.106**	**0.916**	**0.01**
BPF	46.96	15.57	48.84	15.61	−1.234	0.220	−0.12
IND	84.08	20.37	77.98	23.96	2.868	0.005	0.27
EAD	52.68	28.84	56.47	24.89	−1.314	0.192	−0.12
PSD	**52.78**	**15.98**	**55.80**	**17.72**	**−1.778**	**0.078**	**−0.17**
COG	62.83	19.60	61.72	19.37	0.527	0.599	0.05
EMO	48.05	20.94	53.19	20.65	−2.286	0.024	−0.22
WIL	61.61	29.24	60.71	27.20	0.287	0.774	0.03
PER	56.92	28.52	57.37	27.60	−.0137	0.891	−0.01
SOD	**55.30**	**14.61**	**54.69**	**14.61**	**0.409**	**0.684**	**0.04**
INC	56.47	16.20	57.29	14.80	−.0444	0.658	−0.04
SSS	54.17	19.92	51.49	21.38	1.206	0.230	0.11
SOR	55.25	22.24	55.58	21.15	−0.160	0.873	−0.02
SPD	**62.58**	**19.02**	**65.95**	**17.24**	**−2.210**	**0.029**	**−0.21**
SPM	58.15	18.94	59.71	16.88	−.0898	0.371	−0.08
SIB	81.70	27.46	80.80	27.26	0.311	0.756	0.03
WSS	62.46	23.46	66.86	21.08	−2.293	0.024	−0.22
TOT	**58.15**	**13.03**	**59.95**	**13.91**	**−1.639**	**0.104**	**−0.15**

量表的反应度是指量表是否能够探查出患者因治疗等原因其生命质量在纵向时间上的变化，这应该和量表的区分度（即量表是否能够区分不同群体或特质）区别开来。反应度是量表应用研究中最重要的指标，直接关系到治疗方案的评价和选择。该研究中，考评量表的反应度通过进入戒毒所和戒毒治疗 3 个月两个时点生命质量各领域及总分的比较来反映。反应度统计分析得到的结果显示，吸毒者量表除特异模块外，其余各领域及总分均无统计学差异。进一步的反应度测量指标标化反应均数 SRM 的结果表明，总量表和特异模块 SRM 均在 0.5 以下，反应度较差。从侧面来看，吸毒者的特异领域中的戒毒症状及不良反应侧面有所改善，心理领域的情绪侧面也得到改善，说明通过戒毒治疗，吸毒者身体的不适已经得到控制，烦躁、情绪低落、悲观失望等负面情绪有所减轻，按理说，生理功能领域也应该有所改善，但反而出现独立性下降的情况，这也可能与吸毒者好吃懒做的个性有关，身体的不适可以逃避劳动。同时测定

的 SF-36 量表的数据显示，3 个月时的得分与入所时相比，8 个领域及生理、心理组分都没有统计学差异。由于戒毒所的特殊环境和吸毒者本身的特性，导致吸毒者的生命质量变化极不确定。该组数据显示，QLICD-DA（2.0）的反应度较低，有待进一步研究提高。

4. 量表的其他测量学特征 对患者的依从性、量表完成时间等方面进行了分析。绝大多数患者能认真完成调查表，而且大多能在 15min 内完成，问卷回收率与合格率均为 100%，可认为该量表具有较好的可行性和可接受性。

23.3 药物滥用生命质量测定量表 QLICD-DA 的应用

23.3.1 QLICD-DA（V2.0）的使用方法

1. 患者的选择 该量表适用于药物依赖患者的生命质量测定，所以使用对象是药物依赖者，主要是阿片类药物依赖，也可以是其他药物依赖者。由于该量表为自填式量表，要求患者自己完成量表的填写过程，所以，选择的患者要有一定的阅读书写能力。患者需要在单独、安静的环境下填写量表，填写时除调查者外，最好没有家属、医生或其他人员在场，以免影响患者的判断或填写。

2. 量表的使用 该量表除可用于药物依赖者生命质量测评外，也可用于不同治疗方法、不同治疗药物的效果评价等应用性研究，应遵循临床实验设计的原则采用随机有对照组的设计方法，并且在不同时间多次测定（至少在治疗前后各测定一次）。

调查者进行调查目的和意义的解释说明并得到患者同意后将量表发给患者填写。等待患者完成量表后收回并仔细查看有无漏项，如有漏项，提醒被试者及时补齐，若仍拒绝填写则作为缺省值并力图问清和记录原因。

使用者可以根据自己的需要设计其他的调查项目，如可以包含患者的年龄、性别、职业、文化程度、家庭经济情况等和（或）患者的药物依赖类型、依赖时间、临床检查化验结果、所采用的治疗方法等基本情况。

3. 量表的结构及计分规则

（1）量表的结构：QLICD-DA（V2.0）由 28 个条目的共性模块 QLICD-GM 和包含 16 个条目的药物依赖特异模块构成，QLICD-GM 包含躯体功能（9 个条目）、心理功能（11 个条目）和社会功能（8 个条目）三个领域组成。特异模块由特殊心理问题、戒断症状及不良反应 2 个侧面及自伤行为 1 个单独条目组成。

（2）计分方法：QLICD-DA（V2.0）量表的条目均采用五级 Likert 评分法，正向条目（即等级越高生命质量越好的条目）直接计 1~5 分，逆向条目（即得分越高生命质量越差）则反向计分，即用 6 减去原始得分得到该条目得分。

QLICD-DA（V2.0）中正向条目有 GPH1、GPH2、GPH4、GPH6、GPH7、GPH8、GPS1、GPS3、GPS10、GSO1、GSO2、GSO3、GSO4、GSO5、GSO8，其余均为逆向条目。

根据条目得分分别计算各侧面、领域、总量表的原始分 RS，同一领域/侧面的各个条目得分之和构成该领域/侧面的原始分，4 个领域得分之和构成了总量表的原始分。为便于各领域得分的相互比较，采用极差化方法将粗分转化为标准得分。详见表 23-9（略去共性模块部分）。

表23-9 QLICD-DA（V2.0）各领域及其所属侧面的计分方法

领域/侧面	代码	条目数	min	max	RS	SS
特异模块	SPD	16	16	80	SPM+SIB+WSS	(RS−16)×100/64

续表

领域/侧面	代码	条目数	min	max	RS	SS
特殊心理	SPM	4	4	20	DA2+DA3+DA4+DA5	(RS–4)×100/16
自伤行为	SIB	1	1	5	DA6	(RS–1)×100/4
戒断症状及不良反应	WSS	11	11	55	DA1+DA7+DA8+DA9+DA10+DA11+DA12+DA13+DA14+DA15+DA16	(RS–11)×100/44
共性模块	CGD	28	28	140	PHD+PSD+SOD	(RS–28)×100/112
总量表	TOT	44	44	220	PHD+PSD+SOD+SPD	(RS–44)×100/176

23.3.2 QLICD-DA（V2.0）量表的应用

QLICD-DA（V2.0）量表用于测定药物依赖者的生命质量，可用于评价药物依赖者的生命质量及其影响因素，为采取相应的干预措施提供依据，也可以用于评价干预措施的效果。本节以 192 例药物依赖者的生命质量测定结果进行分析。由于该次研究的目的是对量表的测量学特征进行考评，故所收集的资料有限，以下的应用分析仅是探索或示范。

1. 不同戒毒次数间生命质量比较 该组 192 例吸毒者中，初次戒毒者 39 人，2 次 54 人，3 次 36 人，4 次及以上 62 人。对不同戒毒次数吸毒者第 1 次测定结果进行单向方差分析，结果见表 23-10。除了特异模块的特殊心理侧面外，不同戒毒次数吸毒者生命质量的所有领域及总分及侧面均无统计学差异。

表23-10　QLICD-DA（V2.0）测定的不同戒毒次数吸毒者生命质量比较

领域/侧面	1 次		2 次		3 次		4 次及以上		F	P
	均数	标准差	均数	标准差	均数	标准差	均数	标准差		
生理功能	55.90	16.05	62.78	14.26	60.00	13.87	58.71	12.84	1.891	0.133
BPF	42.05	18.02	50.83	17.72	48.89	14.84	46.69	13.18	2.455	0.065
IDD	84.83	19.48	85.49	19.97	83.80	22.88	85.89	17.83	0.094	0.964
EAD	47.12	28.17	58.56	24.74	52.08	29.81	47.98	26.99	1.906	0.130
心理功能	50.06	14.97	55.30	17.12	55.18	15.66	49.45	16.58	1.873	0.136
COG	62.18	20.97	63.19	20.23	61.46	20.78	64.52	15.55	0.233	0.874
EMO	44.32	19.56	50.99	19.59	51.88	20.90	43.95	21.54	2.006	0.115
WIL	60.90	27.98	60.65	27.30	62.50	30.18	56.45	33.25	0.385	0.764
PER	55.13	24.45	64.35	31.32	58.33	27.39	50.81	32.00	2.096	0.102
社会功能	57.05	14.69	59.03	17.67	58.85	13.78	53.78	14.19	1.407	0.242
INC	58.55	15.11	61.11	19.02	62.73	14.84	55.38	12.54	2.159	0.094
SSS	55.56	20.08	57.72	21.22	54.63	18.52	52.96	21.66	0.523	0.667
SOR	57.05	25.29	57.87	27.29	59.38	23.79	52.62	21.61	0.742	0.528
特异模块	63.66	16.61	64.58	20.70	63.02	22.77	61.59	17.67	0.241	0.868
SPM	58.97	19.28	62.85	21.60	56.08	18.21	51.51	21.85	3.051	0.030
SIB	91.03	21.06	82.87	28.66	81.94	26.47	79.03	27.61	1.673	0.174
WSS	62.88	19.98	63.55	24.00	63.83	29.72	63.67	21.46	0.012	0.998
总量表	57.44	12.00	60.93	14.32	59.69	14.17	56.59	12.18	1.225	0.302

2. 不同吸毒方式者生命质量的比较 该组吸毒者中，静脉吸毒者 100 人，鼻腔吸入 38 人，混合吸毒者 54 人，对不同吸毒方式者的生命质量进行比较，结果如表 23-11。生理功能、特异

模块及量表总分在各组间具有统计学差异。分析差异的原因，可能是静脉吸入者初次戒毒的比例较高为 26.0%，而鼻吸为 18.9%，其他方式为 11.1%，戒毒症状相对严重，导致生理、心理功能领域得分的下降，而 3 组患者均处于强制戒毒所内，社会功能也就没有多大差异。

表23-11　不同吸毒方式者生命质量的比较

领域/侧面	鼻腔吸入（n=38）		静脉注射（n=100）		其他（n=54）		F	P
	均数	标准差	均数	标准差	均数	标准差		
生理功能	62.83	11.91	56.33	15.24	62.96	12.50	5.373	0.005
BPF	49.21	17.30	44.10	14.64	51.76	16.69	4.491	0.012
IDD	87.28	17.30	84.25	19.60	84.88	21.60	0.326	0.722
EAD	60.20	20.72	45.00	29.62	58.10	24.06	6.689	0.002
心理功能	52.87	17.44	49.91	16.79	56.48	13.91	2.922	0.056
COG	64.14	14.43	60.13	21.00	67.59	16.38	2.856	0.060
EMO	47.74	21.18	45.21	21.27	51.85	18.55	1.835	0.162
WIL	56.58	28.29	59.00	30.05	62.96	30.62	0.556	0.574
PER	62.50	28.92	53.25	29.87	60.19	29.75	1.765	0.174
社会功能	53.87	15.35	56.09	15.49	60.13	14.79	2.090	0.126
INC	56.36	15.19	58.50	16.15	61.27	15.62	1.125	0.327
SSS	53.29	20.46	54.58	20.49	57.25	20.92	0.473	0.624
SOR	50.99	23.86	54.75	24.41	62.73	23.73	3.049	0.050
特异模块	65.91	18.95	59.00	18.92	68.92	18.50	5.387	0.005
SPM	55.26	23.05	56.50	19.76	59.61	21.57	0.573	0.565
SIB	90.79	18.76	80.75	27.95	81.94	28.07	2.054	0.131
WSS	67.52	21.96	57.93	23.01	71.13	22.84	6.618	0.002
总量表	59.90	12.12	55.67	13.48	62.99	12.02	5.977	0.003

3. 吸毒者生命质量的影响因素分析　利用收集到的吸毒者人口学特征、吸毒相关特征等对吸毒者生命质量的影响因素进行分析，拟选定的影响因素见表 23-12。

表23-12　药物依赖者生命质量影响因素的量化方法

变量	量化	变量	量化
性别	1=男，2=女	文化程度	1=小学，2=初中，3=高中或中专，4=大专，5=本科以上
年龄	实际年龄（岁）	吸毒年限	实际年限（年）
民族	1=汉族，2=其他民族	戒毒次数	实际次数
婚姻	1=未婚，2=已婚	对毒品的依赖	1=较少，2=一般，3=很依赖，4=非常依赖
职业工人	1=工人，2=其他	用药方式	1=静脉注射，2=其他
职业农民	1=农民，2=其他	家庭经济状况	1=较差，2=差，3=一般，4=较好，5=非常好
职业个体	1=个体，2=其他	营养状况	1=较差，2=差，3=一般，4=较好，5=非常好
医疗形式	1=自费，2=医保	家庭气氛	1=较差，2=差，3=一般，4=较好，5=非常好
经济状况	1=差，2=中，3=好	社会风气	1=较差，2=差，3=一般，4=较好，5=非常好
居住方式	1=自己住，2=与其他人住	吸毒剂量	1=较少，2=少，3=一般，4=较多，5=非常多

　　采用多重线性回归模型，向后法（Backward）筛选影响因素，结果如表 23-13。影响生命质量的主要因素包括性别、年龄、用药方式、家庭情况等。即治疗前药物依赖者生命质量的影

响因素众多，在将来的研究中应注意控制。

表23-13 药物依赖者生命质量影响因素的多重逐步回归分析结果

领域	影响因素	偏回归系数	标准误	标化偏回归系数	t	P
生理功能	常数	49.474	7.526		6.573	0.000
	性别	8.774	2.724	0.272	3.221	0.002
	营养状况	4.510	1.353	0.267	3.334	0.001
	年龄	−0.409	0.153	−0.217	−2.668	0.009
心理功能	常数	77.046	13.096		5.883	0.000
	家庭经济状况	3.788	1.626	0.192	2.330	0.021
	职业为工人	−15.671	4.579	−0.286	−3.422	0.001
	年龄	−0.454	0.177	−0.214	−2.561	0.012
	用药方式	6.846	2.738	0.206	2.500	0.014
社会功能	常数	52.430	8.521		6.153	0.000
	家庭气氛	6.506	1.654	0.321	3.934	0.000
	年龄	−0.520	0.168	−0.252	−3.095	0.002
特异模块	常数	33.544	6.030		5.563	0.000
	性别	12.824	3.647	0.298	3.516	0.001
	用药方式	8.751	3.345	0.222	2.616	0.010
总量表	常数	63.257	10.662		5.933	0.000
	性别	7.109	2.488	0.240	2.857	0.005
	家庭气氛	3.240	1.312	0.191	2.470	0.015
	用药方式	5.934	2.142	0.219	2.771	0.006
	年龄	−0.428	.141	−0.248	−3.043	0.003
	职业为工人	−10.013	3.488	−0.224	−2.871	0.005

4. 不同吸毒方式者治疗结果比较 采用治疗前后生命质量得分的差值表示治疗的效果，比较不同吸毒方式者治疗前后生命质量的变化情况，结果见表 23-14。三组各领域及总分之间均无统计学差异。

表23-14 不同吸毒方式者治疗前后生命质量的比较

领域/侧面	鼻腔吸入（$n=17$）		静脉注射（$n=58$）		其他（$n=37$）		F	P
	均数	标准差	均数	标准差	均数	标准差		
生理功能	2.20	13.55	0.73	13.72	−2.57	12.81	0.991	0.375
BPF	5.00	15.10	2.84	14.96	−1.08	18.07	1.053	0.353
IDD	0.98	21.83	−7.04	20.04	−7.88	26.20	1.008	0.368
EAD	−2.94	33.23	7.11	30.98	1.69	28.74	0.840	0.435
心理功能	2.27	23.05	2.82	18.98	3.69	13.82	0.043	0.958
COG	2.94	19.53	0.86	25.09	−6.08	18.55	1.422	0.246
EMO	3.15	30.64	4.56	25.29	6.95	17.52	0.181	0.834
WIL	1.47	32.44	−3.88	34.98	2.70	29.92	0.500	0.608
PER	−4.41	28.28	1.29	34.55	1.35	37.71	0.195	0.823
社会功能	2.02	14.78	−1.62	16.66	−0.25	15.40	0.354	0.702
INC	5.39	21.03	−0.57	20.22	0.90	17.76	0.612	0.544

续表

领域/侧面	鼻腔吸入（n=17）		静脉注射（n=58）		其他（n=37）		F	P
	均数	标准差	均数	标准差	均数	标准差		
SSS	−4.41	21.47	−3.30	23.10	−0.90	25.44	0.170	0.844
SOR	6.62	26.19	−0.65	22.14	−1.01	20.06	0.810	0.447
特异模块	6.62	11.49	4.71	18.54	−0.25	13.23	1.498	0.228
SPM	0.37	16.90	0.97	20.54	3.04	15.70	0.182	0.834
SIB	0.00	25.00	−0.43	29.43	−2.03	34.55	0.039	0.962
WSS	9.49	13.40	6.54	22.28	−1.29	18.82	2.364	0.099
总量表	3.76	11.24	2.24	12.77	0.20	9.78	0.634	0.532

5. 生命质量变化的影响因素分析 采用治疗前后的得分差值作为因变量，可能的影响因素作为自变量（表23-12），以多重线性回归进行影响因素筛选，结果见表23-15。由于该组数据治疗前后生命质量的变化较小，筛选出的影响因素有限。

表23-15 吸毒者治疗效果影响因素的多重线性回归分析

领域	影响因素	偏回归系数	标准误	标化偏回归系数	t	P
生理功能	常数	−15.179	9.539		−1.591	0.116
	职业工人	9.149	4.307	0.248	2.124	0.037
	文化程度	4.148	2.047	0.240	2.026	0.047
	对毒品依赖程度	−4.356	1.604	−0.319	−2.715	0.008
心理功能	常数	4.515	2.178		2.073	0.042
社会功能	常数	−6.802	5.237		−1.299	0.198
	吸毒的剂量	3.141	1.725	0.210	1.821	0.073
特异模块	常数	42.922	12.325		3.483	0.001
	性别	−7.736	4.110	−0.234	−1.882	0.064
	职业个体	−9.484	4.897	−0.215	−1.937	0.057
	吸毒年限	−0.564	0.304	−0.216	−1.853	0.068
	家庭经济状况	−5.927	2.344	−0.318	−2.528	0.014
	营养状况	4.416	2.349	0.250	1.880	0.064
总量表	常数	10.139	4.239		2.392	0.019
	家庭经济状况	−2.533	1.473	−0.199	−1.720	0.090

（李晓梅）

参 考 文 献

敖新宇. 2009. 美沙酮维持治疗对海洛因依赖者生命质量的影响调查. 实用心脑肺血管病杂志，17（10）：885
邓长飞，许寒，董利民，等. 2009. 参加美沙酮维持治疗的海洛因依赖者生命质量的典型相关分析. 现代预防医学，36（5）：803-805
韩少娟，杨涌泉，许金艳. 2013. 个体化干预对吸毒合并高血压患者生命质量的影响. 现代诊断与治疗，24（7）：1483-1485
江国荣，王纯库，张露蓉，等. 2010. 中医药整体序贯疗法对阿片类成瘾药物戒断后生命质量改善作用的临床观察. 中国药物滥用防治杂志，16（2）：79-82
罗巍，吴尊友，卫晓丽，等. 2007. 成瘾严重程度指数量表第五版的汉化和评价及其在成瘾状况调查中的应用. 中国药物依赖

性杂志,16(5):373-378

向虎,郭琼,王维,等.2005.海洛因依赖者及其照看者生活质量状况的临床对照研究.四川精神卫生,18(4):205-207

赵杨子,师伟,刘英杰,等.2012.北京市某强制戒毒治疗管理处吸毒人员生命质量分析.中国健康教育,28(2):84-87

朱军红,钟宝亮.2013.美沙酮维持治疗海洛因依赖者睡眠质量对生活质量的影响.中华行为医学与脑科学杂志,22(7):607-610

Baharom N, Hassan MR, Ali N, et al. 2012. Improvement of quality of life following 6 months of methadone maintenance therapy in Malaysia. Subst Abuse Treat Prev Policy, 7(4):427-429

Bizzarri J, Rucci P, Vallotta A, et al. 2005. Dual diagnosis and quality of life in patients in treatment for opioid dependence. Subst Use Misuse, 40(12):1765-76

Cacciola JS, Alterman AI, Habing B, et al. 2011. Recent status scores for version 6 of the addiction severity index(ASI-6). Addiction, 106(9):1588-1602

Chen YZ, Huang WL, Shan JC, et al. 2013. Self-reported psychopathology and health-relatedquality of life in heroin users treated with methadone. Neuropsychiatr Dis Treat, 9(1):41-48

Chou YC, Shih SF, Tsai WD, et al. 2013. Improvement of quality of life in methadone treatment patients in northern Taiwan: a follow-up study. BMC Psychiatry, 13(1):79-81

Christina F. Ryan, Jason M. White. 1996. Health status at entry to methadone maintenance treatment using the SF-36 health survey questionnaire. Addiction, 91(1):39-45

Daley M, Shepard DS, Bury-Maynard D. 2005. Changes in quality of life for pregnant women in substance user treatment: developing a quality of life index for the addictions. Substance Use & Misuse, 40(3):375-393

De Maeyer J, Vanderplasschen W, Lammertyn J, et al. 2011. Current quality of life and its determinants amongopiate-dependent individuals five years after starting methadone treatment. Qual Life Res, 20(1):139-150

Deering D, Frampton C, Horn J, et al. 2004. Health status of clients receiving methadone maintenance treatment using the SF-36 health survey questionnaire. Drug Alcohol Rev, 23(3):273-280

Dhawan A, Chopra A. 2013. Does buprenorphine maintenance improve the quality of life of opioid users? Indian J Med Res, 137(1):130-135

Falck RS, Wang J, Siegal HA, et al. 2000. Longitudinal application of the medical outcomes study 36-item short-form health survey with not-in-treatment crack-cocaine users. Med Care, 38(9):902-910

Giacomuzzi SM, Ertl M, Kemmler G, et al. 2005. Sublingual buprenorphine and methadone maintenance treatment: a three-year follow-up of quality of life assessment. Scientific World Journal, 5(5):452-468

Giacomuzzi SM, Riemer Y, Ertl M, et al. 2003. Buprenorphine versus methadone maintenance treatment in an ambulant setting: a health-related quality of life assessment. Addiction, 98(5):693-702

Iskandar S, van Crevel R, Hidayat T, et al. 2013. Severity of psychiatric and physical problems is associated with lower quality of life in methadone patients in Indonesia. Am J Addict, 22(5):425-431

Karow A, Verthein U, Krausz M, et al. 2008. Association of personality disorders, family conflicts and treatment with quality of life in opiate addiction. Eur Addict Res, 14(1):38-46

Lapane KL, Quilliam BJ, Benson C, et al. 2013. Gastrointestinal events after opioid treatment in nonmalignant pain: correlates of occurrence and impact on health-related quality of life. J Opioid Manag, 9(3):205-216

Lashkaripour K, Bakhshani NM, Sadjadi SA. 2012. Quality of life in patients on methadone maintenance treatment: a three-month assessment. J Pak Med Assoc, 62(10):1003-1007

Lin SH, Chen KC, Lee SY, et al. 2013. The economic cost of heroin dependency and quality of life among heroin users in Taiwan. Psychiatry Res, 209(3):512-517

Lozano OM, Domingo-Salvany A, Martinez-Alonso M, et al. 2008. Health-related quality of life in young cocaine users and associated factors. Qual Life Res, 17(7):977-985

Maremmani I, Pani PP, Pacini M, et al. 2007. Substance use and quality of life over 12 months among buprenorphine maintenance-treated and methadone maintenance-treated heroin-addicted patients. J Subst Abuse Treat, 33(1):91-98

McLellan TA, Caceiola JC, Alterman AI, et al. 2006. The addiction severity index at 25: origins, contributions and transitions. Am J Addict, 15(2):113-124.

Millson P, Challacombe L, Villeneuve PJ, et al. 2006. Determinants of health-related quality of life of opiate users at entry to low-threshold methadone programs. Eur Addict Res, 12(2):74-82

Padaiga Z, Subata E, Vanagas G. 2007. Outpatient methadone maintenance treatment program. Quality of life and health of opioid-dependent persons in Lithuania. Medicina (Kaunas), 43(3):235-241

Petry NM, Alessi SM, Hanson T. 2007. Contingency management improves abstinence andquality of life in cocaine abusers. J Consult Clin Psychol, 75(2):307-315

Piralishvili G, Gamkrelidze I, Nikolaishvili N, et al. 2012. Evaluation of the quality of life (Whoqol-Bref) among methadone and suboxone substitution state program patients and healthy volunteers in Georgia. Georgian Med News, (213):44-47

Puigdollers E, Domingo-Salvany A, Brugal MT, et al. 2004. Characteristics of heroin addicts entering methadone maintenance treatment: quality of life and gender. Subst Use Misuse, 39(9):1353-1368

Wang PW, Wu HC, Yen CN, et al. 2012. Change in quality of life and its predictors in heroin users receiving methadone maintenance treatment in Taiwan: an 18-month follow-up study. Am J Drug Alcohol Abuse, 38(3): 213-219

Winklbaur B, Jagsch R, Ebner N, et al. 2008. Quality of life in patients receiving opioid maintenance therapy. A comparative study of slow-release morphine versus methadone treatment. Eur Addict Res, 14(2): 99-105

Wu LT, Ling W, Burchett B, et al. 2010. Gender and racial/ethnic differences in addiction severity, HIV risk, and quality of life among adults inopioid detoxification: results from the National Drug Abuse Treatment Clinical Trials Network. Subst Abuse Rehabil, 2010(1): 13-22

第 24 章 其他常见慢性病的生命质量研究

24.1 银屑病的生命质量研究

24.1.1 银屑病的流行病学及临床特征

银屑病（Psoriasis）又称牛皮癣，是一种常见的以皮肤和关节损害为主的慢性、复发性、炎症性的皮肤病。银屑病在世界各地均有流行，但种族间差异较大，亚洲人群患病率较低，约为 0.3%，我国的银屑病患病率为 0.59%（丁晓岚等，2010）。各个年龄段均可发病，但多于 15～30 岁青壮年，男女间患病率无较大差异。银屑病的病因尚未明确，一般认为与遗传、链球菌感染、紧张应激、药物、环境和免疫因素等有关。

银屑病的特征性皮肤损害为红色丘疹或斑块，上覆多层银白色鳞屑，好发于四肢伸侧、头皮及背部，严重的可损及全身，并出现高热、脓疱、红皮病样改变及全身大小关节病变。根据皮损的特点，银屑病可分为寻常型、关节病型、红皮病型和脓疱型四种类型，其中寻常型最常见，占到患者的 90% 以上，关节病型占 5%～8%，另外两型较为少见。由于皮损伴有不同程度的瘙痒，患者忍不住搔抓，可能出现出血、继发感染等，疾病常常持续数年或数十年，反复发作，对患者的身心健康造成极大的伤害。严重的银屑病患者可有全身多器官的损害或病变。

银屑病的临床治疗因不同的类型、分期和皮损的严重程度及部位而不同，激素治疗是改善或消除皮损的主要药物，病情严重的患者需要全身使用，无论局部用药还是全身用药，激素产生的不良反应都是不容忽视的问题。此外，使用免疫抑制剂也可能产生胃肠道、血液、皮肤及其他毒副反应。由于饮食、感冒、精神紧张等因素也会使银屑病复发或加重病情，因此，患者在缓解期要注意饮食，一般要忌酒、海鲜及辛辣食物，防治感冒、扁桃体炎、咽炎等上呼吸道感染，避免精神紧张、过度劳累及应激等。

银屑病虽然只是不危及生命的皮肤疾病，但其迁延不愈、反复发作、瘙痒难忍等，对患者的身心健康造成了极大的伤害，且皮损多发于暴露部位，使患者常常面临社会拒绝、歧视等问题，极易造成患者自卑、恐惧、强迫、抑郁、焦虑等心理问题，即使在缓解期，患者也要时刻留意多种可能导致疾病复发的因素，进一步加重了患者的心理负担，此外，疾病带来的巨大的经济负担也非常明显，因此，疾病极大地影响了患者的正常生活和工作，对患者的生命质量必然产生影响，所以研究银屑病患者的生命质量，对个性化治疗措施的制订、有针对性地改善患者的生命质量、提高治疗的效果都有一定的意义。

24.1.2 银屑病生命质量特异量表介绍

银屑病患者生命质量测定量表包括普适性量表、皮肤病特异性量表和银屑病特异性量表三类，普适性量表主要有 SF-36、NHP、WHOQOL-100、SIP、GHQ 等，已在第 2 章有详细介绍，本章主要介绍特异性量表。

1. Dermatology life quality index（DLQI） 是最早开发的皮肤病患者生命质量测定量表，由英国卡迪夫大学（Cardiff University）医学院皮肤病和创伤治疗科的 Finlay 及其同事于 1994 年研制。量表的条目全部来源于 120 名皮肤病患者，研究者要求患者写下疾病对其影响的方面，经过分析共列出 49 个受疾病影响的方面，提炼出 10 个问题的初步量表，通过 20 名患者的预试后进行了轻微的修改，再次预试后形成正式量表。量表中的 10 个条目包括对患者生命质量最有影响的 6 个方面：症状和感受（包括皮肤瘙痒、溃疡、疼痛和刺激；窘迫或难为情）、日常生活（包括购物或家务；穿衣服）、业余活动（包括社会或业余活动；运动）、工作或学习、私人关系（包括伴侣或亲朋好友；性活动）及治疗对生活的影响。量表测定过去一周患者的情况，采用 4 级评分，从 0="一点没有"，到 3="非常"，回答"无关"的记 0 分，总分为每个条目得分的总和，从 0~30 分，得分越高，对生命质量的损害越大。得分也可以用除以 30 后换算成 0~100 分的标准分。可以用总分评价疾病的影响，也可以分析各条目得分以了解疾病影响的特定领域。

由于 DLQI 量表仅有 10 个问题，在几分钟内就可完成填写，在研制出来后即得到广泛使用，到 2003 年的 10 年间就被翻译成 21 种语言在 20 多个国家应用。DLQI 最常用于银屑病、过敏性皮炎、湿疹、痤疮等慢性皮肤疾病。

为便于儿童患者使用，作者在 1995 年采用与 DLQI 研制相同的程序研制了儿童版的 CDLQI，可用于 4~16 岁的儿童及青少年皮肤病患者生命质量的测定。量表仍为 10 个问题，包括 6 个领域：症状和感受、业余活动、上学或假期、个人关系、睡觉、治疗，仍采用 4 级评分。2003 年，又创作了漫画版的 CDLQI，加上精美的彩色小狗漫画插图，更能吸引儿童完成测定，所需时间也大大减少。CDLQI 被翻译为 44 种语言，在世界各地广为应用。CDLQI 最常用的儿童皮肤疾病为过敏性湿疹、银屑病等。

2. Dermatology quality of life scale（DQOLS） 是英国圣托马斯医院联合医学院公共健康医学部的 Morgan 等于 1997 年研制的评价皮肤疾病对患者心理社会状况及日常生活影响的量表。量表的条目来源于 50 名门诊皮肤病患者，研究者让患者写下疾病对他们感觉和人际关系、日常生活及社会活动的影响，以及让他们烦恼的症状。由两个研究者对患者的回答进行条目整理，形成 41 个条目的初步量表，包括 17 个心理社会条目、12 个活动条目及 12 个症状条目。经过对 118 名门诊患者测试结果进行的因子分析，没有条目增加或删除，3 个领域中，心理社会领域分为难堪、绝望、易怒和悲痛 4 个方面，社会活动领域包含日常活动、夏日活动、社会活动和性活动 4 个方面，症状领域没有区分小方面。

每个条目采用 5 级 Likert 评分，从非常轻（或没有）=0 分到非常严重=4 分，领域内各条目得分的总和为原始分，然后调整为 0~100 分的标准分，调整方法为：心理社会领域得分=领域原始分×（25/17），活动领域得分=领域原始分×（25/12），症状领域得分=领域原始分×（25/12）。得分越高，表示生命质量受到的影响越大。

3. Skindex 是美国克利夫兰凯斯西储大学（Cleveland and Western Reserve University）皮肤病研究中心的 Chren 博士及其同事于 1996 年研制的测量皮肤疾病对患者健康相关生命质量影响的自填式量表。量表的框架基于文献和对皮肤病患者、医生及护士的主题讨论而形成，包含两个领域 5 个维度：心理社会（认知、社会、情感）和生理（不适、受限），其中，情感维度包括抑郁、恐惧、窘迫和愤怒 4 个亚维度。采用心理测量理论的原则，形成了 65 个条目的初步量表，经过 46 名患者的测试，修改和删除了含糊的条目，形成 61 个条目的 skindex。量表询问患者过去 4 周的情况，采用 5 级（频率）和 6 级（同意）评分，61 个条目中有 38 个为正性条目（影响越大，得分越高），23 个为负性条目。计分方法为：每个条目的回答转化为 0（没有影响）~100 分（总是有影响），负性条目则颠倒得分，然后计算每个维度或亚维度得分，为该维度或亚维度条目得分的平均值。得分越高，影响越大，即生命质量越差。

量表被翻译成多种语言，在世界各地广泛应用，为扩大应用，作者在原量表基础上，通过删除多数患者具有相同应答的条目，更多关注疾病对患者的困扰而非影响频率，形成了若干简表，其中 29 个条目的 Skindex-29 和 16 个条目的 Skindex-16 使用较多，简表具有较好的信度、效度和反应度，只需 3~5min 即可完成，较原量表的使用更为广泛。

4. Psoriasis disability index（PDI） 也是英国的 Finlay 等于 1985 年研制的测量银屑病患者生命质量的量表，侧重于银屑病对患者日常生活及工作的影响。原量表为 10 个条目，1~7 分的线性评分，1990 年经过修订，形成 15 个条目，1~7 分的线性评分或 0~3 分的 Likert 评分两种评分方式，作者推荐使用后者，因其更为简单，不需过多解释，计分也更容易，也有利于文献比较。

量表包含 15 个条目，分为 5 个领域：日常活动（5 个条目）、工作或学习（3 个条目）、私人关系（2 个条目）、业余活动（4 个条目）和 1 个条目的治疗的影响（Finlay AY，1997）。询问患者过去 4 周疾病对其影响大小，Likert 评分为每个条目的计分从"一点也不"计 0 分，到"非常"计 3 分，原始总分为各条目得分的总和，为 0~45 分，除以 45 转化为 0~100 分的标准分。

由于该量表使用简单，具有较好的信度、效度和反应度，被翻译为至少 13 种语言在世界各地的至少 20 多个国家得到广泛使用。PDI 侧重于日常活动、工作等方面受限程度，具有条目简洁明了、贴近患者感受、易被临床接受的优点，但其主要局限为只强调心理的无能力，却不包括心理的无能（Koo J，1996）。

5. 银屑病患者生存质量量表（PQOLS） 是湖南中医药大学第二附属医院的杨志波等于 2008 年研制的具有中医内涵的银屑病生存质量量表。量表采用结构化的决策方法制订，即通过议题小组和核心小组交互工作的方式完成。议题小组成员包括银屑病患者及家属、皮肤科医护人员、心理学、统计学及其他人员。通过议题小组讨论、查阅现有量表及中医临床专家提议，形成 50 个条目的初步量表，经过 105 名银屑病患者的测量资料分析，采用多种方法对条目进行筛选，最终形成包含 25 个条目的银屑病患者生存质量量表。该量表包括 3 个领域：生理功能、心理功能和社会功能，采用 5 级 Likert 评分。

6. 慢性病患者生命质量测定量表体系之银屑病量表（QLICD-PS） 该量表是万崇华等主持研制的 QLICD 体系中的一个量表，第二版正在研制测试中（冯丽等，2015a）。其中的测试版由 17 个条目的特异性模块与慢性病的共性模块结合形成，主要的测量学特性如下。

（1）信度：QLICD-PS 量表各个领域的内部一致信度大于 0.6；各个领域的内部一致信度在 0.60~0.90，其中特异模块的内部一致信度为 0.84。各领域的分半信度在 0.72~0.96，其中特异模块的分半信度为 0.91，总量表的内部一致信度与分半信度分别为 0.90 和 0.96。

（2）效度：结构效度结果显示：量表具有很好的内容效度，各个领域内的条目与所在领域相关性较大，与不同领域的相关性较低。特异模块可提取 4 个公因子，累积方差贡献率为 63.170%，大致与前面提出的理论结构基本相符。校标效度显示：QLICD-PS 量表与 SF-36 量表对应维度的相关性基本上大于其他维度的相关性。大多在（$P<0.01$）水平上显著相关，相关系数基本上在 0.4 以上。

（3）反应度：测评结果治疗前后，量表各领域均有统计学意义（$P<0.05$）。量表对患者生命质量在治疗前后变化比较敏感，有较好的反应度。标准化反应均数（SRM）得分范围为 0.12~0.77，其中特异模块得分为 0.77，总量表的反应度为 0.64。

7. 其他特异性量表 详见表 24-1。

表24-1 银屑病患者生命质量特异量表

序号	量表	内容
1	量表名称	dermatology life quality index（DLQI）
	（开发者，年代）	（Finlay AY，1994）
	量表简介	10 个条目，涉及症状及感受、日常生活、业余活动、工作和学习、私人关系及治疗等受疾病影响的领域
		条目间等级相关系数：0.23~0.70；重测信度：0.95~0.99；ICC：0.77~0.90；Cronbach's α：0.83~0.90；皮肤病患者得分高于正常对照；不同性别的皮肤病患者间得分无差异
	文献来源	Finlay AY，Khan GK. 1994. Dermatology life quality index（DLQI）——a simple practical measure for routine clinical use. Clinical and Experimental Dermatology，19（3）：210-216
		Lewis V，Finlay AY. 2004. 10 year's experience of the dermatology life quality index（DLQI）. J Investig Dermatol Symp Proc，9（2）：169-180
2	量表名称	children's dermatology life quality index（CDLQI）
	（开发者，年代）	（Lewis-Jones MS，1995）
	量表简介	10 个条目，涉及症状及感受、业余活动、上学或假期、私人关系、睡觉及治疗的影响。
		Cronbach's α：0.82~0.92；重测信度：0.74~0.97（等级相关），0.8（ICC）；内容效度、效标效度良好；反应度良好
	文献来源	Lewis-Jones MS，Finlay AY. 1995. The children's dermatology life quality index（CDLQI）：Initial validation and practical use. Br J Dermatol，132（6）：942-949
		Holme SA，Man I，Sharpe JL，et al. 2003. The children's dermatology life quality index：validation of the cartoon version. Br J Dermatol，148（2）：285-290
		Salek MS，Jung S，Brincat-Ruffini LA，et al. 2013. Clinical experience and psychometric properties of the children's dermatology life quality index（CDLQI），1995-2012. Br J Dermatol，169（4）：734-759
3	量表名称	Skindex
	（开发者，年代）	（Chren MM，1996）
	量表简介	61 个条目 8 个领域：认知、社会功能、抑郁、恐惧、窘迫、愤怒、身体不适、身体受限。5 级或 6 级评分，转化为 0~100 分，领域得分为各条目得分的平均值，得分越高，影响越大
		简表 Skindex-29：29 个条目 3 个领域（情感、功能、症状）
		简表 Skindex-16：16 个条目 3 个领域（症状、情感、功能）
		青少年量表 Skindex-Teen：21 或 22 个条目 2 个领域（生理症状、心理社会功能）。
		Cronbach's α：0.76~0.86；72 小时重测信度：0.68~0.90；因子分析：7 个因子方差累计贡献率 78%；区分效度：感染性皮肤病与独立病变的得分不同；反应度：6 个月后在报告皮肤情况有变化的患者中多数领域得分有改变
		Skindex-29：Cronbach's α 0.87~0.96；重测信度 0.88~0.92；因子分析显示 3 公因子解释 97%的共同方差；区分效度、反应度良好
		Skindex-16：Cronbach's α 0.86~0.93；重测信度 0.88~0.90；因子分析显示 3 个因子解释 74%的方差；内容效度、区分效度、反应度良好
		Skindex-Teen：重测信度 0.82~0.94；内容效度、结构效度、反应度良好
	文献来源	Chren MM，Lasek RJ，Quinn LM，et al. 1996. Skindex，a quality-of-life measure for skin disease：reliability，validity，and responsiveness. The Journal of investigative dermatology，107（5）：707-713
		Chren MM，Lasek RJ，Flocke SA，et al. 1997. Improved discriminative and evaluative capability of a refined version of skindex，a quality-of-life instrument for patients with skin diseases. Arch Dermatol，133（11）：1433-1440
		Chren MM，Lasek RJ，Sabay AP，et al. 2001. Measurement properties of skindex-16：a brief quality-of-life measure for patients with skin diseases. J Cutan Med Surg，5（2）：105-110
		Smidt AC，Lai JS，Cella D，et al. 2010. Development and validation of skindex-teen a quality-of life instrument for adolescents with skin disease. Arch Dermatol，146（8）：865-869

续表

序号	量表	内容
4	量表名称	dermatology quality of life scale（DQOLS）
	（开发者，年代）	（Morgan，1997）
	量表简介	41个条目3个领域：生理活动（12个条目）、心理社会（17个条目）和症状（12个条目）。5级评分。得分越高，生命质量损害越多
		Cronbach's α：0.83~0.92；重测信度：0.66~0.86；与NHP相关领域结果一致；区分效度良好；有一定反应度
	文献来源	Morgan M，McCreedy R，Simpson J，et al. 1997. Dermatology quality of life scales—a measure of the impact of skin diseases. Br J Dermatol，136（2）：202-206
5	量表名称	dermatology-specific quality of life（DSQL）
	（开发者，年代）	（Anderson R，1997）
	量表简介	初步量表包含49个条目，以后修订为36个条目，分为两个部分，包括28个条目5个领域的自评量表和8个总体评价条目。5个领域为：躯体症状、日常活动、社会功能、工作/学习、自我感觉。5级Likert评分，条目得分相加即得领域分或总分，得分越高，影响越大。总体评价条目不计入得分，只是作为内部可靠性的自评锚或在不同皮肤病患者间比较时的基准水平
		Cronbach's α：0.71~0.94；重测信度：0.81~0.89；与患者自评总体症状等级相关：0.25~0.67；与患者自评总体疾病严重性相关：0.19~0.54；区分度：自觉病情轻重间有差异；因子分析：生理、情绪和社会功能因子；反应度：对多种有效治疗的反应度优于安慰剂，反应度小到中等
	文献来源	Anderson RT1，Rajagopalan R. 1997. Development and validation of quality of life instrument for cutaneous diseases. J Am Acad Dermatol，37（1）：41-50
		Anderson R，Rajagopalan R. 1998. Responsiveness of the dermatology-specific quality of life （DSQL）instrument to treatment for acne vulgaris in a placebo-controlled clinical trial. Quality of Life Research，7（8）：723-734
6	量表名称	psoriasis index of quality of life（PSORIQoL）
	（开发者，年代）	（McKenna，2003）
	量表简介	25个条目，涉和害怕别人的负面反应、难为情和自信差、社交问题、身体接触和亲密行为、个人自由受限和休闲受损等方面。两分类评分
		Cronbach's α：0.94；重测信度：0.89；效标效度：与DLQI相关系数0.32~0.66，与GWBI相关性0.55~0.70；区分效度、内容效度良好
	文献来源	McKenna SP，Cook SA，Whalley D，et al. 2003. Development of PSORIQoL, a Psoriasis-specific measure of quality of life designed for use in clinical practice and trials. Br J Dermatol，149（2）：323-331
7	量表名称	psoriasis disability index（PDI）
	（开发者，年代）	（Finlay，1987）
	量表简介	第1版10个条目5个领域：日常活动、工作/学习、私人关系、业余生活和治疗。7级线性评分
		第2版增加为15个条目，领域不变。两种评分方式，7级线性评分或4级Likert评分，得分越高，生命质量越差
		效标效度：与SF-36、DLQI、GHQ、EQ-5D、SF-12等相关系数-0.13~0.64，与HADS、PLSI等相关系数-0.12~0.56，与PASI相关系数0.4；治疗后的反应度良好
	文献来源	Finlay AY，Kelly SE. 1985. Psoriasis – an index of disability. Scott Med J，30：266
		Finlay AY，Kelly SE. 1987. Psoriasis – an index of disability. Clinical and Experimental Dermatology，12（1）：8-11
		Finlay A Y，Khan GK，Luscombe D K，et al. 1990. Validation of sickness impact profile and psoriasis disability index in psoriasis. British Journal of Dermatology，123（6）：751-756
		Lewis VJ，Finlay AY. 2005. Two decades experience of the psoriasis disability index. Dermatology，210（4）：261-268
8	量表名称	psoriasis life stress inventory（PLSI）
	（开发者，年代）	（Gupta，1995）
	量表简介	15个条目，采用4级Likert评分
		Cronbach's α：0.90；得分与银屑病总体严重程度、面容受损程度、被嘲笑次数、瘙痒程度有关；因子分析：2个因子方差累计贡献68%

续表

序号	量表	内容
8	文献来源	Gupta M, Gupta A. 1995. The psoriasis life stress inventory: a preliminary index of psoriasis-related stress. Acta Derm Venereol（Stockh），75（3）：240-243 Fortune DG, Main CJ, O'Sullivan TM, et al. 1997. Assessing illness-related stress in psoriasis: the psychometric properties of the psoriasis life stress inventory. J Psychosom Res，42（5）：467-475
9	量表名称 （开发者，年代）	Salfore psoriasis index（SPI） （Kirby B，2000）
	量表简介	3 个领域：体征、心理社会失能、干预（治疗历史）。体征领域为 PASI（psoriasis area and severity index）得分经过标准化方法转化为 0～10 分；心理社会失能领域采用 0～10 的线性评分，得分越高，受疾病影响越大；治疗历史领域通过对患者治疗次数、时间、剂量及住院或发病次数判断患者的严重程度 体征领域得分与心理、治疗历史间相关系数：0.36、0.32；心理领域与 PDI 相关系数 0.59，与 PASI 相关系数 0.28，与患者自评 PASI 无相关关系；心理领域重测信度：0.997，治疗历史 ICC 0.86；体征及心理领域反应度良好，治疗历史无变化
	文献来源	Kirby B, Fortune DG, Bhushan M, et al. 2000. The salford psoriasis index: an holistic measure of psoriasis severity. Br J Dermatol，142（4）：728-732
10	量表名称 （开发者，年代）	Koo-Menter psoriasis instrument（KMPI） （Koo JY，2006）
	量表简介	量表分为两个部分：第一部分由患者自填，包括 3 个部分的内容，①生命质量问卷（PQOL-12）；②指出病变部位；③关节症状（4 个问题）；第二部分由医生填写，包括：①计算患者的生命质量总分；②计算病变面积；③评价银屑病的严重性；④通过 6 个问题快速评价光疗的可行性和临床适应性四个内容 PQOL-12 为单领域量表，采用 11 级 Likert 评分，得分越高，生命质量越差 Cronbach's α：0.95；ICC：0.62；重测信度：0.80；效标效度：与患者自评的严重度相关系数 0.61，与 DLQI 相关系数 0.78；条目与自评严重度评分间相关：0.40～0.61；与医生评价严重度相关低；判别效度：良好；反应度：良好
	文献来源	Koo JYM, Lebwohl MG, Lee CS. 2007. Mild-to-moderate psoriasis. New York: Informa Healthcare. 9-29
11	量表名称 （开发者，年代）	impact of psoriasis questionnaire（IPSO） （Nijsten T，2006）
	量表简介	最初量表含 16 个条目 3 个领域：生理功能、心理功能、社会功能。5 级评分。得分越高，受影响越大。经过 CTT 和 Rasch 模型分析形成两个版本，10 个条目的 CTT 版本和 11 个条目的 Rasch 版本 CTT 版本包括 3 个领域：心理功能、心理健康和歧视。侧重疾病对患者的心理影响。Cronbach's α：0.52～0.85；条目-领域相关均大于与其他领域相关；内容效度良好；因子分析：3 个因子，解释 62.44%的共同方差 Rasch 版本含 12 个条目，单一维度，侧重对患者生理功能的影响。Cronbach's α：0.83；条目-总分相关：0.42～0.67；内容效度良好；因子分析：单个因子解释 81.6%的共同方差
	文献来源	Nijsten T, Unaeze J, Stern RS. 2005. Refinement and reduction of the impact of psoriasis questionnaire: classical test theory vs. rasch analysis. Br J Dermatol，154：692-700
12	量表名称 （开发者，年代）	psoriasis quality of life questionnaire（PQLQ） （Inanir，2006）
	量表简介	17 个条目 3 个领域：心理社会问题、日常生活困难、治疗的问题 Cronbach's α：0.87；重测信度：0.985；条目-总分相关：0.37～0.60；因子分析：3 个因子累计方差贡献率 49.8%；与疾病严重程度相关：0.31～0.53
	文献来源	Inanir I, Aydemir Ö, Gündüz K, et al. 2006. Developing a quality of life instrument in patients with psoriasis: the psoriasis quality of life questionnaire（PQLQ）. Int Soc of Dermatol，45（3）：234-238
13	量表名称 （开发者，年代）	qualiPso questionnaire （Quintard，2011）
	量表简介	39 个条目 4 个领域：社会生活、心理健康、治疗结果、皮肤症状 Cronbach's α：0.772～0.948；重测信度 ICC：0.709～0.735；领域间相关系数：0.358～0.468；条目-领域相关系数：SL 0.427～0.683，MH 0.518～0.721，TO 0.638～0.687，SkS 0.509～0.655；因子分析：4 个因子解释 59.9%的共同方差；效标效度：与 SF-36 相关系数 0.393～0.682，与 VQ-Dermato 相关系数<0.40；有一定区分效度
	文献来源	Quintard B, Constant A, Bouyssou-Gauthier ML, et al. 2011. Validation of a specific health-related quality of life instrument in a large cohort of patients with psoriasis: the qualiPso questionnaire. Acta Derm Venereol，91（6）：660-665
14	量表名称 （开发者，年代）	nail psoriasis quality of life scale（NPQ10） （Ortonne，2010）

续表

序号	量表	内容
14	量表简介	10 个问题，3 级评分（0~2 分）得分越高，生命质量越差
		Cronbach's α：0.88；重测信度 ICC：0.82；因子分析：单个因子解释 49% 的共同方差；区分效度：性别、病程、病变部位间有差异；效标效度：与 DLQI 相关系数 0.48
	文献来源	Ortonne JP，Baran R，Corvest M，et al. 2010. Development and validation of nail psoriasis quality of life scale（NPQ10）. JEADV，24（1）：22-27
15	量表名称（开发者，年代）	psoriasis quality of life（PSO-LIFE）（Dauden，2012）
	量表简介	20 个条目，测量过去 7 天的情况，5 级 Likert 评分，得分越高，生命质量越差
		Cronbach's α：0.95；重测信度 ICC：0.98；因子分析：单维度；区分效度：银屑病和正常、活动性与非活动性、可见与不可见病变间有差异；效标效度：与 PASI 相关系数–0.43，与 DLQI 和 PDI 相关系数 0.4~0.8；反应度：报告"改善很多"患者中的 ES 为 1.01
	文献来源	Dauden E，Herrera E，Puig L，et al. 2012. Validation of a new tool to assess health-related quality of life in psoriasis: the PSo-LIFE questionnaire. Health and Quality of Life Outcomes，10（1）：56
16	量表名称（开发者，年代）	psoriatic arthritis quality of life（PsAQOL）（McKenna，2004）
	量表简介	20 个条目，两分类（是/不是）回答
		重测信度：0.89；效标效度：与其他量表相关性良好；反应度：良好
	文献来源	McKenna SP，Doward LC，Whalley D，et al. 2004. Development of the PsAQoL: a quality of life instrument specific to psoriatic arthritis. Ann Rheum Dis，63（2）：162-169
17	量表名称（开发者，年代）	银屑病患者生存质量量表（PQOLS）（杨志波，2008）
	量表简介	25 个条目 3 个领域：生理功能、心理功能、社会功能。5 级 likert 评分
		未见测量学特征评价
	文献来源	杨志波，王畅. 2008. 银屑病患者生存质量量表的编制策略及条目筛选. 中医药导报，14（9）：4-7
18	量表名称（开发者，年代）	银屑病中医生存质量量表（周梅花、卢传坚，2008）
	量表简介	25 个条目 4 个领域：生理功能、心理功能、社会关系、环境影响
		Cronbach's α：总量表 0.8126，领域 0.714~0.840；重测信度：总量表 0.869，领域 0.815~0.913；因子分析：4 个因子解释 66.66% 的共同方差；效标效度：与 PASI 相关系数 0.552~0.812，与 DLQI 相关系数 0.609~0.811
	文献来源	周梅花. 2008. 银屑病中医生存质量量表的初步建立. 广州：广州中医药大学
19	量表名称（开发者，年代）	银屑病患者生活质量（psoriasis quality of life，PQOL）（张开红，2001）
	量表简介	60 个条目 3 个领域：生物、心理、社会。4 级 Liker 评分
		未见测量学评价报道
	文献来源	张开红，李洪亮，满孝勇，等. 2001. 银屑病患者生活质量调查与分析. 中国行为医学科学，10（6）：558-561

表 24-1 主要为用于作为皮肤疾病的银屑病患者生命质量测定的量表，还有许多用于测定其他类型银屑病的量表（冯丽，2015b），如银屑病关节炎量表：psoriatic arthritis response criteria（PsARC）、psoriatic arthritis joint activity index（PsAJAI）、disease activity in psoriatic arthritis（DAPSA）、composite psoriatic disease activity index（CPDAI）等。Mease（2011）对量表的内容、应用和测量学特征等进行了综述。另一类量表用于测量银屑病对患者家庭成员生命质量影响的量表，如 psoriasis family index（PFI-15）、family dermatology life quality index（FDLQI）等，这里就不一一赘述。

常用于测量银屑病患者生命质量的量表包括 DLQI、PDI、Kindex、PLSI 等，它们的共同特点是简短，条目很少，完成测量所需时间仅几分钟；测量的内容都是患者日常生活中常常遇到的问题，患者易于接受。但这些量表主要关注皮肤病变造成的影响，特别是对日常生活等的影响，对心理健康的测量相对较弱，因此很多研究在使用其中之一作为特异性量表的同时，还会使用其他的普适性量表或心理量表。当与其他系统疾病的患者生命质量进行比较时，这些量表也不太适合,需要使用普适性量表。因此,既有普适性量表又有特异性量表特点的共性模块(普适性),加特异模块(特异性)的量表群的开发成为必要。

24.1.3 银屑病生命质量测评的应用

银屑病为常见的皮肤疾病,其疾病的特点及其对患者生理、心理及社会功能的影响使银屑病患者生命质量的研究成为热点,搜索 Pubmed,截止 2015 年 7 月光标题中含有"quality of life"和"psoriasis"的文章就有 200 余篇。中文 CNKI 检索,标题中包含"银屑病"和"生活质量"、"生命质量"或"生存质量"的文章有 70 余篇。

1. 银屑病患者生命质量及影响因素分析 银屑病对患者生命质量的损害较大,甚至比其他慢性病对生命质量的影响更大。如 Ghajarzadeh 等(2012)的调查显示,银屑病患者的生命质量甚至低于白癜风、斑秃等其他皮肤疾病。Varni(2012)对儿童患者的调查显示,银屑病患儿的生命质量甚至低于糖尿病、关节炎、哮喘的患儿,但好于精神病患儿。Jankovic(2011)的调查显示,老年、发病年龄在 40 岁以上、有家族史、过去 12 个月经历了生活压力事件的银屑病患者生命质量的影响较大。Sampogna(2006)的调查显示,银屑病患者的生理健康得分与轻度疾病者相似,而心理健康得分则与精神病患者更接近,不同类型银屑病患者的生命质量受损不同。旷翠娥(2013)的调查显示,银屑病患者在工作学习方面受到的影响最大,不同性别及病情的严重程度对患者生命质量有影响。于晓云(2010)等的研究显示,银屑病患者的生活质量受到严重损害,甚至高于神经性皮炎的患者。

由于疾病的特点,银屑病患者的生命质量受到很大影响,不仅短期生命质量下降明显,甚至长期的生命质量也受到一定影响。如 Kim 等(2014)使用 DLQI 测量银屑病患者"7 天"、"一年"和"带病后终生的生命质量",发现长期生命质量的下降与治疗、担心疾病恶化、体重增加、失业、在社会环境中经历的歧视及其严重程度等有关,生命质量下降还可能与加重吸烟、吸毒、抑郁等有关。Unaeze(2006)对银屑病患者 11 年的前瞻性调查显示,银屑病对患者生命质量的影响随时间的推移而逐渐下降,生命质量受到较低影响的比例从 43%上升到 53%,IPSO 得分下降了五分之一,报告健康状况差的患者生命质量改善是健康状况好的患者的 3 倍。

银屑病患者生命质量受多种因素的影响,包括患者的人口学特征、疾病的严重程度、治疗或干预等。泰国的研究(Thakolwiboon,2014)显示,银屑病患者的生命质量受到中度及重度影响,老年患者的生命质量较中青年患者好,没有发现其他人口学变量对患者的生命质量有影响。Nyunt 等(2013)发现银屑病患者的生命质量受到非常大到极大的损伤,疾病的严重性、未婚、工作状况、体育运动、指甲营养不良、暴露部位受损、瘙痒、睡眠障碍、压力和感染等对患者的生命质量有严重影响,认为银屑病患者需要综合性的包括心理社会问题的最佳治疗。Tang 等(2013)对 250 名银屑病患者的调查显示,银屑病患者的生命质量较健康对照下降明显,受损面积大、年轻、关节炎的患者,生命质量的影响更大。日本的研究(Mabuchi 等,2012)显示,银屑病对女性患者生命质量的影响大于男性。DeJager(2011)的调查显示,银屑病对青少年患者生命质量的影响较成年患者更大,特别是对青少年社会发展领域的影响显著。赵学良(2005)等的研究结果显示,银屑病对城市患者生命质量的影响比农村患者大,特别是在购物、社会活动、运动、工作/学习和性活动方面的影响较大。张敏(2006)等的调查显示,女性、未婚、面部受累患者的生活质量更差。

银屑病不仅影响患者的生理健康,对患者的心理与社会健康的影响更为重要。如 Schmitt(2007)研究抑郁在银屑病患者生命质量中的作用时,发现 32%的患者抑郁阳性,但只有 16.5%的高抑郁得分患者进行了抑郁的治疗,对银屑病治疗的满意度及疾病相关的压力与抑郁有关。

Milčić 等（2014）对 201 名银屑病患者生命质量的调查中发现，患者的生命质量与疾病严重程度仅有低度相关，而与心理压力（PLSI）有中度相关（相关系数 0.334～0.521），认为银屑病患者的临床治疗应该关注患者的心理压力。Hawro 等（2014）研究了银屑病患者的生命质量与希望（hope）的关系，发现希望（Basic Hope Inventory 测量）与 WHOQOL-BREF 的所有领域有正相关关系（相关系数 0.302～0.501），与 DLQI 呈负相关（$r = -0.281$），认为以加强希望为目的的心理治疗可能对改善银屑病患者的生命质量有实质性的作用。Lewis 等（2013）的研究显示，瘙痒、疼痛等症状不仅对患者生命质量的生理功能和心理功能都有影响，并且与失去工作及工作中的生产力下降有关。贺清枝（2010）的研究显示，银屑病患者抑郁发生率为 41.18%（SDS 评价）～44.12%（HAMD 评价），比对照组（16%～18%）明显升高，女性、40 岁以下患者发生率较高。

由于银屑病反复发作、临床表现多种多样等特点，不同类型患者的生命质量间也可能有所不同。如 Daudén 等（2013）的研究显示，活动性患者的生命质量较稳定性患者更差，生命质量与可见的损伤面积和疾病严重程度 PASI 相关。Rønneberg（2014）和 Rosen（2012）的研究均发现，有银屑病关节炎的患者其生命质量较没有关节炎的银屑病患者受损更严重。

不同量表的应用也可能出现不同的结果，如 Böhm 等（2013）的研究显示，银屑病患者的症状严重性与 DLQI 相关较强（$r^2=0.448$），而与 SF-8 的相关性较弱（心理得分 $r^2=0.204$，生理得分 $r^2=0.093$）。

2. 治疗及干预措施对银屑病患者生命质量的影响 大量研究报道在治疗改善了患者的皮肤症状后，银屑病患者的生命质量也得到相应的提高。如 Sticherling 等（2013）在评价得肤宝软膏（Daivobet® Gel）对银屑病患者的治疗效果时发现，在患者的症状及皮肤受损面积减少的同时，患者的生命质量也得到明显改善，并且使用方便，节约时间，受到患者的一致好评。Zhu 等（2014）在评价抗白介素 17 单克隆抗体（ixekizumab）治疗银屑病患者的临床研究中发现，较安慰剂对照组相比，治疗 16 周后，患者的 PASI（psoriasis area and severity index）有明显改善，且与瘙痒和 DLQI 总分及领域得分高度相关，分层线性回归分析显示，校正了 PASI 得分后，瘙痒症状的改善仍然与 DLQI 总分和领域得分相关。Puig 等（2013）评价了依那西普（etanercept）治疗前后银屑病患者的生命质量，发现关节炎患者的生命质量在基线时比非关节炎患者低，经 24 周的依那西普治疗后，两组患者的生命质量均有改善，而关节炎患者的改善大于非关节炎患者。Pouli 等（2014）的研究显示，对阿达木单抗（adalimumab）治疗有效、PASI 改善 75%及以上的患者停止治疗后，PASI 有所恶化但仍较治疗早期低（严重性低），但 DLQI 却明显提高，生命质量下降较疾病严重性更为明显。Rigopoulos（2011）采用 NAPSI 评价优特克单抗（ustekinumab）治疗指甲银屑病患者的疗效，在治疗 4、16、28 和 40 周的 NAPSI 得分均较基线时有所下降，生命质量在各时点均有所改善。

有研究者报道了不同治疗措施的疗效，如 Ragnarson 等（2013）对比了外用药物和生物制品治疗 12 个月的效果，发现生物制品治疗的患者满意度最高且生命质量最好。Ortonne（2009）的研究结果显示，使用钙泊三醇和二丙酸倍他米松（calcipotriol/betamethasone dipropionate）混合剂型治疗头皮银屑病患者的生命质量改善优于单独使用钙泊三醇。马莉（2013）等的研究显示，外用钙泊三醇倍他米松软膏治疗寻常型银屑病患者，较外用卡泊三醇软膏起效快、疗效好、用药安全方便，并显著提高患者的生活质量。

由于银屑病患者的心理问题表现突出，有研究者研究了心理治疗对患者的影响，如周沂（2012）等评价了在常规治疗的基础上增加心理干预对银屑病患者的临床疗效，发现心理治疗组疾病严重程度、焦虑、抑郁和生命质量的改善均较对照组明显，认为心理治疗能提高银屑病患者的临床疗效和生活质量，改善患者的情绪状态。

除了药物治疗，其他物理疗法也对改善患者的生命质量有一定的作用。如 Kopel 等（2013）报道了 3 个月的死海气候疗法对寻常型银屑病患者及银屑病关节炎患者生命质量的改善情况。Al Robaee（2011）研究了窄谱紫外线 B 光疗对患者生命质量改善的情况。Wahl（2005）报道了气候疗法对患者生命质量的影响，发现治疗 2 周后疾病严重性和生命质量有所改善，但治疗到 4~8 个月时，又恢复到治疗前的水平。黎娟（2012）报道了中药浴加窄谱中波紫外线治疗寻常性银屑病取得良好效果。

3. 其他应用 Sato（2011）报道在调整了年龄、性别和身体受损区域后，生命质量差的患者门诊及住院次数均较高，且对工作的损害更多。Delfino（2008）询问患者假设治愈健康的每个领域愿意支付的价钱，以此确定受银屑病影响最大的领域，结果身体舒适和情绪健康同时排在第一位，患者愿意支付的中位数为 2000 美元，最低的是睡眠能力 625 美元。Revicki（2008）研究了临床疗效与生命质量的关系，发现以 PASI 划分的临床疗效各组间生命质量得分有差异，临床疗效好的 DLQI 和 SF-36 测定的生命质量得分改善也较多。Scheinfeld（2007）对阿发赛特（alefacept）治疗进行了成本效益分析，认为虽然其成本较高，但在使用其他低成本疗法时也许可以考虑一下阿发赛特在停药后仍有使疾病缓解的能力。王妍妍（2013）等对银屑病和湿疹患者的调查显示，银屑病患者不仅生命质量较湿疹患者差，直接经济负担和间接经济负担也较湿疹严重，并且银屑病患者吸烟、睡眠影响、自杀倾向的比例均高于湿疹患者。

24.2 骨质疏松症的生命质量研究

24.2.1 骨质疏松症的流行病学及临床特征

世界卫生组织的骨质疏松症定义为：骨质疏松症（osteoporosis）是一种以骨量降低、骨微结构破坏、骨脆性增加、骨强度下降、骨折风险增大为特征的全身性、代谢性骨骼系统疾病，可分为原发性骨质疏松症和继发性骨质疏松症。原发性骨质疏松症在老年人及绝经后妇女中的患病率较高，是人体老化的正常生理过程。除年龄老化及妇女绝经是原发性骨质疏松最常见的危险因素外，其他可能的相关因素还有：种族、母系家族史、低体重、性腺功能低下、体力活动缺乏、钙和（或）维生素 D 缺乏、吸烟、过度饮酒、过度饮用咖啡及碳酸饮料、饮食营养失衡等。有影响骨代谢的疾病及应用影响骨代谢的药物是继发性骨质疏松症的危险因素，疾病涉及内分泌及代谢疾病、结缔组织病、消化系统疾病、血液系统疾病、神经系统疾病、器官移植等，使用糖皮质激素、免疫抑制剂、抗癫痫药、抗癌药等药物的患者也有发生骨质疏松症的可能。

骨质疏松症在老年人群中非常常见，在西方，每 4 名妇女或每 8 名男性中就有 1 人罹患此病（Hanley，1996），我国的调查显示，60~69 岁人口中，女性骨质疏松症的患病率为 50%~70%，男性为 30%（邱贵兴，2005）。骨质疏松最常见的症状有骨骼疼痛、身高变矮、骨骼畸形、容易骨折及活动能力下降等。轻微外力下的骨折（脆性骨折）既是骨质疏松的特异症状，也是诊断骨质疏松的主要标准。骨质疏松症患者约 40%会发生脆性骨折，是对骨质疏松症患者影响最大的最严重的并发症，常常导致患者致残或死亡。骨质疏松的诊断还可基于双能 X 线吸收法（DXA）测定的骨密度值（BMD）与同性别青年人的峰值骨量的比值 T 评分，T 评分≤2.5，诊断为骨质疏松症（李梅，2013）。

原发性骨质疏松症虽是正常的生理过程，但对患者的生活甚至生命都有极大的威胁，故预防或减轻骨质疏松症尤为重要。预防措施包括调整生活方式，减少可能导致骨质疏松的不良生活方式，对绝经后的妇女和老年人，应适当补充钙制剂和维生素 D。已经发生骨质疏松症的患者，需要进行药物治疗，包括抗骨质疏松的药物双磷酸盐类、降钙素，以及甲状旁腺激素等。

对骨折患者除常规治疗措施外，还要注意减少骨量的进一步丢失（马信龙，2014）。

骨质疏松症患者除活动能力受限外，常常发生脆性骨折，一旦骨折发生，由于骨质疏松症的特点，治疗和恢复都存在较大的困难，收效较慢，致残率和致死率较高，费用昂贵，对患者的身心健康、生命质量及寿命都有较大的影响，因此，研究骨质疏松症患者的生命质量，不仅为临床治疗提供了以患者为中心的疗效评价指标，同时还可以发现影响患者生命质量的主要领域，为临床采取个性化治疗提供依据。在老年人群中进行骨质疏松症的生命质量研究，可以筛查高危人群，进行及时的干预和治疗，减少骨质疏松症的发生和发展。

24.2.2 骨质疏松生命质量特异量表介绍

骨质疏松患者生命质量测定特异用量表侧重于反映骨质疏松相关症状的内容，条目反映了对患者的生活自理能力、疼痛，特别是情绪和恐惧等心理方面的评估，也包含一些能反映病情变化的内容（黎列娥等，2014a），常见的特异性量表见表24-2。

1. the osteoporosis assessment questionnaire（OPAQ） 是美国洛杉矶骨质疏松症医疗中心临床研究中心的 Silverman 及其同事于 20 世纪 90 年代开发的用于绝经后妇女骨质疏松症生命质量测定的特异量表。量表的领域来自对骨质疏松症患者的访谈，第 1 版量表有 84 个条目，其中 79 个条目测量骨质疏松患者的 4 个领域的 18 个小方面，生理功能领域包括移动性、行走和弯曲、灵活性、自我照顾、家务、变换体位、工作；心理状况领域包括害怕跌倒、紧张程度、情绪、身体形象、独立性；社会互动领域包括社会活动、家庭和朋友的支持；症状领域包括与骨质疏松有关的背部疼痛、背部不适、睡眠、乏力，每个小方面包含 3~5 个条目，此外还有 5 个条目测量患者的一般健康状况。条目采用 5 级 Likert 评分，每个条目的得分标化为 0~10 的得分，得分越高，生命质量越差。分析时可以计算 18 个小方面得分，也可以合并为 4 个领域得分，还可以计算总分。量表填写可以采用自填或访谈，完成填写需要 30~40 分钟。因为量表条目较多，修订的第 2 版 OPAQ2 将条目减少到 60 个，小方面减少为 14 个。为方便临床应用，又筛选出 34 个条目形成了简表 OPAQ-SV，小方面减少为 7 个，测量领域从 4 个减少为 3 个，没有测量患者的日常活动及社会状况。2012 年，在 OPAQ2 和 OPAQ-SV 的基础上，作者将与性别相关的条目进行了调整之后，形成了 39 个条目的骨质疏松男性患者问卷，使量表的应用扩大到男性骨质疏松症患者。2014 年，更为简短的量表 OPAQ-PF 形成，仅有 15 个条目，测量患者的生理功能领域的 3 个小方面。

OPAQ 即可以分析小方面得分，也可以将小方面合并为领域得分进行分析，还可以计算总分，使用的灵活性及较好的信度、效度和可接受性使其在临床研究中得到广泛应用。

2. the osteoporosis quality of life questionnaire（OQLQ） 是由美国俄勒冈骨质疏松中心和加拿大 McMaster 大学医学院联合研制的用于评价慢性背部疼痛及骨质疏松症患者生命质量的量表。量表包含 30 个条目，分为 5 个领域：症状、生理功能、日常生活活动、情感功能和休闲。量表用于评价药物治疗及生理康复等，可以敏感地发现失能的改善情况。为减少在临床研究中填写需要的时间以减轻患者的负担，研究者在 1999 年推出了简化版的 Mini-OQLQ，仅有 10 个条目，从每个领域中筛选出 2 个最有代表性的条目组成，在 3 分钟内就可完成填写。

3. quality of life questionnaire of the European Foundation for Osteoporosis（QUALEFFO） 是欧洲骨质疏松基金会（现更名为国际骨质疏松基金会，International Osteoporosis Foundation，IOF）的 Lips P. 领衔的工作组于 1996 年研制的用于椎骨骨质疏松症患者的生命质量特异量表。经过欧洲 7 个国家 159 名骨质疏松患者的评价，量表具有较好的信度、效度和反应度。最初的量表为 48 个条目，之后修订为 41 个条目的 QUALEFFO-41，一直使用至今。量表包含的 41 个条目分属于 5 个领域：疼痛（5 个条目）、生理功能（日常生活活动 4 个条目、家务劳动 5 个条目、移动性 8 个条目）、社会功能（7个条目）、一般健康感觉（3个条目）和心理功能（9个条目）。条目为3、4或5级Likert评分，从1分到3分、4分或5分。计算得分时首先将条目得分全部转换为1分为生命质量最好，3分、4分或5分为生命质量最差（有6个条目需要转换）；然后将所有条目得分转化为1～5分，对3级评分的条目（包括24、26），2→3，3→5，4级评分的条目，2→2.3，3→3.6.4→5；计算领域得分及总分的标准分时，公式为：

$$标准得分 = \frac{条目得分合计 - 最低可能得分}{全距} \times 100 \quad (24-1)$$

领域得分以领域内条目得分之和计算，总分以所有条目得分之和计算，不算缺失值，全距为最大可能得分值减去最小可能得分值，计算时扣除缺失条目可能得分。

为使量表在临床使用时更为有效，应答率更高，研究组于2006年推出了31个条目的简表QUALEFFO-31，除条目减少为31个，领域也从5个减少到3个。除欧洲外，QUALEFFO在其他地区也得到广泛应用，目前已经有20多种语言的版本，使其研究结果可以在不同国家间进行比较。量表不仅用于椎骨骨折的骨质疏松患者，也被用于其他骨质疏松患者，2009年，研究组又增加了手腕骨折模块（Lips, 2010），以对QUALEFFO-41进行补充，使其应用范围进一步扩大。

4. 慢性病患者生命质量测定量表体系之骨质疏松量表 QLICD-OS 该量表是万崇华等主持研制的QLICD体系中的一个量表，目录正在研制测试中（黎列娥等，2014b）。其中的测试版由14个条目的特异性模块与慢性病的共性模块结合形成，主要的测量学特性如下。

（1）信度：除了特异模块外，各个领域的内部一致信度大于0.6；除了社会支持、特殊心理外，其他侧面的内部一致信度大于0.6；各个领域的分半信度在0.40～0.93，总量表内部一致信度为0.83，总量表分半信度为0.86。

（2）效度：结构效度结果显示生理功能、心理功能、社会功能及特异模块领域相关系数较好，因子分析累积解释变异量为62.896%，提取5个公因子，大致与前面提出的理论结构基本相符。校标效度显示除躯体功能、躯体角色、身体疼痛、情绪角色与共性模块的相关系数较低外，其他领域的相关系数为0.62～0.65。

（3）反应度：结果显示除特异模块外，生理功能、心理功能、社会功能、共性模块及总量表治疗前后有统计学意义，SRM在0.6以上，说明QLICD-OS量表的反应度较好。

5. 其他骨质疏松症特异量表 详见表24-2。

表24-2 常见的骨质疏松生命质量特异量表

序号	量表	内容
1	量表名称	the osteoporosis assessment questionnaire（OPAQ）
	（开发者，年代）	（Silverman SL, 1993）
	量表简介	84个条目4个维度加5个条目的总体健康评价：身体功能、心理状况、社会互动、症状，4个维度包括18个方面。
		第2版OPAQ2为60个条目14个方面，仍为4个维度。
		简表OPAQ-SV为3个维度7方面：生理功能、情感健康、背部疼痛。
		男性简表male OPAQ为39个条目3个维度10个方面：生理功能、情感状况、症状。
		生理功能简表OPAQ-PF为15个条目3个方面：移动性、身体体位、转移。
		OPAQ的重测信度：平均kappa 0.58±0.16，平均ICC 0.82±0.07；Cronbach's α：18个方面中15个大于0.80，范围0.72～0.92；效标效度：与VAS相关0.62～0.89；结构效度：相关和实证性因子分析证实；区分效度：髋骨骨折患者得分低于椎骨骨折。
		OPAQ2与SF-36领域相关系数0.70～0.86。
		Male OPAQ2的重测信度：0.795～0.894；与SF-36领域相关系数0.732～0.890；区分效度：区分骨折和非骨折患者

续表

序号	量表	内容
1	文献来源	Silverman SL, Mason J, Greenwald M. 1993. The osteoporosis assessment questionnaire (OPAQ): a reliable and valid self-assessment measure of quality of life in osteoporosis (abstract 904). J Bone Miner Res: 343 Randell AG, Bhalerao N, Nguyen TV, et al. 1998. Quality of life in osteoporosis: reliability, consistency, and validity of the osteoporosis assessment questionnaire. Rheumatology, 25 (6): 1171-1179 Silverman SL, Minshall M. 1997. Principal component factor analysis of quality of life in patients with osteoporotic vertebral fractures (abstract F553) J Bone Miner Res, 12 (S1): S364 Silverman SL. 2000. The osteoporosis assessment questionnaire (OPAQ): a reliable and valid disease-targeted measure of health-related quality of life (HRQOL) in osteoporosis. Qual Life Res, 9 (suppl 1): 767-774 Silverman SL, Minshall M. 1991. Principal component factor analysis of quality of life in patients with osteoporotic vertebral fractures (abstract F553). J Bone Miner Res, 12 (S1): S364 Naegeli AN, Nixon A, Burge R, et al. 2014. Development of the osteoporosis assessment questionnaire--physical function (OPAQ-PF): an osteoporosis-targeted, patient-reported outcomes (PRO) measure of physical function. Osteoporos Int, 25 (2): 579-588 Solimeo SL, Silverman SL, Calderon AD, et al. 2012. Measuring health-related quality of life (HRQOL) in osteoporotic males using the male OPAQ. Osteoporos Int, 23 (3): 841-852
2	量表名称	the osteoporosis quality of life questionnaire (OQLQ)
	(开发者,年代)	(McClung MR, 1995)
	量表简介	30个条目5个领域：症状、生理功能、日常生活活动、情绪功能和休闲娱乐 简表 Mini-OQLQ 含10个条目5个领域，每个领域2个条目。7级评分 重测信度：0.80~0.89；效标效度：与 SIP、SF-36、BPI 相关系数0.51~0.81；反应度好于预期 Mini-OQLQ 重测信度：ICC 0.72~0.86；效标效度：与 SIP、SF-36等的相关系数0.35~0.80
	文献来源	McClung MR, Love B, Rosen CJ. 1995. Evaluation of a new osteoporosis quality of life questionnaire (OQLQ) for women with osteoporosis and back pain (abstr). J Bone Mineral Res: 419 Osteoporosis Quality of Life Study Group. 1997. Measuring quality of life in women with osteoporosis. Osteoporos Int, 7 (5): 478-487 Cook DJ, Guyatt GH, Adachi JD, et al. 1999. Development and validation of the mini-osteoporosis quality of life questionnaire in osteoporosis women with back pain due to vertebral fractures. Osteoporosis Int, 10 (3): 207-213
3	量表名称	quality of life questionnaire of the European Foundation for Osteoporosis (QUALEFFO)
	(开发者,年代)	(Lips P, 1996)
	量表简介	48个条目5个领域：疼痛、生理功能、社会功能、一般健康感觉、心理功能，此外还有6个 VAS 条目 41个条目简表（QUALEFFO-41）41个条目5个领域 31个条目简表（QUALEFFO-31）31个条目3个领域：疼痛、生理功能、心理状况 重测信度：kappa 系数0.54~0.90，41个条目中26个≥0.80；区分效度：正确区分慢性背部疼痛和脊椎骨折患者及对照；效标效度：与 SF-36 相关领域相关性强；5个领域均可预测椎骨骨折
	文献来源	Lips P, Agnusdei D, Caulin F, et al. 1996. The development of a European questionnaire for quality of life in patients with vertebral osteoporosis. Scand J Rheumatol, 103 (6): 84-85 Lips P, Cooper C, Agnusdei D, et al. 1999. Quality of life in patients with vertebral fractures: validation of the quality of life questionnaire of the European Foundation for Osteoporosis (Qualeffo). Osteoporos Int, 10 (2): 150-160 Van Schoor MM, Knol DL, Glas Caw, et al. Development of the Qualeffo-31, an osteoporosis-specific quality-of-life questionnaire. Osteoporos Int, 17 (4): 543-551

续表

序号	量表	内容
4	量表名称	osteoporosis-targeted quality of life questionnaire（OPTQOL）
	（开发者，年代）	（Lydick E，1997）
	量表简介	26 个条目 3 个领域：身体活动、日常生活活动的适应性、恐惧；另外还有 6 个附加的关于骨质疏松症诊断和临床变化的条目
		与 SF-36 相关系数：身体活动 0.38～0.71，适应性 0.23～0.43，恐惧 0.26～0.34；区分效度：区分骨质疏松症、关节炎及其他损害移动性的疾病
	文献来源	Lydick E, Zimmerman SI, Yawn B, et al. 1997. Development and validation of a discriminative quality of life questionnaire for osteoporosis（the OPTQoL）: J Bone Min Res, 12（3）: 456-463
5	量表名称	the osteoporosis functional disability questionnaire（OFDQ）
	（开发者，年代）	（Helmes E，1995）
	量表简介	59 个条目 5 个领域：疼痛、抑郁量表、功能状况、社会活动、对治疗计划的信心
		重测信度：0.76～0.93；Cronbach's α：0.57～0.96；校标效度：与相关脊椎病理相关；反应度：积极锻炼患者较不活动患者日常活动和社交有改善
	文献来源	Helmes E, Hodsman A. 1995. Lazowski. 1995. A questionnaire to evaluate disability in osteoporotic patients with vertebral compression fractures. J Gerontol A Biol Sci Med Sci, 50（2）: 91-98
6	量表名称	assessment of health related quality of life in osteoporosis（ECOS-16）
	（开发者，年代）	（Badia X，2000）
	量表简介	16 个条目 4 个领域：生理功能、疼痛、害怕疾病、心理社会功能。5 级评分
		Cronbach's α：0.92；重测信度：ICC0.80；效标效度：与 EQ-5D 相关系数 0.555～0.643，与 MINI-OQLQ 相关系数-0.455～0.736；效应大小（ES）：0.17～1.35
	文献来源	Badia X, Prieto L, Roset M, et al. 2002. Development of a short osteoporosis quality of life questionnaire by equating items from two existing instruments. J Clin Epidemiol, 55（1）: 32-40
		Badia X, Díez-Pérez A, Lahoz R, et al. 2004. The ECOS-16 questionnaire for the evaluation of health related quality of life in post-menopausal women with osteoporosis. Health Qual Life Outcomes, 2（1）: 1-11
7	量表名称	Japanese osteoporosis quality of life questionnaire（JOQOL）
	（开发者，年代）	（Japanese Society for Bone and Mineral Research，1999）
	量表简介	38 个条目 6 个领域：疼痛、日常生活活动、社会活动及闲暇、一般健康、姿势的认识、心理因素、跌倒
		与脊椎移动范围相关系数 0.521～0.747
	文献来源	QOL Committee of Japanese Society for Bone and Mineral Metabolis. 1999. A questionnaire for the evaluation of QOL in osteoporosis（1999 version；in Japanese）. J Jpn Soc Bone Miner Res, 17: 65-84
		Miyakoshi N, Itoi E, Kobayashi M, et al. 2003. Impact of postural deformities and spinal mobility on quality of life in postmenopausal osteoporosis. Osteoporosis Int, 14（12）: 1007-1012
8	量表名称	quality of Life questionnaire in osteoporosis（QUALIOST）
	（开发者，年代）	（Marquis R，2001）
	量表简介	23 个条目 2 个领域：生理影响、情感影响。与 SF-36 结合使用。
		重测信度：ICC＞0.90；Cronbach's α：＞0.80.；与 SF-36 相关性佳；区分效度：疼痛严重性、住院和使用拐杖行走使得分下降
	文献来源	Marquis R, Cialdella P, De La Loge C. 2001. Development and validation of a specific quality of life module for postmenopausal women with osteoporosis: the Qualiost. Qual Life Res, 10(6): 555-566
9	量表名称	骨质疏松症生活质量量表（osteoporosis quality of life scale，OQOLS）
	（开发者，年代）	（蔡太生，2004）

续表

序号	量表	内容
9	量表简介	测试版75个条目5个领域：疾病的症状和体征、生理、社会、心理、满意度。重测信度：0.784~0.927；Cronbach's α：0.835~0.979；效标效度：与SF-36相关系数0.301~0.846；条目-领域相关0.205~0.861；条目-总分相关0.365~0.807；因子分析：14个因子累计方差贡献率73.408%
	文献来源	蔡太生，刘健，吴萍陵，等.2004.原发性骨质疏松症生活质量量表的编制策略及条目筛选.中国行为医学科学，13（2）：221-222
		刘健，蔡太生，吴萍陵，等.2004.原发性骨质疏松症患者生活质量量表的信度与效度研究.中国临床心理学杂志，12（2）：131-132
		刘健，蔡太生.2005.骨质疏松症生活质量量表理论结构的因素分析.中国行为医学科学，14（11）：1048
10	量表名称（开发者，年代）	骨质疏松症患者生命质量量表（孙丁，2004）
	量表简介	33个条目8个领域：疼痛、虚弱度、生理功能、日常活动功能、心理健康、社会功能、治疗反应、总体健康评价
		未见测量学特征评价报道
	文献来源	孙丁，王津涛，冯曦兮.2004.骨质疏松症患者生命质量量表的制定方法.交流园地，4（11）：130-131

以上量表中，常用的为QUALEFFO-41、OPAQ2和OPAQ-SV，3个量表侧重于测定疾病对患者生理功能、疼痛和情绪功能的影响。由于临床研究的要求，生命质量测定量表的长度受到一定的限制，量表不可能覆盖所有需要评价的领域，某些领域只被某些量表覆盖，因此，在进行临床试验时，应该根据研究目的选择合适的量表。

24.2.3 骨质疏松生命质量测评的应用

1. 骨质疏松症患者生命质量及其影响因素分析 骨质疏松症患者的生命质量较低，其影响因素包括人口学特征、疾病导致的心理问题、疾病的特征等。如Baczyk等（2013）对85名骨质疏松症妇女的研究显示，WHOQOL-100量表的生理领域与身高变矮、焦虑、抑郁有关；心理领域与先前的骨折、背部畸形、焦虑有关；独立性和社会功能领域与完成工作的能力有关；社会功能还与身高变矮、背部畸形、BMI、焦虑及抑郁有关。Ohta等（2014）使用骨质疏松症生命质量问卷对1585名骨质疏松症妇女进行了血清25-羟基维生素D（25-hydroxyvitamin D）水平与生命质量关系的研究，发现低水平血清25-羟基维生素D、年龄、体质指数（BMI）、椎骨骨折发生数、骨关节炎和跌倒史对患者的生命质量均有影响。Compston等（2014）的研究表明，骨折后的骨质疏松症妇女中，肥胖者较非肥胖者住院治疗的时间更长，功能状况和生命质量更差。Guillemin等（2013）对7897名绝经后骨质疏松症妇女的调查中发现，低年龄、低BMI、先前的椎骨骨折、伴发疾病的数量、害怕跌倒、抑郁等与患者的生命质量下降有关。Brennan等（2013）则发现，男性骨质疏松症患者WHOQOL-BREF的生理健康、心理健康和环境领域与社会经济状况（SES）相关，较低及较高SES患者的生命质量低于中等水平SES患者。周指明等（2005）对150例原发性骨质疏松症患者的调查显示，影响患者生命质量的因素包括婚姻状况、病程、居住方式、医疗保健形式、骨痛史和营养不良。

2. 治疗和干预措施对骨质疏松症患者生命质量的影响 对骨质疏松症患者的治疗主要是钙调节剂以抑制骨吸收和促进骨形成，在症状改善的同时对患者的生命质量有一定影响。如Huang等（2014）用唑来膦酸（zoledronic acid）治疗绝经后骨质疏松症患者220名两年，患者颈椎、髋骨、股骨颈及转子的骨密度较基线时有明显增加，SF-36 有所改善，特别是生理方面，有助于改善患者的平衡能力。Ljunggren 等（2013）在特立帕肽（teriparatide）治疗绝经后骨质疏松症妇女的研究中发现，1582 名患者在治疗 18 个月后，EQ-5D 得分较基线时有明显改善并且持续到 36 个月，先前发生过骨折的患者生命质量的变化没有受到影响，而新发生骨折的患者生命质量的改善较没有发生骨折的患者差。周沛然等（2013）对不同剂量阿仑膦酸钠（alendronate）治疗绝经后骨质疏松症的效果进行了评价，发现不同剂量组血清骨吸收指标均有下降，骨密度增加，同时明显改善了患者的生命质量；标准剂量组 SF-36 的 5 个领域、低剂量组的 3 个领域较治疗前明显提高。薛庆云等（2013）对鲑鱼降钙素治疗骨质疏松性骨折患者的生命质量的影响进行了研究，发现 317 例完成试验的患者疼痛 VAS 下降，生命质量有所改善。

有学者对骨质疏松症患者的综合干预措施较单纯药物治疗对患者的生命质量改善效果进行了评价。如 Lai 等（2013）评价了药学监护（pharmaceutical care）对接受二膦酸盐类（bisphonates）治疗的绝经后骨质疏松症患者的效果，将接受药物治疗的患者随机分为干预组和对照组，干预措施包括药物治疗的回顾、骨质疏松症及危险因素、生活方式的修订、治疗的目标、不良反应及药物治疗依从性的重要性等方面的健康教育，对照组则只接受药物治疗。干预组患者的疾病知识水平较对照组高，生命质量得分较对照组低（更好），治疗的满意度更高；影响生命质量的因素包括年龄、文化程度、先前跌倒、背部疼痛及接受干预的频率。Küçükçakır 等（2013）则报道了练习一年普拉提（Pilates）对患者的生命质量有所改善。徐燕忠（2010）在鲑鱼降钙素结合运动疗法对骨质疏松症伴脊柱骨折患者生命质量影响的研究中，发现患者治疗后日常生活功能水平均有改善，治疗组优于对照组。

24.3 痛风的生命质量研究

24.3.1 痛风的流行病学及临床特征

痛风（Gout）是嘌呤代谢紊乱，尿酸合成增多或排出减少，并由遗传因素与环境因素共同作用导致的慢性疾病（石白，2012）。与痛风有关的因素除遗传因素外，肥胖、饮酒、高海拔、种族、海产品及高蛋白饮食、金属（铅、铁等）在体内蓄积、某些疾病及药物等与痛风的发病有关。引起痛风的主要生化基础是高尿酸血症（hyperuriecemia，HUM），研究表明，高尿酸血症与高血压、糖尿病、高脂血症、冠心病、脑卒中等密切相关，严重危害人类健康。

痛风的患病有明显的地域分布，欧美国家的患病率较其他国家高，美国的 45～65 岁人群中，约有 2%患有痛风，而 65 岁以上的老年人患病率则达到 3%。我国近年来的调查显示，痛风的患病率在 1.0%～1.21%，南方及沿海地区的发病率高于其他地区。痛风的患病率有明显的性别差异，男性患病率远远高于女性。痛风主要以老年人群发病为主，但近年来有明显的年轻化趋势。

痛风有原发性和继发性两类，继发性痛风主要由疾病或药物及治疗导致，如血液病、慢性肾脏疾病、恶性肿瘤放化疗后、长期服用降压药、移植术后等。原发性痛风的发病机制尚不明确，可能与酶缺陷或某些基因突变有关。痛风的临床分期为 4 期：无症状期、急性关节炎期、痛风石及慢性关节炎期、慢性痛风性肾病期。无症状期主要为高尿酸血症，没有临床症状，治疗措施主要以降低血尿酸为主，包括改变饮食习惯、控制体重、药物降尿酸等。急性关节炎期是尿酸盐在关节及周围组织以结晶形式沉积导致的急性炎性反应，表现为关节及周围组织肿胀、发热，伴有剧烈疼痛及关节活动受限。初次发病时通常只侵犯单个关节，反复发作则可累及多个关节。治疗以迅速终止发作为目的，除控制饮食等一般治疗外，药物治疗包括秋水仙碱及非甾体抗炎药及糖皮质激素。慢性痛风性关节炎是急性关节炎反复发作导致的关节局部骨质缺损及关节畸形，尿酸盐结晶沉积形成痛风石（tophi），破溃可形成瘘管，有白色粉状尿酸盐结晶析出。慢性期关节炎发作频繁、间歇缩短、疼痛加剧甚至不能完全缓解，受累关节增多。慢性期治疗以降低血尿酸水平为主要目的，同时对关节炎及可能并发的肾脏病变进行治疗，对影响关节活动或较大、破溃的痛风石进行处理。慢性痛风性肾病是由于尿酸长期沉积于肾脏造成的肾实质损害，晚期痛风患者多有痛风性肾病。患者除有痛风症状外，还会出现腰痛、浮肿、高血压、蛋白尿、血尿、肾盂肾炎等肾脏受损症状，晚期会出现肾衰竭及尿毒症。

痛风急性发作时影响患者行动、工作、娱乐及生活的乐趣，疼痛是最常见的症状，难以忍受的疼痛使患者的生命质量受到严重影响，即使在发作间歇期，部分患者仍然存在局部疼痛，即使没有症状，患者也会担心发作而常常处于焦虑状态，对患者的生命质量也存在较大的影响。痛风患者并发的心脑血管疾病及其他代谢疾病进一步损害了患者的生命质量。对痛风患者生命质量的研究，不仅为干预措施提供了新的评价指标，更为个性化治疗措施的制订提供了依据。

24.3.2 痛风生命质量特异量表介绍

痛风患者生命质量测定除常用的普适性量表 SF-36、WHOQOL 外，HAQ 及其简表 HAQ-DI（health assessment questionnaire-disability index）是最常用的量表。

迄今为止，痛风生命质量特异量表仅有 gout assessment questionnaire（GAQ），是 2006 年由美国 TAP 制药有限公司资助的 Ovation 研究组的 Hunt BJ（Colwell 等，2006）等研制的用于测定痛风患者报告的临床结局（PRO）问卷。问卷的条目来自于对 1966~2000 年有关痛风的文献回顾并形成草稿，通过访谈 3 位治疗过痛风患者的风湿病学家和 1 位患者健康教育及评价专家获得的反馈意见，作者对草稿进行了调整，接着将问卷邮寄给 5 位痛风患者，要求他们填写，之后对其进行了电话访谈，根据患者意见进行修改并形成正式量表 GAQ1.0。量表评价是在参与非布索坦（febuxostat）Ⅱ期临床试验中 24 个现场的 153 名痛风患者中进行的，结果显示量表的 Cronbach's α 为 0.78~0.97；各领域与 SF-36 量表各领域间的相关性最强为 0.45；量表有一定的反应度，临床改善组、稳定组及恶化组在治疗 1 个月、6 个月、12 个月的 Guyatt 统计量分别为 0.030~0.819、0.314~1.142、0.238~0.999。

2008 年，作者对 GAQ 进行了修订，形成了 GAQ2.0（Hirsch 等，2008），使其符合风湿病学临床试验结局测量学会（Outcomes Measures in Rheumatology Clinical Trials，OMERACT）有效测量工具的筛选标准及美国 FDA 提出的 PRO 标准，进一步扩大其使用范围。GAQ2.0 按照一般可接受的量表研制步骤进行，包括对患者的个人访谈及集中小组讨论、研究者及专家对量表初稿的评价、预试验、正式的测试及评价。GAQ2.0 的评价是通过对 3 个城市社区的 308 名痛风患者的测定资料进行的，测量学评价只针对 GI（gout impact，GI）进行，Cronbach's α 为 0.60~0.94；2 周重测信度 ICC 为 0.77~0.89；量表得分与患者及医生评定的严重性间有适度及明确的相关性；与 SF-36 的相关性较弱（最高为-0.55）；过去 3 个月有/无发作间各领域得分均有差异（幸福感除外），血尿酸不同水平间得分部分领域有差异，是否风湿病专家治疗间领域得分无差异。

GAQ1.0 包含 21 个条目，分为 7 个领域，分别是关注痛风（6 个条目）、幸福感（6 个条目）、生产力（2 个条目）、痛风疼痛与严重性（2 个条目）、治疗的方便性（1 个条目）、治疗满意度（3 个条目）、治疗的困扰（1 个条目）。每个条目按照 0~100 分计，各领域得分为条目得分的平均值，也是 0~100 分，得分越高，表示健康越差。

GAQ2.0 共有 52 个条目，其中包含 24 个条目的痛风生命质量影响问卷（gout impact，GI）

及4个有关痛风临床背景及治疗的部分：痛风的总体主观描述、最近痛风的发作、痛风的治疗、痛风病史及人口学资料。GI分为5个领域：痛风总体关注（4个条目）、痛风药物不良反应（3个条目）、未满足的痛风治疗需要（3个条目）、发作期间的幸福感（11个条目）、发作期间的痛风关注（4个条目）。每个条目均采用5级Likert评分，各领域内条目得分的平均值即领域原始分，将其转化为0～100的标准分，得分越高，表示影响越大，生命质量越差。

尽管GAQ是唯一的痛风测定量表，但在OMERACT第10次会议上并没有获得认可（Singh等，2011），主要的原因是与会者对量表不熟悉，认为量表的结构混乱，量表（某些领域）的内部一致性及结构效度存在问题等，同时也提出了未来研究的问题。因此，对痛风患者生命质量的测定量表研制仍然是今后需要进行的工作，OMERACT提出的痛风PRO量表应该包括的领域有疼痛、患者的总体健康、健康相关生命质量、活动性受限（慢性和急性发作）等。

24.3.3 痛风生命质量测评的应用

1. 痛风患者的生命质量及其影响因素分析 痛风影响患者的功能状况，从而对生命质量造成一定的影响。如Scire等（2013）对446名痛风患者生命质量的研究显示，痛风患者SF-36的生理功能得分（PCS）较年龄和性别配比的一般人群对照低，而心理功能得分（MCS）没有下降；在调整了社会人口学及一般健康状况的混杂后，HAQ-DI得分及PCS仍然受痛风特定变量的影响，包括多关节受损、出现痛风石、最近有发作、最近使用抗感染药物或秋水仙碱等，而影响MCS的因素为急性症状。DiBonaventura等（2012）对1023名高血压伴有痛风的患者进行的调查显示，其SF-12的PCS得分、MCS得分均低于无痛风的高血压患者，同时患者的工作及日常活动也受到影响。Khanna等（2012）对620名痛风患者的调查显示，患者的生命质量下降与频繁的急性发作及出现痛风石有关，在调整了年龄、性别、诊断时间之后，发作次数和痛风结石仍然与PCS、MCS及健康效用的下降有关。Hirsch等（2010）的调查发现，痛风患者生命质量的影响因素包括发作的次数、发作之间疼痛的时间，而常见的客观指标如尿酸水平、出现痛风石、受损的关节数等没有显示对患者的生命质量有影响。Roddy等的调查显示，痛风患者WHOQOL量表的总体生命质量、对健康的满意度及生理方面的健康相关生命质量较对照组低，多因素分析也显示痛风对生理方面健康相关生命质量有影响。

国内学者对痛风患者生命质量的研究报道不多，主要集中在中医及护理领域，也有对痛风患者生命质量影响因素的研究。如李春梅等（2013）采用SF-12对60例痛风患者急性发作频率对其生命质量的影响进行了研究，结果显示痛风患者的生命质量低于常模，生命质量的降低与痛风急性发作频率相关。

2. 干预措施对痛风患者生命质量的影响 药物治疗是痛风的主要治疗手段，其可以改善患者的疼痛及功能状况，从而提高患者的生命质量。如Strand等（2012）在聚乙二醇重组尿酸酶（pegloticase）的Ⅲ期临床随机对照试验中发现，157名完成治疗的患者，基线时的SF-36PCS得分比美国常模低1.5倍标准差，治疗25周时，两周治疗组PCS有明显改善并超出MCID，对照组则变化很小或没有变化，SF-36的领域得分的改善也超过或与MCID相等；每月治疗组的生命质量PCS也有改善，同时，治疗组患者的疾病活动总体评价、疼痛、HAQ-DI得分也有明显改善。Khanna等（2011）用SF-36评价了痛风患者治疗后1～2年的反应度，发现降尿酸治疗不仅使血尿酸水平下降，同时发作次数也下降，22%～70%的患者生命质量得分改善达到了MCID，效应大小从0.08～1.09，生命质量的改善持续到治疗后2年。

中医中药在痛风的治疗中取得了较好的疗效，其对患者的生命质量也有较大的提高。如肖夏懿等（2012）研究了中西医结合分期防治方案对痛风患者生命质量的影响，治疗组在对照组使用西药的基础上，分别在急性期及间歇期增加中药治疗，结果治疗组患者的生命质量在生理、心理、社会功能及健康自我认识领域得分和总分的改善均优于对照组，生命质量的影响因素包括关节僵硬及畸形、病程长短，而人口学指标及BMI对患者的生命质量无影响。何巧兰（2013）评价了痛风贴及综合护理干预的效果，发现干预组总有效率高于对照组，生命质量的生理角色、疼痛、一般健康、活力、社会功能、情感角色及心理健康等领域的改善优于对照组。

对痛风患者的干预还包括护理干预及膳食干预等。如万玲玲等（2013）对痛风性关节炎患者采用心理护理干预，评价其对患者焦虑抑郁情绪及生命质量的影响，结果显示经过2个月的干预，患者WHOQOL-BREF量表的生理、心理、社会关系、环境领域得分及总分均有提高，焦虑及抑郁评分则下降，干预组的焦虑抑郁及生命质量均比对照组改善更明显。吴英（2009）观察了护理干预对老年痛风患者生命质量的影响，结果认为护理干预在改善老年痛风患者的生命质量、控制血尿酸、提高饮食治疗的依从性等方面有积极的作用。梁云花等（2013）评价了辨证施膳对老年痛风患者血尿酸水平及生命质量的影响，干预组根据患者的不同证型进行辨证施膳，制订饮食处方，干预1年后血尿酸水平下降超过常规饮食的对照组，患者SF-36的多个领域改善均明显超过对照组。

3. 其他应用　Sarkin等（2010）在研究痛风患者及医生评价的疾病严重程度的影响因素时发现，医生评价的严重性与客观的临床及实验室检查结果相关，特别是出现痛风石，而患者的严重性评价则与生命质量相关更强，提示医生应该更关注患者的生命质量，可以改善治疗的质量，提高患者满意度，降低保健服务利用的费用。

24.4　癫痫的生命质量研究

24.4.1　癫痫的流行病学及临床特征

癫痫（epilepsy），俗称"羊癫疯"或"羊角风"，是多种原因引起的脑部慢性疾病，以脑部神经元过度放电所致的突然、反复和短暂的中枢神经失常为特征。癫痫患者绝大多数在儿童及青少年时期发病，随年龄增大发病率有所下降，但各年龄均可能发病。可能导致癫痫的原因是多样的，主要有脑内疾病（肿瘤、感染、寄生虫、脑血管病等）、全身性疾病（低血糖、低血钙、甲状腺功能低下、尿毒症、休克等）、外伤（围生期脑损伤、颅脑外伤等）、中毒、先天性脑发育异常、遗传性代谢病（苯丙酮尿症、高氨血症等）等。癫痫是常见的神经系统慢性疾病，美国国家健康访谈调查（NHIS）显示，2010年，估计有1.0%的美国成年人罹患癫痫，在神经系统疾病中位列第四，癫痫患者达220万（IOM，2012）。在我国，癫痫的年发病率为28.8/10万人口，患病率为7.0‰（王志文，2002）。我国约有1000万癫痫患者，是仅次于脑卒中的第2位神经系统疾病（中国抗癫痫协会，2014）。

癫痫的症状与发作类型有关，大发作是一般人所熟知的癫痫类型，发作时患者突然出现意识丧失、跌倒在地、全身抽搐、口吐白沫、面色苍白转为青紫、呼吸暂停等，一般持续1～3min停止，若大发作持续出现，则称为癫痫持续状态，危险性很大，须迅速控制。小发作则有失神（短暂的意识丧失，不发生抽搐）、肌阵挛性小发作，还有非典型小发作及局限性发作和精神运动性发作等。癫痫的治疗主要是控制症状、预防发作并维持，以减少发作对大脑的损伤，治疗措施包括药物治疗、手术治疗及其他（如迷走神经刺激术等）。药物治疗通常持续较长时间（有时需要数年），但经过规范的治疗，多数患者会减少或停止发作。在治疗癫痫的同时，如病因明确者，还要积极治疗原发疾病。

癫痫的治疗周期长，治疗过程复杂，不可能在短时间内完全控制发作，医生和患者等许多因素可能导致治疗失败而引起复发或病情加重，即使发作完全控制或手术治疗后，也还需要服用相当长一段时间的药物才能逐渐减量，直至停药。担心发作和治疗使患者及家庭长期处于焦虑状态，对患者身体、心理、社会交往、就业及经济等都有较大影响，而传统的临床研究指标仅关注药物和手术对癫痫发作的控制，而忽略了患者自身感受和疾病带给患者的影响，加之人们对癫痫基本知识缺乏了解，导致对癫痫患者的偏见，甚至歧视，使患者及家庭成员产生耻辱感，从而直接影响他们的身体和生活。因此，关注患者的生命质量，不仅为临床研究提供了新的疗效评价指标，同时为患者拟定个性化的治疗方案，提高患者的治疗依从性，改善生命质量，从而根治疾病提供了一定的依据。

24.4.2 癫痫生命质量特异量表介绍

癫痫患者生活质量测定特异量表包括华盛顿心理社会发作问卷、Liverpool 身体功能量表、癫痫患者生命质量量表等。

1. quality of life in epilepsy inventory（QOLIE）　是纽约大学医学院神经科的 Devinsky 医师领衔的 QOLIE 研制组在兰德公司资助下于 1993 年研制的癫痫生命质量调查问卷。问卷以 SF-36 作为共性核心（generic core），从 MOS 的长量表、Epilepsy Surgery Inventory-55、Dartmouth COOP、Faces Scale 等量表中选择了 20 个相关条目，其余条目基于研究组人员的临床经验及对患者关心的生命质量的文献回顾。最初的量表包含 99 个条目，经过全美 25 个研究现场的 304 名成年癫痫患者的调查，筛选出 89 个条目组成癫痫生命质量调查表 QOLIE-89。量表包括 17 个方面，涵盖生理健康、心理健康、认知功能和癫痫相关 4 个领域，还有 3 个独立条目评价患者过去 4 周的健康变化、性关系及目前的总体健康状况。QOLIE-89 的条目回答形式多样，以 Likert 等级等距回答较多，有 3、4、5、6 个级别不等，评价患者的一般健康状况及整体生命质量的条目则采用脸谱和达特茅斯 COOP 的梯子及温度计等可视化条目，使整个量表变得活泼可爱，可以增加患者的完成率。每个回答都有一定的分值，按照得分越高生命质量越好的原则，将原始得分转化为 0~100 分的标准分，计算各领域内条目得分的均值（缺失值不计入计算），即得到各领域得分，也是 0~100 分。量表总分的计算方法为，先将各领域得分乘以通过因子分析和回归获得的权重，得数相加即得 0~100 分的总分。除以上得分外，还可以通过以下公式计算 T 分：

$$T\text{分} = 50 + \left[10\left(\frac{\text{某领域得分} - \text{该领域得分的均数}}{\text{该领域得分的标准差}}\right)\right] \quad (24\text{-}2)$$

即将得分进行线性转换，使样本均数为 50，标准差为 10。

由于 QOLIE-89 的条目数量较多，完成量表需要 30min 以上，为扩大量表的应用范围，研究组于 1998 年筛选出 31 个条目组成简表 QOLIE-31，量表只保留 7 个方面和 1 个评价总体健康状况的条目，保留了所有可视化条目。计分方法与 QOLIE-89 相似。QOLIE-31 可用于临床神经病学家或流行病学者作为临床研究的工具。同时更为简短的问卷 QOLIE-10 也已提出，其只有 10 个条目，包含 3 个领域，主要为医生及患者提供快速的生命质量评价，以发现问题及选择合适的治疗措施。作者对两个简表进行了比较，两个量表的总分及不同领域对治疗的反应有统计学差异，认为 QOLIE-10 可以作为筛查工具，其总分可以识别不同治疗组间的差异，而 QOLIE-31 提供了更为详细的信息，如果时间和资源允许，应该优先选择 QOLIE-31（Cramer，2000）。之后研究组继续对该量表进行改进。使之更好地用于评价癫痫患者的生命质量。

QOLIE 是目前研究癫痫患者生命质量最常用的问卷，其中 QOLIE-31 在开发时就有 9 种语言的版本形成，之后又翻译为多种其他语言在世界各地广泛应用。中文版由第一军医大学（现南方医科大学）珠江医院的任晓琳等（2003）翻译，并对其测量学特征进行了评价（刘雪琴等，2003）。

2. health-related quality of life measure for children with epilepsy（CHEQOL-25） 是加拿大 McMaster 大学儿科的 Ronen GM 博士等与加拿大儿童癫痫网共同研制的量表，用于评价癫痫对儿童患者的影响及负担，作为儿童患者的干预效果指标。量表的条目来自于 6~12 岁活动性癫痫患儿的集中小组讨论，然后由 4 名临床研究者对条目进行整理和筛选，从 93 个条目中选出 67 个条目形成测试量表，经过 381 名患儿及其 424 名家长的测试，应用因子分析对条目进行进一步筛选，最后形成 25 个条目 5 个领域的儿童量表和父母代理量表 CHEQOL-25。儿童量表的 5 个领域为人际关系/社会影响、担心和关注、个人/情感问题、癫痫的秘密和对正常的追求。父母代理量表的领域为：人际关系/社会影响、目前的担心和关注、将来的担心和关注、个人/情感问题、癫痫的秘密。条目采用两句用"但是"相连的句子描述相反的情况，让儿童选择哪种情形是"真的"或"有点真"，得分从 1 分到 4 分，得分越高表示生命质量越好。

CHEQOL 有儿童和父母两个版本，在研究中可以同时使用，也可以分别使用，两者提供的信息略有不同，合并使用可以了解癫痫对儿童本人及家庭的影响，不过儿童和家长的观点会有一些差异（Verhey，2009），特别是抽象的领域，如癫痫的秘密、个人/情感问题、担心和关注等，在解释时需要注意。

3. Washington psychosocial seizure inventory（WPSI） 是美国华盛顿大学医学院癫痫中心的 Dodrill CB 和 Batzel LW 及同事研制的第一个用于评价癫痫患者心理和社会状况的测定量表，也是最早开发的癫痫生命质量测定量表之一。量表包含 132 个条目，涵盖了家庭背景（family background，11 个条目）、情感适应（emotional adjustment，34 个条目）、人际关系适应（interpersonal adjustment，22 个条目）、职业适应（vocational adjustment，13 个条目）、经济状况（financial status，7 个条目）、对发作的适应（adjustment of seizure，15 个条目）、药物及医疗管理（medicine and medical management，8 个条目）及总体心理社会功能（overall psychosocial functioning，57 个条目）8 个领域。虽然条目较多，但均为两分类条目，且描述简短，所以回答所需时间不长，15~20min 就可完成。

WPSI 开发后被翻译为多种语言，被多个国家的研究者应用于癫痫患者的研究，是使用最早、使用时间最长的癫痫量表。其侧重于患者的心理、社会问题，没有完全涵盖生命质量的内涵，132 个条目的长度对忙碌的临床环境来说不太适宜，测量时需要有经过培训的专业人员指导等问题使其应用受到一定限制。

1991 年，研究组在 WPSI 的基础上，研制出青少年社会心理癫痫量表（adolescent psychsocial seizure inventoty，APSI），将量表的应用扩大到青少年癫痫患者（Batzel，1991）。

4. 其他癫痫生命质量特异量表 详见表 24-3。

表24-3 常见的癫痫患者生命质量特异量表

序号	量表	内容
1	量表名称	Washington psychosocial seizure inventory（WPSI）
	（开发者，年代）	（Dodrill CB，1980）
	量表简介	132 个条目：家庭背景、情感适应、人际关系适应、职业适应、经济状况、对发作的适应、药物与治疗管理、总体心理社会功能。此后增加了智力和神经心理领域。两分类条目
		重测信度：0.66~0.87；分半信度：0.68~0.95；效标效度：与专家评分的相关系数 0.50~0.75
	文献来源	Dodrill CB, Batzel LW, Queisser HR, et al. 1980. An objective method for the assessment of psychological and social problems among epileptics. Epilepsia, 21（2）：123-135
		Batzel LW, Dodrill CB, Fraser RT. 1980. Futher validation of the WPSI vocational scale: comparisons with other correlates of employment in epilepsy. Epilepsia, 21（3）：235-242
		Dodrill CB. Development of intelligence and neuropsychological impairment scales for the Washington psychosocial seizure inventory. Epilepsia, 24（1）：1-10

续表

序号	量表	内容
2	量表名称	liverpool seizure severity Scale (LSSS) and liverpool quality of life battery (LQOL)
	(开发者,年代)	(Baker GA, 1991)
	量表简介	LSSS (V2.0) 包含 20 个条目 2 个领域：感觉（发作的严重性、发作控制）和发作/发作后（发作前、发作时即发作后的特征）
		LQOL 包含的领域：焦虑、抑郁、幸福感、总体情绪、自尊、支配感、社会满意度、一般健康状况。
		LSSS 的 Cronbach's α：0.68~0.86；重测信度：0.72~0.96；区分效度：可以区分严重发作和轻微发作
		LQOL 的 Cronbach's α：0.69~0.85；区分效度：可以区分不同心理功能水平的患者；反应度：患者和照顾者量表均可以检测到治疗的效果
	文献来源	Baker GA, Smith D F, Dewey M, et al. 1991. The development of a seizure severity scale as an outcome measure in epilepsy.Epilepsy Res, 8 (3): 245-251
		Baker GA, Smith DF, Dewey M, et al. 1993. The initial development of a health-related quality of life model as an outcome measure in epilepsy. Epilepsy Res, 16 (1): 65-81
		Baker GA, Smith DF, Jacoby A, et al. 1998. Liverpool seizure severity scale revisited. Seizure, 7 (3): 201-205
3	量表名称	epilepsy surgery inventory-55 (ESI-55)
	(开发者,年代)	(Vickrey BG, 1992)
	量表简介	55 个条目 11 个领域：健康观念、精力/疲乏、总体生命质量、社会功能、情感健康、认知功能、生理功能、疼痛、由于情感、生理、记忆问题导致的角色受限
		Cronbach's α：0.76~0.88，社会功能领域 0.68；因子分析显示心理、生理因子和第 3 个因子由认知功能和角色受限组成；与情绪问卷间的相关性支持量表的结构效度；以发作分组的患者间分析显示有统计学差异
	文献来源	Vickrey BG, Hays RD, Graber J, et al. 1992. A health-related quality of life instrument for patients evaluated for epilepsy surgery. Med Care, 30 (4): 299-319
4	量表名称	quality of life in epilepsy inventory (QOLIE)
	(开发者,年代)	(Devinsky O, 1993)
	量表简介	原始量表 QOLIE-89 在 RAND-36 量表的基础上扩展形成，包含 89 个条目，分为 4 个方面共 17 个领域：情感健康、一般生命质量、因情感问题导致的工作受限、社会支持、健康观念、精力/疲乏、恐惧发作、药物治疗效果、对健康失望、工作/开车/社会功能、注意力/专心、语言、记忆力、生理功能、疼痛、生理问题和社会隔离导致的工作受限，另有 3 个条目评价健康变化、性关系和总体健康
		简表 QOLIE-31 为 31 个条目 7 个领域：总体生命质量、情感健康、精力/疲乏、认知功能、药物治疗效果、害怕发作、社会功能，此外还有 1 个条目测量总体健康状况
		简表 QOLIE-10 为 10 个条目 3 个领域：癫痫影响、心理健康、角色功能
		青少年问卷 QOLIE-AD-48 包含 48 个条目 8 个领域：癫痫影响、记忆/注意力、对癫痫的态度、生理功能、歧视、社会支持、上学行为、健康观念
		QOLIE-89 的 Cronbach's α：0.78~0.92；重测信度：0.56~0.88；效标效度：与情绪状况问卷相关 0.58~0.86；患者与代理者相关系数：0.29~0.69
		QOLIE-31 的 Cronbach's α：0.77~0.85；重测信度：0.64~0.89
		QOLIE-10 在不同癫痫发作组有差异
		QOLIE-AD-48 的 Cronbach's α：0.52~0.94，总分 0.74；重测程度：0.83；效标效度：与自信和自尊的相关系数 0.65 和 0.54；区分效度：不同发作严重性分组间有差异

续表

序号	量表	内容
4	文献来源	Devinsky O. 1993. Clinical uses of the quality of life in epilepsy inventory. Epilepsia，34（suppl 1）：39-44 Perrine KR. 1993. A new quality-of-life inventory for epilepsy patients: interim results. Epilepsia，34（Suppl 4）：28-33 Cramer JA，Perrine K，Devinsky O，et al，1996. A brief questionnaire to screen for quality of life in epilepsy: the QOLIE-10. Epilepsia，37（6）：577-582 Cramer JA，Perrine K，Devinsky O，et al. 1998. Development and cross-cultural translations of a 31-item quality of life in epilepsy inventory. Epilepsia，39（1）：81-88 Cramer JA，Westbrook LE，Devinsky O，et al. 1999. Development of the quality of life in epilepsy inventory for adolescents: the QOLIE-AD-48. Epilepsia，40（8）：1114-1121
5	量表名称	health-related quality of life measure for children with epilepsy（CHEQOL-25）
	（开发者，年代）	（Ronen GM，2003）
	量表简介	25个条目5个领域：人际/社会关系、担心和关注的日常生活经历、个体/情感问题、癫痫的秘密及隐藏、追求正常状态。自评或父母代理评价（只包含前4个领域） 自评量表：Cronbach's α：6～15岁0.56～0.82，8～15岁0.63～0.84；重测信度：ICC 6～15岁0.49～0.66，8～15岁0.59～0.69；效标效度：与看病次数相关−0.31～−0.12，住院天数相关−0.15～−0.13；区分效度：发作严重性、服药数量间得分有差异，与抗癫痫药物毒性累计得分负相关−0.25～−0.21 父母评价：Cronbach's α：0.70～0.86；重测信度：0.65～0.81；效标效度：与看病次数相关−0.44～−0.14，住院天数相关−0.16～−0.13；区分效度：发作严重性、服药数量间得分有差异 父亲和母亲的得分在某些领域有差异，父亲与母亲的相关系数0.40～0.69，儿童（7岁以上）与母亲相关0.24～0.56，儿童与父亲相关0.18～0.54
	文献来源	Ronen GM，Streiner DL，Rosenbaum P，et al. 2003. Health-related quality of life in children with epilepsy: development and validation of self-report and parent proxy measures. Epilepsia，44（4）：598-612
6	量表名称	quality of life in childhood epilepsy questionnaire-parent form（QOLCE-P）
	（开发者，年代）	（Sabaz M，2000）
	量表简介	77个条目5个方面16个领域：生理功能方面（生理受限、精力/疲乏）、情感健康方面（抑郁、焦虑、控制/无助、自尊）、认知功能方面（注意力/集中、记忆力、语言、其他认知功能）、社会功能方面（社会交往、社会活动、歧视）、行为方面，外加总体健康状况和总体生命质量。5～6级Likert评分 Cronbach's α：0.72～0.93；效标效度：与CHQ相关领域相关系数0.54～0.75，与发作严重性偏相关系数−0.60～−0.16
	文献来源	Sabaz M，Cairns DR，Lawson JA，et al. 2000. Validation of a new quality of life measure for children with epilepsy. Epilepsia，41（6）：765-774
7	量表名称	impact of pediatric epilepsy scale（IPES）
	（开发者，年代）	（Camfield C，1999）
	量表简介	11个条目。4级Likert评分。父母评价问卷 Cronbach's α：0.92～0.94；条目-总分相关系数：0.60～0.77（第1次测定），0.64～0.87（第2次测定）；重测信度：0.81；与VAS评分相关系数：−0.43；区分效度：区分两组患者
	文献来源	Camfield CS，Breau LM，Camfield PR. 1999. The impact of pediatric epilepsy scale: a pilot study. Can Psych，40：53 Camfield CS，Breau LM，Camfield PR. Impact of pediatric epilepsy on the family: a new sclae for clinical and research use. Epilepsia，42（1）：104-112
8	量表名称	impact of childhood neurologic disability scale（ICND）
	（开发者，年代）	（Camfield CS，2003）
	量表简介	44个条目4个领域：行为、认知、生理受限、癫痫（IPES）。父母评价量表。4级评分 Cronbach's α：≥0.95；重测信度：2周0.81，1年0.75

续表

序号	量表	内容
8	文献来源	Camfield CS, Breau L, Camfield PR. 2003. Assess the impact of pediatric epilepsy and concomitant behavioral, cognitive and physical/neurologic disability: impact of childhood neurologic disability scale. Dev Med Child Neurol, 45 (3): 152-159
9	量表名称 （开发者，年代） 量表简介	epilepsy and learning disabilitiesquality of life scale（ELDQOL） （Buck D, 2006） 70 个条目 12 个领域：发作严重性、发作相关损伤、抗癫痫药物不良反应、行为、情绪、生理、认知、社会功能、父母的关心、交流、总体生命质量和总体健康状况 Cronbach's α: 0.74~0.95；重测信度：0.80~0.96；效度：条目-领域相关系数>0.40
	文献来源	Buck D, Smith M, Appleton R, et al. 2007. The development and validation of the epilepsy and learning disabilities quality of life (ELDQOL) scale. Epilepsy &Behavior, 10 (1): 38-43
10	量表名称 （开发者，年代） 量表简介	the hague restrictions in childhood epilepsy scale（HARCES） （Carpay HA, 1997） 10 个条目：2 个条目反映整体受限情况，8 个条目反映日常活动，如游泳、骑自行车、在外过夜、上体育课等。父母评价量表。4 级评分 Cronbach's α: 0.89；重测信度：0.93
	文献来源	Carpay HA, Vermeulen J, Stroink H, et al. 1997. Disability due to restrictions in childhood epilepsy. Dev Med Child Neurol, 39 (8): 521-526
11	量表名称 （开发者，年代） 量表简介	quality of life of children with epilepsy-50（QVCE-50, 巴西） （Heber SMF, 2007） 50 个条目 4 个领域：生理、心理、社会/家庭、认知/教育。4 级 Likert 评分 Cronbach's α: 0.68~0.91；重测信度：ICC 0.51~0.85；效标效度：与儿童疾病影响量表 ICIS 得分相关 -0.74
	文献来源	Heber de SMF, Streiner DL, Maeleide Da MGM. 2007. Quality of life among Brazilian children with epilepsy: validation of a parent proxy instrument (QVCE-50). Seizure, 16 (4): 324-329
12	量表名称 （开发者，年代） 量表简介	adolescent psychsocial seizure inventory（APSI） （Batzel LW, 1991） 38 个条目 8 个领域：家庭适应、情感适应、人际关系、职业展望、学校适应、对发作的适应、管理、反社会活动
	文献来源	Batzel LW, Dodrill CB, Dubinsky BL, et al. 1991. An objective method for the assessment of psychosocial problems in adolescents with epilepsy. Epilepsia, 32 (2): 202-211
13	量表名称 （开发者，年代） 量表简介	pediatric epilepsy quality of life invntory （Arunkumer G, 2000） 20 个条目：药物不良反应、癫痫对认知的影响、对将来的展望、安全性、独立性、发作对大脑的损伤、癫痫的困惑、社会问题、驾驶、运动、上学、憎恨癫痫、社会难堪、害怕发作、损伤、不喜欢去医院等 未见测量学评价
	文献来源	Arunkumar G, Wyllie E, Kotagal P, et al. 2000. Parent and patientvalidated content for pediatric epilepsy quality-of-life assessment. Epilepsia, 41 (11): 1474-1484

以上量表中，具有较好信度、效度和反应度，使用较为广泛的有 QOLIE（-89、-31 或-10）、WPSI、ESI-55、LiverpoolQOL 量表等，儿童癫痫常用量表包括 QOLIE-AD-48、CHEQOL 等。Wiebe 等（1997）研究显示，ESI-55 对治疗的反应度优于 WPSI。

24.4.3 癫痫生命质量测评的应用

1. 癫痫患者生命质量及影响因素分析 癫痫导致患者身体、心理、社会功能等受到不同程度的影响，致使生命质量下降，影响生命质量的因素包括患者的人口学特征、疾病的特征、并发的心理问题、治疗等。如 Alonso-Vanegas 等（2013）对抗药性颞叶癫痫患者进行的调查显示，患者的临床特征如右边发作、伴有海马硬化的中间型癫痫、发作时年龄较大、发作频率、广泛性发作等对生命质量的不同领域有损害，视觉性记忆测试与认知功能领域得分有正相关。Giovagnoli 等（2014）比较了患者认知功能与生命质量的关系，发现情绪、注意力、执行功能和 MASQ（multiple ability self-report questionnaire）得分影响 QOLIE-89 总分，同时病程、发作频率和受教育程度也对生命质量有影响，某些因素对 QOLIE-89 的不同领域也有影响。Lee 等（2014）的研究发现不良事件、抑郁、焦虑、发作控制、家庭收入对癫痫患者的生命质量有影响。Schneider-von 等（2014）对随访 20 年以上的患者进行的调查发现，不再发作提高了患者的生命质量，而癫痫的严重性、药物的不良反应、抑郁、睡眠障碍等降低患者的生命质量。Ashwin 等（2013）报道了以社区为基础的二级医院门诊癫痫患者生命质量的 WHOQOL-BREF 结果，心理领域得分最低，年龄、性别、婚姻状况对癫痫患者的生命质量有影响。Viteva（2013）对难治性癫痫患者的生命质量研究显示，患者的就业不足和受限对 QOLIE-89 的多个领域有负面影响，驾车的可能性与担心抗癫痫药物的不良反应相关。佟晓燕等（2010）对 148 例癫痫患者的研究显示，职业、教育程度、发作频率、抑郁和焦虑是影响患者生命质量的主要因素，其中抑郁及焦虑的影响较强。张献共等（2004）的研究显示，癫痫患者的应对方式和人格特征与其生命质量有关，自责和神经质与生命质量呈负相关，外向人格和解决问题与生命质量呈正相关。陈明远等（2005）的研究显示，癫痫患者中 35%有认知功能障碍，认知障碍可降低患者的生命质量。

2. 儿童癫痫患者及家庭成员生命质量研究 儿童癫痫患者的生命质量通常较低，甚至低于其他慢性病如哮喘患儿的生命质量，并且疾病不仅影响儿童本人，对其家长也有较大影响，甚至超过患儿本身，对患儿的其他家庭成员（如兄弟姐妹等）也有一定影响。如 Taylor 等（2011）的研究显示，8~15 岁的新发癫痫患儿的生命质量明显低于健康儿童及哮喘儿童，而患儿父母，特别是年龄较小及有其他长期健康问题的儿童父母的情感健康、为自己的时间等则受到儿童健康及行为的影响。Baca 等（2010）的研究显示，癫痫患儿 CHQ 量表 11 个领域中的 9 个与其兄弟姐妹对照没有差异，而父母报告的兄弟姐妹的生命质量在多个领域均较癫痫患儿好，患儿本身对生命质量的看法与父母及其他家庭成员有一定差异。Wood 等（2008）报道了难治性癫痫患儿兄弟姐妹的生命质量，其抑郁和焦虑的发生与正常儿童水平相近，生命质量得分有低于正常人群的倾向。孙慧生（2000）对 90 例癫痫儿童的测定结果显示，除生活满意度和精力外，癫痫患儿生命质量的其他领域得分均低于健康儿童；发作近期控制后生命质量没有明显变化；停药后仅对发作的担心有所减轻，但生命质量仍低于健康儿童，特别是对发作的恐惧及对药物不良反应的担心较明显；生命质量与发作类型有关。

Gutter 等（2013）的研究显示，癫痫患儿睡眠及生命质量得分均比无癫痫儿童差，提示癫痫导致高水平的睡眠障碍，并且影响了患儿的生命质量。Arya 等（2014）的研究显示，40 名 2~14 岁儿童活动性癫痫患者在 QOLCE 量表的得分中，最低的为自尊，相对得分较高的领域有控制/无助、焦虑、社会歧视；没有发现影响生命质量的人口学和临床因素。Zamani 等（2014）报道的伊朗青少年癫痫患者的生命质量 QOLIE-AD-48 得分显示，最高得分为学校行为，最低分为对癫痫的态度；年龄、服药的数量、每年发作的次数与生命质量相关；66%的患儿从未对朋友或老师谈起过他们的疾病。Nadkarni 等（2011）的研究显示，影响癫痫患儿生命质量的因素包括年龄、居住地、社会经济状况、围生期健康教育、癫痫发作类型、发作频率及抗癫痫药物的种类。

3. 药物治疗对癫痫患者生命质量的影响 药物治疗是癫痫的主要治疗措施之一，其主要作用为控制发作、预防发作并维持，发作减少或消失可能使患者的生命质量改善，而药物的不良反应等可能起到相反的作用,在研究时不能只以发作频率来评价效果。如 Nabukenya 等(2014)随机选择了 175 名接受至少 3 个月药物治疗的癫痫患者进行了生命质量的测定,发现复合治疗、发作频率对患者的生命质量有负面影响,药物不良反应、性别、婚姻状况和教育也对患者的生命质量有影响。Kwon 等(2011)报道了稳定单一抗癫痫药物治疗发作消失 1 年患者的生命质量、抑郁及不良事件,18.7%的患者显示有抑郁,有抑郁的患者更多报告不良事件,其生命质量也受到影响,不良事件问卷得分、受教育年限和收入对患者的生命质量有影响。Ettinger 等(2014)研究了抑郁对抗癫痫药物依从性及生命质量的影响,发现抑郁及发作的严重性损害了患者的生命质量,抑郁增加了不坚持使用抗癫痫药物的风险。吴原(2003)等的研究显示,癫痫患者的生命质量明显低于正常对照,除发作频率、类型、病程对生命质量有影响外,单一用药患者的生命质量好于多药治疗的患者,建议以单药治疗为主。

4. 手术治疗对癫痫患者生命质量的影响　　手术治疗是癫痫的治疗方法之一,许多患者期望通过手术根治癫痫,手术后停止发作可能是改善患者生命质量最主要的因素,但不是唯一的因素。如 Sajobi 等(2014)评价了手术后癫痫患者生命质量的变化,相对重要性分析显示,手术患者 QOLIE-31 的社会功能领域重要性升高而担心发作的重要性下降。Taft 等(2014)评价了癫痫手术患者术前及术后 2 年的生命质量、情绪及满意度,发现患者术前的生命质量明显低于正常人,术后没有发作的患者生命质量除社会功能外,SF-36 领域得分达到正常人的水平,术后仍有发作及非手术患者的生命质量没有变化;在不再发作的患者中,51%的 PCS 和 45%的 MCS 达到 MIC;只有不再发作患者的 HAD 焦虑得分有所改善;80%的患者对手术治疗满意,86%认为从手术中受益,只有 20%认为手术导致了一些损害。作者认为不再发作并不能保证患者的健康有所改善。Hamid 等(2014)分析了手术治疗后癫痫患者抑郁、焦虑、发作控制与生命质量的关系,发现发作控制好的患者生命质量优于发作控制差的患者,抑郁和焦虑均使生命质量总分下降。Titus 等(2013)在儿童癫痫患者手术前与术后的生命质量调查中发现,术后患儿的生命质量有明显改善,特别是生理和社会活动,这种改善与智力和心理功能不变无关;发作控制越好的孩子生命质量改善也越多,不过不同 Engel 分级Ⅰ~Ⅲ无差异。Mohammed 等(2012)报道了历时 26 年的癫痫手术随访研究,完成随访的 117 名患者中,48%发作消失(Engel Ⅰ级),80%的患者生命质量较手术前好,发作消失患者的生命质量较好,手术部位与结果有关。Langfitt 等(2007)报道发作及记忆力下降是导致手术后癫痫患者生命质量下降的因素。

Ulate-Campos 等(2014)研究了植入迷走神经刺激器(VNS)对儿童癫痫患者的效果,发现患者癫痫发作有明显下降,根据生命质量的测定,54%的家庭评价治疗非常好或好,39%的家庭评价为失败。Ryvlin 等(2014)也报道了 VNS 辅助最佳治疗方案(the best medical practice)改善了抗药患者的生命质量、降低发作频率并提高临床总体印象。Helmers 等(2012)也报道了迷走神经刺激器对抗药性癫痫患儿的疗效,住院、急诊及医疗花费均较 VNS 治疗前下降,同时 VNS 提高患儿的 QALY 4.82~5.96 年。刘强强等(2012)的研究显示,迷走神经刺激术后患者发作频率平均减少 61.0%,QOLIE-31 总分平均上升 6.6 分,认知功能和情绪领域有明显改善,其余领域得分也有增加,生命质量的改善与发作减少无关。

5. 其他干预措施的影响　　Lua 等(2013)评价了利用短信服务进行健康教育对癫痫患者生命质量的影响,结果干预组的担心发作、总体生命质量、情感健康、社会功能和总分都较对照组有所改善,在控制混杂因素后,短信服务仍然使患者的生命质量更好。Helde 等(2005)评价了护理干预项目对癫痫患者生命质量的影响,2 年的项目使干预组在健康失望、药物效果、生理角色受限等领域有明显改善。Stavem 等(2000)报道了针灸对难治性癫痫患者生命质量的影响,20 名接受针灸的患者和 14 名对照(接受伪针灸治疗)8 周后的生命质量没有差异,两组患者生命质量与基线时相比也没有改变。杨玉先等(2009)对综合干预治疗癫痫伴发抑郁患者的生命质量进行了评价，结果干预组和对照组在 12 周的治疗后生命质量均有所改善，而干预组的改善优于对照组。

24.5 精神分裂症的生命质量研究

24.5.1 精神分裂症的流行病学及临床特征

精神分裂症（schizophrenia）是一种常见的严重精神疾病，以基本个性改变，思维、情感、行为的分裂，精神活动与环境的不协调为主要特征。该病的病因尚不明确，目前认为与神经生物学、遗传学、社会心理学、环境等因素有关。该病在不同的人群中均有发病，我国的患病率为 6.55‰，一般在青春期后发病，以 15~35 岁发病较多，城市高于农村，男性高于女性。

由于认知能力的障碍，导致患者日常生活处理功能下降，社会功能下降，临床主要表现有思维联想障碍、妄想、幻觉、情感迟滞、意志行为障碍及无自知力等。如不及时治疗，会给患者带来极大的危害，不仅日常生活、工作、学习受到极大影响，严重时可能出现伤害自己及他人的极端行为。对精神分裂症的治疗主要为药物治疗和心理干预，抗精神病药物治疗是长期、持续的过程，需要患者、家庭、医务工作者的共同合作。

由于精神分裂症的病因尚不明确，该病尚不能完全根治，而患者在患病、治疗及康复中出现的生理、心理及社会问题对治疗的效果有着较大的影响，对患者的关注已不仅仅是控制症状、预防复发，还包括了其社会功能的恢复、生活质量的提高等。因此，精神分裂症患者的生命质量测定成为研究的热点问题，得到越来越多的重视。

24.5.2 精神分裂症生命质量特异量表介绍

精神分裂症生命质量的测定量表包括普适性量表及特异性量表，普适性量表主要包括 SF-36、WHOQOL-100 或简表、国内李凌江等研制的生活质量综合评定量表等。

精神分裂症生命质量测定的特异量表有 SQLS、SQL、QOLI、BPRS 等，各量表的结构及测量学评价见表 24-4。

1. schizophrenia quality of life scale（SQLS） 是英国利物浦大学及皇家利物浦医院精神病科的 Wilkinson 医生及其同事于 2000 年研制的用于精神分裂症患者生命质量测定的特异性量表。备选条目来自于对 20 名精神分裂症患者的个人半结构式深入访谈，然后由 6 名研究者（精神病学家和心理学家）从备选条目中独立选择条目设计问卷，经过共同讨论，仔细检查重复及含混不清的条目，最终一致同意形成了 87 个条目的初步量表，在 20 名精神分裂症患者中进行了预试验，删除了 7 个患者认为含糊或没有意义的条目。经过对 161 名患者的调查数据进行的因子分析，最终形成了包括 3 个领域 30 个条目的 SQLS 量表。其中心理社会领域有 15 个条目，动力和精力领域有 7 个条目，症状和不良反应领域含 8 个条目。均采用 5 级 Likert 评分，从"从不"=0 到"总是"=4，正性条目在计算得分时需要重新计分，即 0=4，到 4=0。各领域得分由式 SS=（RSTOT/RSMax）计算，RSTOT 为领域内各条目得分的总和，RSMax 为该领域得分的最大值，各领域得分为 0~100 分，得分越高，表示生命质量越差。之后作者对量表进行了数次修订，以进一步改善量表的信度和效度。最近一版是第 4 版 schizophrenia quality of life scale revision4（SQLS-R4），领域减少为 2 个，条目增加到 33 个，其中认知和活力领域含 20 个条目，心理社会感知领域有 13 个条目。

由于该量表可以免费使用，开发后即得到广泛使用，并被翻译为50多种语言，证实量表具有较好的信度和效度。浙江大学的骆宏、马剑虹教授等于2002年将其引入中国，研制出中文版的SQLS，经验证具有较好的信度和效度。

2. quality of life scale（QLS） 是美国马里兰精神病研究中心的Heinrichs博士等于1984年研制的半结构问卷，用于收集过去4周的症状和功能方面的信息。包含21个条目，来源于精神分裂症患者身心功能缺失综合征的4个重要表现方面：①内心基础（intrapsychic foundations），包括认知、意欲、情感作用方面的信息，评价了患者对目的的认识、动机、好奇心、移情、体验快乐的能力及情感互动，有7个条目；②人际关系（interpersonal relations），包括家庭、朋友、熟人、社会活动、社会网络、退出、亲密关系等8个条目；③有用的角色（instrumental role）关注工作状况，包括职业角色、工作的功能、工作的水平和工作的满意度4个条目；④普通事物和活动（common objects and activities），2个条目，评价患者在社区中的参与性，包括对普通事物的兴趣和常规活动的参与。

问卷需要经过培训的临床医生完成，一份问卷需要30~45min。每个条目为7级评分，从0分（功能严重损伤）到6分（功能正常或没有损伤），其中，19个条目需要访问者做出判断。每个条目都分为3个部分：①访问者判断的简单陈述；②可用于探查的一系列问题；③7级评分及叙述锚。在询问每个条目的内容时，访谈者根据围绕条目的探查问题进行了解，直到足以做出判断，也鼓励访问者针对患者采用建议之外的探查问题。

QLS被广泛用于精神分裂症患者的功能评价，但由于为半结构问卷，完成评价需要的时间较长，而且条目之间存在一定的相关性，有学者对量表进行了修订，形成了条目较少的简表，完成时间大大缩短，结果与原量表间有高度相关，可以在很大程度上对总分进行预测。如Bilker等（2003）研制的7个条目的简表与总分的相关系数达到0.9831，增加条目，相关系数的增加在0.5%以下。Ritsner等（2005）研制的5个条目的QLS与总分的相关系数达到0.9805。

3. Lehman quality of life interview（QOLI） 是美国马里兰大学心理健康服务研究中心的Lehman博士20世纪80年代初期研制的用于评价慢性精神疾病患者生命质量的量表。量表同时测量患者的主观生命质量和客观生命质量，主观生命质量包括7个领域：经济、家庭关系、健康、生活状况、休闲活动、法律和安全、社会关系；客观领域则包含了经济支持的数量、家庭成员联系的频率、社会接触的频率、总体健康状况等，以及其他有关生活状况、日常活动、工作、法律和安全方面的问题。最后还对受试者的总体健康进行了测量。客观生命质量采用7级评分，从"很糟"到"快乐"，得分为1~7分，得分越高，生命质量越好。客观生命质量的得分则根据问题不同而不完全一致，有的采用频率，如"你多久会去拜访没有和你住在一起的人"，采用的答案为"每天、每周一次、每月一次、少于每月一次、没有"；有的问题则采用"是/否"答案。QOLI有自填式及访谈式两种。

QOLI是测量心理疾病患者生命质量的常用量表，被翻译成多种语言而广泛使用，但最初的量表包含143个条目，完成需要的时间较长，1996年，Lehman将其简化为78个条目的简表，而成为近来使用较多的版本。2007年，又修订了30个条目的TL-30。简表与原量表的领域相同，但减少了每个领域的条目。主观评价采用了从"痛苦"到"幸福"不同脸谱的插图表示，使评价更直观，便于患者判断（表24-4）。

表24-4　精神分裂症生命质量测定特异量表

序号	量表	内容
1	量表名称	schizophrenia quality of life scale（SQLS）
	（开发者，年代）	（Wilkinson G，2000）
	量表简介	30 个条目 3 个领域：心理社会、动力和精力、症状和不良反应。5 级 Likert 评分
		Cronbach's α 0.78～0.93；条目-总分相关系数 0.59～0.85；因子分析显示 3 个主成分；与 SF-36、GHQ-12、HADS 相关领域相关性 0.48～0.68
		最新版 SQLS-R4 有 33 个条目 2 个领域：心理社会、认知和活力
	文献来源	Wilkinson G，Hesdon B，Wild D，et al. 2000. Self-report quality of life measure for people with schizophrenia: the SQLS. British Journal of Psychiatry，177（1）：42-46
		Martin CR，Allan R. 2007. Factor structure of the schizophrenia quality of life scale revision 4（SQLS-R4）. Psychology，Health & Medicine，12（2）：126-134
2	量表名称	brief psychiatric rating scale（BPRS）
	（开发者，年代）	（Overall，1962）
	量表简介	有多种版本，常用的为 18 个问题的版本，7 级评分。用于评定精神病性症状严重程度，由经过训练的精神科专业人员观察或访谈患者后进行等级评定。一次评定大约需要 20min，其中与患者的交流及观察不少于 18min。得分一般归纳为总分（18～126 分）或 5 类因子分（0～7 分）进行分析：焦虑忧郁（4 个条目）、缺乏活力（4 个条目）、思维障碍（4 个条目）、激活性（3 个条目）和敌对性（3 个条目）。得分越高，病情越重
		Cronbach's α 系数分别为 0.81 和 0.91；评定者间的相关系数高于 0.8；条目相关系数 0.63～0.83；BPRS 总分与阴性和阳性症状量表（PANSS）总分相关系数达 0.84；BPRS 阳性和阴性症状量表得分与 PANSS 相对应的分量表相关系数分别为 0.92 和 0.82；大部分项目的 Kappa 值达到 0.6 以上；与临床总体印象量表也具有良好的一致性
	文献来源	Overall JE，Gorham DR. 1962. The brief psychiatric rating scale. Psychological Report，10：799-812.
		宋建成，费立鹏，张培琰，等. 2001. 简明精神病评定量表中各分量表的评价. 临床精神医学杂志，11（2）：86-88
3	量表名称	the quality of life scale（QLS）
	（开发者，年代）	（Heinrichs DW 等，1984）
	量表简介	21 个条目的半结构式问卷，用于测定精神分裂症患者身心功能缺失症状，每个条目为 7 级评分，需要经过专业培训的精神科人员进行访谈后给出。包含 4 类问题：内心基础（intrapsychic foundations）、人际关系（interpersonal relations）、有用的角色（instrumental role）、普通事物和活动（common objects and activities）。完成一次评价需要 30～45min。
		有多种简表被研制产生，用于评价患者的心理社会功能，有 7 个条目、5 个条目和 4 个条目等。
		评分者间一致性信度（ICC）：0.53～0.94；因子分析显示与理论结构基本一致
	文献来源	Heinrichs DW，Hanion TE，Carpenter WT. 1984. The quality of life scale: an istrument for ration the schizophrenic deficit syndrome. Schizophrenia Bullentin，10（3）：388-398
		Bilker WB，Brinsinger C，Kurtz MM，et al. Development of an abbreviated schizophrenia quality of life scale using a new method. Neuropsychopharmacology，28（4）：773-777
		Ritsner M，Kurs R，Ratner Y，et al. 2005. Condensed version of the quality of life scale for schizophrenia for use in outcome studies. Psychiatry Res，135（1）：65-75
4	量表名称	Lehman quality of life Interview（QOLI）
	（开发者，年代）	（Lehman AF，1988）

续表

序号	量表	内容
4	量表简介	143个条目同时测定主观生命质量及客观生命质量。主观生命质量包含7个领域：经济、家庭关系、健康、生活状况、休闲活动、法律和安全、社会关系；客观生命质量包含：足够的经济支持、家庭联系的频率、社会接触的频率、一般健康状况及生活状况、日常活动、工作、法律与安全方面的问题 78个条目的简表使用较多，还有30个条目的简表TL-30，与QOLI内容相同 量表采用7级Likert评分
	文献来源	Anthony F. Lehman.1988. A quality of life interview for the chronically mentally ill. Evaluation and Program Planning，11（88）：51-62 Lehman AF. 1997. Instruments for measuring quality of life in mental illness. *In*：Katschnig H，Freeman H，Sartorius N，editors. Quality of life in mental disorders. New York：John Wiley & Sons. 79-94
5	量表名称 （开发者，年代）	patient-based health-related quality of life questionnaire in schizophrenia（S-QoL） （Auquier P，2003）
	量表简介	41个条目8个领域：心理健康（psychological well-being）、自尊（self-esteem）、家庭关系（family relationships）、朋友关系（relationships with friends）、恢复力（resilience）、生理健康（physical well-being）、自主权（autonomy）和感情生活（sentimental life） 简表有18个条目，仍为8个领域 条目-内部一致性：0.63～0.90；Cronbach's α 0.72～0.92；与SF-36、QOLI、EuroQol相应领域相关；重测信度：0.64～0.79；反应度：30天测定总分及3个领域有统计学差异，5个领域的效应大小（ES）大于0.2；因子分析显示8个因子的结构效度 简表的Cronbach's α：0.72～0.84；效度分析显示与41个条目的原量表具有高度相似性；条目-内部一致性均大于0.4
	文献来源	Auquier P，Simeoni MC，Sapin C，et al. 2003. Development and validation of a patient-based health-related quality of life questionnaire in schizophrenia：the S-QoL. Schizophr Res，63（1-2）：137-149 Boyer L，Simeoni MC，Loundou A，et al. The development of the S-QoL 18：a shortened quality of life questionnaire for patients with schizophrenia. Schizophr Res，121（1-3）：241-250
6	量表名称 （开发者，年代）	schizophrenia quality of life scale（SOL） （Martin P，2005）
	量表简介	74个条目14个领域：专业生活、情感和性生活、疾病知识、关系、生活满意度、药物应对、药物对身体的影响、日常生活、家庭关系、未来、安全感、休闲、资金管理、自主权 Cronbach's 0.75～0.95；与BPRS、CGI等临床、社会及普适性生命质量量表相关；重测信度：各领域均大于0.526
	文献来源	Martin P，Caci H，Azorin JM，et al. 2005. A new patient focused scale for measuring quality of life in schizophrenic patients：the schizophrenia quality of life scale（SOL）. Encephale，31（5）：559-566
7	量表名称 （开发者，年代）	quality of life enjoyment and satisfaction questionnaire（Q-LES-Q） （Endicott J，1993）
	量表简介	60个条目8个领域：躯体健康/活动、主观感受、工作、家庭责任、学业、业余活动、社会关系、一般活动。5级Likert评分。完成一份问卷40～45min 简表Q-LES-Q-18含18个条目4个领域：躯体健康、主观感受、业余活动、社会关系 简表的Cronbach's α 0.74～0.97；具有较好的判别效度和汇集效度；与QLS相关性：$r = 0.51～0.64$；2周重测信度ICC：0.71～0.90

续表

序号	量表	内容
7	文献来源	Endicott J, Nee J, Harrison W, et al. 1993. Quality of life enjoyment and satisfaction questionnaire: a new measure. Psychopharmacol Bull, 29(2): 321-326 Ritsner M, Kurs R, Gibel A, et al. 2005. Validity of an abbreviated quality of life enjoyment and satisfaction questionnaire (Q-LES-Q-18) for schizophrenia, schizoaffective, and mood disorder patients. Qual Life Res, 14(7): 1693-1703
8	量表名称 (开发者,年代)	the Riedel-Spellmann-Musil scale (RSM) (Riedel M, 2011)
	量表简介	36个条目3个亚量表:主观健康(Sub_1)、社会角色功能(Sub_2)、社会、物质及医疗生活条件(Sub_3)。也可分为5个领域:生理功能、认知功能、情感功能、社会功能和职业功能。分为自评版本和访谈者评价版本 Cronbach's α:自评量表总分0.915,分量表0.70~0.92,领域0.55~0.86;访谈者评价量表总分0.913,分量表0.68~0.87,领域0.54~0.81;重测信度:所有领域ICCs>0.7(自评0.72~0.92,他评0.82~0.93);自评与他评相关$r=0.11$~0.63;与QLS($r=0.31$~0.84)、SWN-K($r=0.33$~0.84)中到强相关;与GAF、CGI等客观心理、功能及不利事件相关($r=0.52$~0.64);4周观察总分及部分分量表和领域有统计学差异;结构及判别效度较好
	文献来源	Riedel M, Spellmann I, Schennach-Wolff R, et al. 2011. The RSM-scale: a pilot study on a new specific scale for self- and observer-rated quality of life in patients with schizophrenia. Qual Life Res, 20(2): 263-272
9	量表名称 (开发者,年代)	the schizophrenia caregiver quality of life questionnaire (S-CGQoL) (Richieri R, 2011)
	量表简介	25个条目7个领域:心理和躯体健康、心理负担和日常生活、与配偶的关系、与精神科小组的关系、与家庭的关系、与朋友的关系、物质负担 Cronbach's α 0.79~0.92;因子分析:7个因子的累计方差为74.4%
	文献来源	Richieri R, Boyer L, Reine G, et al. 2011. The schizophrenia caregiver quality of life questionnaire (S-CGQoL): development and validation of an instrument to measure quality of life of caregivers of individuals with schizophrenia. Schizophr Res, 126(1-3): 192-201
10	量表名称 (开发者,年代)	subjective quality of life analysis (S.QUA.L.A.) (Nadalet L, 2005)
	量表简介	量表包含22个生活领域:食品、家庭、关系等传统方面,以及政治、公平、自由、真理、美丽、艺术、爱情等抽象的生活成分。要求患者评价每个领域的满意程度及重要性 量表具有较好的重现性;较高的内部一致性信度;较好的反应度;因子分析显示5个因子;与QOLI相关 没有该量表的进一步使用情况
	文献来源	Nadalet L, Kohl FS, Pringuey D, et al. 2005. Validation of a subjective quality of life questionnaire (S.QUA.LA) in schizophrenia. Schizophr Res, 76(1): 73-81
11	量表名称 (开发者,年代)	personal evaluation of transitions in treatment (PETiT) (Voruganti LN, 2002)
	量表简介	30个条目,包含对抗精神病药物的主观反应和容忍性、治疗的依从性、抗精神病药物治疗对生命质量的总体影响。只需要2~5min就可完成 Cronbach's α 0.92;分半信度(Spearman-Brown)0.85;重测信度0.97;因子分析证实理论结构;有较好的反应度
	文献来源	Voruganti LN, Awad AG. 2002. Personal evaluation of transitions in treatment (PETiT): a scale to measure subjective aspects of antipsychotic drug therapy in schizophrenia. Schizophr Res, 56(1-2): 37-46

续表

序号	量表	内容
12	量表名称	精神病人生存质量测定量表
	（开发者，年代）	（潘润德，2003）
	量表简介	45个条目4个领域：生存、心理、社会、症状。5级评分。得分越高，生存质量越好
		重测信度：0.51～0.994；Cronbach's α：0.67～0.88；因子分析：14个因子，方差贡献率64%；条目-领域相关系数说明内容效度高；效标效度：SF-36相关系数–0.682；区分效度：可以区分患者和正常人；判别效度：区分不同病情、年龄、性别组
	文献来源	潘润德，潘天伟，黄小明，等. 2003. 精神病人生存质量测定量表的编制. 柳州医学，16（2）：61-64
13	量表名称	生活质量量表（quality of life scale, QOLS）
	（开发者，年代）	（宋立升，1996）
	量表简介	60个条目7个领域：日常生活、家庭生活、社会关系、经济状况、工作状况、法律与安全、健康状况。3级评分，总分55～165分，得分越高，生活质量越好
		Cronbach's α：0.65；分半信度：0.84；评定者一致性：ICC=0.97；条目-总分相关系数0.27～0.72，>0.4的条目占81.25%；效标效度：与QOLI相关系数0.74，与BPRS、SANS、GAS相关系数分别为–0.64、–0.77和0.71；因子分析：7个因子，方差贡献率75.65%；与临床判断的客观生命质量相关系数0.72；区分效度：GAS分组好、中、差的总分有差异
	文献来源	宋立升，张明园，吴洪民，等. 1996. 社区精神障碍患者生活质量量表（QOLS）编制和测试. 上海精神医学，8：255-257

以上用于精神分裂症生命质量的特异性测定量表中，使用较多的主要为QLS、QOLI、SQLS，前两个量表需要经过培训的专业人员对患者进行访谈后做出评价，实际上属于他评量表，而目前认为生命质量是自己的主观感受，两者间有一定的差距，如Wehmeier等（2007）比较了医务人员与患者评价的1462名患者生命质量的相关性，两者间有相关性，但相关系数低于0.71；影响两者一致性的因素包括性别、年龄、CGI及心理疗法等。鉴于精神分裂症患者的特殊性，可以自评和他评结合使用，全面反映患者的生命质量。

国内研究精神分裂症患者生命质量除使用上述国外量表外，主要是使用李凌江研制的生活质量问卷（quality of life inventory，QOLI），该量表为普适性量表，对精神分裂症患者的关注不足，虽然有其他学者编制了用于精神分裂症患者的生命质量测定量表，但使用不多。笔者也正在研制慢性病患者生命质量测定量表体系中的精神分裂症量表QLICD-SC。

24.5.3 精神分裂症生命质量测评的应用

1. 精神分裂症患者的健康状况评价 由于认知功能障碍，导致精神分裂症患者的生命质量全面下降。如裴双义等（2008）对缓解期患者的生命质量测定显示，患者生活质量总分及社会功能领域得分低于正常对照组。姚伟国等（2006）报道了精神分裂症住院患者的SF-36的多数领域均低于无该病的对照组，只在躯体疼痛、一般健康、心理健康领域无差异。

由于社会偏见和歧视，即使是缓解期或临床治愈的患者，其生命质量仍然处于较低的水平。如江晓莲等（2006）报道的经过立体定向手术治疗后的精神分裂症患者，即使症状全部消失，生命质量的改善仍然不明显，特别是社会关系和社会环境领域，得分仍处于较低水平。所以，对精神分裂症患者的治疗和康复，不仅是医务工作者的职责，更离不开家庭、社会的支持和关怀。

2. 精神分裂症患者生命质量的影响因素研究 精神分裂症患者生命质量的影响因素很多，主要如下所述。

（1）人口学特征：许多研究表明，患者的人口学特征对其生命质量有不同的影响。如 Xiang 等（2010）在中国香港和北京的 505 名精神分裂症患者的研究中，除了生理功能领域，不同性别的患者生命质量没有发现差异。Narvaez 等（2008）在美国的研究则显示女性患者的生命质量较低，老年患者及受教育程度低者生命质量也较低。Cardoso 等（2005）在巴西的研究又显示男性、未婚、低教育水平及低收入者的生命质量较低。法国的 Caron 等（2005）的研究则显示高教育水平者的生命质量较低。国内张银波等（2011）对成都市社区的 258 名精神分裂症患者的调查显示，年龄越大、女性、独身生命质量受损较多。谢炎等（2010）的研究也显示，已婚的精神分裂症患者生活质量优于未婚者。王绍礼等（2007）的研究显示，男性患者的生命质量低于女性患者。

（2）认知功能损伤：患者的认知损伤程度、正性或负性症状等对生命质量有影响。如 Song 等（2011）研究首次发病的精神分裂症患者生命质量的影响因素时显示，负性症状及社会自我效能（self-efficacy）与患者的生命质量有关。Ueoka 等（2011）研究发现，精神分裂症患者的 BACS（brief assessment of cognition in schizophrenia）信息加工的关注和速度领域得分与 QLS 总分和所有领域得分都有正相关关系；患者的 PANSS 正性和负性症状得分也与 QLS 相关；患者的抑郁（CDSS）得分则与 QLS 呈负相关，认为负性症状和抑郁对患者的生命质量有重要的影响，同时认知能力是患者生命质量的决定因素。Yamauchi 等（2008）的研究显示，患者的认知功能障碍对 SQLS 与 QLS 测定的主观生命质量和客观生命质量得分均有较大的影响，治疗患者的抑郁、负性症状和锥体束外症状可能有助于改善患者的主观及客观生命质量。Ritsner（2007）分析发现，在控制了症状的严重性、情感抑郁、药物不良反应、年龄、教育程度和病程后，认知功能障碍如执行功能、注意力、记忆及运动技能的障碍仍与 Q-LES-Q 和 QLS 生命质量得分有关，认为要改善患者的生命质量，应该以改善认知功能为目标。Hayhurst 等（2014）的研究表明，治疗过程中的负性症状及抑郁的下降、患者对治疗依从性的提高可以改善其生命质量，而负性症状的改善与大量的社会活动有关。张银波（2011）的调查显示负性症状、正性症状均与生命质量的受损有关，但影响的领域有所不同。裴双义（2008）的研究也显示负性症状与生活质量的总分及多个领域存在负相关关系，正性症状呈负相关的领域则相对较少，同时发现社会支持及药物的不良反应也与生活质量的不同领域得分相关。

（3）社会支持：精神分裂症患者被社会边缘化的倾向十分明显，歧视、隔离、失业、贫困、离婚、孤独等常常与他们相伴，导致他们的社会功能及社会活动受到极大的损害，严重影响了患者的生命质量。张跃坤（2012）等研究显示社会支持与患者的生命质量呈正相关关系。董洪波等（2009）研究显示，患者的家庭关怀度与生命质量有关，家庭关怀度好的患者 SQLS 的心理社会、动力及精力领域得分低于家庭关怀度差的患者，而症状及不良反应领域得分没有差异。吕春梅等（2008）研究显示，家庭功能与患者的生命质量呈正相关关系，认为改善患者的家庭功能，可以加强家庭成员间情感上的沟通和支持，有利于提高患者的生活质量。

（4）其他：影响精神分裂症患者生命质量的因素还有住房、工作、家庭关系等。Maeda 等（2005）的研究显示，某些电生理指标（如 N2b）与患者的生命质量有关。

3. 治疗或干预措施对精神分裂症患者生命质量的影响 治疗和干预对患者生命质量的影响是研究的主流，多数研究均显示，治疗或干预可以不同程度地影响患者的生命质量。如 Addington 等（2003）对 177 名首次发病入院治疗的精神病患者 1 年的治疗观察，患者的生命质量有明显的改善，负性症状缓解的患者 QLS 得分甚至低于非精神病对照，认为应该加强对患者的早期干预。

（1）药物治疗对精神分裂症患者生命质量的影响：Chaves 等（2013）在比较奥氮平（olanzapine）和利培酮（risperridone）治疗精神分裂症患者的研究中发现，生命质量在使用两种药物的患者中均有损害，奥氮平使用者总体生命质量的损害更为严重。Witte 等（2012）在分析长效注射奥氮平的效果时显示，3 组不同剂量的用药组 QLS 总分均优于安慰剂对照组，各治疗组 SF-36 的心理健康领域也优于安慰剂组。国内学者许子明等（2011）研究了利培酮微球与奥氮平治疗精神分裂症患者的效果，发现利培酮微球组在 SF-36 的 4 个领域得分均高于奥氮平组。黄文忠等（2013）报道了喹硫平与利培酮治疗中年女性精神分裂症患者的疗效及对生活质量的影响，两组治疗后生命质量均有所改善，但喹硫平组优于利培酮组。

Shiina 等（2010）在用托烷司琼（tropisetron）治疗 33 名精神分裂症患者的随机双盲安慰剂对照试验中发现，8 周的试验使所有患者（不吸烟除外）的 QLS 得分都有所改善。Potkun 等（2009）在齐拉西酮（ziprasidone）和氟哌啶醇（haloperidol）对精神分裂症患者的 196 周的双盲治疗中，齐拉西酮的缓解率及生命质量的改善均好于氟哌啶醇。Harvey 等（2009）获得了类似的结果。国内学者寇根生等（2012）的研究也显示，齐拉西酮治疗精神分裂症患者的疗效与利培酮相当，但安全性更高，患者的生命质量改善更明显。南晓荣等（2013）的研究显示阿立哌唑治疗精神分裂症患者，对正性症状和负性症状的改善与利培酮相似，但对生命质量的改善优于利培酮。

（2）其他干预措施对患者生命质量的影响：范继美（2008）、邢海燕（2012）、罗桂萍（2012）、宾路（2012）、彭爱琴（2012）、陈鸾凤（2011）等研究了不同的护理干预对患者生命质量的影响，结果均显示干预明显改善了患者的生命质量。朱巧玲（2013）、解静（2011）、张莉（2011）、李艳春（2011）等则研究了不同的康复训练对患者生命质量的改善情况。

4. 照顾者及家庭成员的生命质量研究　精神分裂症的慢性、难治性及认知损伤导致的患者自理能力、工作能力的下降及治疗带来的经济支出，给患者及其家庭造成了严重的影响，带来了极大的精神和经济负担。患者的配偶及照顾者的生命质量也受到损害。如安颖奇（2012）、李菊芳（2008）、侯羲（2008）、崔奎友（2010）、谭梅娟（2013）、林海程（2003）、李艳（2010）等对精神分裂症患者的家庭成员及照顾者的生活质量进行了研究，结果均显示患者的配偶及照料者的生命质量均比对照组明显偏低。

5. 其他应用　患者的生命质量也可能会影响患者的预后，如 Kasckow 等（2007）的研究显示，146 名中老年精神分裂症患者中，36%有至少轻度的自杀倾向，其生命质量得分低于没有自杀倾向的患者，认为生命质量可以作为预测是否有自杀倾向的重要因素。

King 等（2011）采用 IAQ（investigator's assessment questionnaire）、QLS、CGI（clinical global impression）对社区精神分裂症患者用阿立哌唑（ariprazole）和标准治疗（奥氮平、喹硫平和利培酮）进行了成本-效益分析，结果显示阿立哌唑较标准治疗更具有成本-效益。

Cramer 等（2001）对生命质量得分的变化在临床改善或恶化方面的意义进行了探讨，认为评价症状及生命质量量表得分的适度变化可以反映临床改善。

24.6　抑郁症的生命质量研究

24.6.1　抑郁症的流行病学及临床特征

抑郁症（depression）是常见的严重精神疾病之一，以情绪低落为主要特征，维基百科的定义为"Depression is a state of low mood and aversion to activity that can affect a person's thoughts, behavior, feelings and sense of well-being"（抑郁症是一种情绪低落、厌恶活动，能影响其思维、行为、感觉及幸福感的状态）。抑郁症的病因尚不明确，与遗传、环境、心理、社会和生物化学等因素有关，某些疾病如脑卒中、糖尿病、癌症及感染性疾病等，以及某些药物等会导致抑郁症，妇女在怀孕及生产后也可能患抑郁症。

国外的抑郁症终生患病率为 5.2%~16.2%，女性可高达 25%（Bland，1997）。我国的抑郁症流行病学调查主要在局部地区开展，患病率在 0.67%~4.3%，比世界卫生组织估计的 7%~8%要低，而中国的自杀率较高，而且抑郁症是自杀的主要原因，因此可以推断，现有的流行病学调查结果可能低估了实际的抑郁症患病率，可能与诊断标准、诊断工具、样本含量、流行病学调查方法等有关（刘顺发，2006）。

抑郁症的常见症状为情绪低落、悲伤、对过去喜欢的事情失去兴趣或不再感到快乐、体重明显变化、睡眠障碍或嗜睡、疲劳或无精打采、感觉一无是处、想到死或出现自杀念头等。约有 15%的患者死于自杀，在所有自杀死亡中，66%是抑郁症患者（Bostwick，2000），因此，抑郁症的诊断和治疗尤为重要。抑郁症的治疗措施主要是抗抑郁药物的使用，一般需要使用数月甚至更长的时间，若药物治疗症状缓解即停药，可能引起复发，其治疗时间将要更长，甚至需要长期维持治疗。同时采用心理治疗可以缓解症状，改善心理、社会及职业功能，提高药物治疗的效果，预防复发等。其他治疗抑郁症的方法还有电抽搐治疗（electric convulsive therapy，ECT）、经颅磁刺激（transcranial magnetic stimulation，TMS）等，前者的严重不良反应使其可接受性较低，后者的效果正在研究中。

抑郁症患者的身体、心理及社会功能都受到明显的影响，而传统的医学检查可能没有明显的异常，患者治疗的时间长，可能复发导致病程迁延，需要长期维持治疗，给患者个人、家庭及社会带来极大负担，因此，对患者生命质量的评价成为临床研究的热点，可以对治疗的效果进行全面的评价，充分体现以患者为中心的现代医学服务理念。

24.6.2 抑郁症生命质量特异量表介绍

抑郁症患者的生命质量测定量表包括普适性量表如 SF-36、SIP、NHP、social adjustment scale（SAS）等，心理学特异量表如 GHQ、Q-LES-Q 等，抑郁症特异量表三类。目前开发的抑郁症特异量表有以下三个。

1. the quality of life in depression scale（QLDS） 是英国曼彻斯特 Galen 研究与咨询公司的 Stephen P McKenna 博士（Hunt，1992，McKenna，1992）及其同事于 1992 年进行的英格兰-荷兰联合研究项目所研制的第 1 个抑郁症患者生命质量的特异量表。量表的开发基于以下理论基础：生命质量来源于个体满足某种需要的能力。因此，量表的条目全部来自对 30 名抑郁症的现患或曾经患抑郁症者的访谈，经过整理，在 426 个描述中选择 75 个作为条目池，删除了 34 个内容重复或叙述不适的条目，剩余 41 个条目作为测试版量表。通过对 35 名患者的现场预调查，6 个条目因区分度差或患者回答困难删除，35 个条目又经过 20 名患者的再次测试，没有发现其他问题，但有 1 个条目被认为用于其他国家时不太适宜而删除。34 个条目的量表经过 74 名患者的测试对量表的信度进行了评价，2 周的重测信度为 0.81，Cronbach's α 为 0.95（第 1 次测定）和 0.94（第 2 次测定），分半信度为 0.93。量表的开发过程显示了量表具有较好的表面效度和内容效度，效标效度则通过 65 名英国患者的测试进行了评价，量表与 GWBI（genral well-being index）的相关系数为 0.79。对 540 名抑郁症患者的测试结果显示，4、8、24 周的治疗使患者的生命质量有所改善，有 78%的患者 24 周时有改善，8 周时的 ES 为 1.93（大于 0.8，认为反应度较高）（Tuynman，1997）。同时开发的荷兰语版量表经过 77 名 60 岁及以上的抑郁症患者的评价，也证实量表具有较好的信度、效度和反应度（Grégoire，1994）。

量表在英国开发的同时，也翻译为荷兰语，两个国家同时进行测试，之后作者及其团队将其翻译为法语、德语、丹麦语、意大利语等 9 种语言，在多个国家进行测试，量表均显示了较好的信度和效度（McKenna，2001）。

QLDS 量表有 34 个条目，每个条目的回答采用两分类答案：真的（true，1 分）/不是真的（not true，0 分）。量表的总分为各条目得分的合计，得分越高，生命质量越差。

2. depression-specific quality of life battery（DQOLB）　是美国华盛顿 Battelle 医学技术评价与政策研究中心的 Revicki 等（1992）研制的用于评价抗抑郁治疗对患者生命质量影响的量表。量表的条目主要来自于对已有量表的回顾及与临床医生的讨论，主要条目来自于 MOS 的 SF-36 量表、SIP 量表和 Turner 的社会行为量表（social behaviour scale）。整个量表包括 7 个领域：3 个来自 SF-36（健康观念、精力和活力、认知功能），3 个来自 SIP（警觉行为、工作行为、家庭管理），1 个是社会行为。此外还有两个单独条目，1 个评价过去 2 周的失能天数，另外 1 个条目测量生活满意度。通过抑郁症患者的测试，量表具有较好的信度、效度和反应度。可为抗抑郁治疗提供综合性的效果评价。

3. social adaptation and self-evaluation scale（SASS）　是法玛西亚和普强（Pharmacia and Upjohn）法国巴黎医学部的 Bosc M 等于 1997 年研制的评价抑郁症患者社会动力及行为的量表（Bosc，1997）。量表包含 21 个条目，由患者自己填写，每个条目为 4 级评分，分值为 0～3 分，得分越高，生命质量越好。主要评价患者完成角色中的问题而不是患者对角色的认识。量表经过 4000 名一般人群的调查及两个治疗抑郁症药物的对照研究，其效度、信度及对改变的敏感性（反应度）得到证实。可作为抗抑郁治疗时对患者社会动力及行为影响的评价工具。

24.6.3　抑郁症生命质量测评的应用

1. 抑郁症患者生命质量及其影响因素研究　抑郁症患者的生命质量较低，影响因素也众多，如 Saarijärvi 等（2002）的调查显示，相比以年龄和性别配比的一般对照人群，抑郁症患者在 SF-36 量表的所有领域均有不同程度的损害，伴随的躯体疾病并没有加剧对生命质量的损害。Berlim 等（2008）的调查显示，BDI 得分、年龄、自杀倾向、种族、伴随精神疾病、精神症状等对 WHOQOL-BREF 的不同领域有影响。Skärsäter 等（2006）对首发抑郁症患者随访 2 年的调查显示，患者的生命质量及功能状况的多个领域都受到影响，并随着治疗进程有明显提高，但与抑郁严重性水平的下降并不同步。Lima 等（2011）对 179 名抑郁症患者进行了队列研究，9 个月后的随访显示，仅有 9%的患者采用了正确的抗抑郁药物治疗，73%的患者没有接受任何治疗，42%的患者仍然处于抑郁症状态，而生命质量与基线时相比仍处于较低水平。Patten 等（2013）的调查显示，抑郁症与生命质量下降有关，患者的体育活动减少也与生命质量下降有关。Atlantis 等（2012）进行的 10 年的抑郁症患者随访研究发现，体重异常（不足、超重或肥胖）的抑郁症患者生命质量比体重正常者低 8%～55%，利用医疗服务却高出 58%～85%。Chung 等（2009）在对 237 名抑郁症患者生命质量影响因素的路径分析中发现，抑郁症状直接影响患者生命质量，社会支持则直接及间接影响生命质量，歧视则通过抑郁症状、掌握和社会支持间接影响生命质量。

我国学者对抑郁症患者的生命质量也做了大量的研究，如张娟（2009）对大学生抑郁症患者的生命质量调查显示，住房条件、工作稳定、年龄、HAMA 得分、HAMD 得分与 SF-36 量表的不同领域间相关。刘红霞等（2010）对缓解期抑郁症患者的生命质量进行了调查，结果缓解期抑郁症患者的生命质量的多个领域仍然明显低于正常人，病程、复发次数、家族史、病前生活事件、伴有精神疾病症状和不良反应等对患者日常生活质量有影响。姚乾坤等（2010）对临床痊愈的抑郁症患者进行了生命质量的测定与分析，显示生命质量比治疗前有明显改善，但仍低于普通人群，患者的人格特征、焦虑症状的严重程度、经济状况、抑郁反复发作及社会支持等对患者生命质量的不同领域有影响。

2. 治疗措施对抑郁症患者生命质量的影响　药物治疗是抑郁症的首选及主要治疗措施，在改善症状的同时，对患者的生命质量也有不同程度的改善，但服药时间长及药物可能的不良反应对患者有一定的影响。如 Dunner 等（2001）评价缓释丁胺苯丙酮（bupropion）对抑郁症患者的治疗中发现，通过 8 周每天 300mg 的治疗后，患者的生命质量较对照组有明显改善，同时生产力有明显提高。Cervera 等（2003）对缓释文拉法辛（venlafaxine）治疗 833 名抑郁症患者 24 周的疗效观察，患者的 HAM-D 得分下降，QLDS 得分也下降，表明生命质量有所改善，且在治疗 4 周时就有改善，并在此后持续改善。华凤琴（2007）对老年抑郁症患者的调查显示，抗抑郁药物治疗后患者的生命质量均得到明显改善，联合用药较单一用药者的生命质量改善更多、更快。施学丽等（2013）采用中药酸枣仁-合欢花汤剂对老年抑郁症患者进行治疗，观察患者生命质量的变化情况，结果显示 GQOLI 躯体功能、心理功能、社会功能领域及生命质量总分均比治疗前有所改善，且高于西药文拉法辛缓释片对照组，而不良反应低于对照组。

心理治疗是抑郁症的主要治疗方法之一，有助于缓解症状，改善生命质量。如 Vilhauer 等（2012）对抑郁症患者进行的未来导向治疗（future-directed therapy，FDT）研究显示，接受 10 周 FDT 干预患者的抑郁症状、生命质量及对治疗的满意度都有明显改善，抑郁症状较常规治疗患者改善明显。傅菊萍等（2010）对采用自我效能干预治疗的抑郁症患者的生命质量和认知功能进行了评价，结果患者 SF-36 的 6 个领域得分增高且有统计学意义，认知功能也有明显改善。高云（2012）报道了简要认知疗法对抑郁症患者生命质量的影响研究，干预组的躯体功能、心理功能和社会功能均比药物治疗的对照组得分高，即生命质量好，物质生活领域无差异。宋丽（2013）等进行了抑郁症患者团体心理治疗对生命质量的影响研究，经过 8 周的治疗，研究组和对照组的 HAMD 得分、WHOQOL-100 得分均有改善，加入团体心理治疗的研究组生命质量多个领域的改善优于仅用药物治疗的对照组。

电抽搐治疗（ECT）是治疗抑郁症的有效手段，但严重的不良反应使其难以被接受，无休克电抽搐治疗（modified electro-convulsive therapy，MECT）进行了改良，使其不良反应降低，得到更多的临床应用，但治疗效果的报道不多，对生命质量的影响更少，如乔娟（2013）等对 120 例抑郁症患者进行的 MECT 随机对照试验结果显示，两组患者的 HAMD 都有改善，而 MECT 组治疗后 3 周的改善优于对照组，6 周则无差异；患者的执行功能也有明显改善，MECT 组的改善优于对照组；MECT 组治疗后在 SF-36 量表的多个领域得分均高于对照组；认为 MECT 治疗能快速改善患者的抑郁症状和执行功能，提高生命质量。

经颅磁刺激（Transcranial magnetic stimulation，TMS）是近年来用于治疗难治性（treatment-resistant 或 pharmacoresistant）抑郁症的一种安全和有效的电刺激治疗法，有望能够成为替代电抽搐疗法的有效治疗手段。其对患者生命质量的影响也有较多报道，如 Solvason 等（2014）的研究发现，难治性抑郁症患者在 TMS 治疗后，功能状况和生命质量均有明显改善，并持续到 24 周。Janicak 等（2013）的研究也显示，TMS 治疗后患者的生命质量各领域均有改善，而且其改善与基线时症状的严重程度无关。

24.7　焦虑症的生命质量研究

24.7.1　焦虑症的流行病学及临床特征

每个人都会在人生的不同时期因不同的原因而产生焦虑情绪，如考试、结婚、怀孕或即将发生重大事件之前，都可能产生焦虑症状，这是人的正常情绪状态，但没有明确原因而产生的过度、长期的焦虑和担心，给身体及心理均造成一定影响的状态，称为焦虑症（anxiety），是最常见的情绪障碍，主要表现为焦虑、自主神经功能失调及运动性不安。焦虑的病因尚不明确，与遗传因素、个性特质、生活不良事件、应激及身体疾病等多种因素有关。国外焦虑症的患病率为 10.6%，终生患病率为 16.6%，妇女患病率高于男性（Somers，2006）。国内的患病率调查在局部地区进行，患病率差异较大，时点患病率为 0.13%~4.39%，终生患病率为 0.13%~6.8%（韦波，2010；潘国伟，2006）。焦虑症患者常常同时也患有抑郁症，而抑郁症患者也多数同时存在焦虑症状。

焦虑症可分为广泛性焦虑症（generalized anxiety disorder，GAD）及发作性惊恐状态（anxiety attack）两种，GAD 为慢性过程，患者长期处于紧张或焦虑不安的状态，过度担心、非理性的恐惧，常常伴有身体不适，如睡眠障碍、肌肉紧张、肠易激症状，患者的自主神经功能失调还表现为心悸、出汗、胸闷、呼吸急促、口干、尿频、尿急等，运动性不安则可能出现坐立不安、搓手顿足、肢体发抖、肌肉震颤及疼痛等。惊恐发作则为急性发作，是无明显原因突然发生的强烈惊恐、伴濒死感或失控感及自主神经功能失调，发作时间短暂，但严重影响患者的正常活动。惊恐发作包括恐惧焦虑症（phobia anxiety disorder）和恐慌症（panic disorder），前者又包括单纯恐惧症（simple phobia）、社交恐惧症（social phobia）和广场恐惧症（惧旷症 agoraphobia），均是在特定状态下的焦虑发作。

焦虑症的治疗主要为药物治疗、心理治疗及综合治疗等，焦虑症患者的复发率较高，可达到 20%~40%，所以症状缓解后患者还需要长期维持治疗。焦虑症对患者心理社会功能、角色功能及生产力的影响，使得对焦虑症干预措施的效果评价不能只限于临床指标，更应该关注患者的主观感受及自我功能评价，包括患者评价的生命质量，以更为综合地评价干预的效果。

24.7.2 焦虑症生命质量测定量表介绍

迄今为止，国内外均没有焦虑症生命质量特异量表的报道。焦虑症患者生命质量的测定一般采用普适性量表，如 SF-36、WHOQOL-100、WHOQOL-BREF、SF-12、EQ-5D、NHP 等。与疾病有关的焦虑症患者生命质量测定也采用原发疾病测定特异量表，如癌症采用 EORTC QLQ-C30、FACT 等量表。

24.7.3 焦虑症生命质量测评的应用

1. 焦虑症患者的生命质量及其影响因素研究 焦虑症患者的生命质量处于较低水平，其影响因素也是多方面的。Olatunji 等（2007）对 23 个焦虑症患者生命质量研究的 Meta 分析显示，各种类型焦虑症患者的生命质量都比对照组明显偏低，未诊断患者的生命质量比已诊断患者更低，心理健康及社会功能领域的损害在焦虑症患者中最为严重。Comer 等（2011）调查显示，在调整了社会人口学、临床相关指标及其他类型焦虑症后，广泛性焦虑症（GAD）患者的 SF-12 的心理得分降低，GAD 与恐惧症与社会功能、情绪角色、心理健康领域得分的降低有关。Uguz 等（2011）对 342 名绝经后的妇女进行的调查显示，无抑郁或焦虑症的妇女生命质量所有领域的得分均较高，广泛性焦虑及抑郁症对 WHOQOL-BREF 所有领域均有影响。Sudhir 等（2012）对焦虑症患者的调查显示，其生命质量较社区样本低，病程较短患者的生命质量较低，其他生命质量的影响因素包括：焦虑症的严重性、抑郁及应激状态、失能、工作及社会适应性。Lev-Ran 等（2013）对焦虑症患者使用大麻与生命质量间的关系进行了分析，结果显示经常使用大麻的患者 SF-12 的心理得分低于偶尔使用及不使用的患者，调整了社会人口学指标及其他伴发的情绪失调后，经常使用大麻仍然与较低的心理得分及亚量表得分相关。Caldirola 等（2014）采用

WHOQOL-BREF 对 117 名焦虑症患者进行了生命质量影响因素的研究，结果未发现患者的生命质量与临床功能评价、认知障碍及其他神经心理学指标存在相关，认为要获得患者更为全面的临床表现，需要使用多种评价工具对患者的功能及生命质量进行评价。Sung 等（2012）调查了社交焦虑症患者生命质量与负性情绪调节能力间的关系，发现负性情绪调节量表得分与焦虑症状、严重性和生命质量有关，患者由于不相信负性情绪调节的效果而较少采用，使得患者的生命质量也较低。Brown 等（2011）的调查显示，抑郁及焦虑对生命质量的心理和社会功能有负面影响，而对生理及社会领域的影响则与年龄存在交互作用，老年患者的得分高于中年患者。Van Straten（2007）的研究显示，情绪障碍及焦虑症患者的人格特征与生命质量有关，主要影响活力、心理健康领域及心理健康总分。

国内学者也对焦虑症患者的生命质量及影响因素进行了研究，如沈婷（2005）对 60 例焦虑症患者的调查显示，除生理功能外，焦虑症患者生命质量各领域得分均低于常模，HAMA 得分及伴发抑郁与生命质量有关。徐英（2007）对 52 例焦虑症患者采用 SF-36 进行了生命质量的测评，结果患者除生理功能领域外的所有领域得分均低于常模，HAMA 总分及因子分与 SF-36 各领域得分相关。万行军（2008）对首发广泛性焦虑患者的生命质量进行了 4 个月的随访调查，发现基线时的生命质量除生理功能外均低于常模，治疗后则与常模无差异，生命质量的提高与症状改善相关，特别是生理健康及心理健康提高较多，性别对生命质量的改善也有影响，男性患者的改善优于女性。刘力（2008）比较了社交焦虑和惊恐障碍患者的生命质量，发现两类焦虑患者的生命质量都受到明显的损害，社交焦虑患者的社会功能和生理健康领域受影响明显，而惊恐障碍患者的生理功能、生理角色和心理健康领域受影响明显。李永超（2006）研究了焦虑症患者防御方式与生命质量的关系，发现焦虑症患者的生命质量多个领域得分较对照组低，其生命质量的活力与情感角色、不成熟防御机制有关。

2. 干预措施对焦虑症患者生命质量的影响　药物和心理干预是焦虑症的主要治疗措施，对患者的生命质量可能产生影响。如 Hofmann 等（2014a）在药物治疗对焦虑症患者生命质量影响的 Mete 分析中发现，药物治疗改善了患者的生命质量（Hedges g=0.59），生命质量的改善随焦虑症状的减少而增大。Bobes 等（2011）的调查发现，新诊断的广泛性焦虑患者的焦虑强度、临床精神病学家的印象评价、失能得分均较随访者高，生命质量则较低，认为焦虑症患者的生命质量仍有改善的空间。Demyttenaere（2008）在艾司西酞普兰（escitalopram）治疗重症抑郁及广泛性焦虑患者的效果研究中发现，治疗组患者的生命质量较安慰剂对照组明显改善，绝大多数重症抑郁缓解患者的生命质量达到"正常"水平，而 67%的焦虑症缓解患者达到"正常"水平，生命质量与症状评分有较强的相关关系。François（2008）在艾司西酞普兰预防社会焦虑症复发的临床研究中发现，急性期后患者的生命质量较基线时有明显提高，复发者的生命质量较未复发者低，医疗保健费用及生产力成本与安慰剂对照组间无明显差异。Pollack 等（2008）报道了度洛西汀（duloxetine）治疗广泛性焦虑症的结果，在 9～10 周 60～120mg 度洛西汀的治疗后，患者的生命质量较安慰剂对照组有明显改善，达到正常的患者比例明显高于对照组。吴文源（2006）报道了坦度螺酮（tandospirone）治疗广泛性焦虑症的多中心开放性研究，发现治疗前后患者的生命质量各领域得分均有改善，改善最明显的是情感角色、总体健康、生理角色领域。

除了药物治疗，心理治疗方法也用于焦虑症的治疗，如 Hofmann 等（2014b）对焦虑症患者的认知行为治疗（cognitive-behavioral therapy, CBT）对生命质量影响的 Mete 分析显示，治疗前后生命质量有中等效应大小（ES）的改善（Hedges g=0.54～0.56），患者生理、心理功能领域的改善大于环境和社会功能领域，效应大小随治疗时间而增大，个人或小组面对面治疗的效应大于网络治疗。Primiano 等（2014）的研究则显示，与常规心理治疗相比，联合 CBT 对伴有广场恐惧症的恐慌症及广泛焦虑症患者的生命质量均有所改善，但两组患者间没有差异，同时两组患者的症状及伴发的精神疾病也没有差异。Zargar 等（2013）比较了认同行为疗法（acceptance-based behavior therapy，ABBT）与应用放松疗法（applied relaxation，AR）对广泛性焦虑症患者内心体验、有价值的行动及生命质量的影响，结果没有发现两组间有差异，可能与研究样本太小（共计18例）有关。在另一文献中，Zargar（2012）比较了 ABBT 和单纯药物治疗对患者生命质量、症状严重性、担忧的影响，结果显示接受 ABBT 的患者生命质量有所改善，症状严重性降低，担忧有所下降但与对照组无差异。

国内报道的心理及其他干预措施对患者生命质量的影响，均显示干预对患者的生命质量有所改善。如魏惜晨（2011）的研究显示，综合护理干预组焦虑症患者的生命质量指数各领域得分及总分均高于常规治疗组。彭芙蓉（2010）评价了自我管理训练对焦虑症患者治疗依从性及生命质量的影响，结果1年的干预使患者 SF-12 心理健康得分及生理健康得分均较基线时改善且较对照组高，同时患者的治疗依从性、药物自行管理及药物效果满意度也较对照组优。孙秀娟（2011）报道了心理剧对焦虑症患者生命质量的影响，经过12周的干预治疗，观察组生命质量的躯体、心理及社会功能得分及总分均高于对照组，而 HAMA 总分及焦虑得分均低于对照组。姚建玲（2010）采用 WHOQOL-100 对焦虑症患者的生命质量进行了测评，结果各领域得分均低于常模，而 SCL-90 量表得分均高于常模，认为焦虑症患者心理健康水平较低，应该进行早期心理护理干预。此外，张红军（2014）探讨了音乐辅助治疗对广泛性焦虑症患者生活质量及疗效的影响，周志英（2012）探讨了意象对话对广泛性焦虑症患者生活质量的影响。

3. 其他有关研究 Bouwmans 等（2014）采用 EQ-5D 对644名心理焦虑和（或）抑郁患者进行了生命质量和生产力损失的调查，结果显示，不同的心理问题间的生产力损失不同，焦虑患者报告的无生产力损失比例最大（31.3%），两者均有的患者报告的比例最小（4.5%）；患者的生命质量与生产力损失相关，与长期缺勤的持续时间有关。

24.8 炎症性肠病的生命质量研究

24.8.1 炎症性肠病的流行病学及临床特征

炎症性肠病（inflammatory bowel disease，IBD）是一组病因及发病机制尚不明确的慢性非特异性肠道炎症性疾病，包括溃疡性结肠炎（ulcerative colitis，UC）和克罗恩病（Crohn's disease，CD）两种类型。临床以慢性发作性、症状多变及不可预测的消化道炎性病变为特征。IBD 的发病与遗传和种族、饮食、吸烟、感染、精神心理因素、环境因素及其他因素（如避孕药物、阑尾切除、围生期及儿童时期的因素等）有关。该病主要在西方人群多见，但近年来西方国家的发病率趋于稳定，而亚洲及其他地区的发病率逐渐升高。欧洲和北美洲 UC 发病率最高分别为24.3/10万和19.2/10万，CD 最高发病率为12.7/10万和20.2/10万，UC 患病率最高为505/10万和249/10万，CD 最高患病率为322/10万和319/10万（Molodecky，2012）。而亚洲国家虽然近年来发病呈增长趋势，但仍低于西方国家，UC 发病率为7.6/10万~14.3/10万，CD 发病率为14.6/10万~17.4/10万，患病率分别为2.3/10万~63.6/10万和1.3/10万~21.2/10万（Prideaux，2012）。我国的 IBD 病例近年来也迅速增加，但缺少流行病学调查数据，据推测，我国 UC 患病率约为11.6/10万，CD 患病率约为1.4/10万（Wang，2007）。IBD 的发病以青壮年为主，老年人也出现发病高峰，但较青壮年高峰低，约四分之一的发病在18岁之前，男女发病无明显差异，CD 女性略多。

溃疡性结肠炎可分为初发型、慢性复发型、慢性持续型和急性暴发型，其中慢性复发型患者约占一半以上，急性暴发型较少见。UC 是直肠或结肠黏膜炎症病变，导致溃疡、坏死，其主要症状是腹痛和便血,其他还有腹泻或便秘、里急后重及其他消化道症状,严重者可发生脱水、贫血、发热及体重减轻,是一种临床表现多变的自然复发性疾病,病程迁延,发作与缓解交替,给患者的生理、心理及社会功能都造成极大的影响。

克罗恩病采用蒙特利尔分型标准可分为炎症型、狭窄型、穿透型,后者在我国的病例中较少见。CD是消化道的透壁性炎症,可累及消化道的任何部位,但以回肠末端、结肠和肛门较多见,其主要症状为腹痛、腹泻、血便、恶心、呕吐等消化道症状,还会出现发热、体重减轻及乏力等全身症状,儿童患者可能出现发育迟缓等,严重者可出现肠梗阻、肠穿孔、腹膜炎、腹腔脓肿、消化道大出血、瘘管等并发症。

IBD的危害还见于其发生的并发症,常见的并发症有消化道大出血、中毒性巨结肠、结肠穿孔、肠梗阻、瘘管(内瘘或外瘘)、直肠周围脓肿、癌变等,其他系统并发症也时有发生,如非特异性关节炎、皮肤损害(如结节性红斑、坏疽性脓皮病等)、眼部损害(虹膜炎、角膜炎等)、口腔溃疡及炎症、肝脏及胆管炎症等。CD并发症的发生率高于UC。

IBD治疗有药物治疗及手术治疗,但目前仍没有根治的方法。药物治疗的主要目的是控制炎症、缓解症状、改善全身状况等。治疗的药物包括水杨酸类、糖皮质激素类、免疫调节剂及生物制剂等。随着临床研究的进一步深入,新的更为有效的药物治疗方案正越来越受到关注。但药物治疗仅仅能缓解症状,无法根除疾病,即使症状缓解,仍然需要长期维持治疗。药物治疗无效或出现严重的并发症时,可能需要手术治疗,UC患者30%左右需要手术治疗,而CD患者的手术率可达到70%~90%。UC患者手术切除结肠可根除疾病,但手术的并发症较多,如回肠造瘘、术口反复慢性炎症、女性生育力下降、排便次数多等对患者的影响较大,生命质量严重下降,故需慎重考虑选择。CD患者手术切除后仍无法避免复发,所以仍需长期服用药物维持缓解。

IBD病程长,反复发作,发作时症状严重,并可产生严重并发症等特点,给患者及家庭成员的生活及工作、学习等都产生极大的影响,症状缓解后需长期使用激素等维持治疗,给患者的身体、心理功能造成进一步的损害,无法根治的现状也给患者的心理造成伤害,使患者的生命质量受到严重影响,因此,研究IBD患者的生命质量不仅可以评价患者的自身状况,也可以为临床治疗措施的选择及疗效评价提供一定的参考依据。

24.8.2 炎症性肠病生命质量特异量表介绍

1. inflammatory bowel disease questionnaire(IBDQ) 是加拿大McMaster大学护理学院临床流行病学与生物统计系的Guyatt GH博士及其同事于1989年研制的用于成人IBD患者生命质量的测定量表(Guyatt,1989)。量表的开发采用了以下的标准程序:条目产生及筛选、条目缩减、条目描述、预试验、信度测试、反应度测试及效度测试。量表条目池的150个条目来自于对77名IBD患者(37名UC患者和40名CD患者)及17名医务人员的开放式问卷调查及访谈,条目涵盖了IBD患者生命质量的4个领域:肠道症状、全身症状、情绪功能及社会功能。通过97名IBD患者对每个条目的发生频率及影响的评价,筛选出30个影响最大的条目,考虑到量表的内容效度,又增加了2个条目,形成测试版量表,经过预试验,进行了词汇的修改,形成32个条目的正式版量表:肠道症状(10个条目)、系统症状(5个条目)、情感功能(12个条目)及社会功能(5个条目)。条目采用7级Likert评分,从1分(最差)到7分(最好),各条目得分相加,即得各领域得分及总分,总分为32~224分,得分越高,生命质量越好。最初的量表采用由护士访谈的方式,1996年修订为自填量表(Irvine,1996a),其信度及反应度甚至优于最初的他评量表。

为方便量表在临床研究中的使用,作者于1996年研制了IBDQ的简表(short IBDQ,

SIBDQ），采用向后法逐步回归筛选出 10 个解释量表及领域得分最好的条目，组成 SIBDQ，经检验具有较好的信度、效度和反应度，扩大了 IBDQ 量表的临床应用。

IBDQ 和简表 SIBDQ 在世界各地得到广泛的应用，先后被丹麦、英国、美国、西班牙、瑞典、希腊、韩国、日本、法国、土耳其等国家的学者翻译和使用。研究显示 IBDQ 具有较好的信度、效度及反应度，信度评价显示其重测信度（ICC）范围为 0.73～0.96，Cronbach's α 0.72～0.96；效度评价显示，量表与 SF-36、EQ-5D、VAS 等的效标效度在可接受范围，反应度评价显示，在不同预后、干预、肠道状况、疾病严重性的患者之间的得分均有差异，反应度优于兰德 36 量表。

国内学者周璐等（2004）于 2004 年将 IBDQ 翻译成中文，周薇等（2006）在对其进行修订的基础上，对效度和信度进行了评价，使该量表在我国的使用提供了必要的条件。

2. 其他特异量表 IBDQ 及其简表是目前国内外使用最广、最多的 IBD 特异性量表，其他特异性量表详见表 24-5，其中，IMPACT 在青少年患者生命质量研究中使用较多外，其他量表的使用都非常有限。

表 24-5 炎症性肠病生命质量测定特异量表

序号	量表	内容
1	量表名称 （开发者，年代）	inflammatory bowel disease questionnaire（IBDQ） （Guytte，1989）
	量表简介	32 个条目 4 个领域：肠道症状、全身症状、情感功能、社会功能 重测信度：0.7；重现性：在病情稳定患者中，功能领域的重现性优于症状领域；反应度：治疗后得分增加（从 16 增加到 30）；区分效度：活动性与非活动性患者的得分有差异；效标效度：与医生及配偶的评价相关性低，与疾病严重性相关（$r=-0.5$） SIBDQ 的重测信度：0.65；Cronbach's α：0.78；区分效度：活动性与非活动性患者间得分有差异；反应度：CD 复发患者的得分下降
	文献来源	Guyatt G，Mitchell A，Irvine EJ，et al. 1989. A new measure of health status for clinical trials in inflammatory bowel disease. Gastroenterology，96（3）：804-810 Irvine EJ，Feagan B，Wong C. 1996. Does self-administration of a quality of life inder for inflammatory bowel disease change the results? J Clin Epidemiol，49（10）：1177-1185 Irvine EJ，Zhou Q，Thompson A and the CCRPT Investigators. 1996. The short IBDQ: a quality of life instrument for community physicians managing inflammatory bowel disease. Am J Gastroentero: 1571-1578
2	量表名称 （开发者，年代）	IMPACT （Griffiths，1999）
	量表简介	加拿大原版包含 33 个条目 6 个领域：肠道症状、身体形象、功能/社会损害、情感损害、检查/治疗、全身症状。VAS 线性条目评分。总分为 0～231，得分越高，生命质量越好 IMPACT-Ⅱ（NL）为荷兰修订版，增加到 35 个条目，采用 Likert 评分 IMPACT-Ⅲ（UK）为英国修订版，35 个条目 5 个领域（IBD 担心/关注、难为情、身体形象、精力、IBD 症状），5 级 Likert 评分。同时开发了电脑触屏版 Cronbach's α：0.96；重测信度：ICC 0.90；效标效度：与 Cantril 自评得分相关 0.69（调查时）及 0.32（一年前），与父母 Cantril 评分相关 0.55（调查时）及 0.20（一年前）；情感领域与 Piers Harris 幸福领域相关 0.61，与 CHQ-87 心理健康领域相关 0.67；区分效度：损害增加、疾病活动性、疾病活动类型、是否有肠道症状的患者间得分有差异 IMPACT-Ⅱ 的 Cronbach's α：0.57～0.85；重测信度：0.67～0.91；区分效度：轻度及中度症状、疾病严重性间有差异；收敛效度：与 Tacqol 的重叠问题间有中度相关（等级相关系数 0.44～0.62，PPMCC 0.46～0.72） IMPACT-Ⅲ 的 Cronbach's α：0.74～0.88；重测信度：ICC 0.66～0.84；纸质版与电脑触屏版间无统计学差异；结构效度：因子分析显示 5 个因子，3 个条目载荷低或与多个因子相关；区分效度：3 个领域得分在不同症状严重性组间有差异；效标效度：与 CHQ 相应领域相关系数 0.47～0.72

续表

序号	量表	内容
2	文献来源	Griffiths AM, Nicholas D, Smith C, et al. 1999. Development of a quality-of-life index for pediatric inflammatory bowel disease: dealing with differences related to age and IBD type. J Pediatr Gastroenterol Nutr, 28（4）: S46-S52 Otley A, Smith C, Nichlas D, et al. 2000. The IMPACT questionnaire: a valid measure of health-related quality of life in pediatric inflammatory bowel disease. Journal of Pediatric Gastroenterology and Nutrition, 35（4）: 557-563 Loonen HJ, Grootenhuis MA, Last BF, et al. 2002. Measuring quality of life in children with inflammatory bowel disease: the impact-Ⅱ（NL）. Quality of Life Resaearch, 11（1）: 47-56 Ogden CA, Akobeng AK, Abbott J, et al. 2011. Validation of an instrument to measure quality of life in British children with inflammatory bowel disease. J Pediatr Gastroenterol Nutr, 53（3）: 280-286
3	量表名称 （开发者，年代） 量表简介 文献来源	rating form of IBD patient concerns（RFIPC） （Drossman, 1991） 25个条目4个领域：疾病的影响、性关系、疾病的并发症、身体耻辱感。0-100VAS评分，总分为各条目得分的平均值 重测信度：总分0.87，条目得分0.47~0.79；因子分析显示4个领域的结构；效标效度：与SIP相关系数0.46（UC）和0.48（CD），SCL-90相关较低（除疾病影响领域），与疾病严重程度、疾病活动性、病程、疾病部位、治疗等相关性较低。人口学指标，如教育程度、性别等与RFIPC的某些领域相关，UC患者对疾病并发症的关注多于CD患者 Drossmann DA, Leserman J, Li Z, et al. 1991. The rating form of IBD patient concerns: a new measure of health status.Psychosomatic Medicine, 53（6）: 701-712
4	量表名称 （开发者，年代） 量表简介 文献来源	Edinburgh inflammatory bowel disease questionnaire（EIBDQ） （Smith GD, 2002） 15个条目3个领域：疾病特异因子、肠道特异因子、信息因子。两分类条目及4级Likert条目 Cronbach's α：0.55~0.86；领域间相关系数：-0.24~0.04；因子分析：3个因子方差累计贡献率63%；效标效度：肠道特异因子得分与CDAI、SS、HAD、SF-36相应领域相关：CD 0.16~0.55，UC 0.30~0.40；区分效度：IBD与银屑病关节炎患者间有差异 Atkinson FI. 1991. Survey design and sampling. In: Cormack DFS. The research process in nursing. 2nd Edition. Oxford: Blackwell Science Publication. 196-206 Smith GD, Watson R, Palmer KR. 2002. Inflammatory bowel disease: developing a short disease specific scale to measure health related quality of life. International Journal of Nursing Studies, 39（6）: 583-590
5	量表名称 （开发者，年代） 量表简介 文献来源	quality of life assessment by patients with inflammatory bowel disease （Farmer, 1992） 47个条目4个领域：功能/经济、社会/娱乐、影响/生活、总体健康。5级Likert评分。为医生填写问卷 重测信度：Spearmam相关系数0.75~0.95；效标效度：与SIP相似领域相关 Farmer RG, Easley KA, Farmer JM. 1992. Quality of life assessment by patients with inflammatory bowel disease. Cleve Clin J Med, 59（1）: 35-42
6	量表名称 （开发者，年代） 量表简介	ulcerative colitis and Crohn's disease health status scales （Drossman, 1992） 4个领域：症状及严重性、心理苦恼、心理社会功能、卫生保健利用 Cronbach's α：0.59~0.84；因子分析显示：2个症状领域（腹泻、其他肠道症状，UC和CD的条目略有不同）

续表

序号	量表	内容
6	文献来源	Drossman DA, Li Z, Leserman J, et al. 1992. Ulcerative colitis and Crohn's disease health status scales for research and clinical practice. J Clin Gastroenterol, 15（2）: 104-112
7	量表名称	quality of life questionnaire in inflammatory bowel disease（意大利）
	（开发者，年代）	（Martin, 1995）
	量表简介	29 个条目 4 个领域：肠道症状、全身症状、情感功能、社会功能。4 级评分
	文献来源	Martin A, Leone L, Fries W, et al. 1995. Quality of life in inflammatory bowel disease. Ital J Gastroenterol, 27（8）: 450-454
8	量表名称	short health scale（SHS）
	（开发者，年代）	（Hjortswang, 2006）
	量表简介	4 个条目：症状负担、日常生活活动、疾病相关担心、一般健康感觉。VAS 线性条目 重测信度：r_s=0.71～0.91；效标效度：与 IBDQ 相似领域及疾病活动性相关（r_s=0.57～0.78）；区分效度：复发患者 4 个条目得分均高于缓解期者；反应度：疾病活动性变化患者的 SHS 得分也有变化
	文献来源	Hjortswang H, Jarnerot G, Curman B, et al. 2006. The SHS: a valid measure of subjective health in ulcerative colitis. Scand J Gastroenterol, 41（10）: 1196-1203

24.8.3 炎症性肠病生命质量测评的应用

1. 炎症性肠病患者生命质量及影响因素研究　IBD 患者的生命质量受到明显的影响，且影响因素众多，包括人口学特征、疾病特征、治疗措施及其他因素。如 Moradkhani（2013）对 134 名成年 IBD 患者的调查显示，压力水平高、过去住院及复发次数多、社会支持水平低、收入低、失业、女性患者的生命质量较低。Kalafateli（2013）对 89 名 IBD 患者的研究中发现，只有疾病的活动性及受教育程度对 IBDQ 得分有影响，其他因素包括年龄、性别、吸烟、贫血、病程及使用的药物种类等对生命质量得分均无影响。Kim（2013）的研究显示，缓解期 IBD 患者有胃肠功能失调或情绪失调者生命质量较低，同时年龄较大者的生命质量也较差。Naliboff（2012）的调查显示，IBD 患者的胃肠症状对心理压力的影响甚至大于肠易激综合征患者（IBS），疾病通过心理压力间接地影响到患者的生命质量。Hauser 等（2011）的研究显示，不同性别间 IBD 患者生命质量的生理、心理、情感、肠道症状领域得分均有差异，同时焦虑和抑郁也有差异，认为女性受 IBD 的影响更大。Ulitsky 等（2011）研究了维生素 D 缺乏对 IBD 患者生命质量的影响，结果 504 名 IBD 患者中，49.8%的患者维生素 D 缺乏；CD 患者中维生素 D 缺乏与疾病严重性增加和生命质量下降有关，UC 患者中则没有发现相关。Jelsness-Jørgensen 等（2011）的研究显示，慢性疲乏与生命质量的普适性量表（SF-36）及特异量表（IBDQ）多个领域得分降低有关。Schirbel 等报道了 IBD 患者的疼痛与生命质量的关系，87.9%的患者报告了疼痛，手术减轻了疼痛，但只有女性患者的生命质量有所改善，肛门部位患者较非肛门部位患者报告疼痛更多且生命质量更低，UC 患者的疼痛强度与生命质量、疾病活动性有关，而 CD 患者的生命质量则与疼痛强度无关，只与疾病活动性有关。Norton（2013）报道 IBD 患者出现大便失禁者，严重影响其生命质量。朱迎等（2013）采用 IBDQ 对 102 名 IBD 患者进行了生命质量测定及影响因素研究，结果 IBD 患者生命质量总分及各领域得分均有不同程度下降（22.30%～27.90%），影响因素包括疾病严重程度、自我效能、年龄和疾病活动程度。李如源等（2012）对 100 名 IBD 患者的生命质量进行了调查，结果显示 IBD 患者的生命质量下降，特别是情感功能受损最为严重，影响生命质量的因素有病情、疾病活动度、病程和付费方式等。

Agostini（2014）对 103 名 IBD 患者的生命质量及依恋模式（使用 attachment style questionnaire）的调查显示，IBD 患者的生命质量得分较健康对照下降最大，依恋模式中的恋爱及关注恋爱得分也有下降，生理健康的影响因素为疾病的活动性和疾病的类型，心理健康的影响因素为疾病的活动性及类型、手术及依恋类型问卷中的自信及关注恋爱关系维度得分。认为亲密的人际关系影响到患者的生命质量，在患者心理干预中需要考虑。Iglesias-Rey（2014）的研究表明，IBD 患者的生命质量在某些领域低于一般人群，高水平的焦虑、抑郁及应激（stress）与低生命质量有关，没有发现应对策略与生命质量相关。而 Faust（2012）的研究则显示，社会约束、脱离性应对方式、焦虑症状和抑郁症状与患者的生命质量呈负相关，吸烟患者的生命质量较不吸烟的低，参与性应对方式也与生命质量的下降有关。我国学者周薇等（2012）的研究也发现，IBD 患者的生命质量下降明显，低于健康对照及肠易激综合征患者，IBD 患者的焦虑和抑郁水平与生命质量呈负相关。Powell（2013）的研究显示，铁缺乏（没有出现贫血）不影响 IBD 患者的生命质量，但铁的摄入量，特别是配方铁却与活动性患者的生命质量下降有关。Bernklev 等（2006）的研究发现，IBD 患者失业、失能、病假等与其生命质量的下降有关，而病假的影响最大。宋金美（2012）在 IBD 患者生命质量与照顾者护理能力相关性研究中发现，主要照顾者的护理能力与 IBDQ 总分呈正相关，照顾者护理能力越高，患者的生命质量越好。

2. 干预措施对炎症性肠病患者生命质量的影响　治疗可以改善 IBD 患者的症状，从而提高患者的生命质量，但不同治疗方法对患者的影响也不尽相同。如 Burishch 等（2014）在欧洲多国进行的 IBD 队列研究中，有 1079 名 IBD 患者参与，经过一年的治疗后进行随访，患者的生命质量都有改善，但需要手术及生物制剂的 UC 患者生命质量得分较其他患者低，生物制剂治疗对 CD 患者生命质量的改善明显。Sherman（2014）报道了持续的抗肿瘤坏死因子治疗（anti-tumor necrosis factor, anti-TNF）对 IBD 患者生命质量的影响，发现治疗超过 1 年的患者生命质量较不足 1 年的患者改善更多，但没有统计学差异（例数仅为 30 例和 11 例）。Casellas（2012）的研究也显示，anti-TNF 治疗 1 年并处于临床缓解期的 IBD 患者中，100%的 UC 患者及 67%的 CD 患者生命质量达到正常水平，UC 的恢复较 CD 患者更多。Lahat（2012）研究了吸入印度大麻（cannabis）治疗 IBD 患者的胃肠道症状对患者体重增加及生命质量的影响，结果 3 个月的治疗使患者的体重增加 4.3±2kg，BMI 增加 1.4±0.61，疾病活动性下降，生命质量的多个领域也有明显改善。Bastida 等（2010）报道了免疫调节剂巯基嘌呤（thiopurine）治疗 IBD 患者对其生命质量的影响，治疗后 6 个月及 12 个月的 SF-36 量表的所有领域及 IBDQ 的所有领域都较基线时有明显改善，12 个月比 6 个月也有改善。Ghosh 等（2007）报道了欧盟克罗恩病及溃疡性结肠炎协会（EFCCA）5576 名 IBD 患者的研究结果，在接受免疫调节剂治疗的患者中，72.7%生命质量有所改善，而使用类固醇治疗患者中 72.8%的生命质量有所改善，接受生物制剂治疗的 CD 患者中，75%的生命质量有所改善。

Abitbol（2014）报道了补充及替代疗法（complementary and alternative medicine, CAM）对 IBD 患者生命质量的影响，调查通过法国 IBD 患者协会网站进行，767 名 IBD 患者完成了问卷调查，其中 503 名患者使用了不同类型的 CAM，使用者的生命质量得分高于未使用者，几乎所有类型 CAM 使用者的症状及生命质量均有改善。Boye 等（2011）报道了压力管理心理疗法对 IBD 患者进程及生命质量影响的随机对照试验结果，干预虽然没有改善疾病进程及减少复发，但患者的生命质量有所改善，主要发生在 UC 患者。Oxelmark 等（2007）报道了小组干预项目对 IBD 患者的影响，干预包括 9 周的活动、交替的讲座、小组治疗等，尽管干预组及对照组的生命质量在干预前、干预后 6 个月、12 个月均没有统计学差异，但该疗法深受患者的青睐。

3. 青少年患者的生命质量及影响因素研究　青少年 IBD 患者的生命质量受到不同程度的

影响，对心理功能的影响更为明显，如 Kilroy 等（2011）发现，9～17 岁的 IBD 患者生命质量较低，39% 的患者有焦虑症状，焦虑水平与生命质量相关。Gray 等（2011）调查了 62 名青少年 IBD 患者的生命质量与疾病严重性、行为功能紊乱的关系，结果疾病严重性、全身症状及肠道症状对生命质量有负面影响，而没有发现行为功能紊乱影响患者的生命质量（P=0.053），认为需要继续研究。Herzer 等（2011a）对 62 名 12～16 岁 IBD 患者的研究显示，患者的抑郁症状是父母苦恼及生命质量多个领域下降的中间变量，认为临床干预时需要检测及关注 IBD 患儿的抑郁症状，促进其改善。

青少年患 IBD 也可能导致父母及家庭成员的生命质量下降，如 Kunz 等（2011）的研究显示，疾病的活动性与父亲报告的生命质量相关性更大，而青少年调整因子则与母亲生命质量的相关性更强。Herzer 等（2011b）的研究显示，在解决问题、交流及一般家庭功能方面有困难的患儿生命质量较低。

Gallo（2014）比较了青少年 IBD 患者及其父母评价的生命质量间的差异，在 IMPACT-III 的测量结果中只有情感领域有差异，父母的评价低于患儿自己的评价，ICC 在 0.52～0.88，认为父母可以作为 IBD 患儿生命质量的代理测评者。

参 考 文 献

安颖奇. 2012. 女性精神分裂症患者配偶心理健康及生活质量调查. 中国健康心理学杂志, 20（12）: 1776-1777
宾路. 2012. 家庭护理干预对提高精神分裂症患者生活质量的影响. 中国卫生产业, 29: 22
陈鸾凤. 2011. 护理干预对精神分裂症病人生活质量影响临床观察. 中国社区医师, 13（3）: 214
陈明远, 韩丽. 2005. 癫痫患者认知障碍与生存质量的相关因素研究. 现代护理, 11（7）: 502-504
崔奎友, 张国富, 李艳, 等. 2010. 不同关系的社区精神分裂症家属的生存质量研究. 中国健康心理学杂志, 18（8）: 926-928
董洪波, 赵学庆. 2009. 精神分裂症病人家属关怀度对生活质量的影响. 中国健康心理学杂志, 17（4）: 447-448
冯丽, 刘琼玲, 万崇华. 2015a. 银屑病患者生命质量测定量表 QLICP-psoriasis 研制中的条目筛选. 广东医学院学报, （1）: 63-66
冯丽, 刘琼玲. 2015b. 银屑病病人生命质量量表研究现状. 护理研究, 8（3）: 900-903
傅菊萍, 王建女. 2010. 自我效能干预对抑郁症患者生活质量及认知功能的影响. 中国初级卫生保健, 24（8）: 60-61
高云. 2012. 简要认知疗法对抑郁症患者生活质量的影响. 中国民康医学, 24（21）: 2687
何巧兰. 2013. 痛风贴外用及综合护理对痛风性关节炎患者整体病情及生活质量的影响. 四川中医, 31（11）: 146-148
贺清枝. 2010. 102 例银屑病患者生活质量调查分析. 内蒙古医学杂志, 42（7）: 815-816
侯羲, 秦海兵, 曾勇, 等. 2008. 两种不同管理模式住院精神分裂症患者的照料者社会支持与生命质量对比研究. 昆明医学院学报, 29（5）: 98-101
华凤琴. 2007. 老年抑郁症患者药物应用与生命质量分析. 基层医学论坛, 11（10B）: 872-873
黄文忠, 沈雪峰, 李洪亮, 等. 2013. 喹硫平与利培酮对中年女性精神分裂症患者生活质量的影响. 临床合理用药, 6（12A）: 55-56
江晓莲, 高蕾, 王连仲, 等. 2006. 精神分裂症患者术后远期生存质量的调查. 解放军护理杂志, 23（12）: 23-25
解静, 郭楚如, 林以环. 2011. 瑜伽练习和书画治疗对精神分裂症住院患者生活质量影响的研究. 齐鲁护理杂志, 17（1）: 11-13
寇根生, 程哲, 寇志韵, 等. 2012. 齐拉西酮对精神分裂症患者生活质量的影响. 职业与健康, 28（23）: 3002-3004
旷翠娥, 马春光, 何泽慧, 等. 2013. 72 例银屑病患者生活质量调查及影响因素分析. 皮肤病诊疗学杂志, 20（5）: 314-317
黎娟, 孙世明, 杨志波. 2012. 中药浴加窄谱中波紫外线治疗寻常性银屑病疗效和生活质量分析. 中国中西医结合皮肤性病学杂志, 11（3）: 161-162
黎列娥, 刘琼玲, 谭健烽, 等. 2014a. 骨质疏松患者生命质量量表的研究现状. 广东医学院学报, （1）: 99-101
黎列娥, 刘琼玲, 万崇华, 等. 2014b. 骨质疏松症患者生命质量量表研制中的条目筛选. 广东医学院学报, （2）: 244-247
李春梅, 荣焦忠, 林利. 2013. 痛风急性发作频率对健康相关生命质量的影响. 卫生软科学, 27（7）: 441-442, 448
李菊芳, 范湘鸿, 陈传萍, 等. 2008. 精神分裂症家庭照料者生活质量的调查与分析. 护理与康复, 护理学杂志, 23（5）: 62-64
李梅, 夏维波. 2013. 骨质疏松症的诊断与鉴别诊断. 中国临床医生, 41（6）: 5-7
李如源, 杨雪松, 穆尔扎·别克, 等. 2012. 炎症性肠病患者健康相关生活质量评价研究. 中华消化杂志, 32（1）: 24-28
李艳, 张国富, 谢侃侃, 等. 2010. 社区精神分裂症患者对家属生存质量的影响. 中国健康心理学杂志, 18（11）: 1298-1299
李艳春. 2011. 群体康复训练对女性精神分裂症患者生活质量的影响. 中国民康医学, 23（18）: 2273, 2288
李永超, 陈志敏. 2006. 焦虑症患者防御方式与生活质量特征的调查分析. 山东精神医学, 19（1）: 23-24
梁云花, 郭维文, 韩春蕾, 等. 2013. 辨证施膳对老年痛风患者血尿酸水平及生活质量的影响. 护理学报, 20（6B）: 62-64
林海程, 刘珍妮, 郭光全, 等. 2003. 农村精神分裂症照料者生存质量和家庭负担的典型相关分析. 中国行为医学科学, 12（6）:

642-643

刘红霞，姚宁，王彬，等.2010.缓解期抑郁症患者的生活质量及满意度随访调查.四川精神卫生，23（1）：23-25

刘力，朱宇章，吴枫，等.2008.社交焦虑障碍和惊恐障碍对患者生活质量的不同影响.中国医科大学学报，37（3）：418-419

刘强强，徐纪文，田鑫，等.2012.迷走神经刺激对癫痫患者生活质量影响的临床研究.立体定向和功能性神经外科杂志，25（1）：38-41

刘顺发.2006.我国抑郁症患病情况的流行病学研究现状.医学文选，25（4）：861-863

刘雪琴，任晓琳，周谷兰，等.2003.成年癫痫患者生活质量-31量表的信度和效度.中华神经医学杂志，2（2）：106-109

吕春梅，吕迪春，吕望强，等.2008.精神分裂症患者家庭功能与生活质量的关系.解放军护理杂志，25（5A）：29-30

罗桂萍.2012.综合护理干预对精神分裂症患者生活质量的影响.中国医药指南，10（27）：317-318

马莉，黄岚，黄琼，等.2013.钙泊三醇倍他米松软膏外用治疗寻常型银屑病的疗效、安全性及对患者生活质量的影响.中国新药与临床杂志，2013（6）：460-463

马信龙.2014.认识、重视骨质疏松症，提高骨质疏松症骨折的诊疗水平.中国骨科杂志，34（1）：1-5

南晓荣，李莉，段秀芳.2013.阿立哌唑与利培酮对精神分裂症患者的疗效及生活质量的影响.中国民康医学，25（5）：61-62

潘国伟，姜潮，杨晓丽，等.2006.辽宁省城乡居民精神疾病流行病学调查.中国公共卫生，22（12）：1505-1507

裴双义，姜长青.2008.缓解期精神分裂症患者生活质量及其与社会支持等因素的相关研究.中国健康心理学杂志，16（12）：1387-1389

彭爱琴，葛网平，丁小平，等.2012.护理干预对慢性精神分裂症患者生活质量及社会功能的影响.实用临床医药杂志，16(18)：43-45

彭芙蓉，冯杰，熊桂芬，等.2010.自我管理训练对焦虑症患者病情治疗依从性及生活质量的影响.护理学报，17(10B)：68-71

邱贵兴.2005.骨质疏松性骨折——被忽视了的健康杀手.中华医学杂志，85（11）：730

任晓琳，梁平，刘雪琴.2003.癫痫患者生活质量量表-31（中文版）的翻译及修订.解放军护理杂志，20（4）：99-101

沈婷，陆峥，蔡军，等.2005.焦虑症患者的生活质量及相关因素分析.上海精神医学，17（4）：216-218

施学丽，郭超峰，范丽丽，等.2013.对药酸枣仁-合欢花对老年抑郁症患者生活质量的影响.世界科学技术：中医药现代化，15（9）：1933-1936

石白，殷海波，张锦花.2012.痛风现代流行病学及其发病机制研究进展.风湿病与关节炎，1（6）：51-55

宋金美.2012.IBD患者生存质量与照顾者护理能力的相关性.中国现代医生，50（14）：97-98

宋丽，余学，张慧芳.2013.团体心理治疗对抑郁症患者疗效及生活质量的影响.中国健康心理学杂志，21（1）：51-53

孙慧生.2000.90例癫痫儿童生活质量量表测试结果分析.健康心理学杂志，8（6）：718-719

孙秀娟，曾昭祥.2011.心理剧治疗对广泛性焦虑患者生活质量的影响.四川精神卫生，24（1）：5-8

谭梅娟.2013.精神分裂症患者家属生活质量状况及影响因素的研究.中国当代医药，20（28）：53-54

佟晓燕，闫俊杰，白玉海，等.2010.影响成年癫痫患者生活质量的危险因素分析.黑龙江医学，34（7）：484-487

万玲玲，刘雪芳，陈芳.2013.心理护理干预对痛风性关节炎患者焦虑抑郁情绪和生活质量的影响.吉林医学，34(25)：5244-5245

万行军，王振，王姢，等.2008.首发广泛性焦虑患者的生活质量4个月随访研究.中国神经精神疾病杂志，34（4）：245-247

王绍礼，韩笑乐，成秀方.2007.慢性精神分裂症患者生命质量的性别差异.临床精神医学杂志，17（2）：93-95

王妍妍，石国美，冯通慧，等.2013.银屑病与湿疹患者生活质量和经济负担的比较.南京医科大学学报：社会科学版，13（1）：36-42

韦波，陈强，冯启明，等.2010.广西壮族自治区城乡居民精神疾病流行病学调查.广西医科大学学报，27（6）：951-956

魏惜晨，赵艳红.2011.综合护理干预对焦虑症患者生活质量的影响.齐齐哈尔医学院学报，32（5）：820

吴文源，李春波，方芳，等.2006.坦度螺酮治疗广泛性焦虑及对生命质量影响：多中心开放性研究.中国新药与临床杂志，25（4）：282-285

吴英.2009.护理干预对老年痛风患者生活质量的影响.检验医学与临床，6（24）：2111-2112，2114

吴原，陈志颖，刘建荣，等.2003.癫痫患者生活质量调查70例分析.中国临床康复，7（22）：3134

肖夏懿，王一飞，徐蓉，等.2012.中西医结合分期综合防治方案对痛风患者生活质量的影响.中国中西医结合杂志，32（5）：620-623

谢炎，杨丽，张玲，等.2010.精神分裂症患者婚姻状况与生活质量的关系.临床精神医学杂志，20（1）：20-22

邢海燕，张玉国.2012.目标护理干预对康复期精神分裂症患者生活质量的影响.中外医疗，31（29）：174-175

徐燕忠.2010.降钙素合运动疗法对骨质疏松症伴脊柱骨折患者生活质量的影响.浙江中西医结合杂志，20（6）：360-361

徐英.2007.52例焦虑症患者的生活质量评估和对策.天津护理，15（4）：241-242

许子明，邱龄山，徐鸥，等.2011.利培酮微球与奥氮平治疗精神分裂症患者生活质量影响的对照研究.现代实用医学，23（1）：32-33

薛庆云，纪泉，张良，等.2013.鲑鱼降钙素对骨质疏松性骨折患者疼痛及生活质量的影响：12周多中心开放标记性观察研究.中华骨质疏松和骨矿盐疾病杂志，6（2）：137-142

杨玉先，叶红涛，魏统国，等.2009.综合干预对癫痫伴发抑郁患者生存质量的影响.实用医学杂志，25（15）：2523-2525

杨志波，刘炽，谭金华，等.2004.竹黄颗粒Ⅱ号对寻常性银屑病患者生活质量影响的研究.中国皮肤性病学杂志，18（2）：93-94

姚建玲，王艳明，张惠云，等.2010.焦虑症患者生存质量评估与护理.中国医疗前沿，5（9）：75-76

姚乾坤，杨红，任燕，等.2010.临床痊愈的抑郁症患者生命质量及影响因素的研究.中华行为医学与脑科学杂志，19（2）：127-129

姚伟国，伍毅. 2006. 精神分裂症的生活质量及其影响因素分析. 四川精神卫生，19（4）：223-224
于晓云，安金刚，胡晓佩，等. 2010. 银屑病患者生活质量调查. 海南医学，21（23）：129-130
张红军，王晨. 2014. 音乐辅助治疗对广泛性焦虑症患者生活质量及疗效的影响. 中国民康医学，26（4）：66-67
张娟. 2009. 大学生抑郁症患者及其家庭成员生活质量的分析. 中外医疗，28（25）：6，9
张莉. 2011. 康复训练对住院精神分裂症患者生活质量影响的对照研究. 中国民康医学，23（12）：1505，1517
张敏，汪盛，张谊之，等. 2006. 银屑病患者生活质量调查. 临床皮肤科杂志，35（6）：370-372
张献共，邓远飞，李思特. 2004. 应对方式和人格特征对成年癫痫患者生活质量的影响. 华夏医学，17（1）：4-6
张银波，代光智，毛文君，等. 2011. 社区精神分裂症患者的生活质量. 中国心理卫生杂志，25（7）：512-513
张跃坤，阮冶，黄芹，等. 2012. 农村居家精神分裂症患者社会支持及生活质量分析. 现代预防医学，39（23）：6226-6227
赵学良，张琦. 2005. 银屑病对城区和农村患者生活质量影响的差异. 潍坊医学院学报，27（3）：132-133
中国抗癫痫协会. 2014. 第八个"6.28 国际癫痫关爱日"即将来临，今年的主题：医患协力、战胜癫痫. http：//www.caae.org.cn/?action-viewnews-itemid-379. 2014年6月3日
周璐，陆星华. 2004. 炎症性肠病患者的健康相关生存质量. 中华内科杂志，43（5）：392-394
周沛然，洪霓，夏维波，等. 2013. 阿仑膦酸钠对绝经后骨质疏松症患者生活质量的影响. 中华骨质疏松和骨矿盐疾病杂志，6（3）：207-212
周薇，刘振邦，黎庆宁，等. 2012. 炎症性肠病患者的心理健康与生活质量状况调查. 国际医药卫生导报，18（15）：2156-2159
周薇，尤黎明，李瑜元，等. 2006. 中文版炎症性肠病问卷的信度和效度研究. 国际护理学杂志，25（8）：620-622
周沂，陈金. 2012. 心理治疗对寻常性银屑病患者临床疗效及生活质量的研究. 四川医学，33（10）：1745-1747
周指明，夏挺松，梁渊，等. 2005. 原发性骨质疏松症患者生命质量及其影响因素研究. 医学与社会，18（6）：1-4
周志英. 2012. 意象对话对广泛性焦虑症患者生活质量的影响. 社区医学杂志，10（7）：60-61
朱巧玲，汪富军，郗小玲，等. 2013. 康复训练对慢性精神分裂症患者生活质量的影响. 中国民康医学，25（5）：93-95
朱迎，丁露芬，林征，等. 2013. 炎症性肠病患者生活质量及影响因素调查. 护理管理杂志，13（4）：240-242
Abitbol V, Lahmek P, Buisson A, et al. 2014. Impact of complementary and alternative medicine on the quality of life in inflammatory bowel disease: results from a French national survey. Eur J Gastroenterol Hepatol, 26（3）：288-294
Adams PF, Hendershot GE, Marano MA. 1999. Current estimates from the national health interview survey: United States, 1979. Washington, DC: National Center for Health Statistics. Vital Health Stat, 10（136）：1-212
Addington J, Young J, Addington D. 2003. Social outcome in early psychosis. Psychol Med, 33（6）：1119-1124
Agostini A, Moretti M, Calabrese C, et al. 2014. Attachment and quality of life in patients with inflammatory bowel disease. Int J Colorectal Dis, 29（10）：1291-1296
Al Robaee AA, Alzolibani AA. 2011. Narrowband ultraviolet B phototherapy improves the quality of life in patients with psoriasis. Saudi Med J, 32（6）：603-606
Alonso-Vanegas MA, Cisneros-Franco JM, Castillo-Montoya C, et al. 2013. Self-reported quality of life in pharmacoresistant temporal lobe epilepsy: correlation with clinical variables and memory evaluation. Epileptic Disord, 15（3）：263-271
Arya V, Gehlawat VK, Kaushik JS, et al. 2014. Assessment of parent reported quality of life in children with epilepsy from Northern India: A cross-sectional study. J Pediatr Neurosci, 9（1）：17-20
Ashwin M, Rakesh P, Pricilla RA, et al. 2013. Determinants of quality of life among people with epilepsy attending a secondary care rural hospital in south India. J Neurosci Rural Pract, 4（Suppl 1）：S62-66
Atlantis E, Goldney RD, Eckert KA, et al. 2012. Trends in health-related quality of life and health service use associated with body mass index and comorbid major depression in South Australia, 1998-2008. Qual Life Res, 21（10）：1695-1704
Baca CB, Vickrey BG, Hays RD, et al. 2010. Differences in child versus parent reports of the child's health-related quality of life in children with epilepsy and healthy siblings. Value Health, 13（6）：778-786
Bączyk G, Chuchracki M, Opala T. 2013. Effect of selected socio-demographic, clinical and biochemical factors on self-reported quality of lifeamong post-menopausal women with osteoporosis. Ann Agric Environ Med, 20（4）：843-848
Bastida G, Nos P, Aguas M, et al. 2010. The effects of thiopurine therapy on health-related quality of life in inflammatory bowel disease patients. BMC Gastroenterol, 10（9）：1165-1170
Batzel LW, Dodrill CB, Dubinsky BL, et al. 1991. An objective method for the assessment of psychosocial problems in adolescents with epilepsy. Epilepsia, 32（2）：202-211
Berlim MT, McGirr A, Fleck MP. 2008. Can sociodemographic and clinical variables predict the quality of life of outpatients with major depression? Psychiatry Res, 160（3）：364-371
Bernklev T, Jahnsen J, Henriksen M, et al. 2006. Relationship between sick leave, unemployment, disability, and health-related quality of life in patients with inflammatory bowel disease. Inflamm Bowel Dis, 12（5）：402-412
Bland RC. 1997. Epidemiology of affective disorders: a review. Can J Psychiatry, 42（4）：367-377
Bobes J, Caballero L, Vilardaga I, et al. 2011. Disability and health-related quality of life in outpatients with generalised anxiety disorder treated in psychiatric clinics: is there still room for improvement? Ann Gen Psychiatry, 10（1）：7
Böhm D, Stock Gissendanner S, Bangemann K, et al. 2013. Perceived relationships between severity of psoriasis symptoms, gender, stigmatization and quality of life. J Eur Acad Dermatol Venereol, 27（2）：220-226

Bosc M, Dubini A, Polin V. 1997. Development and validation of a social functioning scale, the social adaptation self-evaluation scale. Eur Neuropsychopharmacol, 7 (Suppl 1): 57-70

Bostwick JM, Pankratz VS. 2000. Affective disorders and suicide risk: a reexamination. Am J Psychiatry, 157 (12): 1925-1932

Bouwmans CA, Vemer P, van Straten A, et al. 2014. Health-related quality of life and productivity losses in patients with depression and anxiety disorders. J Occup Environ Med, 56 (4): 420-424

Boye B, Lundin KE, Jantschek G, et al. 2011. INSPIRE study: does stress management improve the course of inflammatory bowel disease and disease-specific quality of life in distressed patients with ulcerative colitis or Crohn's disease? A randomized controlled trial. Inflamm Bowel Dis, 17 (9): 1863-1873

Brennan SL, Williams LJ, Berk M, et al. 2013. Socioeconomic status and quality of life in population-based Australian men: data from the GeelongOsteoporosis Study. Aust N Z J Public Health, 37 (3): 226-232

Brown PJ, Roose SP. 2011. Age and anxiety and depressive symptoms: the effect on domains of quality of life. Int J Geriatr Psychiatry, 26 (12): 1260-1266

Burisch J, Weimers P, Pedersen N, et al. 2014. Health-related quality of life improves during one year of medical and surgical treatment in a European population-based inception cohort of patients with inflammatory bowel disease-an ECCO-epiCom study. J Crohns Colitis, 8 (9): 1030-1042

Caldirola D, Grassi M, Riva A, et al. 2014. Self-reported quality of life and clinician-rated functioning in mood and anxiety disorders: relationships and neuropsychological correlates. Compr Psychiatry, 55 (4): 979-988

Cardoso CS, Caiaffa WT, Siqueira AL, et al. 2005. Factors associated with low quality of life in schizophrenia. Cad Saude Publica, 21 (5): 1338-1348

Caron J, Lecomte Y, Stip E, et al. 2005. Predictors of quality of life in schizophrenia. Community Ment Hlt J, 41 (4): 399-417

Casellas F, Robles V, Borruel N, et al. 2012. Restoration of quality of life of patients with inflammatory bowel disease after one year with antiTNF-α treatment. J Crohns Colitis, 6 (9): 881-886

Cervera-Enguix S, Soutullo CA, Landecho I, et al. 2003. Quality of life in 833 outpatients with major depression treated with open-label venlafaxine extended release: an observational 24-week study. Int J Psychiatry Clin Pract, 7 (3): 193-197

Chaves KM, Serrano-Blanco A, Ribeiro SB, et al. 2013. Quality of life and adverse effects of olanzapine versus risperidone therapy in patients with schizophrenia. Psychiatr Q, 84 (1): 125-135

Chung L, Pan AW, Hsiung PC. 2009. Quality of life for patients with major depression in Taiwan: a model-based study of predictive factors. Psychiatry Res, 168 (2): 153-162

Colwell HH, Hunt BJ, Pasta DJ, et al. 2006. Gout assessment questionnaire: initial results of reliability, validity and responsiveness. Int J Clin Pract, 60 (10): 1210-1217

Comer JS, Blanco C, Hasin DS, et al. 2011. Health-related quality of life across the anxiety disorders: results from the national epidemiologic survey on alcohol and related conditions (NESARC). J Clin Psychiatry, 72 (1): 43-50

Compston JE, Flahive J, Hooven FH, et al. 2014. Obesity, health-care utilization, and health-related quality of life after fracture in postmenopausal women: Global Longitudinal Study of Osteoporosis in Women (GLOW). Calcif Tissue Int, 94 (2): 223-231

Cramer J, Rosenheck R, Xu W, et al. 2001. Detecting improvement in quality of life and symptomatology in schizophrenia. Schizophr Bull, 27 (2): 227-234

Cramer JA, Arrigo C, Van Hammée G, et al. 2000. Comparison between the QOLIE-31 and derived QOLIE-10 in a clinical trial of levetiracetam. Epilepsy Res, 41 (1): 29-38

Daudén E, Herrera E, Puig L, et al. 2013. Impact of active and stable psoriasis on health-related quality of life: the PSO-LIFE study. Actas Dermosifiliogr, 104 (8): 685-693

de Jager ME, de Jong EM, van de Kerkhof PC, et al. 2010. An intrapatient comparison of quality of life in psoriasis in childhood and adulthood. J Eur Acad Dermatol Venereol, 25 (7): 828-831

Delfino M Jr, Holt EW, Taylor CR, et al. 2008. Willingness-to-pay stated preferences for 8 health-related quality-of-life domains in psoriasis: a pilot study. J Am Acad Dermatol, 59 (3): 439-447

Demyttenaere K, Andersen HF, Reines EH. 2008. Impact of escitalopram treatment on quality of life enjoyment and satisfaction questionnaire scores in major depressive disorder and generalized anxiety disorder. Int Clin Psychopharmacol, 23 (5): 276-286

DiBonaventura Md, Andrews LM, Yadao AM, et al. 2012. The effect of gout on health-related quality of life, work productivity, resource use and clinical outcomes among patients with hypertension. Expert Rev Pharmacoecon Outcomes Res, 12 (6): 821-829

Dunner DL, Kwong WJ, Houser TL, et al. 2001. Improved health-related quality of life and reduced productivity loss after treatment with bupropion sustained release: a study in patients with major depression. Prim Care Companion J Clin Psychiatry, 3 (1): 10-16

Ettinger AB, Good MB, Manjunath R, et al. 2014. The relationship of depression to antiepileptic drug adherence and quality of life in epilepsy. Epilepsy Behav, 36: 138-143

Faust AH, Halpern LF, Danoff-Burg S, et al. 2012. Psychosocial factors contributing to inflammatory bowel disease activity and health-related quality of life. Gastroenterol Hepatol (N Y), 8 (3): 173-181

Finlay AY. 1997. Quality of life measurement in dermatology: a practical guide. Br J Dermatol, 136 (3): 305-314

François C, Montgomery SA, Despiegel N, et al. 2008. Analysis of health-related quality of life and costs based on a randomised clinical trial of escitalopram for relapse prevention in patients with generalised social anxiety disorder. Int J Clin Pract, 62（11）：1693-1702

Gallo J, Grant A, Otley AR, et al. 2014. Do parents and children agree? Quality-of-life assessment of children with inflammatory bowel disease and their parents. J Pediatr Gastroenterol Nutr, 58（4）：481-485

Ghajarzadeh M, Ghiasi M, Kheirkhah S. 2012. Associations between skin diseases and quality of life: a comparison of psoriasis, vitiligo, and alopecia areata. Acta Med Iran, 50（7）：511-515

Ghosh S, Mitchell R. 2007. Impact of inflammatory bowel disease on quality of life: results of the European Federation of Crohn's and Ulcerative Colitis Associations（EFCCA）patient survey. J Crohns Colitis, 1（1）：10-20

Ginsburg LH, Link BG. 1989. Feelings of stigmatization in patients with psoriasis. Journal of the American Academy of Dermatolog, 20（1）：52-63

Giovagnoli AR, Parente A, Tarallo A, et al. 2014. Self-rated and assessed cognitive functions in epilepsy: Impact on quality of life. Epilepsy Res. doi: 10.1016/j.eplepsyres., 108（8）：1461-1468

Gray WN, Denson LA, Baldassano RN, et al. 2011. Disease activity, behavioral dysfunction, and health-related quality of life in adolescents with inflammatory bowel disease. Inflamm Bowel Dis, 17（7）：1581-86

Grégoire J, de Leval N, Mesters P, et al. 1994. Validation of the quality of life in depression scale in a population of adult depressive patients aged 60 and above. Qual Life Res, 3（1）：13-19

Guillemin F, Martinez L, Calvert M, et al. 2013. Fear of falling, fracture history, and comorbidities are associated with health-related quality of life among European and US women with osteoporosis in a large international study. Osteoporos Int, 24（12）：3001-3010

Gupta MA, Gupta AK. 1995. The psoriasis life stress inventory: a preliminary index of psoriasis-related stress.Acta Derm Venereol, 75（3）：240-243

Gutter T, Brouwer OF, de Weerd AW. 2013. Subjective sleep disturbances in children with partial epilepsy and their effects on quality of life. Epilepsy Behav, 28（3）：481-488

Hamid H, Blackmon K, Cong X, et al. 2014. Mood, anxiety, and incomplete seizure control affect quality of life after epilepsy surgery. Neurology, 82（10）：887-894

Hanley DA, Josse RG. 1996. Prevention and management of osteoporosis: consensus statements from the scientific advisory board of the osteoporosis society of Canada introduction. CMAJ, 155（7）：921-923

Harvey PD1, Pappadopulos E, Lombardo I, et al. 2009. Reduction of functional disability with atypical antipsychotic treatment: a randomized long term comparison of ziprasidone and haloperidol. Schizophr Res, 115（1）：24-29

Hauser G, Tkalcić M, Stimac D, et al. 2011. Gender related differences in quality of life and affective status in patients with inflammatory bowel disease. Coll Antropol, 35（Suppl 2）：203-207

Hawro T, Maurer M, Hawro M, et al. 2014. In psoriasis, levels of hope and quality of life are linked. Arch Dermatol Res, 306（7）：661-666

Hayhurst KP, Drake RJ, Massie JA, et al. 2014. Improved quality of life over one year is associated with improved adherence in patients with schizophrenia. Eur Psychiatry, 29（3）：191-196

Helde G, Bovim G, Bråthen G, et al. 2005. A structured, nurse-led intervention program improves quality of life in patients with epilepsy: a randomized, controlled trial. Epilepsy Behav, 7（3）：451-457

Helmers SL, Duh MS, Guérin A, et al. 2012. Clinical outcomes, quality of life, and costs associated with implantation of vagus nerve stimulation therapy in pediatric patients with drug-resistant epilepsy. Eur J Paediatr Neurol, 16（5）：449-458

Herzer M, Denson LA, Baldassano RN, et al. 2011. Patient and parent psychosocial factors associated with health-relatedquality of life in pediatric inflammatory bowel disease. J Pediatr Gastroenterol Nutr, 52（3）：295-299

Hirsch JD, Lee SJ, Terkeltaub R, et al. 2008. Evaluation of an instrument assessing influence of gout on health-related quality of life. The Journal of Rheumatology, 35（12）：2406-2414

Hirsch JD, Terkeltaub R, Khanna D, et al. 2010. Gout disease-specific quality of life and the association with gout characteristics. Patient Relat Outcome Meas,（1）：1-8

Hofmann SG, Wu JQ, Boettcher H, et al. 2014b. Effect of pharmacotherapy for anxiety disorders on quality of life: a meta-analysis. Qual Life Res, 23（4）：1141-53

Hofmann SG, Wu JQ, Boettcher H. 2014a. Effect of cognitive-behavioral therapy for anxiety disorders on quality of life: a meta-analysis. J Consult Clin Psychol, 82（3）：375-391

Huang S, Lin H, Zhu X, et al. 2014. Zoledronic acid increases bone mineral density and improves health-related quality of life over two years of treatment in Chinese women with postmenopausal osteoporosis. Endokrynol Pol, 65（2）：96-104

Hunt SM, McKenna SP. 1992. The QLDS: a scale for the measurement of quality of life in depression. Health Policy, 22(3): 307-319

Iglesias-Rey M, Barreiro-de Acosta M, Caamaño-Isorna F, et al. 2014. Psychological factors are associated with changes in the health-relatedquality of life in inflammatory bowel disease. Inflamm Bowel Dis, 20（1）：92-102

IOM(Institute of Medicine). 2012. Epilepsy across the spectrum: Promoting health and understanding. Washington, DC: The National Academies Press. 109-160

Janicak PG, Dunner DL, Aaronson ST, et al. 2013. Transcranial magnetic stimulation (TMS) for major depression: a multisite, naturalistic, observational study of quality of life outcome measures in clinical practice. CNS Spectr, 18 (6): 322-332

Jankovic S1, Raznatovic M, Marinkovic J, et al. 2011. Health-related quality of life in patients with psoriasis. J Cutan Med Surg, 15 (1): 29-36

Jelsness-Jørgensen LP, Bernklev T, Henriksen M, et al. 2011. Chronic fatigue is associated with impaired health-related quality of lifein inflammatory bowel disease. Aliment Pharmacol Ther, 33 (1): 106-114

Kalafateli M, Triantos C, Theocharis G, et al. 2013. Health-related quality of life in patients with inflammatory bowel disease: a single-center experience. Ann Gastroenterol, 2013; 26 (3): 243-248

Kasckow J, Montross L, Golshan S, et al. 2007. Suicidality in middle aged and older patients with schizophrenia and depressive symptoms: relationship to functioning and quality of life. Int J Geriatr Psychiatry, 22 (12): 1223-1228

Khanna PP, Nuki G, Bardin T, et al. 2012. Tophi and frequent gout flares are associated with impairments to quality of life, productivity, and increased healthcare resource use: Results from a cross-sectional survey. Health Qual Life Outcomes, 10 (4): 117

Khanna PP, Perez-Ruiz F, Maranian P, et al. 2011. Long-term therapy for chronic gout results in clinically important improvements in the health-related quality of life: short form-36 is responsive to change in chronic gout. Rheumatology (Oxford), 50 (4): 740-745

Kilroy S, Nolan E, Sarma KM. 2011. Quality of life and level of anxiety in youths with inflammatory bowel disease in Ireland. J Pediatr Gastroenterol Nutr, 53 (3): 275-279

Kim ES, Cho KB, Park KS, et al. 2013. Predictive factors of impaired quality of life in Korean patients with inactive inflammatory bowel disease: association with functional gastrointestinal disorders and mood disorders. J Clin Gastroenterol, 47 (4): e38-44

Kim GE, Seidler E, Kimball AB. 2014. A measure of chronic quality of life predicts socioeconomic and medical outcomes in psoriasis patients. J Eur Acad Dermatol Venereol, 29 (2): 249, 254

King D, Knapp M, Thomas P, et al. 2011. Cost-effectiveness analysis of aripiprazole vs standard-of-care in the management of community-treated patients with schizophrenia: STAR study. Curr Med Res Opin, 27 (2): 365-374

Koo J. 1996. Population-based epidemiologic study of psoriasis with emphasis on quality of life assessment.Psychodermatology, 14 (3): 485

Kopel E, Levi A, Harari M, et al. 2013. Effect of the Dead Sea climatotherapy for psoriasis on quality of life. Isr Med Assoc J, 15 (2): 99-102

Küçükçakır N, Altan L, Korkmaz N. 2013. Effects of Pilates exercises on pain, functional status and quality of life in women with postmenopausal osteoporosis. J Bodyw Mov Ther, 17 (2): 204-211

Kunz JH, Greenley RN, Howard M. 2011. Maternal, paternal, and family health-related quality of life in the context of pediatric inflammatory bowel disease. Qual Life Res, 20 (8): 1197-1204

Kwon OY, Park SP. 2011. What is the role of depressive symptoms among other predictors of quality of life in people with well-controlled epilepsy on monotherapy? Epilepsy Behav, 20 (3): 528-532

Lahat A, Lang A, Ben-Horin S. 2012. Impact of cannabis treatment on the quality of life, weight and clinical disease activity in inflammatory bowel disease patients: a pilot prospective study. Digestion, 85 (1): 1-8

Lai PS, Chua SS, Chan SP. 2013. Impact of pharmaceutical care on knowledge, quality of life and satisfaction of postmenopausal women with osteoporosis. Int J Clin Pharm, 35 (4): 629-637

Langfitt JT, Westerveld M, Hamberger MJ, et al. 2007. Worsening of quality of life after epilepsy surgery: effect of seizures and memory decline. Neurology, 68 (23): 1988-1994

Lee SJ, Kim JE, Seo JG, et al. 2014. Predictors of quality of life and their interrelations in Korean people with epilepsy: a MEPSY study. Seizure, 23 (9): 762-768

Lev-Ran S, Le Foll B, McKenzie K, et al. 2012. Cannabis use and mental health-related quality of life among individuals with anxiety disorders. J Anxiety Disord, 26 (8): 799-810

Lewis-Beck C, Abouzaid S, Xie L, et al. 2013. Analysis of the relationship between psoriasis symptom severity and quality of life, work productivity, and activity impairment among patients with moderate-to-severe psoriasis using structural equation modeling. Patient Prefer Adherence, 7: 199-205

Lima AF, Fleck MP. 2011. Quality of life, diagnosis, and treatment of patients with major depression: a prospective cohort study in primary care. Rev Bras Psiquiatr, 33 (3): 245-251

Lips P, Jameson ML, Bianchi S, et al. 2010. Validation of the IOF qualiy of life questionnaire for patients with wrist fracture. Osteoporos Int, 21 (1): 61-70

Ljunggren Ö, Barrett A, Stoykov I, et al. 2013. Effective osteoporosis treatment with teriparatide is associated with enhanced quality of life in postmenopausal women with osteoporosis: the European Forsteo Observational Study. BMC Musculoskelet Disord, 14: 251

Lua PL, Neni WS. 2013. Health-related quality of life improvement via telemedicine for epilepsy: printed versus SMS-based education intervention. Qual Life Res, 22 (8): 2123-2132

Mabuchi T1, Yamaoka H, Kojima T, et al. 2012. Psoriasis affects patient's quality of life more seriously in female than in male in Japan.

Tokai J Exp Clin Med, 37（3）: 84-88

Maeda K, Nakagome K, Kasai K, et al. 2005. Electrophysiological indices associated with social functioning outcome in schizophrenia: a 5-year follow-up study. Neurosci Res, 51（2）: 215-218

McKenna SP, Doward LC, Kohlmann T, et al. 2001. International development of the quality of life in depression scale（QLDS）. J Affect Disord, 63（1-3）: 189-199

McKenna SP, Hunt SM. 1992. A new measure of quality of life in depression: testing the reliability and construct validity of the QLDS. Health Policy, 22（3）: 321-330

Mease PJ. 2011. Measures of psoriasis arthritis. Arthritis Care & Research. 63（S11）: S65-S85.

Milčić D, Janković S, Vesić S, et al. 2014. Assessment of quality of life in patients with psoriasis: a study from Serbia. Int J Dermatol, 54（5）: 523-528

Mohammed HS, Kaufman CB, Limbrick DD, et al. 2012. Impact of epilepsy surgery on seizure control and quality of life: a 26-year follow-up study. Epilepsia, 53（4）: 712-720

Molodecky NA, Soon IS, Rabi DM, et al. 2012. Increasing incidence and prevalence of the inflammatory bowel diseases with time, based on systematic review. Gastroenterology, 142（1）: 46-54

Moradkhani A, Beckman LJ, Tabibian JH. 2013. Health-related quality of life in inflammatory bowel disease: psychosocial, clinical, socioeconomic, and demographic predictors. J Crohns Colitis, 7（6）: 467-473

Nabukenya AM, Matovu JK, Wabwire-Mangen F, et al. 2014. Health-related quality of life in epilepsy patients receiving anti-epileptic drugs at National Referral Hospitals in Uganda: a cross-sectional study. Health Qual Life Outcomes, 12（1）: 49

Nadkarni J, Jain A, Dwivedi R. 2011. Quality of life in children with epilepsy. Ann Indian Acad Neurol, 14（4）: 279-282

Naliboff BD, Kim SE, Bolus R, et al. 2012. Gastrointestinal and psychological mediators of health-related quality of life in IBS and IBD: a structural equation modeling analysis. Am J Gastroenterol, 107（3）: 451-459

Narvaez JM, Twamley EW, McKibbin RK, et al. 2008. Subjective and objective quality of life in schizophrenia. Schizophr Res, 98（1-3）: 201-208

Norton C, Dibley LB, Bassett P. 2013. Faecal incontinence in inflammatory bowel disease: associations and effect on quality of life. J Crohns Colitis, 7（8）: 302-311

Nyunt WW, Low WY, Ismail R, et al. 2015. Determinants of health-related quality of life in psoriasis patients in malaysia. Asia Pac J Public Health, 27（2）: 662-673

Ohta H, Uemura Y, Nakamura T, et al. 2014. Serum 25-hydroxyvitamin D level as an independent determinant of quality of life in osteoporosis with a high risk for fracture. Clin Ther, 36（2）: 225-235

Olatunji BO, Cisler JM, Tolin DF. 2007. Quality of life in the anxiety disorders: a meta-analytic review. Clin Psychol Rev, 27（5）: 572-581

Ortonne JP, Ganslandt C, Tan J, et al. 2009. Quality of life in patients with scalp psoriasis treated with calcipotriol/betamethasone dipropionate scalp formulation: a randomized controlled trial. J Eur Acad Dermatol Venereol, 23（8）: 919-26

Oxelmark L, Magnusson A, Löfberg R, et al. 2007. Group-based intervention program in inflammatory bowel disease patients: effects on quality of life. Inflamm Bowel Dis, 13（2）: 182-190

Patten SB, Williams JV, Lavorato DH, et al. 2013. Recreational physical activity ameliorates some of the negative impact of major depression on health-related quality of life. Front Psychiatry, 4: 22

Perrin JM, Kuhlthau K, Chughtai A, et al. 2008. Measuring quality of life in pediatric patients with inflammatory bowel disease: psychometric and clinical characteristics. J Pediatr Gastroenterol Nutr, 46（2）: 164-171

Pollack MH, Endicott J, Liebowitz M, et al. 2008. Examining quality of life in patients with generalized anxiety disorder: clinical relevance and response to duloxetine treatment. J Psychiatr Res, 42（12）: 1042-1049

Potkin SG, Weiden PJ, Loebel AD, et al. 2009. Remission in schizophrenia: 196-week, double-blind treatment with ziprasidone vs. haloperidol. Int J Neuropsycho-pharmacol, 12（9）: 1233-1248

Poulin Y, Sheth P, Gu Y, et al. 2014. Health-related quality of life worsens disproportionately to objective signs of psoriasis after withdrawal of adalimumab therapy. Dermatol Ther（Heidelb）, 4（1）: 33-42

Powell JJ, Cook WB, Hutchinson C, et al. 2013. Dietary fortificant iron intake is negatively associated with quality of life in patients with mildly active inflammatory bowel disease. Nutr Metab（Lond）, 10（1）: 9

Prideaux L, Kamm MA, De Cruz PP, et al. 2012. Inflammatory bowel disease in Asia: a systematic review. J Gastroenterol Hepatol, 27（8）: 1266-1280

Primiano S, Marchand A, Gosselin P, et al. 2014. The effect of a combined versus a conventional cognitive-behavioral therapy on quality of life for comorbid panic disorder with agoraphobia and generalized anxiety disorder: preliminary results. Behav Modif, 38（1）: 3-24

Puig L, Strohal R, Husni ME, et al. 2013. Cardiometabolic profile, clinical features, quality of life and treatment outcomes in patients with moderate-to-severe psoriasis and psoriatic arthritis. J Dermatolog Treat, 26（1）: 7-15

Ragnarson Tennvall G, Hjortsberg C, Bjarnason A, et al. 2013. Treatment patterns, treatment satisfaction, severity of disease problems, and quality of life in patients with psoriasis in three Nordic countries. Acta Derm Venereol, 93（4）: 442-445

Revicki DA, Turner R, Brown R, et al. 1992. Reliability and validity of a health-related quality of life battery for evaluating outpatient antidepressant treatment. Qual Life Res, 1（1）: 257-266

Revicki DA, Willian MK, Menter A, et al. 2008. Relationship between clinical response to therapy and health- related quality of life outcomes in patients with moderate to severe plaque psoriasis. Dermatology, 216（3）: 260-270

Rigopoulos D, Gregoriou S, Makris M, et al. 2011. Efficacy of ustekinumab in nail psoriasis and improvement in nail-associated quality of life in a population treated with ustekinumab for cutaneous psoriasis: an open prospective unblinded study. Dermatology, 223（4）: 325-329

Ritsner MS. 2007. Predicting quality of life impairment in chronic schizophrenia from cognitive variables. Qual Life Res, 16（6）: 929-937

Roddy E, Zhang W, Doherty M. 2007. Is gout associated with reduced quality of life? A case-control study. Rheumatology（Oxford）, 46（9）: 1441-1444

Rønneberg Mehren C, Clemmensen A, Boe-Hansen Dall A, et al. 2014. Essential factors influencing health-related-quality of life in psoriasis. J Drugs Dermatol, 13（3）: 246-250

Rosen CF, Mussani F, Chandran V, et al. 2012. Patients with psoriatic arthritis have worse quality of life than those with psoriasis alone. Rheumatology（Oxford）, 51（3）: 571-576

Ryvlin P, Gilliam FG, Nguyen DK, et al. 2014. The long-term effect of vagus nerve stimulation on quality of life in patients with pharmacoresistant focal epilepsy: the PuLsE（open prospective randomized long-term effectiveness）trial. Epilepsia, 55（6）: 893-900

Saarijärvi S, Salminen JK, Toikka T, et al. 2002. Health-related quality of life among patients with major depression. Nord J Psychiatry, 56（4）: 261-264

Sajobi TT, Fiest KM, Wiebe S. 2014. Changes in quality of life after epilepsy surgery: the role of reprioritization response shift. Epilepsia, 55（9）: 1331-1338

Sampogna F, Tabolli S, Söderfeldt B, et al. 2006. Measuring quality of life of patients with different clinical types of psoriasis using the SF-36. Br J Dermatol, 154（5）: 844-849

Sarkin AJ, Levack AE, Shieh MM, et al. 2010. Predictors of doctor-rated and patient-ralated gout serverity: gout impact scales improve assessment. J Eval Clin Pract, 16（6）: 1244-1247

Sato R, Milligan G, Molta C, et al. 2011. Health-related quality of life and healthcare resource use in European patients with plaque psoriasis: an association independent of observed disease severity. Clin Exp Dermatol, 36（1）: 24-28

Scheinfeld N, Parish D. 2007. Cost-effectiveness and impact on quality of life of alefacept in the treatment of psoriasis. Expert Rev Pharmacoecon Outcomes Res, 7（6）: 545-557

Schirbel A, Reichert A, Roll S, et al. 2010. Impact of pain on health-related quality of life in patients with inflammatory bowel disease. World J Gastroenterol, 16（25）: 3168-3177

Schmitt JM1, Ford DE. 2007. Role of depression in quality of life for patients with psoriasis. Dermatology, 215（1）: 17-27

Schneider-von Podewils F, Gasse C, Geithner J, et al. 2014. Clinical predictors of the long-term social outcome and quality of life in juvenile myoclonic epilepsy: 20-65 years of follow-up. Epilepsia, 55（2）: 322-330

Scire CA, Manara M, Cimmino MA, et al. 2013. Gout impacts on function and health-related quality of life beyond associated risk factors and medical conditions: results from the KING observational study of the Italian Society for Rheumatology（SIR）. Arthritis Res Ther, 15（5）: R101

Sherman M, Tsynman DN, Kim A, et al. 2014. Sustained improvement in health-related quality of life measures in patients with inflammatory bowel disease receiving prolonged anti-tumor necrosis factor therapy. J Dig Dis, 15（4）: 174-179

Shiina A, Shirayama Y, Niitsu T, et al. 2010. A randomised, double-blind, placebo-controlled trial of tropisetron in patients with schizophrenia. Ann Gen Psychiatry, 9: 27

Singh JA, Taylor WJ, Simon LS, et al. 2011. Patient-reported outcomes in chronic gout: a report from OMERACT 10. J Rheumatol, 38（7）: 1452-1457

Skärsäter I, Baigi A, Haglund L. 2006. Functional status and quality of life in patients with first-episode major depression. J Psychiatr Ment Health Nurs, 13（2）: 205-213

Solvason HB, Husain M, Fitzgerald PB, et al. 2014. Improvement in quality of life with left prefrontal transcranial magnetic stimulation in patients with pharmacoresistant major depression: acute and six month outcomes. Brain Stimul, 7（2）: 219-225

Somers JM, Goldner EM, Waraich P, et al. 2006. Prevalence and incidence studies of anxiety disorders: a systematic review of the literature. Can J Psychiatry, 51（2）: 100-113

Song YY, Kim KR, Park JY, et al. 2011. Associated factors of quality of life in first-episode schizophrenia patients. Psychiatry Investig, 8（3）: 201-206

Stavem K, Kloster R, Røssberg E, et al. 2000. Acupuncture in intractable epilepsy: lack of effect on health-related quality of life. Seizure, 9（6）: 422-426

Sticherling M, Eicke C, Anger T. 2013. Practicability of combined treatment with calcipotriol/betamethasone gel（Daivobet® Gel）and improvement of quality of life in patients with psoriasis. J Dtsch Dermatol Ges, 11（5）: 420-427

Strand V, Khanna D, Singh JA, et al. 2012. Improved health-related quality of life and physical function in patients with refractory chronic gout following treatment with pegloticase: evidence from phase Ⅲ randomized controlled trials. J Rheumatol, 39（7）: 1450-1457

Sudhir PM, Sharma MP, Mariamma P, et al. 2012. Quality of life in anxiety disorders: its relation to work and social functioning and dysfunctional cognitions: an exploratory study from India. Asian J Psychiatr, 5（4）: 309-314

Sung SC, Porter E, Robinaugh DJ, et al. 2012. Mood regulation and quality of life in social anxiety disorder: an examination of generalized expectancies for negative mood regulation. J Anxiety Disord, 26（3）: 435-441

Taft C, Sager Magnusson E, Ekstedt G, et al. 2014. Health-related quality of life, mood, and patient satisfaction after epilepsy surgery in Sweden--a prospective controlled observational study. Epilepsia, 55（6）: 878-885

Tang MM, Chang CC, Chan LC, et al. 2013. Quality of life and cost of illness in patients with psoriasis in Malaysia: a multicenter study. Int J Dermatol, 52（3）: 314-322

Taylor J, Jacoby A, Baker GA, et al. 2011. Self-reported and parent-reported quality of life of children and adolescents with new-onset epilepsy. Epilepsia, 52（8）: 1489-1498

Thakolwiboon S, Upala S, Geeratragool T, et al. 2013. The factors affecting quality of life in Thai psoriasis patients. J Med Assoc Thai, 96（10）: 1344-1349

Titus JB, Lee A, Kasasbeh A, et al. 2013. Health-related quality of life before and after pediatric epilepsy surgery: the influence of seizure outcome on changes in physical functioning and social functioning. Epilepsy Behav, 27（3）: 477-483

Tuynman QH, de Jonghe F, McKenna SP. 1997. Quality of life in depression scale（QLDS）: development, reliability, validity, responsiveness and application. Eur Psychiatry, 12（4）: 199-202

Ueoka Y, Tomotake M, Tanaka T, et al. 2011. Quality of life and cognitive dysfunction in people with schizophrenia. Prog Neuropsychopharmacol Biol Psychiatry, 35（1）: 53-59

Uguz F, Sahingoz M, Gezginc K, et al. 2011. Quality of life in postmenopausal women: the impact of depressive and anxiety disorders. Int J Psychiatry Med, 41（3）: 281-292

Ulate-Campos A, Cean-Cabrera L, Petanas-Argemi J, et al. 2014. Vagus nerve stimulator implantation for epilepsy in a paediatric hospital: outcomes and effect on quality of life. Neurologia, 30（8）: 465-471

Ulitsky A, Ananthakrishnan AN, Naik A, et al. 2011. Vitamin D deficiency in patients with inflammatory bowel disease: association with disease activity and quality of life. JPEN J Parenter Enteral Nutr, 35（3）: 308-316

Unaeze J, Nijsten T, Murphy A, et al. 2006. Impact of psoriasis on health-related quality of life decreases over time: an 11-year prospective study. J Invest Dermatol, 126（7）: 1480-1489

van Straten A, Cuijpers P, van Zuuren FJ, et al. 2007. Personality traits and health-related quality of life in patients with mood and anxiety disorders. Qual Life Res, 16（1）: 1-8

Varni JW, Globe DR, Gandra SR, et al. 2012. Health-related quality of life of pediatric patients with moderate to severe plaque psoriasis: comparisons to four common chronic diseases. Eur J Pediatr, 171（3）: 485-492

Verhey LH, Kulik DM, Ronen GM, et al. 2009. Quality of life in childhood epilepsy: what is the level of agreement between youth and their parents? Epilepsy Behav, 14（2）: 407-410

Vilhauer JS, Young S, Kealoha C, et al. 2012. Treating major depression by creating positive expectations for the future: a pilot study for the effectiveness of future-directed therapy（FDT）on symptom severity and quality of life. CNS Neurosci Ther, 18（2）: 102-109

Viteva E. 2013. Impact of social factors on the quality of life of patients with refractory epilepsy. Acta Neurol Taiwan, 22（2）: 51-58

Wahl AK, Mørk C, Cooper BA, et al. 2005. No long-term changes in psoriasis severity and quality of life following climate therapy. J Am Acad Dermatol, 52（4）: 699-701

Wang Y, Ouyang Q, APDW 2004 Chinese IBD working group. 2007. Ulcerative colitis in China: retrospective analysis of 3100 hospitalized patients. J Gastroenterol Hepatol, 22（9）: 1450-1455

Wehmeier PM, Kluge M, Schacht A, et al. 2007. Correlation of physician and patient rated quality of life during antipsychotic treatment in outpatients with schizophrenia. Ueno SCurr Schizophr Res, 91（1-3）: 178-186

Wiebe S, Rose K, Derry P, et al. 1997. Outcome assessment in Epilepsy: comparative responsiveness of quality of life and psychsocial Instrument. Epilepsia, 38（4）: 430-438

Witte MM, Case MG, Schuh KJ, et al. 2012. Effects of olanzapine long-acting injection on levels of functioning among acutely ill patients with schizophrenia. Med Res Opin, 28（3）: 315-323

Wood LJ, Sherman E, Hamiwka LD, et al. 2008. Depression, anxiety, and quality of life in siblings of children with intractable epilepsy. Epilepsy Behav, 13（1）: 144-148

Xiang YT, Weng YZ, Leung CM, et al. 2010. Gender differences in sociodemographic and clinical characteristic and the quality of life in Chinese schizophrenia patients. Aust NZJ Psychiat, 44: 450-455

Yamauchi K, Aki H, Tomotake M, et al. 2008. Predictors of subjective and objective quality of life in outpatients with schizophrenia. Psychiatry Clin Neurosci, 62（4）: 404-411

Zamani G, Shiva S, Mohammadi M, et al. 2014. A survey of quality of life in adolescents with epilepsy in Iran. Epilepsy Behav, 33（4）: 69-72

Zargar F, Farid AA, Atef-Vahid MK, et al. 2012. Effect of acceptance-based behavior therapy on severity of symptoms, worry and quality of life in women with generalized anxiety disorder. Iran J Psychiatry Behav Sci, 6(2): 23-32

Zargar F, Farid AA, Atef-Vahid MK, et al. 2013. Comparing the effectiveness of acceptance-based behavior therapy and applied relaxation on acceptance of internal experiences, engagement in valued actions and quality of life in generalized anxiety disorder. J Res Med Sci, 18(2): 118-122

Zhu B1, Edson-Heredia E, Guo J, et al. 2014. Understanding the relationship between disease severity and health-related quality of life: itching is a significant mediator and problem for patients with psoriasis. Br J Dermatol, 171(5): 1215-1219

附录 1　健康状况调查问卷 SF-36

填表指导：该表问题是询问您对自己健康状况的看法及您做日常生活活动的能力。请您根据您的情况选择一个答案，在相应的数字上画个圈即可。如选择 1，①。

1. 总体来讲，您的健康状况是：

非常好	很好	好	一般	差
1	2	3	4	5

以下方框由审核员填 □

2. 跟一年前相比，您觉得您现在的健康状况是：

好多了	好一些	差不多	差一些	差多了
1	2	3	4	5

□

健康和日常活动

3. 以下这些问题都与日常生活活动有关。请您想一想，您的健康状况是否限制了这些活动？如果有限制，程度如何？

活动	限制很大	有些限制	毫无限制	
a 重体力活动(如跑步、举重物等)	1	2	3	□
b 适度活动(如移桌子、扫地等)	1	2	3	□
c 手提日杂用品(如买菜、购物等)	1	2	3	□
d 上几层楼梯	1	2	3	□
e 上一层楼梯	1	2	3	□
f 弯腰、曲膝、下蹲	1	2	3	□
g 步行 1600 米以上的路程	1	2	3	□
h 步行 800 米以上的路程	1	2	3	□
i 步行约 100 米的路程	1	2	3	□
j 自己洗澡、穿衣	1	2	3	□

4. 在过去四个星期里，您的工作和日常活动是否因为身体健康的原因而出现以下这些问题？

	是	否	
a 减少了工作或其他活动的时间	1	2	□
b 本来想要做的事情只能完成一部分	1	2	□
c 想要干的工作和活动的种类受到限制	1	2	□
d 完成工作或其他活动困难增多，(比如需要额外的努力)	1	2	□

5. 在过去四个星期里，您的工作和日常活动有无因为情绪的原因(如压抑或者忧虑)而出现以下问题？

	是	否	
a 减少了工作或活动的时间	1	2	□

b 本来想要做的事情只能完成一部分　　1　　　　2　　　　　　　　□
　　c 干事情不如平时仔细　　　　　　　　1　　　　2　　　　　　　　□

6. 在过去的四个星期里，您的健康或情绪不好在多大程度上影响了您与家人、朋友、邻居或集体的正常社会交往？

　　完全没影响　　有一点影响　　中等影响　　影响较大　　影响极大
　　　　1　　　　　　2　　　　　　3　　　　　　4　　　　　　5　　　　□

7. 过去四个星期里，您有身体疼痛吗？

　　没有疼痛　　很轻微疼痛　　轻微疼痛　　中度疼痛　　严重疼痛　　极严重疼痛
　　　　1　　　　　2　　　　　　3　　　　　4　　　　　　5　　　　　　6　　　□

8. 过去四个星期里，身体上的疼痛影响你的工作和家务事吗？

　　完全没有　　有一点影响　　中等影响　　影响较大　　影响极大
　　　　1　　　　　2　　　　　　3　　　　　4　　　　　　5　　　　　□

您的感觉

9. 以下这些问题有关过去一个月里您自己的感觉，对每一条问题所说的事情，请圈出最接近您情况的那个答案

持续的时间	所有的时间	大部分时间	比较多时间	一部分时间	小部分时间	没有此感觉	
a 您觉得生活充实	1	2	3	4	5	6	□
b 您是一个精神紧张的人	1	2	3	4	5	6	□
c 您情绪非常不好,什么事都不能使您高兴	1	2	3	4	5	6	□
d 您心里很平静	1	2	3	4	5	6	□
e 您做事精力充沛	1	2	3	4	5	6	□
f 您的情绪低落	1	2	3	4	5	6	□
g 您觉得精疲力尽	1	2	3	4	5	6	□
h 您是个快乐的人	1	2	3	4	5	6	□
i 您感觉累	1	2	3	4	5	6	□
j 不健康影响了您的社会活动(如走亲访友)	1	2	3	4	5	6	□

总体健康情况

10. 请看下列的每一个问题，请圈出最符合您情况的答案

	绝对正确	大部分正确	不能肯定	大部分错误	绝对错误	
a 我好像比别人容易生病	1	2	3	4	5	□
b 我跟周围人一样健康						□
c 我认为我的健康状况在变坏						□
d 我的健康状况非常好						□

如果您有要补充或解释的，请写在下面：

附录 2　世界卫生组织生存质量测定量表简表 WHOQOL-BREF

填表说明：

下列问题是要了解您对自己的生存质量、健康状况以及日常活动的感觉如何，请您一定回答所有问题。如果某个问题您不能肯定如何回答，就选择最接近您自己真实感觉得那个答案。

所有问题都请您按照自己的标准、愿望或者自己的感觉来回答。

例如：得到您所需要的支持吗？

根本不能	很少能	能（一般）	多数能	完全能
1	2	3	4	5

请您根据最近两个星期您从他人处获得所需要的支持的程度在最适合的数字处打一个×，如果您多数时候能得到所需要的支持，就在数字"4"处打一个×，如果根本得不到所需要的帮助，就在数字"1"处打一个×。请阅读每一个问题，根据您的感觉，选择最适合您情况的答案。

1. (G1) 您怎样评价您的生存质量？

很差	差	不好也不差	好	很好
1	2	3	4	5

2. (G4) 您对自己的健康状况满意吗？

很不满意	不满意	不好也不差	既非满意也非不满意	很满意
1	2	3	4	5

下面的问题是关于最近两星期内您经历某些事情的感觉。请阅读每一个问题，根据您的感觉，选择最适合您情况的答案。

3. (F1.4) 您觉得疼痛妨碍您去做自己需要做的事情吗？

根本不妨碍	有点妨碍	有妨碍（一般）	比较妨碍	极妨碍
1	2	3	4	5

4. (F11.) 您需要依靠医疗的帮助进行日常生活吗？

根本不需要	很少需要	需要（一般）	比较需要	极需要
1	2	3	4	5

5. (F4.1) 您觉得生活有乐趣吗？

根本没乐趣	很少有乐趣	有乐趣（一般）	比较有乐趣	极有乐趣
1	2	3	4	5

6. (F24.2) 您觉得自己的生活有意义吗？

根本没意义	很少有意义	有意义（一般）	比较有意义	极有意义
1	2	3	4	5

7. (F5.3) 您能集中注意力吗？

根本不能	很少能	能（一般）	比较能	极能
1	2	3	4	5

8. (F16.1) 日常生活中您感觉安全吗？

根本不安全	很少安全	安全（一般）	比较安全	极安全
1	2	3	4	5

9. (F22.1)您的生活环境对健康好吗?

根本不好	很少好	好(一般)	比较好	极好
1	2	3	4	5

下面的问题是关于最近两个星期您做某些事情的能力。请阅读每一个问题,根据您的感觉,选择最适合您情况的答案。

10. (F2.1)您有充沛的精力去应付日常生活吗?

根本没精力	很少有精力	有精力(一般)	多数有精力	完全有精力
1	2	3	4	5

11. (F7.1)您认为自己的外形过得去吗?

根本过不去	很少过得去	过得去(一般)	多数过得去	完全过得去
1	2	3	4	5

12. (F18.1)您的钱够用吗?

根本不够用	很少够用力	够用(一般)	多数够用	完全够用
1	2	3	4	5

13. (F20.1)在日常生活中您需要的信息都齐备吗?

根本不齐备	很少齐备	齐备(一般)	多数齐备	完全齐备
1	2	3	4	5

14. (F21.1)您有机会进行休闲活动吗?

根本没机会	很少有机会	有机会(一般)	多数有机会	完全有机会
1	2	3	4	5

15. (F9.1)您行动的能力如何?

很差	差	不好也不差	好	很好
1	2	3	4	5

下面的问题是关于最近两个星期您对自己日常生活各个方面的满意程度。请阅读每一个问题,根据您的感觉,选择最适合您情况的答案。

16. (F3.3)您对自己的睡眠情况满意吗?

很不满意	不满意	既非满意也非不满意	满意	很满意
1	2	3	4	5

17. (F10.3)您对自己做日常生活事情的能力满意吗?

很不满意	不满意	既非满意也非不满意	满意	很满意
1	2	3	4	5

18. (F12.4)您对自己的工作能力满意吗?

很不满意	不满意	既非满意也非不满意	满意	很满意
1	2	3	4	5

19. (F6.3)您对自己满意吗?

很不满意	不满意	既非满意也非不满意	满意	很满意
1	2	3	4	5

20. (F13.3)您对自己的人际关系满意吗?

很不满意	不满意	既非满意也非不满意	满意	很满意
1	2	3	4	5

21. (F15.3)您对自己的性生活满意吗?

很不满意	不满意	既非满意也非不满意	满意	很满意
1	2	3	4	5

22. (F14.4)您对自己从朋友那里得到的支持满意吗?

很不满意	不满意	既非满意也非不满意	满意	很满意
1	2	3	4	5

23. (F17.3)您对自己居住地的条件满意吗?

很不满意	不满意	既非满意也非不满意	满意	很满意
1	2	3	4	5

24. (IU9.3)您对得到卫生保健服务的方便程度满意吗?

很不满意	不满意	既非满意也非不满意	满意	很满意
1	2	3	4	5

25. (F23.3)您对自己的交通情况满意吗?

很不满意	不满意	既非满意也非不满意	满意	很满意
1	2	3	4	5

下面的问题是关于最近两个星期来您经历某些事情的频繁程度。

26. (F8.1)您有消极感受吗?(如情绪低落、绝望、焦虑、忧郁)

没有消极感受	偶尔有消极感受	时有时无	经常有消极感受	总是有消极感受
1	2	3	4	5

附录3 欧洲五维健康量表 EQ-5D

请在下列各组选项中，指出哪一项最能反映您今天的健康状况，并在空格内打(√)

行动

我可以四处走动，没有任何困难。　□

我行动有些不方便。　□

我不能下床活动。　□

自己照顾自己

我能照顾自己，没有任何困难。　□

我在洗脸、刷牙、洗澡或穿衣服方面有些困难。　□

我无法自己洗脸、刷牙、洗澡或穿衣服。　□

日常活动(如工作、学习、家务事、家庭或休闲活动)

我能进行日常活动，没有任何困难。　□

我在进行日常活动方面有些困难。　□

我无法进行日常活动。　□

疼痛/不舒服

我没有任何疼痛或不舒服。　□

我觉得中度疼痛或不舒服。　□

我觉得极度疼痛或不舒服。　□

焦虑(如紧张、担心、不安等)/抑郁(如做事情缺乏兴趣、没乐趣、提不起精神等)

我不觉得焦虑或抑郁。　□

我觉得中度焦虑或抑郁。　□

我觉得极度焦虑或抑郁。　□

为了帮助您反映健康状况的好坏，我们画了一个刻度尺(有点像温度计)，在这刻度尺上，100代表您心目中最好的状况，0代表您心目中最差的状况。请在右边的刻度尺上标出您今天的健康状况。请从下面方格中划出一条线，连到刻度尺上最能代表您今天健康状况好坏的那一点。

心目中最好的
健康状况

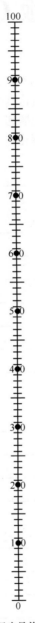

心目中最差的
健康状况

附录4 慢性病患者生命质量测定量表体系共性模块第一版 QLICD-GM(V1.0)

【指导语】：

这份问卷是从整体上了解您最近<u>一周</u>内对自己健康状况的感觉，从而方便医生有针对性地采取治疗和康复措施。答案无所谓对错，请认真阅读以下每一个问题，并按照您<u>自己的标准或感觉</u>圈出最适合您情况的数字。如果某个问题您不能肯定如何回答，就选择最接近您自己真实感觉的那个答案。您所提供的资料将绝对保密。

躯体功能

		一点也不	有一点	有些	相当	非常
PH1	您能料理自己的日常生活吗?(吃饭、穿衣、洗漱、上厕所)	1	2	3	4	5
PH2	您感到容易疲乏吗?	1	2	3	4	5
PH3	您走800米及以上的路程困难吗?	1	2	3	4	5
PH4	您爬楼梯困难吗?	1	2	3	4	5
PH5	您需要依赖药物维持日常活动吗?	1	2	3	4	5
PH6	您胃口好吗?	1	2	3	4	5
PH7	您对自己的睡眠情况满意吗?	1	2	3	4	5
PH8	您有疼痛或不适吗?	1	2	3	4	5

心理功能

		一点也不	有一点	有些	相当	非常
PS1	疾病影响您的脑力活动了吗?	1	2	3	4	5
PS2	疾病使您在精神上感到痛苦吗?	1	2	3	4	5
PS3	您感到孤独无助吗?	1	2	3	4	5
PS4	您感到悲观失望吗?	1	2	3	4	5
PS5	您对自己的疾病感到担忧吗?	1	2	3	4	5
PS6	您感到烦躁或容易发脾气吗?	1	2	3	4	5
PS7	您感到紧张焦虑吗?	1	2	3	4	5
PS8	您可能会因担心药物的不良反应而中断服药吗?	1	2	3	4	5
PS9	您认为自己是家庭的负担吗?	1	2	3	4	5
PS10	由于疾病的缘故，您觉得自卑吗?	1	2	3	4	5
PS11	您会将情绪压在心底不表现出来，但又忘不掉吗?	1	2	3	4	5

社会功能

		一点也不	有一点	有些	相当	非常
SO1	疾病或治疗影响您工作或做家务事了吗?	1	2	3	4	5
SO2	您能承担相应的家庭角色吗(如父母、子女、夫妻)?	1	2	3	4	5
SO3	疾病使您对家人的关怀和照顾减少了吗?	1	2	3	4	5
SO4	您和家人的关系好吗?	1	2	3	4	5
SO5	需要时您能从家庭获得物质和情感上的帮助支持吗?	1	2	3	4	5
SO6	疾病影响您参加喜欢的业余活动吗?	1	2	3	4	5
SO7	您能够积极乐观地看待自己的疾病吗?	1	2	3	4	5
SO8	您认为您接受的医疗诊治对疾病帮助大吗?	1	2	3	4	5
SO9	患病或治疗造成的经济问题影响了您的生活吗?	1	2	3	4	5
SO10	您能得到亲戚朋友的关心和支持吗?	1	2	3	4	5
SO11	患病或治疗影响您的性生活吗?	1	2	3	4	5

附录5 慢性病患者生命质量测定量表体系共性模块第二版 QLICD-GM（V2.0）

【指导语】：

这份问卷是从整体上了解您最近一周内对自己健康状况的感受，从而方便医生有针对性地采取治疗和康复措施。请认真阅读以下每一个问题，并按照您自己的感觉或判断圈出最适合您情况的数字。答案无所谓对错，只要是您的真实感受即可，您所提供的资料将绝对保密。谢谢您的支持与配合！

例如： 您觉得生活有乐趣吗？

如果您觉得生活比较有乐趣，就在"4"处打一个圈，如下。

一点也没有	有一点	一般	比较	非常
1	2	3	④	5

	过去一周	非常差	比较差	一般	比较好	非常好
GPH1	您胃口好吗？	1	2	3	4	5
GPH2	您睡眠好吗？	1	2	3	4	5
GPH4	您的大便正常吗？	1	2	3	4	5
GSO2	您和家人的关系好吗？	1	2	3	4	5
GS03	您和朋友的关系好吗？	1	2	3	4	5

	过去一周	一点也没有	有一点	一般	比较	非常
GPH3	您觉得生病或治疗影响您的性功能了吗？	1	2	3	4	5
GPH5	您有疼痛或其他不舒服的感觉吗？	1	2	3	4	5
GPH9	您感到容易疲乏吗？	1	2	3	4	5
GPS2	疾病使您的记忆力下降了吗？	1	2	3	4	5
GPS3	您觉得生活有乐趣吗？	1	2	3	4	5

	过去一周	一点也没有	有一点	一般	比较	非常
GPS4	您感到烦躁或易怒吗？	1	2	3	4	5
GPS5	您担心被家人视为家庭负担吗？	1	2	3	4	5
GPS6	您担心自己的健康状况变糟吗？	1	2	3	4	5
GPS7	您感到情绪低落或忧伤吗？	1	2	3	4	5
GPS8	您感到悲观失望吗？	1	2	3	4	5
GPS9	您对自己的疾病感到恐惧吗？	1	2	3	4	5
GPS11	疾病使您的脾气（性格）变坏了吗？	1	2	3	4	5
GSO6	患病及治疗造成您家庭经济困难了吗？	1	2	3	4	5
GSO7	生病及治疗影响您工作或劳动中的地位或作用了吗？	1	2	3	4	5

	过去一周	完全不能	有一点能	一般能	多数能	完全能
GPH6	您能料理自己的日常生活（如：吃饭、穿衣、洗漱、上厕所）吗？	1	2	3	4	5
GPH7	您能劳动（如做家务、上班或务农等）吗？	1	2	3	4	5
GPH8	您能独立行走吗？	1	2	3	4	5
GPS1	您做事情时能集中注意力吗？	1	2	3	4	5
GPS10	您能够积极乐观地看待自己的疾病吗？	1	2	3	4	5
GSO1	您能像生病前一样与别人来往吗？	1	2	3	4	5
GSO4	您能得到家庭的关心或支持吗？	1	2	3	4	5
GSO5	您能得到家人以外的其他人的关心或支持吗？	1	2	3	4	5
GSO8	您能承担相应的家庭角色（如父母、子女、夫妻）吗？	1	2	3	4	5